PATHOLOGIE ET THÉRAPEUTIQUE

SPÉCIALES

DES

ANIMAUX DOMESTIQUES

PAR MM.

Dr FRIEDBERGER
PROFESSEUR A L'ÉCOLE SUPÉRIEURE
DE MÉDECINE VÉTÉRINAIRE DE MUNICH

Dr FRÖHNER
PROFESSEUR A L'ÉCOLE SUPÉRIEURE
DE MÉDECINE VÉTÉRINAIRE DE BERLIN

Traduit de l'allemand sur la deuxième édition

PAR MM.

P.-J. CADIOT
PROFESSEUR A L'ÉCOLE VÉTÉRINAIRE
D'ALFORT

J.-N. RIES
VÉTÉRINAIRE DU GOUVERNEMENT A CLERVAUX
(GRAND-DUCHÉ DE LUXEMBOURG)

AVEC ANNOTATIONS

DE

M. LE PROFESSEUR TRASBOT
DIRECTEUR DE L'ÉCOLE VÉTÉRINAIRE D'ALFORT
MEMBRE DE L'ACADÉMIE DE MÉDECINE

TOME II

PREMIER FASCICULE

**MALADIES DES APPAREILS LOCOMOTEUR, NERVEUX
ET RESPIRATOIRE.
AFFECTIONS CHRONIQUES CONSTITUTIONNELLES.**

PARIS

ASSELIN ET HOUZEAU

LIBRAIRES DE LA FACULTÉ DE MÉDECINE
et de la Société centrale de médecine vétérinaire
PLACE DE L'ÉCOLE-DE-MÉDECINE

1891

PATHOLOGIE ET THÉRAPEUTIQUE SPÉCIALES

DES

ANIMAUX DOMESTIQUES

CORBEIL. — IMPRIMERIE CRÉTÉ

PATHOLOGIE ET THÉRAPEUTIQUE

SPÉCIALES

DES

ANIMAUX DOMESTIQUES

PAR MM.

Dr FRIEDBERGER
PROFESSEUR A L'ÉCOLE SUPÉRIEURE
DE MÉDECINE VÉTÉRINAIRE DE MUNICH

Dr FRÖHNER
PROFESSEUR A L'ÉCOLE SUPÉRIEURE
DE MÉDECINE VÉTÉRINAIRE DE BERLIN

Traduit de l'allemand sur la deuxième édition

PAR MM.

P.-J. CADIOT
PROFESSEUR A L'ÉCOLE VÉTÉRINAIRE
D'ALFORT

J.-N. RIES
VÉTÉRINAIRE DU GOUVERNEMENT A CLERVAUX
GRAND-DUCHÉ DE LUXEMBOURG

AVEC ANNOTATIONS

DE

M. LE PROFESSEUR TRASBOT
DIRECTEUR DE L'ÉCOLE VÉTÉRINAIRE D'ALFORT
MEMBRE DE L'ACADÉMIE DE MÉDECINE

TOME II

**MALADIES DES APPAREILS LOCOMOTEUR, NERVEUX
ET RESPIRATOIRE.
AFFECTIONS CHRONIQUES CONSTITUTIONNELLES.
MALADIES INFECTIEUSES ET ÉPIDÉMIQUES
PROPREMENT DITES.**

PARIS

ASSELIN ET HOUZEAU

LIBRAIRES DE LA FACULTÉ DE MÉDECINE
et de la Société centrale de médecine vétérinaire
PLACE DE L'ÉCOLE-DE-MÉDECINE

1892

PATHOLOGIE ET THÉRAPEUTIQUE SPÉCIALES

DES

ANIMAUX DOMESTIQUES

MALADIES DE L'APPAREIL LOCOMOTEUR

RHUMATISME MUSCULAIRE.

Généralités sur le rhumatisme. — Depuis longtemps le mot *rhumatisme* a une signification très compréhensive ; il sert à désigner collectivement toutes les maladies de l'appareil locomoteur occasionnées par le *froid*. Ces affections ont pour caractère commun de provoquer des douleurs vives, erratiques, entraînant des troubles plus ou moins accusés de la locomotion. Elles peuvent frapper les muscles, les aponévroses, les tendons, les gaines tendineuses, le périoste, les séreuses articulaires, et provoquer à ces organes des lésions dont l'identité de nature n'est qu'apparente. Si l'analogie admise entre elles s'est perpétuée, c'est surtout à cause de la dénomination générique qui leur a été appliquée. En dérogeant à la tradition, on pourrait ranger dans ce groupe une foule d'autres maladies *a frigore* : — les péritonites, les pleurésies, les coliques rhumatismales, etc. Nous ne discuterons pas le degré de parenté qui existe entre ces états morbides ; mais la diversité des causes susceptibles de les provoquer est un argument sérieux à l'appui de leur démembrement. Toutes, en effet, ne sont pas dues au froid, et il en est qui paraissent être d'origine infectieuse.

En raison de leurs différences étiologiques et cliniques, il convient de décrire séparément le rhumatisme vrai *a frigore* — le *rhumatisme musculaire* et les pseudo-rhumatismes — le *rhumatisme articulaire* notamment, qui est une maladie infectieuse. Le rhumatisme musculaire est une myosite (*myositis rheumatica*) tandis que le rhumatisme articulaire est une inflammation des synoviales (*polyarthritis serosa*). Ces affections n'ont de commun que les douleurs et les troubles locomoteurs dont elles s'accompagnent. Chez nos animaux, leurs manifestions sont plus obscures, leurs modalités plus variées et leur diagnostic beaucoup plus difficile que chez l'homme. Parfois le rhumatisme musculaire ne s'y accuse par aucun symptôme objectif.

La maladie des jeunes animaux désignée autrefois sous le nom de *parésie* (*Lähme*) peut être produite par les rhumatismes articulaire, musculaire, et par divers autres processus morbides. (Voy. *Arthrite pyohémique des jeunes animaux*.)

Étiologie. — La myosite rhumatismale est particulièrement fréquente dans les espèces chevaline, bovine et canine, plus rare sur les espèces ovine et porcine. C'est une maladie commune pendant la saison froide. Elle reconnaît surtout pour causes le froid et l'humidité, les vents froids et les courants d'air, les écuries mal tenues, les pâturages humides, le refroidissement brusque du corps échauffé, les bains très froids, le séjour à l'air libre pendant les nuits froides (mouton), les niches humides et froides, la chasse dans des marais ou la traversée de cours d'eau à la nage (chien). — Les sujets jeunes, délicats, y sont prédisposés (agneaux de la race mérinos) : il en est de même de ceux qui séjournent longtemps à l'écurie (*rhumatisme d'écurie*) ou qui reçoivent une nourriture trop abondante relativement au travail qu'ils fournissent (*rhumatisme d'alimentation*) ; cette dernière circonstance étiologique agit surtout chez les chiens très gras. — Une première atteinte expose aux récidives.

Le mode d'action du froid est encore inconnu ; il est probable que l'irritation provoquée par cet agent sur les ramifications nerveuses sensitives, réfléchie sur les vaso-moteurs et les nerfs musculaires, détermine des troubles circulatoires ainsi que des modifications de la composition chimique des fibres striées, phénomènes qui aboutissent à la myosite confirmée. Cette explication repose sur ce fait physiologique que les mutations organiqnes sont déjà considérablement activées, tout en restant normales, lorsque le froid fait sentir son action sur la peau (1).

Il n'est plus possible actuellement d'incriminer l'arrêt de la transpiration cutanée, conséquence du refroidissement, et qui, disait-on, avait pour effet

(1) Le froid est certainement la cause provocatrice de la douleur, mais l'alimentation très azotée, accumulant des déchets dans le plasma du sang, y prédispose. La fréquence beaucoup plus grande des douleurs chez les chiens bien nourris en fournit la preuve.   (L. T.)

d'arrêter l'élimination des produits de déchet du sang, d'où dyscrasie entraînant ultérieurement l'inflammation des muscles. L'hypothèse d'une augmentation de la production d'*acide lactique* n'est pas plus soutenable que la précédente. La suppression expérimentale des fonctions de la peau (vernissage) et l'introduction artificielle d'acide lactique dans les muscles n'ont jamais fait naître le rhumatisme musculaire. Celui-ci ne saurait non plus être considéré comme un processus névropathique pur, car, dans beaucoup de cas, les muscles présentent des altérations inflammatoires évidentes. D'autre part, il est certain que sous la dénomination de rhumatisme musculaire, on a confondu avec la myosite d'autres troubles névralgiques, traumatiques ou circulatoires. L'excès de travail, la suractivité fonctionnelle des muscles peut déterminer dans ces organes des altérations (myosite traumatique) analogues à celles du rhumatisme musculaire. Ces deux processus s'exprimant par des manifestations semblables, leur diagnostic différentiel est parfois difficile, mais leur nature est radicalement différente.

Altérations anatomiques. — Lorsque l'affection a été bénigne, les muscles frappés ne présentent aucune altération. L'hyperémie et l'inflammation, à peine appréciables pendant la vie, ne sont plus reconnaissables sur le cadavre ; elles n'ont laissé aucune trace ; le même fait s'observe dans les catarrhes légers des muqueuses, dont les lésions s'effacent avec la mort. Dans les cas plus graves, on observe tous les signes de la myosite : hyperémie, hémorragies, exsudat séreux dans le tissu conjonctif interstitiel, ramollissement, décoloration, segmentation des fibres musculaires.

Chez le cheval, Bruckmüller a trouvé le tissu conjonctif intermusculaire infiltré de sérosité et densifié par un exsudat gélatineux; les fibres musculaires, pâles, avaient perdu leur striation transversale. — Chez un chien, Siedamgrotzky a vu toutes les aponévroses infiltrées, ramollies et empreintes de ramifications rouges ; les muscles avaient une teinte rouge clair, leurs capillaires étaient injectés. Sur un autre chien atteint de rhumatisme chronique des muscles masticateurs, il a constaté à ces organes une myosite interstitielle chronique intense.

Lorsque le processus rhumatismal se prolonge, le tissu conjonctif intermusculaire enflammé devient le siège d'une prolifération cellulaire qui aboutit à la formation des *callosités rhumatismales*, bandes conjonctivo-fibreuses occupant les interstices musculaires (1).

Symptômes. — A. Chez le cheval. — Chez cet animal, les symptômes sont ordinairement localisés à certains groupes musculaires et de préférence à ceux des extrémités. Il est assez rare d'observer le rhumatisme généralisé. Les malades prennent subitement une attitude anormale, tendue; la région affectée est raide ; dans les cas où le rhumatisme est fixé sur les extrémités, ils ne se relèvent qu'avec peine,

---

1) Il faut ajouter à ces lésions l'atrophie musculaire quand le rhumatisme est très ancien. J'ai suivi pendant plusieurs années un chien dont l'une des cuisses était réduite à la moitié de son volume. Le même fait s'observe d'ailleurs aussi quelquefois chez l'homme. (L. T.)

reculent difficilement, exécutent des pas très raccourcis qui ne les obligent pas à fléchir les rayons osseux : les mouvements sont quelquefois accompagnés de bruits de craquement produits dans les articulations. Les muscles frappés sont ordinairement sensibles, tuméfiés et durs ; parfois les tissus adjacents sont envahis par une tuméfaction œdémateuse.

Le phénomène révélateur du rhumatisme, c'est le caractère migratoire du mal, qui passe brusquement d'un membre à un autre. La tendance prononcée aux récidives, l'amélioration subite ou la disparition complète des symptômes après un exercice plus ou moins prolongé sont encore des signes propres au rhumatisme. Le plus souvent ce sont les muscles de l'épaule (boiterie rhumatismale de l'épaule (*omodynia rheumatica*) et de la région lombaire (tour de reins rhumatismal, lumbago) qui sont atteints. Dans le rhumatisme de l'épaule, les mouvements du membre sont moins étendus en hauteur et en développement (épaule chevillée) (1) ; pendant le reculer, le pied est traîné sur le sol. La boiterie s'accuse davantage quand les animaux gravissent une côte ou progressent sur un terrain mou ; si les extenseurs sont particulièrement atteints, elle augmente lorsque les sujets tournent court ou font des voltes. Le lumbago se traduit par la raideur de l'attitude, la sensibilité et la faiblesse de la région lombaire, la démarche traînante, le lever difficile, quelquefois par une *pseudoparésie* du train postérieur et des chutes. Dans les cas où les muscles du voisinage de l'articulation coxo-fémorale sont affectés (boiterie rhumatismale de la hanche), la démarche est lente, traînante ; le membre postérieur fonctionne péniblement, entame peu de terrain, la flexion de ses rayons est brusque, comme spasmodique. Il est impossible de savoir s'il existe chez le cheval un rhumatisme des muscles intercostaux (*pleurodynia rheumatica*) semblable à celui de l'homme. Cette localisation, si tant est qu'elle existe, ne se traduit par aucun symptôme apparent.

Lors de rhumatisme généralisé, on observe, outre ces manifestations, une fièvre plus ou moins intense (nous avons noté une température de 40°, 1 C.), l'accélération du pouls et de la respiration (2). Le rhumatisme localisé ne s'accompagne d'aucune réaction fébrile ; le pouls seul est un peu accéléré et quelquefois dur. — Les formes graves coexistent parfois avec d'autres maladies *a frigore*, avec les catarrhes respiratoire ou digestif, les coliques, la pleurésie, les affections tendineuses, la fourbure, et plus rarement avec le rhumatisme

---

(1) Les boiteries de l'épaule sont infiniment plus rares qu'on ne l'a pensé jusqu'à ces derniers temps. *Les épaules chevillées* constituent un phénomène se rattachant à la maladie naviculaire et à l'encastelure plutôt qu'au rhumatisme.   L. T.

(2) Lorsqu'il y a ainsi de la fièvre, a-t-on affaire au rhumatisme ? Il me paraît plus vraisemblable qu'on est en présence d'une myosite causée par excès de travail des muscles, affection fréquente chez le cheval à la suite de violents efforts.

(L. T.)

articulaire. Cet état pathologique complexe s'exprime par un appareil symptomatique beaucoup plus alarmant que celui du rhumatisme et il amène souvent la mort.

L'évolution est souvent aiguë, la durée courte, la résolution très brusque. La guérison survient au bout de quelques jours, d'une semaine au plus. Mais habituellement il persiste une tendance aux récidives. Dans certains cas, le rhumatisme musculaire passe à l'état chronique ; il constitue alors une affection très rebelle, extrêmement difficile à combattre, qui persiste des semaines et des mois. Un bon nombre de boiteries de l'épaule, de la hanche, et la parésie du train de derrière vulgairement désignée sous le nom de *tour de reins* sont déterminées par cette forme de l'affection.

B. CHEZ LE BŒUF. — Le rhumatisme musculaire s'exprime, à peu de chose près, de la même façon que chez le cheval, mais les complications de rhumatisme articulaire sont plus fréquentes. Ses régions préférées sont l'épaule et les lombes ; on peut aussi le trouver localisé à un ou plusieurs membres, ou étendu à tous les muscles du corps. Dans ce dernier cas, les malades conservent une attitude immobile : les mouvements de l'encolure et des extrémités sont difficiles et pénibles. Les muscles frappés sont tendus, raides, douloureux. — L'affection évolue lentement. Elle revêt souvent le type chronique.

C. CHEZ LE CHIEN. — Le processus rhumatismal se localise d'ordinaire aux muscles de l'encolure, du dos et aux psoas. Il est rarement généralisé (1). Son principal symptôme est la douleur ; les malades l'expriment par des plaintes ou par de véritables cris, ils redoutent les moindres mouvements, les plus légères pressions, même les attouchements ; il en est qui poussent des cris de douleur dès qu'on approche la main pour les examiner. Les manœuvres effectuées pour les mettre debout, pour redresser la tête ou étendre les extrémités, provoquent de vives souffrances : dans certains cas la palpation des psoas détermine des douleurs atroces *Lumbago rheumatica*. La physionomie est anxieuse, l'encolure droite et tendue, les mouvements sont très difficiles, la démarche est raide : les animaux conservent une attitude immobile ou restent constamment couchés. Il leur est surtout pénible et parfois complètement impossible de monter un escalier. — La sensibilité des diverses régions peut se modifier très rapidement ; des groupes musculaires fortement atteints en apparence récupèrent parfois leurs mouvements normaux en un temps relativement court, mais d'autres sont envahis, — le rhumatisme n'a fait que se déplacer. — L'appétit est généralement conservé, même dans les cas graves ; si quelques sujets mangent peu et lentement, cela est dû à la sensibilité des muscles de la mastication, et si l'on observe souvent de la

1. Il n'est pas rare qu'il occupe un membre, un postérieur plus souvent qu'un antérieur. (L. T.)

constipation, c'est parce que l'expulsion des excréments nécessite
des contractions musculaires douloureuses ; la défécation n'ayant pas
lieu, la constipation se produit.

D. CHEZ LE MOUTON. — La maladie est tantôt localisée, tantôt généralisée (raideur, fourbure). Elle est surtout fréquente sur les agneaux.
L'allure est gênée, les membres ont la « raideur des échasses » :
l'encolure et le dos sont tenus rigides, la tête est souvent fléchie latéralement ; on observe d'ordinaire les signes du lumbago. Les muscles
atteints sont durs et douloureux. Les animaux évitent tout mouvement et restent continuellement couchés. En général, la marche est
rapide et la guérison se produit au bout de quatre à six jours ;
dans certains cas cependant l'affection est de longue durée.

E. CHEZ LE PORC. — Dans cette espèce, le rhumatisme musculaire est
fréquemment associé au rhumatisme articulaire. Les extrémités sont
raides, la marche est douloureuse et pénible (*entrave*), la tige dorsale
droite et rigide : souvent des troubles gastriques viennent aggraver
l'affection, qui est parfois suivie d'une faiblesse parétique du train postérieur.

Diagnostic différentiel. — Le rhumatisme musculaire peut être
confondu avec diverses affections chirurgicales des extrémités : maladies du pied, des tendons, des os et des articulations (voy. les *Traités
de chirurgie*). Il se distingue nettement du rhumatisme articulaire par
l'absence des caractères typiques de celui-ci : température élevée,
tuméfaction et sensibilité des articulations malades. Lorsque les jointures frappées sont profondément situées, dérobées à la vue et au toucher, le diagnostic est plus difficile ; dans ce cas, il faut explorer les
différents groupes musculaires en y recherchant les symptômes locaux
du rhumatisme (sensibilité, dureté). Le diagnostic différentiel entre le
lumbago et la paralysie spinale est parfois embarrassant ; cependant,
les commémoratifs et la constatation des symptômes du rhumatisme
dans une autre région peuvent mettre sur la voie (voy. *Maladies de la
moelle épinière*). Chez le cheval, les manifestations du lumbago rhumatismal sont analogues à celles de la paraplégie provoquée par l'hémoglobinémie, laquelle consiste essentiellement en une myosite rhumatismale de l'arrière-main. L'hémoglobinémie et le rhumatisme musculaire ne sont que deux degrés d'un même processus morbide, dont les
symptômes sont plus ou moins complexes et plus ou moins intenses
suivant l'intensité même de ses causes et leur mode d'action. Le rhumatisme musculaire peut encore coexister ou être confondu avec la
pleurésie, la néphrite, l'ostéomyélite et avec certaines affections rhu-
matoïdes survenant au cours de quelques maladies infectieuses ou
accompagnant les bronchectasies.

Traitement. — Les principaux moyens de traitement du rhumatisme musculaire localisé sont les frictions irritantes faites sur la

région endolorie [alcool camphré seul ou mélangé à l'essence de térébenthine (1 : 10), essence de moutarde (1 : 30), ammoniaque (1 : 15), etc., on n'oubliera pas que la friction joue un rôle principal et que l'action médicamenteuse est accessoire], les compresses de Priessnitz, les douches froides suivies de l'application de couvertures très chaudes, le massage, les sudorifiques locaux. Pour provoquer une forte sudation, on lave vigoureusement à l'eau de savon la partie atteinte et on l'enveloppe de couvertures de laine. Les injections sous-cutanées de vératrine sont très avantageuses pour combattre le rhumatisme chronique rebelle de l'épaule. Chez le cheval, on fait sous la peau de cette région des injections de vératrine (0^{gr},05 à 0^{gr},10, dissoute dans (l'alcool 1 à 2 gr.) ; chaque jour on augmente la dose de 1 centigramme : tous les quatre ou cinq jours on suspend le traitement pendant vingt-quatre heures. En raison de l'excitation générale produite par ce médicament, il est indiqué de promener les animaux aussitôt l'injection faite.

Dans le cas de rhumatisme musculaire généralisé, on doit recourir à l'acide salicylique ou au salicylate de soude. Chez les grands animaux, on administre ces agents à la dose de 25 à 50 grammes, deux ou trois fois par jour ; chez le chien, le porc et le mouton, la dose est de 2 à 8 grammes par jour. En thèse générale, le salicylate de soude est préférable à l'acide salicylique, qui irrite la muqueuse digestive et occasionne souvent de l'inappétence. Chez les grands animaux, on peut le donner en électuaire ou en pilules ; chez les petits. il est préférable de l'administrer en solution aqueuse.

Pour le cheval, voici la formule que nous prescrivons :

  Salicylate de soude.................... 100 grammes.
  Poudre de réglisse.................... 25   —
  Farine de seigle et eau............... q. s.

Électuaire à administrer en trois fois, à trois heures d'intervalle.

Pour le chien et le porc, on dissout 2 à 8 grammes de salicylate (suivant la taille du malade) dans 100 grammes d'eau distillée et l'on administre toutes les heures une cuillerée à bouche de la solution — Tout récemment on a recommandé comme succédanés de l'acide salicylique et du salicylate de soude, le salol et le naphtalol. Le salol, qui jouit des mêmes propriétés que l'acide salicylique, a sur ce dernier l'avantage de ne pas irriter l'estomac. Nous en avons obtenu d'excellents résultats. La dose pour le cheval est de 15 à 25 grammes, pour le chien de 0^{gr},25 à 1 gramme ; mais on peut en donner à ce dernier animal jusqu'à 4 grammes par jour. L'antipyrine, recommandée également comme antirhumatismal, s'administre aux mêmes doses que le salol.

On peut aussi faire usage des évacuants, des laxatifs et de l'émétique ; ce dernier est surtout avantageux dans les cas de rhumatisme musculaire aigu fébrile. Chez le chien, on emploie depuis fort long-temps la teinture de colchique (5 à 15 gouttes, deux ou trois fois par jour) comme purgatif léger et antirhumatismal spécifique. On peut encore essayer de provoquer une abondante sudation par des moyens externes (envelopper le corps tout entier de draps humides que l'on recouvre de couvertures de laine; enfouir le porc jusqu'à la tête dans le fumier), ou par l'administration des diaphorétiques. Parmi ces derniers, seul le chlorhydrate de pilocarpine, en injections hypodermiques, produit des effets suffisants chez le cheval; on doit le donner aux doses suivantes : cheval adulte, $0^{gr},4$ à $0^{gr},8$; poulain, $0^{gr},2$ à $0^{gr},3$ — dissous dans 5 à 10 grammes d'eau. Hübner a employé avec succès la pilocarpine ($0^{gr},25$ dissous dans 4 grammes d'eau) chez un poulain de neuf mois atteint de rhumatisme musculaire : au bout de deux heures il vit apparaître des sueurs qui persistèrent pendant trois heures. Sur trois chevaux, Siedamgrotzky n'a obtenu aucun effet heureux avec des injections sous-cutanées de $0^{gr},2$ à $0^{gr},4$ de pilocarpine faites pendant cinq jours. — Il va sans dire que l'on doit éviter tout refroidissement des animaux en sueur.

Enfin on doit laisser les malades au repos, les placer dans un local à l'abri des courants d'air et les nourrir modérément.

Bibliographie. — COULBEAUX, *Recueil vét.*, 1824. — RODET, *Ibid.*, 1825. — GROGNIER, *Compt. rend. des travaux de l'École de Lyon*, 1833-34. *Ibid.*, 1834. — AUBOYER, *Ibid.*, 1835. — PAYROU, *Journ. des vét. du Midi*, 1838. — PORTEROU, *Ibid.*, 1840. — KÖRBER, *Magazin*, 1839. — GERLACH, *Ibid.*, 1854. — HERING, *Spec. Pathol. u. Therapie*, 1858. — LEBLANC, *Recueil vét.*, 1864. — MAY, *Die inneren u. äusseren Krankheiten des Schafes*, 1868. — SIEDAMGROTZKY, *Sächs. Jahresber.*, 1874. — MEDER, *Thierarzt*, 1876. — UTZ, *Bad. thierärztl. Mittheil.*, 1877. — SIEDAMGROTZKY, *Sächs. Jahresber.*, 1878. MAUBI, *Revue vét.*, 1878. — ANACKER, *Thierarzt*, 1881. — HÜBNER, *Sächs. Jahresber.*, 1883. — JAMES, *Am. vet. rev.*, 1885. — ALBRECHT, *Adam's Wochenschr.*, 1886. — SCHWARZMEIER, *Schweiz. Archiv*, 1886. — BRUYÈRE, *État sanitaire du Brabant*, 1886. — ZIMMERMANN, *Thiermed., Rundschau*, 1886. — CONTAMINE, *Recueil vét.*, 1887. — GRÜNEWITZKI, *Veterinari Westnik de Charkow*, 1887. — SIEDAMGROTZKY, *Sächs. Jahresber.*, 1887. — CADÉAC, *Dictionn. vét.*, t. XIX.

RHUMATISME ARTICULAIRE.

Généralités. — Le rhumatisme articulaire est une maladie infectieuse fébrile, accompagnée de troubles généraux, et consistant en l'inflammation d'une ou de plusieurs articulations (polyarthrite). De tous les animaux domestiques, c'est le bœuf qui en est le plus fréquemment atteint: viennent ensuite le cheval, le chien et le porc. Les affections arthritiques des nouveau-nés constituent un état morbide complexe qui doit être séparé du rhumatisme articulaire aigu (1). Nous en donnerons la description au chapitre suivant.

(1) Cette opinion est discutable. Dans une observation d'endocardite j'ai pu établir la filiation entre l'arthrite rhumatismale des jeunes et la maladie dernière.

(L. T.)

Étiologie. — Jusqu'à présent le refroidissement a été accusé comme cause principale de cette forme du rhumatisme (courants d'air, froid humide, écuries défectueuses, etc.). Mais il est infiniment probable que, chez nos animaux comme chez l'homme, le rhumatisme articulaire est une maladie infectieuse et que le refroidissement n'intervient dans sa genèse que comme cause occasionnelle.

Voici les principales données qui établissent sa nature spécifique : 1° les symptômes fébriles généraux et la période initiale caractéristique des maladies infectieuses ; 2° l'affection simultanée d'articulations plus ou moins éloignées les unes des autres ; 3° l'endocardite qui vient parfois compliquer le rhumatisme ; 4° l'apparition de celui-ci dans des écuries modèles où le refroidissement ne saurait être incriminé ; 5° les rapports étroits (signalés par différents auteurs, notamment par Auer) qui existent entre la non-délivrance de la vache et le rhumatisme articulaire. Auer l'a surtout rencontré sur de jeunes vaches (après le 2° ou le 3° vêlage ; dans les deux tiers des 67 cas observés par lui, les commémoratifs ont permis de rattacher l'affection à l'avortement ou à la non-délivrance ; il considère la résorption des produits septiques de l'utérus comme la seule cause du rhumatisme articulaire. Dinter a vu sévir celui-ci exclusivement sur des vaches nouvellement accouchées. De ces observations il parait ressortir que la matrice puerpérale de la vache constitue la source principale des matières infectieuses spécifiques du rhumatisme. Le refroidissement (courants d'air, locaux humides, etc. agit en favorisant la pénétration des éléments pathogènes dans les tissus et leur pullulation dans l'organisme.

Les agents infectieux du rhumatisme articulaire sont encore inconnus ; mais cette affection semble pouvoir être déterminée par des microorganismes variés. Elle constitue un processus morbide complexe, surtout au point de vue étiologique (1).

Anatomie pathologique. — L'altération principale est la synovite séreuse ; la synovite purulente ne se rencontre que dans des cas exceptionnels. Généralement plusieurs articulations sont atteintes. Dans la forme aiguë (Harms, Leblanc), la synoviale est rouge, hémorragique, ou épaissie, tuméfiée, hérissée de villosités turgescentes de couleur rouge foncé. La synovie est sanguinolente ou louche ; sa quantité est notablement augmentée. Les cartilages ont une teinte rosée au début ; plus tard ils deviennent jaunâtres ; leur surface est veloutée ou rugueuse. Les tissus qui entourent la jointure sont injectés, farcis d'hémorragies interstitielles et infiltrés de sérosité (périarthrite) ; le tissu conjonctif surtout est le siège d'une infiltration gélatineuse ; les muscles du voisinage sont

1) L'infection semble pouvoir se produire aussi à la suite de la synovite traumatique. J'ai recueilli une observation d'endocardite qui tend à le prouver.

(L. T.)

ramollis et œdématiés. Les épiphyses et la moelle osseuse sont rouges, congestionnées, ecchymosées. Dans la forme chronique, la synoviale s'épaissit considérablement et se recouvre de végétations conjonctives très vasculaires (*Arthritis pannosa*); les cartilages articulaires, frappés de dégénérescence graisseuse, présentent des pertes de substance ulcératives et s'éliminent par fragments. Dans quelques cas, l'arthrite devient déformante, comme chez l'homme. Chez un chien souffrant de rhumatisme articulaire chronique, Moore a trouvé les phalanges d'un membre antérieur soudées entre elles ainsi qu'avec le métacarpe et recouvertes d'ostéophytes très irréguliers. Les principales altérations contingentes sont dues aux complications d'endocardite, de pleurésie et de péritonite. Toutes les autres sont sans importance.

Symptômes. — Les tuméfactions articulaires constituent le symptôme dominant. Dans la plupart des cas, elles apparaissent brusquement, et en peu de temps, quelquefois en une nuit, elles acquièrent de fortes dimensions. On les observe généralement à plusieurs articulations d'un ou de plusieurs membres, le plus souvent au genou, au jarret et au grasset: elles sont chaudes, douloureuses, fluctuantes en certains points; la peau, tendue à leur surface, est rouge aux régions dépourvues de pigment: le gonflement inflammatoire s'étend au delà des jointures; les organes voisins (tendons, gaines synoviales) participent au processus inflammatoire.

Ces lésions articulaires déterminent des boiteries si intenses que souvent les propriétaires croient à l'existence d'une fracture. Les articulations malades sont le siège d'une très vive sensibilité: en les explorant ou en imprimant des mouvements même très limités aux rayons osseux qui les constituent, on provoque des souffrances atroces; l'appui des membres endoloris est supprimé. Si les malades sont dans l'attitude debout, ils évitent les moindres déplacements. La plupart s'étendent sur le sol en poussant des plaintes ou des gémissements: on ne parvient que très difficilement à les faire relever. La température générale est ordinairement de 1 à 2° C. au-dessus de la normale; le pouls est petit et dur; chez le bœuf, il bat de 70 à 90 fois par minute (Harms).

Habituellement l'appétit a disparu, la rumination est suspendue, les excréments sont rares, le mufle est sec, la sécrétion lactée diminuée ou tarie: le lait, acidule, se caille très rapidement. Chez le bœuf, souvent l'amaigrissement est considérable dès le troisième jour.

A ces symptômes s'en ajoutent parfois d'autres, dus à des complications spéciales. L'endocardite aiguë n'est pas rare chez le bœuf (Leblanc, Hering, Ruste, Mayer — Voy. *Endocardite*); on peut également observer la pleurésie, la péritonite (Harms, Leblanc), la péricardite (Leblanc), la laryngite (Derr), des synovites tendineuses (Harms).

Ces affections secondaires ne peuvent s'expliquer que par la nature infectieuse du mal (1).

Le rhumatisme articulaire revêt ordinairement le type chronique ; la forme aiguë prolongée est exceptionnelle. Parfois, en même temps que la fièvre disparaît, les tuméfactions articulaires se résorbent et la guérison peut survenir en deux ou trois semaines, mais cette terminaison heureuse est extrêmement rare. Très souvent la résolution n'est qu'apparente, les récidives ne tardent pas à se manifester ; le processus quitte une articulation très gravement atteinte pour en frapper une autre quelques jours après (migrations du rhumatisme).

Dans la grande majorité des cas, l'affection s'aggrave peu à peu. Les symptômes fébriles disparaissent, mais les lésions articulaires persistent, et avec elles les troubles locomoteurs ; la maigreur s'accuse chaque jour davantage ; chez la vache, la sécrétion lactée ne se rétablit pas ; des troubles digestifs et le catarrhe gastrique surviennent, une diarrhée très intense et rebelle apparaît ; les muscles des régions malades s'atrophient (muscles de l'épaule, etc.), les extrémités sont raides, les jointures sont le siège de processus dégénératifs — elles se *nouent*. Cet état peut durer plusieurs mois. Sur un cheval, Dammann a vu le rhumatisme persister huit mois sans s'améliorer. Lorsque les animaux ne sont pas sacrifiés, ils meurent épuisés, le corps couvert d'eschares produites par le décubitus prolongé (2).

Le *pronostic* est toujours grave chez le bœuf. D'après nos observations, il est bien plus favorable chez le chien.

Traitement. — La nature des agents infectieux qui provoquent le rhumatisme n'étant pas connue, la seule indication prophylactique que l'on puisse donner, c'est de préserver les animaux de l'action du froid. Chez la vache, on doit extraire le délivre en temps opportun et désinfecter soigneusement la cavité utérine.

On combat généralement la maladie par l'acide salicylique et le salicylate de soude (dose quotidienne du salicylate de soude pour le cheval et le bœuf 100 à 150 gr.; pour le chien et le porc 2 à 8 gr..

(1) Magnin a rapporté un curieux exemple de boiterie ambulatoire observé sur un cheval de treize ans, n'ayant jamais présenté jusque-là aucune manifestation rhumatismale. Une forte claudication fut successivement constatée, le même jour, au membre postérieur gauche, au membre postérieur droit et au membre antérieur gauche ; « dans l'espace d'un quart d'heure, on pouvait voir cette boiterie bizarre affecter successivement trois membres. » Pour constater son caractère erratique, il suffisait de laisser l'animal au repos pendant quelques minutes ; elle se déplaçait également pendant l'exercice. On constatait une tuméfaction des boulets, surtout accusée sur la ligne de la grande gaine sésamoïdienne. Il existait en outre des symptômes cardiaques (choc précordial très fort, frémissement cataire, bruit de roulement . (Voy. *Recueil vét.*, 1888. N. D. T.)

(2) Une terminaison fréquente est l'apparition de l'endocardite qui amène la mort.
(L. T.)

On peut remplacer l'acide salicylique par le salol, le naphtalol et l'antipyrine (voy. *Rhumatisme musculaire*). Pour activer la résorption de l'exsudat arthritique et l'élimination des principes infectieux par la voie intestinale, on administre les laxatifs à hautes doses. Autrefois on employait fréquemment l'émétique.

Comme traitement externe, on recommande de frictionner les régions malades avec la pommade phéniquée ou la pommade camphrée et de les envelopper soigneusement. Dans la forme chronique, lorsque l'exsudat est stationnaire, on peut essayer les frictions vésicantes (teinture d'iode, onguent cantharidé, pommade au biiodure de mercure). On doit laisser les malades au repos et leur donner une alimentation modérée. Les locaux seront bien aérés et tenus chaudement (1).

Bibliographie. — Jacob, *Recueil vét.*, 1832. — Renault, *Ibid.*, 1833. — Bouley jeune, *Ibid.*, 1840. — Ollivier, *Ibid.* 1837. — Oger, *Ibid.*, 1842. — Ollivier, *Journ. de Lyon*, 1846. — Rey, *Ibid.*, 1847. — André, *Ibid.*, 1848. — Goux, *Journ. des vét. du Midi*. 1845. — Serres, Gendrot, *Ibid.*, 1850. — Caussé, *Recueil vét.*, 1857. — Auer, *Thierärztl. Mittheil.*, 1863. — Leblanc, *Recueil vét.*, 1864. — Heu, *Ibid*, 1865. — Heu, Thierry, *Ibid*, 1866. — Oulmont, *Ibid.*, 1867. — Dammann, *Magazin*, 1871. — Harms, *Hannov. Jahresb.*, 1872. — Trasbot, *Archives d'Alfort*, 1877-81. — Dinter, *Sächs. Jahresber.*, 1879. — Palat, *Recueil vét.*, 1876. — Heu, *Ibid.*, 1879. — Derr, *Am. vet. Rev.*, 1883. — Thibault, *Wehenkel's Jahresber.*, 1883. — Moore, *Transact. of the pathol.*, 1883; an in *Jahresber. über die Leistungen der Vet. Medicin*, 1883. — Trasbot, *Bulletin Soc. cent. vét.*, 1884. — Rossignol, *Bullet. Soc. vét. prat.*, 1885. — Krebs, *Berlin. Arch.*, 1885. — Pauchenne, *Bullet. belge*, 1885. — Smeet, *Ibid.*, 1885. — Campbell, *The vet. Journ.*, 1885. — Kitt, *Münch. Jahresber.*, 1884-85. — Sticker, *Berlin. Archiv.* 1886. — Mégnin et Sarrazin, *Recueil vét.*, 1887. — Condamine, *Ibid.* — Weber et Andrieux, *Ibid.* — Nunn, *The Vet.*, 1887. — Lewis, *Ibid.*, 1888. — Gull, *Ibid.* — Vogel, *Adam's Wochenschr.*, 1888. — Calleb, *Presse vét.*, 1889. — Dessart, *Annal. de Bruxelles*, 1888. — Moulade, *Ibid.*, 1890. — Cadéac, *Dict. vét.*, t. XIX, 1891.

ARTHRITE PYOHÉMIQUE DES JEUNES ANIMAUX.
PARÉSIE DES NOUVEAU-NÉS.

Généralités sur la dénomination de « Parésie » (*Lähme*). — Sous la dénomination de *parésie*, on a réuni autrefois une série de maladies des nouveau-nés (poulains, veaux, agneaux, porcelets, chiens) essentiellement différentes quant à leur nature, à leurs causes, et n'ayant comme manifestation commune que des troubles de la locomotion. Le terme « parésie » est donc une appellation collective qui ne mérite pas d'être conservée plus longtemps avec la signification qui lui a été attribuée. La nécessité de le remplacer par des expressions scientifiques applicables aux diverses affections qu'il a servi à désigner,

(1) Le traitement local : les frictions de teinture d'iode au début, plus tard, l'application de vésicatoire mercuriel, et en dernier lieu la cautérisation secondent souvent d'une façon très utile le traitement général désinfectant.   (L. T.)

est sentie depuis longtemps déjà par les auteurs vétérinaires. Dès 1839, Träger déclare que la *parésie des poulains* « représente un véritable vocabulaire pathologique ». Les recherches modernes, celles de Bollinger surtout, ont étendu et précisé nos connaissances sur cet état morbide complexe ; elles ont permis d'y reconnaître :

1° L'*arthrite pyohémique*, la forme la plus fréquente Böllinger); elle est la conséquence d'une infection septique partant de l'ombilic ;

2° La *dégénérescence graisseuse des muscles rouges*, observée surtout chez les porcelets ;

3° Le *rhumatisme articulaire aigu;*

4° Le *rhumatisme musculaire aigu ou chronique;*

5° Le *rachitisme* chez les porcelets ;

6° Le *tétanos* et la *méningite cérébro-spinale*, chez les agneaux ;

7° La *consomption (Darrsucht)*, maladie des poulains qui n'est probablement qu'une tuberculose (? intestinale ou ganglionnaire mésentérique);

8° Diverses autres affections des animaux à la mamelle : catarrhes intestinaux, broncho-pneumonie, pleuro-pneumonie, faiblesse générale, faiblesse des extenseurs des extrémités avec contracture des fléchisseurs (poulain, chien .

Quelques-unes de ces maladies (les rhumatismes musculaire et articulaire) ont été décrites précédemment : les autres le seront à la place qui leur convient. L'arthrite pyohémique pourrait être étudiée en même temps que la pyohémie, mais, comme elle représente le plus grand nombre des cas de *parésie*, et que, d'autre part, cette expression est encore « trop à la mode » pour être supprimée, nous lui avons consacré un chapitre spécial. A la fin de cet article, nous décrirons également la *dégénérescence graisseuse des muscles*.

Étiologie. — L'arthrite pyohémique s'observe chez le poulain, le veau et l'agneau (Roloff). Elle est due à l'introduction dans le sang de matières putrides provenant de la suppuration du thrombus de la veine ombilicale. La thrombose de celle-ci est la conséquence de l'inflammation suppurative développée au niveau de l'ombilic et des phénomènes de putréfaction qui s'accomplissent à son voisinage.

L'infection de la plaie ombilicale par les produits de décomposition putride qui recouvrent le sol des écuries est le point de départ de ces processus morbides. Tout récemment, Uffreduzzi a cultivé deux microbes — un bacille et un micrococque — puisés sur des veaux morts d'arthrite pyohémique. L'inoculation des cultures a provoqué des symptômes mixtes appartenant à la pyohémie et à la septicémie. Ces deux infections peuvent donc survenir comme complications de la plaie ombilicale. L'état de malpropreté de l'ombilic est la principale cause occasionnelle de l'affection. Böllinger signale encore comme conditions prédisposantes : le cordon ombilical épais et gélatineux, les tiraillements des vaisseaux ombilicaux lors de sa déchirure, sa rupture en un point trop rapproché du ventre, les contusions de la plaie ombilicale, les traumatismes des parois abdominales, enfin la naissance pendant la saison froide (le séjour prolongé des animaux à l'écurie augmente dans celle-ci la proportion des matières putrides et favorise ainsi l'infection de la plaie ombilicale des très jeunes sujets). — La maladie sévit parfois à l'état enzootique dans les troupeaux et les haras, où elle occasionne des pertes considérables. Dans le haras national du Wurtemberg, sur 187 poulains à la mamelle morts pendant une période de quinze années, 85 ont succombé à la « parésie » (Hering).

Anatomie pathologique. — Les altérations sont celles de la polyarthrite suppurative et de la pyohémie, parfois aussi on trouve celles de la septicémie. Tantôt le cordon et les tissus du voisinage sont tuméfiés : tantôt la plaie ombilicale est fortement enflammée, recouverte de pus, parfois ses bords sont le siège d'un processus ulcératif, en la comprimant on en fait sortir des bouchons purulents. Outre cette omphalite (dont les signes extérieurs ont quelquefois disparu), on trouve profondément une thrombo-phlébite ombilicale suppurative et même une thrombo-artérite accompagnées de thrombose de la veine porte et de ses ramifications hépatiques. Les synoviales articulaires sont injectées, épaissies, tuméfiées : la synovie, très abondante, est louche, mélangée de caillots floconneux ; plus tard elle est franchement purulente. Les cartilages articulaires sont ulcérés ; les épiphyses peuvent être nécrosées. Des abcès péri-articulaires provoquent souvent la fonte purulente des tendons et des muscles voisins : ceux-ci sont frappés de dégénérescence graisseuse. — On trouve des foyers métastatiques dans la plupart des organes et des tissus (foie, poumon, cerveau, reins, muscles, tissu conjonctif sous-cutané ; dans le foie, ils ont les dimensions d'un grain de mil ou d'une cerise et plus : dans le poumon ils atteignent le volume d'un œuf de poule : leur couleur est rouge foncé ou jaunâtre. Tous les tissus, tous les organes présentent parfois des altérations inflammatoires : on peut rencontrer les lésions phlegmasiques les plus variées : pleurésie, endocardite, péricardite, broncho-pneumonie, inflammation des gaines tendineuses, péritonite, iritis purulente, méningite, etc. Enfin le cœur, le foie, les reins et les muscles ont subi la dégénérescence graisseuse.

Symptômes. — Dans la majorité des cas, l'arthrite pyohémique survient peu de temps après la naissance. Sur 67 poulains malades observés par Hering dans un haras, 47 (70 p. 100) sont morts dans les trois premières semaines de la vie. Bőllinger a trouvé à peu près le même chiffre dans un autre haras (75 p. 100). Aucune jointure n'est à l'abri du rhumatisme, mais celles qu'il envahit le plus souvent sont le genou, le jarret, le grasset, le coude, la hanche et l'épaule ; on le trouve encore fréquemment fixé au boulet, à la couronne, aux articulations costales et intervertébrales. Habituellement l'apparition des symptômes arthritiques est précédée de certains phénomènes généraux (fièvre, diminution de l'appétit). La tuméfaction articulaire s'accroît rapidement; elle est très douloureuse, chaude, tendue; au début, elle peut s'atténuer et disparaître, plus tard elle a une tendance à s'abcéder; lorsque cette terminaison se produit, le pus se fraye plus ou moins vite une voie au-dehors. Presque toujours plusieurs articulations sont atteintes en même temps. Les malades boitent fortement d'un ou de plusieurs membres; on les trouve d'ordinaire dans l'attitude décubitale. A un moment donné, la diarrhée s'ajoute à ces symptômes; les matières fécales, de couleur grisâtre, exhalent une odeur fétide; souvent la diarrhée alterne avec la constipation. Enfin surviennent la cachexie et l'épuisement. Suivant les localisations des métastases, on peut observer les complications les plus variées et les plus inattendues : pneumonie, tuméfactions subites dans diverses régions, symptômes cérébraux, cécité, etc.

La maladie revêt généralement le type aigu. Sa durée moyenne est de deux à trois semaines, mais il est des cas où la mort survient en quelques jours.

Le *pronostic* est très grave. Suivant Hartmann, plus de la moitié des animaux atteints périssent ; Bollinger donne une mortalité de 72 p. 100; d'après Darreau, elle s'élèverait dans certains pays à 90 p. 100. La convalescence est très longue, et il est rare que les animaux reviennent à leur état de santé antérieur. Les tuméfactions articulaires et la raideur des extrémités mettent toujours un long temps à disparaître.

Diagnostic différentiel.   La polyarthrite pyohémique doit être différenciée du rhumatisme articulaire aigu. Les données suivantes permettent d'établir le diagnostic. L'apparition d'une tuméfaction articulaire dans les premiers jours de la vie indique l'arthrite pyohémique, surtout lorsqu'il existe en même temps une omphalophlébite suppurative; dans le rhumatisme, l'abcédation est tellement exceptionnelle que l'on peut, dans tous les cas, la considérer comme l'expression du processus pyohémique. Le rhumatisme articulaire est d'ailleurs fort rare chez les poulains, généralement tenus à l'abri de la cause qui l'occasionne (refroidissement).

Traitement. — De la pathogénie de l'arthrite pyohémique il ressort que le traitement doit être avant tout prophylactique. Bollinger recommande de ligaturer le cordon, de favoriser la cicatrisation de la plaie ombilicale par les antiseptiques et d'appliquer sur l'abdomen un bandage protecteur. A la rigueur, ce dernier peut être remplacé par une friction de goudron. L'écurie sera tenue parfaitement propre, on enlèvera fréquemment les excréments et l'urine, on donnera une litière abondante. La maladie doit être combattue par les antiseptiques appliqués sur la région ombilicale : eau phéniquée, crésylée ; pommades phéniquée, crésylée, iodoformée 5 p. 100, et par l'administration des antipyrétiques et des antizymotiques (camphre, injections sous-cutanées d'alcool camphré à la dose de 1 à 5 grammes). On peut aussi utiliser les excitants (alcool, vin). Le traitement des articulations malades est purement chirurgical ; il consiste à donner issue au pus par la ponction ou l'incision.

L'expression de **dégénérescence graisseuse des muscles** a été appliquée, chez les animaux à la mamelle, à une maladie de l'appareil locomoteur assez commune sur les sujets des races porcines anglaises et sur les agneaux des races améliorées, plus rare sur les poulains et les veaux. Décrite par Fürstenberg (1), Roloff (2) et Repiquet (3), cette altération musculaire qui, souvent, apparaît déjà dans la seconde moitié de la vie fœtale, n'est qu'un épiphénomène d'une dégénérescence graisseuse générale ; elle devrait être étudiée au chapitre de l'obésité.

Ses causes sont encore mal connues. On a surtout accusé la prédisposition héréditaire, l'obésité des mères (animaux des races précoces). Son développement est favorisé par une alimentation trop abondante et la stabulation permanente des femelles en état de gestation. Fürstenberg signale aussi la consanguinité.

Anatomiquement elle est caractérisée par l'anémie, par la dégénérescence graisseuse des muscles, qui ont perdu leurs propriétés morphologiques, présentent un aspect lardacé et paraissent comme cuits ; par la dégénérescence du foie, des reins, du cerveau, du pancréas, des glandes intestinales, etc.

Ses principaux symptômes sont la faiblesse générale, la lenteur et la gêne dans les mouvements, l'impossibilité de marcher ou de se tenir debout. Dans les cas graves, les malades sont absolument apathiques. Nous avons vu la mort se produire dans le coma, sans avoir été annoncée par aucun signe alarmant ; mais parfois elle est précédée de diarrhée, de spasmes, de paralysies. Dans un certain nombre de cas, elle est amenée par l'œdème du poumon.

On ne peut intervenir utilement que par la prophylaxie : régénérer le sang par des croisements répétés, donner de l'exercice et une alimentation modérée aux femelles en état de gestation, telles sont ses indications essentielles. — Le traitement des sujets atteints reste toujours sans résultat.

Bibliographie. — BRUGNONE, *Trallato delle Razze de Cavallo*, Torino, 1781. — ROUPP. *Recueil vét.*, 1825. — LECOQ. *Ibid.*, 1828. — BÉXARD, *Ibid.*, 1832. — STRAUSS, *Die Darrsucht der Füllen*, etc., Wien, 1831. — TRÄGER, *Die Füllenkrankheiten*, Weimar, 1839. NOLL, *Repertor.*, 1839. — DARREAU, *Recueil vét.*, 1842. — DELAFOND, *Ibid.*, 1844. — CHAMBERT, *Mémoires de la Soc. du Calvados et de la Manche* t. XV. — GUY, *Mémoire sur les malad. des veaux*, Lyon, 1844. — TEXIER, *Clinique vét.*, 1843. MAZURE, *Giornale di vet.*, 1853. — HERING. *Repertor.*, 1867. — MAY, *Die inneren u. äusseren krankheiten des Schafes*, 1868. — GÖRGES, an. in *Repertor.*, 1869. — HARTMANN, *Oesterr. Vierteljahrsschr.*, 1869. — ROLOFF, *Pütz'sche Zeitschr.*, 1873. — ZÜRN. *Ibid.*, 1873. — KOPPITZ, *Oesterr. Vierteljahrsschr.*, 1873. — BOLLINGER. *Virchow's Archiv*, 1873. — BUHLER, *Adam's Wochenschr.*, 1873. — BOLLINGER, *Deutsche Zeitschr. f. Thiermed.*, 1875. — ANACKER, *Spec. Pathol.*, 1879. — TOMBARI. *Giorn. di Anat. ecc.*, 1882. — STERN, *Preuss. Mittheil.*, 1883. — HAUBNER-SIEDAMGROTZKY, *Land-*

(1) Fürstenberg. *Virchow's Archiv*. 1864.
(2) Roloff, *Annalen Landwirthschaft.*, 1864.
(3) Repiquet, *Journ. de Lyon*, 1888.

wirthschaftl. Thierheilk., 1884. — Chassaing. *Recueil vét.*, 1884. Röll., *Spec. Pathologie u. Therapie*, 1885: *Jahresber.* 1885 u. 1887. — Fabry, *Bulletin belge*, 1885. — Laporte, *Ibid.* — Vogel, *Repertor.*. 1886. — Uffreduczzi, au. *in Deutsche Zeitschr. f. Thiermed.*, 1886.

OSTÉOMALACIE ET RACHITISME.

Considérations générales sur les maladies des os. — Les maladies des os qui rentrent dans le domaine de la pathologie interne, notamment l'ostéomalacie et le rachitisme, qui sont les plus importantes, pourraient être décrites au chapitre des troubles généraux de la nutrition ; mais, leur symptôme principal consistant en la dysharmonie des mouvements des membres, il est de tradition, en vétérinaire, de les ranger dans le groupe des affections de l'appareil locomoteur.

L'anatomie pathologique n'a encore jeté qu'une pâle lumière sur la pathogénie de ces affections, et actuellement leurs causes sont trop incomplètement connues pour que l'on puisse y établir une classification basée sur l'étiologie. Il nous a paru rationnel de les diviser en deux grands groupes :

1° Maladies des os survenant pendant le jeune âge, parmi lesquelles le rachitisme est de beaucoup la plus importante ;

2° Maladies des os apparaissant à l'âge adulte, et dont la principale est l'ostéomalacie.

Si les opinions sont encore dissidentes sur les rapports qui existent entre le rachitisme et l'ostéomalacie, l'étroite parenté de ces états morbides est démontrée par les faits. Depuis longtemps on a constaté qu'à certaines époques ils apparaissent simultanément, dans un même troupeau ou sur les animaux d'une même écurie ; on a aussi reconnu que leur condition pathogénique commune la plus importante est le défaut de sels calcaires dans les aliments. D'autre part, l'expérimentation a permis de provoquer simultanément des altérations rachitiques et ostéomalaciques sur les mêmes individus. Sans doute ces altérations présentent de très notables différences, mais on ne doit pas oublier que, à l'état normal, le tissu osseux est loin d'avoir une composition et une texture uniformes, chez les animaux jeunes aussi bien que chez les adultes, en sorte que l'âge pourrait bien être un facteur important de cette diversité de lésions. En considérant le rachitisme comme une modalité de l'ostéomalacie, due aux conditions spéciales de croissance de l'os jeune, nous pouvons définir ainsi ces deux affections :

I. L'*ostéomalacie* est le ramollissement de l'os adulte, dû à la résorption des sels calcaires ;

II. Le *rachitisme* est le défaut de consolidation de l'os jeune, dû à sa calcification insuffisante, au manque de sels calcaires.

Recherches expérimentales sur l'étiologie du rachitisme et de l'ostéomalacie. — Les nombreux travaux entrepris dans le but d'éclairer la pathogénie de ces états morbides n'ont donné que des résultats incomplets, mais ils ont enfanté trois théories que l'on peut résumer en ces termes : théorie de l'*inanition*, théorie des *acides*, théorie de l'*inflammation*.

1° Dans la *théorie de l'inanition*, on admet que la proportion insuffisante des sels calcaires dans les aliments est le facteur principal des deux maladies. Parmi les expériences qui ont contribué à la faire prévaloir, les plus concluantes sont celles de Roloff et de Voit. Sur une chèvre et un mouton adultes soumis à un régime pauvre en sels de chaux, Roloff a vu apparaître les symptômes de l'ostéomalacie ; en expérimentant sur de jeunes chiens et sur des porcelets, il a provoqué le rachitisme manifestement caractérisé par des boiteries, l'incurvation et le raccourcissement des os, la tuméfaction des cartilages costaux (chapelet rachitique), le rétrécissement du bassin, l'épaississement des articulations, la formation d'*articulations doubles* « *Doppelgelenke* », les *pattes d'ours*, de *blaireau* (pattes torses), le genou de bœuf, le jarret crochu, le genou cambré, les déformations de la colonne dorsale, les fractures intrapériostales ; la démarche pénible et chancelante, la faiblesse générale, une sensibilité anormale aux attouchements et les symptômes de la maladie *du lécher*. — Le même appareil clinique a été constaté par E. Voit sur de jeunes chiens soumis à un régime pauvre en sels calcaires ; chez ces animaux, l'ossification était considérablement retardée ; outre une diminution de leur épaisseur et de leur solidité, les os présentaient tous les signes du rachitisme : tuméfactions épiphysaires, inflexion des côtes et du scapulum, incurvation des extrémités, démarche pénible et douloureuse ou suppression complète des mouvements.

A ces premiers résultats, confirmés par les recherches de Chossat, Milne-Edwards et Lehmann, quelques auteurs ont opposé les faits négatifs de Weiske, qui a vu ses sujets d'expérience succomber sans avoir présenté aucun symptôme de rachitisme. On a fait remarquer avec juste raison que ces animaux périssaient, non pas par le fait de l'absence de phosphates calcaires dans les aliments, mais bien à l'inanition et avant que des lésions osseuses aient eu le temps de se développer. Ces résultats négatifs n'infirment en rien les précédents, qui établissent la possibilité de la production expérimentale du rachitisme.

D'ailleurs, ceux obtenus par Roloff et Voit sont confirmés par l'observation clinique. Depuis longtemps on accuse la pauvreté des aliments en sels de chaux comme la cause déterminante principale du rachitisme et de l'ostéomalacie ; dans de nombreux cas, l'insuffisance de ces sels a été constatée pratiquement : très souvent chez les vaches pleines et les bonnes laitières, l'ostéomalacie est le résultat des déperditions considérables en matières calcaires nécessitées soit par le développement du fœtus, soit par la sécrétion lactée abondante. Ajoutons que l'administration des phosphates calcaires constitue le traitement le plus efficace de ces deux affections. Le développement de celles-ci, sous l'influence du manque de sels de chaux dans l'organisme démontrée par l'expérimentation, est encore, on le voit, confirmée par les faits pratiques.

2° La *théorie des acides* repose sur la solubilité des sels calcaires dans l'acide lactique. Lors de catarrhe de l'estomac ou de l'intestin — affections particulièrement fréquentes chez les animaux jeunes — une forte proportion d'acide lactique se formerait aux dépens du lait et des hydrates de carbone que les animaux ingèrent : cet agent passerait dans le sang, irait dissoudre les sels calcaires des os, et, en irritant le tissu osseux, il y provoquerait une prolifération cellulaire anormale. Heitzmann pensait avoir démontré expérimentalement l'exactitude de cette théorie ; par des injections hypodermiques répétées d'acide lactique et par l'administration de cet acide à l'intérieur, il déclarait avoir produit le rachitisme chez le chien. Roloff, Heiss, Arloing et Tripier, qui ont répété les expériences de Heitzmann, n'ont jamais obtenu que des résultats négatifs. Roloff pense que, dans ces expériences, c'est le défaut de matières calcaires dans les aliments et non l'acide lactique qui a déterminé le rachitisme (Heitzmann ne donnait à ses animaux que des aliments ne contenant pas de sels de chaux). Les assertions de certains auteurs sur la présence de l'acide lactique dans l'urine et dans les os des sujets rachitiques sont infirmées par de nombreux faits. Virchow a constamment trouvé une réaction alcaline à l'os rachitique frais ; d'autre part, des analyses très exactes de l'urine n'y ont pas montré la présence de l'acide lactique. D'ailleurs, en admettant que celui-ci passât dans les vaisseaux, il s'y décomposerait sans doute très rapidement en acide carbonique et en eau, ou il se combinerait avec les bases du sang. Faisons enfin remarquer que l'ingestion en grande quantité d'autres acides (ceux des drèches, par exemple) n'a jamais produit le rachitisme ni l'ostéomalacie.

Les recherches expérimentales récentes de Siedamgrotzky et Hofmeister ont montré que, sous l'influence de l'administration prolongée de l'acide lactique, les substances minérales diminuent dans les os, sans que l'on voie toutefois survenir les phénomènes caractéristiques du rachitisme ou de l'ostéomalacie. Ils en concluent que ces dernières affections ne sauraient être produites par cet acide ; mais que, cependant, celui-ci possède des propriétés dissolvantes dont il faut tenir compte. D'après ces auteurs, l'acide lactique jouerait un certain rôle dans l'étiologie des affections des os.

3° La *théorie de l'inflammation* considère les deux états morbides en question comme des affections phlegmasiques du tissu osseux, pro-

duites par une substance irritante en circulation dans le sang. Elle est
basée sur les constatations expérimentales faites par Wegner, qui a
vu, chez des animaux, les diaphyses s'épaissir par l'administration
prolongée de petites quantités de phosphore. Kassowitz en a conclu
qu'il existe, dans le sang des sujets rachitiques, un principe dont les
effets sont analogues à ceux du phosphore et qui allume l'inflammation dans les os ; ces organes deviendraient le siège d'une vascularisation anormale, la dilatation de leurs vaisseaux empêcherait les sels
calcaires de s'y déposer, l'action dissolvante de l'acide carbonique du
sang se ferait sentir sur les éléments minéraux des os et produirait
la fonte de ces organes. En répétant les expériences de Wegner, il a
vu se développer des altérations osseuses tout à fait semblables à
celles du rachitisme.

On ignore complètement la nature du principe irritant dont l'action provoque le rachitisme ou l'ostéomalacie. Les altérations osseuses
de la syphilis de l'homme permettent cependant de supposer, par
analogie, qu'il est de nature infectieuse (ostéite hématogène). Virchow
a prétendu, il y a longtemps déjà, que l'ostéomalacie de l'homme n'est
qu'une variété de l'ostéite parenchymateuse. Les auteurs vétérinaires
ont également soupçonné l'origine inflammatoire de ces affections
osseuses : autrefois on les attribuait à l'action du froid. Les douleurs
dont elles s'accompagnent les ont fait confondre avec le rhumatisme.
lequel, du reste, complique assez fréquemment l'ostéomalacie. Il n'est
donc pas étonnant que le refroidissement ait été incriminé, mais dans
l'immense majorité des cas il n'intervient en aucune façon, et son
mode d'action se comprend beaucoup moins que celui des éléments
infectieux. Si la théorie de l'inflammation reste dans le domaine du
possible, on ne sait rien de précis à son sujet.

En résumé, l'ostéomalacie et le rhumatisme représentent des troubles
spéciaux de la nutrition du tissu osseux. Elles peuvent s'accompagner
de diverses complications, surtout de rhumatisme. L'inflammation peut
avoir une certaine influence sur leur développement, mais l'action de l'acide lactique est négligeable. De nouvelles recherches sont
nécessaires pour éclairer leur étiologie et leur pathogénie (1). Dans

(1 Parmi les circonstances pathogéniques qui déterminent le rachitisme, deux
surtout sont importantes : 1° l'absorption insuffisante de la chaux et des phosphates ; 2° l'existence dans le sang d'un excès d'acide, surtout d'acide lactique. La
chaux et l'acide phosphorique ne paraissent pas entrer dans l'économie à l'état de
phosphate de chaux ; la chaux pénètre surtout à l'état de chlorure, de carbonate
ou en combinaison avec un acide organique ; l'acide phosphorique pénètre à l'état de
phosphate alcalin, très probablement à l'état d'acide phospho-glycérique. Celui-ci,
produit dans le duodénum et absorbé dans l'intestin, ne peut se former que lorsqu'il y a intégrité à peu près complète de toutes les fonctions digestives ; sa production nécessite un assez haut degré d'acidité du suc gastrique, une notable
alcalinité des sucs intestinaux, l'intégrité des sécrétions biliaire et pancréatique.
L'acide phospho-glycérique formé dans l'intestin se combinerait à la chaux, dans

l'état actuel de la science, il faut les considérer comme deux états
pathologiques liés à l'insuffisance des sels de chaux dans le tissu osseux
« inanition calcaire ». Cette donnée nous a servi d'idée directrice dans
la rédaction des chapitres suivants.

Bibliographie. — Milne-Edwards. *Compt. rend. de l'Acad. des sciences*, 1861. —
Roloff, *Virch. Archiv*, 1869. — Weiske, *Zeitschr. f. Biologie*, 1871-72. — Heitzmann,
Allgem. Wiener, Med. Zeitung, 1873. — Wegner. *Virch. Archiv*, 1873, Bd LV. —
Weiske, *Zeitschr. f. Biologie*, 1873 - 74. — Roloff, *Berlin. Archiv*, 1875. — Weiske,
Ibid., 1875. — Tripier, *Recueil vét.*, 1875. — Heiss, *Zeitschr. f. Biologie*, 1876. —
Forster, *Ibid.*, 1876. — Lehmann, *Tagebl. der 50 Versammlung deutscher Natur-
forscher u. Ærzte*, 1877. — C. Voit. *Ibid.*, 1877 ; an *in der deutschen Zeitschr. f. Med.*,
1878. — Roloff, *Berlin. Archiv*, 1879. — Siedamgrotzky u. Hofmeister, *Berlin.
Archiv*, 1879. — Baginsky, *Virch. Archiv.*, 1879. — E. Voit, *Zeitschr. f. Biologie*, 1880.
— Tereg u. Arnold, *Hannov. Jahresber.*, 1882-83. — Kassowitz, *Zeitschr. f. klin
med.*, 1884. — Pommer, *Untersuchungen über Osteomalacie u. Rachitis*, 1887.

A. OSTÉOMALACIE

Fragilité des os. — Ramollissement de la moelle. — Ostéopsathyrosis.

Animaux atteints et étiologie. — L'ostéomalacie est généralement décrite sous la dénomination de « ramollissement des os. » Assez
fréquente chez le bœuf, elle est plus rare sur le mouton, la chèvre et
le porc. Dans les jardins zoologiques, on l'a observée sur la girafe et
certains oiseaux. Elle a été signalée sur le bœuf par les plus anciens
auteurs. Végèce en a donné une description sommaire.

Il est des contrées dans lesquelles elle est stationnaire et où, certaines années, elle sévit à l'état enzootique : par son caractère épidémique elle a, à diverses reprises, attiré l'attention des gouvernements.
On la constate également à l'état sporadique dans les fermes et les
exploitations agricoles. Les vaches laitières y semblent prédisposées;
les bœufs de travail, les bouvonnes âgées et les animaux jeunes en
sont plus rarement atteints. La gestation et la lactation favorisent son
développement et activent son évolution. Plus la sécrétion lactée est
abondante, plus sa marche est rapide; par contre, une amélioration
se produit généralement lorsque la lactation diminue. Dans certaines
contrées, les vaches en sont presque fatalement frappées six à huit

l'intérieur de l'organisme, pour former le phosphate de chaux d'ossification.
L'acide lactique se produit en quantités considérables dans l'estomac et l'intestin
sous l'influence des troubles digestifs. Il doit exister dans l'économie chez un bon
nombre de rachitiques. En s'opposant à la précipitation du phosphate de chaux à
l'état tribasique, il peut intervenir pour sa part dans le défaut de calcification,
Cette dernière influence paraît être la condition pathogénique principale de
l'ostéomalacie. L'os ostéomalacique a constamment une réaction acide acide lactique ; or, l'accumulation des acides dans le tissu osseux, au point de produire cette
réaction, crée une condition suffisante pour que le phosphate de chaux d'ossification se redissolve et s'élimine. Voy. Ch. Bouchard, *Maladies par ralentissement
de la nutrition.* Paris, 1882)   (N. D. T.)

semaines après la mise bas. Ces circonstances ont fait considérer l'élimination abondante des sels de chaux comme la condition déterminante de la maladie.

La pauvreté du sol en sels calcaires et la quantité insuffisante de chaux contenue dans les aliments sont encore des causes de l'ostéomalacie. Les sols marécageux, tourbeux, sablonneux, de formation plutonique, pauvres en acide phosphorique où l'on ne trouve que du carbonate de chaux, favorisent ou même déterminent son développement. Les plantes des pâturages humides, notamment les graminées de basse qualité qui y croissent les années très sèches durant lesquelles les sels de chaux ne sont pas dissous par l'humidité et incorporés par les plantes, les aliments pauvres en sels calcaires, pommes de terre, betteraves, agissent de la même manière. Ces données permettent de comprendre pourquoi l'ostéomalacie sévit de préférence dans l'étable du pauvre, où les animaux sont nourris d'aliments très extensils, peu alibiles, de paille et de détritus de toute sorte. L'absence des sels calcaires dans l'eau dont les animaux s'abreuvent peut également lui donner naissance.

Autrefois on accusait surtout les locaux défectueux, étables humides, basses, à odeur de moisi, mais l'ostéomalacie ne saurait être produite par ces seules causes : celles-ci peuvent tout au plus favoriser son développement lorsque les animaux se trouvent dans des conditions de nutrition défavorables. Ajoutons que les sujets faibles sont prédisposés aux maladies des os. À l'heure actuelle, on ne sait rien de certain sur l'influence des principes infectieux.

La grande majorité des faits désignés dans notre littérature sous le nom de « fragilité des os » ne sont que des cas d'ostéomalacie, compliqués ou non de rhumatisme. La *fragilité des os* n'est, du reste, qu'un symptôme qu'on observe aussi dans d'autres maladies, notamment dans le rachitisme. Elle doit être rattachée à ces affections.

Anatomie pathologique. — Les altérations principales sont la décalcification, le ramollissement et l'hyperémie des os ; elles progressent du centre vers la périphérie de ces organes. La substance osseuse présente souvent une disposition fibrillaire ; la cavité médullaire est agrandie, ses parois sont amincies ; la moelle est molle, gélatineuse, les cellules adipeuses ont subi la dégénérescence graisseuse et l'atrophie. Ces lésions, particulièrement accusées sur les os du tronc et ceux des régions supérieures des membres, varient suivant le degré d'intensité de la maladie.

1° Au début et dans les cas bénins, on ne trouve souvent rien d'anormal à un examen superficiel (Roloff) ; mais en regardant de plus près, on constate une hyperémie des os malades, un agrandissement de leurs canaux et une dilatation des vaisseaux qui y sont contenus ; à la coupe, l'os est pointillé de rouge, la moelle est farcie de petites extravasations sanguines : vers la périphérie des systèmes de Havers, le tissu osseux ne présente que des altérations peu appréciables.

2° Dans les degrés d'intensité moyenne, l'hyperémie est plus accusée; la surface externe de l'os et la coupe présentent des ecchymoses; la moelle est congestionnée et farcie de foyers hémorragiques. Les espaces médullaires sont élargis ; dans l'épaisseur du périoste et à la périphérie du canal médullaire, on trouve de nombreuses et très fines aiguilles osseuses détachées. L'os n'oppose qu'une faible résistance à la scie et se laisse entamer par le couteau : il donne un son mat à la percussion. Le microscope montre la disparition de la structure homogène et si particulière de la substance osseuse : celle-ci est presque transparente, les ostéoplastes eux-mêmes sont moins opaques, leur volume est augmenté, leur forme générale est ovoïde, sphérique ou polyédrique, leurs prolongements ont disparu : la plupart sont transformés en cellules adipeuses. Cet état représente le retour de la substance osseuse à l'état ostéoïde et à l'état médullaire.

3° Dans les formes les plus graves, l'hyperémie de l'os et de la moelle est encore plus intense, la paroi diaphysaire est spongieuse, molle et friable ; la substance osseuse et le périoste sont partiellement résorbés : la substance médullaire au contraire est abondante, elle repousse la paroi osseuse et pénètre dans les épiphyses : l'os se rupture sous le moindre effort. Lorsque des troubles généraux de la nutrition se sont manifestés, la moelle elle-même est humide, molle, gélatiniforme ; elle a une coloration jaune sale. Bien que l'os renferme une plus faible proportion d'eau, son poids spécifique a diminué, phénomène dû à la disparition des sels calcaires.

En dehors de ces lésions de la substance osseuse, on trouve parfois un liquide jaunâtre accumulé dans les articulations. Les autres organes sont inaltérés au début : plus tard, lorsque l'amaigrissement et la faiblesse ont eu le temps de se produire, on constate les symptômes de la cachexie : hydrémie, transsudations séreuses dans les grandes cavités splanchniques, disparition complète de la graisse, muscles pâles et flasques, infiltration gélatineuse du tissu conjonctif, etc.

Symptômes. — A sa phase initiale l'ostéomalacie ne se traduit par aucun symptôme appréciable ; l'amaigrissement, les manifestations de douleur, le tarissement de la sécrétion lactée peuvent ne survenir qu'après un temps assez long. Très souvent elle est précédée de troubles digestifs légers et des signes de la maladie *du lécher ;* mais ces phénomènes peuvent également faire défaut. Pour les rapports qui existent entre ces deux affections, voy. *Maladie du lécher,* t. I.

Généralement on n'observe que les manifestations propres aux périodes avancées de l'ostéomalacie. La démarche est raide, pénible et douloureuse : des boiteries apparaissent brusquement après les efforts violents, les marches forcées, etc. Dans l'attitude debout, les animaux trépignent, reposent tantôt sur l'un, tantôt sur l'autre membre ; à certains moments, les extrémités postérieures sont en proie à des contractions spasmodiques ; le relever, le coucher, l'expulsion des excréments et la miction s'accompagnent de douleurs. Les malades sont très sensibles aux pressions exercées sur l'épaule, le garrot et la région lombaire ; durant la dernière période de l'affection, ils restent constamment couchés. Les chèvres paraissent complètement paralysées ; leurs mouvements sont très douloureux. — On constate souvent les symptômes de l'arthrite close : tuméfactions articulaires, craquements dans les jointures, etc. Suivant Roloff, cette complication ne s'observerait pas sur les animaux laissés au repos ; elle se produirait sous l'influence des mouvements : les tendons et les ligaments seraient tiraillés, leurs attaches périostiques ébranlées, et l'inflammation s'étendrait aux capsules synoviales. Plus tard surviennent des entorses, des fêlures et des fractures ; elles peuvent être déterminées par les efforts les plus légers : coucher, relever, tourner, glissade, parturition, etc. Les fractures des côtes et du bassin sont les plus fréquentes ; celles qui intéressent le bassin siègent habituellement sur le col de l'ilium, au voisinage de l'articulation coxo-fémorale ; elles sont quelquefois multiples (Maris a constaté jusqu'à quinze fractures sur le bassin d'une vache). Toutes sont peu douloureuses et n'ont qu'une faible tendance vers la guérison. Les observations de Roloff témoignent cependant qu'elles peuvent se consolider.

Au cours de la maladie, dont la durée est habituellement de plusieurs mois, l'amaigrissement s'accuse peu à peu, la peau devient sèche et raide (peau dure), l'appétit diminue graduellement, la faiblesse augmente, et l'on voit apparaître les lésions du décubitus prolongé. On a quelquefois observé un eczéma impétigineux (Hering). Quand les animaux ne sont pas sacrifiés, ils périssent dans la cachexie.

Pronostic. — Il dépend surtout de la possibilité de changer les conditions d'entretien des sujets frappés. Dans des cas graves et très avancés, la guérison peut être obtenue en transportant les animaux dans d'autres régions, ou même par un simple changement de régime. Mais lorsque les circonstances ne permettent pas d'intervenir utilement, les malades sont voués à une mort certaine, prochaine si déjà des fractures se sont produites. Assez souvent une amélioration spontanée s'observe lorsque la lactation est arrivée à sa fin, mais elle n'est que momentanée, le mal reprend sa marche dès que les femelles sont en état de gestation. En Norvège, sur 3240 vaches atteintes d'ostéomalacie pendant l'année 1877, 281 ont dû être sacrifiées comme incurables (Krabbe).

Diagnostic différentiel. — On peut confondre l'ostéomalacie récente avec les rhumatismes musculaire et articulaire, affections qui, du reste, viennent assez souvent la compliquer. Lorsqu'elle sévit à l'état enzootique, il est toujours facile de la reconnaître : alors, en effet, on est guidé par les circonstances étiologiques. L'âge des malades permet de la différencier du rachitisme, lequel sévit exclusivement sur les animaux jeunes. Comme signe diagnostique, Anacker indique le son clair et creux que donne à la percussion l'os ostéomalacique, et qui contraste avec le son sourd et plein de l'os normal. Chez la chèvre, les tuméfactions actinomycosiques des os de la tête étaient prises autrefois pour de l'ostéomalacie. La localisation de ces altérations et leurs caractères particuliers suffisent pour en reconnaître immédiatement la nature.

Traitement. — Avant tout, il faut remplir l'indication causale : changement du régime, nourriture de bonne qualité, aliments riches en sels calcaires (graines des légumineuses, avoine, trèfle sec, tourteaux de colza, chaumes de fèves et de pois), et, dans certains cas, changement de l'eau de boisson. Mais le moyen le plus efficace est le transport des animaux dans une localité où les aliments sont riches en sels de chaux. Par les améliorations agricoles (drainage des terrains humides, engrais, etc.), on peut diminuer dans une forte proportion les pertes causées par l'ostéomalacie. Dans cette voie, la poudre d'os et les phosphates calcaires acides employés comme engrais sont particulièrement recommandables.

En second lieu, il importe d'administrer le phosphate de chaux sous une forme aussi assimilable que possible. La *poudre d'os préparée* est très avantageuse; on la donne à la dose de 25 à 50 grammes par jour (une cuillerée à soupe à chaque repas). A défaut de cette préparation on peut faire usage du phosphate de chaux cru officinal [1]; la dose est la même que pour le médicament précédent. — On a aussi préconisé le phosphore à petites doses répétées (pour le bœuf $0^{gr},01$ à $0^{gr},03$ par jour). Les stomachiques sont indiqués pour activer l'assimilation des principes nutritifs et des sels calcaires. Harms a fait ressortir les effets avantageux que l'on peut obtenir en employant l'acide chlorhydrique. — Roloff a encore recommandé de traire incomplètement les vaches dans le but de diminuer la déperdition des sels calcaires. Un moyen plus efficace consisterait à exclure complètement les animaux de la reproduction. Mais, pour des raisons d'ordre économique faciles à concevoir, on a rarement recours à ces dernières mesures.

Bibliographie. — RYCHNER. *Bujatrik*. 1835. — DILLE, *Recueil vét.*, 1836. — BOPP, *Magazin*, 1838. — MARIS. *Recueil vét.*. 1840. — FEITSCHLER u. A., *ibid.*. 1843. — DUPONT.

1. Il existe dans la pharmacopée allemande un *calcium phosphoricum crudum* pour l'usage vétérinaire; cette préparation officinale est composée de poudre d'os, d'ivoire et de corne de cerf calcinés; elle renferme du phosphate tribasique et du carbonate de chaux, du carbonate de magnésie et du fluorure de calcium. — N. D. T.

Journ. des vét. du Midi, 1846. — Maris, *Annal. de Bruxelles*, 1852. — Paravicini, *Il Veterinario*, 1854. — Haubner, *Magazin*, 1854. — Hering, *Spec. Pathol.*, 1858. — Haubner, *Sächs. Jahresber.*, 1859. — Göring, *Adam's Wochenschr.*, 1860. — Spinola, *Spec. Pathol.*, 1863. — Neyen, *Recueil vét.*, 1863. — Olsson, *Repertor.*, 1863. — Anacker, *Thierarzt*, 1865. — Gierer, *Magazin*, 1865. — Maresch, *Oesterr. Vierteljahrsschr.*, 1866. — Roloff, *Virch. Archiv*, 1861. — Müller, *Magazin*. — Bauer, *Adam's Wochenschr.*, 1868. — Behnke u. A., *Preuss. Mittheil.*, 1869-70. — Zündel, *Recueil vét.*, 1870-73. — Zürn, *Mittheil aus der landwirthschaftl. Versuchsstat.*, 1870. — Anacker, *Thierarzt*, 1870. Tyselius, *Repertor.*, 1870. — Schwalenberg, *Preuss. Mittheil.*, 1870-71. — Harms, *Magazin*, 1871. — Anacker, *Thierarzt*, 1872. — Dessart, *Annal. de Bruxelles*, 1872. — Deigendesch, *Repertor.*, 1872. — Jansen, *Preuss. Mittheil.*, 1873-74. — P. Bouley, *Thèse de Paris et Recueil vét.*, 1874. — Deville-Saré, *Annal. de Bruxelles*, 1875. — Begemann, *Hannov. Jahresber.*, 1875. — Vernant, *Recueil vét.*, 1875-77. — Laquerrière, *Ibid.*, 1876. — Dobusch, *Oesterr. Vierteljahrsschr.*, 1877. — Jansen, *Preuss. Mittheil.*, 1877-78. — Perdan, *Oesterr. Vereinsmonatsschr.*, 1878. — Krabbe, au. in *Repertor.*, 1880. — Harms, *Hannov. Jahresber.*, 1880-82. — Germain, *Recueil vét.*, 1881. — Thierry, *Bullet. Soc. cent. vét.*, 1882. — Röll, *Veterinärberichte für Oesterreich.*, 1883. — Morgen, *Landwirtschaftl. versuchsstat.*, 1884. — Prümers, *Berlin. Archiv*, 1886. — Soula, *Revue vét.*, 1888. — Saint-Cyr et Violet, *Traité d'obstétrique vétérinaire*, 1888.

B. RACHITISME

RAMOLLISSEMENT DES OS. — MALADIE DES MEMBRES. — CROISSANCE NAINE.

Animaux atteints et Étiologie. — Le rachitisme est une maladie du premier âge. On l'observe particulièrement sur les porcelets et les jeunes chiens; il est moins fréquent sur le poulain et le veau, plus rare encore sur les lionceaux et les jeunes gallinacés. On a relaté quelques cas de rachitisme congénital (rachitisme fœtal). Comme pour l'ostéomalacie, sa condition étiologique dominante est le défaut de sels calcaires dans les aliments. Chez le veau, il peut être déterminé par le lait de mères atteintes d'ostéomalacie; chez le porc, par l'alimentation exclusive avec les détritus de cuisine ou les pommes de terre — ce qui rend compte de sa fréquence dans cette espèce après les récoltes abondantes en pommes de terre (Utz); chez le chien, par l'alimentation exclusive à la viande, lorsque celle-ci est donnée débarrassée de ses os. Röll l'a vu se développer sur de jeunes lions nourris de viande désossée. Utz l'a observé bien plus rarement dans les localités à terrains calcaires que dans celles dont le sol est surtout constitué de sable, de granit et de gneiss. La pauvreté du sol en sels de chaux joue un rôle étiologique incontestable.

L'influence de la nourriture est secondée par un élevage défectueux. L'alimentation très intensive donnée dans le but de produire ou d'augmenter la précocité, la stabulation permanente, l'engraissement avant le développement du squelette, le manque d'air et d'espace sont des causes qui favorisent le développement du rachitisme et qui expliquent sa rareté sur les porcs qui vont aux champs [1]. Certains

(1) La trop grande simplicité uniforme des aliments dépourvus de condiments et surtout le défaut d'exercice à l'air libre et à la lumière naturelle ont paru jouer

auteurs ont accusé les refroidissements, les locaux humides, à pavé
froid, à courants d'air (Stockfleth); mais l'action de ces causes est
tout à fait secondaire. Il est possible que les catarrhes gastro-intestinaux, au cours desquels l'absorption des sels calcaires contenus
dans les aliments est diminuée, favorisent son développement. Certaines races porcines très cultivées y semblent prédisposées hérédi-
tairement; depuis l'importation des races porcines anglaises, il est
devenu bien plus fréquent sur les porcelets. — Si des matières infectieuses interviennent dans la genèse du rhumatisme, leur nature et
leur mode d'action sont entièrement inconnus.

Anatomie pathologique. — Le défaut de consolidation des os,
dû à l'insuffisance des sels de chaux, est l'altération fondamentale du
rachitisme. Il est toujours accompagné de végétations particulières
et très remarquables du périoste ainsi que des cartilages épiphysaires.

1° Le périoste est hyperémié et infiltré; sa face interne est doublée
d'une couche néoformée; la couche ostéogène est épaissie; le tissu
morbide reste mou (couche spongoïde), plus tard il éprouve un certain
degré de calcification; l'os, dont le volume et le poids sont augmentés,
est couvert d'exostoses; ces proliférations périostiques se rencontrent
surtout aux points d'attache des muscles. Chez le porc, elles sont habituellement très développées sur le fémur, aux points d'insertion du
grand psoas, du psoas iliaque, et sur la tête du calcanéum. La contraction musculaire peut arracher le périoste épaissi; cette lésion est
assez commune sur le scapulum (porc).

2° Des altérations plus accusées existent aux épiphyses: on y
constate une abondante prolifération du cartilage épiphysaire où
la calcification est insuffisante. A l'état normal, le cartilage situé entre
l'épiphyse et la diaphyse est séparé de cette dernière par deux minces
couches parallèles : la couche de prolifération et la couche d'ossification; dans l'os rachitique, la première est extrêmement développée
tandis que la seconde est à peine perceptible; de plus, ces couches ne
sont plus parallèles, elles s'engrènent, se pénètrent réciproquement.
Dans le cartilage en voie de prolifération, on trouve des foyers épars
de substance médullaire et d'autres en voie de calcification. Au niveau
de la couche ossiforme existe un tissu spongieux très vasculaire
(tissu spongoïde). C'est l'exubérance de ces tissus morbides qui produit
l'incurvation de la diaphyse, l'épaississement, la tuméfaction des épiphyses et quelquefois leur décollement, favorisé par l'union moins
intime de ces parties avec la diaphyse.

Cette prolifération anormale du cartilage et du périoste donne lieu à

un rôle prédominant dans plusieurs cas que j'ai observés sur des chiens et quelques chevreaux.   (L. T.)

des déformations variées. Les os s'arrêtent dans leur développement (croissance naine); ils sont rapetissés, épais, lourds, *noués*, surtout au voisinage des articulations (articulations doubles); souvent ils sont incurvés. Les membres sont le siège de déformations qui leur ont valu les dénominations de *pattes de blaireau*, *pattes en sabre*. La colonne vertébrale est bosselée dans certains points, déprimée dans d'autres, parfois incurvée dans la plus grande partie de sa longueur : l'incurvation en contre-haut est désignée sous le nom de *kyphose* (dos de carpe), l'incurvation en contre-bas sous celui de *lordose* (dos ensellé), les déviations latérales sont appelées *scolioses*. Des végétations osseuses se remarquent aussi sur le sternum (*poitrine de poule*), le bassin, etc. Certains os altérés se coudent, d'autres se fracturent. Sur de jeunes chiens rachitiques, Schütz a trouvé des fontanelles aux os du crâne. Secondairement il peut survenir des lésions articulaires ; le ramollissement et la malléabilité des os favorisent les tiraillements et les distensions des ligaments, aussi les complications d'arthrite sont-elles fréquentes dans le rachitisme. Souvent les articulations des côtes avec leurs prolongements cartilagineux sont atteintes ; les tuméfactions dont elles sont le siège constituent le *chapelet rachitique*.

Symptômes. — L'évolution du rachitisme est toujours lente et souvent ses symptômes ne sont bien accusés qu'après plusieurs mois. Examinons-les dans nos diverses espèces.

1° Chez le PORC, la maladie s'annonce tantôt par les signes de la maladie du lécher, tantôt par de la faiblesse, de l'indolence et de la raideur de la marche (*Raideur* des porcelets). Le dos est voûté, les membres malades sont le siège de contractions spasmodiques, les animaux restent presque continuellement couchés. Les épiphyses et les prolongements sternaux des côtes sont tuméfiés et douloureux. Les rayons osseux se dévient et se *nouent;* les pattes s'incurvent en avant, en arrière, en dedans ou en dehors ; souvent l'astragale vient toucher le sol ; une forte pression exercée sur les os malades produit parfois un bruit de crépitement. On peut observer la *kyphose*, la *lordose* ou la *scoliose ;* le bassin se déprime au niveau des articulations coxo-fémorales, déformation qui peut apporter des obstacles mécaniques au part (*bassin rachitique*). Parfois on observe aux mâchoires et aux os du nez un gonflement qui rend la mastication et la respiration difficiles ou impossibles (Lafosse) ; cet état représente une forme de la *maladie de reniflement* (Voy. l'*Addenda*). Les déformations des os s'accompagnent d'arthrites et de tuméfactions articulaires (jarret, genou, boulet). Le développement des animaux est entravé, la dentition est également retardée, l'appétit diminue, puis disparaît. Souvent les malades restent *nains*, ils maigrissent, ont de la diarrhée et restent presque constamment couchés. Rehrs a observé des éruptions cutanées impétigineuses et Lafosse des catarrhes bronchiques. La mort survient par les progrès de la cachexie.

2° Chez le CHIEN, le rachitisme se traduit aussi par des tuméfactions osseuses habituellement fort accusées aux articulations des côtes avec leurs prolongements cartilagineux (*chapelet rachitique*), par la déformation des extrémités (*pattes de blaireau, pattes en sabre*); le radius et le cubitus s'incurvent en avant: la démarche est raide, pénible; l'appui se fait sur toute la région digitée, souvent le calcanéum touche le sol : les épiphyses se tuméfient (*articulations doubles*) la *poitrine de poule* se dessine peu à peu (le diamètre vertébro-sternal augmente tandis que le diamètre bi-costal diminue). La dentition est souvent ralentie; les dents sont petites, l'émail est rugueux. Les éruptions cutanées sont fréquentes.

3° Chez le CHEVAL, le développement de l'organisme est retardé et les moindres efforts s'accompagnent de fatigue et d'essoufflement. Les tuméfactions apparaissent d'ordinaire aux épiphyses des membres, notamment au tibia et aux os de la tête : sur ces derniers, elles semblent être occasionnées par les pressions du licol : celles des maxillaires, qui ne sont pas rares, paraissent dues à l'éruption des dents molaires, toujours tardive. Lorsque ces altérations s'accompagnent de rétrécissement des cavités nasales et de catarrhe chronique de la pituitaire, elles entravent la respiration (Hörner). L'incurvation des extrémités est généralement moins accusée que chez le porc et le chien ; cependant on peut rencontrer des déformations des membres antérieurs, lesquels deviennent semblables aux pattes torses des bassets. Souvent aussi les poulains rachitiques sont arqués, bouletés, bas-jointés des membres postérieurs (*pattes d'ours*) : on observe habituellement des boiteries, des tuméfactions articulaires du jarret (*pseudo-éparvin*) et du genou : les os altérés sont prédisposés aux fractures. Certains animaux sont ensellés, d'autres ont le dos de carpe. A certains moments, l'affection provoque des douleurs que les malades manifestent en grattant le sol, en trépignant, en contractant spasmodiquement les membres postérieurs ou en poussant des plaintes. Elle prédispose le poulain aux éruptions cutanées eczémateuses, aux catarrhes bronchique et intestinal, aux lésions de la glande thyroïde et aux accidents du décubitus prolongé.

La *maladie de son* n'est qu'une forme du rachitisme (Voy. l'*Addenda*). De tous les jeunes animaux, le poulain est celui pour lequel l'élevage est le plus soigné, l'alimentation la plus rationnelle, l'hygiène la mieux entendue. Il ne faut pas chercher ailleurs la cause de la rareté des cas de rachitisme que l'on constate chez lui.

4° Chez le BŒUF, les symptômes ordinaires du rachitisme sont la tuméfaction des os du carpe et du tarse, l'incurvation du dos et des extrémités (jambes en X, jarrets crochus), le chapelet et le bassin rachitiques, la démarche pénible, douloureuse, et le décubitus permanent.

5° Chez les GALLINACÉS, le rachitisme n'est pas également fréquent dans toutes les espèces ; assez commun sur les poules de 3 à 6 mois (Zürn), il est plus rare sur les pigeons, les oies et les canards. Les animaux atteints restent continuellement assis, la marche est difficile, raide ; les articulations des extrémités (pattes, ailes) sont *nouées ;* les os sont mous, malléables, incurvés, le brechet est déformé. L'affection entraîne vite la maigreur et l'anémie.

Pronostic. — Il est relativement favorable lorsqu'il est possible de supprimer les causes du mal. Des néoformations osseuses très accusées peuvent disparaître complètement chez les jeunes sujets, mais les déformations persistent. Il est économique de sacrifier de bonne heure les animaux dont la viande peut être utilisée pour la consommation.

Diagnostic différentiel. — Le rachitisme peut être confondu avec l'arthrite pyohémique et le rhumatisme articulaire aigu. Ces deux affections se reconnaissent à leur invasion brusque, à leur évolution rapide, à la réaction fébrile intense qui les accompagne, enfin à l'absence de tuméfaction et d'incurvation des os, altérations propres au rachitisme. Les arthrites pyohémiques sont encore nettement caractérisées par l'abcédation des jointures.

Traitement. — Le traitement du rachitisme comporte les mêmes indications que celui de l'ostéomalacie. On doit changer le régime et donner une nourriture choisie ; il faut éviter la surcharge alimentaire, combattre le catarrhe gastro-intestinal s'il y a lieu, enfin employer de nouveaux reproducteurs. Les porcs rachitiques seront conduits aux champs, soumis à l'influence vivifiante du grand air. La poudre d'os préparée doit être donnée à la dose d'une cuillerée à thé à une cuillerée à soupe, suivant la taille des animaux ; chez le chien, on peut administrer le phosphate de chaux officinal (5 à 10 gr. par jour) (1). Le phosphore en nature, administré pendant un temps suffisant, accélère l'ossification : pour les poulains de grande taille, on le donne à la dose de $0^{gr},01$ à $0^{gr},05$ dissous dans l'huile ordinaire ou dans l'huile de foie de morue ; pour le chien, à la dose de $0^{gr},0005$ à $0^{gr},002$. Pour le cheval, on prescrit : phosphore $0^{gr},05$; huile de foie de morue 300 grammes ; solution à administrer dans un barbotage de son ; pour le chien et le porc : phosphore $0^{gr},03$; huile de foie de morue 300 grammes ; une cuillerée à soupe par jour (2). Chez les volailles,

---

(1) L'agent thérapeutique généralement employé aujourd'hui est le chlorhydrophosphate de chaux. Dix centimètres cubes de ce produit renferment un gramme de phosphate tricalcique et un centimètre cube d'acide chlorhydrique. Au moment de l'administrer, on l'étend de cinq fois son poids d'eau. (N. D. T.)

(2) Le sel marin ou le sel gemme mis à la disposition des malades qui le lèchent et la teinture de mars tartarisée, 4 à 5 gouttes pour le chien et la chèvre, 1 à 2 grammes pour les grands animaux, peuvent utilement être ajoutés à ces moyens. Sans entrer dans la composition des os, ils excitent la nutrition générale.

L. T.)

Zürn recommande les grains de phosphate de chaux et la viande en boulettes. Les habitants du voisinage du lac d'Ammer traitent avec succès leurs poussins rachitiques en les nourrissant de poisson. Le squelette calcaire des poissons agit de concert avec l'alimentation azotée (1).

Addenda. — I. — La maladie du cheval décrite sous le nom de **maladie de son** n'est qu'une modalité du rachitisme. Elle paraît produite par l'alimentation exclusive au son et s'observe de préférence sur les chevaux de meuniers. Ses premières manifestations sont des troubles de la digestion, la constipation, la faiblesse, la fatigue et des sudations très abondantes sous l'influence des moindres efforts. Bientôt apparaissent, au voisinage des articulations du genou et du tarse, des tuméfactions osseuses accompagnées de boiteries et d'accès de douleurs ; ces altérations se montrent également aux os de la tête, notamment aux mâchoires et aux os du nez; la préhension et la déglutition sont difficiles ou impossibles, les dents s'ébranlent et tombent. Les animaux s'affaiblissent de plus en plus et succombent dans la cachexie. — Il est impossible de différencier ces symptômes de ceux du rachitisme.

Le son est un aliment tout aussi impropre pour l'élevage du poulain que la pomme de terre pour celui du porcelet ; tous deux sont très pauvres en sels calcaires. Le son donné comme nourriture exclusive peut donc entraîner les mêmes conséquences que les aliments signalés au chapitre de l'étiologie du rachitisme. Il exerce encore une action nuisible due à la surabondance des phosphates qu'il contient. Dans cet ordre d'idées, Pütz a assimilé la *maladie de son* à l'intoxication phosphorique chronique et l'a comparée à la nécrose phosphorée des maxillaires chez l'homme. Cette hypothèse n'est pas fondée, car, seul le phosphore libre, et non l'acide phosphorique ou les phosphates, possède une action irritante sur le tissu osseux. Chez les animaux âgés, la *maladie de son* est identique à l'ostéomalacie. Peut-être a-t-on rattaché à cette affection quelques cas d'actinomycose.

II. — Sous la dénomination pittoresque de **maladie de reniflement**, divers auteurs ont décrit, chez le porc, une affection protéiforme qui semble être tantôt du rhumatisme, tantôt un catarrhe chronique, hémorragique ou purulent du nez, tantôt enfin la tuberculose ou l'actinomycose.

En raison même de cette complexité, la *maladie de reniflement* ne saurait trouver place dans le cadre nosologique.

Le symptôme commun aux affections que les anciens ont confondues sous cette appellation est la *respiration sifflante* (reniflement), intermittente au début, puis permanente au bout d'un certain temps ; elle est la conséquence de la tuméfaction des maxillaires supérieurs, de l'épaississement du nez, du raccourcissement et de l'incurvation du groin.

a. Dans la FORME CATARRHALE, on observe, au début, un jetage séro-muqueux qui devient successivement hémorragique et purulent; les épistaxis sont communes et facilitent momentanément la respiration; outre ces phénomènes, il existe de la conjonctivite et une toux plus ou moins fréquente; la préhension des aliments est difficile, il y a des nausées, de l'amaigrissement ; finalement la mort survient par la cachexie ou l'asphyxie. A l'autopsie, on trouve une inflammation hémorragique et purulente de la muqueuse nasale, l'incurvation, l'atrophie des cornets et de l'ethmoïde. Schneider soutient que la cause de cette forme catarrhale de l'affection réside dans le développement

(1) Merz, *Communication inédite.*   (L. T.)

rudimentaire congénital des cornets et de l'ethmoïde, qui favoriserait l'accumulation des corps étrangers dans le nez et le développement de la rhinite.

b. LA FORME RACHITIQUE, la seule qui devrait être mentionnée ici, coexiste avec les altérations spéciales des extrémités. Haubold, qui en a observé plusieurs cas, a constamment trouvé des arthrites. Lafosse a également constaté tous les symptômes du rachitisme. Chez les poulains, au cours du rachitisme, on remarque une tuméfaction tout à fait semblable des os de la tête, notamment des parois des cavités nasales, et de la gène dans la respiration.

Actuellement on ne possède aucune donnée positive sur les autres variétés de la *maladie de reniflement*.

Le **traitement** comporte des indications différentes suivant la forme de l'affection, mais il n'y a guère à compter sur lui. Il est toujours avantageux d'abattre les malades.

III. — Sous la dénomination d'**ostéoporose**, on désigne, en anatomie pathologique, une dilatation des canaux de Havers avec atrophie ou résorption de la substance osseuse compacte. L'ostéoporose peut s'observer au cours de l'ostéomalacie. Malgré Dieckerhoff, elle ne doit pas être considérée comme une espèce nosologique spéciale.

Dans les cas où la résorption osseuse s'opère par la voie médullaire, l'atrophie qui en résulte est dite *excentrique* ; lorsqu'elle procède de la surface on la qualifie de *concentrique*. Pas plus que l'ostéoporose, ces deux formes du processus atrophique, qui s'observent dans l'ostéomalacie, ne constituent des affections spéciales. Il existe d'ailleurs une affinité intime entre ces états morbides.

IV. L'**ostéomyélite infectieuse aiguë** de l'homme est une maladie pyrétique, microbienne, fréquente dans l'Allemagne du Sud, en Suisse et sur les côtes de l'Allemagne du Nord. C'est une affection du jeune âge. Elle est caractérisée par des foyers inflammatoires purulents ou gangréneux qui se développent dans la moelle des os longs (fémur, tibia, plus rarement dans le radius et le cubitus). On la désigne encore sous la dénomination d'*ostéomyélite primitive*, pour la différencier des *ostéomyélites secondaires* qui apparaissent au cours d'autres maladies infectieuses (typhus, scarlatine, rougeole, pyohémie, tuberculose, cystite, etc.) ou dans les intoxications.

L'ostéomyélite infectieuse primitive est déterminée par des microbes spéciaux (*Staphylococcus pyogenes aureus et albus*).

Sticker (1) a décrit des altérations de la moelle osseuse dans certaines maladies du cheval, mais nous ne possédons encore aucun document précis sur l'existence, chez nos animaux, de l'ostéomyélite infectieuse primitive.

Bibliographie. — I. BIBLIOGRAPHIE DU RACHITISME : BEHRS. *Magazin*, 1847. — FRIEDENREICH, *Ibid.*, 1848. — LAFOSSE, *Journ. des vét. du Midi*, 1856. — SERRES, *Ibid.*, 1859. — HÖRNER. *Adam's Wochenschr.*, 1859. — ROLOFF. *Virchow's Archiv*, 1866. — SCHÜTZ, *Ibid.*, 1869. — DINTER. *Adam's Wochenschr.*, 1870. — JOUNE, *Sachs. Jahresber.*, 1870. — ZÜNDEL. *Recueil vét.*, 1873. — PRÖGER, *Ibid.*, 1875. — MAYER. UEBELEN, *Repertor.*, 1877. — UTZ, *Bad. thierärztl. Mittheil.*, 1878. — STOCKFLETH. *Repertor.*, 1878; *Deutsche Zeitschr. f. Thiermed.*, 1878. — ZÜRN. *Die Krankheiten des Hausgeflügels*, 1882. — FRÖHNER, *Repertor.*, 1884. — POPOW. *Arch. f. Vet. Medic.*, 1884. — HAUBNER-SIEDAMGROTZKY, *Landwirthschaftl. Thierheilk.*, 1884. — DELLA PACE, *Giornale di Anatom. Fisiol. ecc.*, 1886. — PÜTZ, *Deutsche Zeitschr. f. Thiermed.*, 1887. — DIECKERHOFF, *Adam's Wochenschr.*, 1887: *Spec. Pathol.*, 1888. — SOULA. *Recueil vét.*, 1888. — BENJAMIN. *Bull. Soc. cent. vét.*, 1890.

(1) Sticker. *Berlin. Archiv.* 1887.

II. Bibliographie de la maladie de son de cheval : Pütz, *Pütz'sche Zeitschr.*, 1873, 1874, 1875. — Anacker, *Thierarzt*, 1873, 1880. — Landel, *Repertor.*, 1873. — Zippelius, *Deutsche Zeitschr. f. Thiermed.*, 1876. — Mayer, *Repertor.*, 1877.
III. Bibliographie de la maladie du reniflement du porc : Haubner, *Magazin*, 1849. — Haubold, *Sächs. Jahresber.*, 1861. — Harms, *Magazin*, 1871. — Schneider, *Deutsche Zeitschr. f. Thiermed.*, 1878.

TRICHINOSE DU PORC.

Histoire naturelle. — La Trichine *Trichina spiralis* est un petit Némathelminthe filiforme de la famille des Trichotrachélidés. Introduite en Europe vers 1830, par des porcs chinois, elle s'y répandit très rapidement. Owen la décrivit en 1835 et lui donna le nom qu'elle porte encore aujourd'hui. Leidy la trouva sur le porc en 1847, et Zenker sur l'homme en 1860, à Dresde. Elle se présente sous deux formes bien différentes correspondant à ses stades évolutifs. On distingue la *Trichine intestinale* sexuée et la *Trichine musculaire* asexuée.

1° La *Trichine intestinale* ne se rencontre que dans l'intestin : elle est droite, pourvue d'une tête pointue ; la longueur du mâle est de 1 millimètre 1 2, celle de la femelle de 3 à 4 millimètres. L'appareil digestif comprend une ouverture buccale, l'œsophage, l'estomac, l'intestin, l'anus et la fente cloacale. Les organes génitaux sont formés, chez le mâle, par le tube testiculaire, le canal déférent et l'orifice génital ; chez la femelle, par l'ovaire, l'utérus, le vagin et la vulve. La durée de la vie de ce parasite est de 5 à 6 semaines ; pendant ce temps, une seule femelle donne naissance à environ 1500 jeunes.

2° La *Trichine musculaire* représente la forme larvaire de la Trichine intestinale. Elle atteint une longueur de 1 millimètre ; la partie antérieure de son corps est pointue, l'extrémité postérieure est arrondie et fendue (cloaque). Dans la substance musculaire, elle provoque la formation de capsules arrondies ou ovoïdes renfermant de 1 à 4 parasites contournés sur eux-mêmes de différentes façons. A cet état, elle peut conserver très longtemps sa vitalité : pendant 11 années chez le porc (Dammann), pendant 24 années et plus chez l'homme. — C'est surtout aux recherches de Leuckart, Zenker, Pagenstecher, Haubner, Virchow, etc. que sont dues nos connaissances actuelles sur le développement des Trichines. L'infestation est produite par la viande trichinée, mais l'on ne sait pas encore si les embryons rejetés avec les excréments sont repris directement. Il est possible que des morceaux de viande trichinée non digérée soient contenus dans les excréments ; dans ces conditions, ceux-ci peuvent infester des animaux sains.

Le développement des Trichines offre à considérer quatre phases successives :

1° La période de formation des embryons dans l'intestin. Elle commence vers le 7ᵉ jour qui suit l'ingestion de la viande. Les Trichines musculaires enkystées deviennent libres au bout de vingt-quatre heures ; la capsule qui les renferme est dissoute par le suc gastrique. Vingt-quatre à quarante-huit heures après leur mise en liberté, les parasites, aptes à la reproduction, s'accouplent ; quelques jours plus tard des embryons vivants existent dans l'intestin.

2° La période d'émigration, qui se prolonge jusqu'à la 2ᵉ ou la 3ᵉ semaine. A partir du 7ᵉ jour, les embryons commencent à perforer les parois intestinales et, en cheminant dans le tissu conjonctif, ils arrivent dans les muscles. La durée de cette migration est de 9 à 10 jours.

3° La période d'enkystement dans les muscles. Elle s'étend de la 4ᵉ semaine au 3ᵉ mois. Arrivés dans le tissu musculaire, les embryons semblent sommeiller pendant environ deux semaines, puis ils se transforment en Trichines larvaires. Le périmysium est le siège d'une infiltration cellulaire abondante ; les capillaires sont fortement dilatés ; les fibres musculaires perdent leur striation transversale, le sarcolemme se dilate en fuseau autour des parasites introduits dans leur intérieur, ses noyaux prolifèrent, les fibres primitives disparaissent. Peu à peu des couches de cellules se disposent régulièrement autour des Trichines pour constituer une capsule ovalaire, fusiforme, avec deux pôles opaques aux extrémités. A ce moment commence le danger de contamination par la viande.

4° La période de calcification de la capsule. Elle se prolonge du troisième mois à une année et demie. Cette calcification masque les Trichines ; mais, sur des coupes très minces, il est possible, à un examen attentif et à l'œil nu, de constater les îlots calcaires qui les renferment : ceux-ci ont une longueur de 1 millimètre environ et se présentent sous forme de points clairs. Tôt ou tard les Trichines elles-mêmes se calcifient ou subissent la dégénérescence graisseuse. En dehors des muscles, on rencontre encore les Trichines dans le tissu adipeux (lard), tantôt à l'état libre, tantôt enkystées (Chatin).

Animaux atteints. — La Trichine a été observée sur l'homme, le porc, le rat, la souris, le chien, le chat, le renard, l'ours, le putois, la fouine, la poule domestique, le dindon, le geai, et sur quelques poissons, le brochet notamment. La transmission expérimentale a réussi sur le cheval, le bœuf, le mouton, le chien (cet animal est l'un des plus réfractaires), le lapin, le lièvre et le cobaye. Les organes de prédilection des embryons sont les piliers du diaphragme, la langue, les masséters, les temporaux, les muscles du larynx et des yeux, les intercostaux, les muscles cervicaux, thoraciques et les jumeaux. Le cœur et les muscles à fibres lisses n'en renferment jamais. Le tissu adipeux au voisinage des muscles en présente fréquemment. Le nombre des Trichines contenues dans les différents muscles est extrêmement variable ; on peut en trouver jusqu'à 1500 dans 1 gramme de viande.

Les recherches statistiques faites sur la fréquence et la dissémination de la trichinose du porc ont montré que cette maladie est beaucoup plus commune dans l'Allemagne du Nord que dans les provinces du Sud. Sur 20 millions de porcs examinés dans le royaume de Prusse, de 1876 à 1882, on en a trouvé 10,000 atteints de trichinose ; en Prusse, il y a donc un porc trichiné sur environ 2000 (1/2 p. 1000). La proportion moyenne pour l'empire allemand tout entier est de 1 p. 10,000 (1 10 p. 1000). En Amérique, cette proportion est bien plus forte ; d'après les recherches entreprises par Billings, de Boston, elle serait de 40 p. 1000. Les constatations faites en Allemagne sur la viande de porc d'importation américaine ont donné un chiffre moyen de 20 à 30 p. 1000 (chiffre maximum 80 p. 1000).

Pathogénie. — Le mode d'infestation du porc n'est pas encore parfaitement connu. On admet généralement que les rats et les souris en sont les agents. Les rats trichinés abondent dans les clos d'équarrissage et dans les abattoirs : sur 18 clos visités par Leisering, 14 renfermaient des rats trichinés. Sur des rats (77 provenant également de clos d'équarrissage. Franck a trouvé une proportion de trichinés de 9 p. 100. Sur 704 rats d'origine diverse, Heller en a trouvé 8 p. 100.

Mais si le porc contracte habituellement la trichinose en dévorant des rats ou des souris. il peut aussi s'infester directement en mangeant soit des débris de cadavre de porc trichiné, soit des déchets de boucherie ou des excréments de sujets de son espèce renfermant des morceaux de viande trichinée non digérée. Les observations de Hertwig semblent démontrer que l'invasion des parasites peut s'opérer en plusieurs fois ; cet auteur a trouvé, dans les muscles, des Trichines à différents stades de développement. On ne sait rien de précis sur la possibilité d'une infestation par les embryons des Trichines intestinales rejetés avec les excréments. Quant à l'existence de la trichinose congénitale, elle est problématique.

Symptômes. — On n'a jamais observé les symptômes de la trichinose accidentelle du porc, mais on a étudié ceux de la trichinose expérimentale. Les premiers, éphémères et peu appréciables, passent inaperçus ; on ne pourrait les constater que pendant la période d'invasion des parasites. et les propriétaires ne les remarquent pas ou ils en méconnaissent la nature ; plus tard, lorsque la période d'invasion est terminée, l'état général des animaux trichinés n'est nullement troublé. Or, au moment de l'abatage, la période d'invasion des Trichines est généralement passée depuis longtemps. et l'on s'explique l'absence de phénomènes morbides dans les derniers temps de la vie de sujets qui sont trouvés très fortement infestés à l'abattoir. Les

Trichines en petit nombre ne provoquent, du reste, aucune manifestation.

Les symptômes de la trichinose expérimentale se rapportent à *l'affection intestinale* ou aux *lésions musculaires*.

1° *L'affection du canal intestinal* s'accuse, vers la fin de la première ou le commencement de la deuxième semaine après l'infestation, par la diminution de l'appétit, la tristesse, la voussure du dos, la tension de l'abdomen, une diarrhée rebelle précédée ou accompagnée de coliques, par la faiblesse et l'épuisement; dans certains cas on observe des vomissements. Chez les animaux très jeunes et chez ceux où les Trichines existent en grand nombre dans l'intestin, la maladie amène parfois rapidement la mort. Lorsque les parasites sont peu nombreux, elle peut s'arrêter à cette première période.

2° Les *symptômes* provoqués par les lésions musculaires apparaissent dès que les Trichines, parvenues dans les muscles, y déterminent des phénomènes phlegmasiques; on les observe de la deuxième à la troisième semaine. Les animaux sont tourmentés par un prurit tout particulier; ils se frottent, se grattent sans cesse; les extrémités sont raides; cet état peut se transformer en parésie véritable; les malades souffrent et maigrissent rapidement. On remarque en outre une difficulté de la déglutition et de la mastication (trismus), la respiration est pénible et douloureuse, la voix rauque et faible; parfois des tuméfactions œdémateuses apparaissent à diverses régions. Généralement la guérison complète se produit au bout de quatre à six semaines. Les animaux récupèrent peu à peu leur vigueur et leur embonpoint; la mort est une terminaison exceptionnelle.

Diagnostic. — Dans la presque totalité des cas, il est impossible de reconnaître la trichinose pendant la vie. Ses symptômes, toujours fort vagues, offrent trop d'analogie avec ceux du catarrhe intestinal ou du rhumatisme musculaire pour qu'il soit possible de les en distinguer, et les Trichines une fois enkystées, leur présence n'est trahie par aucun phénomène appréciable. La recherche des parasites dans la viande est facile. Lorsque les kystes ont subi l'infiltration calcaire, ils s'accusent, sur les coupes, sous forme de petits points blancs saisissables à l'œil nu. Mais le diagnostic n'est assuré que par l'examen microscopique. Les inspecteurs des viandes se servent généralement d'un grossissement de 10 diamètres; autrefois on employait un grossissement de 25 à 50 diamètres; cette pratique a été abandonnée parce qu'elle exige un temps plus long que la première qui est bien suffisante. La technique de la recherche des Trichines est très simple : avec de petits ciseaux courbes on fait dans le tissu musculaire, au voisinage des os, des coupes aussi minces que possible et suivant la direction des fibres, on comprime ces coupes entre deux lames de verre, de façon à les rendre transparentes, et on les porte sur la platine du microscope. Pour être sûr du résultat, il est de règle d'examiner des fragments musculaires provenant de six régions différentes (diaphragme, œil, larynx, intercostaux, nuque, langue) et de faire six préparations avec chacun des fragments. Une mesure administrative prise tout récemment en Prusse prescrit de faire la moitié des préparations avec du tissu musculaire provenant des piliers du diaphragme, où les Trichines sont particulièrement abondantes.

La présence possible des Trichines dans le tissu adipeux rend nécessaire l'examen du lard (Chatin).

Diagnostic différentiel. — Les Trichines encapsulées peuvent être confondues avec d'autres néoformations intra-musculaires. Parmi celles-ci, nous devons particulièrement mentionner les *concrétions*. Ce sont des corpuscules gris blanchâtre, du volume d'un grain de mil, dont les muscles sont parfois farcis. Leur nature est très diverse: tantôt elles sont formées par des cristaux de chaux, de tyrosine, de margarine, de stéarine, tantôt par des Cysticerques calcifiés ou des néoplasies miliaires. Autrefois on les prenait pour des concrétions de guanine. Toutes diffèrent des kystes de la trichinose par leurs dimensions, leur forme, et par l'absence du Némathelminthe dans leur intérieur; du reste, elles ne possèdent ni la forme caractéristique « en œil » des Trichines, ni leurs pôles foncés, ni la netteté de leurs contours.

On peut prendre les Trichines pour des tubes de Miescher; mais ces derniers sont dépourvus de capsule. Allongés, obtus à leurs extrémités, étranglés en poches étagées, ils ont des dimensions supérieures à celles des Trichines et sont formés par une masse granuleuse foncée qui, à un grossissement plus fort, se montre constituée par une quantité de corpuscules semi-lunaires; enfin la striation transversale des fibres musculaires du voisinage des tubes de Miescher est parfaitement conservée.

Il est facile de différencier les Trichines des Actinomycètes. Champignons qui se présentent sous l'aspect de disques arrondis ou en forme de fève, rayonnés, à centre mince et à bords épais. Lorsqu'on les écrase, ils se montrent constitués par des filaments renflés en massue à leur extrémité libre fortement réfringente. D'autres Helminthes, tels que les Distomes cantonnés dans les muscles du larynx et dans les piliers du diaphragme, peuvent être pris à première vue pour des Trichines, mais les deux ventouses dont les Distomes sont pourvus, leur forme cylindrique et leurs mouvements très vifs sont des caractères qui permettent de les reconnaître. Les grains de ladre, les Échinocoques, les Rhabditis, etc., doivent encore être signalés à propos du diagnostic différentiel de la trichinose.

Ebertz (1) a trouvé, chez le mouton, un parasite des muscles assez sem-

(1) Ebertz. *Eulenberg's Vierteljahrsschr.*, Bd XLVII.

blable à la Trichine. Ce parasite, constaté dans diverses préparations de la substance musculaire, était plus petit que la Trichine et effectuait des mouvements ondulatoires très vifs. Suivant Leuckart, il représenterait la forme larvaire d'une Filaire ou d'un Strongle.

Prophylaxie. — Il n'y a pas lieu de nous arrêter au traitement de la trichinose ; il est impossible de tuer les parasites sur l'animal atteint.

Parmi les mesures prophylactiques il faut surtout mentionner : la destruction complète des cadavres de porcs trichinés (crémation); l'examen très attentif des viandes de boucherie, la destruction des rats et des souris dans les porcheries, la prohibition de l'élevage du porc dans les abattoirs et les clos d'équarrissage, enfin l'exclusion de la viande dans l'alimentation de cet animal.

Trichinose de l'homme. — Depuis que la trichinose est connue (1860), on en a observé une trentaine de grandes épidémies ; celles de Hettstädt (1863-64), Hedersleben (1865) et Niederzwehren (1877) ont été particulièrement graves.

Ses manifestations sont très variables. Dans les huit premiers jours, on constate les signes d'un catarrhe gastro-intestinal (inappétence, malaise, vomissements, diarrhée, fièvre, coliques, accidents cholériformes) ; à partir du dixième jour, les symptômes musculaires dominent la scène (douleurs musculaires lors des mouvements, tuméfaction et dureté *tétanique* des muscles malades, flexion des articulations pendant le décubitus, difficulté de la mastication et dysphagie, voix rauque, aphonie, dyspnée, œdème des paupières, de la face et des extrémités, fièvre, etc.). — Les traitements essayés (purgatifs, benzine, santonine, essence de térébenthine, glycérine, etc.) n'ont donné aucun résultat.

La contamination s'opère toujours par l'usage de viande de porc crue ou incomplètement cuite. La prophylaxie doit donc exclure ces viandes de l'alimentation. La cuisson et le rôtissage peuvent cependant rendre les viandes trichinées inoffensives : à une température de 62°-75°, l'albumine se coagule et les Trichines périssent ; mais la cuisson doit être prolongée pendant un temps assez long. Les recherches de Vallin ont montré qu'un morceau de bœuf de 3 kilos n'atteint, dans son intérieur, une température de 90 à 100°, qu'après une ébullition de quatre heures; dans la première heure, la température centrale ne s'élève qu'à 50°. Une ébullition de trois heures ne suffit pas pour tuer toutes les Trichines d'un jambon. La préparation du roastbeef n'exigeant qu'une température de 50-60°, et celle du gigot 48-56°, ces opérations culinaires ne sauraient mettre à l'abri de l'infestation. — Les Trichines sont détruites par une salaison énergique agissant pendant plusieurs semaines et par le fumage à chaud prolongé durant huit jours au moins. Une pression de douze atmosphères les tue en un temps relativement court. Les recherches de H. Bouley et Gibier paraissent établir que la viande devient inoffensive sous l'influence du froid prolongé. Les expériences de Leuckart ont donné des résultats contraires.

L'examen microscopique des viandes offre assurément moins de garanties que les moyens prophylactiques dont nous venons de parler.

Bibliographie. — ZENKER, *Deutsche Arch. f. klin. Med.*, Bd I, II, VIII; *Virch. Archiv*, 1860. — HAUBNER, *Sächs. Jahresber.*, 1861 u. 1862; *Ueber die Trichinen*, 1864.

— Probstmayr, *Adam's Wochenschr.*, 1864. — Müller, *Magazin*, 1864. — Zundel, *Journ. de Lyon.* 1864-66. — Pagenstecher, *Die Trichinen nach Versuchen darge-stellt.*, 1865. — Kühn, *Mittheil. des landwirthschaftl. Institutes in Halle*, 1865. — Leisering, *Sächs. Jahresber.*, 1865. — Müller, *Magazin*, 1865. — Fürstenberg, *Ibid.*, 1865. — G. Colin, *Bull. Soc. cent. vét.*, 1866 et *Comptes rendus de l'Acad. des sciences*, 1868. — Leuckart, *Untersuchungen über Trichinosa spiralis*, 1866. — Gerlach. *Die Trichinen*, 1866. — Virchow. *Darstellung der Lehre von den Trichinen*, 1866; dessen *Archiv*, Bd XCV. — Röll, *Oesterr. Vierteljahrsschr.*, 1866. — Krabbe. *Tidskrift de Stockholm*, 1866. — Fuchs, *Bad. thierärztl. Mittheil.*, 1866: an. in *Repertor.*, 1867. — Leisering, *Sächs. Jahresber.*, 1867. — Müller, *Magazin*, 1868. — Perroncito, *Annal. della Reale Accad. d'Agricoltura*, Torino, 1870. — Tiemann, *Leitfaden f. die Untersuchung des Schweinefleisches auf Trichinen*, 1875. — Dammann, *Deutsche Zeitschr. f. Thiermed.*, 1877. — Mauri, *Revue vét.*, 1879. — Bollinger, *Deutsche Zeitschr. f. Thiermed.*, 1879. — Eulenberg, *Vierteljahrsschr.. f. gerichtl. Medicin.* Bd XXXIV, XXXV. — Zundel, *Recueil vét.*, 1881. — Vallin, *Revue d'hyg. et de pol. sanit.*, 1881. — Laboulbène, *Bull. de l'Acad. de méd.*, 1881. — G. Colin. *Bull. de l'Acad. de méd.*, 1881 et 1884; *Recueil vét.*, 1884, et *Archives vét.*, 1884. — H. Bouley et Gibier, *Comptes rendus de l'Acad. des sciences*, 1882. — Fourment. *Ibid.* — Chde, *Virchow's Archiv*, Bd XCIV. — Zürn, *Die Tier. Parasiten*, 1882. — Billings, *New-York med. journ.*, 1883. — Chatin. *La Trichine et la trichinose.* Paris. 1883. — Csokor, *Oesterr. Vereinsmonatsschr.*, 1884. — Pütz, *Centralblatt f. Thiermed.*, 1884. — Grancher, *Bull. de l'Acad. de méd.*, 1884. — Johne, *Sächs. Jahresber.*, 1884; *Fortschritte der Medicin*, 1884: *Deutsche Zeitschr. f. Thiermed.*, 1884 u. 1885. — Railliet, *Éléments de zoologie médicale et agricole.* Paris, 1885. — Friedler, *Berlin. klin. Wochenschr.*, 1886. — Hafner, *Bad. thierärztl. Mittheil.*, 1886. — Müller, *Berlin. Archiv*, 1886. — Johne, *Sächs. Jahresber.*, 1887. — Chatin, *Bull. de l'Acad. de méd.*, 1886. — Vallin, *Ibid.* — Hertwig, *Jahresber. über die Resultate des stadtischen Fleischbeschau in Berlin.* — R. Blanchard, art. Trichine. *Dict. encycl. des sc. méd.*, t. XVIII, 1887. — Neumann, *Traité des maladies parasitaires non microbiennes*, Paris, 1888.

CYSTICERCOSES DES ANIMAUX DOMESTIQUES.

I. — LADRERIE DU PORC.

Histoire naturelle. — Désignée autrefois par les expressions de *maladie granulée, maladie perlée,* la ladrerie du porc est une affection parasitaire déterminée par le *Cysticercus cellulosæ,* forme larvaire du *Tænia solium* de l'homme. C'est à Küchenmeister et Haubner que revient le mérite d'avoir démontré, par la méthode des infestations expérimentales, les relations qui existent entre le téniasis de l'homme et la ladrerie du porc.

La fréquence de la ladrerie est en rapport avec celle du Ver solitaire. Le porc s'infeste en mangeant des excréments humains qui renferment des proglottis de *Tænia solium.* L'avidité de cet animal pour les excréments de l'homme le prédispose à la ladrerie. Les dangers d'infestation sont d'autant plus grands que les animaux trouvent plus facilement à leur portée des excréments humains (porcs qui vont aux champs: villages malpropres, dépourvus de cabinets d'aisance; proximité des latrines et des porcheries). Le mode d'élevage et d'entretien du porc exerce donc une grande influence sur la fréquence de la maladie.

Arrivés dans l'estomac, les œufs du *Tænia solium* sont débarrassés de leur coque par l'action dissolvante du suc gastrique. L'embryon hexacanthe devient libre ; tantôt il traverse la paroi intestinale et chemine dans le tissu conjonctif, tantôt il est entraîné par le courant sanguin. Ces migrations ne s'opèrent que sur les porcs jeunes, âgés de six mois au plus ; les sujets adultes ne s'infestent pas. Lorsque l'embryon s'est fixé en un point quelconque, il perd ses crochets et devient translucide à son centre ; les éléments du tissu qui l'entoure forment une vésicule à la face interne de laquelle se développe un corps papilliforme — la base du *scolex*. Au bout de vingt jours, l'embryon a atteint les dimensions d'une tête d'épingle et la future tête est marquée par un point foncé ; vers le quarantième jour, le Cysticerque atteint les dimensions d'un grain de moutarde, la tête est très distincte, les ventouses et la couronne de crochets sont encore rudimentaires ; au bout de deux mois, le grain de ladre a le volume d'un pois, la couronne de crochets et les ventouses sont bien visibles, mais le col fait défaut ; après le troisième mois enfin, le Cysticerque est complètement développé, prêt à infester l'homme. Les tissus qui entourent le parasite deviennent le siège d'une réaction inflammatoire dont le résultat est la production d'une capsule conjonctive.

Les grains de ladre se rencontrent habituellement dans le tissu conjonctif interstitiel des muscles de la langue, du cœur, de l'encolure, du bassin, du flanc, des régions supérieures des membres, dans le tissu conjonctif sous-cutané, dans le cerveau et la moelle épinière, l'œil, le foie, la rate, le poumon, les cavités splanchniques, etc. ; il en existe quelquefois dans le lard. Assez fréquemment tous les organes en sont farcis ; on peut en constater des milliers, en trouver deux ou trois dans un seul gramme de viande : les Cysticerques rares et isolés s'observent beaucoup plus rarement.

Les Cysticerques adultes ont les dimensions d'un pois ou d'une fève. Ils représentent des vésicules d'un blanc mat, de consistance molle, pourvues d'une tête et d'un col. La première, accusée extérieurement par une tache foncée, est refoulée vers l'intérieur de la vésicule, disposition qui rend celle-ci réniforme ; lorsqu'elle est évaginée, la vésicule a l'aspect d'une bouteille. La tête est pourvue de 4 ventouses, d'un rostre et d'une double couronne de 26 à 32 crochets. — Les vésicules sont généralement emprisonnées dans une capsule de tissu conjonctif (excepté celles développées dans les cavités séreuses) ; elles crient sous l'instrument tranchant, elles éclatent lorsqu'on soumet la viande à l'ébullition ; les vésicules mortes subissent la dégénérescence graisseuse et se calcifient. Le tissu musculaire voisin est intact au début, plus tard, lorsque les Cysticerques existent en grand nombre, les muscles deviennent visqueux et s'infiltrent de sérosité.

La fréquence de la ladrerie du porc varie avec les régions. En Prusse, sur 1,000 porcs, on en trouve en moyenne 3 affectés de ladrerie (statistique faite de 1876 à 1882 sur 20 millions de sujets .

Symptômes. — Ils n'ont rien de bien expressif. Beaucoup d'animaux très fortement ladres ne présentent aucune manifestation morbide durant la vie. D'une façon générale, on considère comme signes de la ladrerie : la voix rauque, la chute des soies, la tristesse, la faiblesse générale, l'inappétence, la pâleur de la muqueuse buccale, l'anémie, l'amaigrissement, les œdèmes de la tête, de l'encolure, etc., la diarrhée, la parésie générale ou des paralysies locales.

Indépendamment de ces troubles généraux vagues, on en observe d'autres plus précis, dus à la présence des Cysticerques dans les différents organes ; tels sont les accidents cérébraux, les crampes épileptiformes, l'hémiplégie ou la paralysie générale et les symptômes rabiformes dans la localisation encéphalique ; la cécité lors de migration des Cysticerques dans l'œil (sous la rétine, dans le cristallin, les chambres de l'œil); la paralysie de la langue et l'impossibilité de la préhension quand les vésicules ladriques sont nombreuses dans la langue ; la péritonite et la pleurésie lorsque les parasites se localisent sur les membranes séreuses (Engel). Au bout d'un temps variable, la mort survient par épuisement. Dans certains cas, lorsque, par exemple, les œufs de Ténia sont ingérés en très grand nombre, elle se produit rapidement. On a constaté des cas de mort subite.

Diagnostic. — Le diagnostic *intra vitam* n'est possible que lorsque les Cysticerques sont apparents à la face inférieure de la langue, en avant ou sur les côtés du frein, à la face interne des paupières : ils constituent de petits boutons que l'on sent ou que l'on voit à travers la muqueuse. Dans les cas de légitime suspicion, Gerlach recommande de faire une incision longitudinale dans l'épaisseur de la langue et de mettre ainsi à découvert les vésicules ladriques. Peut-être, dans l'avenir, l'ophtalmoscope rendra-t-il des services pour le diagnostic de la ladrerie. — L'absence de Cysticerques à la face inférieure de la langue n'autorise nullement à conclure à la non-existence de la ladrerie. Sur 41 porcs ladres examinés par Railliet, 10 avaient la langue absolument indemne.

La constatation des vésicules ladriques sur l'animal mort est des plus simples, excepté dans les cas où les Cysticerques sont morts ou envahis par des dégénérescences diverses. Le diagnostic est assuré par la constatation microscopique de la tête, des crochets ou de la vésicule cystique. Dans les saucissons et la viande hachée, la recherche des parasites exige beaucoup de temps et une grande attention. Schmidt-Mülheim recommande de faire agir, dans un verre, sur les substances suspectes, pendant plusieurs heures et à une température de 40°, 6 à 8 fois leur poids de suc gastrique artificiel ; en procédant ainsi, la totalité de ces substances est bientôt dissoute, sauf les têtes et les crochets des Cysticerques, qui se déposent au fond du verre et dont l'examen microscopique devient facile. On prépare le suc gastrique artificiel en faisant macérer dans la glycérine, pendant un temps suffisant, des fragments de muqueuse gastrique du porc, et en mélangeant à une solution d'acide chlorhydrique à 1 2 0 0 la glycérine pepsinée ainsi obtenue.

Prophylaxie. — On peut prévenir l'infestation du porc en l'empêchant d'ingérer les matières fécales de l'homme, en tenant les porcheries parfaitement propres, enfin en instituant le régime de la stabulation permanente, mesures surtout importantes pour les animaux jeunes (âgés de moins de six mois). Il serait encore indiqué de s'attaquer au Ver solitaire de l'homme ; on pourrait provoquer son expulsion et le détruire.

Il n'est aucun traitement capable d'enrayer la ladrerie du porc.

Dans la plupart des pays, la ladrerie du porc est inscrite au nombre des vices rédhibitoires. Le délai pour intenter l'action est de 8 jours en Prusse, Bavière, Hesse, Autriche, Waldeck ; de 28 jours dans le Wurtemberg, le duché de Bade et le Hohenzollern ; de 30 jours en Saxe.

L'infestation de l'homme est la conséquence de l'ingestion de viande de porc ladre crue ou incomplètement cuite : les saucissons sont surtout dangereux. La prophylaxie commande de soumettre la viande de porc à une cuisson suffisante (ébullition ou rôtissage). Les expériences de Perroncito ont appris que les Cysticerques succombent à une température de 50° prolongée au-delà d'une minute. Ces parasites sont morts dans la viande bien fumée, dans la viande salée ou desséchée ; en perdant leur eau, ils se réduisent en petites masses dures, du volume d'une tête d'épingle, qui craquent sous la dent.

Les mesures de police sanitaire concernant la consommation des viandes provenant de porcs ladres sont plus ou moins rigoureuses suivant les pays et les localités, mais il en est une à laquelle on ne saurait se soustraire. C'est d'exclure de la consommation les viandes notoirement ladres ; celles-ci sont détruites ou livrées à l'industrie (la fabrication du savon et de gélatine). Il devrait en être de même du lard, très souvent farci de Cysticerques difficiles à découvrir ; cet aliment est d'autant plus dangereux que l'habitude de le consommer cru est très répandue. En revanche, les viandes qui ne renferment que quelques rares Cysticerques peuvent être consommées lorsqu'on a le soin de prendre certaines précautions ; une excellente pratique, c'est de les soumettre à la cuisson avant de les exposer en vente, et d'apposer sur elles une marque spéciale.

L'usage de la viande ladre expose à l'helminthiase intestinale (Ver solitaire), qui occasionne des troubles de la digestion et de la nutrition, à des affections encéphaliques et à l'auto-infection par les œufs du *Tænia solium*. — Lorsque ces œufs éclosent dans l'intestin de l'homme, les embryons peuvent franchir la paroi intestinale, et des Cysticerques se développent dans les organes, dans l'œil, le cerveau, etc. ; on observe alors des troubles cérébraux, la cécité et quelquefois la mort.

II. — LADRERIE DU BOEUF.

Histoire naturelle. — Le Cysticerque du bœuf représente la forme larvaire asexuée du *Tænia mediocanellata* (*saginata, inermis*) de l'homme. L'affection qu'il détermine est môins fréquente que la ladrerie du porc, mais plus commune qu'on l'admet généralement. Elle se développe après l'ingestion des proglottis et des œufs ingérés dans les excréments de l'homme. Les Cysticerques se localisent surtout dans les muscles, dans le cœur, la langue, le tissu adipeux ; on les rencontre plus rarement dans le foie, le poumon, le cerveau, les reins, etc. : d'ordinaire on les trouve isolés et en beaucoup moins grand nombre que le *Cysticercus cellulosæ*. Hering en a compté jusqu'à 300 dans une demi-livre de viande de bœuf.

Le développement du Cysticerque du bœuf est identique à celui du grain de ladre ; les vésicules elles-mêmes diffèrent très peu au point de vue microscopique. (Les indications données sur les dimensions de ces dernières chez le bœuf varient énormément ; selon quelques auteurs elles seraient plus petites que le grain de ladre ; d'autres leur assignent des proportions doubles). Au point de vue microscopique, le parasite est caractérisé par l'absence du rostre et de la double couronne de crochets, d'où le nom de *Tænia inermis*. Les quatre ventouses sont très développées ; à la partie supérieure de la tête, on constate en outre une ventouse frontale.

Symptômes. — La ladrerie du bœuf ne se traduit par aucun symptôme permettant de la soupçonner. Déterminée expérimentalement, elle peut évoluer sans donner lieu à la moindre manifestation morbide (Gerlach, Perroncito, Pütz). La ladrerie expérimentale du veau, au contraire, s'exprime par des troubles tout particuliers qui, avec ses lésions nécropsiques, ont fait donner à cette maladie le nom impropre de *tuberculose cestoïdienne aiguë* (Leuckart, Möller, Zürn). D'après Zürn, ses principaux symptômes sont l'élévation de la température, l'inappétence, les souffrances provoquées par la palpation abdominale, les plaintes, la démarche chancelante, raide et douloureuse, le décubitus permanent, l'impossibilité de se relever, la dyspnée, la diarrhée, l'abaissement de la température, la faiblesse et l'épuisement. La mort survient habituellement au bout de trois semaines environ. A l'autopsie, on trouve des milliers de Cysticerques dans le cœur, dans les muscles des joues, de la langue, de l'encolure, de l'abdomen et dans le diaphragme.

Diagnostic. — A l'exception des cas où les parasites sont apparents à la face inférieure de la langue, il est absolument impossible de reconnaître la ladrerie du bœuf durant la vie. D'après Masse et Pourquier, dans le Midi de la France, les inspecteurs des viandes de boucherie examineraient la langue du bœuf comme cela se pratique pour le porc suspect de ladrerie.

Sur le cadavre, la constatation des Cysticerques est bien plus difficile que chez le porc; jusqu'à présent ils sont passés souvent inaperçus. On ne peut expliquer autrement la rareté de la ladrerie du bœuf, surtout si on la compare à la fréquence du *Tænia inermis* de l'homme. La découverte des parasites nécessite un examen minutieux, parce qu'ils sont habituellement disséminés et cantonnés dans le tissu adipeux. Des recherches récentes faites à l'abattoir de Berlin ont montré que les masséters internes (ptérygoïdiens) constituent leur habitat de prédilection.

Prophylaxie. — Elle comporte les mêmes indications que celle de la ladrerie du porc; mais il est plus difficile encore que pour cette dernière d'intervenir efficacement. On doit surtout empêcher le personnel des écuries de déposer dans celles-ci des matières excrémentitielles.

L'**homme** s'infeste par l'ingestion de viande de bœuf crue ou incomplètement cuite, beefsteaks saignants. L'ébullition et le rôtissage complets de la viande sont les meilleures mesures prophylactiques. Le Ténia inerme est bien plus fréquent dans certaines contrées que le Ver solitaire, et il est plus difficile à expulser que ce dernier, mais, chez l'homme, il ne provoque jamais l'auto-infection.

III. — LADRERIE DU CHIEN.

Le *Cysticercus cellulosæ* a été trouvé dans le cerveau, les muscles, le foie et le poumon du chien. La maladie parait être d'origine humaine.

Dans la plupart des cas, on a observé les symptômes d'une affection cérébrale : allures rabiformes, crampes épileptiformes, mouvement en cercle, terminaison mortelle rapide. Les manifestations musculaires sont bien plus rares. Sur un chien, Trasbot a constaté l'inertie complète du sujet et de vives douleurs lorsqu'on touchait les membres ou qu'on en fléchissait les rayons.

Le *Cysticercus cellulosæ* a encore été rencontré sur le mouton, le chat, le chevreuil, le singe, l'ours et le rat.

Bibliographie. — A. LADRERIE DU PORC : GÖTZE, *Neueste Entdeckung, dass die Finnen keine Drüsenkrankheit, sondern Blasenwürmer sind*, 1786. — REHBS. *Magazin*, 1842. — KÜCHENMEISTER, *Ueber Cestoden*, 1853. — HAUBNER, *Magazin*, 1854. — KÜCHENMEISTER, *Die thier. Parasiten des Menschen*, 1855. — HAUBNER. *Magazin*, 1855. — BERTOLUS, *Métamorphoses des Cestoïdes*. Thèse de Montpellier, 1856. — LEUCKART, *Die Blasenwürmer u. ihre Entwiklung*, 1856. — LAFOSSE, *Pathol. vétér.*, Toulouse, 1861. — DELPECH, Art. *Ladrerie* in *Dict. encycl. des sc. méd.* Paris, 1868. — GERLACH, *Hannov. Jahresber.*, 1869. — HERMANN, *Preuss. Mittheil.*, 1869-70. — BAILLET, *Recueil vétér.*, 1873. — FOUCHER, *Bullet. Soc. cent. vét.*, 1874. — LIPPOLD, *Sächs. Jahresber.*, 1875. — PERRONCITO, *Pötz'sche Zeitschr.*, 1876. — ENGEL, *Adam's Wochenschr.*, 1878. — MUNKENBECK, *Ibid.*, 1880. — TRASBOT. Art. *Ladrerie* in *Dict. vét.*, t. XI. 1880. —

Guzzoni, Lanzillotti et Lemoigne, *La clinica vet.* Milano. 1880. — Sobotta, *Thierarzt,* 1880. — Leuckart, *Die mensch. Parasiten.* 1880. — Baillet, *Traité de l'inspection des viandes de boucherie.* 2e édit. Paris, 1880. — Arloing et Cornevin, *Journ. de Lyon,* 1882. — Zürn. *Die thier. Parasiten,* 1882. — Bollinger, *Deutsche Zeitsch. f. Thiermed.,* 1882. — Schmidt-Mühlheim, *Ibid.,* 1884. — Railliet. *Bull. Soc. cent. vét.,* 1884; *Éléments de zoologie médicale et agricole.* Paris, 1885. — Gratia, *Annal. de Bruxelles,* 1884. — Eulenburg, *Statistisches in der Vierteljahrssche. f. gerichtl. Medicin.* — Villain et Bascou. *Manuel de l'inspection des viandes.* Paris, 1886. — Hertwig, *Jahresberichte über die Resultate des stadtischen Fleichsbeschau in Berlin.* — Mölter u. Magin. *Adam's Wochenschr.,* 1887. — Neumann, *Traité des maladies parasitaires non microbiennes,* Paris. 1888.

B. Ladrerie du boeuf : Leuckart, Küchenmeister. Mosler, *Helmintholog. Studien u. Beobachtungen,* 1864. — Simonds a. Cobbold, *The Veterin.,* 1865. — Zenker. *Verhandl. der phys. med. Societät zur Erlangen.* 1865-1867 u. 1872. — Gerlach. *Hannov. Jahresber.,* 1869. — Probstmayr, *Münch. Jahresber.,* 1869-70. — Zürn. *Arbeiten der landwirtschaftl. Versuchsstation Iena.* 1869; *Adam's Wochenschr.,* 1871. — Saint-Cyr, *Recueil vét.,* 1873. — Masse et Pourquier. *Gazette des hôpitaux,* 1876. — Perroncito. *Il Med. vet.,* 1877; *Pütz'sche Zeitschr.,* 1877. — Railliet. *La Ladrerie des bêtes bovines, Arch. vét.,* 1876 et 1881. — Trasbot. Art. *Ladrerie* in *Dict. vét.,* t. XI. 1880. — Csokor, *Oesterr. Vierteljahrssche.,* Bd LVI. — Pütz. *Compendium der prakt. Thierheilkde,* 1885. — E. Alix, *La ladrerie des bêtes bovines en Tunisie.* Paris, 1887.

C. Ladrerie du chien : Zundel. *Journ. de Lyon,* 1869. — Gerlach. *Hannov. Jahresber.,* 1869. — Collmann, *Preuss. Mittheil., Neue Folge* VI. — Siedamgrotzky. *Sächs. Jahresber.,* 1871. — Leblanc et Mégnin, *Bull. Soc. cent. vét.,* 1873. — Bollinger, *Deutsche Zeitschr. f. Thiermed.,* 1876. — Railliet et Trasbot, *Bull. Soc. cent. vét.,* 1882 et *Recueil vét.,* 1887. — Lesbre. *Journ. de Lyon,* 1882. — Cadiergues. in *Revue vét.,* 1887. Dufour et Gacon, *Journ. de Lyon,* 1889.

TUBES DE MIESCHER OU CORPUSCULES DE RAINEY.

Histoire naturelle. — Nos connaissances sont encore bien incomplètes sur la nature des utricules du tissu musculaire découverts par Miescher en 1843 et décrits par Hessling en 1854, puis par Rainey en 1857. — Les tubes de Miescher sont des éléments fusiformes, cylindroïdes ou filiformes, développés dans l'intérieur des fibres musculaires ; tantôt ils ont des dimensions microscopiques, tantôt ils se présentent sous forme de petits bâtonnets blanchâtres très fins (porc) ; chez les grands animaux, ils atteignent une longueur de 1 à 2 centimètres ; généralement ils sont disséminés, bien qu'ils existent en quantité considérable ; parfois on les trouve réunis en masses du volume d'un pois ou d'une noisette. Ils sont limités extérieurement par une cuticule épaisse qui, d'après divers auteurs, possède un revêtement cilié ; suivant Leuckart, ce soi-disant revêtement cilié ne serait que la cuticule écrasée. disloquée en une multitude de petits fragments. Ils renferment une quantité considérable de corpuscules réniformes agminés et baignés dans une substance homogène. disposée comme dans les mailles d'un réseau, lesquelles divisent les utricules de grandes dimensions et leur donnent une disposition aréolée. Lorsqu'on les pique, il s'en écoule une matière purulente ou lactescente ;

souvent il suffit de comprimer leur membrane d'enveloppe, pour les vider complètement.

Autrefois on considérait ces corpuscules comme des Champignons ou comme des agglomérations de cellules lymphoïdes ou encore comme des stades évolutifs du Cysticerque. Dans ces derniers temps, on les a rapprochés des Psorospermies (Grégarines), et on leur a donné le nom « d'utricules psorospermiques. » Mais leur localisation exclusive dans les muscles semble infirmer cette assimilation (les Grégarines ne se rencontrent d'ordinaire que dans les cellules épithéliales des muqueuses, dans la peau et le foie). L'accumulation des corpuscules réniformes dans l'intérieur du sarcolemme, l'absence des tubes de Miescher chez les carnivores, etc., ont encore fait considérer ces éléments comme des êtres différents des Psorospermies. Tant que l'obscurité qui règne sur leur nature ne sera pas dissipée, il faudra les considérer comme des organismes à part, appartenant très probablement au groupe des Protozoaires. Leur origine est absolument inconnue. Sans doute ingérés avec les aliments, ils franchissent la muqueuse digestive pour aller se loger dans le tissu musculaire, particulièrement dans les muscles du voisinage des cavités buccale et pharyngienne.

Blanchard y a établi la classification provisoire suivante :

Classe : Sporozoaires ;

Ordre : Sarcosporidies.

1ᵉ famille : *Miescheridæ*, — parasites des muscles striés, comprenant deux genres : 1° genre *Miescheria* (membrane mince, homogène); 2° genre *Sarcocystis* (membrane épaisse traversée par des canalicules très fins).

2ᵉ famille : *Balbianidæ*, — parasites du tissu conjonctif pourvus d'une membrane d'enveloppe mince, homogène. Elle ne renferme que le genre *Balbiania*.

Rieck (d'après Railliet) range dans le genre *Balbiania* les utricules psorospermiques des ruminants. On les rencontre habituellement dans le tissu conjonctif interstitiel des muscles œsophagiens du mouton et de la chèvre (Morot a trouvé des Psorospermies dans l'œsophage sur 30,2 p. 100 des porcs qu'il a examinés; stastistique portant sur 900 sujets).

Le genre *Sarcocystis* est commun chez nos animaux domestiques surtout chez le porc. Ripping a trouvé les tubes de Miescher sur tous les porcs qu'il a examinés; Kühn les a rencontrés sur 98,5 p. 100 des sujets de cette espèce, et Koch sur 8 p. 100 des porcs sacrifiés aux abattoirs de Vienne. Après le porc, le cheval et le bœuf sont les animaux chez lesquels on constate le plus fréquemment les tubes de Miescher.

Rieck, se basant sur ses propres expériences, admet que, dans certaines circonstances, les tubes de Miescher peuvent produire une myosite aiguë au début, qui passe peu à peu à l'état chronique et entraîne la dégénérescence des fibres musculaires. Cette myosite serait le résultat du passage des spores de Sarcosporidies dans le tissu conjonctif interstitiel, à travers la substance musculaire. Avec la pénétration des spores dans les fibres musculaires et leur enkystement surviendrait la deuxième période — la myosite chronique; les éléments cellulaires se transformeraient en tissu conjonctif fibrillaire.

Les recherches de Rieck viennent appuyer la thèse émise par Siedamgrotzky,

Laulanié, Brouwier, d'après laquelle la myosite interstitielle chronique, constatée fréquemment sur le porc, le bœuf et le cheval, serait occasionnée par les Sarcosporidies que l'on rencontre si communément dans le tissu musculaire de ces animaux. Cette manière de voir a été combattue par Schmidt-Mühlheim, Pütz et Eberth.

Animaux atteints. — Les tubes de Miescher se rencontrent exclusivement dans les muscles des herbivores et des omnivores, mais surtout chez le porc, les ruminants (bœuf, mouton, chevreuil) et le cheval ; on les a également trouvés sur le buffle, le renne, la chèvre, le lièvre, le rat, la souris, la poule et sur quelques autres oiseaux ; leur existence chez les carnivores est encore à démontrer. Ils se logent de préférence dans les muscles des parois buccales et pharyngiennes, dans l'œsophage, la langue, les muscles du larynx et de l'arrière-bouche ; toutefois, d'autres groupes musculaires peuvent les renfermer en grand nombre (encolure, bouche, parois abdominales, membres postérieurs, diaphragme, cœur, etc.). Parfois la présence des tubes de Miescher dans le tissu musculaire y allume une myosite interstitielle, surtout accusée par l'infiltration cellulaire du périmysium. Dans d'autres cas, ils donnent à la chair du bœuf adulte la coloration claire de la viande de veau.

Chez les chevaux âgés et les buffles, les tubes de Miescher semblent exister presque constamment. Chez le porc, Perroncito les a trouvés sur le quart des sujets. Sur 100 moutons cachectiques examinés par Moulé, 99 en renfermaient.

Symptômes. — Les muscles des herbivores contiennent très souvent des tubes de Miescher sans que ces parasites provoquent aucune manifestation morbide ; mais lorsque leur nombre devient considérable, ils occasionnent des altérations inflammatoires dans le tissu musculaire. Sur un mouton et une chèvre, Dammann et von Niederhäusern ont observé des troubles dyspnéiques consécutifs à l'inflammation des muscles du larynx et du pharynx. Sur un taureau, Brouwier a noté de la difficulté du lever et de la marche ; sur un porc, Virchow a constaté la paralysie des extrémités postérieures.

Les altérations anatomiques de la viande des animaux sacrifiés pour la consommation sont fréquentes. Sur 6 porcs, Hertwig a trouvé des Psorospermies en quantité tellement considérable que les préparations présentaient, en surface, autant de tissu utriculaire que de tissu musculaire (1). La viande était flasque, aqueuse, et la coupe prenait en quelques heures une coloration légèrement verdâtre.

Pour le diagnostic différentiel, voy. *Trichinose*.

_____

(1) Pütz a relaté, chez le porc, un remarquable cas de pseudo-hypertrophie d'un grand nombre de muscles, provoquée par les tubes de Miescher (*Virch. Archiv*, 1888).

N. D. T.)

La consommation de la viande psorospermique n'a jamais occasionné d'accidents chez l'homme. En petit nombre, les tubes de Miescher n'exercent aucune influence sur la qualité de cet aliment, mais les observations de Hertwig montrent qu'ils diminuent sa valeur nutritive lorsqu'ils y existent en proportion considérable.

Bibliographie. — Miescher, *Bericht über die Verhandl. der naturh. Gesellschaft. zu Basel*, 1843. — Hessling, *Zeitschr. f. wissenschaftl. Zoologie*, 1854. Bd V. — Siebold, *Ibid.* — Rainey, *Philosoph. transact.*, 1857. — Virchow, *Dessen Arch.*, Bd XXXII. — Leisering, *Sächs. Jahresber.*, 1864. 1865. — Kühn, *Mittheil. des Landwirthsch. Instituts der Univers. Halle*, 1865. — Dammann, *Virchow's Archiv*, 1867. — Palladino, *L'Archivio della veter. ital.*, 1868. — Perroncito, *Il med. vet.*, 1869. — Rivolta. *Ibid.* — Roloff, *Virchow's Archiv*, Bd XLVI. — Fürstenberg, *Mittheil. aus dem naturw. Ver. von Neu-Vorpommern*, 1869. — Siedamgrotzky. *Adam's Wochenschr.*, 1872. — Von Niederhausern, *Pütz'sche Zeitschr.*, 1873. — Anacker, *Thierarzt*, 1873. — Roloff, *Ibid.*, 1874. — Koch, *Oesterr. Vereins Monatsschr.*, 1876. — Leuckart, *Die menschlichen Parasiten*, 1879. — Baranski. *Oesterr. Vierteljahrsschr.*, 1879. — Brouvier. *L'Echo vét.*, 1883, — Laulanié, *Revue vét.*, 1884. — Stoss, *Oesterr. Monatsschr.*, 1886. — Moulé. *Recueil vét.*, 1886. — Morot. *Ibid.* — Sticker, *Berlin. Arch.*, 1886. — Railliet. *Bull. Soc. cent. vét.*, 1886. — Pütz, *Virchow's Archiv*, 1887. — Dejonch. *Annal. de Bruxelles*, 1887. — Hertwig. *Jahresber. über die Resultate des städt. Fleischbeschau in Berlin*, 1886-87. — Rieck, *Deutsche Zeitschr. f. Thiermed.*, 1888. — Zürn, *Die pflanzl. Parasiten*, 1889.

MALADIES DU SYSTÈME NERVEUX

MALADIES DE L'ENCÉPHALE ET DE SES ENVELOPPES.

Généralités physiologiques. — L'interprétation des symptômes multiples auxquels donnent lieu les lésions de l'encéphale exige la connaissance de certains faits physiologiques établis par la science expérimentale. Grâce aux résultats des recherches anatomo-physiologiques de ces derniers temps, on peut aujourd'hui, chez nos animaux, faire le diagnostic topographique de quelques affections d'origine cérébrale. Mais, en vétérinaire, la pathologie de l'encéphale est encore peu avancée, et elle restera toujours bien plus obscure qu'en médecine humaine. Voici les principales données qui résultent des travaux de Fritsch et Hitzig, Ferrier, Munk, Goltz et autres.

1° La **substance corticale du cerveau** offre à considérer divers centres. — A. Les circonvolutions frontales président aux fonctions d'ordre psychologique. L'hyperémie, l'anémie, l'inflammation, la compression anormale et les altérations dégénératives de cette région produisent des troubles psychiques. — B. Dans les circonvolutions centrales antérieure et postérieure et dans le lobule paracentral existent des régions motrices circonscrites, isolées (centres psycho-moteurs), qui commandent les mouvements volontaires des muscles de la face, de la langue et des membres. Les altérations diverses qui existent dans ces centres hémorragie, ramollissement, tumeur, embolie, etc. déterminent tantôt des spasmes, tantôt la paralysie des groupes musculaires correspondants : d'une moitié de la face, de la langue, d'un membre antérieur ou postérieur; ces paralysies limitées, caractéristiques des affections des centres psycho-moteurs, sont désignées sous le nom de *monoplégies*. — C. Les circonvolutions occipitales semblent héberger le centre visuel et les circonvolutions temporales le centre acoustique.

2° La **voie de communication** des centres moteurs avec les muscles passe par la capsule interne, les pédoncules cérébraux, le pont de Varole et les pyramides du bulbe, au niveau desquelles les cordons conducteurs s'entrecroisent. Toutes les fibres des centres psycho-moteurs étant réunies là en un mince faisceau, une affection quelconque de l'isthme intéressant un territoire intermédiaire aux ventricules et aux pyramides du bulbe entraîne la contracture ou la paralysie unilatérale de la totalité des muscles innervés par les centres ci-dessus mentionnés face, langue, extrémités antérieure et postérieure). La paralysie d'une moitié latérale du corps hémiplégie est caractéristique d'une affection de l'isthme moteur, localisée le plus souvent au voisinage du ventricule central. La décussation des pyramides bulbaires donne l'interprétation de ce fait que les hémiplégies, de même que les monoplégies, siègent sur la moitié du corps opposée à la lésion cérébrale.

3° Les **tubercules quadrijumeaux** sont les points d'origine du nerf optique et de l'oculo-moteur : leur destruction détermine la cécité.

Le **cervelet** joue un rôle important dans la coordination des mouvements. Les diverses lésions qui l'intéressent, celles du *vermis* notamment, provoquent du vertige et de l'irrégularité de la marche. Les affections des pédoncules cérébelleux déterminent des mouvements forcés (mouvements de manège, rotation).

Mais, dès à présent, nous devons faire remarquer que les altérations trouvées à l'autopsie ne sont pas toujours celles qui devraient exister d'après les principes physiologiques qui viennent d'être rappelés.

HYPERÉMIE ET ANÉMIE CÉRÉBRALES

L'hyperémie cérébrale revêt deux formes distinctes; elle est *active* ou *passive;* celle-ci est créée par les divers obstacles qui entravent la circulation de retour.

Étiologie. — 1° La **congestion cérébrale active** s'observe surtout chez les animaux jeunes, plus souvent chez le cheval, le chien et le mouton que chez les autres. Certains sujets y semblent prédisposés. Ses principales causes déterminantes sont : les efforts violents, les courses forcées, le dressage (cheval); les excitations psychiques au moment du rut, pendant le transport en chemin de fer (maladie des chemins de fer) ou à la suite d'un changement d'habitation; la suractivité du cœur dans le cas d'hypertrophie de cet organe; les commotions, les blessures du cerveau et de ses enveloppes, l'action des rayons solaires sur la tête pendant un temps plus ou moins prolongé (insolation), les chaleurs de l'été, les locaux humides et chauds, les refroidissements brusques, les changements subits de température, l'éruption dentaire (chez le chien et le cheval surtout — l'influence de cette cause a été bien exagérée): l'augmentation de la pression vasculaire dans les carotides, conséquence de l'oblitération de quelque gros tronc artériel (thrombose des artères des membres ou du bassin — boiteries intermittentes); la compression de départements vasculaires étendus (capillaires artériels) par une tension gazeuse anormale dans l'estomac et l'intestin (météorisation aiguë des ruminants, coliques gazeuses chez le cheval); l'alimentation intensive après une abstinence prolongée ou lorsque l'exercice est insuffisant; les aliments dont la digestion est laborieuse (légumineuses, blé d'été, seigle, trèfle). — La congestion cérébrale *secondaire* peut apparaître au cours d'une foule d'états morbides (maladies du cerveau et infections; maladie du jeune âge chez le chien; empoisonnements par les narcotiques et les narcotico-âcres). Les affections cérébrales anciennes (encéphalite, hydropisie des ventricules) prédisposent à la congestion cérébrale.

2° **L'hyperémie passive** a pour principales causes : la compression exercée sur les jugulaires par un collier trop étroit, les colliers laryngiens appliqués aux chevaux tiqueurs, l'extension outrée de la tête sur l'encolure, (lors du dressage ou chez le cheval attelé), les jabots volumineux (chez le chien surtout); les lésions valvulaires non compensées, les altérations pulmonaires étendues (emphysème, induration) la compression des poumons par du liquide accumulé dans les sacs pleuraux (pleurésie, hydrothorax).

La possibilité de la congestion du cerveau, bien que ce dernier se trouve renfermé dans des parois inextensibles, s'explique par l'existence du liquide céphalo-rachidien et des espaces lymphatiques périvasculaires ; en même temps que les vaisseaux sanguins se dilatent, les ventricules et les gaines lymphatiques périvasculaires se resserrent en chassant leur contenu, d'un côté, dans le canal central de la moelle, de l'autre, dans le tronc cervical.

3° Les causes de l'**anémie artérielle** du cerveau sont la faiblesse cardiaque, la compression des carotides par des tumeurs, la ligature de ces artères, les oblitérations thrombo-emboliques des vaisseaux cérébraux, les pertes abondantes de sang et la diminution de ses éléments les plus importants (anémie, hémorragies abondantes, chlorose, leucémie), le reflux trop rapide du sang contenu dans le cerveau (ponction d'un exsudat pleurétique abondant ou de l'intestin météorisé), l'augmentation de la pression intra-crânienne lorsque l'encéphale se trouve comprimé par une collection liquide (immobilité), par des tumeurs ou des hémorragies. La contraction spasmodique réflexe des vaisseaux cérébraux (après la commotion, par exemple) peut sans doute aussi occasionner l'anémie cérébrale. Enfin, dans un bon nombre de cas, celle-ci n'est qu'un épiphénomène d'une foule de maladies s'accompagnant d'anémie générale. — L'hyperémie passive est constamment suivie d'anémie artérielle.

Anatomie pathologique. — 1° *L'hyperémie cérébrale* est caractérisée anatomiquement par la plénitude des vaisseaux du cerveau, des méninges, et par des hémorragies pétéchiales. Le cerveau tout entier semble avoir augmenté de volume ; si l'on pratique une étroite incision à la dure-mère, la substance cérébrale comprimée s'en échappe aussitôt. La substance grise a une coloration brunâtre ; la substance blanche présente une teinte gris mat ou gris jaunâtre : sur les coupes, on remarque un grand nombre de pétéchies quelquefois disposées en bandes et disparaissant par l'essuyage de la surface de la coupe, ce qui n'a pas lieu pour les foyers apoplectiques.

Dans les degrés plus accusés de l'hyperémie cérébrale, du sérum transsudé dans les espaces lymphatiques périvasculaires et dans le tissu cérébral lui-même comprime les capillaires. — Cet *œdème céré-bral* se traduit à l'œil nu par l'anémie de l'organe, par un aspect humide particulier des coupes, par le suintement séreux qui a lieu à la surface de celles-ci, enfin par une diminution de consistance de la substance cérébrale.

A la suite de congestions répétées, il persiste habituellement des tumé-factions louches circonscrites des enveloppes cérébrales les plus min-ces, des dilatations vasculaires et des épaississements de l'épendyme. Peut-être les granulations arachnoïdiennes de Pacchioni ne sont-elles que des néoformations produites par l'hyperémie cérébrale chro-nique.

2° L'*anémie cérébrale* est accusée par l'état de vacuité des vais-seaux sanguins du cerveau et des méninges ; la substance grise est plus claire, comme lavée ; sur la coupe, on ne remarque que de très rares points sanguinolents. — Dans les anémies de longue durée, la substance cérébrale présente une consistance plus ferme qu'à l'état normal.

Symptômes. — 1° L'HYPERÉMIE CÉRÉBRALE AIGUË s'exprime par des phases d'excitation que séparent des intervalles comateux. Durant les premières, ce sont tantôt des symptômes psychiques, tantôt des troubles de la motilité ou de la sensibilité qui dominent la scène. Les manifestations dont elles s'accompagnent varient avec le degré d'intensité de l'hyperémie, sa localisation, l'espèce animale et les individus.

Dans le plus grand nombre des cas, l'attaque éclate subitement ; dans d'autres, elle se développe avec lenteur, s'accuse d'abord par des signes d'inquiétude et plus tard par des symptômes rabiformes. La plupart des chevaux poussent en avant, en appuyant la tête ou le poitrail contre les objets placés devant eux (c'est ainsi que se produisent les blessures que l'on remarque aux orbites, aux lèvres, au poitrail) : quelques-uns se cabrent, frappent des pieds de devant dans la man-geoire ou sur la chaîne qui les attache ; il en est qui ruent sans y être provoqués, grincent des dents, mordent les objets qu'ils peuvent saisir, hennissent, secouent la tête, etc. ; d'autres *tirent au renard*, rupturent le licol qui les attache et font de graves chutes à la renverse ; d'autres encore éprouvent des tremblements musculaires et même des attaques épileptiformes. Tous sont anxieux, très sensibles aux attou-chements, aux bruits et à la lumière. — Le bœuf s'éloigne brusquement de la mangeoire, s'agite, beugle, donne des coups de corne dans le vide, contre la mangeoire ou le mur de face ; s'il tombe, il est en proie à des crampes épileptiformes et à des convulsions, les mâchoires sont contracturées, la bouche est écumeuse, la tête et l'encolure sont fléchies ou tordues convulsivement, l'œil pirouette dans l'orbite. — Le chien, très inquiet et excité, hurle, mord, happe dans le vide, exécute des mouvements insolites ou cherche à s'échapper; parfois il est pris de vomissements, de crampes et de convulsions. Outre ces symptômes psychiques, sensitifs et moteurs, on observe encore, au début de l'attaque, certains autres phénomènes : les conjonctives sont injectées, tantôt le regard est morne, tantôt il a sa vivacité ordinaire, la pupille est resserrée, l'ophtalmoscope montre une hyperémie active très accusée de la papille optique ; la température du crâne est augmentée, le pouls est plein, la circulation et la respiration sont accélérées.

L'état comateux, qui apparaît rapidement, très souvent au bout d'un quart d'heure, s'accuse par des symptômes tout à fait inverses. Les animaux sont déprimés, somnolents ; la tête est tenue basse ou appuyée sur la mangeoire, le regard est sans expression. Inattentifs à ce qui se passe, ils prennent des attitudes anormales ou exécutent des mouvements automatiques (propulsion ou mouvement de manège, la démarche est chancelante ; l'appétit est diminué, capricieux ; la miction et la défécation sont retardées ; le pouls est tantôt accéléré, tantôt ralenti.

La *marche* de l'hyperémie cérébrale aiguë est très inconstante. La guérison complète se produit parfois au bout de quelques minutes ; mais les accès peuvent se répéter pendant des heures, même pendant plusieurs jours. Dans d'autres cas, l'hyperémie aboutit à l'encéphalite ou à l'apoplexie mortelle (déchirures vasculaires ou œdème cérébral). Elle peut aussi être suivie d'immobilité ou de vertige. — Le *pronostic* doit donc être réservé.

2° L'HYPERÉMIE CÉRÉBRALE PASSIVE s'exprime par les manifestations de la seconde période de l'hyperémie active, par des phénomènes de dépression. Il est des cas cependant où l'état comateux est entrecoupé par des stades d'excitation. Très souvent l'appareil clinique observé est celui de l'anémie cérébrale.

3° L'ANÉMIE CÉRÉBRALE aiguë s'accuse habituellement par du vertige et des phénomènes syncopaux, par la faiblesse cardiaque, un pouls petit, des vomissements (chez les carnivores et les omnivores), la dilatation de la pupille, la pâleur de la papille optique (examen ophtalmoscopique) ; parfois la syncope se termine par la mort (apoplexie nerveuse). Dans certains cas, les symptômes de l'anémie cérébrale sont identiques à ceux de l'hyperémie cérébrale aiguë ; ils consistent en des phases d'excitation alternant avec des périodes de coma ; celui-ci s'observe surtout dans les *anémies chroniques*.

Diagnostic différentiel. — L'hyperémie cérébrale et l'encéphalite se traduisent par des symptômes à peu près semblables ; parfois il est impossible de les différencier. En thèse générale, on doit conclure à l'existence de la première lorsque les troubles sont peu alarmants, les accès d'une intensité modérée et l'hyperthermie faible ou nulle.

Traitement. 1° Si l'on est appelé au début de l'hyperémie cérébrale aiguë, la première indication à remplir, c'est de pratiquer une saignée ; mais celle-ci doit être rejetée lorsque déjà existent des phénomènes comateux. Il faut ensuite recourir aux réfrigérants appliqués sur le crâne (1), (glace, douches ou compresses froides), et, à l'aide des purgatifs, chercher à opérer une dérivation sur la muqueuse intestinale. Les drastiques ne doivent être employés que tout au début de la maladie et seulement chez les animaux jeunes, pléthoriques ou en bon état ; administrés plus tard, lorsque les symptômes d'excitation ont disparu, ils augmentent et prolongent l'état comateux par la dérivation intense qu'ils provoquent ; nous avons recueilli sur ce point des observations personnelles démonstratives. Aussi nous adressons-nous généralement aux laxatifs : alcalins, azotate de potasse et émétique à petites doses, en complétant l'action de ces agents par des lavements froids. — La dérivation cutanée par des frictions irritantes n'est que très rarement indiquée, en raison de l'excitabilité et de l'anxiété des malades. On doit au contraire éviter toutes les excitations extérieures et placer les animaux dans une écurie obscure, fraîche et bien aérée. Les chevaux seront mis en box. Enfin, il faut donner des aliments rafraîchissants, légèrement laxatifs : chez le cheval, on recommande surtout les fourrages verts, les racines et le son.

2° Le traitement de l'anémie cérébrale comprend des moyens opposés aux précédents. La syncope doit être combattue par les excitants : éther, alcool, vin, ammoniaque, camphre, café, caféine, hyoscyamine, atropine, dérivatifs cutanés énergiques, etc. Dans l'anémie cérébrale chronique, il faut s'attaquer aux causes de l'anémie générale.

ADDENDA. — **Coup de soleil** et **coup de chaleur**. Les auteurs ont souvent confondu ces deux affections pourtant essentiellement différentes.

1° Le **coup de soleil** est une affection cérébrale produite par les rayons solaires tombant directement sur le crâne. Dans les cas bénins, il s'agit d'une hyperémie cérébrale se traduisant par ses symptômes ordinaires. Chez un chien qui avait été exposé pendant toute une journée à l'influence des rayons solaires, Benjamin a observé des phénomènes rabiformes qui disparurent en 24 heures par des applications réfrigérantes sur le crâne. — Dans les cas plus graves, on a affaire à une encéphalite ou à une apoplexie cérébrale. Siedamgrotzky a vu périr subitement un chien attaché et exposé au soleil par une brûlante journée de juillet : à l'autopsie, il a trouvé la surface du cerveau fortement injectée et farcie de petites hémorragies ; une quantité considérable de liquide séro-sanguinolent était accumulée entre la dure-mère et l'arachnoïde ; sur les coupes faites dans la substance du cerveau et de la moelle allongée, on remarquait un grand nombre d'hémorragies pétéchiales.

2° Le **coup de chaleur** est occasionné par l'échauffement considérable

---

(1) La réfrigération du crâne n'est pas toujours aussi favorable qu'on l'a cru. J'ai souvent obtenu de bien meilleurs effets par la révulsion cutanée étendue, énergique et éloignée, à l'aide d'un sinapisme sous le ventre et de frictions sur les membres.   L. T

du corps tout entier et par les efforts excessifs. Il s'observe principalement pendant la saison chaude sur les chevaux soumis à un travail très fatigant, sur les bœufs et les moutons qui font des marches prolongées. Plusieurs des cas décrits chez le cheval sous le nom de *coup de soleil* rentrent dans ce groupe. On n'est pas encore fixé sur la nature du coup de chaleur et sur le mécanisme de la mort. Les uns y voient surtout une altération du sang : destruction des globules rouges, réaction acide, accumulation dans le sang des acides carbonique, lactique, de l'urée, etc. Les autres le considèrent comme le résultat de troubles thermiques : la température est très élevée et l'on a constaté une tuméfaction trouble des cellules ganglionnaires cérébrales. La température interne peut atteindre, même dépasser 43° C.

Les symptômes du coup de chaleur chez le cheval sont : la faiblesse, la fatigue au moindre travail, une sudation abondante, la démarche chancelante, la dyspnée, l'anxiété, les palpitations de cœur, l'accélération de la circulation, le pouls faible et imperceptible, la dilatation et plus tard le resserrement de la pupille, les chutes, les mouvements convulsifs des extrémités, enfin la mort. A l'autopsie, on trouve le sang épais et noir; le cœur et le poumon sont congestionnés. — Le traitement consiste en l'application de douches froides et en l'administration des excitants. Les malades doivent être placés dans un lieu frais et ombragé.

Bibliographie. — Lafosse. *Journ. des vét. du Midi*, 1841. — Lacombe, *Ibid.*, 1844. — Cauvet, *Ibid.*, 1864. — Oesterr. *Vierteljahrsschr.*, 1855-57-58-59-64-66. — Dinter, *Sächs. Jahresber.*, 1861. — Kretschmar, *Ibid.*, 1866. — Kopp, *Adam's Wochenschr.*, 1868. — Anacker, *Thierarzt*, 1870-71-74-82. — Ebersbach, *Sächs. Jahresber.*, 1870. — Kowaleski, *Archiv f. vet. med.*, 1883. — Polansky, *Oesterr. Vierteljahrsschr.*, 1883. — Schindelka, *Ibid.*, 1885. — Carlisle, *L'Echo vét.*, 1886. — Brissot, *Recueil vét.*, 1887. — Dieckerhoff, *Spec. Pathol.*, 1888.
Bibliographie du coup de soleil et du coup de chaleur : H. Bouley, *Recueil vét.*, 1857. — Prangé, *Ibid.*, 1860. — Dinter, *Sächs. Jahresber.*, 1868. — Hering, *Repertor.*, 1868. — Duvieusart, *Journ. de Bruxelles*, 1872. — Spooner, *The vét.*, 1872. — Benjamin, *Recueil vét.*, 1875. — Eletti, *Giornale di med. vet.*, 1875. — Lohrer, *Preuss. Mittheil.*, 1876. — Siedamgrotzky, *Sächs. Jahresber.*, 1878. — Mozer, *Repertor.*, 1885. — Jewsejenko, *Archives de Saint-Pétersbourg*, 1885. — Bourges, *Revue vét.*, 1890.

HÉMORRAGIE CÉRÉBRALE. APOPLEXIE.

Étiologie. — Désignée encore sous les noms de « coup de sang », « apoplexie chaude » : l'apoplexie cérébrale consiste en la déchirure d'un vaisseau du cerveau, accompagnée d'une hémorragie plus ou moins abondante. Le sang épanché comprime et désorganise la substance cérébrale.

Elle reconnaît des causes multiples. Dans certains cas elle se rattache à l'hyperémie cérébrale ou à l'encéphalite et ses causes sont celles de ces dernières affections : efforts violents, excitation, augmentation de l'activité du cœur, stase sanguine, pléthore, coup de soleil, etc. Dans d'autres, elle est une conséquence éloignée d'altérations vasculaires parmi lesquelles il faut surtout mentionner la dégénérescence graisseuse et athéromateuse des artères cérébrales. Ces altérations jouent le rôle de causes prédisposantes. Les causes déterminantes qui interviennent sont les diverses circonstances susceptibles d'augmenter la pression sanguine dans le cerveau. Les influences traumatiques (commotion cérébrale) produisent surtout des hémorragies dans les méninges, notamment entre la dure-mère et la boîte crânienne (hématome de la dure-mère).

Dans le cerveau, de même que dans les autres organes, les embolies se compliquent fréquemment d'infarctus hémorragiques; chez le chien, nous en avons observé un remarquable cas se rattachant à une carcinomatose pulmonaire. Enfin les hémorragies cérébrales peuvent se produire au cours de certains états morbides infectieux ou toxiques (charbon, fièvre pétéchiale, intoxications, etc.)

Anatomie pathologique. — L'hémorragie cérébrale s'observe assez fréquemment sur le mouton, le bœuf et le chien; elle est plus rare chez le cheval. Les régions de l'encéphale où on la rencontre habituellement sont le voisinage des ventricules latéraux, la substance grise corticale, les tubercules quadrijumeaux et les couches optiques. Tantôt les îlots hémorragiques sont très limités (hémorragies capillaires ou pétéchiales), tantôt ils occupent un territoire étendu (foyers apoplectiques.

Les hémorragies capillaires sont de petits foyers arrondis ou allongés dont les dimensions varient de celles d'un grain de mil à celles d'un pois. Les coupes faites à leur niveau sont marbrées; les coagulums formés par le sang extravasé ne disparaissent pas lorsqu'on essuie ou qu'on lave la surface des coupes. Quand le sang épanché est collecté dans les gaines périvasculaires, les hémorragies capillaires sont encore désignées sous le nom d'*anévrysmes miliaires disséquants*.

Dans le cas de déchirure de petites artérioles, les foyers apoplectiques atteignent les dimensions d'un pois, d'une noisette ou d'une amande; lorsque le sang s'échappe d'un vaisseau volumineux, il peut détruire une zone étendue de substance cérébrale. Les foyers frais sont constitués par de petites masses sanguines, coagulées, molles ou pâteuses; le tissu cérébral qui les entoure est ramolli. Dans les apoplexies anciennes, le caillot sanguin est rétracté et de coloration plus claire; le tissu voisin est le siège d'une pigmentation jaune, résultat de la diffusion de l'hémoglobine.

Le sang épanché et la substance cérébrale détruite se résorbent peu à peu; certains foyers se tranforment en cavités à parois lisses et remplies de liquide (*kystes apoplectiques*); dans d'autres, les éléments solides — globules, fibrine, éléments nerveux — éprouvent des altérations régressives et disparaissent, une prolifération conjonctive survient et il se produit un ilot de tissu cicatriciel qui conserve indéfiniment une coloration jaunâtre ou ocreuse due à l'hématoïdine (*cicatrice apoplectique*).

Symptômes. — L'hémorragie cérébrale frappe d'ordinaire brusquement, sans aucun phénomène précurseur. Ses principaux symptômes sont : la démarche incertaine, vacillante, du vertige, des tremblements, des mouvements en avant, de côté ou en cercle. Les animaux perdent connaissance, tombent, puis ils sont pris de convulsions surtout accusées aux membres ; dans la plupart des cas, l'état psychique est profondément atteint. Souvent on observe une rougeur intense des muqueuses de la tête ; des ruptures vasculaires peuvent se produire dans leur trame en donnant lieu à des épistaxis et à des hémorragies buccales. Le pouls est très faible ou imperceptible, la respiration est dyspnéique ; la miction et la défécation involontaires ne sont pas rares. Des akinésies surviennent dès le début ou au bout d'un certain temps ; elles s'expriment par des manifestations particulières qui, parfois, trahissent nettement le siège de la lésion encéphalique. Parmi les principales, il faut mentionner les paralysies de certains groupes musculaires (monoplégies), les paralysies unilatérales des lèvres, de la langue, des muscles des mâchoires, des yeux, des oreilles, des membres ; celle du nerf optique et l'amaurose consécutive ; celles de toute une moitié latérale du corps (hémiplégies) et l'abolition de la sensibilité dans un domaine plus ou moins étendu, quelquefois dans une moitié latérale du corps (hémianesthésie).

Ainsi que nous l'avons dit plus haut, les monoplégies indiquent une altération des centres moteurs de la substance corticale du cerveau, et les hémiplégies une lésion de l'isthme, du côté opposé à la paralysie. Mais les cas sont assez fréquents où il est impossible de conclure des symptômes observés au siège de l'altération qui les provoque ; on ne peut tirer des premiers qu'une présomption souvent démentie.

Tantôt l'apoplexie cérébrale entraîne la mort au bout de quelques minutes ou de quelques heures, tantôt seulement après un certain nombre de jours ou même de plusieurs semaines. La guérison est rare et généralement incomplète ; habituellement il persiste des paralysies.

Le **diagnostic** de l'hémorragie encéphalique est basé sur l'apparition subite de symptômes cérébraux graves accompagnés de troubles paralytiques. Dans l'apoplexie pulmonaire (hyperémie active intense et œdème pulmonaires), les troubles respiratoires dominent la scène. La forme apoplectique du charbon évolue avec les mêmes manifestations que l'apoplexie cérébrale ; elle ne peut en être différenciée que par l'examen microscopique du sang et par le caractère enzootique du mal.

Traitement. — Le traitement de l'hémorragie cérébrale est malheureusement impuissant dans le plus grand nombre des cas. La saignée et les applications réfrigérantes locales ne sont indiquées que pendant le stade apoplectique ; celui-ci passé, ces moyens sont plus nuisibles qu'utiles ; alors, comme dans l'anémie du cerveau, on peut recourir aux excitants (éther, alcool, camphre) pour combattre la dépression des fonctions cérébrales. — Lorsque les symptômes de l'hyperémie encéphalique se prolongent, la dérivation sur l'intestin est indiquée afin de conjurer l'hémorragie ou d'en diminuer l'intensité. Les paralysies doivent être traitées par le massage, l'électricité et la strychnine. A l'intérieur, on peut essayer l'iodure de potassium pour activer la résorption des extravasations sanguines.

Bibliographie. — Hurard. *Instruct. vét.*, t. V. — Dupuy et Prince. *Journ. prat. de méd. vét.*, 1830. — *Recueil vét.*, 1830 et 1831. — Percivall. *The veterin.*, 1844. — Festal. *Journ. des vét. du Midi*, 1841. — Leblanc, *Bull. Soc. cent. vét.*, 1856. — Patté, *Dict. vét.*, art. *Apoplexie*, 1856. — Lepper, *The veterin.*, 1858. — Nickerle. *Oesterr. Vierteljahresschr.*, 1858. — Parker, *Repertor.*, 1861. — Pigeaire. *Journ. des vét. du Midi*, 1861. — Toll. *The veterin.*, 1863. — Zahn, *Oesterr. Vierteljahresschr.*, 1866. — Bruckmüller, *Lehrbuch der pathol. Zootomie*, 1867. — Göster. *Preuss. Mittheil.*, 1883. — Vennerholm. *Schwed. Vet. Zeitschr.*, 1886.

MÉNINGITE ET ENCÉPHALITE.

Considérations générales sur l'encéphalite. — Les diverses modalités que présente l'encéphalite chez nos animaux domestiques peuvent être groupées différemment suivant qu'on les envisage au point de vue anatomique ou clinique. Les anatomo-pathologistes distinguent les formes suivantes :

1. L'inflammation de la dure-mère *pachyméningite*.
2. L'inflammation des méninges (*leptoméningite*).
3. L'inflammation de la substance cérébrale (*encéphalite*. Elle comprend l'abcès du cerveau et une partie des cas de ramollissement cérébral.

L'inflammation simultanée du cerveau et de ses enveloppes a reçu le nom de *méningo-encéphalite*. La *leptoméningite* peut revêtir les types *séreux*, *purulent*, *croupal* ou *tuberculeux* : suivant son siège, on reconnaît une *méningite de la convexité* et une *méningite basilaire*. Cette classification, tout exacte, toute précise qu'elle soit, ne peut cependant, à l'heure actuelle, servir de base pour une description de l'inflammation du cerveau et des méninges chez nos animaux domestiques. Chez eux, la distinction clinique de la méningite et de l'encéphalite est très difficile, voire impossible dans quelques cas, en raison de l'analogie, de la similitude des symptômes de ces deux affections. Très souvent d'ailleurs, ou elles coexistent, ou l'une vient compliquer l'autre.

La plupart des observations décrites en médecine vétérinaire sous le nom d'*encéphalite* n'étaient certainement que des cas de *leptoméningite*. L'autopsie seule permet d'être rigoureusement fixé sur la localisation du processus. Le diagnostic *intra-vitam* d'une forme déterminée de leptoméningite est encore plus ardu (exception faite pour la *lepto-

méningite basilaire du bœuf; voy. *Tuberculose*). Toutefois, il est établi que la leptoméningite basilaire séreuse simple est la forme la plus fréquente de la phlegmasie des enveloppes cérébrales; la forme purulente ou fibrineuse semble être extrêmement rare. Le diagnostic « pachyméningite » est relativement facile quand il existe une blessure du crâne, une affection de l'oreille, etc.; mais il est impossible de déterminer nettement la zone d'altérations, de préciser les régions atteintes, de dire jusqu'où s'est avancée, dans les méninges et dans la substance cérébrale, l'inflammation partie de la boîte crânienne.

L'encéphalite ne peut être affirmée que dans des circonstances exceptionnelles, lorsque, par exemple, étant circonscrite, comme c'est le cas le plus ordinaire, elle s'accompagne de *symptômes des centres*, ou lorsqu'on est en présence de malades frappés de lésions pouvant se compliquer d'abcès encéphaliques métastatiques. Faisons encore remarquer que les *symptômes de foyer* ne sont pas toujours dus à l'existence d'abcès (hémorragie cérébrale, tumeur, embolie,, et que les suppurations métastatiques intéressent tout aussi bien les méninges que l'encéphale lui-même. Pour ces raisons multiples, on ne saurait accepter, en ce moment, la classification anatomo-pathologique.

La division clinique généralement adoptée jusqu'alors établit, dans l'encéphalite, les deux formes *aiguë* et *subaiguë*. La première, a-t-on dit, s'accompagne de symptômes d'excitation et elle marche rapidement; la seconde se traduit par des phénomènes de dépression et elle évolue lentement. Mais il n'y a entre elles que des différences de degré ne présentant rien d'essentiel. D'ailleurs, toute méningite ou encéphalite peut évoluer, dans certaines circonstances, sous les formes aiguë ou subaiguë, et entre ces deux types plus ou moins caractérisés on observe tous les intermédiaires possibles. De plus, divers processus peuvent se dérouler dans le cerveau en provoquant l'appareil clinique de l'encéphalite aiguë; tels l'hyperémie, la pachyméningite, les leptoméningites séreuse, purulente, tuberculeuse: l'encéphalite, les embolies et certaines néoplasies. Quant à l'encéphalite subaiguë, son domaine est encore plus vaste; nous allons revenir sur ce point au paragraphe suivant.

La pathologie spéciale du cerveau, comme tant d'autres questions de nosologie vétérinaire, traverse aujourd'hui une période transitoire. Les monographies empiriques et pratiques anciennes ne tarderont pas à faire place à des descriptions éclairées par la physiologie, la pathogénie et l'anatomie pathologique. En attendant, il conviendrait d'abandonner la division de l'encéphalite en aiguë et subaiguë.

I. — ENCÉPHALITE DU CHEVAL, LEPTOMÉNINGITE, PACHYMÉNINGITE, ENCÉPHALITE.

Généralités sur l'encéphalite subaiguë du cheval. — Admise depuis longtemps, cette maladie se traduit par les symptômes de la dépression cérébrale, d'où le nom d'*encéphalite comateuse* qui lui a été donné, par opposition à celui d'*encéphalite rabiforme* appliqué au type aigu. Elle a encore été désignée par les expressions d'*encéphalite avec somnolence* (Rychner), *maladie chaude de la tête* (Autenrieth), *immobilité aiguë à caractère asthénique* (Ekert), *hydropisie cérébrale aiguë* (Gerlach), *encéphalite semi-aiguë* (Hering), *mal de tête semi-aigu* (Warz), *encéphalite passive* (Spinola), etc. Cette multiplicité d'expressions indique déjà que l'encéphalite *subaiguë* est plus fréquente que l'encéphalite *aiguë*. Nous avons cru devoir faire précéder sa description de quelques considérations générales (1).

Chez le cheval, cette affection ne représente pas, à coup sûr, une entité pathologique. Les descriptions qui en ont été données et les constatations nécropsiques ne laissent aucun doute sur ce point. Un grand nombre de praticiens désignent encore aujourd'hui sous le nom de méningo-encéphalite *subaiguë* toutes les affections inflammatoires du cerveau. On a confondu avec elle les états morbides suivants :

1° La *leptoméningite séreuse aiguë*, qui, dans la majorité des cas, est très probablement une leptoméningite basilaire ; elle peut affecter les deux formes aiguë et subaiguë, par conséquent s'exprimer par des phénomènes d'excitation ou du coma. Elle représente la variété principale de l'encéphalite.

2° Quelques autres affections cérébrales inflammatoires ou apyrétiques : l'*encéphalite*, la *pachyméningite*, l'*hyperémie cérébrale passive*, les *hémorragies cérébrales* et les *tumeurs du cerveau*.

3° Certaines *intoxications alimentaires* (mycoses) dans lesquelles se développent des poisons cérébraux. Parmi les aliments qui peuvent les déterminer, il faut citer les lupins, le trèfle (voy. *Lupinose* et *Trifoliose*), les légumineuses et quelques plantes narcotiques ou narcotico-âcres (*Equisetum, Lolium temulentum, Taxus baccata*). La plupart des auteurs accusent les légumineuses (trèfle, vesce, etc.) et décrivent des symptômes gastriques comme prodromes de l'affection cérébrale (coliques, inappétence, ictère). Ces phénomènes indiquent suffisamment qu'il s'agit bien d'intoxications (2).

4° Diverses maladies infectieuses dont la nature reste indéterminée. L'apparition simultanée de l'affection sur plusieurs individus, les écuries humides et malpropres incriminées fréquemment par les auteurs, l'absence de toute altération inflammatoire dans le cerveau et ses enveloppes, la tuméfaction trouble ou la dégénérescence graisseuse du foie, la décomposition du sang et les ecchymoses : voilà des données qui portent à admettre une altération primaire du sang, compliquée plus tard seulement de symptômes cérébraux

---

1) On rencontre des cas très aigus à développement brusque avec stupéfaction profonde, forme absolument comateuse. Je viens encore d'en voir un exemple.

(L. T.)

(2) L'affection décrite sous le nom de *vertige abdominal* n'est qu'une hyperémie de l'encéphale ou une méningo-encéphalite survenant comme complication de troubles intestinaux et dues à des causes particulières d'ordre toxique. Ainsi que l'a fait remarquer tout récemment le professeur Sanson à la Société centrale de médecine vétérinaire, le mot *vertige* a, dans le langage scientifique, une signification propre bien déterminée, et ne répond nullement à celle qu'on lui a prêtée jusqu'à présent en pathologie vétérinaire (Voy. *Vertige*).

(N. D T.)

qui ont fait croire à une affection encéphalique indépendante. On ne sait rien sur la nature des matières nocives qui interviennent et sur la façon dont elles pénètrent dans le sang. — Winkler admet comme cause principale de l'encéphalite subaiguë une intoxication de l'organisme par des peptones: celles-ci proviendraient d'une transformation de l'albumine du sang, provoquée par un ferment que contiendraient les légumineuses. Dans cette théorie, qui n'est qu'une hypothèse et ne s'applique qu'à certains cas, l'auteur est forcé d'invoquer une décomposition du sang pour expliquer la maladie.

Il ne sera question ici que de l'inflammation du cerveau et de ses enveloppes.

Étiologie de l'encéphalite. — Les causes de l'encéphalite sont essentiellement les mêmes que celles de la congestion cérébrale : efforts excessifs, excitations psychiques intenses, température atmosphérique élevée, traumatismes, etc. Les influences étiologiques qui interviennent le plus souvent sont :

1° La température excessive agissant d'une façon permanente (écuries humides et mal aérées), le séjour des animaux dans des locaux à température très élevée, les journées de printemps et d'été exceptionnellement chaudes, les temps orageux.

2° Les changements brusques survenus dans les conditions de vie et d'entretien des sujets (ventes, transport en wagon ou en navire, passage des régions montagneuses dans des pays plats, à basse altitude; remonte, expositions). — Prietsch a vu un cheval frappé de méningite trois fois dans l'espace de deux ans; chaque fois la maladie a coïncidé avec la vente du sujet. Sur les chevaux de remonte et sur ceux récemment achetés, outre les causes précédentes, d'autres peuvent agir : l'alimentation intensive, la mise en service, les refroidissements, les locaux défectueux, etc.

3° Les efforts de traction auxquels sont astreints des animaux tenus pendant un certain temps en stabulation et abondamment nourris. L'observation enseigne que l'encéphalite et l'hémoglobinémie se rencontrent souvent dans les mêmes écuries.

4° L'alimentation intensive. — Depuis longtemps déjà on la considère comme une cause de l'encéphalite. On a particulièrement accusé les légumineuses (pois, fèves, vesces, trèfle) et les aliments riches en protéine (certains grains, seigle d'été). Autrefois on affirmait que la fréquence de la maladie, dans un pays donné, était en relation directe avec l'abondance des légumineuses qui y sont récoltées: dans les contrées où l'on ne cultive pas ces plantes, elle serait inconnue. Cette assertion est inexacte, mais on doit tenir pour certain qu'une alimentation excitante et abondante, qui pousse les animaux à la pléthore, prédispose à l'encéphalite.

5° Diverses altérations de la boîte crânienne. — Les blessures ou même les simples contusions de la voûte du crâne, l'ostéite suppurée, l'infiltration purulente du rocher, occasionnent une pachyméningite se compliquant souvent de leptoméningite et d'encéphalite.

6° Les parasites, les néoformations, les embolies et les thromboses du cerveau. — On a rencontré dans l'encéphale des larves d'Œstres qui avaient provoqué des troubles généraux ou des symptômes *de foyer* (Bruckmüller, Mégnin, Siedamgrotzky, etc.). On y a aussi trouvé des larves du Strongle armé (Albrecht, V. Heill), des Cénures et des Cysticerques (voy. *Tournis*). Les embolies surviennent le plus souvent au cours de la gourme et de la pharyngite ; à leur niveau se développent généralement des abcès cérébraux circonscrits. Lustig a observé une encéphalite due à la thrombose des artères cérébrales.

Les encéphalites *secondaires* sont produites par diverses affections générales, mais surtout par les maladies infectieuses. La gourme et la pharyngite peuvent se compliquer d'encéphalite purulente par embolie ; la septicémie et la pyohémie s'accompagnent souvent de leptoméningite suppurée (arthrite des poulains). Elle a encore été constatée au cours de la pneumonie contagieuse et de la variole (Röll).

Les chevaux qui n'ont pas atteint l'âge adulte sont prédisposés à l'encéphalite ; on l'observe le plus fréquemment sur les sujets âgés de 2 à 6 ans ; elle est rare aux âges extrêmes. Une première atteinte favorise les récidives ; les chevaux immobiles ou issus de parents immobiles y sont particulièrement sujets. On ne sait rien de précis sur l'influence de la race, mais les animaux communs semblent cependant lui fournir le plus fort contingent. Les chevaux de l'armée n'en sont qu'exceptionnellement frappés, privilège certainement dû à l'alimentation réglée et aux soins hygiéniques qui leur sont prodigués. L'influence de la saison est établie par la statistique : les cas d'encéphalite sont plus nombreux au printemps et au commencement de l'été qu'aux autres périodes de l'année. Dans certaines contrées, l'affection existe à l'état enzootique ; il est des écuries où elle semble être stationnaire.

Anatomie pathologique. — 1° La **pachyméningite** aiguë est généralement suppurative. La dure-mère est hyperémiée, farcie d'hémorragies, sa face interne est trouble, couverte d'un exsudat fibrino-purulent ; parfois la dure-mère a une apparence musculeuse. La pachyméningite chronique est caractérisée par des proliférations conjonctivo-fibreuses qui unissent la dure-mère à la paroi crânienne, quelquefois par des néoformations osseuses (pachyméningite ossifiante).

2° La **leptoméningite** séreuse récente s'accuse par l'hyperémie de la pie-mère, la tuméfaction trouble et la rougeur de la pie-mère et de l'arachnoïde. Entre les enveloppes existe une collection liquide jaune rougeâtre (hydrocéphalie externe) qui, lorsqu'elle est abondante, déprime les circonvolutions encéphaliques. La substance cérébrale elle-même est œdématiée à sa surface, parfois elle est ramollie, pâteuse ; un liquide séreux suinte de ses dépressions. La surface des coupes faites dans son épaisseur est plus humide qu'à l'état normal, de teinte uniforme ou parsemée d'hémorragies. Un liquide séreux, limpide, est accumulé dans les ventricules (hydrocéphalie interne); quelquefois cet exsudat est trouble ou sanguinolent; sa quantité est très variable (on en trouve d'ordinaire de 30 à 40 grammes: dans certains cas 3 à 4 centimètres cubes seulement). Sur vingt-cinq cas d'hydrocéphalie aiguë observés par Schütz (1), dans vingt-deux les ventricules latéraux renfermaient 10 à 40 grammes de liquide, dans un 50 grammes, dans un autre 60, et dans le dernier 82. Lorsque l'exsudat est plus abondant, les couches optiques et les tubercules bigéminés sont aplatis, les ventricules dilatés, la substance cérébrale du voisinage est infiltrée; le plexus choroïde et la toile choroïdienne œdématiés forment des bourrelets tremblotants, gris jaunâtre.

La leptoméningite purulente siège habituellement sur la convexité du cerveau. Là, on trouve de l'hyperémie, des pétéchies et une tuméfaction de la pie-mère. Entre l'arachnoïde et la dure-mère, on rencontre un exsudat floconneux, gris jaunâtre, assez dense, de nature croupale, constitué principalement par des globules de pus et des granulations fibrineuses. La substance corticale est tantôt congestionnée, tantôt anémiée, œdématiée ou infiltrée de pus (méningo-encéphalite). Les ventricules sont généralement vides.

La leptoméningite chronique est caractérisée par des adhérences de l'arachnoïde à la dure-mère, par la tuméfaction laiteuse, l'épaississement et la soudure intime de la pie-mère avec la substance cérébrale dans l'épaisseur de laquelle elle envoie d'épais tractus fibreux; les veines, dilatées, ont leurs parois épaissies; parfois il existe de l'œdème de la pie-mère accompagné d'exsudation séreuse et d'atrophie des circonvolutions cérébrales; dans certains cas les ventricules renferment une petite quantité de liquide; les vaisseaux de l'épendyme sont fortement dilatés, cette membrane elle-même est plus ou moins épaissie.

Dans la leptoméningite, l'abondance de l'exsudat séreux est extrêmement variable. D'après Hering, la quantité du liquide céphalo-rachidien varie déjà considérablement chez le cheval sain (2), mais les différences sont beaucoup plus accusées chez les sujets malades. Sur 4 chevaux morts d'affections cérébrales, la quantité totale de ce liquide oscillait entre 120 et 270 grammes; le liquide cérébral seul variait de 40 à 120 gr.; chez 3 autres chevaux qui n'avaient présenté aucun signe d'affection encéphalique, on en a trouvé jusqu'à 300 et 420 grammes. Hering en conclut logiquement que la pression exercée sur le cerveau par le liquide cérébro-spinal ne peut pas être la cause des symptômes nerveux qui surviennent au cours de l'encéphalite.

Il n'existe point de communication directe entre les ventricules cérébraux et les espaces sous-arachnoïdiens (Menault, Perosino, Hering, Gurlt, Franck,

(1) Schütz, *Communication inédite.*
(2) Hering, *Repertorium,* 1871.

Müller). Le liquide des ventricules ne peut s'écouler lors de la décapitation. Il suit de là que les constatations nécropsiques faites dans les ventricules donnent l'image exacte des altérations qui existent pendant la vie. On tend à considérer comme identique à l'exsudat ventriculaire le liquide sous-arachnoïdien qui s'écoule au moment de la décollation (1).

3° **L'encéphalite** est ordinairement *partielle, circonscrite*; plus rarement elle est *générale, diffuse*. — *a.* L'*encéphalite circonscrite, non suppurée*, est caractérisée par des foyers irréguliers, plus ou moins arrondis, du volume d'un pois à celui d'un œuf de pigeon ; dans certains cas, l'inflammation a envahi tout un lobe cérébral et s'est propagée aux tissus voisins. Les territoires altérés sont hyperémiés ou farcis d'hémorragies interstitielles ; la substance cérébrale est ramollie. D'après Schütz, les noyaux de la névroglie et les cellules ganglionnaires sont tuméfiés, en voie de dégénérescence granulograisseuse ; les cylindres-axes sont irréguliers, la myéline est infiltrée de granulations. Les foyers encéphalitiques subissent la macération, l'infiltration et la fonte ; finalement ils sont constitués par une matière ramollie, formée de cellules nerveuses et ganglionnaires dégénérées, de leucocytes et de globules adipeux libres ; ce stade est désigné par les noms *d'encéphalite simple* ou de *ramollissement cérébral inflammatoire*. (Ce ramollissement inflammatoire se distingue par une infiltration leucocytique du *ramollissement froid* dû à des troubles nutritifs locaux). Le processus inflammatoire peut s'en tenir là; mais très fréquemment il devient hémorragique, grâce à la dégénérescence graisseuse et à la déchirure des vaisseaux contenus dans le territoire cérébral enflammé. Cet état est connu dans les dénominations d'*encéphalite hémorragique* ou de *ramollissement cérébral inflammatoire rouge* (par opposition au ramollissement rouge simple de l'apoplexie). Les matières colorantes du sang épanché se décomposent peu à peu et prennent une coloration jaunâtre (*ramollissement cérébral inflammatoire jaune*). L'exsudat et le détritus du tissu cérébral peuvent se liquéfier davantage ou être résorbés ; il se produit alors, suivant les cas, un *foyer de ramollissement gélatineux gris* (*ramollissement inflammatoire gris*), un *kyste*, une *sclérose conjonctive* ou une *cicatrice*.

b. L'*encéphalite purulente partielle* aboutit d'ordinaire à la formation d'ABCÈS CÉRÉBRAUX. Elle se développe généralement aux dépens de foyers inflammatoires hémorragiques consécutifs à des embolies septiques ou pyohémiques. Ces foyers s'élargissent peu à peu et subissent la fonte purulente ; parfois une barrière de granulations se constitue à la périphérie des abcès et les transforme en sac clos ; le pus, de consistance crémeuse, a une teinte jaunâtre ou verdâtre, il est de mauvais

(1) Ces productions pathologiques contiennent presque toujours des paillettes de cholestérine. J'en ai montré récemment un spécimen à la Société centrale de médecine vétérinaire. (L. T.)

aspect. Les abcès cérébraux se rencontrent le plus communément chez le cheval dans le cas de gourme; ils sont encore assez fréquents chez le bœuf (1).

c. L'encéphalite diffuse est extrêmement rare. A l'autopsie d'un cheval qui avait présenté les symptômes ordinaires de l'encéphalite, Friedberger n'a trouvé qu'une coloration jaunâtre de la substance blanche des deux lobes frontaux. L'examen microscopique montrait une infiltration de la névroglie par de nombreux leucocytes, une distension des espaces périvasculaires par ces mêmes éléments et une forte dilatation des capillaires.

Symptômes de l'encéphalite chez le cheval. — Les manifestations de l'encéphalite chez le cheval varient énormément; tantôt la scène morbide est dominée par des symptômes d'excitation, tantôt par des signes de stupéfaction, et les cas sont fréquents où ces phénomènes associés forment un ensemble des plus bizarres. L'intensité et le siège de l'inflammation, le tempérament et le développement intellectuel des individus, impriment encore à la symptomatologie des différences bien accusées. En raison de ces circonstances, il est impossible de tracer un tableau clinique typique de l'encéphalite; nous devons nous en tenir à la description des divers symptômes en particulier.

1° Les cas graves s'annoncent généralement par les signes d'une vive excitation; parfois cependant celle-ci fait complètement défaut ou ne se manifeste que tardivement. L'inquiétude et l'agitation apparaissent subitement à l'écurie ou au travail : souvent on observe des symptômes rabiformes. Les animaux poussent au mur, se cabrent, tirent au renard, rompent leur lien d'attache et se renversent, — mouvements insolites qui occasionnent des blessures, des contusions de la tête et du poitrail, des fractures des arcades orbitaires, des hanches, des vertèbres cervicales. Il est difficile, parfois même impossible de diriger les malades : ceux-ci avancent en titubant et se heurtent à tous les obstacles ; sortis de l'écurie ils refusent d'y rentrer. L'œil est sauvage, hagard, la pupille rétrécie. L'examen ophtalmoscopique montre la papille optique rouge et ses vaisseaux dilatés. La sensibilité générale est exaltée : les attouchements, la voix, les bruits augmentent les accès. Des contractures se produisent à certains groupes musculaires, aux muscles de la face (contractions convulsives des lèvres, grincements de dents), de l'encolure, des extrémités et au diaphragme (hoquet). Les chevaux entiers entrent fréquemment en érection.

2° La *dépression* succède à l'excitation ou apparaît d'emblée; dans

____

(1) Il y a quelques jours, M. Delamotte, vétérinaire en premier au 12ᵉ d'artillerie, m'a procuré un cerveau dont la couche corticale renfermait un grand nombre de foyers purulents bien délimités, variant de la grosseur d'un grain de chènevis à celle d'un pois.   (L. T.)

certains cas très graves aboutissant vite à la mort, elle fait complètement défaut. Elle se traduit par la somnolence et la stupéfaction: la tête est portée basse ou appuyée sur la mangeoire; les malades se soutiennent contre les objets voisins; les paupières sont à demi closes, comme pendant le sommeil; la pupille est dilatée: les membres sont tantôt rassemblés sous le corps, tantôt largement écartés, tantôt entrecroisés; à certains moments ils sont pris de contractions spasmodiques; les malades gardent ces attitudes anormales et l'« habitus encéphalitique » durant des heures, parfois pendant une demi-journée; ils peuvent perdre l'équilibre et tomber: si on les oblige à se déplacer, ils buttent et s'abattent. La marche est incertaine, chancelante, les extrémités sont traînées sur le sol, fréquemment on observe des mouvements de manège durant des heures entières (1). Lorsque les animaux se couchent, il est très difficile de leur faire reprendre l'attitude debout: au moment du lever, souvent ils restent à genoux un certain temps.

La sensibilité est quelquefois considérablement émoussée. Les malades sont indifférents à ce qui se passe; on peut leur marcher sur la couronne, introduire le doigt dans l'oreille, même les frapper avec le fouet sans provoquer aucune réaction; ils ne cherchent pas à se débarrasser des mouches qui les tourmentent. On observe parfois des troubles paralytiques (amaurose, surdité, dysphagie, ptosis, paraplégie, hémiplégie).

3° Une *fièvre* plus ou moins vive existe dans la plupart des cas: la température peut s'élever à 40 — 41; des frissons apparaissent dès que la suppuration s'établit dans les méninges ou l'encéphale. D'une manière générale, l'hyperthermie est proportionnelle à l'intensité des symptômes d'excitation; dans les états comateux, l'élévation thermique fait souvent défaut. Pendant la période d'excitation, le pouls est accéléré et plein; plus tard il se ralentit et perd de son ampleur, sa fréquence et ses caractères varient parfois considérablement dans le courant d'une journée: il peut s'abaisser au-dessous de la normale 26 — 24 battements par minute: à l'approche de la mort, il est toujours accéléré. La température est irrégulièrement distribuée; les muqueuses de la tête sont injectées, surtout au début; la papille optique est congestionnée.

4° Dans les cas graves, l'*inappétence* entraîne parfois la mort par inanition. Dans la forme bénigne, l'appétit est plus ou moins diminué: la préhension et la mastication sont gênées; souvent les malades refusent les aliments de bonne qualité pour consommer des fourrages grossiers

---

(1) Un phénomène assez fréquent et bien remarquable consiste dans la difficulté qu'éprouvent les malades à entamer la marche. Ils résistent, puis partent comme lancés par un ressort et ensuite continuent à avancer droit sans pouvoir se diriger s'ils rencontrent quelque obstacle.   L. T.

qu'ils prennent par grosses bouchées. Pendant les repas ils s'arrêtent
à certains moments en conservant une poignée de foin entre les lèvres
ou un bol alimentaire entre la joue et les dents. Lorsque les muscles
pharyngiens sont paralysés, les aliments peuvent faire fausse route,
tomber dans les bronches et occasionner une pneumonie par corps
étrangers ; les mouvements péristaltiques sont faibles, la défécation
et la miction rares, le rectum est fortement distendu par les crottins.

5° Pendant la phase d'excitation, la *respiration* est accélérée; plus
tard elle se ralentit; dans quelques cas, ses mouvements sont moins
fréquents qu'à l'état normal (le nombre des respirations peut descendre
à 6 par minute); elle s'accompagne parfois d'un bruit de ronflement
à l'inspiration. Son accélération coexistant avec l'état général comateux doit éveiller l'idée d'une pneumonie par corps étrangers.

La **marche** de l'encéphalite est quelquefois très rapide ; la mort
peut survenir en moins de vingt-quatre heures par apoplexie cérébrale.
Mais habituellement son évolution est lente, et la forme qu'elle doit
revêtir n'est bien accusée qu'après un laps de temps variant de plusieurs
jours à quelques semaines (types aigu et subaigu). — Les symptômes
qui surviennent sont loin d'être uniformes : tantôt on note des manifestations rabiformes périodiques suivies de somnolence, tantôt des
paroxysmes séparés par des intermittences d'une durée inégale : tantôt enfin l'état comateux prédomine, entrecoupé de périodes d'excitation. Dans les cas bénins, la guérison se produit au bout de deux à
quatre semaines; dans les autres, lorsque la maladie ne tue pas avant
le quinzième jour, elle passe à l'état chronique (hydropisie chronique
des ventricules. Souvent on observe des alternatives de rémission
et d'aggravation. La marche de l'encéphalite est considérablement
influencée par le temps: les grandes chaleurs sont funestes; les nuits
fraîches et les temps pluvieux sont favorables.

Pronostic. — Il est généralement grave. La guérison complète
n'est obtenue que dans la proportion de 20 à 25 p. 100 (9 guérisons
sur 36 malades, d'après Strœbel; 5 sur 25, d'après Kühne; 13 sur 49,
d'après Adam). Le passage à l'état d'hydrocéphalie chronique (immobilité) doit être presque aussi redouté que la mort. Parmi les suites
possibles de la maladie, il faut encore signaler le vertige, la parésie
générale, l'épilepsie, l'amaurose, la surdité, les monoplégies et les
hémiplégies. Une première atteinte prédispose aux récidives. — Si la
forme grave se termine presque invariablement par la mort, on rencontre cependant des exceptions. Hering a vu plusieurs fois une amélioration notable se produire vers la quatrième semaine, alors que
les malades continuellement couchés semblaient perdus. Suivant les
cas, les animaux succombent à la pneumonie par corps étrangers, à la
septicémie ou à la pyohémie consécutives à la gangrène par décubitus,
ou à l'inanition et à la soif.

Diagnostic différentiel. — Selon que les phénomènes d'excitation ou de dépression dominent l'ensemble symptomatique, l'encéphalite peut être confondue avec l'hyperémie cérébrale et la rage, ou avec l'immobilité (voy. les chapitres relatifs à ces affections.)

Traitement. — Les malades doivent être placés dans des locaux isolés, obscurs, frais, bien aérés, et de préférence en box. A défaut de box, on peut encore les mettre en liberté dans une grange, dans une remise, même dans un parc. Il n'y a aucun inconvénient à les laisser au grand air pendant la nuit, lorsque le temps est favorable. Il faut ensuite instituer un traitement local et général. On applique sur le crâne des compresses d'eau froide, de neige ou de glace, ou un mélange réfrigérant (azotate de potasse, sel de cuisine, sulfate de soude, vinaigre ou eau). On utilise en même temps les infusions rectales froides. Ces moyens sont continués aussi longtemps que les symptômes de l'hyperémie cérébrale persistent. Plus tard, lorsque la stupéfaction s'accuse, les douches froides sur la tête conviennent mieux; elles ont une double action réfrigérante et excitante.

La saignée, pratiquée autrefois dans tous les cas d'encéphalite, n'est indiquée que lorsqu'il existe des symptômes intenses d'hyperémie cérébrale: dans toutes les autres circonstances elle doit être rejetée (1). Dès que l'exsudation s'est opérée, la saignée ne fait qu'augmenter l'anémie du cerveau produite par la pression qu'exerce sur les vaisseaux de cet organe l'exsudat encéphalitique.

On doit chercher à opérer une dérivation sur le canal intestinal. Les drastiques sont avantageux au début de l'affection, mais seulement lorsque l'hyperémie cérébrale persiste et que la constitution des malades n'en contre-indique pas l'usage; dans tous les autres cas, ils sont nuisibles, la dérivation intestinale augmentant l'anémie et la dépression cérébrales (2). D'une manière générale, mais plus particulièrement lors de constipation légère, les purgatifs anodins, notamment les alcalins et le calomel à petites doses, sont d'un effet très salutaire, même lorsqu'il existe déjà un certain état de dépression. Quand leur administration par la bouche n'est pas possible, on peut recourir aux injections sous-cutanées de physostigmine (0^{gr},1 de sulfate d'ésérine). On a cherché à obtenir la résorption des liquides ventriculaire et arachnoïdien par l'emploi du chlorhydrate de pilocarpine, administré en injections hypodermiques, pendant plusieurs jours de suite, à la dose de 0^{gr},2 à 0^{gr},5, ou en une seule fois à la dose de 1 gramme à 1^{gr},2 (Klemm). La pilocarpine a rendu des services dans le traite-

---

(1) Au début, il y a nécessairement de l'hyperémie et la saignée est toujours utile, au moins sur les chevaux habitués à un régime alimentaire riche.

(L. T.)

(2) La purgation m'a toujours paru utile à toutes les périodes de la maladie.

(L. T.)

ment de l'hydrocéphalie aiguë et subaiguë; mais l'expérience a démontré que, loin d'être un remède universel, elle est au contraire assez infidèle (Nagel, Siedamgrotzky) (1), et employée à fortes doses elle peut être dangereuse.

Les dérivatifs cutanés (huile de croton, essence de moutarde, onguent cantharidé, appliqués en frictions sur la nuque ou les deux côtés de l'encolure) sont nuisibles pendant la période d'excitation ; nos observations personnelles nous permettent d'ajouter que leur efficacité est encore très douteuse pendant la période de coma ; on peut en dire autant de la cautérisation actuelle et des sétons (2).

On soumettra les malades à la diète blanche; on leur donnera du son, des barbotages, du vert ou des betteraves.

La prophylaxie consiste à supprimer ou à atténuer les influences signalées au chapitre de l'étiologie.

II. — ENCÉPHALITE DES AUTRES ANIMAUX DOMESTIQUES.

Chez nos autres animaux, l'étiologie, l'anatomie pathologique et le traitement de cette affection sont les mêmes que chez le cheval; ses manifestations seules varient suivant les diverses espèces. Examinons-les dans chacune de celles-ci :

1° Chez le BŒUF, l'excitation se traduit par des beuglements, une respiration pénible et bruyante, des mouvements brusques de la tête, des coups de corne assez violents pour fracturer ces organes; l'œil est fixe, la bouche béante et écumeuse; on observe des tremblements, des crampes épileptiformes, des mouvements de manège; certains animaux marchent droit devant eux, renversent les objets qui se trouvent sur leur chemin; d'autres montent dans la mangeoire ou poussent au mur. Plus tard, on observe de la stupéfaction, l'incertitude de la démarche, des attitudes anormales, une diminution de la sensibilité, des chutes, une paralysie générale, l'amaurose (Degive), etc. — La marche est généralement très rapide. — La mort est sa terminaison habituelle ; elle survient au bout d'un temps variant de quélques heures à plusieurs jours (3).

L'encéphalite du bœuf peut être confondue avec la fièvre catarrhale maligne (mal de tête contagieux). Pour formuler le diagnostic, on

---

1 Nagel, Siedamgrotzky (*Communications inédites*).

2 Il m'est impossible de partager cette opinion. Toujours j'ai vu la dérivation cutanée et les sétons à la partie supérieure de l'encolure amener rapidement une amélioration sensible. (L. T.)

(3) Sous le nom de *Méningite enzootique* Westerner a décrit une maladie qui sévit sur les animaux de l'espèce bovine dans les provinces de l'Ouest des États-Unis, où elle est connue sous le nom de *mad itch* (prurit furieux). Meyer dit l'avoir observée en 1869 et 1871, dans une étable de distillerie, sur des bœufs à l'engrais. (*Amer. vet. Rec.*, vol. XII.) (N. D. T.)

doit se baser sur l'existence, dans cette dernière maladie, de lésions des yeux, des cavités nasales et des sinus.

2° Chez le chien, les prodromes de l'encéphalite sont l'inquiétude, l'anxiété, l'hyperesthésie, l'enfouissement dans la litière de la niche, etc. Les malades ne reconnaissent plus leur maître; il en est qui hurlent continuellement; d'autres poussent des cris dès qu'on fait mine de les toucher; quelques-uns mordent lorsqu'on veut les prendre; on n'a jamais observé de tendance agressive contre l'homme ou les animaux. Les phénomènes rabiformes sont rares; cependant certains sujets renfermés mordent les barreaux de leur cage, s'agitent d'une façon désordonnée et éparpillent leur litière; s'ils sont libres, ils s'échappent et courent à l'aventure. L'œil est hagard, les conjonctives sont injectées, le crâne est chaud, la pupille dilatée; on peut constater des vomissements et des spasmes épileptiformes. Plus tard, les animaux sont stupéfiés, plongés dans le coma. — La maladie se termine d'ordinaire par la mort au bout d'un temps relativement court; parfois l'état comateux se prolonge et l'on voit se produire les complications d'amaurose, de surdité, etc.

L'encéphalite est souvent confondue avec la rage; il est des cas où le diagnostic n'est établi que par l'autopsie. Dans l'encéphalite, les manifestations agressives, l'altération de la voix, l'ingestion de corps étrangers indigestes font défaut; dans la rage, l'injection des conjonctives est moins accusée et la tête moins chaude. La forme nerveuse de l'affection du jeune âge, les Linguatules ténioïdes et les Vers intestinaux peuvent encore provoquer des symptômes analogues à ceux de l'encéphalite.

3° Chez le porc, on observe des accidents rabiformes; le malade se dresse contre les parois de sa loge, pousse des cris perçants, grince des dents; tantôt il est pris de convulsions ou de contractures épileptiformes, tantôt il exécute des mouvements en cercle ou il tombe et se roule en tonneau; à certains moments, il s'appuie contre les murs ou les objets à sa portée; la surface du crâne et la base des oreilles sont très chaudes, le groin est écumeux. Plus tard, la tête est tenue basse et l'on voit se dessiner peu à peu la stupéfaction et la paralysie. Les truies pleines avortent fréquemment (Kolb). La terminaison ordinaire est la mort; la guérison est exceptionnelle, quand elle se produit un état cérébral analogue à l'immobilité peut persister.

4° Le mouton porte la tête roide et inclinée d'un côté; il pousse au mur, tourne, chancelle; parfois il est pris de convulsions. La confusion avec le tournis (Cénure cérébral) est fréquente.

5° Sur la chèvre, on constate également de la raideur de la tête et de l'encolure, des grincements de dents et des accès épileptiformes (Langress). Chez le mouton et la chèvre, le diagnostic différentiel de l'encéphalite simple avec la méningite cérébro-spinale est toujours difficile.

Bibliographie. — 1. Bibliographie de l'inflammation cérébrale aiguë et subaiguë chez le cheval : Autenrieth, *Ueber die hitzige Kopfkrankheit. der Pferde*, 1823. — Berthe. *Recueil vét.*, 1825. — Gérard. *Ibid.*, 1828. — Essert, *Acuter u. chron. Koller*, 1832. — Levrat, *Recueil vét.*, 1837-38. — Debeaux, *Ibid.*, 1837. — Olivier. *Journ. des vét. du Midi*, 1838. — Bareyre, *Ibid.*, 1840. — Lafosse, *Ibid.* — Dick. *The Veterin.*, 1846. — Renault, *Bullet. Soc. cent. vét.*, 1847. — Reynal. *Ibid.*, 1850. Delafond, *Recueil vét.*, 1848. — Roche-Lubin, *Ibid.*, 1849. — Saunier, *Journ. de Lyon*, 1850. — Schütt. *Magazin*, 1853. — Bruckmüller, *Oesterr. Vierteljahrsschr.*, 1853: *Lehrbuch der pathol. Zootom.*, 1869. — Albert. *Magazin*, 1856. — Mouchot, *Recueil vét.*, 1857. — Genée. *Ibid.* — Serres, *Journ. des vét. du Midi*, 1857. — Dupont. *Ibid.*, 1858. — Wörz, *Die Kopfkrankeit der Pferde*, 1858. — Hering. *Spec. Pathol.*, 1858. — Bretxh. *Magazin*. 1859. — Hertwig, *Ibid.*, 1859. — Köhne. *Ibid.*, 1860. — Leisering. *Sächs. Jahresber.*, 1862. — Prietsch. *Ibid.*, 1863. — Johne. *Oesterr. Vierteljahrsschr.*, 1863, 1866. — Dressler. *Thierarzt*, 1863. — Zangger. *Ibid.*, 1865. — Delorme, *Journ. de Lyon*, 1863. — Bürchner. *Adam's Wochenschr.*, 1865. — Köhne. *Ibid.*, 1865. — Vogel, *Repertor.*, 1866, 1880. — Bonnaud. *Journ. des vét. du Midi*, 1867. — Gierer, *Oesterr. Vierteljahrsschr.*, 1870. — Gmeinder. *Adam's Wochenschr.*, 1870. — Heichlinger, *Ibid.*, 1870. — Gotteswinter, *Ibid.*, 1870. — Lechleuthner, *Ibid.*, 1872. — Maisel. *Ibid.*, 1872. — Schmidt. *Ibid.*, 1873. — Zündel, *Bullet. Soc. cent. vét.* 1873. — *Jahresber. der Ob.-A. Thierärzte, Repertor.*, 1872. 1873. 1875. 1879, 1880. — Gerlach. *Gerichtl. Thierheilkde*, 1872. — Lustig, *Hannov. Jahresber.*, 1874. — Siedamgrotzky. *Sächs. Jahresber.*, 1874. 1876. — Malet. *Revue vét.*, 1876. — Trasbot, *Archives d'Alfort*, 1877. — Lenglen. *Ibid.* — Schwanefeldt. *Mittheil. aus der preuss. thierärztl. Praxis*, 1876-77. — Friedberger. *Mönch. Jahresber.*, 1877-78. — Zippelius. *Adam's Wochenschr.*, 1878. — München. *Ibid.*, 1879. — Schobert. *Ibid.*, 1879. — Ströbel, Horn. *Ibid.*, 1880. — Lustig. *Hannov. Jahresber.*, 1881. — Winkler, *Berlin. Archiv.*, 1883. — Adam-Putscher. *Adam's Wochenschr.*, 1885. — Lecot, *Bullet. belge.*, 1885. — Godefryn, *Ibid.*, 1886. — Siedamgrotzky. *Sächs. Jahresber.*, 1886. — Magel, *Repertor.*, 1887. — Marion. *Recueil vét.*, 1888. — Dieckerhoff. *Spec. Pathol.*, 1888. — Dette. *Thiermed. Rundschau*, 1881.

2. Encéphalite des autres animaux domestiques : Jouanald. *Journ. des vét. du Midi*, 1838. — Pinaud, *Ibid.*, 1838-39. — Muret, *Ibid.*, 1841. — Lecoq. *Recueil vétér.*, 1842. — Guilmot, *Journ. vét. et agric. de Belgique*, 1847. — Maerts, *Journ. des vét. du Midi*, 1852. — Gerlach, *Magazin*, 1854. — Bruckmüller. *Oesterr. Vierteljahrsschr.*, 1858. — Degive, *Annal. de Bruxelles*, 1875. — Langrehr. *Preuss. Mittheil.*, 1879. — Harms, *Hannov. Jahresber.*, 1880-82. — Kolb, *Preuss. Mittheil.*, 1882. — Haubner-Siedamgrotzky, *Landwirthsch. Thierheilkde*, 1884. — Röll, *Spec. Pathol.*, 1885. — Grüter, *Berlin. Arch.*, 1885.

3. Abcès et ramollissement du cerveau : Gloag, *The Veterin.*, 1848. — Vincent, *Repertor.*, 1853. — Lafosse, *Journ. des vét. du Midi*, 1856. — Weidemann, *Repertor.*, 1879. — Loubet. *Journ. de Lyon*, 1859. — Chauveau, *Ibid.*, 1863. — Her. *Recueil vét.*, 1863. — Greaves. *The Veterin.*, 1866. — Vogel. *Repertor.*, 1866. — Kopp. *Journ. des vét. du Midi*, 1867. — Renaud, *Journ. de Lyon*, 1870. — Landel, *Repertor.*, 1877. — Lukas. *Preuss. Mittheil.*, 1879. — Dieckerhoff, *Adam's Wochenschr.*, 1882; *Spec. Pathol.*, 1888. — Dunblou. *Bullet. belge*, 1886. — Haase. *Berlin. Archiv.*, 1886. — Bouchet. *Revue vét.*, 1886. — Bergstrand, *Schwed. Zeitsch.*, 1886. — Csokor. *Oesterr. Vierteljahrsschr.*, 1886. — V. Ow, *Bad. thierärztl. Mittheil.*, 1887. — Penton. *The Vet.*, 1887. — Prümers, *Berlin. Archiv.*, 1887. — Labat et Cadéac, *Revue vét.*, 1888.

4. Abcès du cerveau dans la gourme et la pharyngite : La Notte. *Magazin*, 1841. — Peano, *The Veterin.*, 1856. — Stockfleth, *Repertor.*, 1859. — Franck, *Adam's Wochenschr.*, 1860. — Varnell, *The Veterin.*, 1860. — Mann, *Ibid.*, 1860. — Trasbot, *Recueil vét.*, 1869. — Jeppesen, *Repertor.*, 1871. — Dieckerhoff, *Adam's Wochenschr.*, 1882. — Leistikow, *Thierarzt*, 1885. — Thierry, *Bullet. Soc. centr. vét.*, 1888.

5. Ramollissement du cerveau : *Recueil vét.*, 1847. — Röll, *Oesterr. Vierteljahrsschr.*, 1855. — Leisering. *Sächs. Jahresber.*, 1868. — Kopp, *Thierarzt*, 1868. — Siedamgrotzky, *Sächs. Jahresber.*, 1871. — Schütz, *Berlin. Archiv.*, 1878. — Johne. *Sächs. Jahresber.*, 1879. — Brisavoine. *Recueil vét.*, 1887. — Boellmann. *Ibid.*, 1885-88.

6. Pachyméningite : Dieterlongue. *Repertor.*, 1850. — Sulmon, *Ibid.*, 1850. — Bruckmüller, *Pathol. Zootom.*, 1869. — Gowing. *The veterin.*, 1870. — Nocard, *Archives vétérinaires*, 1879.

7. Parasites dans le cerveau du cheval : Bruckmüller, *Oesterr. Vierteljahrsschr.*, 1855. — Albrecht, *Magazin*, 1872. — V. Heill, *Thierarzt*, 1874. — Mégnin, *Bullet. Soc. cent. vét.*, 1878. — Siedamgrotzky, *Sächs. Jahresber.*, 1884. — Franklin, *Repertor.*, 1876. — Dieckerhoff, *Spec. Pathol.*, 1886; *Adam's Wochenschr.*, 1888.

HYDROCÉPHALIE CHRONIQUE, HYDROPISIE CHRONIQUE DES VENTRICULES (IMMOBILITÉ).

Animaux atteints. — L'hydropisie ventriculaire chronique est fréquente chez le cheval, où elle constitue la cause principale de l'immobilité ; elle est exceptionnelle chez le bœuf, le chien, le porc et le mouton. Dans l'espèce chevaline, c'est sur les individus adultes qu'on la rencontre le plus communément; elle est rare avant la quatrième année. Le cheval hongre y semble particulièrement prédisposé, peut-être en raison de l'arrêt de développement du cerveau que produit la castration — fait démontré scientifiquement chez les animaux (1). L'encéphale dont le développement a été arrêté, comme tout organe incomplètement formé, doit présenter moins de résistance aux diverses influences pathogènes. Les auteurs sont unanimes à reconnaître que les sujets de race commune, à constitution faible et à tempérament lymphatique, à tête lourde, à crâne étroit, sont prédisposés à l'hydropisie ventriculaire chronique (2).

Étiologie. — 1° *L'immobilité symptomatique* peut être déterminée par l'encéphalite accompagnée d'hydrocéphalie aiguë ou subaiguë. Lorsque la phlegmasie encéphalique passe à l'état chronique, elle crée peu à peu l'immobilité à partir de la quatrième semaine.

2° Les causes de l'*immobilité idiopathique*, forme dont le développement est lent et indépendant du facteur étiologique précédent, sont encore mal connues. La transmission héréditaire est cependant démontrée : depuis longtemps déjà, l'expérience a établi que les sujets issus de parents immobiles sont fréquemment atteints, à un âge plus ou moins avancé, d'hydropisie ventriculaire chronique. Curdt rapporte à l'hérédité un cas d'immobilité, observé sur un poulain de deux jours. — On ignore encore si l'hydropisie est due à une affection des plexus vasculaires, à des hyperémies répétées ou à une augmentation permanente de la pression sanguine dans le cer-

(1) Il est pourtant certain qu'on trouve beaucoup de chevaux entiers immobiles.
(L. T.)

(2) En France, il est des régions où cette affection est très commune. D'après Maucuer, elle sévit « comme une véritable enzootie » dans certaines localités des Alpes et de la vallée du Rhône, frappant de préférence les juments poulinières et les jeunes chevaux de six mois à trois ans, plus rarement les mulets. Il est des *fermes maudites* où tous les jeunes chevaux deviennent immobiles au bout de un à deux ans ; on a dû y renoncer à l'élevage des poulains. Dans les localités où la maladie est commune, on observerait également sur l'homme de fréquents cas d'affections encéphaliques. (Voy. *Bullet. Soc. cent. vét.*, 1888.)   (N. D. T.)

veau. Comme causes occasionnelles, on cite depuis longtemps les hyperémies passives ou actives réitérées. On sait que le cerveau se congestionne facilement au moment des fortes chaleurs, sous l'influence d'efforts excessifs, d'une alimentation intensive avec les céréales et les légumineuses, dans les états pléthoriques, au cours des maladies du foie, de certaines affections gastriques, des maladies du cœur et du poumon qui s'accompagnent de troubles de la circulation, lors de compression des jugulaires par les harnais, etc.

Anatomie pathologique. — Les altérations de l'hydropisie ventriculaire chronique sont plus ou moins accusées. Le volume du cerveau est augmenté, ses circonvolutions sont aplaties, ses sillons effacés. La substance corticale est anémiée, desséchée ; lorsqu'on l'enlève jusqu'à la paroi ventriculaire, celle-ci fait hernie ; si on la pique, il s'écoule par la perforation une sérosité limpide accumulée dans les ventricules latéraux et parfois aussi dans le ventricule moyen. Les premiers sont plus ou moins dilatés, quelquefois ils communiquent largement entre eux à travers le septum perforé par le liquide. Comprimés depuis longtemps par l'exsudat, les couches optiques, les tubercules quadrijumeaux et les cornes d'Ammon sont aplatis (atrophie cérébrale). Les lobules ethmoïdaux sont parfois excavés, réduits à un sac membraneux très mince. L'épendyme des ventricules est épaissi et criblé de petites néoformations conjonctives ; le tissu cérébral voisin est anémié, pâle, très dense ou sclérosé. Les plexus vasculaires sont épaissis, tuméfiés, infiltrés, leurs vaiseaux sont dilatés et onduleux.

Les symptômes sont suffisamment expliqués par ces altérations anatomiques ; une compression permanente est exercée sur l'encéphale et la substance cérébrale est partiellement détruite (1).

Symptômes. — Les manifestations de l'immobilité consistent en des troubles de la conscience, de la conception, de la volition, de la sensibilité, et en des mouvements ou des actes insolites effectués par les animaux. Secondairement, on observe des modifications de la circulation, de la digestion et de la respiration, alors que l'état général est normal et qu'il n'existe pas la moindre réaction fébrile. Non seulement on rencontre dans cette affection divers degrés d'intensité, mais ses différents symptômes, inégalement accentués, peuvent s'associer et constituer un ensemble dont les modalités sont aussi bizarres que disparates. Les plus importants chez le cheval sont les suivants :

1° Les *troubles de la conscience*, c'est-à-dire du *sentiment de l'existence*, du *moi*, accusés par la physionomie et l'habitude extérieure. Les animaux sont somnolents ; l'œil demi-clos par la paupière supérieure est sans expression, hagard, imbécile ; la tête, tenue dans une

1) Une lésion fréquente chez le cheval est la présence de myxomes à paillettes de cholestérine développés sur les plexus choroïdes. Elle est presque aussi commune ici que l'hydropisie des ventricules. (L. T.)

attitude déclive, est appuyée sur la mangeoire, le bat-flancs ou l'un des genoux, quelquefois contre le mur. Les membres sont en position anormale, tantôt rassemblés sous le corps, tantôt entrecroisés, l'un placé en avant de l'autre ou reposant sur lui. On peut donner aux animaux certaines attitudes déterminées qu'ils gardent pendant un temps variable. L'hébétude est encore plus prononcée pendant le travail. La stupéfaction est toujours très accusée immédiatement après l'exercice;

2° *Les troubles de la conception ou des rapports entre les idées, les sensations et les objets extérieurs.* — Les animaux, indifférents à tout ce qui les entoure, ne perçoivent plus les impressions qui leur sont communiquées, état qui se reconnaît de prime abord au jeu des oreilles; ces organes exécutent des mouvements fréquents, variés, et leur direction ne correspond pas à celle des ondes sonores; souvent l'une des conques est portée en avant et l'autre en arrière. D'autres phénomènes particuliers se remarquent lors de la préhension et de la mastication. Tantôt on constate seulement, à des intervalles variables, de courtes suspensions de la mastication ; tantôt les animaux prennent les fourrages par grosses bouchées qu'ils mâchent d'une façon précipitée, puis ils s'arrêtent subitement en conservant une poignée de foin entre les lèvres (1). Généralement ils recherchent les aliments disséminés sur le sol et ne touchent pas à ceux contenus dans le râtelier ou la mangeoire, ce qui tient peut-être aux variations de la pression exercée par le liquide ventriculaire sur la substance cérébrale: pendant la préhension des boissons, ils plongent la bouche tout entière et les naseaux dans le liquide; quelquefois l'eau est *mâchée*.

3° *Les troubles de la volition.* — Ils se traduisent de diverses façons. Les malades sont paresseux au travail, auquel il faut les exciter à chaque instant; ils n'obéissent plus à la voix qui les commande, tantôt ils résistent aux aides et sont peu sensibles au fouet; tantôt ils se jettent continuellement de côté, refusent de reculer ou ne s'y décident qu'à grand'peine ; souvent ils se cabrent; quelques-uns ont de la tendance à se mouvoir en cercle (2). Pendant les allures, les pieds sont relevés très haut, comme s'il s'agissait de passer un courant d'eau ou de franchir un obstacle.

4° *Les troubles de la sensibilité générale.* — Habituellement la sensibilité est diminuée ou abolie. Les coups portés sur la couronne, l'introduction du doigt dans l'oreille, le claquement des mains devant le front et le pincement de la peau du flanc ne provoquent aucune réaction.

(1) C'est ce phénomène que les marchands de chevaux et le vulgaire expriment en disant que l'animal immobile *fume sa pipe*.   N. D. T.

(2) Un signe qui est bien caractéristique, c'est la traînée des membres antérieurs sur le sol dans le mouvement de reculer, laquelle ne se produit pas chez les animaux qui refusent de reculer par défaut de dressage ou douleur des reins.   L. T.

5° *Les troubles secondaires de la circulation, de la digestion et de la respiration.* — Le pouls est ordinairement mou et faible; les mouvements péristaltiques et la défécation sont retardés ou supprimés; la respiration est profonde et plus ou moins ralentie.

Lustig et Esberg ont considéré comme un symptôme constant de l'immobilité l'hyperémie de la papille optique et des vaisseaux rétiniens du voisinage (stase papillaire). L'examen ophtalmoscopique ne nous a permis qu'une seule fois de noter cette hyperémie ; nous avons assez fréquemment rencontré une anémie très accusée de la papille, et dans la majorité des cas nous l'avons trouvée normale. De semblables constatations ont été faites par Eversbusch et Berlin. Sur 43 malades examinés, Hayne n'a observé que deux fois l'hyperémie de la papille optique.

La **marche** de l'immobilité est essentiellement chronique. Dans de nombreux cas, l'état général des sujets reste stationnaire durant des années, parfois même jusqu'au moment de la mort : dans d'autres, on observe des alternatives de mieux et de pis. Les paroxysmes surviennent sous l'influence de diverses circonstances (efforts violents, alimentation intensive, écurie humide, température élevée, etc.). Pendant la saison chaude, une aggravation plus ou moins accusée est la règle. Mais lorsque les conditions extérieures sont favorables (écurie fraîche et bien aérée, diète, promenade ou travail modéré), les symptômes de l'immobilité peuvent disparaître momentanément, ce qui a fait croire à la guérison. Avec Gerlach, il nous est impossible d'admettre une aussi heureuse terminaison.

Parfois l'hydropisie ventriculaire chronique se complique de congestion cérébrale ou d'encéphalite, notamment lorsqu'elle s'est développée aux dépens de l'hydrocéphalie aiguë ou inflammatoire. Alors les manifestations de l'immobilité sont plus ou moins masquées par les symptômes propres à l'hyperémie ou à la phlegmasie du cerveau. On observe des périodes d'excitation, des accès rabiformes tantôt passagers (congestion cérébrale), tantôt durables (encéphalite). La dénomination d' « immobilité rabiforme » donnée autrefois à cette complication ne mérite pas d'être conservée. Il est du reste inutile de tracer une description détaillée de cet état morbide dont les symptômes se confondent avec ceux de la congestion ou de l'inflammation de l'encéphale. Faisons remarquer seulement que l'hydrocéphalie chronique, qui n'est pas une affection mortelle par elle-même, fait généralement périr les malades lorsqu'elle se complique d'encéphalite.

Les phénomènes provoqués par l'hydropisie ventriculaire chronique chez les sujets de nos autres espèces domestiques (bœuf, porc, chien, mouton), ne diffèrent pas essentiellement de ceux de l'immobilité du cheval. Les individus atteints sont hébétés, insensibles, stupéfiés ; tantôt ils se jettent brusquement de côté, tantôt la démarche est incertaine, *tâtonnante;* les troubles de la digestion sont fréquents, mais on ne note aucune élévation de la température. On dit généralement de ces animaux qu'ils sont *imbéciles (Dummheit); chez le porc la maladie a encore reçu le nom de *stupidité (Dämlichkeit).*

Traitement. — Le traitement de l'hydropisie ventriculaire chronique n'offre aucune chance de succès. Les nombreux moyens essayés et préconisés autrefois sont inefficaces. Hayne a recommandé de vider les ventricules en les ponctionnant à travers les lobules ethmoïdaux. Tout récemment, Klemm a conseillé l'emploi du chlorhydrate de pilocarpine (1 gr. — 1,2); mais cet agent est impuissant dans l'hydrocéphalie chronique; l'atrophie cérébrale provoquée par celle-ci est une lésion irréparable. Par des mesures prophylactiques rationnelles, on peut conjurer les accès, les complications d'hyperémie cérébrale et d'encéphalite. Les animaux doivent être placés dans des locaux frais, bien aérés; il faut les utiliser avec ménagement, éviter de leur donner une alimentation intensive, les nourrir de son, de fourrages verts et de racines, et leur administrer de temps à autre des laxatifs. Pendant les temps chauds, les alcalins sont avantageux.

De l'immobilité comme vice rédhibitoire. — Envisagée à ce point de vue, l'immobilité rentre dans le domaine de la médecine vétérinaire judiciaire. Nous n'en ferons ici qu'un examen sommaire.

1° *Définition.* — L'immobilité du cheval est une maladie chronique, apyrétique et incurable de l'encéphale, caractérisée par des troubles de la conscience, de la conception, de la volition et de la sensibilité, lesquels diffèrent considérablement suivant leur degré d'intensité, l'existence ou l'absence de complications.

2° *Causes.* — Sa cause principale est l'hydropisie ventriculaire chronique. Mais d'autres processus pathologiques du cerveau peuvent déterminer l'appareil symptomatique de l'immobilité; ce sont : l'hydrocéphalie chronique externe, la pachyméningite et la leptoméningite chroniques, la soudure des méninges entre elles, avec le cerveau et la paroi crânienne, les enostoses du crâne, l'encéphalite chronique accompagnée de ramollissement ou de sclérose, les néoplasies cérébrales et celles des plexus vasculaires — les cholestéatomes (fréquemment ces néoformations ne déterminent aucun symptôme, les psammomes, les mélanomes, l'œdème prolifèrant — et les parasites du cerveau Hydatides.

3° *Diagnostic.* — Des plus simples quand l'affection est nettement caractérisée, il est difficile lorsque les symptômes sont mal dessinés; les avis formulés dans ce dernier cas sont parfois différents. Les animaux doivent être examinés tout d'abord au repos, ensuite au travail (attelés ou montés). Il ne faut pas trop s'attacher aux divers symptômes en particulier, mais plutôt à leur ensemble. La diminution de l'aptitude au travail est un caractère important; elle est constante chez les chevaux immobiles, bien que l'on en trouve qui puissent fournir pendant longtemps encore un travail assez régulier. La plupart de ces chevaux sont dangereux sur la voie publique, en outre ils sont prédisposés à l'encéphalite.

4° *Diagnostic différentiel.* — Il faut distinguer de l'immobilité :

a. La *congestion cérébrale* et la *méningo-encéphalite.* Ces deux maladies se reconnaissent particulièrement à l'injection des muqueuses de la tête, à l'élévation de la température du crâne et à des phases d'agitation. L'hydrocéphalie aiguë a pour principaux symptômes : la marche rapide, une réaction fébrile assez vive, des alternatives de dépression et d'excitation, de l'anesthésie ou de l'hyperesthésie, la diminution de l'appétit et les modifications du pouls. L'autopsie révèle des altérations inflammatoires aiguës.

b. Les *maladies générales fébriles graves*, notamment les maladies infectieuses.

c. Certaines *affections de la tête* qui accompagnent l'éruption dentaire et la mue. La rougeur des gencives, l'injection des muqueuses et le jeune âge des sujets permettent de reconnaître l'évolution dentaire.

d. Les *formes de l'hyperfonction génésique* désignées par les expressions de « tic ovarique », « immobilité utérine » (elles sont périodiques et coïncident avec les périodes d'activité des organes génitaux).

e. Les *catarrhes gastro-intestinaux* et les *affections du foie*. Ces états morbides provoquent des symptômes auxquels on a donné les noms de « tic gastrique » (*Magenkoller*) et « tic hépatique » (*Leberkoller*).

f. La *rétivité consciente*.

g. Le *tempérament phlegmatique*, la *fatigue*, l'*âge avancé*, la *surdité*, la *cécité*.

h. L'*inflammation des sinus sphénoïdaux et du labyrinthe ethmoïdal* (Lustig).

5° *Délais pour intenter l'action rédhibitoire :* Saxe, 15 jours ; Bavière, Wurtemberg, Bade, 21 jours ; Hesse, Prusse, 28 jours ; Autriche, 30 jours.

Bibliographie : 1° Chez le cheval. — Chabert, *Instruct. vét.*, t. VI, 1806. — Magendie, *Recueil vét.*, 1827. — Decoste, Hugon, *Ibid.*, 1829. — Renault, *Ibid.*, 1830-31. — Jacob, *Journ. théor. et prat. de méd. vét.*, 1831. — Coculet, *Journ. des vét. du Midi*, 1851-53. — Colin, *Physiologie comparée des animaux domestiques*. Paris, 1853. — Curdt, *Magazin*, 1858. — Hertwig, *Magazin*, 1859. — Lafosse, *Pathologie vét.*, Toulouse, 1867. — Franck, *Münch. Thierärztl. Mittheil.*, 1863. — Coculet, *Journ. des vét. du Midi*, 1864. — Zürn, *Adam's Wochenschr.*, 1871. — Zundel, *Recueil vét.*, 1872. — Gerlach, *Gerichtl. Thierheilkde*, 1872. — H. Bouley, *Dictionn. vét.*, t. X, et *Bullet. Soc. cent. vét.*, 1877. — Günther, *Hannov. Jahresber.*, 1876. — Collin, *Journ. de Lyon*, 1876. — Trasbot, *Archiv. d'Alfort*, 1877-78. — H. Bouley et Compny, *Bullet. Soc. cent. vét.*, 1878-79. — Lustig, *Hannov. Jahresber.*, 1878-79, 1884-85. — Eversbuch, *Münch. Jahresber.*, 1880-81. — Heyne, *Adam's Wochenschr.*, 1883. — Baranski, *Oesterr. Revue*, 1884. — Schindelka, *Oesterr. Vierteljahrsschr.*, 1884. — Fiedler, *Preuss. Mittheil.*, 1884. — Klemm, *Berlin. Archiv*, 1885. — Röll, *Spec. Pathol.*, 1885. — Cadéac, *Revue vét.*, 1886. — Schleg, *Sächs. Jahresber.*, 1886. — Siedamgrotzky, *Ibid.*, 1886. — Haas, *Thiermed. Rundschau*, 1886-87. — Schneidemühl, *Ibid.*, 1887. — Lies, *Ibid.* — Dieckerhoff, *Spec. Pathol.*, 1887.
2° Chez les autres animaux. — Champeau, *Journ. des vét. du Midi*, 1863. — Anacker, *Thierarzt*, 1880. — Lwow, *Archiv f. Vet. Med.*, 1882.

TOURNIS.

Le tournis (cénurose) est la plus importante des maladies parasitaires du cerveau. Particulièrement fréquente sur le mouton, elle est rare sur le bœuf, plus rare encore chez le cheval, la chèvre et l'antilope.

Histoire naturelle. — Le tournis est déterminé par le Cénure cérébral, parasite que l'on peut rencontrer exceptionnellement dans la moelle épinière. Küchenmeister a démontré expérimentalement

(1853) que le Cénure cérébral représente le stade cystique du *Tænia cœnurus* dont les chiens de berger et de boucher sont très communément porteurs. Le mouton s'infeste en ingérant les proglottis ou les œufs déposés avec les excréments du chien sur l'herbe des pâturages. Pendant les années humides, les œufs conservent longtemps leur vitalité; aussi, durant ces années, observe-t-on un nombre considérable de malades. Les chiens s'infestent en mangeant le cerveau de moutons atteints de tournis.

Dans l'estomac du mouton, les œufs du Ténia se développent dès qu'ils sont débarrassés de leur coque par le suc gastrique ; les embryons hexacanthes devenus libres traversent les parois gastriques ou intestinales, puis ils émigrent vers le cerveau et la moelle. On ignore encore s'ils sont transportés par le courant sanguin ou s'ils cheminent dans le tissu conjonctif. Müller pense qu'ils parviennent dans le cerveau par la voie vasculaire, opinion qui a pour elle la fréquence des embolies vermineuses dans la substance cérébrale; la surface basilaire du cerveau est toujours indemne d'altérations inflammatoires, tandis que ces dernières sont très fréquentes sur la convexité des hémisphères; jamais la dure-mère n'a été trouvée perforée. Lorsque les embryons se sont enkystés dans une région quelconque du cerveau ou de la moelle, ils perdent leurs crochets et se transforment en vésicules. Au bout de 14 à 19 jours, celles-ci ont le volume d'un grain de mil ou d'un grain de chénevis; après 26 à 42 jours, elles atteignent les dimensions d'un pois ; vers le cinquantième jour, elles ont la grosseur d'une noisette; vers le troisième mois, elles acquièrent leur complet développement.

Anatomie pathologique. — Les altérations anatomiques varient considérablement avec les diverses phases évolutives des vésicules :

1° La *période d'émigration* dans le cerveau correspond cliniquement au stade d'excitation cérébrale. La surface des hémisphères est sillonnée de traînées jaune foncé, cylindriques, sinueuses, larges de 1 millimètre environ et développées dans le tissu réticulaire de la pie-mère. Suivant Müller, ces cordons sont formés par un caillot hémorragique central entouré de globules de pus ; la lésion consiste donc en une *leptoméningite hémorragique et purulente circonscrite*. Aux points correspondants de la dure-mère, on trouve des lésions de pachyméningite fibrino-purulente. Les traînées sinueuses représentent les portes d'entrée des Cénures, que l'on trouve au fond des conduits sous forme de vésicules de la grosseur d'une tête d'épingle à celle d'un pois (on en rencontre généralement une dizaine ; Huzard en a compté 30). Dans la profondeur du cerveau, il existe de semblables galeries, sinueuses, remplies d'un liquide purulent, crémeux (encéphalite suppurative). Les embryons peuvent pénétrer dans les plexus vasculaires et occasionner de la tuméfaction, de l'infiltration, une prolifération épendymaire et l'hydrocéphalie interne suppurative. On constate parfois dans le cerveau des foyers nécrosiques, larges de 1 à 2 centimètres, et produits très probablement par des embolies vermineuses. Enfin la substance cérébrale et les plexus peuvent être le siège d'hémorragies plus ou moins vastes, de foyers apoplectiques véritables.

2° À la *période de complet développement* du tournis, les vésicules se présentent avec un volume allant de celui d'un œuf de pigeon à celui d'un œuf de poule ; leur forme est arrondie ou ovoïde ; dans la moelle épinière elles se dépriment, s'allongent et deviennent cylindriques ; leur contenu a la limpidité de l'eau claire : leur surface interne est couverte de nombreux scolex (jusqu'à 500), au niveau desquels la paroi est quelquefois soulevée. Dans certains cas, on ne trouve qu'une seule vésicule volumineuse ; dans d'autres, il en existe plusieurs (2 à 6), de dimensions plus restreintes ; elles refoulent la substance cérébrale et soulèvent la paroi cranienne qui est mince, papyracée, parfois perforée. La substance cérébrale du voisinage des vésicules est anémiée et sclérosée (atrophie cérébrale). Les grosses vésicules peuvent occuper toute une moitié de la cavité cranienne (Reboul).

Dans le tissu conjonctif sous-cutané et interorganique, dans les muscles, le cœur, le foie, les poumons, les reins, le mésentère, etc., on rencontre assez fréquemment des Cénures à l'état de petits grains du volume d'une tête d'épingle ou d'un pois, et en voie de dégénérescence granulo-graisseuse ou calcifiés. Dans le tissu conjonctif sous-cutané, on peut aussi trouver des Cénures complètement développés.

Symptômes. — I. Tournis du mouton. — Dans cette espèce, le tournis a reçu successivement les dénominations les plus diverses *tournoiement, vertigo, lourderie,* etc. On l'observe généralement sur les agneaux et les antenais ; il est exceptionnel sur les animaux âgés de plus de deux ans. Pendant les années humides, il règne à l'état endémique dans les troupeaux et y cause de sérieux dégâts. On admet que les embryons peuvent passer de la mère au fœtus, lequel est ainsi frappé de tournis en naissant. Chez le mouton, l'évolution de la maladie comprend trois périodes :

1° La *période d'excitation cérébrale,* qui correspond à l'émigration des embryons. Époque : dernière période de l'été ou automne. Durée : 8 à 10 jours.

2° L'*état latent,* qui dure de quatre à six mois.

3° La *période du tournis véritable,* qui commence en hiver ou au printemps ; sa durée est de quatre à six semaines.

Les symptômes de la première période ne s'observent généralement que sur un cinquième des sujets atteints (Müller) : ils varient avec le nombre des embryons, mais fréquemment ils sont peu appréciables, presque insignifiants. Les malades traînent derrière le troupeau ; ils sont

tristes, faibles, maladroits ; la démarche est chancelante, le facies hébété.
le regard sans expression. Dans les cas graves, les troubles cérébraux
sont bien plus accusés : les muqueuses de l'œil sont rouges, le crâne
est chaud, les animaux tiennent la tête basse, sont tristes et faibles,
la plupart ont une « démarche phlegmatique », d'autres sont anxieux,
extrêmement craintifs : ils prennent subitement la fuite, courent
comme éperdus ou trottent en cercle ; à certains moments, pris de
vertige, ils buttent, tombent et sont en proie à des spasmes ou à des
convulsions. Parfois les phénomènes nerveux sont encore plus intenses ; dans une partie des cas (5 p. 100 d'après Müller), ils déterminent la mort au bout de quatre à six jours ; dans le plus grand
nombre cependant, ils diminuent d'intensité après 8 à 10 jours : quelques animaux guérissent (2 p. 100 à peine d'après Zürn), mais chez
la plupart l'affection ne fait que s'atténuer, elle persiste à l'état
latent (1).

La seconde période, celle où la maladie sommeille, ne s'accompagne d'aucun accident appréciable, les animaux paraissent guéris ; en les
observant de plus près, on peut noter certains troubles des fonctions
cérébrales.

La *période du tournis* proprement dit débute par la torpeur et
l'hébétude. La mastication est fréquemment interrompue ; les malades
s'arrêtent subitement ; parfois ils sont faibles et buttent à chaque
instant ; l'œil est glacé, hagard, la pupille dilatée. Souvent il existe
des modifications particulières et caractéristiques de la locomotion ; parmi ces troubles locomoteurs, il faut citer : 1° le mouvement de *manège* — les animaux tournent d'un côté ou de l'autre
en décrivant des circonférences plus ou moins larges ; 2° la *pirouette*
— le train antérieur ou le train postérieur exécute un mouvement en cercle, l'un des membres postérieurs ou antérieurs servant de pivot à ce mouvement, pendant lequel la tête et l'encolure
sont tenues en position déclive ; 3° la *rotation* sur l'axe longitudinal
du corps — les malades se laissent tomber et se roulent *en tonneau*
d'un côté ou de l'autre ; 4° la *chute de côté* — les malades, pris de
vertige, chancellent et tombent de côté ; 5° le mouvement de *trot* —
les animaux s'élancent au trot, droit devant eux, la tête basse, en
relevant très fortement les membres ; 6° enfin quelques sujets tiennent la tête haute ou renversée pendant le trot ; ils buttent fréquemment et s'abattent ou tombent à la renverse ; en Allemagne, on donne
à ces sujets le nom de « voiliers » (*Segler*). — Un symptôme local important est l'existence, à la surface de la paroi cranienne, d'une région
dépressible ou fluctuante, nettement circonscrite, dont la compres-

(1) On voit aussi des cas de contractures généralisées avec grincements de dents,
simulant un peu le tétanos, et que, non prévenu, on ne songerait pas à rattacher à
la cénurose. Ils sont rapidement mortels.   (L. T.)

sion provoque de la douleur et des convulsions. La mort survient au bout de quatre à six semaines; elle est produite tantôt par la paralysie cérébrale, tantôt par les progrès de la faiblesse et de la cachexie.

Lorsque les Cénures se développent dans la moelle épinière, ils provoquent peu à peu les symptômes du *tour de reins* (*Kreuzdrehe*) : parésie du train postérieur, démarche chancelante ou de coq, membres postérieurs portés sous le corps, douleur et chute provoquées par la pression sur les reins, paralysie complète d'un seul ou des deux membres postérieurs qui sont traînés sur le sol (*paraplégie hydatique*. La mort est amenée par l'épuisement et le marasme. Lorsqu'il existe en même temps une vésicule dans le cerveau, on observe les troubles intellectuels et les mouvements anormaux qui viennent d'être décrits.

II. Tournis du bœuf. — Dans l'espèce bovine, on peut constater le tournis sur les sujets adultes, mais ce sont les bouvillons et les génisses qui en sont atteints le plus fréquemment. Il débute par des troubles de la préhension des aliments; souvent celle-ci est subitement interrompue ; les malades sont anxieux, leurs mouvements paresseux; la tête est déviée, portée de côté et en haut par des contractions convulsives incessantes: l'œil est glacé, hagard. La base des cornes et le front sont chauds, les pupilles dilatées, la respiration et le pouls accélérés. A ces symptômes s'ajoutent des troubles de la locomotion: les animaux poussent au mur ou exécutent des mouvements de manège très nettement prononcés; parfois ils tombent brusquement à l'écurie et peuvent se fracturer les cornes; il est très difficile, même impossible de les faire reculer. La percussion du crâne, pratiquée sur le front préalablement rasé en frappant à petits coups avec le dos métallique d'un marteau plessimétrique, fournit certains renseignements; au niveau de la vésicule, elle donne habituellement un son plus sourd, et toute la région est le siège d'une sensibilité exagérée. — La marche est plus rapide que chez le mouton; ses terminaisons sont les mêmes que dans cette espèce. Ordinairement les animaux sont abattus pour la consommation. C'est généralement vers les mois de mai ou juin que la nécessité de l'abatage s'impose. Entre l'apparition des premiers symptômes et le moment où ils atteignent leur maximum d'intensité, il peut s'écouler quatre à cinq mois.

III. Tournis du cheval. — Il est extrêmement rare. Dès son début, il s'exprime par les manifestations de l'immobilité ou de l'encéphalite. On observe des mouvements de pirouette ou de manège, le reculer, du vertige, de la cécité, etc. Dans la plupart des cas, la mort survient rapidement.

Diagnostic différentiel. — Le tournis peut être confondu avec plusieurs maladies, notamment, au début surtout, avec l'encéphalite, la maladie d'Œstres (l'*Œstrus ovis* pénètre quelquefois dans la substance cérébrale), l'épilepsie, le vertige, la cécité, le catarrhe purulent des sinus maxillaires (Zürn), et aussi, chez le bœuf, avec l'échinococcose. Le diagnostic *intra vitam* de l'échinococcose n'est pas possible, mais la présence des larves d'OEstres est suffisammert caractérisée par le processus catarrhal de la muqueuse nasale et des sinus frontaux; quant à l'encéphalite, on ne l'observe jamais à l'état enzootique. — Lorsque le tournis est reconnu dans un troupeau, le diagnostic des cas qui surviennent successivement n'offre aucune difficulté. On ne risque guère de se tromper en considérant comme du tournis toute affection cérébrale qui apparaît sur les animaux d'un semblable troupeau. — L'affection due à la présence de Cénures dans le canal rachidien est facile à distinguer du prurigo lombaire (*Traberkrankheit*) par le prurit et les grattages incessants auxquels se livrent les sujets atteints de cette dernière affection.

Pronostic. — Très grave en réalité, le pronostic semble être relativement moins sombre à la seconde période du tournis. Abandonnés à eux-mêmes, tous les malades périssent; le traitement permet d'en sauver le tiers environ. Pour les moutons en bon état de chair, il est indiqué de recourir à l'abatage le plus tôt possible. Les opinions émises sur la valeur du traitement chirurgical sont très partagées. Avec Müller, Dammann et autres, nous pensons que l'opération ne saurait empêcher des pertes nombreuses quand la maladie existe à l'état endémique.

Traitement. — Il consiste en l'extraction des vésicules développées dans le cerveau. Pratiquée depuis longtemps déjà, cette opération est surtout indiquée lors de tournis sporadique. Diverses circonstances empêchent qu'elle donne des résultats favorables dans la majorité des cas : — souvent la vésicule est trop profondément située pour être atteinte; chez un tiers au moins des malades, il existe plusieurs vésicules dans le cerveau; l'instrument dont on fait usage peut déterminer des hémorragies ou l'encéphalite suppurative; enfin, chez certains opérés, les fonctions cérébrales ne se rétablissent pas complètement malgré la simplicité des phénomènes consécutifs, et cela parce que les lésions anatomiques et les troubles qui les accompagnent sont trop accusés. Les deux principales conditions de la réussite du traitement sont le diagnostic précis du siège de la vésicule cénurique et un bon procédé opératoire.

1° POINTS DE REPÈRE GÉNÉRAUX POUR LE DIAGNOSTIC TOPOGRAPHIQUE DU CÉNURE. — Lorsque le territoire cérébral où le Cénure est développé ne peut être reconnu par la palpation ou la percussion, il faut prendre en considération la manière dont la tête est portée et la modalité des mouvements anormaux. Dans les cas où la tête est inclinée de côté, l'hémisphère cérébral dont la position est devenue inférieure renferme généralement le Cénure. Lorsque ce symptôme fait défaut, on peut encore établir le diagnostic en se basant sur les faits cliniques et anatomo-pathologiques suivants :

a. Chez les malades qui exécutent des *mouvements de manège*, la vésicule est située superficiellement dans l'un des hémisphères cérébraux, — dans celui qui correspond au centre de la circonférence décrite.

b. Chez ceux qui font la *pirouette à droite*, le Cénure siège, tantôt à la surface ou dans la profondeur de l'hémisphère droit, tantôt sur le plancher du ventricule gauche (localisation inverse dans la pirouette à gauche).

c. Chez les *trotteurs*, il occupe le lobule frontal de l'un des hémisphères.

d. Chez les sujets qui font des *chutes de côté* (*Seitling*), il est développé dans le lobe cérébral ou cérébelleux d'un côté ou de l'autre.

e. Chez les *voiliers*, il est situé entre le cerveau et le cervelet.

f. Chez les animaux qui exécutent des *mouvements de rotation* sur l'axe longitudinal du corps, il siège à la base du cervelet.

2° Parmi les PROCÉDÉS OPÉRATOIRES en usage, les deux principaux sont : la trépanation et la ponction avec le trocart.

a. TRÉPANATION. — Chez le mouton, on se sert d'une couronne de trépan du diamètre d'un centimètre environ ; chez le bœuf et le cheval, on emploie la couronne ordinaire ; il faut éviter d'opérer sur la ligne médiane, à cause des sillons vasculaires qui existent à la face interne du crâne. Lorsque la vésicule ne peut pas être constatée à travers la paroi cranienne, les deux points d'élection se trouvent : le premier, à 12 millimètres en arrière du milieu de la corne chez les mâles, à 16-20 millimètres en arrière du rudiment corné ou de la dépression qui le remplace chez la femelle, et à 5 millimètres au moins de la ligne médiane — région qui correspond au centre du lobe cérébral postérieur; le second, immédiatement en arrière de la limite interne ou du sinus qui en tient lieu — région qui correspond à la portion postérieure du lobe antérieur. (Pour le manuel de la trépanation, voy. les ouvrages de *Médecine opératoire*.) — Zürn recommande d'extraire la vésicule à l'aide d'une sonde en baleine ; cela fait, il conseille de chercher s'il n'en existe pas d'autres, et, si l'on en constate, de les enlever de la même façon. Les lèvres de la plaie cutanée ne doivent pas être réunies à l'aide d'une suture, mais par l'intermédiaire d'un bandage emplastique recouvert d'un pansement térébenthiné. Lorsque les os du crâne sont très amincis, le trépan peut être remplacé par un bistouri ordinaire (1).

b. PONCTION AVEC LE TROCART. — Dans l'opération de Zeden, on enfonce le trocart, d'un côté ou de l'autre, à un travers de doigt en arrière de la corne; on retire le stylet et on laisse écouler le contenu liquide de la vésicule; on peut vider complétement cette dernière au moyen

---

1) Roy a publié un exemple de guérison obtenue, sur une génisse, par la trépanation et l'extraction du Cénure. (L. T.)

de l'appareil aspirateur. La canule retirée, la paroi de la vésicule est aspirée à l'aide de la seringue seule et extraite avec des pinces à dents de souris. Dammann a modifié ce procédé ; il enfonce le trocart à une profondeur d'un centimètre et ne pénètre plus loin que lorsque la vésicule n'a pas été ateinte : en outre il incline légèrement en dedans la pointe de l'instrument. — Au besoin, on opère dans les quatre régions spécifiées plus haut (à droite et à gauche, en arrière de la corne et à l'angle interne de celle-ci) ; on peut même ponctionner au centre de ces quatre points d'élection, un peu à côté de la ligne médiane. Dans le procédé recommandé par Erdt, après avoir fait une brèche aux parois craniennes à l'aide d'un perforateur spécial, on enfonce le trocart obliquement, d'avant en arrière, à un travers de doigt en arrière de la base de la corne et à une distance égale de la ligne médiane ; les fentes de la canule sont dentelées dans le but d'accrocher le Cénure et de l'extraire plus facilement.

La *prophylaxie* est infiniment plus importante que le traitement curatif. Elle consiste à faire disparaître aussi complètement que possible l'agent de la maladie. Administrer des anthelminthiques aux chiens de berger porteurs de Ténias (on devrait recourir à ce moyen plusieurs fois dans l'année) et détruire l'encéphale des moutons atteints de tournis : telles sont les deux indications préventives principales. Dans les contrées où le tournis est fréquent, le régime de la stabulation permanente serait indiqué pour les agneaux et les antenais, malgré les désavantages économiques qui pourraient en résulter apparemment. On a encore conseillé comme mesures prophylactiques la destruction des renards, des loups et des martres, animaux qui sont parfois infestés de Ténias, mais cette destruction n'a évidemment qu'une importance secondaire.

La « MALADIE DU ROULER », chez le chien, a une certaine analogie symptomatique avec le tournis du mouton (1). Elle est caractérisée par des attaques durant lesquelles les sujets portent brusquement la tête de côté et exécutent des mouvements de rotation du corps tout entier sur son axe longitudinal. Les troubles intellectuels semblent faire défaut. Ces phénomènes, qui indiquent une affection du cervelet, peuvent être dus à des causes diverses et peu connues. Dans quelques cas, nous avons trouvé à l'autopsie, dans le lobe temporal et les pédoncules cérébelleux, des foyers hémorragiques d'origine traumatique.

La *maladie du rouler* s'observe encore assez fréquemment au cours de la forme nerveuse de la maladie du jeune âge ; elle est alors l'expression d'une lésion, ou cérébelleuse, ou localisée au voisinage du cervelet. Dans un cas, nous l'avons constatée comme état morbide symptomatique occasionné par la constipation persistante. D'après Mauri, elle serait quelquefois provoquée par une embolie cérébelleuse ; dans deux cas, cet auteur a noté un ramollissement circonscrit du cervelet.

L'hypnone (0,25 à 2 gr.), et l'uréthane (2 gr. à 20 gr.) sont les agents qui nous ont le mieux réussi dans le traitement de cette affection.

(1) Mauri, *Recueil vét.*, 1871. — Friedberger, *Münch. Jahresber.*, 1877-78.

Bibliographie : 1° Chez le mouton. — Daubenton, *Instruction pour les bergers*. Paris, 1795. — Fromage de Feugré, *Correspondance*, 1810. — Dupuy, *Affection tuberculeuse*. Paris, 1817. — *Recueil vét.*, 1824-25. — Carrère, *Ibid.*, 1826. — Guillaume, *Ibid.*, 1829-30-38. — Yvart, *Ibid.*, 1827. — Dupuy, *Journ. prat. de méd. vét.*, 1830. — Hagmaier, *Repertor.*, 1853. — Reboul, *Journ. des vét. du Midi*, 1853. — Lafosse, *ibid*, 1850-54. — Reynal, *Recueil vét.*, 1852-54-57-58. — Haubner, *Magazin*, 1854. — Röll, *Oesterr. Vierteljahrsschr.*, 1855, 1856. — Hering, *Repertor.*, 1857. — Valenciennes et Delafond, *Compt. rend. de l'Acad. des sciences*, 1857. — Lafosse, an. in *Recueil vét.*, 1857. — Hering, *Spec. Pathol.*, 1858. — Garcin, *Mémoire sur le tournis*. Saint-Quentin, 1862. — Spinola, *Ibid.*, 1863. — Fürstenberg, an. in *Thierärzt*, 1866. — May, *Die äusseren u. inneren Krankheiten des Schafes*, 1868. — Bruckmüller, *Oesterr. Vierteljahrsschr.*, Bd XII : *Pathol. Zootom.*, 1869. — Dammann, *Magazin*, 1869. — Scholtz, *Preuss. Mittheil.*, 1869-70. — Erdt, *Die Drehkrankheit der Schafe*, 1870; *Preuss. Annalen der Landwirthschaft.*, 1870. — Zahn, *Oesterr. Vierteljahrsschr.*, 1871, 1872. — Gerlach, *Gerichtl. Thierheilk.*, 1872. — Kolb, *Pütz'sche Zeitschr.*, 1873. — Bénion, *Maladies du mouton*. Paris, 1874. — Brunet, *Recueil vét.*, 1875. — Arloing, *Ibid.* — Möller, an. in *Deutsche Zeitschr. f. Thiermed.*, 1875. — Möller, *Pütz'sche Zeitschr.*, 1877. — Simonnin, *Journ. de Lyon*, 1879. — Schleuss, *Preuss. Mittheil.*, 1879. — Zipperlen, *Repertor.*, 1880. — Railliet, *Bullet. Soc. cent. vét.*, 1881 et *Éléments de zoologie méd. et agric.*, Paris, 1885. — Zürn, *Die thier. Parasiten*, 1882. — Haubner-Siedamgrotzky, *Landwirthsch. Thierheilkde*, 1884. — Röll, *Spec. Pathol.*, 1885. — Nocard, *Recueil vét.*, 1884. — Röll, *Veterinärber.* pro 1886 u. 1887. — Neumann, *Traité des maladies parasitaires non microbiennes*, Paris, 1888.

2° Chez le bœuf. — Maillet, *Recueil vét.*, 1836. — Sigg, *Schweiz. Archiv*, 1846. — Merkt, *Münch. Jahresber.*, 1850-51. — Jacques, *Journ. des vét. du Midi*, 1854. — Hering, *Repertor.*, 1855-59. — Baillet, *Recueil vét.*, 1859. — Demarchi, *Il med. vét.*, 1860. — Gierer, *Oesterr. Vierteljahrsschr.*, 1862. — Gillmayr, *Adam's Wochensch.*, 1862. — Cooper, *The Veterin.*, 1865. — Roy, *Recueil vét.*, 1868. — Johow, *Preuss. Mittheil.*, 1868-69. — Cruzel, *Traité des maladies de l'espèce bovine*. Paris, 1869. — Merkt, *Adam's Wochenschr.*, 1878. — Lehnert, *Sächs. Jahresber.*, 1882. — Chuchu, *Bullet. Soc. cent. vét.*, 1884. — Besnard, *Revue vét.*, 1886. — Bonnigal, *Recueil vét.*, 1887. — Perroncito, *Giornale di med. vet. prat.*, vol. XXXIV. — Rudolfsky, *Oesterr. Vereinsmonatsschr.*, 1887.

3° Chez le cheval. — Varnell, *The Veterin.*, 1863; *Thierärzt.* 1864. — Schwanefeldt, *Berlin. Archiv*, 1885.

4° Chez la chèvre et l'antilope. — Lafosse, *Journ. des vét. du Midi*, 1854. — Baillet, *Recueil vét.*, 1859.

TUMEURS CÉRÉBRALES.

Rares d'une manière générale, les tumeurs du cerveau se rencontrent habituellement sur les plexus vasculaires, où elles peuvent évoluer silencieusement. On a constaté à ces plexus des cholestéatomes (1), des mélanomes, des psammomes, des fibromes et l'œdème proliférant. Sur les méninges, on a trouvé le sarcome et le lipome de la dure-mère, l'épithéliome, le kyste dermoïde. Enfin, sur la paroi cranienne se développent parfois des enostoses qui, en comprimant l'encéphale, déterminent les mêmes accidents que les tumeurs cérébrales. (Pour les néoformations tuberculeuses du cerveau, voy. *Tuberculose ;* pour

(1) Le mot cholestéatome employé par la plupart des auteurs est impropre et devrait être définitivement supprimé, puisque des paillettes de cholestérine se déposent dans tous les tissus pathologiques de l'encéphale.   (L. T.)

les tumeurs parasitaires, voy. *Encéphalite, Immobilité et Tournis*.)

Les manifestations des tumeurs du cerveau sont tantôt celles de l'encéphalite, tantôt celles de l'immobilté, tantôt enfin celles de l'apoplexie. Les symptômes *de foyer* seuls, s'accentuant graduellement alors qu'il n'existe aucune cause interne ou externe à laquelle on puisse les rapporter, trahissent ces néoplasies, dont le diagnostic topographique est impossible. Il en est qui, absolument muettes, ne sont nullement soupçonnées pendant la vie (1). Dans les quelques observations que notre littérature renferme, on a relaté comme principaux symptômes : la tendance à la marche en cercle, des phénomènes d'excitation, l'amaurose, l'atrophie unilatérale des muscles des mâchoires, l'hémiplégie et des paralysies circonscrites.

La participation des nerfs encéphaliques aux troubles constatés est une donnée importante pour établir le diagnostic. Les paralysies des nerfs moteurs de l'œil, des nerfs optiques, des branches motrices du trijumeau (nerfs des muscles masticateurs), du facial, de l'hypoglosse indiquent la localisation de la tumeur à la base du cerveau. Chez l'homme, la stase sanguine dans la papille optique est un signe caractéristique des néoplasies cérébrales ; on ne sait rien sur l'existence de ce phénomène chez nos animaux. (L'hyperémie de la papille est la conséquence de l'augmentation de la pression cérébrale par la tumeur ; le liquide céphalo-rachidien est refoulé dans les gaines lymphatiques du nerf optique ; un œdème de la lame criblée se produit, les vaisseaux papillaires sont comprimés et la papille elle-même devient le siège d'une congestion passive.)

Bibliographie. — Dabrigeon, *Recueil vét.*, 1835. — Jessen, *Magazin*, 1835. — Gurlt, *Ibid.*, 1838. — Hildach, *Ibid.*. 1845. — Duprey, *Repertor.*, 1847. — H. Bouley et Goubaux, *Recueil vét.*, 1847. — Redwood, *The Veterin.*, 1853. — Leblanc, *Recueil vét.*, 1854. — Goubaux, *Ibid.*, 1855. — Vernant, *Ibid.*, 1863. — Chauveau, *Journ. de Lyon.* 1863. — Schumacher, *Thierarzt*, 1864. — Bizot, *Ibid.*, 1865. — Bruckmüller, *Pathol. Zootom.*, 1866. — Köhne, *Hannov. Jahresber.*, 1872. — Bay, *Annal. de Bruxelles*, 1872. — Mollereau, *Archiv. vét.*, 1879. — Lydtin, *Bad. thierarztl. Mittheil.*, 1881. — Bonnet, *Münch. Jahresber.*, 1882. — Chuchu. *Bullet. Soc. cent. vét.*, 1883. — Mégnin, *Ibid.*. 1884. — Matthews, *The Vet.* 1885. — Kitt, *Münch. Jahresber.*. 1885-86. — Cadéac, *Revue vét.*, 1886. — Haas, *Thiermed. Rundschau*, 1887. — Brisavoine, *Recueil vét.*, 1887. — Dieckerhoff, *Spec. Pathol.*, 1888. — Schuberth,

(1) Les tumeurs du cerveau, comme toutes les lésions cérébrales circonscrites, entraînent des conséquences fort différentes suivant leur localisation. Il en est qui provoquent de bonne heure des désordres très significatifs ; d'autres restent absolument silencieuses pendant la plus grande partie de leur évolution et ne se révèlent que dans les jours qui précèdent la mort ; d'autres enfin, tout aussi volumineuses que beaucoup de celles des deux catégories précédentes, ne déterminent aucun trouble appréciable durant la vie. Ces modalités d'expression des tumeurs cérébrales tiennent à des causes diverses (lésions de voisinage — œdème, hyperémie, phlegmasie), mais surtout au siège de ces néoformations, à ce qu'elles occupent des régions *intolérantes* ou des régions *tolérantes* (Jaccoud : les premières sont les corps striés, les couches optiques, le mésocéphale, le cervelet et ses pédoncules ; les autres comprennent la masse des hémisphères et les parties commissurales blanches.

(N. D. T.)

Thiermed. Rundschau. 1888. — ECKARDT. *Adam's Wochenschr.*, 1888. — JOLY, *Presse vét.*, 1888. — TRASBOT. *Bullet. Soc. cent. vét.*, 1889. — MOLLEREAU, *Ibid.*, 1890.

COUP DE FOUDRE.

Cet accident n'est pas également fréquent chez les sujets de nos diverses espèces. La foudre fait surtout des victimes sur les animaux conduits aux pâturages (bœuf, cheval, mouton). Suivant l'intensité de l'éclair, suivant aussi que son influence se fait sentir directement ou indirectement sur les animaux, ses conséquences sont variables.

Symptômes. — Les décharges électriques violentes produisent la mort instantanément. Les éclairs moins forts et ceux qui tombent sur un objet du voisinage déterminent certains états de stupéfaction et de paralysie. Quelquefois ils entraînent une perte de connaissance qui persiste pendant plusieurs heures ; dans d'autres cas ils provoquent la paralysie de plusieurs membres ou de l'arrière-train : celui-ci est tantôt complètement paralysé tantôt seulement frappé de parésie ; dans ce dernier cas les suites de l'accident sont presque toujours fort bénignes. Assez fréquemment le coup de foudre entraîne des blessures externes. Sur la peau, on peut rencontrer des lignes droites, angulaires, ou des figures irrégulières qui indiquent la marche suivie par l'étincelle électrique et au niveau desquelles les poils sont brûlés (c'est à tort qu'on a pris ces figures pour des empreintes de rameaux ou de branches). L'éclair peut également brûler sur une large surface les productions pileuses protectrices cils, toupet (Boëllmann). On observe parfois des brûlures plus profondes du derme, du tissu conjonctif sous-cutané et des muscles ; ceux-ci, déchirés, présentent une teinte rouge foncé ou noirâtre.

Anatomie pathologique. — Les altérations locales exceptées, les constatations nécropsiques n'ont rien de bien caractéristique. Dans la plupart des cas, la rigidité cadavérique est faible ; le système veineux est gorgé de sang noir et très liquide. Les organes internes (cerveau, reins, poumons, etc.) sont farcis de petites hémorragies ; on en rencontre également sous les membranes séreuses. Mais parfois ces altérations font entièrement défaut. — La décomposition des tissus se produit très rapidement.

Traitement. — Il est purement symptomatique. On combat la stupéfaction par les excitants (camphre, alcool, éther, ammoniaque, carbonate d'ammoniaque, vératrine, atropine, caféine, hyoscyamine). Les troubles paralytiques réclament l'emploi des excitants musculaires et des topiques irritants (frictions, massage, électricité, topiques irritants ou vésicants).

Bibliographie. — HERING, *Repertor.*, 1846, 1851 : *Spec. Pathol.*, 1858. — OZIOL, *Repor-*

tér., 1847. — GURLT, *Ibid.*, 1848. — BASSE, *Ibid.*, 1871. — RÖMER, *Thierarzt*, 1873. — STEINHOFF, *Magazin*, 1874. — ANACKER, *Berlin. Archiv*, 1885. — VANDEWALLE, *Bulletin belge*, 1885. — BOELLMANN, *Recueil vét.*, 1885. — COLLARD, *Ibid.*, 1887. — SCHMIDT, *Thiermed. Rundschau*, 1887. — DIECKERHOFF, *Spec. Pathol.*, 1888.

ADDENDUM.

PARALYSIE BULBAIRE PROGRESSIVE.

La paralysie bulbaire de l'homme consiste en l'atrophie des centres nerveux moteurs de la moelle allongée, et notamment des centres de l'hypoglosse, du facial et du vague (« bulbe » — dénomination ancienne appliquée à la moelle allongée). Cette atrophie des foyers moteurs entraîne la paralysie et l'atrophie de la langue, des lèvres, des muscles des mâchoires, de la face, du voile du palais, du larynx et du pharynx; ces diverses akynésies donnent lieu à des troubles de la phonation, de la mastication et de la déglutition, à du ptyalisme et à une diminution de l'excitabilité réflexe. On peut également voir apparaître la pneumonie par corps étrangers, conséquence de la dysphagie.

Degive, Gérard et Laridon (1) ont observé une affection tout à fait semblable sur les chevaux de la Flandre occidentale. Ces auteurs ont constaté l'atrophie et la paralysie croissantes des muscles de la langue, des lèvres et des mâchoires, accompagnées de troubles de la préhension, de la mastication et de la déglutition : salivation, déglutition pénible ou dysphagie, rejet des bols alimentaires ; les animaux maigrissaient, les muscles masticateurs étaient atrophiés; l'excitabilité réflexe était presque nulle.

La maladie évoluait très lentement: la mort ne survenait qu'au bout de six mois à une année. Comme complication, on a observé la pneumonie par corps étrangers. — Tous les traitements sont restés infructueux. — A l'autopsie, on a trouvé la décoloration, l'atrophie et la dégénérescence graisseuse des muscles de la langue, des lèvres, et une légère diminution du volume des racines des nerfs bulbaires; la moelle allongée paraissait normale. — Chez l'homme, les cellules ganglionnaires des centres moteurs sont frappées de dégénérescence et le bulbe est envahi par une néoformation conjonctive.

II. — MALADIES DE LA MOELLE ÉPINIÈRE ET DE SES ENVELOPPES.

La pathologie de la moelle et des méninges spinales est encore fort imparfaitement connue en vétérinaire. Les documents recueillis sur ce groupe nosologique sont rares et beaucoup moins précis qu'en médecine humaine ; cela est dû particulièrement à l'absence de tout symptôme objectif dans les diverses affections médullaires et à la difficulté de leur diagnostic chez nos animaux.

A l'heure actuelle, on ne peut donner de ces maladies qu'une description très incomplète.

(1) Degive, Gérard et Laridon, *Annal. de Bruxelles*, 1883.

MÉNINGITE CÉRÉBRO-SPINALE. — SPASME DE LA NUQUE.

Étiologie. — Le spasme de la nuque ou méningite cérébro-spinale est une affection complexe, mixte, qui a sa place marquée entre les affections de l'encéphale et celles de la moelle.

La dénomination de méningite cérébro-spinale indique déjà qu'il s'agit d'une inflammation localisée sur les méninges encéphaliques et la partie antérieure des méninges rachidiennes. Par sa nature, ses symptômes et ses altérations anatomiques, cette maladie se rapproche du spasme de la nuque de l'espèce humaine ; chez les animaux, elle doit également être de nature infectieuse, car, dans la majorité des cas, elle revêt le caractère enzootique ou épizootique ; mais on ignore la nature de l'élément spécifique qui la détermine. Nous l'avons étudiée ici parce qu'elle est fréquemment confondue avec l'encéphalite. Les causes incriminées autrefois : — le refroidissement, les temps froids et humides, les écuries trop chaudes, la tonte, l'alimentation intensive, — n'ont qu'une importance secondaire. Nous devons aussi faire remarquer qu'un bon nombre de faits cliniques ont été relatés à tort sous le nom de spasme de la nuque. La rage (Kolb), la méningite basilaire tuberculeuse (Meyer), l'apoplexie, l'encéphalite simple et certaines intoxications ont été confondues avec cette affection. Nous l'avons décrite en nous guidant sur des observations minutieusement recueillies et présentant le plus d'analogie avec l'affection similaire de l'homme. De même que celle-ci, la méningite cérébro-spinale des animaux s'exprime par un appareil clinique inconstant, variable chez les malades d'une même espèce.

Elle a été signalée d'abord vers 1850 en Amérique, où elle a été étudiée par Large, de New-York. Les premières observations faites en Allemagne datent de 1865. En 1876, elle a sévi à l'état épizootique dans les différentes provinces de l'Égypte. Au Caire et dans les environs, elle a fait périr 5,000 chevaux, 700 mulets et 200 ânes (Apostolides).

Animaux atteints. — La méningite cérébro-spinale, particulièrement commune sur le cheval et le mouton, s'observe aussi sur le bœuf, la chèvre et le chien. Les animaux jeunes, notamment les agneaux ou les antenais et les poulains vigoureux, y sont prédisposés. Au printemps, elle revêt assez fréquemment le caractère enzootique ; alors les animaux de nos diverses espèces, mais surtout les chevaux et les bœufs, sont atteints en grand nombre.

Anatomie pathologique. — Au début, les altérations sont celles de la leptoméningite séreuse cérébrale et spinale ; à un stade plus avancé, la phlegmasie est franchement purulente. Entre la dure-mère et la pie-mère du cerveau, de la moelle allongée et de la moelle épinière, ainsi que dans les ventricules cérébraux, on trouve un liquide séreux, jaunâtre, trouble, ou un exsudat fibrino-purulent, laiteux ou gris jaunâtre, surtout abondant à la base de l'encéphale. Chez le mouton, Roloff a constaté une infiltration purulente de la pie-mère. Dans certains cas, les racines nerveuses sont complètement entourées par l'exsudat purulent. La couche superficielle du cerveau et de la moelle épinière est tantôt ramollie par l'œdème, tantôt infiltrée de pus. On trouve en outre des îlots de ramollissement dans le cerveau et la moelle; assez fréquemment aussi il existe des foyers ou des nappes hémorragiques plus ou moins vastes dans les méninges et l'encéphale. Les vaisseaux de la pie-mère cérébrale et médullaire sont fortement hyperémiés.

On a décrit des altérations générales accusant la nature infectieuse du processus. On a trouvé le sang noir, de mauvais aspect, incoagulé; le foie ramolli, couleur d'argile; le cœur et d'autres organes en voie de dégénérescence granuleuse ou graisseuse; on a aussi constaté des hémorragies dans les différents organes et des lésions catarrhales de l'intestin et de la caillette chez les agneaux.

Symptômes. — Le tableau clinique de la méningite cérébrospinale est formé par l'association de symptômes appartenant à l'encéphalite et à la myélite. Les phénomènes dominants sont la stupéfaction et la somnolence (la surexcitation est rare) coexistant avec des contractions spasmodiques des muscles de la tête, de l'encolure et des extrémités; la région de la nuque est raide et tendue, l'encolure et la tête sont portées convulsivement en arrière (opisthotonos); généralement il existe une fièvre assez intense. Lorsque la moelle allongée est principalement atteinte, on observe souvent une paralysie des muscles de la langue et du pharynx, de la dysphagie ou l'impossibilité absolue de la déglutition (paralysie bulbaire aiguë). Les troubles constatés varient suivant l'intensité, la localisation du processus (cerveau, moelle allongée, moelle épinière) et l'espèce animale. Les mêmes modalités cliniques s'observent chez l'homme dans le spasme de la nuque.

I. Chez le CHEVAL, la maladie s'annonce tantôt par un frisson violent, tantôt par la somnolence et l'apathie. Dans certains cas, les animaux chancellent, tombent et présentent les signes de l'encéphalite, surtout ceux d'une profonde dépression; dans d'autres, on constate d'abord de la dysphagie, les malades exécutent continuellement de vains efforts pour déglutir la salive, celle-ci tombe de la bouche en longs filaments (Burger-Coburg) (1); dans d'autres encore, plus rares, l'affection débute d'emblée par l'opisthotonos. Bientôt on note

---

(1) Burger-Coburg (*Communication inédite*).

de la raideur et une sensibilité anormale de la nuque ; les animaux ne peuvent ni lever la tête ni l'étendre ; l'encolure et quelquefois la colonne vertébrale tout entière sont roides, tendues ; à certains moments, on remarque des attaques d'opisthotonos et du trismus : la température du crâne et de la nuque est augmentée, les muscles de cette dernière région sont tendus, durs, saillants. Sur quelques malades, on constate de l'hyperesthésie et de l'anxiété. A ces symptômes s'ajoutent des contractions convulsives des muscles de la face (faciès tétanique), de l'épaule, des extrémités et des contractions cloniques des muscles oculaires (nystagmus), phénomènes auxquels succèdent des tremblements, des chutes et l'épuisement musculaire. Plus tard, la parésie ou la paralysie de l'arrière-main viennent parfois compliquer la scène ; la démarche est chancelante et maladroite, puis complètement impossible : on peut également observer des paralysies des nerfs optiques (amaurose) des lèvres, des oreilles, etc. L'appétit est diminué ou supprimé ; il y a de la dysphagie et du ptyalisme. L'urine contient de l'albumine et de rares globules rouges, quelquefois il existe de l'hématurie véritable. Dans certains cas, la température monte à 41 : dans d'autres, son élévation est faible ou nulle. Le pouls peut être accéléré, normal ou même ralenti : généralement il est petit et mou. Les muqueuses sont rouges ou jaunâtres.

La maladie revêt généralement le type aigu : sa durée moyenne est de huit à quinze jours ; plus rarement elle détermine la mort au bout de quatre ou cinq jours, même en quarante-huit heures. — Lorsqu'elle sévit à l'état épizootique, sa marche semble être particulièrement rapide sur les premiers animaux frappés ; alors on peut observer des cas de mort « apoplectiforme » ; les sujets, subitement pris de convulsions (opisthotonos), tombent et meurent en présentant tous les signes d'une paralysie généralisée. — Les récidives sont fréquentes. — Le pronostic est très défavorable. D'après Hartenstein, les malades succombent dans la proportion de 90 p. 100.

II. Chez le MOUTON, on observe quelques prodromes : tristesse, abattement, apathie, salivation abondante, contractions convulsives des lèvres, marche en cercle, etc. Bientôt on trouve les animaux étendus sur le sol et comme paralysés ; très sensibles aux attouchements, ils sont pris par moments d'attaques convulsives ; la tête et l'encolure sont déviées en haut et en arrière ; la tête peut être portée jusque sur le garrot ; on observe en outre des spasmes des muscles de la mastication, des grincements de dents, des secousses de la tête, des convulsions des extrémités, etc. Le front et le crâne sont chauds, les conjonctives injectées, les pupilles dilatées. Chez les agneaux, le thermomètre accuse souvent un abaissement de la température signe pronostique fâcheux ».

Tantôt l'affection est suraiguë et les malades succombent au bout de quelques heures ou de quelques jours ; tantôt elle persiste de une à trois semaines. Chez les agneaux et aussi chez les animaux adultes, la terminaison ordinaire est la mort. Sur 43 moutons malades observés par Schmidt, 41 ont péri (1).

III. Chez le Chien, le stade initial est habituellement caractérisé par une profonde stupéfaction ; le délire est bien plus rare. Les animaux sont fiévreux, tremblants ; ils buttent contre les objets dispersés sur le sol, chancellent, exécutent des mouvements insolites (marche en cercle) et présentent des signes de dysphagie. La surface cranienne est chaude ; les muscles de la nuque sont saillants et durs ; l'encolure est renversée convulsivement ; on observe des crampes généralisées interrompues par de courtes rémissions ; ces spasmes amènent vite l'épuisement et la mort. Dans les deux ou trois jours qui précèdent celle-ci, la cornée devient le siège d'un léger trouble. La durée moyenne de la maladie est de neuf jours ; ses termes extrêmes sont trois et vingt jours.

IV. Chez le bœuf, la méningite cérébro-spinale s'accompagne de troubles de la préhension et de la rumination ; tantôt les malades, inquiets, excités, secouent continuellement la tête ; tantôt on les trouve stupéfiés, plongés dans le coma ; les muscles de la nuque sont tendus, la tête est portée haute ; si on cherche à l'abaisser, les animaux s'affaissent ; à certains moments on observe du trismus, de l'opisthotonos, des convulsions des membres, des lèvres, du pirouettement de l'œil, enfin surviennent des phénomènes paralytiques.

Chez la chèvre les symptômes sont à peu près semblables.

Vogel et plusieurs autres vétérinaires ont décrit, chez le bœuf, une **méningite spinale épizootique**, différente du spasme de la nuque. Voici les symptômes mentionnés par ces auteurs : une abondante salivation, la difficulté de la mastication, la dysphagie, l'inquiétude, des trépignements, la paralysie des mucles de la langue, du larynx et un épuisement rapide. Au début, les malades se couchaient et se relevaient à chaque instant ; bientôt il leur était impossible de reprendre l'attitude debout. La mort survenait du troisième au cinquième jour. — Ces phénomènes semblent être provoqués par une affection de la

(1) Wischnikewitsch a décrit une méningite cérébro-spinale enzootique observée sur un troupeau de 1,700 moutons d'une ferme des environs de Pultava. Très contagieuse, elle sévissait par bouffées. Comme cause, l'auteur incrimine des « agents miasmatiques ». Les principaux symptômes observés étaient les suivants : faiblesse, apathie, anorexie, suspension de la rumination, miction et défécation fréquentes ; plus tard, la démarche devenait chancelante, les animaux se couchaient pour ne plus se relever, ils étaient pris de convulsions, l'œil était hagard, la tête fléchie et renversée sur le corps. La mort survenait du dixième au douzième jour. À l'autopsie, on constatait du catarrhe intestinal, de l'hyperémie, de la splénisation et de l'hépatisation pulmonaires, un épanchement dans les méninges, de la tuméfaction de la pie-mère et de la dure-mère, des adhérences entre ces deux membranes, une collection liquide dans les ventricules, du ramollissement jaune circonscrit du cerveau et de la moelle épinière. La substance cérébrale et médullaire, l'exsudat des méninges et le sang contenaient des bacilles. (*Veterinari Westnik de Charkow*, 1889.) (N. D. T.)

moelle allongée (paralysie bulbaire aiguë). On n'a jamais observé ni troubles psychiques, ni spasmes, ni convulsions.

La méningite spinale épizootique du bœuf ne constitue pas une espèce nosologique bien délimitée; on a confondu avec elle des intoxications de nature mycosique et diverses autres affections. Le fait relaté par Zipperlen n'est qu'un cas d'entérite mycosique; l'autopsie, en effet, a révélé une inflammation intense de l'estomac et de l'intestin. — L'entérite mycosique (Voy. T. I), comme la méningo-encéphalite, s'accompagne de salivation, d'inquiétude, d'épuisement, de paralysies de la langue et des muscles du larynx.

BIBLIOGRAPHIE DE LA MÉNINGITE SPINALE ÉPIZOOTIQUE. — VOGEL, *Repertor.*, 1869. UTZ, *Bad. thierärztl. Mittheil.*, 1869. — LECOUTURIER, *Annal. de Bruxelles*, 1869. — MAYER, *Repertor.*, 1876. — ZIPPERLEN, *Ibid.*, 1877. — DEIGENDESCH. *Ibid.*, 1879. — WISCHNIKEWITSCH, *Veterinari Westnik de Charkow*, 1889.

Diagnostic différentiel. — 1° Chez le cheval, la méningite cérébro-spinale a été souvent confondue avec l'encéphalite simple; l'erreur est d'autant plus facile que cette dernière se complique parfois de spasmes et de convulsions, mais on peut toujours l'éviter lorsque les symptômes de l'affection spinale, bien prononcés, dominent la scène. 2° Chez le bœuf, il est difficile, dans certains cas, de la différencier de la méningite tuberculeuse; la distinction est basée sur le caractère enzootique de l'affection et l'existence de symptômes provoqués par certaines localisations de la tuberculose (tuberculose pulmonaire, mammaire, amaigrissement, cachexie). 3° Chez le chien, elle peut être simulée par la rage et la maladie du jeune âge; mais, en tenant compte de l'ensemble des symptômes observés, on arrive à faire le diagnostic différentiel dans la majorité des cas. 4° Chez le mouton, si la méningo-encéphalite et le tournis ont certains caractères communs pouvant laisser le praticien indécis, le diagnostic est nettement établi par l'autopsie des premiers sujets qui succombent ou que l'on sacrifie. 5° Le tétanos se distingue du spasme de la nuque par la contracture permanente et l'existence de symptômes cérébraux.

Traitement. — Il est le même que celui de l'encéphalite. Il faut recourir aux applications de glace sur la tête ou aux douches froides et chercher à provoquer une dérivation sur l'intestin par les laxatifs. On peut essayer les antispasmodiques (injections sous-cutanées de morphine, bromure de potassium, hydrate de chloral, chloroforme).

Sur un cheval, Johne a obtenu des effets avantageux en employant le chlorhydrate de pilocarpine (par doses de 0^{gr},6, en injections hypodermiques). Lorsque l'affection revêt le caractère enzootique, il faut isoler les malades et désinfecter les locaux.

Bibliographie. — 1° CHEZ LE CHEVAL. — RICHTER, *Preuss. Mittheil.*, 1865-66. — LARGE, *The Veterin.*, 1867, 1883. — LIAUTARD, *Recueil vét.*, 1869. — WALLENDORF, an. in *Thierarzt*, 1870. — DEGIVE, *Annal. de Bruxelles*, 1873, 1874. — HARTENSTEIN. *Sächs. Jahresber.*, 1879. — DINTER, ACKERMANN, BENEDICT, *Ibid.*, 1879. — APOSTOLIDES, an. in *Berlin. Archiv*, 1882. — MERGEL, *Archiv f. Vet. Med.*, 1882. — SAUNDERS, *Americ. vet. rev.*, 1883. — JAMES, *The Veterin.*, 1883. — WORTLEY, AXE, *Ibid.*, 1883,

Ekkert. *Archiv f. Vet. Med.*, 1884. — Johne, *Sächs. Jahresber.*, 1885. — Pröger, Möbius et A., *Ibid.*, 1887. — Sattler, *Adam's Wochenschr.*, 1887. — Perrey et Deysine, *Recueil vét.*, 1888.

2° Chez le mouton. — Stöhr, Eichbaum u. Wilke, *Preuss. Mittheil.*, 1865-66. — Roloff, *Ibid.*, 1866-69. — Schmidt, *Magazin*, 1870. — Röttger, *Preuss. Mittheil.*, 1877-78. — Popow, *Veterinari Westnik de Charkow*. — Bräuer, *Sächs. Jahresber.*, 1887.

3° Chez le bœuf. — Meyer, *Magazin*, 1867; *Oesterr. Vierteljahrsschr.*, 1870. — Ringele, *Bad. Mittheil.*, 1874. — C. Harms, *Deutsche Zeitschr. f. Thiermed.*, 1887. — Contamine, *Bullet. belge*, 1887. — Schmidt, *Berlin. Archiv*, 1887. — Pröger, *Sächs. Jahresber.*, 1887. — Dobesch, *Oesterr. Vereinsmonatsschr.*, 1888.

4° Chez le chien. — Renner, *Magazin*, 1868.

MYÉLITE ET MÉNINGITE SPINALE (1) (2).

Étiologie. — Chez nos différents animaux domestiques, la méningite spinale et la myélite ne sauraient être différenciées cliniquement.

(1) Il reste ici une lacune importante, par manque de description de la congestion de la moelle, maladie de beaucoup la plus commune.   (L. T.)

Les vétérinaires français seront sans doute surpris de ne pas trouver, en tête du chapitre consacré aux affections médullaires, la description de la congestion de la moelle, état morbide dont on a rapporté chez nous de nombreuses observations, et auquel le professeur Trasbot a consacré un remarquable article dans le tome XIII du *Dictionnaire pratique de médecine, de chirurgie et d'hygiène vétérinaires*. Friedberger et Fröhner rattachent la congestion de la moelle à l'hémoglobinémie. (Voy. *Hémoglobinémie*.)   (N. D. T.)

(2) Sous le titre de *Paraplégie infectieuse du cheval*, Coméuy a décrit une maladie contagieuse observée en 1887 sur les chevaux des régiments de cavalerie casernés à l'École militaire et au quartier Dupleix. Dans les premiers mois, elle a sévi en même temps que la fièvre typhoïde, avec laquelle on l'a d'abord confondue.

Cette affection se manifeste sous forme de paraplégie plus ou moins soudaine et plus ou moins intense. Elle se différencie nettement de la fièvre typhoïde. Jamais, en effet, on ne constate les phénomènes qui annoncent celle-ci : tristesse, abattement, stupeur, hyperthermie. Son symptôme unique est la *paralysie du train postérieur*.

Elle revêt les types *subaigu, aigu* et *foudroyant*.

Dans la forme subaiguë, les malades conservent à peu près leur physionomie et leur gaieté habituelles : l'appétit est conservé ; mais, à l'écurie, l'arrière-train n'effectue plus aucun mouvement ; chez le cheval, le fourreau est engorgé et le pénis pendant ; chez la jument, les lèvres de la vulve sont légèrement œdématiées. Si les malades sont exercés à l'allure du pas, les membres postérieurs, faibles, chancelants, s'entre-croisent, les boulets fléchissent et la pince est traînée sur le sol. On ne note aucune réaction fébrile ; la température rectale est de 37° C.

La forme aiguë éclate, comme la précédente, sans aucun phénomène précurseur, et s'accuse d'abord, tantôt par une boiterie de l'un des membres postérieurs, tantôt par la paraplégie. Elle arrive presque d'emblée à la période d'état. La marche est très pénible : le vacillement de la croupe et le relâchement des articulations sont tels qu'à chaque pas il y a imminence de chute. Chez le cheval, le pénis est pendant ; chez la jument, la vulve est entr'ouverte et ses lèvres sont fortement œdématiées. Il n'y a pas trace de fièvre ; la respiration est calme, le pouls plein et régulier, les battements du cœur sont normaux. La température dépasse à peine 37° C. Les désordres cérébraux sont exceptionnels. Un seul malade a présenté des phénomènes vertigineux.

Dans la forme foudroyante, constatée presque exclusivement sur des juments, les bêtes frappées à l'écurie ou en exercice chancellent et tombent pour ne plus se relever. Le train de derrière est complètement paralysé, la physionomie n'est pas altérée, la respiration est calme, le pouls plein, la douleur à peine accusée ; il y a quelques frémissements musculaires aux fesses, à la croupe, aux flancs, aux épaules et aux coudes. La température générale est diminuée. Les lèvres de la vulve sont tuméfiées et infiltrées, l'urine s'écoule en nappe (paralysie de la vessie). La pa-

Ces maladies sont déterminées par des causes d'ordre traumatique : coups, heurts portés sur la région dorsale, commotions ou fractures de la colonne vertébrale, violents efforts de traction. Sur une vache, Reindl a observé la myélite suppurée produite par une aiguille à ravauder déglutie et parvenue dans le canal rachidien. Quelques auteurs accusent le froid et le rhumatisme. La myélite est quelquefois le résultat de la propagation à la moelle d'une phlegmasie développée à son voisinage (vertèbre cariée). Elle peut apparaître au cours de certaines maladies infectieuses (septicémie, pyohémie, gourme, maladie des chiens, dourine).

Anatomie pathologique. — Ses lésions sont de même nature que celles de l'encéphalite. Dans la leptoméningite spinale, la pie-mère et l'arachnoïde sont troubles, tuméfiées, congestionnées, farcies d'ecchymoses; un exsudat séreux (hydrorachis) ou purulent est collecté entre la dure-mère et la moelle; la surface de celle-ci est parfois œdématiée ou infiltrée de pus. De même que l'encéphalite, la myélite proprement dite est généralement circonscrite, *en foyer;* elle est caractérisée par l'infiltration, le ramollissement de la substance médullaire (ramollissement rouge), qui est pâteuse, gris rougeâtre, parsemée d'îlots hémorragiques; on y trouve rarement des *abcès.* Dans la forme chronique, le tissu conjonctif interstitiel prolifère et les éléments nerveux s'atrophient (myélite interstitielle ou sclérose de la moelle). — La pachyméningite spinale aiguë est généralement suppurative. Lorsqu'elle existe à l'état chronique, des plaquettes cartilagineuses ou osseuses se développent dans la dure-mère (pachyméningite chronique ossifiante).

Symptômes. — La complexité des symptômes de la myélite est en rapport avec celle des fonctions de la moelle. Cet organe sert de voie de passage aux fibres nerveuses motrices (cornes antérieures) et sensitives (cornes postérieures) du tronc et des extrémités; il renferme

ralysie s'étend plus ou moins vite, l'inquiétude et la douleur s'accusent, les malades se plaignent, les battements du cœur deviennent plus forts, le pouls s'efface. Suivant les cas, l'agonie est tranquille ou agitée. Tantôt la température descend à 36-35°, tantôt elle monte à 40-41° C. En cinq, six ou sept jours, les malades arrivent à l'état squelettique. La mort survient par asphyxie.

Dans les cas aigus et subaigus, l'amélioration s'accuse vers le sixième jour et la guérison est complète au bout d'un laps de temps qui varie de dix à quarante jours. Dans la forme foudroyante, toujours mortelle, les animaux succombent rapidement (dix-huit heures à six jours).

Les altérations anatomiques essentielles sont la *congestion des méninges, l'hyperémie de la substance médullaire* et un *ramollissement du renflement lombaire.* On constate aussi un certain état congestif des méninges encéphaliques et de la substance cérébrale, mais ces dernières lésions sont vraisemblablement la conséquence de l'asphyxie; l'appareil clinique indique, en tout cas, qu'elles sont accessoires.

On ne sait rien sur les causes de cette grave affection. Les recherches faites pour en établir la nature sont restées infructueuses.

Les révulsifs, les purgatifs et les excitants sont les agents qui ont donné les meilleurs résultats.   (N. D. T.)

en outre les centres qui président aux fonctions de la vessie, du rectum et de l'appareil génital.

Les principales manifestations de la myélite sont :

1° Des *troubles de la motilité*, tantôt des phénomènes d'excitation, tantôt de la paralysie. La démarche est raide, la colonne vertébrale tendue ; on observe des contractions cloniques ou des contractures ; les animaux chancellent, tombent et sont incomplètement ou complètement paralysés (parésie ou akinésie). La paraplégie survient dans la majorité des cas, le lever est impossible ; les sujets de nos grandes espèces restent couchés comme des masses inertes ; les petits animaux traînent les membres postérieurs. Les doses massives de strychnine, mortelles pour des individus sains, ne déterminent souvent aucune convulsion chez les malades. Lorsque l'affection siège sur la moelle lombaire, les troubles paralytiques sont limités aux membres postérieurs et à la queue ; quand la moelle cervicale est frappée, les quatre membres sont paralysés. Dans ce dernier cas, on note toujours un rétrécissement de la pupille.

2° Des *troubles de la sensibilité* — de l'*hyperesthésie* ou de l'*anesthésie*. La première se traduit par une vive sensibilité aux moindres attouchements, par de l'excitation et de l'inquiétude ; la colonne vertébrale surtout est d'une extrême sensibilité. Les petits animaux (chien poussent des cris de douleur ; le cheval et le bœuf sont pris de convulsions et cherchent à mordre ; nous avons observé un cheval que les convulsions *enlevaient littéralement de terre*. Parfois les mouvements les plus limités s'accompagnent de souffrances et de plaintes. — La paralysie de la sensibilité est caractérisée par la perte de l'excitabilité spinale et des réflexes ; les irritations mécaniques, thermiques et électriques (piqûres d'épingle, fortes chaleurs, courants électriques violents) ne provoquent aucune réaction.

3° Des *troubles dans les fonctions de la vessie et du rectum*. Au début, il y a généralement de la rétention d'urine et de la constipation, phénomènes dus à la paralysie de la musculeuse de la vessie et du rectum. L'accumulation de l'urine dans son réservoir peut provoquer le catarrhe vésical, la pyélite et quelquefois la néphrite. La paralysie des sphincters, qui survient ensuite, entraîne l'incontinence de l'urine et des excréments. Chez les mâles, on note d'abord des érections permanentes et plus tard l'impuissance. On constate encore aux régions paralysées une diminution de la température, quelquefois de la tuméfaction œdémateuse, de la sudation et de l'atrophie musculaire lorsque la maladie se prolonge un certain temps. Enfin le décubitus permanent détermine, au tégument des parties saillantes du corps, des plaques de gangrène sèche.

La myélite revêt généralement la forme chronique. Mais dans la majorité des cas les animaux sont sacrifiés de bonne heure. La guérison est rare, et lorsqu'on l'obtient il persiste souvent un état parétique du train de derrière.

Diagnostic différentiel. — La myélite doit être distinguée de l'*hémoglobinémie rhumatismale*, maladie avec laquelle on l'a souvent confondue. Beaucoup d'auteurs considèrent encore l'hémoglobinémie comme une affection de la moelle et appliquent à la méningite spinale et à la myélite la description de la maladie connue autrefois sous le nom de « strangurie noire ». On a souvent pris pour de la myélite les *parésies de l'arrière-main* observées au cours du rhumatisme musculaire, ainsi que les phénomènes paralytiques qui viennent parfois compliquer les néphrites. Il n'est pas toujours facile de différencier ces affections. Cependant, dans la plupart des cas, le diagnostic peut être établi. Les néphrites sont dénoncées par les altérations éprouvées par l'urine; dans l'hémoglobinémie rhumatismale, on a, comme éléments de diagnostic, l'hémoglobinurie, les commémoratifs et la marche rapide; enfin, dans les affections rhumatismales des muscles, il n'existe jamais de paralysie complète.

On manque fréquemment de données précises pour distinguer la myélite des hémorragies médullaires et des tumeurs spinales; il est des cas où le diagnostic n'est rigoureusement établi que par l'autopsie.

Traitement. — Au début, on doit recourir aux réfrigérants ou aux compresses de Priessnitz, appliqués le long de la colonne vertébrale. Plus tard, lorsque les troubles paralytiques prédominent, les frictions vésicantes (alcool camphré, essence de térébenthine, teinture de cantharides, huile de croton, etc.) sont indiquées. Chez les petits animaux, l'électricité rend de réels services. Les phénomènes d'excitation sont combattus par les courants continus courants galvaniques, et les symptômes paralytiques par les courants interrompus (courants induits). Lors de paralysie chez le chien et les petits animaux, nous nous servons généralement de l'appareil de Spamer, en appliquant les électrodes en des points variés (aux deux extrémités ou sur les côtés de la colonne vertébrale, puis alternativement à l'extrémité du membre paralysé et vers le milieu de l'épine dorsale). L'intensité du courant doit être en rapport avec le degré de la paralysie; dans tous les cas il faut éviter de provoquer des douleurs violentes. — Au début, on peut aussi opérer une dérivation sur l'intestin au moyen des laxatifs. À l'intérieur, on emploie les sels de strychnine. Pour le cheval, la dose du nitrate de strychnine est de 0^{gr},05 à 0^{gr},1; pour le bœuf de 0^{gr},05 à 0^{gr},15; pour le chien de 1/10 de milligramme par kilogramme du poids vif ou de 0^{gr},001 à 0^{gr},003 en moyenne (la méthode hypodermique est bien préférable à l'administration par les voies digestives). Lorsqu'on soupçonne l'existence d'une collection liquide dans le canal rachidien, on peut essayer la pilocarpine. Afin d'éviter les eschares de la peau, les grands animaux seront placés de bonne heure sur un appareil de suspension. Enfin, dans la plupart des cas, il faut encore vider fréquemment la vessie par la compression ou le cathétérisme, et débarrasser le rectum des crottins qui s'y accumulent (1).

Bibliographie. — Saint-Cyr et Cornevin, *Journ. de Lyon*, 1868. — Friedberger, *Pütz'sche Zeitschr.*, 1873. — Harms, *Hannov. Jahresber.*, 1874. — Mauri, *Revue vét.*, 1878. — Bonnet, *Münch. Jahresber.*, 1880-81. — Kitt u. Stoss, *Deutsche Zeitschr. f. Thiermed.*, 1883. — Barrier et Weber, *Recueil vét.*, 1884. — Martin, *Münch. Jahresber.*, 1884-85. — Schindelka, *Oesterr. Vierteljarsschr.*, 1885. — Axe, *The Vet.*, 1885. — Faccini, *Il med. vet.*, 1887. — Dieckerhoff, *Spec. Pathol.*, 1888. Méningo-myélite épizootique : Coméxy, *Recueil vét.*, 1888.

PARALYSIES PAR COMPRESSION DE LA MOELLE.

Étiologie. — Si la compression de la moelle est déterminée dans certains cas par des altérations de nature phlegmasique, il en est d'autres où elle est produite par des hémorragies ou des tumeurs. Parmi ces dernières, très rares chez nos animaux domestiques, on a surtout rencontré les sarcomes de la dure-mère (mélano-sarcome et sarcome à cellules fusiformes), les lipomes et les Cénures. Les énostoses de la colonne vertébrale et la pachyméningite ossifiante occasionnent les mêmes troubles que ces néoplasies. Quant aux hémorragies, elles sont habituellement provoquées par des traumatismes (fractures des vertèbres, commotions, plaies par armes à feu), par une altération des vaisseaux ou par des embolies.

Symptômes. — Les paralysies consécutives aux *hémorragies* des méninges spinales ou de la moelle apparaissent brusquement (apoplexie spinale), caractère suffisant pour les distinguer de celles dues aux tumeurs ou à la myélite. Généralement leur origine traumatique est encore décelée par les commémoratifs et par l'examen minutieux du malade. Le sang extravasé peut se résorber et la guérison survenir, ce qui n'a jamais lieu lors de compression médullaire par une néoplasie. Les troubles paralytiques sont assez fréquemment précédés de phénomènes d'excitation (convulsions). Sur un bœuf, Kammerer a observé une attaque de spasme de la nuque liée à une hémorragie de la moelle allongée.

Les paralysies causées par l'existence de *tumeurs* comprimant la moelle ont une évolution lente et souvent leur stade initial est marqué par des signes d'excitation ; elles s'accentuent graduellement et de-

____

(1) Tous les excitants spéciaux du système nerveux : électricité, strychnine, etc., ne m'ont jamais paru bien avantageux ; la dérivation énergique, vésicants et même cautérisation pour le cheval, pommade stibiée pour le chien et les altérants mercuriaux pendant les premiers jours ; plus tard le phosphate de chaux gélatineux et les ferrugineux donnent souvent de meilleurs résultats. (L. T.)

viennent complètes au bout d'un temps plus ou moins long. Leur marche est fatalement progressive ; la guérison ne se produit jamais. Dans un grand nombre de cas, leurs symptômes sont semblables à ceux de la myélite.

Diagnostic différentiel. — Les données suivantes permettent de distinguer les paralysies dues à une lésion de la moelle de celles provoquées par une altération cérébrale :

1° Les paralysies d'origine médullaire sont presque toujours des paraplégies, et les paralysies d'origine cérébrale des hémiplégies ; cette différence s'explique par le faible volume de la moelle comparé à celui du cerveau ; les processus pathologiques qui frappent la première l'intéressent habituellement dans toute son épaisseur. Pour la même raison, la paralysie est généralement sensitivo-motrice (cornes postérieures et antérieures) ; lors d'altérations médullaires graves, tous les muscles situés en arrière de la lésion sont paralysés ;

2° Dans les paralysies spinales, il n'y a presque jamais de symptômes psychiques et les fonctions des nerfs encéphaliques ne sont nullement troublées ; l'appareil clinique des paralysies cérébrales est tout différent ;

3° La paralysie simultanée de la vessie et du rectum indique la localisation médullaire de l'altération causale ;

4° Les paralysies médullaires marchent généralement d'arrière en avant ; elles sont *ascendantes* ;

5° Les troubles trophiques dans les régions frappées (atrophie musculaire) sont caractéristiques des paralysies médullaires : les cellules ganglionnaires des cornes motrices antérieures de la moelle exercent une influence trophique sur les muscles innervés par elles, propriété dont ne jouissent pas les éléments des centres moteurs cérébraux.

Chez le chien, les akinésies par compression médullaire sont assez fréquemment confondues avec les parésies ou les paralysies spinales dues aux cardiopathies (lésions valvulaires). Dans les dilatations cardiaques récentes consécutives à des altérations valvulaires, on observe fréquemment des paraplégies produites soit par l'hyperémie veineuse ou l'anémie artérielle de la moelle, soit par une thrombose des artères crurales, développée au cours de l'affection cardiaque. Aussi, lors de paralysie médullaire chez le chien, est-il toujours indiqué de faire l'examen du cœur.

Traitement. — Le traitement des paralysies par compression médullaire est le même que celui des akinésies provoquées par la myélite (voy. le chapitre précédent).

Le terme « ataxie » sert à désigner l'incoordination des mouvements. Dans l'ataxie, les divers muscles ne fonctionnent pas en temps opportun ; les uns agissent trop tôt, les autres trop tard ; parfois certains groupes musculaires seulement, tantôt les fléchisseurs, tantôt les extenseurs entrent en activité. Il n'existe pas de paralysie. L'une des ataxies les plus fréquentes est l'éparvin sec du cheval, affection qui, dans la majorité des cas, parait être d'origine médullaire. Barrier et Weber ont décrit des mouvements ataxiques observés chez un cheval atteint de myélite interstitielle (atrophie des éléments nerveux par l'hyperplasie conjonctive) (1).

Bibliographie. — 1° Par hémorragies : Caussé, *Journ. des vét. du Midi*, 1859. — Varnell, *The Veterin.*, 1864. — Friedberger, *Adam's Wochenschr.*, 1871. — Kammerer, *Bad. thierärztl. Mittheil.*, 1883. — Busch, *Preuss. Mittheil.*, Bd VI. — Benjamin, *Bull. Soc. méd vét.*, 1884.
2° Par néoplasies : Trasbot, *Recueil vét.*, 1864. — Friedberger, *Münch. Jahresber.*, 1877-78. — Railliet, *Archiv vét.*, 1878. — Dieckerhoff, *Adam's Wochenschr.*, 1881. — Nielsen, *Tidskrift for Vet.*, 1882. — Hubscher, *Schweiz. Archiv*, 1884. — Oesterr, *Vereinsmonatsschr.*, 1884. — Cadéac, *Revue vét.*, 1885. — Stubbe, *Annal de Bruxelles*, 1890.

PRURIGO LOMBAIRE DU MOUTON. — MALADIE DES TROTTEURS.

Nature. — Le prurigo lombaire du mouton est une affection chronique, apyrétique, héréditaire, dont la nature est encore incomplètement connue. Il se traduit par de l'hyperesthésie, de la faiblesse, de la parésie de l'arrière-main, et par un amaigrissement progressif aboutissant à la cachexie. Sa terminaison ordinaire est la mort. La comparaison établie entre cette affection et le *tabes dorsal* (dégénérescence grise des cordons postérieurs) de l'homme est purement hypothétique ; car, jusqu'à présent, aucune altération anatomique constante n'a été trouvée dans la moelle épinière des sujets atteints de prurigo lombaire.

1, L'intéressante observation de *myélite interstitielle diffuse* relatée par Barrier et Weber a été recueillie sur un cheval de 8 ans, ayant donné lieu, avant l'examen, à deux ventes successives, pour *faiblesse de reins*. — A l'écurie, l'animal ne présentait rien de bien particulier : œil un peu fixe ; tête haute, difficile à explorer ; sensibilités générale et sensorielles conservées ; lever et décubitus normaux. — Au moindre exercice, *incoordination locomotrice* très accusée des quatre membres, se traduisant surtout par des flexions et extensions brusques, saccadées, violentes ; *marche* impossible et chute imminente quand les yeux étaient couverts, *titubante* et simplement difficile après quelques pas lorsque la vue était libre. — Au repos, *contracture* énergique des muscles brachiaux et cruraux antérieurs ; flaccidité (sans atrophie) des brachiaux et cruraux postérieurs. — Avec le temps, l'amaigrissement survint et l'incoordination s'aggrava ; on ne nota aucun signe d'immobilité. Le sujet fut abattu comme incurable au bout de 10 mois.
L'autopsie révéla une *sclérose interstitielle diffuse, croisée*, considérable à l'origine des renflements brachial et crural de la moelle, sur une longueur d'environ 2 centimètres. Au *cou*, la lésion, plus ancienne, occupait le côté droit et intéressait la région la plus externe des cornes grises, ainsi qu'une bonne partie des cordons supérieur, latéral et inférieur, avec irradiations dans les points voisins. Aux *lombes*, plus récente, plus étendue, moins délimitée, moins uniforme, elle siégeait à gauche et comprenait notamment : trois foyers anciens dans le cordon latéral, dont deux supérieurs et un inférieur, plus un foyer hémorragique sur la corne supérieure. (Voy. *Recueil vét.*, 1884. (N. D. T.

Animaux atteints. — Le prurigo lombaire était inconnu avant l'importation des mérinos (1765). On l'observe surtout sur les troupeaux des races perfectionnées, et composés d'animaux précoces; il est très rare sur les moutons indigènes ou les negretti. Les béliers de 2 à 3 ans y sont prédisposés; les brebis et les mâles châtrés en sont beaucoup moins souvent atteints. En Prusse et en Saxe, où l'on trouve de nombreux troupeaux de races améliorées, la maladie fait bien plus de ravages que dans le nord de l'Allemagne. C'est l'une des affections les plus redoutables de l'espèce ovine (1).

Étiologie. — Parmi ses causes, il faut citer, en premier lieu, la prédisposition héréditaire. Généralement la maladie est introduite dans les troupeaux par des béliers reproducteurs déjà malades ou porteurs du *germe* de l'affection. Certaines méthodes de reproduction, la consanguinité, la précocité, la constitution délicate des animaux, la culture intensive, l'emploi pour la reproduction de brebis trop âgées, la surexcitation génésique ou l'épuisement des mâles utilisés trop jeunes pour la monte : voilà autant de conditions étiologiques incriminées par les auteurs (2).

Haubner accuse encore des circonstances climatériques : les terrains marécageux, exposés aux inondations, et où croissent abondamment des plantes aqueuses, les terrains sablonneux, arides; mais l'influence de ces causes est au moins douteuse.

Symptômes. — A son début, le prurigo lombaire ne s'exprime par aucun symptôme permettant de le reconnaître. Les animaux sont anxieux, très excitables; ils tremblent lorsqu'on veut les saisir; les mouvements des membres sont brusques, leur flexion est saccadée; l'œil est hagard, immobile : on observe des mouvements convulsifs de la tête, par moments celle-ci est renversée sur le dos ; les oreilles exécutent des mouvements particuliers et insolites (phénomène surtout fréquent pendant la saison chaude). La durée de cette première période est de quatre à huit semaines l'hiver, de huit à quinze jours l'été.

La seconde période a une durée de deux à quatre mois en été, de deux à quatre semaines en hiver. Elle s'accuse par l'affaiblissement musculaire général et la parésie croissante de l'arrière-main. La démarche est incertaine, hésitante, trottinante (d'où les noms de « *trotteurs, maladie des trotteurs* »); les membres postérieurs sont tenus écartés, portés très en avant de la ligne d'appui normal: parfois on observe des mouvements analogues à ceux du harper ; les malades

(1) J'ai vu cette affection pendant plusieurs années sur un grand nombre d'agnelles de dix mois à un an, aussi bien que sur les adultes d'un troupeau South-down-Solognot.

(2) Rien de semblable ne pouvait être invoqué à l'égard du troupeau que j'ai observé. (L. T.)

ne peuvent plus prendre le galop. A ces symptômes ataxiques s'ajoutent ceux du prurit lombaire ; les animaux se frottent, se mordent à la base de la queue, à la croupe, au dos, quelquefois aussi aux membres postérieurs et même à ceux de devant; des régions dépilées où le tégument est phlogosé apparaissent à la surface du corps ; la laine est sèche, mécheuse, un grand nombre de brins sont cassés.

Au bout d'un temps variable, on voit s'accuser peu à peu la paralysie de l'arrière-main ; les sujets tombent fréquemment et ne se relèvent qu'avec peine. La maigreur, la faiblesse s'accentuent peu à peu et la mort survient par épuisement.

Diagnostic différentiel. — Le prurigo lombaire peut être confondu avec la paraplégie provoquée par les Cénures et avec d'autres paralysies spinales. L'anxiété, le prurit, la fréquence de la maladie sur les mâles et dans les races améliorées permettent d'établir le diagnostic (1).

Traitement. — Les différents moyens préconisés pour combattre le prurigo lombaire n'ont aucune efficacité. Les malades doivent être sacrifiés. La prophylaxie comporte les mesures suivantes : exclure de la reproduction les sujets atteints, n'employer comme béliers que des animaux âgés de deux ans au moins, et en nombre suffisant pour les préserver de la surexcitation génésique et de l'épuisement, donner aux agneaux et aux antenais une bonne alimentation, enfin éviter la consanguinité prolongée.

Bibliographie. — Richter, *Magazin*, 1841. — Roche-Lubin, *Recueil vét.*, 1848. — Cauvet, *Journ. des vét. du Midi*, 1854. — Hering, *Spec. Pathologie.* 1858. — Forster, *Oesterr. Vierteljarsschr.*, 1859. — Spinola, *Ibid.*, 1863. — May, *Die inneren u. ausseren Krankheiten der Schafe*, 1868. — Roloff, *Oesterr. Vierteljahrsschr.*, 1868. — Dammann, an. in *Thierarzt*, 1869. — Zürn, *Ibid.*, 1870. — Gerlach, *Gerichtl. Thierheilkde*, 1872. — Weber, *Sächs. Jahresber.*, 1874. — Bénion, *Traité des maladies du mouton*, Paris. 1874. — Haubner-Siedamgrotzky, *Landwirthschaftl. Thierheilkde*, 1884. — Röll, *Spec. Pathol.*, 1885.
Prurigo lombaire (tremblante) du bœuf. — Sarradet, *Revue vét.*, 1883.

III. — MALADIES DES NERFS.

PARALYSIES DE CERTAINS NERFS PERIPHÉRIQUES (2).

Étiologie. — Les paralysies des nerfs périphériques, assez fréquentes sur nos animaux, sont généralement provoquées par des

(1) Il m'a paru impossible qu'on puisse confondre cette maladie avec aucune autre, à moins peut-être qu'on ne se trouve en face d'un cas isolé et à forme exceptionnelle, ce qui est fort rare.   L. T.

(2) Goubaux a publié sur les paralysies locales du cheval un important travail dans lequel sont étudiées : la paralysie des lèvres, de la mâchoire inférieure, de la fausse narine, de la langue, de l'oreille, du larynx, du nerf radial, du petit scia-

causes d'ordre traumatique : contusion du *facial* au voisinage de
l'articulation temporo-maxillaire, au point où il contourne le bord
postérieur du maxillaire inférieur : blessure du *sus-scapulaire* produite par les heurts ou pendant le travail, surtout lorsque les chevaux
marchent en pelotons, ou par le décubitus (1), etc. Les affections de la
région du centre d'origine, les tumeurs (Lydtin), les maladies inflammatoires de la base du cerveau, peuvent également déterminer des
paralysies. Elles sont quelquefois provoquées par le froid (Trofimow),
par les infections, la maladie du jeune âge surtout, et par certaines
intoxications (paralysie du facial produite par la digitale).

I. La paralysie du facial se traduit par l'inertie des muscles de la
face du côté correspondant : la lèvre supérieure et le bout du nez
sont rétractés du côté sain, la lèvre inférieure est flasque, pendante,
ou déviée et crispée du côté opposé à la lésion : les aliments s'accumulent entre la joue et les dents ; l'œil du côté malade est larmoyant
et reste continuellement ouvert : le naseau correspondant étant paralysé, les efforts violents occasionnent parfois de la dyspnée (Whitfield).
— La marche varie avec le degré de la paralysie. La guérison est la
terminaison la plus commune.

II. La paralysie du trijumeau occasionne l'anesthésie unilatérale de
la face, de la cavité buccale, de la langue et de l'œil (du côté correspondant). L'insensibilité de l'œil permet aux corps étrangers irritants
de séjourner à sa surface et de provoquer l'inflammation et l'ulcération
de la cornée. Lorsque la branche motrice du trijumeau est atteinte,
les muscles masticateurs sont paralysés ; les aliments, dont la préhension est difficile, s'accumulent dans la bouche : la salive tombe en
filaments, la mâchoire inférieure est parfois pendante, les dents molaires sont irrégulièrement usées, les muscles masticateurs s'atrophient.

III. La paralysie du sus-scapulaire occasionne une boiterie de l'épaule
(boiterie névropathique). Elle est caractérisée par l'atrophie des ab-
ducteurs du bras, du sus-épineux et du sous-épineux. Pendant les
allures, lorsque le membre malade vient à l'appui, l'épaule est déviée
en dehors et le coude éloigné de la paroi pectorale. Cette boiterie
ressemble à celle provoquée par la déchirure des muscles de l'épaule,
mais, dans ce dernier cas, ces muscles réagissent sous l'influence des
courants électriques, et l'on a encore pour se guider les symptômes
inflammatoires qui viennent compliquer la déchirure.

IV. La paralysie du radial, nerf qui anime les extenseurs du membre

tique, des nerfs sus et sous-scapulaires, du pénis, de la vessie, du rectum et de
l'anus. (Voy. *Recueil vét.*, 1848-50). — Möller, dans son *Traité du diagnostic des
maladies externes*, donne aussi une bonne description de ces paralysies. (N. D. T.)
(1) Les déchirures du sus-scapulaire en sont la cause fréquente. Celles du grand
psoas sont presque la condition unique de la paralysie du fémoral antérieur (crural).
(L. T.)

et notamment les muscles olécrâniens, se traduit par l'impossibilité dans laquelle se trouve le membre malade de supporter le poids du corps ; les différents rayons osseux se fléchissent au moment de l'appui. Cette flexion ne s'opère plus lorsqu'on exerce avec la main une certaine pression en avant du genou. Tous les muscles paralysés sont flasques.

V. La paralysie du crural retentit sur le triceps rotulien. Au moment de l'appui, l'articulation du grasset est anormalement fléchie. Lorsque la paralysie est de date ancienne, les muscles rotuliens sont atrophiés.

VI. La paralysie du grand sciatique entraîne l'inertie de la totalité des muscles du membre postérieur, à l'exception du triceps, innervé par le crural. Les muscles paralysés ne réagissent plus sous l'action des excitations électriques et s'atrophient à la longue.

VII. La paralysie du tibial se traduit par la flexion outrée du jarret et du boulet au moment de l'appui. Les jumeaux de la jambe et les fléchisseurs des phalanges, paralysés, sont flasques et incapables d'opérer l'extension du canon. La démarche est hésitante, la région tibiale relâchée. Les mouvements du membre s'accompagnent d'une flexion exagérée du canon sur la jambe (harper), le pied est levé exceptionnellement haut. Le fléchisseur du métatarse n'est pas paralysé.

Traitement. — Les irritants, les douches froides, les courants électriques, les frictions vésicantes, les injections sous-cutanées de strychnine, de vératrine, etc. : tels sont les principaux moyens de traitement de ces paralysies (1).

Les **névralgies** proprement dites (douleurs violentes dans le domaine d'un nerf déterminé) n'ont jamais été signalées chez les sujets de nos diverses espèces. Peut-être cela tient-il exclusivement à ce que les animaux ne peuvent nous communiquer les sensations qu'ils éprouvent. Chez l'homme, les névralgies sont fréquentes; on les constate le plus habituellement sur les branches du trijumeau, du grand nerf occipital (*occipitalis major*), du plexus brachial, du plexus lombaire, des intercostaux et du grand sciatique ; la névralgie de ce dernier tronc porte le nom de « sciatique ».

Sur un cheval, Friedberger (2) a observé dans les régions de l'encolure et de l'avant-bras un prurit intense ne pouvant être rapporté à une cause locale, et qui a cédé aux injections sous-cutanées de morphine. La question de savoir si cette névrose de la sensibilité était une véritable névralgie ou une modalité de l'affection connue chez l'homme sous le nom de *pruritis* n'a pu être résolue.

Bibliographie. — 1° Paralysie du facial. — Zahn, *Oesterr. Vierteljahrsschr.*, 1865. — Konhäuser, *Ibid.*, 1879. — Lydtin, *Bad. thierärztl. Mittheil.*, 1881. — Trofimow,

(1) Le feu en raies à la surface de l'épaule ou sur la cuisse constitue le puissant moyen de guérison de la paralysie sus-scapulaire ou du fémoral.   (L. T.)

(2) Friedberger. *Münch. Jahresber.*, 1877-78.

Archiv f. Vet.-Med., 1881. — Sonin, *Ibid.*, 1882. — Grebe, *Preuss. Mittheil.*, 1883. — Whitfield. *The Veterin.*. 1883. — Bertholegus, *Bulletin belge*, 1886.

2° Paralysie du trijumeau. — Röll, *Spec. Pathol.*, 1885.

3° Paralysie du sus-scapulaire. — Günther, *Magazin*, 1865. — Möller, *Berlin. Archiv*, 1876. — Siedamgrotzky, *Sächs. Jahresber.*, 1878.

4° Paralysie du radial. — Möller. *Berlin. Archiv*, 1875. — Munkel. *Preuss. Mittheil.*, 1883. — Bormann, *Berlin. Archiv.*, 1886.

5° Paralysie du grand sciatique. — Möller. *Berlin. Arch.*, 1880. — Pfister, *Schweiz. Archiv*, 1884.

6° Paralysie du crural et du tibial. — Möller, *Berlin. Arch.*, 1876.

IV. — NÉVROSES SANS ALTÉRATIONS ANATOMIQUES CONNUES.

TÉTANOS.

Étiologie et pathogénie. — Les recherches expérimentales entreprises dans ces dernières années (Carle et Rattone, Nicolaïer, Rosenbach, Flügge, Brieger) ont établi la nature infectieuse du tétanos. L'élément spécifique de cette affection est un bacille très répandu, qui se présente sous l'aspect d'un fin bâtonnet linéaire, semblable à une soie et pourvu d'une petite tête (spore). D'après Rosenbach et Flügge, on le rencontre dans la terre des jardins, dans le sol imprégné de matières excrémentitielles (écuries) et dans plusieurs autres milieux (1). Il pénètre généralement dans l'économie à la faveur d'une plaie ; sous son influence, l'albumine organique éprouve une série de transformations et engendre des ptomaïnes douées de propriétés analogues à celles de la strychnine. Parmi ces alcaloïdes, Brieger a isolé la tétanine, la tétanotoxine, la spasmotoxine et une autre toxine incomplètement connue (2. Bonome, le premier, a trouvé le bacille spécifique sur des animaux tétaniques. Il l'a constaté sur un cheval atteint de tétanos consécutif à une plaie contuse souillée de boue dessé-

1, Le bacille de Nicolaïer existe en très grande abondance dans les couches superficielles du sol. Il a été trouvé par Prietsch dans la poussière de foin, par Sormani dans les excréments d'animaux nourris de fourrage souillé avec de la terre provenant de jardins, de la voie publique ou de champs fumés, par Sanchez Toledo et Veillon dans les déjections d'animaux qui consommaient des aliments inaltérés. Il se présente habituellement sous la forme d'un bacille long, grêle, dont une extrémité porte un renflement colorable et plus tard une spore brillante de diamètre deux à quatre fois plus large que le corps même du bacille (Nicolaïer) ; mais, dans le pus des tétaniques, il a quelquefois l'aspect d'un bâtonnet mince, allongé, linéaire, doué d'une légère mobilité (Kitasato). C'est un bacille anaérobie, se cultivant dans le vide ou dans une atmosphère d'hydrogène et croissant rapidement à une température de 42-43° C. On peut aussi le cultiver dans un vide relatif et l'habituer à croître dans un air à peine raréfié. (N. D. T.)

2, Brieger et Fränkel ont donné au poison tétanique le nom de *toxalbumine*. Sa composition parait être celle des matières albuminoïdes. Vaillard et Vincent le considèrent comme une diastase tout à fait comparable à la toxine sécrétée par le bacille diphtéritique, et dont les effets se limitent au système neuro-musculaire.

(N. D. T.)

chée, et sur un mouton frappé de cette maladie à la suite de la castration.

La transmissibilité du tétanos aux animaux de nos diverses espèces et à l'homme a été démontrée expérimentalement, en 1884, par Carle et Rattone. Les essais d'inoculation faits antérieurement, surtout chez le cheval, par la transfusion du sang, avaient été infructueux. Carle et Rattone ont transmis le tétanos à des lapins en leur inoculant du pus provenant d'un homme tétanique. Peu après, Giordano l'a communiqué au cobaye et à la souris en injectant à ces animaux du pus puisé aux plaies de castration de chevaux affectés de tétanos. Cet auteur a également établi que le sang des sujets tétaniques n'est pas virulent, fait qui explique les résultats négatifs constants donnés par la transfusion. Beumer a reconnu que l'inoculation ne réussit qu'aux plaies fraîches ; pratiquée aux traumatismes suppurants, entièrement recouverts de bourgeons charnus, elle reste invariablement stérile. — Le bacille tétanique possède une extrême résistance. Les sécrétions et l'exsudat desséché des plaies recueillis sur des animaux ou des humains affectés de tétanos conservent leur virulence pendant plus de quatre mois (1).

(1) Les recherches entreprises sur le tétanos ont donné, dans ces derniers mois, d'importants résultats. Sanchez Toledo et Veillon ont réussi à obtenir à l'état de pureté le bacille de Nicolaïer. En le cultivant dans différents milieux (gélatine, sérum sanguin, bouillon de veau et de cheval), à l'abri de l'oxygène et à une température intermédiaire à + 14-38° C., ils ont vu se développer dans les cultures de petits bacilles mobiles, qui s'allongent en filaments ondulés et présentent, dès le dixième jour, la forme sporulée en baguette de tambour ou en battant de cloche. C'est à ce stade évolutif que le bacille tétanique possède le plus de résistance aux diverses causes de destruction : il n'est tué ni par une température de 90° agissant pendant un quart d'heure, ni par une solution phéniquée à 5 % agissant pendant dix heures, ni par une solution de sublimé au 1 %/₀₀ exerçant son action pendant trois heures. Ces auteurs ont encore constaté le passage des bacilles dans la circulation générale ; toutefois ceux-ci restent massés dans les tissus qui entourent la plaie d'inoculation ; l'envahissement du sang est faible, tardif et inconstant. Après la mort, ils continuent à se cultiver dans le sang et les viscères.

Vaillard et Vincent ont reconnu que les cultures pures de bacilles ou de spores tétaniques n'agissent que par la toxine qu'elles renferment. Non seulement le microbe ne se multiplie pas dans les tissus où on les dépose, mais il y disparaît rapidement, et si, avant de l'inoculer, on le dépouille de la toxine à laquelle il est associé, il ne provoque pas la maladie. Il ne peut déterminer ses effets nocifs que s'il agit de concert avec certaines substances chimiques (acide lactique, triméthylamine, etc.) ou avec certains microbes vulgaires (*Microbacillus prodigiosus*, microbes pyogènes, etc.). Inoculé seul, il est rapidement englobé et détruit par les phagocytes ; mais lorsqu'il est associé à d'autres microorganismes, comme cela se produit aux plaies dans les circonstances ordinaires, ceux-ci attirent les phagocytes, absorbent toute leur activité et permettent aux éléments tétanigènes d'évoluer à leur aise.

Kitasato a trouvé un moyen permettant de conférer aux animaux l'immunité contre le tétanos. Les lapins rendus réfractaires peuvent recevoir impunément une injection de 10 centimètres cubes d'une culture virulente (5 c.c. suffisent dans tous les cas pour tuer le lapin non vacciné). Ils sont également insensibles à l'action des toxines tétaniques ; on peut leur en injecter une quantité vingt fois supérieure à celle qui tue les animaux témoins, sans voir apparaître sur eux aucun phénomène tétanique. Kitasato a encore constaté que le sang des lapins rendus réfractaires au tétanos et le sérum de ce sang peuvent détruire une quantité énorme de toxine tétanigène. Ces mêmes substances, inoculées à des souris, leur confèrent une immunité durable

Le chien est réfractaire à l'inoculation tétanique (Rosenbach), que celle-ci soit faite avec la sécrétion des plaies ou avec des cultures. L'observation clinique enseigne, du reste, que le tétanos est extrêmement rare chez cet animal.

L'hypothèse de l'origine équine du tétanos de l'homme, soutenue par Verneuil (1), a été combattue victorieusement par Roux. On ne comprend guère comment certains médecins allemands partagent encore la manière de voir de Verneuil. Le fait suivant, relaté par Kotschau, est au moins amusant : Dans un cas de tétanos survenu chez la femme après l'ovariotomie, cet auteur, pour expliquer l'inoculation, va jusqu'à incriminer la présence d'un vétérinaire qui assistait à l'opération en qualité de spectateur !

Animaux atteints. — Si le tétanos frappe toutes nos espèces domestiques, il est particulièrement commun sur le cheval, l'âne, le mulet et les petits ruminants (mouton et chèvre). C'est sur les carnassiers qu'on le rencontre le plus rarement. Dans les pays chauds, dans les régions tropicales surtout, les cas de tétanos sont beaucoup plus fréquents que dans les contrées froides. A Saint-Domingue, il est tellement redouté que le prix des chevaux hongres est environ le double de celui des chevaux entiers (Wagenfeld). D'une manière générale cependant, il doit compter parmi les maladies rares. Une statistique de Hering, relative aux affections constatées sur les chevaux de l'armée wurtembergeoise pendant un certain nombre d'années, accuse un seul cas de tétanos pour 3,000 malades.

contre le tétanos, et injectées à des sujets de cette espèce auxquels on a préalablement inoculé le tétanos, elles empêchent le développement de celui-ci.

Les travaux de Tizzoni et Cattani ont donné des résultats en partie confirmatifs de ceux obtenus par Kitasato. Ces expérimentateurs ont reconnu que l'eau chlorée fraîchement préparée, le trichlorure d'iode et l'acide phénique en solution aqueuse à 5 p. 100, détruisent assez rapidement *in vitro* les toxines d'origine tétanique, mais aucune de ces substances n'a suffi à empêcher ou à prévenir le tétanos. Par une série d'inoculations de plus en plus virulentes, et en commençant par des doses minimes qui suffisaient parfois pour déterminer de légères manifestations tétaniques, ils sont parvenus à conférer l'immunité aux animaux peu sensibles au virus tétanique (pigeon, chien). Ils ont constaté la propriété que possèdent le sang et le sérum sanguin des sujets réfractaires de détruire les toxines tétanigènes et de conférer l'immunité au chien (injection sous-cutanée d'une petite quantité de sérum sanguin du chien) ainsi qu'à la souris (injection intra-péritonéale de 1/2 c.c. de ce même sérum), à la condition, pour obtenir ce dernier résultat, de les injecter quatre heures au moins avant l'inoculation du virus tétanique. Les lapins et les cobayes n'acquéraient pas l'immunité par l'injection du sang ou du sérum de chien rendu réfractaire; on pouvait la conférer au lapin avec le sérum sanguin du pigeon vacciné. — Ces recherches montrent que le sérum d'un animal rendu réfractaire n'est pas également actif pour conférer l'immunité aux sujets de nos diverses espèces animales.   (N. D. T.)

(1) L'hypothèse de l'origine équine du tétanos, émise par Verneuil, a été combattue par de nombreux auteurs. L'éminent chirurgien a établi, par de curieuses recherches statistiques, que le tétanos est deux fois plus fréquent chez les cavaliers que chez les artilleurs, et deux fois plus fréquent chez ceux-ci que chez les fantassins. D'autre part, Sanchez Toledo et Veillon ont constaté l'existence du bacille de Nicolaïer dans les matières excrémentitielles du cheval et des autres herbivores sains. Si le tétanos est d'origine tellurique, les excréments du cheval sont cependant tétanigènes et cet animal lui-même est bien tétanifère.   (N. D. T.)

Les animaux robustes, pléthoriques, et les sujets des races distinguées semblent y être prédisposés. Dans les espèces bovine, ovine et caprine, ce sont les vaches, les veaux, les agneaux et les boucs qui en sont le plus souvent atteints. Il est extrêmement rare de l'observer plusieurs fois sur le même individu.

Durant certaines années ou à des époques indéterminées, il peut sévir à l'état enzootique sur le mouton et sur le cheval. Constatées depuis longtemps, ces enzooties, dont il était impossible de donner autrefois une interprétation plausible, s'expliquent parfaitement aujourd'hui par la nature infectieuse du mal ; mais la condition de l'activité plus grande des éléments tétanigènes à un moment donné est entièrement inconnue.

Formes du tétanos. — On reconnaît généralement dans le tétanos les formes *traumatique*, *rhumatismale* et *toxique*. Bien que les recherches expérimentales récentes tendent à infirmer l'existence du tétanos rhumatismal (1), nous avons cependant cru devoir conserver la division ancienne.

1° Le TÉTANOS TRAUMATIQUE est infiniment plus fréquent que le tétanos rhumatismal. Il peut compliquer les blessures les plus diverses; toutefois, l'observation clinique témoigne qu'il a une prédilection bien marquée pour certaines de ces lésions. Celles qui lui servent le plus habituellement de porte d'entrée sont : les contusions, les déchirures, les plaies par armes à feu, les plaies avec corps étrangers introduits dans les tissus, les blessures des nerfs, des tendons, des fascia, mais particulièrement les plaies des extrémités, les traumatismes du sabot chez le cheval, les écrasements de la patte chez le chien, et, en général, toutes les plaies étroites ou limitées, insignifiantes en apparence. Chez le cheval, on redoute surtout le clou de rue, l'enclouure, les blessures de la couronne faites par le crampon de fer, les bleimes opérées, les seimes suppurées et les lésions du tissu velouté. Cette prédisposition au tétanos, créée par les blessures du sabot, tient à la possibilité de leur infection par les matières excrémentitielles. Spinola signale déjà le danger du tétanos lorsqu'il existe une plaie infectée. Chez le cheval, les blessures du pied en sont sans doute la cause occasionnelle dans un plus grand nombre de cas qu'on ne l'admet généralement. A l'école de Dresde, sur neuf chevaux morts de tétanos en quelques années, Hartmann a constamment trouvé, ou une enclouure, ou l'un des pieds *serré par les clous*. Les cas de tétanos traumatique augmentent ainsi considérablement

(1) Les résultats des travaux dont le tétanos a été l'objet depuis la publication de cet ouvrage viennent encore à l'appui de la doctrine de *l'unicité*. Le tétanos est toujours traumatique. Ses agents ne peuvent pénétrer dans les tissus qu'à la faveur d'une plaie cutanée ou muqueuse. Le tétanos *rhumatismal* est un mythe.

(N. D. T.)

aux dépens de ceux rattachés à la forme idiopathique. Le tétanos peut éclater lorsque déjà la plaie d'inoculation est cicatrisée (tétanos *cicatriciel*). Signalons encore comme lésions traumatiques favorisant son développement : les blessures produites par la selle et les harnais, les fractures des vertèbres, du crâne, les brûlures, les fissures cutanées survenant au cours de la fièvre pétéchiale et la pénétration de corps étrangers dans les dents cariées.

On observe parfois le tétanos après certaines opérations, notamment à la suite de la castration. Chez le bouc, la castration par un procédé nécessitant l'incision des enveloppes testiculaires se complique presque invariablement de tétanos mortel, c'est là un fait bien connu des praticiens ; aussi châtre-t-on généralement cet animal par la ligature ou les casseaux appliqués sur les enveloppes intactes, ou par la ligature sous-cutanée du cordon. On a vu le tétanos sévir à l'état enzootique sur les animaux récemment castrés, quel qu'ait été le procédé opératoire usité. Il est fortement redouté pour les jeunes taureaux châtrés par l'application d'un lien sur les bourses intactes ou par la ligature sous-cutanée du cordon. Autrefois il était commun chez le cheval à la suite de l'opération de la hernie, de l'anglaisage et de l'amputation de la queue : chez le mouton, il accompagnait fréquemment la clavelisation et l'application des trochisques d'ellébore. Il est devenu beaucoup plus rare depuis l'application de la méthode antiseptique, fait qui confirme sa nature infectieuse.

Le tétanos est quelquefois occasionné par les blessures des organes internes. Chez la vache, il apparaît assez souvent après le part ou l'avortement ; il semble même que la plupart des faits observés dans l'espèce bovine se rattachent à la parturition (blessures de l'utérus et du vagin, part laborieux, décomposition putride du délivre, etc.). Dans certains cas, il est consécutif à des lésions intestinales (ulcères de l'intestin — Hering). Ici, évidemment, les phénomènes tétaniques sont le résultat d'une infection.

Chez les nouveau-nés, le poulain et l'agneau surtout, le tétanos peut avoir pour point de départ la plaie ombilicale, lorsque celle-ci est le siège d'une infection septique. Chez les agneaux, il n'est pas rare de le constater à l'état enzootique ou épizootique (*Tetanos neonatorum ; T. agnorum*). On doit lui rapporter un bon nombre des cas décrits autrefois sous le nom de *parésie* des agneaux.

On a décrit une forme de tétanos qui serait produite par des commotions, des chutes, etc., sans blessure apparente. En dehors des traumatismes, on a accusé l'action du froid (refroidissement brusque, changement subit de température, bivouac, etc.), mais l'influence de cette cause est au moins douteuse (1). A la clinique de Vienne, Roll

____

(1) Le froid est assurément impuissant à déterminer le tétanos, mais, à moins de nier les faits, il faut lui reconnaître une influence prédisposante qu'il exerce peut-

a rarement observé le tétanos traumatique par cas isolés ; presque toujours il l'a constaté en même temps sur plusieurs animaux (1).

Lorsque le tétanos survient comme complication d'une plaie extérieure, le temps qui s'écoule entre la production de celle-ci et l'apparition des phénomènes tétaniques est des plus variables. Les premiers symptômes surviennent au bout d'un certain nombre de jours, exceptionnellement dans les vingt-quatre heures. Parmi les cas de tétanos traumatique relatés dans nos publications, il en est un seul où le mal a éclaté six heures après le trauma ; l'inoculation la plus longue a été de six semaines. Après le part, la durée moyenne de celle-ci est de cinq à huit jours ; mais, ici encore, le délai peut varier entre quelques jours et plusieurs semaines.

2° Le TÉTANOS RHUMATISMAL, infiniment plus rare que le précédent, se manifesterait après le refroidissement brusque de la surface cutanée, surtout après des sudations abondantes (courants d'air, pluies froides, séjour en plein air durant les nuits froides et humides, etc.). Dans la plupart des cas, il apparaît 2 ou 3 jours après l'action de ces causes ; dans d'autres, au bout d'un temps plus long. Hamon l'a vu survenir 8 jours après un refroidissement occasionné par la pluie tombant à verse. Chez les jeunes animaux (agneaux), le froid semble être une cause fréquente du tétanos ; on accuse particulièrement les écuries haut situées, ouvertes, exposées aux vents ; la mise au pâturage pendant des journées pluvieuses, les refroidissements après le lavage. — On ne possède aucune notion positive sur la pathogénie du tétanos rhumatismal (2).

3° Le TÉTANOS TOXIQUE est généralement la conséquence d'une intoxication strychnique ; celle-ci est assez fréquente chez le chien. — Parmi les principaux poisons tétanisants signalons encore la brucine, la nicotine, la picrotoxine, la thébaïne, la caféine et l'ergotine. — La découverte de la tétanine, de la tétanotoxine et des autres alcaloïdes engendrés par le bacille de Nicolaïer a établi une grande analogie entre les tétanos traumatique et toxique (3).

Symptômes du tétanos en général. — Le spasme tétanique

être en diminuant la vitalité des éléments anatomiques des couches superficielles de la plaie et en favorisant l'envahissement de celle-ci, ou en augmentant l'activité des éléments tétanigènes.   (N. D. T.)

(1) La même remarque a été faite à la clinique d'Alfort. Il peut s'écouler des mois sans que l'on constate un cas de tétanos sur les animaux amenés à la consultation, puis, un moment arrive où l'on en observe plusieurs en une semaine, quelquefois deux le même jour, et sur des chevaux provenant d'écuries ou de localités différentes.   (N. D. T.)

(2) Sa pathogénie est celle du tétanos traumatique. Les bacilles ont pénétré dans les tissus à la faveur d'une plaie cachée siégeant sur une muqueuse, ou déjà cicatrisée lorsque le mal éclate.   (N. D. T.)

(3) La raideur des animaux forcés n'a rien de commun au point de vue de la nature avec le tétanos vrai.   (L. T.)

apparaît habituellement aux muscles de la nuque et de la tête ; de là, il s'étend à l'encolure, au tronc et aux extrémités (tétanos descendant) ; parfois il est d'abord localisé sur l'arrière-main et s'irradie en avant (tétanos ascendant). Dans la première forme, les symptômes du début sont le trismus et la raideur de la tête, qui est tendue sur l'encolure ; dans la seconde, on observe de la gêne dans les mouvements des membres postérieurs et de la contracture des muscles de la queue. Tantôt les phénomènes initiaux sont vagues, indécis ; tantôt la maladie s'annonce d'emblée par des contractions toniques presque généralisées. Dans le tétanos traumatique, la contracture débuterait fréquemment dans la région de l'organe lésé. — Examinons les différents groupes musculaires tétanisés :

1° La contracture des muscles masticateurs est désignée sous le nom de *trismus*. Il est des cas où les deux mâchoires sont tellement serrées que le maxillaire inférieur ne peut plus exécuter le moindre mouvement ; la préhension et la mastication sont difficiles ou complètement impossibles.

2° Les autres muscles sont le siège d'une contracture plus ou moins violente : celle des auriculaires détermine le redressement et le rapprochement des conques ; celle du grand postérieur de l'œil, la rétraction de cet organe au fond de l'orbite et la saillie du corps clignotant sur le globe oculaire ; celle des petits muscles des naseaux entraîne la dilatation de ces orifices ; celle du releveur de la lèvre supérieure élargit considérablement la fente buccale. — Dans la plupart des cas, les muscles de la langue, du larynx et du pharynx participent au spasme tétanique.

3° L'état de contraction des extenseurs cervicaux détermine le redressement de la tête et produit « l'encolure de cerf » (mal de cerf) ; les muscles cervicaux sont tendus et durs au toucher.

4° Le spasme des extenseurs de la colonne dorsale se traduit par une extrême rigidité de celle-ci. Sur le dos, les lombes et la croupe, ces muscles ont la dureté du bois. Dans certains cas, l'encolure tendue forme avec le dos et la croupe une ligne horizontale (*orthotonos*) ; dans d'autres, plus fréquents, l'encolure est en extension, portée en haut et en arrière, et la colonne dorso-lombaire légèrement ensellée (*opisthotonos*) ; plus rarement la colonne vertébrale et l'encolure sont incurvés de côté (*pleurosthotonos*) ; quant au dos de carpe (*emprosthotonos*), assez commun chez l'homme, nous ne l'avons jamais constaté sur les animaux domestiques. Chez le cheval, la queue, tenue relevée, prolonge souvent en ligne droite la tige vertébrale.

5° La contracture des muscles des membres rend impossible la flexion de ceux-ci ; les malades se tiennent debout dans une attitude particulière, les quatre membres écartés en pieds de tréteau ;

6° La contraction tonique des muscles abdominaux détermine le resserrement de l'abdomen ; celui-ci est *retroussé* (ventre de biche) :

7° Le spasme des muscles inspirateurs rend la respiration plus ou moins difficile.

On observe de l'hyperesthésie et de l'hyperexcitabilité réflexe qui se traduisent par de l'anxiété, de la peur et par une surexcitation permanente. Les causes les plus insignifiantes occasionnent des paroxysmes. Le bruit fait par la fermeture brusque d'une porte suffit pour provoquer la chute instantanée des malades. — Habituellement le corps est mouillé de sueur ; celle-ci est toujours très abondante dans les cas graves et à l'approche de la mort. Les cas bénins peuvent cependant évoluer sans sudation. — La température est souvent normale ou à peine augmentée ; mais lorsque le tétanos doit avoir une terminaison fatale, l'hyperthermie apparaît dans les derniers moments, elle monte vite et continue à s'élever dans les instants qui suivent la mort ; on peut trouver 42, 43, même 45° C. et plus. Sur un cheval, Bayer a noté, 24 heures avant la mort, une température de 39°,2 ; une heure et demie avant 41°,2 ; au moment même de la mort 44°, et 50 minutes après 45°,4 ! Cette hyperthermie énorme s'explique par l'intensité et la permanence de la contraction musculaire ; toutefois, il est probable que, dans certains cas, elle n'est qu'apparente et due à une répartition irrégulière de la température générale. On explique l'élévation thermique *post mortem* par la chaleur qui devient libre au moment où se produit la rigidité cadavérique (coagulation de la myosine). — Le pouls, normal au début, ne se modifie pas lorsque l'affection évolue avec des caractères de bénignité. Chez le cheval, dans les derniers jours, on peut compter de 70 à 90 battements à la minute ; la circulation s'accélère davantage lorsque les malades sont en position décubitale. La paroi artérielle étant le siège d'une tension spasmodique, on trouve souvent le pouls dur et petit ; dans certains cas cependant il est plein, mou, dépressible. — Les mouvements respiratoires sont doublés dès le début de la maladie ; en même temps que le spasme des muscles pectoraux et abdominaux s'accentue, ils s'accélèrent de plus en plus ; ils présentent du reste des variations considérables suivant les moments ; l'augmentation réflexe de l'intensité du spasme musculaire, produite par des excitations de toute sorte, entraîne leur accélération. L'examen du malade suffit pour déterminer une augmentation de ces mouvements allant jusqu'au double ou au triple du chiffre normal ; leur nombre peut être quadruplé alors que le pouls n'est pas encore sensiblement accéléré. Chez le cheval, à la période d'état, on peut compter de 80 à 100 respirations à la minute. Dans les cas mortels, l'accélération progressive de la respiration est la règle ; en raison de la fixité de la cage thoracique dans la position qu'elle a vers la fin de l'inspiration et de la gêne apportée à l'exécution des mouvements du diaphragme par le spasme des parois abdominales. la respiration ne peut plus s'effectuer profonde et complète. On observe encore de la cyanose ou du catarrhe de la pituitaire, de la toux, des râles laryngiens, trachéaux et bronchiques. Lorsque la maladie doit se terminer par la mort, on peut constater les signes de l'hyperémie pulmonaire, de l'œdème du poumon, de la pneumonie hypostatique ou de la pneumonie par corps étrangers.

Du côté de l'appareil digestif, on remarque tout d'abord de la gêne dans la préhension des aliments ; souvent celle-ci est impossible alors que l'appétit est conservé. La mastication est pénible et elle donne lieu à un bruit de liquide particulier ; le spasme des muscles pharyngiens rend la déglutition impossible ; les bols s'accumulent dans la cavité buccale et s'y décomposent partiellement ou sont rejetés par la bouche et les cavités nasales. Les boissons et les barbotages sont pris beaucoup plus facilement que les aliments secs ; mais souvent les animaux jouent avec les boissons qu'on leur présente, ils plongent la tête au fond du seau ou font de vains efforts pour satisfaire leur soif.

Les mouvements péristaltiques sont généralement supprimés ; tantôt la défécation est suspendue, tantôt la contraction des plans musculaires de l'abdomen produit de légères évacuations. Les mictions sont rares et dans certains cas (spasme du sphincter vésical), il y a rétention complète de l'urine ; celle-ci augmente de densité, parfois elle renferme de l'albumine ; sa réaction reste ordinairement normale ; cependant, chez les herbivores, dans les cas où l'inappétence est complète et lorsque la maladie évolue rapidement, elle devient acide. La contracture prolongée n'a aucune influence sur la réaction de l'urine ni sur l'albuminurie. Dans l'urine acide des chevaux tétaniques, Friedberger a constamment trouvé de nombreux cristaux d'oxalates. — Enfin on observe, dans certains cas, de fréquentes érections chez les chevaux entiers et chez les hongres.

Les facultés intellectuelles sont généralement conservées jusqu'à la fin de la vie ; mais les malades ont une physionomie qui exprime la frayeur, l'anxiété, l'angoisse ; leur état inspire toujours une profonde pitié aux gens qui les approchent et au vétérinaire chargé de les traiter.

Symptômes du tétanos dans les diverses espèces. — I. Chez le CHEVAL. — A la période d'état, la tête est portée haute et tendue ; l'encolure est raide, élevée ou même renversée en arrière ; les oreilles, redressées et rapprochées, rappellent celles du lièvre ; les naseaux sont fortement dilatés et les yeux tirés dans l'orbite, le corps clignotant est saillant sur le globe oculaire, la pupille est dilatée. Les veines de la tête sont fortement distendues: de la bouche s'écoule une salive visqueuse qui tombe en nappe ou en longs filaments ; la queue est relevée, tantôt portée sur la ligne médiane, tantôt déviée d'un côté ou de l'autre. Les membres sont écartés en pieds de chevalet : l'attitude générale est immobile, c'est tout au plus si de temps à autre le tronc éprouve quelques légers balancements sur les membres. Le regard dénonce l'excitation et l'anxiété ; les muqueuses sont injectées ; certains groupes musculaires, notamment les masséters et les muscles de l'encolure, sont durs, saillants et très nettement délimités, comme *sculptés*. Les muscles des mâchoires, de l'encolure, du dos, des lombes, de la croupe et de la queue ont la dureté du bois. La queue et les oreilles sont élastiques ; lorsqu'on les déplace, elles reprennent immédiatement leur position première. La sueur mouille la base des oreilles, les faces latérales de l'encolure, les côtes et les flancs ; ceux-ci sont fortement retroussés. La respiration est accélérée et pénible. — Lorsqu'on s'approche du malade pour l'examiner, son état d'excitation s'accroît instantanément ; la mâchoire inférieure est fortement appliquée contre la supérieure et ne s'en détache plus, même lorsqu'on exerce sur elle une traction violente ; en écartant les lèvres, il s'écoule de la bouche un liquide fétide plus ou moins chargé de parcelles alimentaires ; si l'on relève la tête, le corps clignotant tout entier vient recouvrir la plus grande partie du globe oculaire. Le reculer est extrêmement difficile ou même impossible, le tourner est également très pénible, le tronc et l'encolure n'éprouvent aucune flexion, les extrémités ont la raideur des échasses. Pendant la marche, les membres sont portés dans l'abduction.

II. Chez les bovidés, l'appareil clinique est souvent profondément modifié par les symptômes d'une endométrite septique aiguë ou chronique. Les animaux se tiennent immobiles, comme cloués au sol ; les membres sont écartés, la tête et l'encolure tendues, les oreilles portées en arrière, en dehors et en haut. Le regard est anxieux et hagard ; l'œil rentré dans l'orbite est partiellement recouvert par le corps clignotant dont la saillie est d'autant plus accusée que la tête est tenue plus haute. Le mufle est sec et chaud ; la bouche renferme une quantité plus ou moins abondante de mucosités épaisses et fétides ; sa muqueuse est chaude ; tantôt les lèvres sont légèrement rétractées, tantôt la fente buccale est spasmodiquement fermée ; les mouvements de la mâchoire inférieure sont entravés. Les muscles, surtout les masséters, sont tendus, durs comme le bois ; la langue est immobile et dure ; parfois on la trouve fixée entre les arcades dentaires. Les parois ventrales ont souvent éprouvé une rétraction latérale fort remarquable ; elles tombent perpendiculairement de la ligne formée par l'extrémité des apophyses transverses des vertèbres lombaires. Les mouvements péristaltiques du rumen étant supprimés, une légère tympanite survient au bout d'un certain nombre de jours. La défécation et la miction ne s'opèrent plus. Les mouvements sont très pénibles. L'excitabilité réflexe est généralement moindre que chez le cheval. Vers la fin de la maladie, la respiration est fortement dyspnéique.

III. Chez le MOUTON, la démarche est pénible: les membres sont fortement contracturés, transformés en piliers rigides et tenus écartés; la queue est portée horizontalement dans l'axe du corps ou inclinée latéralement. L'encolure est droite, relevée ou renversée en arrière: les mâchoires sont violemment serrées. Plus tard, la respiration devient dyspnéique. Souvent on trouve les animaux dans l'attitude décubitale, les membres écartés, la tige cervicale incurvée en arrière. Les autres symptômes sont analogues à ceux que nous venons de mentionner chez le bœuf.

On ne saurait donner actuellement une bonne description du tétanos des agneaux; on l'a fréquemment confondu avec d'autres maladies, notamment avec la polyarthrite pyohémique.

Les manifestations du tétanos chez la CHÈVRE sont à peu près les mêmes que chez le mouton.

IV. Chez le CHIEN, le tétanos généralisé semble être très rare. Une statistique de Möller donne un seul cas de tétanos généralisé pour 50,000 malades. Sur 25.000 chiens malades que nous avons observés, nous ne l'avons jamais rencontré [1], mais nos observations établissent que le trismus est assez fréquent sur les jeunes sujets. Le tétanos généralisé s'accuse par la raideur et la difficulté de la marche, l'extension de la tête et de la tige cervicale, le redressement des oreilles qui sont rigides, rapprochées, parfois couchées en arrière; l'œil est fixe et hagard; le corps clignotant apparaît sur le globe oculaire, la peau du front est plissée; il y a du trismus, les animaux ne peuvent plus aboyer, les muscles de la nuque et de l'encolure sont durs, tendus, contracturés (encolure de cerf); les membres sont écartés en pieds de tréteau; dans beaucoup de cas la queue est raide; on peut observer l'orthotonos ou l'opisthotonos; l'excitabilité réflexe est augmentée, les attouchements provoquent des paroxysmes.

V. Chez le PORC, les symptômes du tétanos diffèrent peu de ceux qui viennent d'être indiqués dans les autres espèces. Le spasme débute généralement aux muscles des mâchoires et s'étend rapidement à toutes les masses musculaires.

Anatomie pathologique. — Les constatations anatomo-pathologiques sont ordinairement négatives. Les lésions rencontrées se rapportent à des affections consécutives ou à des complications accidentelles. Dans les centres nerveux, on trouve de l'hyperémie, des ecchymoses, du ramollissement, de l'œdème, du liquide exsudé, etc., toutes altérations qui peuvent faire défaut ou sont déterminées par des

[1] A la clinique d'Alfort nous n'avons vu en dix années que deux cas de tétanos généralisé, dont un terminé par la guérison.   (N. D. T.)

complications (1). Dans le tétanos traumatique, on constate parfois sur les cordons nerveux partant de la région lésée une injection rosée des gaines, de petites hémorragies, de la tuméfaction, du ramollissement des faisceaux nerveux (névrite ascendante). Le sang ne se décarbonise plus par son exposition à l'air; visqueux, goudronneux, mal coagulé, il possède un pouvoir colorant très accusé ; de nombreuses et larges ecchymoses et des exsudats séro-sanguinolents existent sous les séreuses et les muqueuses. Les poumons sont hyperémiés et œdématiés ; on peut y trouver des infarctus hémorragiques, de la splénisation, une pneumonie hypostatique ou une pneumonie lobulaire gangreneuse ; on y rencontre encore çà et là un emphysème vésiculaire et intersticiel. Le cœur est le siège d'hémorragies épicardiques et endocardiques occupant de préférence les sillons vasculaires et les piliers. La rigidité cadavérique se produit rapidement et devient vite très accusée. Tantôt les muscles sont normaux, tantôt ils ont une teinte rouge foncé, brun jaunâtre ou bleuâtre, parfois ils sont farcis d'ecchymoses; dans certains cas ils ont conservé leur fermeté, dans d'autres ils sont mous, comme cuits. Aux fibres musculaires, le microscope montre la disparition de la striation transversale, une tuméfaction granuleuse ou une segmentation irrégulière. Le foie est ordinairement hypertrophié, jaunâtre ou gris jaunâtre (infiltration et dégénérescence graisseuses). La rate est tuméfiée, flasque, gorgée de sang. La vessie est distendue par l'urine ; sa muqueuse est farcie d'hémorragies. La muqueuse intestinale est ecchymosée (2).

Marche. — La marche du tétanos est variable suivant les espèces et les individus. — Chez le cheval, lorsqu'il évolue rapidement, ce qui est assez commun, il tue en un, deux ou trois jours. C'est là une règle sans aucune exception. A peine la maladie a-t-elle éclaté que les malades sont pris d'un trismus intense ; tous les muscles sont contracturés; on observe de la dyspnée, une excitabilité réflexe très accusée, des sueurs profuses, une accélération considérable du pouls, une élévation énorme de la température; les malades tombent, sont en proie

(1) Quelques auteurs déclarent avoir réussi à transmettre le tétanos en inoculant le liquide céphalo-rachidien ou la substance des centres nerveux. Avec de la matière nerveuse provenant du bulbe, Nocard a réussi une fois à donner au cobaye un tétanos chronique qui a duré près de six semaines et s'est terminé par la guérison (Voy. *Recueil vét.*, 1887). Par l'inoculation à des lapins du liquide céphalo-rachidien d'un homme trépané au cours du tétanos, Dor a provoqué la mort foudroyante sans avoir constaté de phénomènes tétaniques. Il a pu puiser le bacille spécifique dans le bulbe de ces animaux, et, en l'inoculant à d'autres lapins après l'avoir atténué à l'étuve, il les a tués par le tétanos. Après la mort du malade trépané, on a cherché en vain le bacille dans le liquide céphalo-rachidien, la substance cérébrale et médullaire. On ne l'a trouvé que dans un petit foyer hémorragique de la substance grise (Voy. *Compt. rend. de la Soc. de biol.*, 1890).   N. D. T.

(2) La plupart de ces altérations sont la conséquence de l'infection putride, qui résulte de la pneumonie gangreneuse causée par la chute de débris de fourrages et de salive dans le poumon.   (L. T.)

à une vive agitation et succombent en quelques heures. — Dans d'autres cas, la mort survient plus tardivement, au bout de quatre à dix jours (6 à 8 jours en moyenne). Dans d'autres encore, lorsque le spasme est peu accusé et peu étendu, l'affection se prolonge pendant plusieurs semaines. Parfois, lorsque les malades semblent hors de danger, ils sont emportés par une complication (pneumonie par corps étrangers). Kohne a relaté l'histoire d'un cheval qui succomba le cinquante-septième jour aux suites d'une pneumonie caverneuse. — La guérison avant la troisième semaine est rare ; c'est généralement vers cette époque que le spasme commence à décliner, l'appétit renaît, la respiration devient plus calme et les mouvements plus libres ; très souvent la guérison ne se produit qu'au bout de cinq à six semaines, et il persiste encore pendant longtemps de la gêne, de la raideur des mouvements, une certaine tension des extenseurs de la colonne vertébrale. La convalescence est longue ; elle dure souvent des mois.

Chez le bœuf, la marche est moins rapide que chez le cheval ; le spasme s'accentue plus lentement et ne devient jamais aussi intense. Il est des cas où le trismus n'est complètement développé qu'au bout de dix à quatorze jours. Cependant, la forme aiguë, mortelle à bref délai, s'observe quelquefois sur le bœuf. — La durée de la maladie dépasse rarement trois semaines. La guérison ne survient jamais avant le quinzième jour.

Chez le mouton, la mort se produit habituellement du sixième au huitième jour.

Chez le chien, le tétanos évolue parfois très rapidement (tétanos traumatique) ; dans d'autres cas, les malades succombent au bout de six à dix jours. La guérison s'annonce vers le douzième ou le quatorzième jour.

Pronostic. — Le pronostic du tétanos est très grave. Chez le mouton et le porc, la mortalité est d'environ 100 p. 100 ; chez le cheval, de 80 à 85 p. 100 (1) ; chez le bœuf, de 70 à 80 p. 100 ; c'est chez le chien que l'affection offre le moins de gravité. Chez les nouveau-nés, surtout chez les agneaux, la maladie se termine presque constamment par la mort. On considère généralement la forme traumatique comme plus dangereuse que la forme rhumatismale. Dans l'espèce bovine, le tétanos consécutif au puerpérium est plus grave que les formes rhumatismale et traumatique. Les signes pronostiques funestes sont : le trismus complet et rapidement développé (la plupart des chevaux tétaniques sur lesquels le trismus est incomplet guérissent), l'extension rapide de la contracture à tous les muscles, la dyspnée intense, l'élévation brusque et considérable de la température, la vitesse du pouls, les chutes sur le sol, les sueurs abondantes. Chez le cheval, la durée

____

(1) Depuis une vingtaine d'années, par suite de soins hygiéniques surtout, j'ai eu ici une mortalité moins élevée chez le cheval.   L. T.)

de la période dangereuse est de 14 à 16 jours ; passé ce délai, on peut espérer la guérison.

Diagnostic différentiel. — Le tétanos peut être confondu avec la méningite cérébro-spinale, le rhumatisme, l'éclampsie, la catalepsie, la rage, la polyarthrite pyohémique (agneaux, poulains) et certaines attaques spasmodiques des nouveau-nés.

Quand le tétanos est caractérisé par la contracture des différents groupes musculaires, la conservation parfaite des facultés psychiques, l'absence d'hyperthermie et l'habitude extérieure si particulière qu'il donne aux malades, son diagnostic est facile. On peut être embarrassé pour différencier le tétanos toxique de l'intoxication strychnique. L'extrême rareté du tétanos chez le chien, d'une part ; l'apparition subite des symptômes, la rapidité de la marche et l'excitabilité réflexe extrêmement accusée dans l'intoxication par la strychnine, d'autre part, sont des points de repère suffisants pour établir le diagnostic.

Traitement. — Instituer un régime diététique et mettre les malades à l'abri des diverses excitations, telles sont les deux principales indications du traitement. Il convient de placer les sujets tétaniques dans des locaux isolés, obscurs, spacieux, dont le sol est mou ou recouvert d'une abondante litière de paille courte ou hachée, afin d'éviter que les animaux se prennent ou s'entravent. Il est bon de les soutenir au moyen d'un appareil suspenseur : nous en avons souvent obtenu de bons résultats ; les animaux s'y habituent vite. La suspension pare aux chutes qui peuvent se produire pendant la nuit surtout et qui entraînent rapidement une aggravation des phénomènes tétaniques.

Il faut donner aux malades des fourrages verts, des barbotages, des boissons farineuses, des aliments liquides et de l'eau froide *ad libitum*. Dans le but de prévenir la décomposition des substances alimentaires, les rations seront peu abondantes. Lorsque les animaux suent, il convient de changer fréquemment leurs couvertures. Quelques praticiens ont conseillé les bouchonnements lorsque le corps est en état de sudation ; c'est là une pratique nuisible en raison de l'excitation qu'elle provoque. De temps à autre, il est indiqué de vider le rectum et de provoquer la miction par des pressions rectales ménagées, ou par le cathétérisme, chez les femelles. Pour les petits animaux, on fera usage des lavements.

Les médicaments ne jouent qu'un rôle tout à fait accessoire dans le traitement du tétanos (1).

On peut essayer les narcotiques : les lavements d'hydrate de chlo-

---

(1) Cette proposition, qui reste vraie malgré les faits relatés à l'appui de l'efficacité de certains agents thérapeutiques, est déjà nettement formulée par Larrey dans le tome 1 de sa *Clinique chirurgicale* : « Les remèdes internes, quelles que soient leurs propriétés, sont presque toujours inutiles dans le traitement du tétanos. »

(N. D. T.)

ral (50 à 100 grammes de chloral par jour, à administrer dans une décoction mucilagineuse à la dose de 10 grammes par heure), les injections sous-cutanées de morphine (cheval, 0gr,4 à 0gr,6 de chlorhydrate de morphine), les inhalations de chloroforme (chloroforme 1 partie, éther 2 ou 3 parties, jusqu'au moment où la narcose commence et les infusions rectales d'éther (25 à 50 grammes *pro dosi*).

L'administration des médicaments par la voie buccale n'est pas praticable à cause du trismus, et elle est contre-indiquée en raison des dangers de *fausse route*.

Lors de tétanos traumatique, les plaies infectées réclament des soins spéciaux (désinfection, extraction des corps étrangers, etc.).

Chez nos grands animaux, il est parfois très difficile d'agir sur les plaies sans provoquer la chute des malades ; dans les blessures du pied, souvent il est presque impossible de lever ce dernier. Lorsque la nature du traumatisme exige un traitement local, il convient, pour effectuer celui-ci, d'anesthésier les malades au chloroforme. Poinot dit avoir obtenu de bons effets par des frictions générales d'eau phéniquée (10 %) (?).

Aujourd'hui, on ne sait encore rien de positif sur la valeur curative de la névrotomie dans les cas de tétanos traumatique. Suivant Rosco, la névrotomie plantaire aurait produit une amélioration rapide et la guérison dans un cas de tétanos déterminé par un clou de rue (1).

Un nombre considérable de médicaments ont été dirigés contre le tétanos.

(1) Dans le premier tiers de ce siècle, des essais de traitement du tétanos par une intervention directe sur la plaie, notamment par la cautérisation, furent tentés sur les animaux. A l'école d'Alfort, en 1811, un cheval atteint de tétanos consécutif à un *champignon* fut traité avec succès par la cautérisation de la fistule du cordon testiculaire. Quelques années plus tard, Taffanel obtint la guérison d'un cheval atteint de tétanos consécutif à un clou de rue, par « la cautérisation prompte de la plaie fistuleuse du pied malade ». Sur un mulet affecté de tétanos à la suite de l'application d'un séton à l'anglaise au niveau de l'articulation coxo-fémorale, Ollivier (1828) vit les phénomènes nerveux s'atténuer puis disparaître « en enlevant le morceau de cuir qui constituait l'*ortie*. »

Sur deux chevaux atteints de tétanos consécutif à l'amputation de la queue, Barbillon (1875) a obtenu la guérison en pratiquant une nouvelle amputation de deux *nœuds*.

Dans ces trois dernières années, lorsque nous avons eu à combattre le tétanos survenu consécutivement à un trauma visible, nous avons le plus souvent commencé le traitement local par la *cautérisation* ou l'*excision* des tissus constituant les couches superficielles de la plaie. Nous n'en avons retiré aucun résultat avantageux.

La *castration* a été pratiquée dans un but curatif sur des chevaux entiers atteints de tétanos. Taffanel (1830), Tisserand (1840) et Prud'homme (1843) ont relaté chacun un fait de ce genre ; dans ces trois cas, les animaux ont guéri *malgré l'opération*, car celle-ci ne peut exercer aucune action salutaire. Après M. Trasbot et quelques praticiens, dans deux cas graves, nous avons essayé sans succès ce traitement empirique.

Des cas de guérison par la névrotomie faite entre la porte d'entrée des éléments tétanigènes et le système nerveux central ont été relatés par plusieurs vétérinaires, notamment par Wolff, Jacotin et Henrion. (N. D. T.)

Parmi les narcotiques, on a employé l'opium, la morphine, l'éther, le chloroforme, l'hydrate de chloral, le chanvre indien, le bromure de potassium, l'acide cyanhydrique, le cyanure de potassium, la belladone, la vératrine, l'aconit, le curare, le camphre, l'essence de térébenthine, le tabac et même la strychnine. On a essayé tous les dérivatifs cutanés (depuis l'huile de laurier jusqu'à l'onguent cantharidé et le feu), les sétons et les trochisques, les purgatifs, les saignées copieuses, la chaleur humide sous forme de bain de vapeur, les lavages, etc., et la castration chez le cheval. D'après les auteurs qui les ont préconisés, tous ces moyens seraient avantageux. Mais, si l'on envisage ceux-ci à la lumière de la thérapeutique rationnelle, il est certain qu'un bon nombre d'entre eux ne peuvent produire que des effets nuisibles et que les autres sont indifférents. Il n'en est aucun dont l'efficacité soit péremptoirement démontrée.

Bibliographie. — I. Étiologie et pathogénie du tétanos. — LARREY, *Clinique chirurgicale*, t. I, 1829. — ARLOING et TRIPIER, *Bull. de la Soc. de biologie*, 1869; et *Arch. de physiol. norm. et pathol.*, 1870. — NOCARD, *Archiv. vét.*, 1882. — BRIEGER, *Deutsche med. Wochenschr.*, 1883. — NICOLAÏER, *Ibid.*, 1884; *Inaug. Diss. Göttingen*, 1885. — VOGEL-EISLEBEN, *Deutsche med. Wochenschr.*, 1885. — ROSENBACH, *Verhandlungen der deutschen Gesellschaft f. Chirurgie*, 1886. — BRIEGER, *Berlin. klinische Wochenschr.*, 1886; *Virch. Archiv*, 1886. — LARGER, *Bullet. de la Soc. de chirurgie*, 1886. — CARLE e RATTONE, *Studio sperimentale sull' eziologia del Tetano*, Torino, 1884. — NOCARD, *Recueil vét.*, 1887. — DIEUDONNÉ, *Ibid.*, 1887. — GIORDANO, *Contributo all' eziologia del Tetano*, Torino, 1887. — ROUX, *Gazett. méd.*, 1887. — KÖTSCHAU, *Münch. medic. Wochenschr.*, 1887. — AUDRY, *Lyon médical*, 1887. — SAULSBY, *The Vet.*, 1887. — LIMBOURG et A., *Bullet. belge*, 1887. — A. VERNEUIL, *Bullet. de l'Acad. de méd.*, 1888-89; et *Compt. rend. de l'Ac. des sciences*, 1890. — RIETSCH, *Ibid.*, 1888. — NOCARD, LEBLANC, TRASBOT, GOUBAUX, *Bull. de l'Acad. de méd.*, 1889. — BONOME, *Medic. Centralb.*, 1888. — SHAKESPEARE, *Ibid.*, 1888. — KITT, *Centralbl. für Bakter.*, 1889. — WEYL, BRIEGER, BAGINSKY, *Berlin. Arch.*, 1890. — DOR, *Compt. rend. de la Soc. de biologie*, 1890. — SANCHEZ TOLEDO et VEILLON, *Arch. de méd. expériment. et d'anat. pathol.*, 1890. — KITASATO, *Zeitschr. f. Hygiene*, 1890. — VAILLARD et VINCENT, *Annal. de l'Instit. Pasteur*, 1890. — TIZZONI e CATTANI, *Centralbl. f. Bakter. u. Parasit.*, 1891.

II. Tétanos chez le cheval. — DE SOLLEYSEL, *Parfait mareschal*, Paris, 1675. — GASPARD DE SAUNIER, *La parfaite connaissance des chevaux*, Paris, 1734. — DE GARSAULT, *Le Nouveau parfait maréchal*, 1770. — LA GUÉRINIÈRE, *École de cavalerie*, 1751. — LAFOSSE, *Cours d'hippiatrique*, Paris, 1772, et *Dictionnaire d'hippiatrique*, Paris, 1775. — VITET, *Médecine vétérinaire*, Lyon, 1782. — VATEL, *Journ. pratique*, 1826-27. OLIVIER, CRÉPIN, *Ibid.*, 1828. — PRÉVOST, PHILIPPE, OLIVIER, *Ibid.*, 1829. — SAUSSOL, *Journ. théor. et prat.*, 1830. — LEBLANC, *Ibid.*, 1832. — RISS, *Recueil vét.*, 1828. — SANITAS, *Ibid.* — GELLÉ, *Ibid.*, 1829-30-33-35. — DEHAN, *Ibid.*, 1829. — HUGON, *Ibid.*, 1830. — TAFFANEL, *Ibid.* — ROCHE, *Ibid.*, 1837. — TISSERAND, *Ibid.*, 1840. — PRUD'HOMME, *Ibid.*, 1843. — CRÉPIN, *Ibid.*, 1844. — LEDUC, *Ibid.*, 1848. — REBOUL, *Journ. des vét. du Midi*, 1843-46. — CAUVET, *Ibid.*, 1844-45. — LAFORE, *Ibid.*, 1845. — GOUX, *Ibid.*, 1848. — RAGONNAT, *Journ. de Lyon*, 1845. — SÈVE, *Ibid.*, 1848. — LEDUC, *Journ. de Bruxelles*, 1849. — DUVIEUSART, *Ibid.*, 1851. — JANSSENS, *Ibid.* — MILLET, *Recueil vét.*, 1850. — AYRAULT, *Ibid.*, 1858. — TÉVENART, *Ibid.*, 1858, et *Journ. de Lyon*, 1851-56. — REY, *Journ. de Lyon*, 1851-56. — MAUCLÈRE, *Ibid.*, 1855. — SANSON, *Journ. des vét. du Midi*, 1853. — BARENNES, *Ibid.*, 1858. — ARNAL, *Ibid.*, 1859. — HAMON, *Recueil vét.*, 1867. — AUBRY, *Ibid.* — CAILLOT, *Ibid.*, 1868. — TRASBOT, *Ibid.*, 1869. — MAURY, *Journ. des vét. du Midi*, 1862. — MOLINIÉ, *Ibid.*, 1866. — CAUVET, *Ibid.*, 1869. — SAINT-CYR, *Journ. de Lyon*, 1862. — DESSART, *Annal. de Bruxelles*, 1851. — BÉTOLL au. in *Ibid.* — GÉRARD, *Ibid.*, 1863. — VERNANT, *Recueil vét.*, 1873. — CRYÉ, *Ibid.* — LEBLANC, *Bullet. Soc. cent. vét.*, 1875. — MÉGNIN, *Journ. de méd. vét. milit.*, t. IX, 1870-71. — ROBERT, CHESNEAU, HUMBERT, *Ibid.*, t. XII, 1874-75. — BARBILLON, POITEVIN, BARRIER, PORET, *Ibid.*, t. XIII, 1875-76. — JACOULIN, *Ibid.*, t. XIV, 1876-77. — DUCROCQ, PALAT, LIAUTARD, TRASBOT, *Archives d'Alfort*, 1878. — MONGAZON, MOLINIÉ,

Revue vét., 1877. — Serald, *Repertor.*, 1878. — Johnstone, *The veter.*, 1878. — Bril., *Annal. de Bruxelles*, 1878. — Möbius, *Sächs. Jahresber.*, 1878. — Siedamgrotzky, *Ibid.*, 1879, 1880. — Johne, *Ibid.*, 1880. — Hertel, *Preuss. Mittheil.*, 1878-79. — Friedberger, *Deutsche Zeitschr. f. Thiermed.*, 1879. — Grünwald, *Oesterr. Monatsschr.*, 1880. — Hartmann, *Ibid.*, 1880; *Oesterr. Vierteljahrsschr.*, 1880. — Rosco, *La Clinica vet.*, 1880. — Delamotte, *Recueil vét.*, 1881. — Wulff, *Ibid.*, 1882. — Nocard, *Arch. vét.*, 1882. — Arloing, *Ibid.*, 1883. — Grand, *Journ. de Lyon*, 1882. — Grün, *The vet.*, 1882. — Konhäuser, *Oesterr. Vierteljahrsschr.*, 1882. — Polansky, *Ibid.*, 1883. — Cracas, Trevizi, Santo Stazzi, *La Clinica vét.*, 1883. — König, *Schweiz. Archiv*, 1883. — Wilhelm, Müller, Uhlich, *Sächs. Jahresber.*, 1883. — Johnson, *The vet.*, 1883. — Davis, Doyle, *Ibid.*, 1884. — Jacotin et Henrion, *Arch. vét.*, 1883. — Schindelka, *Oesterr. Vierteljahrsschr.*, 1884-85. — Linard, *Etat sanit. Brab.*, 1884. — Grad, *Zundel's Jahresber.*, 1885. — Wyngaert, *Bullet. belge*, 1885. — Bregère, *Ibid.*, 1885. — Gresswell, *The vet.*, 1885. — Vittorio, *Il med. vet.*, 1885. — Poinot, *Recueil vét.*, 1885. — Neyraud, *Ibid.*, 1886. — Huart, Verschüren, *Bullet. belge*, 1886. — Quentin, *Recueil vét.*, 1886. — Villa, *La Clinica vet.*, 1886. — Friedberger, *Münch. Jahresber.*, 1886-87. — Gröning, *Thiermed., Rundschau*, 1887. — Dieckerhoff, *Spec. Pathol.*, 1888. — Müller, *Deutsche Zeitschr. f. Thiermed.*, 1888. — Moret, *Presse vét.*, 1888. — Le Berle, *Bull. Soc. cent. vét.*, 1888.

III. Tétanos chez les ruminants. — Dupuy et Prince, *Journ. théor. et prat.*, 1832. — Roche-Lubin, *Journ. de méd. vét. prat.*, 1836. — Goux, *Journ. des vét. du Midi*, 1848. — Hamon, *Recueil vét.*, 1867. — Konhäuser, *Oesterr. Vierteljahrsschr.*, 1880. — V. Ow, *Bad. thierärztl. Mittheil.*, 1881, 1887. — Lippold, *Sächs. Jahresber.*, 1882. — Friedberger, *Deutsche Zeitschr. f. Thiermed.*, 1883. — Hengst, *Sächs. Jahresber.*, 1886. — De Baker, *Bulletin belge*, 1886.

IV. Tétanos chez le chien. — Debeaux, *Journ. prat.*, 1829. — Warnesson, *Recueil vét.*, 1869. — Spinola, *Krankheiten der Hunde*, 1880. — Friedberger, *Deutsche Zeitschr. f. Thiermed.*, 1883; *Münch. Jahresber.*, 1886-87. — Axe, *The vet.*, 1885. — Sobonow, *Arch. de Saint-Pétersbourg.*

V. Tétanos du porc. — Eggeling, *Preuss. Mittheil.*, 1882. — Friedberger, *Deutsche Zeitschr. f. Thiermed.*, 1883. — Wulf, *Preuss. Mittheil.*, 1887. — Claverie, *Revue vét.*, 1889.

ÉPILEPSIE.

Nature. — Maladie relativement rare, l'épilepsie s'observe dans toutes nos espèces domestiques, y compris les gallinacés. C'est une affection cérébrale chronique, caractérisée par des troubles de l'intelligence, de la sensibilité, et par des convulsions toniques ou cloniques. Elle se manifeste sous forme d'attaques que séparent des intervalles plus ou moins longs durant lesquels les malades présentent toutes les apparences de la santé. Des expériences récentes faites sur les animaux ont apporté quelque lumière sur la nature et la localisation de l'épilepsie. A l'heure actuelle, deux théories principales sont en faveur. La plus ancienne, qui considère la moelle allongée et le pont de Varole comme le siège de cette névrose, a été édifiée sur les résultats des recherches de Nothnagel. Chez ses animaux d'expérience, cet auteur a trouvé dans le pont de Varole un *centre de contraction* dont l'excitation directe ou réflexe engendrerait les accès épileptiques, tandis que celle des centres vaso-moteurs de la moelle allongée entraînerait une anémie cérébrale généralisée et la perte de connaissance. Mais aujourd'hui cette doctrine est à peu près délaissée et l'écorce cérébrale est généralement considérée comme le siège de l'épilepsie. L'excitation des centres moteurs de la substance corticale du cerveau détermine des spasmes épileptiformes localisés aux groupes musculaires dont l'activité est régie par ces centres ; après l'extirpation de ceux-ci, l'excitation encéphalique ne provoque aucune réaction spasmodique. Chez l'homme, on observe assez fréquemment des attaques épileptiformes lors d'altération intéressant la substance corticale du cerveau. Von Bergmann a établi que, de tous les traumatismes encéphaliques, ceux qui endommagent surtout la couche corticale du cerveau entraînent le plus fréquemment des attaques épileptiformes ou épileptiques véritables. La coexistence constante des spasmes et de la perte de connaissance est encore un fait favorable à la localisation de l'épilepsie dans l'écorce encéphalique.

Les expériences de Hitzig, Fritzsch, Luccani ont montré que l'excitation électrique de n'importe quelle région de l'écorce peut engendrer des attaques épileptiformes ; mais celles-ci sont provoquées par les influences les plus légères agissant sur les champs moteurs, et la destruction de la substance corticale, à l'exception de ces territoires, n'entrave pas leur production. Pour agir, l'excitation provocatrice des accès doit être transmise aux centres moteurs à travers la substance grise. — Tels sont les principaux faits sur lesquels repose la doctrine qui rattache l'épilepsie à un trouble fonctionnel des foyers moteurs de l'écorce cérébrale.

Les modifications éprouvées par la substance nerveuse sont absolument inconnues. Autrefois on incriminait, comme cause des accès, une anémie cérébrale subitement produite par un spasme vasculaire (Küssmaul, Tenner), mais la plupart des expérimentateurs n'ont jamais pu constater cette anémie. La condition pathogénique de l'épilepsie paraît consister en un état particulier et passager d'excitation de la couche corticale du cerveau et des centres moteurs, phénomène peut-être dû à une composition chimique ou moléculaire anormale de la substance nerveuse (Rosenbach). Dans certains cas bénins, l'épilepsie de l'homme se traduit exclusivement par la perte de connaissance (ici, l'excitation encéphalique n'agit pas sur les centres moteurs de l'écorce cérébrale).

Étiologie. — Au point de vue pratique, il importe de reconnaître diverses variétés d'épilepsie.

1° L'épilepsie *vraie, primitive, idiopathique, spontanée.* — C'est une névrose fonctionnelle pure de l'encéphale dans laquelle ce dernier n'est le siège d'aucune lésion anatomique appréciable. On l'attribue généralement à une irritabilité anormale de la substance corticale du cerveau, mais sa nature est inconnue. On l'observe à tous les âges et sur les individus des deux sexes. Au nombre de ses causes prédisposantes, l'hérédité joue un rôle prépondérant chez nos animaux domestiques. Dans deux troupeaux, sur les sujets issus de deux taureaux épileptiques, La Notte a constaté de nombreux cas d'épilepsie ; chez les vaches, la maladie apparaissait ordinairement après le premier vélage ; chez les bœufs, les premières attaques survenaient à l'époque de la mise en service. Aussi, dans les haras, considère-t-on avec raison l'épilepsie comme une maladie héréditaire. Il est possible que certains troubles de la nutrition générale — le rachitisme, par exemple, (cas observé chez le chien, par Siedamgrotzky) — et la constitution délicate des animaux jeunes puissent créer une prédisposition à l'épilepsie. D'après Strube, les étalons reproducteurs y sont particulièrement sujets.

Les causes capables de déterminer les attaques sont, comme chez l'homme, les excitations psychiques, la frayeur, l'irritation, la peur. Romer cite le cas d'un cheval hongre, âgé de quatorze ans, ayant toujours appartenu au même propriétaire, et chez lequel la première attaque fut occasionnée par un drap blanc jeté devant lui, alors qu'il était attelé à la charrue. La Notte a vu l'accès survenir chez un cheval effrayé par une cigogne prenant brusquement son vol dans le voisinage. Leidesdorf l'a constaté sur un chien effrayé par une locomotive. — Chez le cheval, l'attaque est fréquemment provoquée par des rayons lumineux très intenses ou par le passage d'un lieu où la lumière est vive dans un autre ombragé et réciproquement ; c'est ainsi qu'on accuse les courses rapides soit vers le soleil bas à l'horizon, soit sur des routes où l'ombre des arbres tombe en travers de la voie, les rayons lumineux réfléchis à la surface de l'eau, de la neige, etc.

2° L'épilepsie *symptomatique*. — Elle est due à certaines altérations anatomiques anciennes du cerveau ou de ses enveloppes ; néoformations, parasites (Cysticerques chez le porc, abcès, foyers encéphalitiques anciens, tubercules, pachyméningite chronique avec épaississement de la dure-mère, exostoses, etc. Cette forme de l'épilepsie diffère donc essentiellement, quant à sa nature, de l'épilepsie vraie ; ses symptômes seuls sont les mêmes ; aussi désigne-t-on sous le nom d'attaques *épileptiformes* les accès qu'elle provoque. — L'autopsie donne des indications précises sur la nature de la cause de l'épilepsie symptomatique.

3° L'épilepsie *traumatique*. — Elle a son point de départ dans les blessures de la paroi cranienne et du cerveau. Sa pathogénie varie suivant les cas. Elle peut être l'expression d'une lésion de l'écorce cérébrale, d'une compression de celle-ci par le sang, par des esquilles osseuses ou des altérations des méninges. Les accès surviennent parfois très longtemps après l'action du traumatisme. — Cette forme de l'affection a été déterminée expérimentalement par des coups portés sur le crâne (Westphal) ; elle apparaissait quelques semaines après le traumatisme. Luccani prétend avoir observé la transmission héréditaire de l'épilepsie chez un chien qui en était atteint consécutivement à des mutilations de la substance corticale du cerveau.

4° L'épilepsie *réflexe*. — Elle s'observe chez certains animaux nerveux et prédisposés, sous l'influence d'irritations agissant sur les nerfs périphériques. Parmi ces irritations, il faut mentionner les blessures et les contusions, la compression des nerfs par des tumeurs, l'irritation des muqueuses par des parasites (Ascaride mégalocéphale chez le cheval ; Ténias et Linguatule ténioïde chez le chien). Chez les chiens nerveux, la constipation peut déterminer des attaques épileptiques. Chez le cheval, les irritations de la muqueuse buccale par des sur-dents en provoquent parfois pendant les repas. Gerlach a vu un cheval pris d'une attaque et tomber au moment où on lui touchait le garrot devenu très sensible. Chez le lapin, Brown-Séquard a produit expérimentalement cette forme de l'épilepsie par une lésion traumatique des nerfs périphériques : la section du sciatique déterminait l'épilepsie au bout d'un délai variant de onze à soixante-et-onze jours ; l'affection persistait pendant un temps assez long. On a plusieurs fois constaté sa transmission par hérédité.

Anatomie pathologique. — Dans l'épilepsie essentielle, il n'existe aucune altération de la substance cérébrale. Dans les autres formes, on rencontre des tumeurs, des enostoses de la paroi crânienne, de l'épaississement, des adhérences ou des ossifications des méninges, des foyers encéphalitiques, l'hydrocéphalie chronique, l'œdème cérébral, l'atrophie cérébrale partielle, etc. Sur une vache épileptique, Voigtländer a constaté une encéphalite suppurée de l'hémisphère droit, consécutive à la fracture d'une corne. Sur un chien, Siedamgrotzky a trouvé des aspérités asymétriques et irrégulières à la face interne des os du crâne ; le volume de la boîte crânienne était très réduit, le cerveau comprimé et rapetissé ; il existait en outre de l'hydrocéphalie chronique, les ventricules étaient dilatés et les régions cérébrales voisines atrophiées.

Symptômes. — Les attaques épileptiques sont caractérisées tantôt par des convulsions généralisées avec chute et perte de connaissance (épilepsie générale ou complète des auteurs) ; tantôt par des spasmes localisés à certains groupes musculaires, notamment à ceux de la tête et de l'encolure (épilepsie incomplète, partielle). Entre ces deux formes on peut observer, chez un même animal, tous les états transitoires possibles.

1° L'*attaque épileptique grave* (épilepsie complète, générale), telle qu'on l'observe sur les animaux à l'écurie ou pendant le travail, apparaît parfois brusquement, sans aucun phénomène précurseur ; les animaux chancellent un instant, le chien et le porc poussent souvent un cri perçant ; tous tombent anéantis et en proie à des spasmes toniques ou cloniques. Mais généralement on observe des prodromes qui

simulent le vertige. Dans des cas rares, l'attaque est annoncée par
l'*aura* sensitive, par des troubles particuliers de la sensibilité survenant
à certaines régions limitées du corps. Hertwig a vu deux chevaux qui,
immédiatement avant la crise, cherchaient à se gratter la tête avec le
membre postérieur droit. — Voici la marche ordinaire de l'attaque.
Si le cheval est attaché, il recule brusquement et tire sur sa longe;
lorsqu'il est au travail, il s'arrête surexcité et anxieux. Le chien erre
craintivement comme s'il avait perdu connaissance ou il regarde
autour de lui d'un air inquiet et secoue la tête (1. Dans toutes les
espèces, l'œil est saillant, fixe, hagard. L'animal commence à trembler,
puis il chancelle, recule de quelques pas ou écarte les membres. Les
contractions convulsives débutent généralement à la tête ou à l'encolure; les paupières sont clignotantes, l'œil roule dans l'orbite; on
note du strabisme, des contractions convulsives des muscles des lèvres,
des naseaux, des joues, des oreilles, et des mouvements anormaux
des mâchoires qui rendent la salive écumeuse. Tantôt la mâchoire
inférieure est agitée convulsivement, tantôt elle est étroitement appliquée contre la supérieure; souvent on entend des grincements de
dents. Peu à peu les spasmes s'étendent au tronc; la tête et la tige
cervicale sont violemment portées d'un côté ou de l'autre, quelquefois jusque sur la paroi pectorale. Le malade perd l'équilibre et tombe,
les contractions cloniques atteignent vite leur maximum d'intensité et
se propagent aux extrémités; les membres sont le siège de mouvements convulsifs très violents. L'intelligence et la sensibilité sont complètement abolies.

Les muqueuses de la tête, la conjonctive surtout, sont pâles au
début; les pupilles sont dilatées, insensibles à la lumière; les mouvements réflexes sont supprimés. Le cœur est irrégulier et lent, le
nombre des pulsations tombe au-dessous de la moitié du chiffre normal, le pouls est petit et dur. La respiration est pénible, râlante,
dyspnéique pendant le décubitus. Le chien et le porc poussent des
cris aigus, semblables à ceux des jeunes animaux. Consécutivement
à la dyspnée et aux contractions musculaires violentes, il survient,
vers la fin de l'attaque, une hyperémie veineuse très accusée de la
tête; en même temps on observe une abondante sudation au voisinage
des coudes et aux flancs.

Tantôt les convulsions s'arrêtent brusquement, tantôt elles disparaissent peu à peu pour faire place à une contracture de faible durée
accompagnée de miction et de défécation involontaires. Dès que
l'attaque est terminée, la connaissance et la sensibilité reparaissent
rapidement, les animaux se relèvent et reviennent peu à peu à l'état
normal; toutefois, il persiste encore pendant quelque temps des signes

---

1. On voit assez souvent le chien courir en poussant des cris et tourner en cercle
pendant quelques instants avant de tomber.   (L. T.)

de faiblesse et d'épuisement. L'attaque passée, le chien se redresse, se secoue et regarde effaré autour de lui; dans quelques cas cependant, il est pris d'un sommeil profond et râlant. Comme phénomène consécutif immédiat, certains auteurs indiquent encore une excitation extraordinaire, maniaque; parfois le chien erre sans but ou cherche à mordre. Schrader a observé un cheval qui se mordait le membre antérieur droit aussitôt l'accès terminé [1].

2° Dans l'*attaque épileptique bénigne* (épilepsie incomplète, partielle), qui s'accompagne également de perte de connaissance, les spasmes restent quelquefois localisés à certains groupes musculaires de la tête (clignement des paupières, strabisme, pirouettement de l'œil dans l'orbite, convulsions spasmodiques des muscles de la face et des lèvres). Chez le cheval, les attaques bénignes présentent une grande analogie avec le vertige; on les observe dans des circonstances fort différentes, mais surtout pendant le travail et sur les sujets dont la bride est garnie d'œillères. Lorsque les spasmes deviennent plus violents, on constate des convulsions de la tête et de l'encolure, des tremblements de l'avant-main; les animaux s'appuient contre les objets voisins, buttent ou tombent sur les genoux.

La durée de l'accès est variable, mais en général proportionnelle à son intensité. Elle oscille entre quelques minutes et un quart d'heure à une demi-heure (nous avons observé un cas où elle a été de 15 secondes seulement). Les attaques se produisent à des époques indéterminées et fort irrégulières; elles peuvent se répéter plusieurs fois dans la même journée; dans certains cas on n'en observe pas pendant des mois et des années; leur maximum de fréquence se remarque tantôt au début, tantôt vers la fin de la maladie. Les causes qui les provoquent ont été décrites au chapitre de l'étiologie; nous devons ajouter que, chez nos animaux, comme chez l'homme, l'attouchement de certaines régions du corps (zones épileptogènes) peut les déterminer. Schrader a rapporté l'histoire d'un cheval chez lequel il suffisait de toucher le milieu de la face gauche de l'encolure pour les voir apparaître. La violence des accès est très variable chez un même individu. Chez le cheval, les attaques bénignes restent souvent stationnaires, comme degré d'intensité, pendant de longues années. Durant

---

[1] Il se produit chez quelques animaux, pendant plusieurs jours, des répétitions accumulées d'accès graves. J'ai observé des faits de cet ordre sur plusieurs animaux, et notamment sur deux chevaux qui durant une quinzaine de jours étaient pris à chaque instant sous l'influence de la moindre excitation : on pouvait presque provoquer les accès à volonté en produisant du bruit auprès des malades. Ces animaux se nourrissant mal, avaient beaucoup maigri quand la période aiguë de l'épilepsie eut cessé.

Sur un pierrot que j'ai conservé plusieurs semaines, j'ai vu des phénomènes non moins remarquables. Il suffisait de frapper les mains auprès de lui pour provoquer un accès. L'approche d'une personne étrangère produisait le même effet (L. T.).

les périodes qui les séparent, les animaux présentent toutes les apparences de la santé ; la dépression psychique, les troubles cérébraux, l'émoussement des sens et de l'intelligence sont rares. Si le chien savant *oublie ses tours*, cela peut être dû à l'hydrocéphalie chronique ou à l'atrophie cérébrale qui coexistent souvent avec l'épilepsie.

La marche de l'épilepsie est essentiellement chronique. La maladie persiste des années, même toute la vie. Il est très exceptionnel de la voir disparaître après quelques mois, et quand cela a été constaté, il est fort probable qu'on l'avait confondue avec d'autres affections. Elle ne détermine pas directement la mort, mais, au moment des chutes, les malades sont exposés à des blessures graves et à l'hémorragie cérébrale.

Diagnostic différentiel. — Le diagnostic de l'épilepsie est essentiellement basé sur sa marche chronique et sur l'apparition d'attaques musculaires spasmodiques accompagnées de stupéfaction. On peut confondre avec l'épilepsie :

1) *L'éclampsie* et les *spasmes cérébraux aigus*. Ces derniers sont des attaques épileptiformes ou épileptoïdes survenant au cours de diverses affections aiguës du cerveau, des maladies infectieuses (maladie des chiens), de certaines intoxications, ou se produisant comme symptômes réflexes ordinaires (spasmes dentaires, etc.). Ils ont une grande analogie avec les attaques épileptiques ; comme celles-ci, ils s'accompagnent de troubles psychiques. L'évolution aiguë est leur seul caractère spécial, et elle n'est pas constante ; d'ailleurs, les spasmes cérébraux consensuels réflexes peuvent se prolonger lorsque l'excitation qui les provoque agit pendant un temps assez long (parasites intestinaux). Dans ce dernier cas, la distinction est très difficile et le diagnostic *intra vitam* fréquemment impossible.

2) Le *vertige*, qui peut simuler des attaques épileptiques bénignes.

La différenciation de ces deux affections est basée sur l'absence de convulsions dans le vertige ; mais, dans les attaques épileptiques bénignes, les convulsions sont souvent peu accusées (chez l'homme elles peuvent faire complètement défaut), et les mouvements des membres qui accompagnent la chute dans l'accès de vertige ne sont pas sans présenter quelque analogie avec les contractions convulsives. Il n'est donc pas possible scientifiquement de tracer une démarcation précise et rigoureuse entre l'épilepsie et le vertige.

3) La *thrombose* des branches de terminaison de l'aorte postérieure (artères iliaques, lombaires, crurales), qui entraîne la chute de l'arrière-main, a été quelquefois prise pour de l'épilepsie. Les signes diagnostiques sont les constatations faites à l'exploration rectale, la parésie particulière des membres postérieurs et la possibilité, dans le cas de thrombose, de provoquer à volonté les phénomènes caractéristiques

de cette affection en exerçant les animaux, en les obligeant à faire des efforts musculaires.

En médecine vétérinaire judiciaire, le diagnostic de l'épilepsie est très important. Dans certains pays, en effet, cette maladie est inscrite au nombre des vices rédhibitoires (délais : Wurtemberg, Bade, Hesse, 28 jours ; Bavière, 40 jours). Une question délicate est de savoir si *l'épilepsie réflexe* présente les caractères d'un vice devant entraîner la rédhibition. On est tenté de répondre négativement, si l'on réfléchit qu'il est des cas isolés de cette forme d'épilepsie dans lesquels la guérison survient lorsqu'on supprime l'irritation périphérique causale (expulsion des vers intestinaux, rabotage des dents, etc. . Ces faits doivent être considérés comme des exemples de spasmes cérébraux aigus d'une durée plus ou moins longue ; ils n'ont pas le caractère rédhibitoire ; mais il est loin d'en être ainsi pour tous les cas d'épilepsie réflexe. Remarquons aussi que, le plus souvent, on n'arrive pas à découvrir le siège et la nature de l'excitation causale. Au point de vue clinique, on est presque toujours obligé de s'en tenir au diagnostic « épilepsie ».

Certains médicaments peuvent donner des succès dans le traitement de l'épilepsie essentielle. La guérison, quand on l'obtient, ne permet donc pas de distinguer cette forme de l'épilepsie réflexe. La production d'accidents épileptiques réflexes implique du reste l'existence d'un état nerveux intervenant comme influence prédisposante ; les excitations périphériques, en effet, ne déterminent les attaques que dans la minorité des cas. Un semblable état du système nerveux est voisin de l'épilepsie (chez l'homme, l'hérédité a été constatée pour l'épilepsie accidentelle développée chez des individus prédisposés, aussi bien que pour l'épilepsie véritable) ; en tout cas, il diminue la valeur des sujets, car, chez ceux-ci, toute excitation vive peut provoquer l'attaque.

Les expériences faites sur les animaux ont démontré que l'épilepsie vraie, héréditaire, peut se développer sous l'influence d'irritations périphériques. Tout récemment, Von Bergmann a soutenu une thèse (1) d'après laquelle les phénomènes épileptiques produits par la blessure des nerfs périphériques doivent être regardés comme de l'épilepsie véritable.

Pour ces diverses raisons, nous pensons qu'il n'y a pas lieu, en médecine judiciaire, de distinguer l'épilepsie réflexe de l'épilepsie vraie, et que la première doit être considérée comme rédhibitoire toutes les fois qu'il est possible de constater sa persistance, sa chronicité.

Traitement. — La prophylaxie indique d'éloigner toutes les causes occasionnelles de l'attaque. Pendant la durée de celle-ci, on recommande de tenir solidement la tête, de couvrir les yeux, de remettre en position normale l'encolure déviée ; par ces moyens, on arrive parfois à arrêter l'accès, et dans bien des cas on prévient la chute. Pour diminuer la durée des attaques, on a conseillé les inhalations de substances aromatiques ou de chloroforme et les aspersions d'eau froide ; mais, chez les grands animaux, on ne peut guère recourir à ces agents, et chez les petits ils restent à peu près sans effet.

La maladie elle-même a été combattue par une série de médica-

(1) Von Bergmann, *Sitzung der militärärztl. Gesellschaft zu Berlin vom* 21 April 1887.

ments qui, tous, agissent en diminuant l'excitabilité cérébrale. Chez le chien, le traitement offre quelques chances de succès ; chez les autres animaux, la maladie est trop rare pour que l'on ait pu apprécier le degré d'efficacité des diverses médications préconisées. Nos observations personnelles concordent avec beaucoup d'autres pour établir que le bromure de potassium administré pendant un temps assez long est particulièrement avantageux, surtout chez le chien ; à cet animal, on le donne trois ou quatre fois par jour à la dose de 0^{gr},50 à 1 gramme, en solution dans l'eau. On peut prescrire : bromure de potassium 30 grammes ; eau distillée 300 grammes, solution à administrer par cuillerée à soupe ou à thé trois ou quatre fois par jour (les préparations dans lesquelles entre une certaine proportion de sucre se décomposent très rapidement). Chez le cheval et le bœuf, on donne l'iodure associé à d'autres sels ou mélangé à la poudre de plantes aromatiques (20 à 50 grammes). Parmi les agents employés, signalons encore l'azotate d'argent (chien 0^{gr},02 à 0^{gr},1 par jour, cheval 1 à 2 grammes), l'oxyde de zinc (chien 0^{gr},05 à 0^{gr},2), la belladone (sulfate d'atropine 0^{gr},005 à 0^{gr},02 pour le chien, 0^{gr},05 à 0^{gr},1 pour le cheval), le sulfate ammoniacal de cuivre et la racine de valériane.

L'utilisation des chevaux épileptiques expose à certains dangers. Ces animaux doivent être exclus des services publics.

Bibliographie. — BOURGELAT, *Encyclopédie*, 1775. — LAFOSSE, *Cours d'Hippiatrique*, 1772. — CHABERT, HUZARD, FLANDRIN, *Instruct. vét.* — TSCHEFLIN, *Nervenkrankheiten*, 1815. — VATEL, *Journ. prat.*, 1826. — BERGER, *Recueil vét.*, 1825. — RODET et FÉLIX, *Ibid.*, 1827. — DELAFOND, *Ibid.*, 1829. — DUBUISSON, *Ibid.*, 1835. — DEBEAUX, *Ibid.*, 1836. — TISSERANT, *Ibid.*, 1840. — LEVRAT, *Ibid.*, 1841. — *Comptes rendus des travaux de l'École d'Alfort*, in *Recueil vét.*, 1840. — LA NOUE, *Magazin*, 1841. — JACOB, *Journ. de Lyon*, 1848. — MAURY, *Journ. des vét. du Midi*, 1850. — GOUBAUX et LAZAREV, *Bullet. Soc. cent. vét.*, 1856. — HERING, *Spec. Pathol.*, 1858. — Œsterr. *Vierteljahrsschr.*, 1858, 1863, 1864, 1859, 1882. — HERTWIG, *Magazin*, 1851. — GUYON, *Journ. des vét. du Midi* et *Recueil vét.*, 1860. — REYNAL, *Diction. vétér.*, t. VI, 1862. — SCHRADER, *Ibid.*, 1861. — JOBERT, *Recueil vét.*, 1866. — REINERT, *Adam's Wochenschr.*, 1867. — GOFFL FRANCESCO, *Giornale di Torino*, 1869. — BRUSASCO, *Il medico vét.*, 1871. — GERLACH, *Gerichtl. Thierheilkde*, 1872. — SIEDAMGROTZKY, *Sächs. Jahresber.*, 1872. — RÖMER, *Preuss. Mittheil.*, 1872-73. — FRIEDBERGER, *Münch. Jahresber.*, 1879-80. — POPOW, *Arch. de Saint-Pétersbourg*, 1885. — DEJONGHE, *Bull. belg.*, 1885. — DELAUTE, *Ibid.*, 1886. — VETTER, *Deutsch. Archiv f. klin. med.*, 1887. — DIECKERHOFF, *Spec. Pathologie*, 1888. — V. BERGMANN, an. in *Münch. med. Wochenschr.*, 1888. — DELAHAYE, *Annal. de Bruxelles*, 1890.

ÉCLAMPSIE.

Généralités. — En vétérinaire et dans la médecine de l'homme, on désigne depuis longtemps sous le nom d'éclampsie un groupe d'états morbides de nature et de gravité bien différentes. Pris dans son acception la plus large, le mot éclampsie s'applique, en effet, à des états convulsifs divers ayant pour manifestation commune des contractions toniques ou cloniques à évolution aiguë, accompagnées ou non de troubles psychiques, et se terminant tantôt par la mort, tantôt par la guérison. Cette définition très compréhensive s'applique à une série de spasmes purement symptomatiques, liés à des altérations bien connues, mais ne caractérisant anatomiquement aucune affection propre et indépendante : tels les spasmes cérébraux aigus qui apparaissent au cours des maladies de l'encéphale, les accidents épileptiformes de la maladie du jeune âge, les convulsions symptomatiques de l'urémie ou de certaines intoxications [depuis longtemps on décrit l'éclampsie urémique, saturnine (intoxication plombique), etc.].

Aujourd'hui le terme éclampsie a une signification plus restreinte ; il s'entend des spasmes épileptiformes se produisant indépendamment de toute altération organique, existant par conséquent à l'état de névrose pure. Cette conception assimile l'éclampsie à l'« épilepsie aiguë » ; leur seul caractère différentiel serait l'évolution rapide de la première et la récidivité de l'autre. Le spasme éclamptique se produirait par voie réflexe, de la même façon que le spasme épileptique. Il suffit de compulser les observations éparses d'états spasmodiques désignés, dans nos publications, sous le nom d'éclampsie, pour avoir la conviction que cette *névrose*, considérée dans sa forme identique à l'épilepsie aiguë, existe chez les animaux. Ce type névropathique comprend les *convulsions des nouveau-nés* et des jeunes animaux (*eclampsia infantum*), ainsi que certains cas de *spasmes réflexes aigus* observés chez les animaux adultes.

L'*éclampsie des chiennes nourrices*, dans laquelle les facultés psychiques sont généralement intactes, est toute différente. Nous l'avons néanmoins rapprochée de l'épilepsie aiguë en raison de l'obscurité qui couvre encore sa nature.

Au chapitre de la *fièvre vitulaire* nous avons montré que la dénomination d'*éclampsie* est impropre pour désigner cette affection.

I. L'ÉCLAMPSIE DES JEUNES ANIMAUX s'observe surtout chez le chien, (au moment de l'éruption des dents) et chez le porcelet (Hering). Elle s'exprime par des convulsions analogues à celles de l'éclampsie des enfants, par le pirouettement de l'œil dans l'orbite, par des tremblements, des spasmes des muscles masticateurs, des grincements de dents, du ptyalisme avec écoulement d'une salive mousseuse, des convulsions à diverses régions du corps ; les malades font quelques pas en criant et en agitant la queue ; il en est qui succombent en poussant un cri aigu. — Sa cause réside tantôt dans une disposition nerveuse anormale, tantôt en des irritations périphériques (éruption des dents, helminthiase, catarrhes gastrique ou intestinal, etc.). — Son traitement est le même que celui de l'épilepsie ; il consiste en l'emploi des antispasmodiques : bromure de potassium, hydrate de

chloral, etc. On peut encore utiliser la décoction de racine de valériane
en lavement (1).

II. L'ÉCLAMPSIE DES ANIMAUX ADULTES est rare d'une façon générale.
Dans la plupart des cas, ses manifestations sont identiques à celles de
l'épilepsie aiguë réflexe. Il est des sujets chez lesquels les attaques
sont provoquées par le simple attouchement de certaines régions
blessées dont le tégument est très sensible (peau de la base des
cornes). Les accidents épileptiformes déterminés, chez le chien, par les
Acariens du conduit auditif externe (Giuzzoni, Nocard, Mégnin), doivent être rattachés à l'éclampsie, et un bon nombre des cas d'épilepsie
réflexe ne paraissent être que de l'éclampsie à accès répétés ; celle-ci,
du reste, peut se transformer en épilepsie véritable. Il est impossible
d'en saisir la véritable cause. — Lustig a constaté des accès épileptiformes chez un cheval convalescent d'une affection grave du poumon.
Albrecht en a observé plusieurs fois sur des vaches peu de temps
après la mise-bas ; les phénomènes relatés par cet auteur n'avaient
rien de commun avec ceux de la fièvre vitulaire ; ils consistaient en des
attaques d'extension spasmodique de l'encolure et de la tête, accompagnés de grincements de dents, de perte de l'intelligence, de chute, de
mouvements convulsifs des membres, de pirouettement de l'œil dans
l'orbite, etc. La durée de ces attaques variait de quelques minutes à
une demi-heure ; pendant les intervalles, les animaux semblaient
complètement rétablis. La durée minima de la maladie a été de deux
jours, la durée maxima de dix-huit jours. — On a décrit des accidents semblables chez la chèvre. — Dans cette forme d'éclampsie, les
accès sont sans doute occasionnés par l'état d'irritation dont l'utérus
est le siège.

III. L'ÉCLAMPSIE DES CHIENNES NOURRICES est encore mal connue au
point de vue étiologique et pathogénique. Elle ne s'observe qu'au moment de l'allaitement. Il est possible qu'elle soit due à une irritation
partant des ramifications nerveuses des glandes mammaires ; mais,
ici encore, il faut admettre une certaine prédisposition aux spasmes.
Les chiennes délicates, intelligentes, de race distinguée, et celles chez
lesquelles la sécrétion lactée est abondante en sont le plus fréquemment atteintes. Comme causes occasionnelles, on signale surtout les
troubles psychiques (perte des petits, peur, crainte du fouet, et le refroidissement.

Les symptômes apparaissent du deuxième au trentième jour après le
part. Ils consistent essentiellement en des accès de spasmes toniques ou cloniques affectant de préférence les muscles extenseurs ;
l'état psychique est normal. L'attaque éclate brusquement, sans prodromes. On remarque une certaine inquiétude, de l'excitation, de

(1) Chez les jeunes chiens, j'ai vu souvent ces accidents être causés par des vers
intestinaux et céder immédiatement a l'action des vermifuges.   (L. T.)

l'anxiété exprimée surtout par le regard ; la respiration est accélérée, courte, pénible ; la circulation est également accélérée, les muqueuses de la tête sont injectées, le train de derrière est frappé de parésie rapidement croissante. Bientôt les animaux devenus incapables de se tenir debout tombent et s'étendent sur le sol (décubitus costal) ; les membres sont raides, contracturés. Lorsqu'on remet la malade debout, elle se tient immobile, les extrémités écartées en pieds de chevalet. Tout mouvement volontaire est impossible. De temps à autre, on note un tremblement convulsif des membres et du tronc ; puis surviennent des spasmes cloniques, généralement violents, qui affectent les muscles extenseurs des membres, de l'encolure et du dos, plus rarement les temporaux et les muscles de l'œil. Avec l'apparition des spasmes, la respiration s'accélère de plus en plus, elle devient dyspnéique, râlante (on peut compter jusqu'à 100 respirations à la minute) ; la bouche est largement ouverte, écumeuse ; la langue pendante (1). Le rythme du cœur devient tumultueux ; on compte 160 pulsations et plus à la minute. Les muqueuses de la tête se congestionnent de plus en plus, on peut y constater des hémorragies, surtout à la conjonctive. Les mâchoires s'ouvrent et se ferment convulsivement, la langue est rétractée, on note de fréquents mouvements de déglutition (Mauri). La préhension, la miction et la défécation sont impossibles. Chez la plupart des sujets, l'abdomen est sensible à la palpation. L'urine émise après l'attaque serait albumineuse (Benjamin). Souvent, au début, les mamelles sont tuméfiées, chaudes et gorgées de lait ; plus tard on les trouve flasques et vides. L'intelligence n'est pas troublée et la sensibilité est intacte. Ainsi que le fait très judicieusement remarquer Mauri, la physionomie exprime bien plus l'anxiété que la douleur. Les pupilles ont conservé leurs dimensions normales. — Les diverses irritations externes n'aggravent pas notablement ces symptômes.

La *marche* de l'éclampsie est rapide. Si les attaques se prolongent généralement pendant un ou deux jours, elles peuvent cependant disparaître après quelques heures. L'intensité des spasmes n'est pas uniforme ; on observe des rémissions pendant lesquelles les animaux cherchent à reprendre l'attitude debout et parviennent assez souvent à se dresser sur le train antérieur. La disparition des spasmes fait place à un état somnolent. Lorsque la maladie est abandonnée à elle-même, la mort ne tarde pas à se produire ; elle survient en vingt-quatre à quarante-huit heures par la paralysie cérébrale ou l'asphyxie. Un traitement rationnel amène la guérison au bout d'un temps rela-

____

(1) Chez deux chiennes, j'ai vu, avant la résolution nerveuse, des accès d'irritation pouvant faire croire à la rage. Il est bien possible que celles qui mangent leurs petits sont sous l'influence de cette surexcitation spéciale. En tout cas, le fait est commun.   (L. T.)

tivement court, souvent en une heure. Nous avons observé des cas de guérison spontanée. — On ne saurait confondre l'éclampsie des chiennes nourrices avec l'intoxication par la strychnine. Dans la première, on ne remarque pas l'hyperesthésie si caractéristique de l'intoxication strychnique.

Le *Traitement* consiste à faire soit des injections sous-cutanées de chlorhydrate de morphine (Siedamgrotzky) à la dose de 0^{gr},02 en solution dans 1 gramme d'eau distillée, soit des inhalations de chloroforme continuées jusqu'au moment où la narcose commence.

L'uréthane (5 à 20 gr.) et l'hypnone (0^{gr},25 à 2 gr.) nous ont également donné de bons résultats. Mauri a obtenu des effets avantageux avec l'hydrate de chloral (0^{gr},5 à 2 gr.). Zündel a recommandé le sirop de chloroforme (chloroforme 1 gr. : sirop 100 gr. ; — à administrer par cuillerées à café, quatre fois pendant la première heure et ensuite à des intervalles de deux heures) 1).

L'efficacité de ces agents narcotiques et vaso-dilatateurs permet de formuler une théorie sur la nature de la maladie : on peut admettre que celle-ci consiste en un trouble circulatoire de certains *centres des spasmes*, trouble qui surviendrait rapidement pour disparaître tout aussi vite. Quelques observations recueillies par Hertwig viennent à l'appui de cette hypothèse. Les accès sont vraisemblablement la conséquence de l'anémie de certains foyers cérébraux, produite par une excitation réflexe partant des ramifications nerveuses mammaires. Nous avons, en effet, constaté plusieurs fois, à l'aide de l'ophtalmoscope, une anémie prononcée de la papille optique. — Il n'existe point d'altération anatomique de l'encéphale. L'autopsie n'en décèle aucune.

L'action salutaire du chloroforme — antidote de tous les poisons spasmodiques — s'expliquerait en admettant comme cause provocatrice de l'éclampsie un agent toxique — une ptomatotétanine.

Faute de données positives sur l'étiologie et la pathogénie de l'éclampsie, le champ est, on le voit, largement ouvert aux conjectures.

Bibliographie. — 1. CHEZ LES CHIENNES. - MAY, *Magazin*, 1854. — DEFAYS, *Annal. de Bruxelles*, 1871. — ZÜNDEL, *Recueil vét.*, 1871; an. in *Thierarzt*, 1872. - SIEDAMGROTZKY. *Sächs. Jahresber.*, 1872. — CAGNY. *Recueil vét.*, 1876. — MACRI, *Revue vét.*, 1876. — H. BOULEY, *Recueil vét.*, 1877. - FRIEDBERGER, *Münch. Jahresber.*, 1876-77, 1879-80, 1886-87. — HERTWIG, *Die Krankheiten der Hunde*, 1880. - BENJAMIN et LAFFITE, *Bullet. Soc. cent. vét.*, 1884. — DACET, *Recueil vét.*, 1889. - REUL., *Annal. de Bruxelles*, 1891.
2. CHEZ LES AUTRES ANIMAUX. — HERTWIG, *Spec. Pathol.*, 1858. — LUSTIG. *Hannov. Jahresber.*, 1874. — LIES, *Adam's Wochenschr.*, 1875. — LAFFITE, *Revue vét.*, 1876. MACRI, *Ibid.* et 1879; — FOURIAUD, *Ibid.*, 1878. — REVEL., *Ibid.*, 1879. — MACRY, *Journ. de Lyon*, 1877. - ALBRECHT, *Adam's Wochenschr.*, 1880; *Thierarzt*, 1880. — DIECKERHOFF, *Spec. Pathol.*, 1880. — LAFFITE, *Bullet. Soc. cent. vét.*, 1884. — BARBEY, *ibid.*

1. On obtient également de bons résultats avec le sirop d'éther, une demi-cuillerée à café d'heure en heure dans une infusion de feuilles d'oranger.   (L. T.)

CATALEPSIE.

Nature. — La catalepsie est un état morbide particulier, périodique, dans lequel tout l'appareil musculaire est « pris d'attaques de contraction soutenue » tandis que les mouvements passifs et le déplacement de certaines régions se laissent effectuer avec une facilité inattendue. L'intelligence et la sensibilité générale sont profondément troublées. Pour certains auteurs, la rigidité cataleptique serait le résultat d'une augmentation momentanée de la tonicité normale des muscles de la vie animale ; pour d'autres, elle serait la conséquence d'une résistance conductrice anormale des foyers moteurs et d'une diminution de l'excitabilité des muscles par la volonté et par les irritations extérieures.

La catalepsie s'observe chez nos animaux soit comme affection indépendante et primitive, soit comme phénomène secondaire survenant au cours d'autres maladies nerveuses (attaques cataleptiques). Landel a relaté un cas de catalepsie secondaire chez le bœuf. D'une façon générale, la catalepsie primaire semble être très rare chez les animaux. On l'a constatée sur le chien, le cheval (Hering) et le loup de prairie (Leisering). Dans l'espèce humaine, où elle est bien plus commune que chez les animaux, elle est considérée comme une forme de l'hystérie.)

Étiologie. — Les causes de la catalepsie sont inconnues. On accuse les émotions psychiques (frayeur, peur, etc.), mais elles n'interviennent que comme condition déterminante des attaques. L'étiologie est dominée par une prédisposition nerveuse indéterminée. — L'affection présente une grande analogie avec l'hystérie de l'espèce humaine.

Anatomie pathologique. — La catalepsie, de même que l'éclampsie et le tétanos, n'est caractérisée anatomiquement par aucune altération des organes centraux. Elle doit être regardée comme une névrose fonctionnelle du cerveau et de la moelle épinière. Parfois on rencontre dans les muscles certaines lésions secondaires (hémorragies, tuméfaction trouble, dégénérescence graisseuse ; dégénérescence vitreuse des fibres musculaires du cœur ; hémorragies dans l'estomac et l'intestin, etc.), analogues à celles que l'on constate dans le tétanos (Fröhner.)

Symptômes. — Ils apparaissent subitement, sans signes précurseurs ; dans quelques cas cependant, on observe de l'inquiétude, des phénomènes d'excitation, des troubles de l'appétit, etc. La rigidité débute aux muscles en état d'activité au moment de l'accès et s'étend très rapidement à tout le système musculaire de la vie de relation. Les

animaux sont incapables de faire le moindre mouvement volontaire;
ils gardent, immobiles, comme pétrifiés, l'attitude dans laquelle l'attaque cataleptique les a surpris. Les muscles atteints sont tendus, durs,
saillants sous la peau : au début, ils opposent une certaine résistance
lorsqu'on veut les déplacer, mais peu à peu leur rigidité diminue,
puis disparaît complètement (flexibilité cireuse). L'intelligence et la
sensibilité sont plus ou moins atteintes. Les yeux sont fixes, troubles;
la pupille est tantôt dilatée, tantôt très fortement rétrécie (réduite à
la largeur d'une tête d'épingle). La sensibilité de la peau et des muqueuses est diminuée ou complètement abolie : il en est de même des
sensibilités spéciales (vue, ouïe, odorat). L'urine émise après l'attaque
est albumineuse ; chez le chien, elle renferme en proportion notable
les matières colorantes de la bile. Les appareils circulatoire et respiratoire ne présentent rien d'anormal. — Sur un chien cataleptique,
Fröhner a observé un état hypnotique particulier, semblable au som-
nambulisme de l'homme.

Les attaques peuvent se répéter ; leur durée n'a rien de fixe : d'après
Spinola, elle varie de quelques minutes à quelques heures ; Hertwig
parle d'une durée de plusieurs semaines. Sur un chien, Fröhner a
observé deux attaques de douze et trente heures. En thèse générale,
l'état cataleptique n'est pas mortel. Il est cependant des cas où les
animaux périssent d'inanition (Hertwig). Chez le chien, Fröhner a vu
la mort survenir le septième jour ; la rigidité cataleptique avait fait
place au relâchement de tout l'appareil musculaire, y compris la musculeuse de l'intestin et de la vessie ; la température s'était abaissée
graduellement et le coma était devenu de plus en plus profond.

Traitement. — Les narcotiques qui paraissent indiqués (morphine,
bromure de potassium) sont peu connus dans leurs effets ; mais ceux-ci
doivent être bien incertains. On pourrait tenter de rétablir l'excitabilité réflexe par les douches froides ou les courants électriques.

Bibliographie. — LEISERING, *Magazin*, 1848. — LANDEL, *Hering's Repertor.*, 1849.
HERING, *Spec. pathol.*, 1858. — SPINOLA, *Spec. pathol.*, 1863. — TREACY, *The Veterin.*,
1882. — FRÖHNER, *Deutsch. Zeitschr. f. Thiermed.*, 1883.

CHORÉE. — DANSE DE SAINT-GUY.

Nature. — La danse de Saint-Guy de l'homme est caractérisée par
des mouvements convulsifs permanents des muscles de la vie animale,
accompagnés de troubles plus ou moins prononcés de la sensibilité et
de l'intelligence. Toujours ces mouvements sont indépendants de la
volonté ; il est cependant des cas où on leur découvre une apparence
de but. La maladie a porté les noms d' « inquiétude musculaire », de

« délire musculaire », de « maladie de trémoussement ». Les auteurs modernes la considèrent généralement comme une affection cérébrale. Parmi ses causes, on accuse surtout les embolies capillaires des corps striés et des couches optiques ; chez l'homme, la chorée complique fréquemment le rhumatisme articulaire aigu, l'endocardite et les altérations valvulaires. Les résultats obtenus par Chauveau en sectionnant la moelle de chiens choréiques établissent que, dans l'espèce canine, l'affection désignée sous le nom de chorée est d'origine médullaire. Le nombre restreint des observations relatées en vétérinaire et le cachet bizarre de certaines descriptions ne permettent pas de se prononcer sur l'analogie ou les rapports qui existent entre la chorée des animaux et celle de l'homme ; toutefois, il semble que, chez les premiers, on a décrit sous ce nom quelques cas de spasmes cérébraux ou réflexes simples et des attaques éclamptiques ou épileptiques bénignes. Les spasmes qui surviennent au cours de la maladie du jeune âge chez le chien n'ont pas le caractère choréique : ce ne sont que des contractions cloniques réflexes (1. Mais parfois la véritable chorée apparaît à la suite de la maladie du jeune âge, chez des animaux en pleine convalescence. Elle a été constatée sur le cheval, le bœuf, le chien, le chat et le porc.

Étiologie. — Les causes de la chorée sont inconnues. Elle frappe surtout les animaux jeunes, faibles, anémiques. Une prédisposition créée par l'impressionnabilité innée ou acquise du système nerveux paraît dominer son étiologie.

Symptômes. — Tantôt les contractions convulsives caractéristiques sont localisées aux muscles de la tête et de l'encolure, tantôt elles sont généralisées. Sur un cheval, Hering a observé des mouvements alternatifs d'abaissement et d'élévation de la tête et d'un membre antérieur. Chez un autre, U. Leblanc a vu des mouvements convulsifs à tous les organes superficiels : le pied, la tête, l'avant-main, l'arrière-main, les oreilles, les lèvres, les paupières etc. étaient pris successivement de contractions cloniques. Sur une vache, Anacker a observé des mouvements rythmiques latéraux de la tête et de l'encolure en même temps que les membres postérieurs exécutaient *une véritable danse*. Sur un bœuf, Schleg a noté des mouvements semblables de

---

(1) Les convulsions cloniques observées si fréquemment chez le chien et désignées sous le nom de *chorée* sont en effet des *tics* et ne sauraient être assimilées à la chorée humaine. Celle-ci est essentiellement caractérisée par des mouvements *inégaux, contradictoires, arythmiques*, bien différents des mouvements rythmés. Les tics du chien, désignés improprement sous le nom de chorée, s'accusent par des contractions spasmodiques localisées à certaines régions ou plus ou moins généralisées, mais d'*intensité uniforme* ou à peu près et *parfaitement rythmées*. — Gilbert, Roger et Cadiot ont établi expérimentalement que le tic de la face, chez le chien, reconnaît pour cause un trouble fonctionnel des noyaux d'origine de la septième paire (Voy. *Recueil vét.*, 1890). — Excepté chez le chien, la chorée vraie est très rare dans toutes les espèces animales.   N. D. T.

la tête et une flexion extrêmement accusée des membres antérieurs au moment d'entamer le terrain. Sur de jeunes porcs, Hess et Verwey ont constaté des spasmes cloniques rythmiques de tous les muscles du tronc ; sur quelques-uns, la tête était continuellement portée d'un côté et de l'autre ; chez plusieurs, le train postérieur était soulevé de terre à chaque contraction spasmodique.

Presque toujours la chorée des animaux a une marche lente et revêt le type chronique. Chez des porcelets, Hess a vu la guérison survenir au bout d'un temps variant de sept semaines à plusieurs mois. Sur le cheval observé par U. Leblanc, la chorée persista pendant plus d'une année.

Le *pronostic* est relativement peu grave.

Traitement. — Comme celui des autres névroses, il consiste en l'emploi des anesthésiques et des sédatifs : hydrate de chloral, bromure de potassium, etc. On peut encore utiliser l'oxyde de zinc ou l'acide arsénieux. Legros et Onimus ont vu les secousses disparaître chez un chien après l'administration rectale de 3 gr. 5 d'hydrate de chloral. Dans cette espèce, Palombo a obtenu des guérisons en plongeant les malades dans l'eau froide cinq ou six fois par jour.

Bibliographie. — BAREYRE, *Instruct. vét.*, t. V. — HUZARD, *Ibid.* — GOHIER, *Mémoires et Observations*, t. II. — DEBEAUX, *Journ. prat.*, 1829. — REBOUL, *Journ. des vét. du Midi*, 1844. — LEBLANC, *Clinique vét.*, 1847. *Compt. rend. de la cliniq. de l'École de Lyon*, 1849. — HERING, *Spec. Pathol.*, 1858. — SPINOLA, *Ibid.*, 1863. — SCHLEG, *Sächs. Jahresber.*, 1863. — CHAUVEAU, *Arch. gén. de méd.*, 1866. — RINGUEL, *Journ. des vét. du Midi*, 1866. — PALOMBO, *L'Archivio della vet. ital.*, 1868. — ANACKER, *Thierarzt*, 1868, 1869. — LEGROS et ONIMUS, *Comptes rendus de l'Acad. des sciences*, 1870. — HOFFMANN, *Repertor.*, 1875. — BRODERSEN, *Preuss. Mittheil.*, Bd VI. — HESS, *Schweiz. Archiv*, 1884. — VERWEY, *Holländ. Zeitschr. f. Thierheilkde*, 1886. — ROSSIGNOL, *Bull. Soc. vét. prat.*, 1888.

VERTIGE.

Nature. — Le mot *vertige* sert à désigner des sensations anormales, fugaces et périodiques, relatives aux rapports de l'animal avec le monde extérieur. Il doit s'entendre de perturbations sensorielles et motrices avec perte de l'équilibre ou impossibilité pour l'individu de conserver l'attitude debout. Tantôt ces aberrations sont de simples troubles fonctionnels, tantôt elles sont sous la dépendance d'altérations anatomiques développées dans le cervelet, siège de la coordination des mouvements. Les premières sont les plus rares ; en d'autres termes, le vertige est plus fréquemment symptôme que névrose proprement dite. Pour des raisons d'ordre pratique, nous l'avons néanmoins compris parmi les affections nerveuses dépourvues de critérium anatomique. Son étude est importante au point de vue judiciaire, car dans beaucoup de pays il est inscrit, à juste titre, au nombre des vices rédhibitoires. Mais, envisagé au point de vue clinique, le vertige n'a que la valeur d'un symptôme et rentre dans le domaine de la pathologie générale.

Animaux atteints. — Le vertige est assez fréquent sur le cheval, plus rare sur le bœuf, le chien, le porc et le mouton. En règle générale, il atteint les chevaux adultes ou âgés, sanguins, bien nourris et soumis à un travail peu fatigant, notamment les chevaux de luxe qui passent la plus grande partie de la journée à l'écurie. Il apparaît d'ordinaire sur les animaux attelés, plus rarement sur les chevaux montés ; on ne l'observe presque jamais sur les sujets au repos. C'est surtout au printemps que l'on en constate de nombreux cas ; le séjour prolongé à l'écurie pendant l'hiver, les variations brusques de température au retour de la belle saison et la mue, semblent constituer les principales conditions de cette fréquence du vertige au printemps. Certains chevaux qui en présentent régulièrement plusieurs accès à cette époque, en restent préservés pendant le reste de l'année.

Étiologie. — 1° Le *vertige essentiel* est le résultat d'influences absolument inconnues. Il n'est lié à aucune altération anatomique du cervelet. En médecine vétérinaire, on a désigné cette forme par l'expression de « vertige cérébral ».

2° On a donné le nom de *vertige symptomatique* aux accès reconnaissant pour cause des altérations anatomiques intra-craniennes : — tumeurs (cholestéatomes chez le cheval — Vernant, Cazalas, etc.), foyers de ramollissement encéphalitique, méningite cranienne chronique, lésions des vaisseaux du cerveau, etc. Les attaques vertigineuses provoquées par l'encéphalite aiguë ou par l'anémie cérébrale consécutive à des hémorragies abondantes, à l'écoulement d'une grande quantité de transsudat accumulé dans les cavités splanchniques, à l'échappement des gaz dans la tympanite, etc., ne méritent pas le nom de vertige, car celui-ci est essentiellement caractérisé par la récidivité.

3° Le *vertige congestif*, dû à des troubles circulatoires dans le cerveau, est le type le plus fréquent. Il peut être provoqué par des causes diverses : maladies du cœur, des vaisseaux, du poumon — états morbides qui s'accompagnent d'hyperémie cérébrale passive, laquelle entraîne les mêmes conséquences que l'anémie artérielle du cerveau ; elle détermine l'irritation du cervelet par défaut d'oxygène ou par accumulation d'acide carbonique dans le sang : c'est ainsi qu'on observe des accès vertigineux chez le chien atteint de lésions valvulaires, et chez le cheval au cours des maladies chroniques dégénératives du poumon ou dans le cas d'anévrysme de l'artère pulmonaire (Lustig), etc. La compression des jugulaires par le collier, la bricole, la sous-gorge, par l'enrènement excessif ou par des tractions trop fortes exercées sur la bride, peuvent également engendrer des accès vertigineux. L'influence pathogène de ces diverses causes est favorisée par les mouvements forcés, les grandes chaleurs, les écuries chaudes et mal aérées, la pléthore, etc. — Les anémies de longue durée s'accompagnent fréquemment de phénomènes vertigineux.

4° Le *vertige consensuel* ou *réflexe*, souvent confondu avec l'épilepsie réflexe, est produit, comme cette dernière, par la transmission au cervelet d'une excitation périphérique. Le *vertige optique* rentre dans ce groupe. Assez fréquent, il a pour principales causes : les œillères à face interne lisse et luisante, les rayons solaires très intenses, les réflexes lumineux (lac, rivière, neige reflétant les rayons de la lune), le passage brusque de l'ombre à la lumière, certaines maladies des yeux, telles que l'amaurose au début *(vertigo ab oculo læso)*. — L'irritation du conduit auditif externe par des corps étrangers peut aussi donner lieu à des accès vertigineux *(vertigo ab aure læsa)*. On a encore accusé les vers intestinaux, dont l'action pathogène reste cependant douteuse (1) (2).

(1) C'est à cette variété et à la précédente que doivent être rapportés la plupart des accidents nerveux désignés sous les noms *d'éblouissements, de vertiges, d'étourdissements*, et dont Weber a donné une bonne description (Voy. *Bull. Soc. cent. vét.*, 1874). On les observe bien plus fréquemment sur les chevaux d'attelage que sur les chevaux de selle ; certains sujets ne les présentent qu'à l'attelage, jamais à la selle.

Le cheval étant attelé, le commencement de la course se fait comme d'habitude et rien ne permet de soupçonner ce qui va survenir : chez quelques animaux cependant, il y a des signes précurseurs : tantôt le poil se pique, tantôt une abondante sudation se produit ; puis le cheval porte au vent, regarde fixement en l'air, secoue la tête d'un côté et de l'autre comme s'il avait un corps étranger dans l'oreille, se jette de côté et enfin s'arrête. Certains sujets sont insensibles aux diverses excitations ; d'autres sont en proie à une agitation plus ou moins vive, ils se défendent, se cabrent, cherchent même à s'emporter ; d'autres encore éprouvent des tremblements ; quelques-uns chancellent et tombent. — Pendant l'accès, les conjonctives sont pâles ou injectées, la respiration est à peine accélérée, le pouls est normal ou ralenti ; le facies n'a rien de l'hébétude qui est constante dans l'immobilité ; on note seulement une certaine inquiétude. Tous ces phénomènes disparaissent au bout de quelques instants de repos.

Généralement les premiers accès sont constatés lorsque les animaux sont exposés à un soleil ardent, mais plus tard ils peuvent se produire pendant le travail par un temps sombre, même la nuit ; on a remarqué que pendant l'exercice ils éclatent souvent au même lieu, après la même distance parcourue. Les premiers accès, peu graves, sont ordinairement séparés par de longs intervalles, mais ils deviennent de plus en plus fréquents.

On a généralement rapporté ces accidents aux harnais défectueux, mal ajustés, à l'enrênement excessif et à l'action d'un soleil ardent.

Comme traitement, on a recommandé la suppression des œillères, de l'enrênement, et l'administration de bromure de potassium à l'intérieur.

Sur des chevaux de trait, Cagny a observé plusieurs cas de *faux vertige* paraissant être sous la dépendance de lésions traumatiques (Voy. *Bull. Soc. cent. vét.*, 1888).

Chez certains sujets très irritables, des phénomènes nerveux assez accusés pour faire croire à une affection encéphalique sont parfois produits par des causes banales. Sur un cheval qui venait d'être tondu, Guibert a constaté des troubles *vertigineux ?* provoqués par l'irritation légère qu'exerçait la litière sur la partie inférieure des membres (Voy. *Recueil vét.*, 1889).   N. D. T.)

(2) Depuis quelque temps j'ai trouvé dans l'oreille de plusieurs chevaux des larves

5° Le *vertige abdominal* est produit par certaines affections des viscères abdominaux (catarrhe intestinal chronique, stase dans le système porte, affections du foie).

6° Le *vertige physiologique* se remarque sur les chevaux obligés de marcher en cercle (manège mécanique) et chez ceux que l'on transporte en chemin de fer ou en bateau. Hering prétend que le *mal de mer* de l'homme s'observe également sur les animaux, chez le chien surtout, plus rarement chez le cheval.

Certaines intoxications (*Equisetum*, *Lolium temulentum*, solanine, alcool, roseau, etc.), comptent également le vertige dans leur cortège symptomatique. Nous ne pouvons ici examiner cette variété, non plus que le *vertige de pâturage*, qui paraît être également de nature toxique.

Symptômes. — Le cheval ralentit le pas ou s'arrête brusquement; certains sujets secouent la tête, la redressent ou la portent de côté; ils tremblent, chancellent, écartent les membres, se jettent de côté, reculent, tirent sur la longe, s'appuient sur le cheval voisin, la paroi de la stalle, le timon ou les harnais s'ils sont attelés. Inquiets, anxieux, couverts de sueur, ils titubent, tournent sur eux-mêmes, s'affaissent et s'agitent d'une façon désordonnée, ou ils exécutent, pour reprendre l'attitude debout, des efforts qui n'aboutissent pas; bientôt cependant ils se relèvent, manifestent encore pendant quelques instants des signes de faiblesse, puis reviennent à l'état normal. Durant l'attaque, les fonctions psychiques sont troublées ou anéanties, les muqueuses et la peau sont insensibles, les pupilles dilatées, le pouls et la respiration accélérés; parfois on observe des mictions et des défécations involontaires. Le vomissement est fréquent chez le chien.

La durée des accès vertigineux est très variable (de 1 à 2 minutes en moyenne, de 5 minutes environ dans les cas graves); généralement elle est bien plus courte que dans l'épilepsie.

L'absence de contractions spasmodiques dans le vertige permet de le distinguer de l'épilepsie. Pour le diagnostic différentiel (voy. *Épilepsie*).

Traitement. — Le traitement varie avec la cause. Il faut rechercher celle-ci et la supprimer ou l'atténuer dans la mesure du possible. Les chevaux chez lesquels le vertige est occasionné par le séjour prolongé à l'écurie peuvent en être débarrassés par des promenades ou par un travail quotidien. Les œillères seront dépolies, ternes sur

qui sont probablement celles de la Simulie cendrée. Est-ce là la véritable cause de ces accidents? Sans pouvoir encore l'affirmer, je suis porté à le croire. Leur fréquence au printemps, quand les larves subissent leur transformation, et les succès que j'ai obtenus dans plusieurs cas par le nettoyage de la conque et les injections de chloroforme au 1/5 justifient en partie cette opinion. Il y a sur ce point des recherches à poursuivre. (L. T.)

leur face oculaire; souvent il est avantageux de modifier leur direction. Baker a recommandé de protéger les yeux contre la lumière à
l'aide d'une pièce de cuir large de 6 à 12 centimètres, tendue sur le
front, d'une œillère à l'autre. Les harnais seront très exactement
adaptés aux régions qui les supportent. Les chevaux qui travaillent en
cercle dans les manèges mécaniques auront les yeux bandés.

Au moment de l'attaque, il faut se porter à la tête du cheval,
couvrir les yeux et le débarrasser de ses harnais. Lorsque la chute
devient imminente, on doit, si cela est possible, faire en sorte qu'elle
ait lieu sur un terrain mou et débarrasser celui-ci des objets pouvant
occasionner des blessures. Lorsqu'on a de l'eau froide à sa disposition, on peut, par des douches sur la tête, diminuer la durée de l'attaque ou même l'arrêter.

Comme moyen prophylactique, on recommande de provoquer de
temps à autre, à l'aide des laxatifs, de légères dérivations sur l'intestin.
La saignée doit être proscrite (1).

Bibliographie. — BAKER, *The Veterin.*, 1818. — BROAD et WOODGER, *ibid.*, 1818. —
SCHMIDT, *Repertor.*, 1857. — HERING, *Spec. Pathol.*, 1858. — VILLNANT, *Recueil vét.*,
1863. — REINERT, *Adam's Wochenschr.*, 1867. — GRIMM, *Sachs. Jahresber.*, 1870. —
GERLACH, *Gerichtl. Thierheilkde*, 1872. — MURRAY, *The Veterin.*, 1874. — WEBER,
Bull. Soc. cent. vét., 1874. — LAURENT et WEBER, *ibid.*, 1876. — CAZALAS, *Annal. de
Bruxelles*, 1874. — LUSTIG, *Deutsche Zeitschr. f. Thiermed.*, 1878. — BENJAMIN,
Bull. Soc. cent. vét., 1878. — RIEFFEL, *Zündel's Jahresber.*, 1883. — DEMEESTER,
Il med. vet., 1886. — DIECKERHOFF, *Spec. Pathol.*, 1888. — CAGNY, *Bullet. Soc. cent.
vét.*, 1888. — GUIBERT, *Recueil vét.*, 1889.

ADDENDA AUX MALADIES DU SYSTÈME NERVEUX

TIC.

Nature. — Le tic (tic avec appui, tic sur la mangeoire) doit être
regardé comme un vice consistant essentiellement en la déglutition
d'air ou de bave formée par un mélange de salive et d'air. Déjà Solleysel (1664) considérait le tic comme une habitude vicieuse qu'il compa-
rait à l'action de *fumer* ou de *priser* chez l'homme. Fréquent sur le
cheval, le tic est rare sur le bœuf; on en a relaté quelques cas chez
le porc. Si les sujets de race distinguée, les pur-sang, les chevaux de
l'armée et des haras en sont plus spécialement atteints, les chevaux de
trait n'en sont nullement à l'abri.

Au moment où l'air est dégluti, la respiration s'interrompt; le

(1) Que ces accidents soient ou non dus à un parasite de l'oreille, je puis affirmer
que le savonnage et les injections de chloroforme m'ont régulièrement procuré de
bons effets.   (L. T.)

larynx et la base de la langue sont portés en arrière et en bas par une contraction des muscles du larynx, de la langue et du pharynx (omoplat-hyoïdien, sterno-thyroïdien, et sterno-hyoïdien) ; le pharynx se remplit d'air ; puis, lorsque le larynx et la base de la langue reviennent à leur position normale, l'air est rejeté au dehors ou il est dégluti ; à ce moment, on entend un ou deux *bruits de tic* analogues à celui de l'éructation. Les anciens pensaient que le bruit anormal du tic était toujours dû à une éructation véritable, telle qu'elle se produit chez le bœuf ; mais cette opinion erronée est aujourd'hui abandonnée.

Étiologie. — L'étiologie du tic est complexe et ses causes de nature variable :

1° Ce vice peut se développer d'emblée, sous l'influence de l'oisiveté. Lorsque les chevaux s'ennuient à l'écurie, ils cherchent à se distraire en léchant la mangeoire, les bat-flancs, en mordant les objets qui se trouvent à leur portée, en jouant avec les chaines ou les billots des longes, etc., manœuvres qui s'observent surtout si, pendant le jour, les animaux sont attachés court. D'autres manies peuvent être acquises de la même façon. Des mouvements anormaux des lèvres, la succion d'air et de salive précèdent souvent l'apparition du tic. Lorsque les animaux travaillent activement et régulièrement, ils n'ont guère le temps de tiquer et ils se reposent dès qu'ils sont à l'écurie. Dans un régiment de cavalerie où un grand nombre de chevaux étaient tiqueurs, Pansecchi (1866) a vu le vice disparaitre presque complètement à l'époque des manœuvres (un seul sujet avait continué à tiquer) ; mais, dès leur rentrée au quartier, les chevaux reprenaient leur manie.

2° A côté de l'origine spontanée, l'imitation joue certainement un grand rôle : par elle, le vice peut se communiquer à des écuries tout entières.

3° On a constaté la transmission héréditaire du tic. Collin a observé celui-ci sur quarante-cinq descendants d'un étalon anglo-normand tiqueur : un poulain a été atteint à l'âge de trois mois, un à sept mois, un autre à huit mois, cinq du dixième au douzième mois, le plus grand nombre dans le courant de la deuxième année, quelques-uns après la troisième année seulement.

On accuse l'excitation produite par l'action trop violente de l'étrille ou par la sangle fortement serrée ; au moment où ces causes agissent, on voit souvent les animaux mordre la mangeoire de toutes leurs forces et la tenir serrée entre les incisives.

Au nombre des causes mentionnées, on trouve encore l'alimentation intensive et l'eau de boisson donnée en trop petite quantité (entrainement des chevaux de course et de chasse), dernière circonstance qui pousse les animaux à lécher continuellement la mangeoire, les murs, etc. (Sing). Hertwig admettait que le tic était toujours précédé d'un malaise localisé dans les organes digestifs ou d'une légère indigestion ; mais cette hypothèse ne paraît pas fondée ; les altérations chroniques de l'estomac trouvées fréquemment à l'autopsie de chevaux tiqueurs (dilatation, catarrhe chronique, épaississement des parois gastriques, etc.) sont plutôt des conséquences que des causes du vice.

Symptômes. — I. Chez le CHEVAL, on distingue deux principales variétés de tic. Le *tic avec appui sur la mangeoire* et le *tic en l'air.*

Les sujets affectés de la première forme appuient, sur le bord de la mangeoire ou à son fond les incisives de l'une ou des deux mâchoires, plus rarement la houppe du menton ou la région laryngienne (Kunow) ; mais la mangeoire ne représente pas le seul point d'appui : certains sujets prennent celui-ci sur le bat-flancs, la longe ou la chaîne du licol, les courroies, le timon de la voiture, l'avant-bras, le genou et même le pied. Il en est qui saisissent divers objets entre les dents : bord de la mangeoire, clous, etc. Günther a vu des poulains tiquer sur l'un des canons de leur mère. Nous avons observé un cheval qui prenait à pleines dents et jusqu'à la commissure des lèvres le bord d'une mangeoire en pierre. — Au moment où le tiqueur va déglutir de l'air, il pousse contre l'objet sur lequel il s'appuie, ouvre la bouche, et fléchit l'encolure ; les muscles du bord antérieur de l'encolure se contractent spasmodiquement et saillent sous la peau ; on entend un ou deux bruits d'éructation ; puis l'animal abandonne son point d'appui et l'acte est terminé.

Le cheval qui *tique en l'air* ne prend aucun point d'appui avec les dents. Il s'éloigne de la mangeoire, rapproche la tête du poitrail, exécute avec les lèvres quelques mouvements particuliers semblables à ceux effectués lors de la préhension des aliments, puis, brusquement il relève l'encolure, étend la tête et avale de l'air en faisant entendre un bruit plus ou moins fort.

Au début, les symptômes consistent généralement en un certain jeu des lèvres et de la langue, ensuite on voit s'accuser de plus en plus la tendance à lécher les objets voisins ou à aspirer la salive. — La fréquence du tic proprement dit est extrêmement variable. Ses manifestations peuvent être séparées par des intervalles d'une heure, d'une minute ou seulement de quatre ou cinq secondes. Il est des animaux qui tiquent à l'écurie ou lorsqu'on ne les observe pas ; d'autres s'abandonnent à leur vice dès qu'ils sont inoccupés ; d'autres encore tiquent soit immédiatement avant ou après le repas, soit en mangeant ; dans ce dernier cas, ils répandent autour d'eux les fourrages distribués. Les sujets chez lesquels le tic est le plus redoutable sont ceux qui avalent de l'air jusqu'au moment où ils sont fortement ballonnés. — Le vice disparaît d'ordinaire momentanément lorsque les animaux sont malades ou qu'on les place dans des conditions de vie exceptionnelles.

Les principaux inconvénients qu'entraîne le tic sont : le gaspillage des aliments, le dérangement des animaux voisins et la possibilité de sa propagation par imitation. — Les symptômes proprement dits (gastriques ou intestinaux) font défaut dans la majorité des cas. Quelquefois cependant, le tic donne lieu à des troubles chroniques de la digestion et de la nutrition, à de la tympanite gastrique, intestinale et à des coliques ; de là, les relations étroites admises entre ce vice et les affections de l'appareil digestif (1).

Chez les vieux tiqueurs, Hell et Hartenstein ont constamment trouvé une hypertrophie des muscles sterno-maxillaires et omoplat-hyoïdiens (hypertrophie physiologique).

II. Chez le BŒUF, on observe également diverses modalités du tic. La plus commune s'exprime de la façon suivante: l'animal relève la tête et entr'ouvre la bouche; la langue exécute des mouvements incessants; une salive spumeuse s'accumule d'abord aux commissures des lèvres et salit la face externe des joues, puis elle est ingurgitée en même temps que les *bols d'air*, ce qui donne lieu à un bruit de glouglou. Lorsque cet acte s'est répété un certain nombre de fois, le rumen est distendu par l'air ingéré ; alors le tic cesse et les gaz sont rejetés peu à peu par éructation.

Weinmann a observé un taureau tiqueur qui se tenait immobile, la bouche fermée, et aspirait l'air par les commissures des lèvres en faisant entendre un bruit particulier; une fois météorisé, le tic cessait, puis l'air était expulsé par éructation.

Johne a relaté l'histoire d'une vache qui appuyait fortement la tête dans un coin de la crèche, contractait les muscles de la langue et aspirait de l'air en faisant entendre un bruit de glou-glou particulier et répété. Dès qu'elle était météorisée, elle restait complètement immobile pendant trente à quarante secondes, puis elle étendait la tête sur l'encolure, paraissait éprouver un certain bien-être et rejetait l'air en jet continu.

III. A la clinique de Dorpat, on a observé plusieurs cas de tic chez le PORC. Les animaux appuyaient les incisives sur le bord de l'auge et faisaient entendre un bruit semblable à celui qui accompagne le tic du cheval.

Diagnostic. — Le diagnostic du tic a une certaine importance au point de vue judiciaire. Ce vice est en effet réputé rédhibitoire dans plusieurs pays (Bavière, Wurtemberg, Bade, Hesse, avec un délai de huit jours). Les deux principaux signes diagnostiques sont la contraction des muscles cervicaux inférieurs et le bruit particulier qui l'accompagne. Lorsque les animaux sont habitués à l'observateur, celui-ci peut constater l'onde gazeuse dans l'œsophage en appliquant l'oreille

(1) Le plus grave et probablement aussi le plus fréquent est la dilatation de l'estomac, amenant à sa suite des indigestions. (L. T.)

ou la main en deux points différents du trajet œsophagien. L'usure des dents avec ses caractères spéciaux s'observe parfois sur des sujets qui ne déglutissent pas d'air. Il importe surtout de ne pas confondre le vice dont il s'agit avec divers tics sans appui ou avec certains jeux des lèvres passés à l'état d'habitude.

Traitement. — La prophylaxie commande l'isolement des animaux affectés de ce vice. La guérison radicale n'est possible qu'au début; les tiqueurs invétérés sont incurables. On a essayé de nombreux moyens de traitement. Indiquons les principaux :

1° Châtiments. — Effets douteux.

2° Travaux pénibles en évitant les repos prolongés. — Résultats avantageux.

3° Éloignement de tous les objets pouvant servir de point d'appui, fixation de la tête au râtelier ou en position très basse, etc. — Effets de courte durée.

4° Mangeoire placée sur le sol, sac ou musette. — Effets douteux.

5° Mangeoire mobile pourvue d'une couverture de tôle; pointes d'acier sur le bord et le fond de la mangeoire. — Effets douteux.

6° Application d'une muselière étroite. — Effets favorables pendant un certain temps.

7° Colliers antitiqueurs. On se contente généralement de sangler étroitement la région laryngienne à l'aide d'une lanière de cuir. Ce procédé a l'inconvénient de comprimer trop fortement les vaisseaux de la région. Ringheim et Burdajewitz ont recommandé l'usage de courroies spéciales, larges, pourvues d'une languette métallique, d'un ressort en acier et de clous pointus; mais ces derniers peuvent provoquer des blessures et des tuméfactions phlegmoneuses de la région (1).

8° Mors antitiqueur de Günther. C'est un cylindre métallique creux pourvu d'ouvertures latérales. — On a encore préconisé divers licols antitiqueurs.

9° Section des muscles omoplat-hyoïdiens (Gerlach) ou sterno-maxillaires (Hertwig, Hell). Les recherches de Hering, Bassi, etc., ont montré que les effets de cette myotomie ne sont pas durables.

Bibliographie — I. Chez le cheval : Girard, *Recueil vét.*, 1824. — Bertin, *Ibid.*, 1825. — Farges, *Ibid.*, 1850. — Villate, *Ibid.*, 1852. — Fischer, *Ibid.*, 1853. — Goubaux, *Bull. Soc. cent. vét.*, 1849. — Strebel, *Hering's Repertor.*, 1850. — Günther, *Beurtheilungslehre des Pferdes*, 1859. — Lavrand, *Journ. de Lyon*, 1861, et *Recueil vét.*, 1862. — Farges, *Recueil vét.*, 1864. — Bassi, *Il med. vét.*, 1864. — Hertwig, *Magazin*, 1869. — Pansecchi, *Il med. vét.*, 1869. — Gerlach, *Gerichtl. Thierheilkde*, 1872. — Zundel, *Recueil vét.*, 1877. — Burdajewitz, *Thierarzt*, 1878. — Palat, *Recueil vét.*, 1878. — Sing, *Oesterr. Vereinsmonatsschr.*, 1879. — Barrier et Goubaux, *Bull. Soc. cent. vét.*, 1881. — Colin, *Journ. de Lyon*, 1883. — Martin, *L'Écho vét.*, 1884. — Kyxow, *Thierarzt*, 1884. — Zürn u. Müller, *Die Entagenden der Hausthiere*, 1885. — Hell, *Auszug den Rapporten über die Krankheiten bei den Dienstpferden der*

(1) Le collier à ressort de Mayer comprimant la gorge latéralement semble être actuellement le plus efficace. (L. T.)

preussischen Armee, 1886. — HARTENSTEIN, *Sächs. Jahresber.*, 1887. — BRIL, *Bulletin belge*, vol. IV.

2. CHEZ LE BŒUF : FISCHER, *Annal. de Bruxelles*, 1857. — JOHNE, *Sächs. Jahresber.*, 1861. — WEINNMANN, *Adam's Wochenschr.*, 1864, 1865. — VERDIER, *Recueil vét.*, 1876. — FONTAN, *Revue vét.*, 1880.

3. CHEZ LE PORC : *Clinique de Dorpat*, 1860-61 ; an. in *Repertor*, 1862.

RÉTIVITÉ.

Nature. — Vice propre au cheval, la rétivité est caractérisée par le refus obstiné d'exécuter un ordre qui n'est ni anormal, ni inaccoutumé. Elle rend le cheval dangereux et diminue notablement sa valeur. On a fait une distinction entre la rétivité *absolue* et la rétivité *relative*. La première rend les animaux impropres à tout travail. Dans la seconde, les animaux ne se montrent rebelles qu'à un seul genre de service ; on y reconnaît les variétés suivantes : rétivité à la *selle*, rétivité à la *voiture*, rétivité de l'animal attelé *seul* ou en *paire*, comme *montoir* ou *sous-verge*. La rétivité est particulièrement commune sur les juments, sur les chevaux de race polonaise et sur les sujets marrons ou alezans ; ces derniers ont, sous ce rapport, la plus fâcheuse réputation.

Étiologie. — La rétivité reconnaît généralement pour causes la brutalité ou l'ignorance du dresseur et les corrections excessives ; les sujets nerveux, de race distinguée, sont très sensibles à cet égard. Les irritations continuelles de la bouche provoquées par une main brutale et les blessures douloureuses de la peau peuvent la déterminer. Comme cause occasionnelle, il faut encore citer les chaleurs, chez la jument. On ne connaît qu'imparfaitement le rôle de l'influence héréditaire et des états pathologiques du cerveau.

Symptômes. — Les symptômes de la rétivité sont tantôt actifs, tantôt passifs. Il est des cas où ces phénomènes anormaux coexistent.

Dans la *rétivité active*, l'animal s'arrête pendant le travail et refuse obstinément d'aller plus loin. Il trépigne sur place, se jette de côté, parfois sur le cheval avec lequel il est attelé ; il rue, déchire ses harnais et brise le limon ou détériore l'avant-train de la voiture ; souvent les traits se prennent entre les membres postérieurs. Certains sujets se jettent par terre et agitent violemment les quatre membres. Le cheval de selle cherche à désarçonner son cavalier ou s'encapuchonnant ou en se cabrant et peut tomber à la renverse ; toujours on note une vive surexcitation ; l'œil est menaçant, le cœur tumultueux, les muqueuses de la tête sont rouges, les veines superficielles fortement distendues ; on remarque des tremblements, une abondante sudation et une accélération de la respiration ; dans quelques rares cas, la rétivité se transforme en manie véritable et s'accuse par de graves troubles psychiques. A cette phase d'excitation succède une dépression considérable des forces. — A l'écurie, les sujets paraissent généralement doux et calmes (1).

Dans la *rétivité passive*, les animaux s'arrêtent aussi pendant le travail, restent comme cloués au sol et refusent absolument d'avancer, que l'on ait recours à la douceur ou aux moyens violents; la plupart du temps ils cherchent à rebrousser chemin. Abandonnés à eux-mêmes, ils se remettent généralement en marche au bout d'un certain temps; dans d'autres cas, on est obligé de les dételer ou de les laisser s'en retourner à l'écurie.

Ces deux formes de la rétivité présentent une foule de modalités. Très souvent l'animal obéit lorsqu'il est peu chargé ou qu'il se dirige vers l'écurie, et il se montre rétif s'il a à gravir une montée ou s'il est lourdement chargé.

Diagnostic. — Ce vice étant réputé rédhibitoire dans certains pays (Prusse, délai 4 jours; Saxe, 5; Hesse, 9; Autriche, 3), il importe de ne pas le confondre avec d'autres affections. Nous devons insister sur ce point que la rétivité consiste en le refus *conscient* de fournir un certain travail répondant aux conditions de conformation et de dressage du sujet. — On peut avoir à différencier la rétivité de l'immobilité; celle-ci est caractérisée par l'*inconscience* de tous les mouvements anormaux.

On ne doit pas regarder comme *rétif* un cheval qui refuse d'obéir lorsqu'on l'astreint à des efforts exagérés, inaccoutumés, ou lorsqu'une région du corps sur laquelle appuient les harnais est endolorie (blessures par le collier, la selle, etc.). Il importe aussi de ne pas confondre la rétivité avec le vice qu'on exprime en disant du cheval qu'il est *ombrageux*. (Un cheval de taille moyenne peut traîner sur une route bien entretenue de 1500 à 2000 kilos, sur une route en mauvais état 1000 kilos, et sur une voie pavée 2500 kilos).

Traitement. — La rétivité invétérée est incurable. Mais dans les cas bénins et lorsque le vice est récent, on peut, par des moyens « psychiques », par la douceur et la patience, obtenir une certaine amélioration. Les moyens violents sont toujours nuisibles.

Bibliographie. — Müller, *Magazin*, 1864. — Gerlach, *Gerichtl. Thierheilkde*, 1872. — Anacker, *Spec. Pathol.*, 1879.

(1) Il existe une autre forme plus commune chez le cheval de selle et qui consiste en l'impossibilité d'empêcher l'animal de prendre certains chemins ou de revenir vers l'écurie.   L. T.

MALADIES NERVEUSES DES OISEAUX.

Parmi ces maladies, les plus importantes sont l'hyperémie cérébrale simple ou compliquée d'hémorragie et l'épilepsie.

1° *L'hyperémie du cerveau* et *l'hémorragie* de cet organe ou apoplexie s'observent assez communément sur les oiseaux mâles à l'époque du rut, surtout lorsque des influences mécaniques agissent sur le cerveau. Elles peuvent aussi frapper les jeunes volailles exposées aux rayons d'un soleil ardent. Fried-berger les a encore constatées au cours de la diphtérie. — Leurs symptômes sont les suivants : vertige, démarche chancelante, stupéfaction, dilatation de la pupille, mouvement en cercle ou reculer, agitation des ailes et des membres, spasmes épileptiformes particuliers qu'un simple attouchement suffit parfois à arrêter. Dans certains cas, la tête et l'encolure sont tenues renversées; les animaux tombent, les membres et les ailes sont en proie à des convulsions qui communiquent au corps un mouvement de roulement; puis, tantôt les sujets se relèvent, tantôt le mal a une terminaison apoplectiforme. — Comme traitement, on recommande le froid et les purgatifs: chez les gallinacés, on donne deux cuillerées à bouche d'huile de ricin, ou 0gr,1 de calomel, ou encore 0gr,5 de racine de jalap — Zurn.

2° *L'épilepsie* véritable semble être très rare chez les oiseaux. Hertwig a relaté un cas d'épilepsie réflexe produite par des vers intestinaux. Friedberger a observé des attaques d'épilepsie véritable sur un nonpareil pinson (*L*). L'animal tombait au fond de la cage, il était en proie à des mouvements convulsifs des ailes et des membres se renversait sur le dos ou restait couché sur le ventre, les membres écartés; la tête était tenue relevée ou renversée; le bec et les paupières s'ouvraient et se fermaient alternativement; le globe oculaire pirouettait dans l'orbite. Peu à peu ces phénomènes s'atténuaient et l'oiseau reprenait l'équilibre. Son état parut s'améliorer par l'administration du bromure de potassium (solution à 1 p. 100 donnée comme eau de boisson).

Bibliographie. — HERTWIG. *Magazin*. 1849. — HERING, *Thierarzt*, 1863. — HARTMANN, *Ephem. nat. Curios*. Bd. II — GAY. *H méd. vét.*, 1876. — MÉGNIN, *Maladies des oiseaux*, Paris, 1877. — HEUSINGER, *Deutsche Zeitschr. f. Thiermed.*, 1877. — LARCHER, *Bull. Soc. cent. vét.*, 1877, et *Mélanges de Pathologie comparée*. — ZÜRN. *Die Krankheiten des Hausgeflügels*, 1882.

(I. Hartmann, Gay, Trasbot et Mégnin ont également relaté des cas d'épilepsie chez les oiseaux.   N. D. T.)

MALADIES DE L'APPAREIL RESPIRATOIRE

I. — MALADIES DES CAVITÉS NASALES.

CORYZA AIGU (CATARRHE NASAL AIGU) DU CHEVAL.

Étiologie. — Le catarrhe nasal aigu peut être déterminé par des causes diverses.

1° Le catarrhe nasal aigu *primitif* ou *idiopathique* est habituellement provoqué par le froid. On l'observe surtout au printemps et en automne. Les animaux jeunes, faibles, maladifs, y sont prédisposés. Il est bien plus fréquent chez le cheval que chez les sujets de nos autres espèces domestiques, que chez le bœuf notamment, particularité due aux nombreuses causes de refroidissement auxquelles le cheval est exposé, et à l'ampleur de ses naseaux qui livre la muqueuse aux agents irritants extérieurs. Parmi ces derniers, nous devons particulièrement signaler les poussières des rues et des aliments, la fumée, les champignons et les spores répandus dans l'air lors de la distribution des fourrages, enfin l'atmosphère ammoniacale des écuries mal tenues. — Le caractère épizootique de la maladie a fait supposer l'intervention d'éléments infectieux, mais, à cet égard, nous ne possédons aucune donnée positive.

2° Le catarrhe nasal aigu *secondaire* survient assez fréquemment comme épiphénomène d'autres affections de l'appareil respiratoire ou de maladies infectieuses. Dans certains cas, il est le résultat de l'extension à la pituitaire et par continuité de tissus d'une phlegmasie de voisinage (pharyngite).

Symptômes. — Le catarrhe nasal aigu s'accuse, au début, par l'hyperémie diffuse ou pétéchiale et la dessiccation de la muqueuse ; en outre l'air expiré est un peu plus chaud que d'ordinaire en raison de l'état congestif de la muqueuse (stade d'irritation inflammatoire). Au bout de quelques jours apparaît le symptôme principal — le *jetage*. La muqueuse est luisante, tuméfiée et œdématiée (stade d'excrétion). L'écoulement nasal, bilatéral, est d'abord séreux, limpide, de consistance aqueuse; il conserve ces caractères dans les cas bénins; mais lorsque le processus catarrhal se prolonge, il devient muqueux et trouble, grâce à une desquamation épithéliale très abondante ; quand des globules blancs s'y ajoutent en grand nombre, il prend un aspect purulent (catarrhe séreux, muqueux, purulent). L'animal s'ébroue fréquemment ; le pourtour des naseaux est recouvert de croûtes formées par la dessiccation de l'écoulement mucopurulent. Les ganglions de l'auge sont quelquefois tuméfiés (signe probable de la nature infectieuse du catarrhe).

La durée moyenne du coryza aigu est de huit à quinze jours. Ordinairement la guérison se produit sans qu'il survienne aucun trouble secondaire ; peu à peu l'écoulement diminue puis disparaît.

Il est des cas où la maladie s'annonce d'emblée par des symptômes inquiétants : frissons, inappétence, légère élévation de la température, accélération du pouls, et parfois le processus envahit certaines régions voisines (les sinus, les yeux — par reptation le long du canal lacrymal) : on observe alors des complications plus ou moins graves, — la conjonctivite catarrhale et la photophobie, la laryngite, la stomatite, le catarrhe des sinus maxillaires, etc. — Le catarrhe nasal aigu peut passer à l'état chronique.

Traitement. — La forme légère ne réclame aucune intervention ; elle se termine rapidement par la guérison.

Dans les cas présentant une certaine gravité, les fumigations d'eau tiède additionnée d'une petite quantité de crésyl ou d'acide phénique constituent un excellent traitement local. Une ventilation convenable de l'écurie et le grand air lorsque le temps est favorable exercent une influence salutaire sur la marche de l'affection. On recommande encore les fourrages verts, les betteraves, etc., ou la mise au pâturage. — Les liquides astringents injectés dans les cavités nasales et l'administration des anticatarrhaux (salins, sel de cuisine mélangé aux poudres de plantes aromatiques) sont des moyens superflus.

Bibliographie. — Rey. *Journ. de Lyon*, 1850. — Lafosse, *Journ. des vétér. du Midi*, 1856, et *Traité de Pathologie vétérinaire*, 1867.

CORYZA CHRONIQUE (CATARRHE NASAL CHRONIQUE) DU CHEVAL.

Etiologie. — Bien plus rare comme *maladie essentielle* que le catarrhe aigu, il se développe habituellement aux dépens de ce dernier lorsque l'intensité de la phlegmasie et sa tendance envahissante sont très accusées ou quand sa cause provocatrice agit pendant un certain laps de temps. Le catarrhe nasal chronique *secondaire* est beaucoup plus fréquent et plus important. Les processus morbides qui le déterminent sont :

1° La morve. Cette affection évolue fréquemment avec l'appareil clinique du catarrhe nasal chronique. Dans le cas où ce dernier est constaté sur un cheval, on doit surveiller celui-ci et prendre les précautions nécessaires pour éviter tout danger de contagion.

2° Les catarrhes des diverticules des cavités nasales (sinus maxillaires, frontaux, poches gutturales), affections qui se traduisent par un jetage persistant.

3° Les tumeurs, parasites, abcès, etc., des cavités nasales.

4° Les maladies des dents (périostite alvéolo-dentaire suppurée et ses complications).

5° Les maladies chroniques de l'appareil respiratoire en général et les maladies constitutionnelles chroniques (leucémie, anémie, etc.).

Symptômes. — Dans le catarrhe nasal chronique, la pituitaire est pâle ou cyanosée : elle s'épaissit et présente des traînées variqueuses lorsque la maladie est ancienne. Le jetage peut être gélatineux, muqueux, « semblable au frai de grenouille » ou purulent : il s'agglutine aux ailes du nez : sa couleur varie du gris sale au jaunâtre ; il a fréquemment une odeur fétide ; sa quantité est très variable : tantôt la sécrétion pathologique donne lieu à une blennorrhée véritable, tantôt le jetage ne se montre abondant que par intermittences (au moment du travail ou lorsque la tête est tenue basse ; souvent il finit par creuser sur le plancher des cavités nasales une petite rigole où le pigment tégumentaire fait défaut. — D'une manière générale, l'unilatéralité de l'écoulement indique que le catarrhe est secondaire, symptomatique (morve, néoformations localisées à une seule cavité nasale, affections dentaires, etc.) ; lorsque le catarrhe est idiopathique, le jetage est habituellement bilatéral. Dans le premier cas, les ganglions lymphatiques de l'auge sont presque toujours tuméfiés et indurés.

Les *érosions ulcéreuses* constituent une complication toute particulière du catarrhe nasal chronique : on ne les observe que dans les cas où le mal est très ancien : ce sont des pertes de substance de la muqueuse présentant les dimensions d'une tête d'épingle ou d'une lentille, toutes superficielles et délimitées par des bords tranchants, non épaissis, caractères qui les différencient nettement des chancres morveux. Mais nous devons faire remarquer qu'on les constate quelquefois dans la morve chronique compliquée de catarrhe nasal secondaire. Leur existence ne permet donc pas d'exclure la morve. Les érosions ulcéreuses (désignées autrefois sous le nom d'ulcérations catarrhales) guérissent sans laisser de cicatrices, ce qui permet encore de les distinguer des chancres morveux.

Le coryza chronique peut persister des semaines, des mois et même des années. Il est généralement difficile à guérir. Lorsque sa durée se prolonge, il se complique parfois de productions hyperplasiques de la muqueuse nasale.

Diagnostic. — Il importe surtout de savoir si le catarrhe nasal est idiopathique ou symptomatique, et cette question est loin d'être toujours facile à résoudre. La marche de la maladie peut donner certains renseignements; dans le catarrhe primitif, elle est bien plus régulière que dans l'autre. On tiendra surtout compte de l'*unilatéralité* ou de la *bilatéralité* de l'écoulement. Il est des cas où le miroir nasal permet de faire des constatations importantes, mais parfois il faut recourir à la trépanation des sinus ou à l'inoculation des sécrétions catarrhales suspectes. (Voy. *Morve; Diagnostic différentiel*.)

Traitement. — Il est essentiellement local et comporte les moyens suivants: fumigations d'eau tiède, de crésyl, d'acide phénique, de créosote, de goudron, d'essence de térébenthine (on peut les essayer tour à tour et dans l'ordre indiqué); injections astringentes dans les cavités nasales (sulfate de zinc, crésyl, acide phénique en solution à 1-2 p. 100; solution d'azotate d'argent à 1/2 p. 100, etc.). Ces injections se font soit à l'aide de la seringue, soit au moyen du pulvérisateur, et par les naseaux ou par une ouverture creusée au trépan (Dieckerhoff).

L'utilité des médicaments administrés à l'intérieur (ammoniaque, essence de térébenthine) est au moins douteuse. Donner aux animaux une bonne nourriture, les placer dans des locaux bien aérés ou les mettre en liberté au grand air, tenir la mangeoire parfaitement propre, nettoyer fréquemment les naseaux et entretenir la peau avec soin : telles sont les principales indications hygiéniques à observer.

Les chevaux affectés de catarrhe nasal chronique doivent être isolés. Toute intervention directe sur les érosions ulcéreuses doit être proscrite; elle aurait pour effet de troubler l'évolution de ces lésions et de leur faire perdre leurs caractères typiques, de rendre plus difficile par conséquent le diagnostic différentiel du catarrhe nasal chronique et de la morve.

Bibliographie. — Bruckmüller, *Oesterr. Vierteljahrsschr.*, 1853. — Greeves, au. in *Recueil vét.*, 1859. — Toubs, *Ibid.*, 1861. — *Wiener Klinik, Oesterr. Vierteljahrsschr.*, 1857, 1859, 1864, 1865, 1869, 1872. — Bruckmüller, *Pathol. Zoolom.*, 1869. — Böll, *Spec. Pathol.*, 1885. — Dieckerhoff, *Ibid.*, 1888; *Adam's Wochenschr.*, 1886. — Perroncito, *Il med. vét.*, vol. XXXII.

CATARRHE NASAL DU MOUTON.

FIÈVRE CATARRHALE MALIGNE ; MORVE DU MOUTON.

Généralités. — Sous la dénomination de catarrhe nasal, on décrit chez le mouton plusieurs affections bien différentes, que les auteurs désignent par les expressions de *morve du mouton, fièvre catarrhale* *bénigne* et *maligne*, considérées jusqu'alors comme à peu près synonymes. La fièvre catarrhale maligne a bien le cachet d'une maladie infectieuse dont l'affection de la pituitaire ne serait qu'un épiphénomène. Nous avons cru devoir examiner successivement : 1° le *catarrhe nasal aigu*; 2° le *catarrhe nasal chronique*; 3° la *fièvre catarrhale maligne* (1).

1° Le *catarrhe nasal aigu simple* du mouton est une affection insignifiante; les traités classiques n'en font même pas mention. Il est produit par le refroidissement (printemps, automne), par l'inhalation de poussières, etc. — Ses symptômes sont : l'écoulement nasal, l'ébrouement et la respiration sifflante.

2° Le *catarrhe nasal chronique simple* a été décrit par la plupart des auteurs sous le nom de « fièvre catarrhale bénigne ». Il succède au catarrhe aigu lorsque les causes qui ont provoqué ce dernier agissent d'une façon permanente (temps humides, vents froids, etc.). Chez les animaux jeunes et faibles, il peut à la longue mettre la vie en danger. Très commun dans certains troupeaux, il est caractérisé par un écoulement permanent, muco-purulent, qui agglutine les ailes du nez et y forme des croûtes.

3° La *fièvre catarrhale maligne* des auteurs ou « morve du mouton » est évidemment une maladie infectieuse. Si nous en parlons ici, c'est pour faire ressortir davantage la différence qui existe entre cette affection et les formes aiguë et chronique du catarrhe nasal simple.

Nature de la fièvre catarrhale maligne du mouton. — Maladie infectieuse et contagieuse, la fièvre catarrhale maligne des bêtes ovines offre une grande analogie avec la variole du chien. Elle est caractérisée par des altérations des diverses muqueuses, principalement de la conjonctive, de la pituitaire et de la muqueuse trachéo-bronchique.

Etiologie. — D'après les recherches de Friedberger, l'agent de cette affection est un principe infectieux qui se perpétue pendant des années dans le même local et peut être transporté à une certaine distance. On a vu la maladie éclater sur les animaux de bergeries parfaitement séparées de celles dans lesquelles elle sévissait. On l'observe généralement à l'état enzootique ou épizootique ; elle est justement redoutée. Autrefois, on croyait que le coryza simple pouvait *dégénérer*, devenir *malin* ou se transformer en *morve*. Quelques auteurs ont décrit une forme épizootique de la fièvre catarrhale bénigne.

Symptômes. — Au début, on constate les symptômes du catarrhe

---

(1) On a également observé sur le lapin une fièvre catarrhale maligne, contagieuse, souvent mortelle, caractérisée surtout par une rhinite et due à des Coccidies qui se rencontrent en quantités innombrables dans les muqueuses du nez, du pharynx, de la caisse du tympan, et dans leurs produits de sécrétion (Zürn).

(N. D. T.)

nasal purulent ; le voisinage des naseaux est enduit d'un mucus épais ; les ailes du nez sont fréquemment agglutinées ; lorsqu'on les comprime, il s'en écoule tantôt un jetage muco-purulent, tantôt une matière fétide ; la muqueuse nasale est rouge et tuméfiée. A ces phénomènes s'ajoutent parfois les manifestations de la laryngite (toux), de la bronchite, et, dans les cas graves, celles de la broncho-pneumonie ou de la pneumonie par corps étrangers.

Aux yeux, on peut observer la blépharite et la conjonctivite purulentes, la kératite, des ulcérations et des abcès de la cornée. Les paupières sont rouges, tuméfiées et agglutinées par une matière purulente, visqueuse ; les poils qui garnissent l'angle interne de l'œil sont humides, agglutinés par une substance visqueuse jaune brunâtre. Les conjonctives sont jaune rougeâtre ou couleur de cinabre : parfois elles sécrètent en abondance un exsudat purulent (blennorrhée). Au voisinage du fourreau, on observe une dermite purulente et des ulcérations ; il existe en même temps un catarrhe préputial purulent. Du côté de l'appareil digestif, on remarque les signes d'une phlegmasie catarrhale : inappétence, constipation ou diarrhée et efforts expulsifs.

L'état général est profondément troublé ; la fièvre est légère, mais les animaux sont tristes et amaigris ; ils deviennent rapidement faibles, anémiques ; la démarche est chancelante ; à certains moments, ils tombent et restent étendus sur le sol dans une profonde somnolence. Parfois cet état comateux est interrompu par des contractions cloniques des extrémités et des muscles du tronc, des grincements de dents, etc., tous signes qui annoncent une terminaison mortelle. — La marche est généralement aiguë ; le pronostic est très grave, surtout chez les agneaux.

Anatomie pathologique. — Les régions supérieures de la pituitaire sont sillonnées de traînées rougeâtres ou présentent une teinte rouge diffuse ; la partie glandulaire, d'un rouge écarlate, noire ou bleue, est luisante à sa surface, tuméfiée et couverte d'un exsudat gélatineux, jaune sale, crémeux, grumeleux ou caséeux ; dans les autres territoires de l'appareil respiratoire, on trouve les lésions de la bronchite catarrhale, de l'œdème inflammatoire, de la pneumonie par corps étrangers ou de la broncho-pneumonie. Le foie est couleur d'argile, pâteux, friable, infiltré de graisse ; l'épithélium rénal est frappé de dégénérescence graisseuse ; le cerveau est œdématié, le cœur mou, friable, gris rougeâtre ; les muscles sont pâles ; Il existe des ecchymoses dans les divers organes. Le sang est liquide ou peu coagulé. Le cadavre est très émacié.

Traitement. — Les principales mesures prophylactiques consistent à isoler les malades, à leur donner des aliments très alibiles (maïs et avoine concassés), à désinfecter la bergerie. Dans les cas bénins, on peut administrer les toniques (sulfate de fer) et les amers en électuaire. Dans les cas graves, il n'y a pas lieu de tenter la guérison. L'abatage des malades effectué de bonne heure est le parti le plus économique.

Bibliographie. — Bénion, *Traité des maladies du mouton*. Paris, 1874. — Friedberger, *München Jahresber.*, 1882-83.

CATARRHE NASAL DU BŒUF, DU PORC ET DU CHIEN.

Le catarrhe nasal est rare et peu grave chez le bœuf et le porc, mais il est très commun chez le chien. Le catarrhe nasal chronique secondaire s'observe quelquefois chez ces animaux comme épiphénomène de diverses maladies infectieuses ou invasives (variole du chien, pentastome ténioïde, strongles, fièvre catarrhale maligne, etc.). Nous ne possédons aucune donnée précise sur le catarrhe nasal idiopathique du bœuf et du porc. Chez le chien, cette affection se traduit par du jetage, des éternuements, des bruits sifflants et râlants aux temps d'inspiration et d'expiration; parfois l'écoulement est hémorragique ou purulent. Sa principale cause paraît être l'action du froid. Mais la distinction entre le catarrhe primitif et le catarrhe secondaire (variole) n'est pas toujours facile.

Le traitement peut être négligé dans la plupart des cas. Les inhalations de solutions salines (sel de cuisine, ammoniaque), d'eau crésylée (1/2 à 1 °/₀) et l'administration interne de salins dissolvants (sel de cuisine, sulfate de soude, ammoniaque, etc.) favorisent la guérison.

Bibliographie. — Lafosse, *Journ. des vét. du Midi*. 1856. — Spinola, *Krankheiten der Schweine*. — Friedberger, *Münch. Jahresber.*, 1877-78.

ÉTATS INFLAMMATOIRES GRAVES DE LA MUQUEUSE NASALE.

INFLAMMATIONS PHLYCTÉNULAIRE, CROUPALE, FOLLICULAIRE, DIPHTÉRITIQUE.

Généralités. — Ces inflammations graves sont produites par des irritations intenses, la plupart de nature spécifique. Elles sont presque toujours l'expression d'une maladie infectieuse.

La classification anatomique laisse bien à désirer lorsqu'il s'agit d'inflammations *croupale*, *diphtéritique*, *phlycténulaire* et *folliculaire*. Ces phlegmasies, en effet, ne représentent nullement des entités cliniques, et elles peuvent être déterminées par des causes bien différentes. Ainsi, tandis que la rhinite croupale est provoquée soit par des irritations mécaniques ou thermiques externes, soit par l'agent infectieux de la gourme, cette dernière affection peut s'accompagner de rhinite phlycténulaire, croupale ou folliculaire. Néanmoins, au point de vue pratique, il convient de conserver la division anatomique, car, à l'heure actuelle, les agents infectieux qui engendrent ces diverses lésions sont inconnus.

I. L'INFLAMMATION PHLYCTÉNULAIRE DE LA MUQUEUSE NASALE survient le plus souvent comme épiphénomène de la gourme (gourme phlycténulaire) ou du catarrhe nasal aigu intense. La rhinite phlycténulaire est un « catarrhe vésiculaire » (1), c'est-à-dire une affection dans laquelle, sous l'influence de la macération que subissent les éléments de la pituitaire ou de l'exsudation rapidement effectuée dans sa trame, il se produit, à la surface de la muqueuse, de petites vésicules qui peuvent passer à l'état pustuleux. Lorsqu'elles éclatent et que leur contenu se dessèche, il se forme à leur place de minces croûtes qui sont éliminées dès que la réfection des tissus est achevée.

II. L'INFLAMMATION CROUPALE (2) est généralement la conséquence d'une irritation violente de cette membrane [inspiration de fumée et d'air chaud lors d'incendie (Trinchera), etc.]. Dans quelques rares cas, on l'observe au cours de la gourme. Le croup nasal, qui sévit parfois à l'état enzootique sur les chevaux de remonte, paraît dû à un agent pathogène spécifique ; cette forme de la rhinite croupale doit donc être considérée comme une maladie infectieuse. Röll et Bruckmüller, qui ont eu l'occasion de l'observer assez fréquemment à Vienne, en ont donné une bonne description. La muqueuse nasale est recouverte d'un exsudat membraneux croupal, jaune rougeâtre, quelquefois très étendu, qui s'élimine peu à peu par la suppuration ; elle est fortement hyperémiée, et lorsque les membranes croupales se sont détachées, on la trouve excoriée et saignante. On constate en outre un jetage nasal jaunâtre et visqueux, de la gêne dans la respiration, de la fièvre, une tuméfaction inflammatoire des vaisseaux lymphatiques de la lèvre supérieure, des joues et de la ganache, ainsi que des ganglions de l'auge. — La terminaison est généralement favorable. — Le traitement se confond avec celui du catarrhe nasal simple ; lorsque l'affection prend un caractère infectieux, il est indiqué d'isoler les malades.

III. L'INFLAMMATION FOLLICULAIRE est une phlegmasie intense des glandes muqueuses de la pituitaire et des glandes sébacées de la peau du voisinage des naseaux. Les canaux excréteurs de ces glandes sont obstrués et les produits inflammatoires cellulaires et fibrineux s'accumulent dans leur intérieur ; à ce moment, on remarque à la sur-

---

(1) Ces phlyctènes ou vésicules sont de véritables pustules de variole.
L. T.)

(2) L'état pathologique dont il est ici question ne paraît pas bien nettement déterminé.
L. T.)

face de la muqueuse de petits boutons qui s'ulcèrent lentement. Il ne s'agit point ici d'une folliculite lymphatique comparable à celle déterminée par la tuméfaction et la suppuration des follicules agminés de l'intestin, les follicules lymphatiques n'existent, en effet, ni dans la muqueuse nasale, ni dans le tégument cutané ; l'expression de « folliculite » serait donc impropre pour dénommer ce processus. L'affection ne semble se différencier de la rhinite croupale que par sa localisation ; très souvent d'ailleurs les deux maladies existent simultanément. L'inflammation folliculaire de la pituitaire est évidemment le résultat d'une cause spécifique ; parmi les cas observés dans la pratique, il en est dont les manifestations paraissent identiques à certaines lésions de la gourme. et les autres semblent représenter une maladie infectieuse analogue à cette dernière affection. On l'observe habituellement à l'état enzootique dans les dépôts de remonte et dans les locaux où sont entassés un grand nombre de chevaux. Nous l'avons plusieurs fois rencontrée dans des écuries de loueurs.

Sa contagiosité est hors de doute. Sur les chevaux de l'armée. nous l'avons vue se communiquer directement des sujets malades aux animaux sains.

Les symptômes débutent par un catarrhe nasal aigu violent qui détermine sur la muqueuse de la cloison nasale des altérations tout à fait caractéristiques. La surface de cette membrane est rugueuse et couverte de petits boutons jaunâtres formés par les glandes muqueuses tuméfiées ; en même temps que ces élevures s'ulcèrent. elles se recouvrent et s'entourent d'un exsudat membraneux adhérent ; après l'élimination de celui-ci, on trouve à la place des boutons de nombreuses ulcérations superficielles, à bords rouge vif, qui se réparent par une prolifération épithéliale partant de leur périphérie et guérissent rapidement sans laisser aucune trace. On peut constater des boutons et des ulcérations semblables sur les bords des naseaux et les ailes du nez, sur la peau de la lèvre supérieure. au bord inférieur du masséter, etc.

De ces ulcérations partent des cordons lymphangitiques qui aboutissent aux ganglions de l'auge toujours fortement tuméfiés, ou se prolongent jusqu'aux ganglions lymphatiques de l'encolure et de la région présternale : nous avons observé une corde lymphangitique de la grosseur du bras, qui s'étendait tout le long du mastoïdo-huméral jusqu'à l'entrée de la poitrine. Ces tuméfactions des gros vaisseaux lymphatiques de l'encolure, comme celles de la tête, sont remarquables par leur tension et leur dureté excessives : elles s'abcèdent assez fréquemment (1). Souvent aussi nous avons constaté de la conjonctivite accompagnée de blennorrhée.

(1) Tout cela ressemble bien à l'éruption de variole horsepox localisée dans le nez et la bouche, et, par les lésions extérieures, au *farcin volant* des anciens, qui

La maladie est généralement bénigne. Dans la plupart des cas, la guérison est complète au bout de deux à quatre semaines. La confusion avec la morve peut être facilement et sûrement évitée par un examen sérieux des malades. L'existence d'ulcérations superficielles nombreuses qui guérissent rapidement et sans laisser de cicatrices, leur extension fréquente au tégument cutané, les lymphangites concomitantes, la bénignité du processus, etc., permettent de faire le diagnostic avec une absolue certitude. — Par le simple examen de la cavité buccale, on peut différencier cette affection de la *stomatite pustulo-contagieuse*, laquelle s'accompagne invariablement de lésions typiques de la muqueuse buccale.

Le traitement est celui de la rhinite croupale (fumigations d'eau tiède crésylée, phéniquée, etc.. Sur les ganglions et les vaisseaux lymphatiques tuméfiés, on appliquera les pommades iodoformée, crésylée ou phéniquée. Nous employons généralement la mixture suivante : iodoforme ou crésyl 2 grammes ; onguent de paraffine 20 grammes. Quelques auteurs recommandent de toucher les ulcères avec l'azotate d'argent. Nous ne conseillons pas de recourir à cette pratique ; elle a l'inconvénient de rendre plus difficile le diagnostic différentiel de la rhinite et de la morve.

IV. L'INFLAMMATION DIPHTÉRITIQUE DE LA MUQUEUSE NASALE n'a rien de commun avec la diphtérie de l'homme. Il faut la considérer comme une inflammation nécrosique de la pituitaire. En tant qu'affection primitive, cette maladie est extrêmement rare, et elle ne se développe que sous l'influence d'irritations assez violentes pour déterminer la mortification de la muqueuse. Presque toujours symptomatique, elle apparaît comme épiphénomène de divers états morbides infectieux (morve aiguë, fièvre pétéchiale du cheval, fièvre catarrhale maligne du bœuf, etc.).

Dieckerhoff a observé sur le cheval quatre cas d'inflammation diphtéritique très nette des muqueuses nasale, buccale, et du tégument externe des lèvres et du nez. Il a noté en même temps tous les signes d'une infection générale de l'organisme, une fièvre intense, des symptômes gastriques, une coloration jaune rougeâtre des muqueuses, de l'hémoglobinurie et de l'albuminurie, ainsi que des tuméfactions érysipélateuses des membres et de la poitrine. La maladie se terminait par la mort au bout de trois à six jours.

Bibliographie. — RÖLL, *Oesterr. Vierteljahrssehr.*, 1851, 1852, 1855. — BRUCKMÜLLER, *Ibid.*, 1856. — REY, *Journ. de Lyon*, 1856. — *Wiener Klinik. Ibid.*, 1857, 1859, 1860, 1864, 1867, 1868, 1869, 1871, 1877, 1879, 1882, 1883. — GOUBLET, *Journ. des vét. du Midi*, 1869. — TRINCHERA, *La Clinica vet.*, 1872. — SALLE, *Bull. Soc. cent. vét.*, 1873. VOIGTLÄNDER, *Sächs. Jahresber.*, 1873. — RÖLL, *Spec. Pathol.*, 1885. — DIECKERHOFF, *Ibid.*, 1885. — SCHINDELKA, *Oesterr. Vierteljahrssehr.*, 1885.

n'était lui-même, sans le moindre doute, qu'une complication de la variole équine.

										L. T.

TUMEURS DES CAVITÉS NASALES.

Indépendamment des lésions morveuses. on peut rencontrer dans ces cavités, sur la cloison médiane. les cornets ou l'ethmoïde. des tumeurs et des abcès qui s'accompagnent de catarrhe nasal chronique. Ces lésions sont généralement unilatérales. Souvent les néoplasies s'ulcèrent et déterminent une tuméfaction des ganglions lymphatiques de l'auge. Chez le cheval, elles offrent un haut intérêt clinique en raison de leur confusion possible avec la morve.

I. FIBROMES. — Ils se présentent tantôt sous l'aspect de polypes, pédiculés ou sessiles, tantôt sous celui de néoformations larges et aplaties. Les fibromes polypeux sont parfois visibles à l'extérieur: ils entretiennent un catarrhe nasal chronique et déterminent une respiration sifflante ou râlante. due au rétrécissement de la cavité nasale correspondante qu'ils obstruent parfois complètement. Dans quelques cas, leur couche superficielle suppure et se désagrège; il y a un jetage de mauvais aspect : les ganglions de l'auge du côté correspondant sont tuméfiés. Lorsque les polypes continuent à se développer, ils peuvent pénétrer dans les cavités buccale ou gutturale et refouler la cloison nasale.

Les fibromes en plaques rendent la muqueuse très irrégulière et entrainent également le catarrhe chronique. le rétrécissement des cavités nasales. de la gêne dans la respiration : ils se désagrègent par un processus ulcéreux en donnant lieu à un jetage de mauvaise nature. A l'examen microscopique de la pituitaire altérée. Grawitz a trouvé une dégénérescence amyloïde des glandes muqueuses, des fibres conjonctives et des parois vasculaires.

II. SARCOME et CARCINOME. — On les observe plus rarement que les fibromes. Ils refoulent les os maxillaires, sus-nasaux, palatins, et peuvent s'avancer dans les cavités buccale et gutturale, où ils occasionnent des troubles de la mastication et de la déglutition; il en est qui s'ulcèrent et donnent lieu à un jetage fétide, ichoreux; les ganglions de l'auge sont tuméfiés. Les sarcomes partent généralement du périoste des os constituant les parois des cavités nasales ostéosarcome. Les carcinomes occasionnent fréquemment des épistaxis et s'accompagnent d'altérations métastatiques des ganglions lymphatiques de l'auge.

III. ANGIOME. — L'angiome de la cloison nasale se produit par un double mécanisme, par une dilatation des vaisseaux normaux et par une néoformation vasculaire angiome simple : il acquiert fréquemment le caractère caverneux angiome caverneux. Il n'est jamais nettement délimité. mais diffus, très étendu en surface. Sa coloration varie du brun au rouge bleuâtre. Il donne facilement naissance à des hémorragies sous l'influence d'irritations mécaniques ou d'une augmentation de la pression sanguine (efforts violents), et il a une remarquable tendance à l'ulcération. On le trouve souvent recouvert de caillots sanguins.

Lorsque le processus rétrocède et que le néoplasme disparaît, il laisse toujours une cicatrice analogue à celle du chancre morveux. — L'ulcération de l'angiome s'accompagne d'un jetage sanguinolent, de mauvais aspect, et d'une tuméfaction des ganglions de l'auge.

De cette description il ressort déjà que l'angiome du nez peut être facilement confondu avec la morve; dans quelques cas le diagnostic ne saurait être établi que par l'examen microscopique de la tumeur.

IV. Hypertrophie des cornets. — Elle est congénitale ou due au catarrhe nasal chronique, à la gourme ou à l'ostéite chronique partant des alvéoles dentaires. Cette hypertrophie peut gêner considérablement la respiration; elle est toujours accompagnée de catarrhe nasal chronique.

V. Angles. — On les rencontre dans la cloison nasale et les cornets ethmoïdaux. Généralement ils sont d'origine traumatique; quelquefois cependant ils se développent au cours de l'inflammation catarrhale de la pituitaire; ils occasionnent la destruction des cartilages, des os et sont caractérisés par un jetage purulent, par des épistaxis, par la tuméfaction des ganglions de l'auge, etc.

VI. — Comme *néoformations plus rares*, il faut encore mentionner les lipomes, les ostéomes, les adénomes, les actinomycomes, les néoplasies tuberculeuses, amyloïdes, etc.; les kystes dermoïdes, les tumeurs provoquées par le Strongle armé, et, chez le chien, les productions pileuses développées sur la pituitaire [1].

Bibliographie. — Hering, *Thierarzt*, 1857. — Delwart, *in Obst. et Physiol.*, 1854. — Bruckmüller, *Pathol. Zoot.*, 1869. — Gurlt u. Hertwig, *Thierarzt*, 1872. — Siedamgrotzky, *Sächs. Jahresber.*, 1876. — Anacker, *Thierarzt*, 1878. — Hering, *Thierärztl. Operationslehre*, 1878. — Czak, *Oesterr. Vierteljahrsschr.*, 1879. — Dieckerhoff, *Preuss. Militärber.*, 1879. — Bayer, *Arch.*, 1882. — Czokor, *Oesterr. Vierteljahrsschr.*, Bd LV. — Liautard, *Bull. Soc. centr.*, 1878. — Wirth, *Pathol.*, 1883. — Grawitz, *Virch. Arch.*, Bd XCVIV. — Lammers, *Preuss. Militärber.*, Bd VI. — Montané, *Rev. vét.*, 1884. — Williams, *The Vet.*, 1884. — Roll, *Spec. Pathologie*, 1885. — Heyne, *Adam's Wochenschr.*, 1885. — Walley, *Bourdon Index*, 1886. — Kinsley, *Pathol.*, 1887. — Spaeter, *Pathol.*, 1887. — Roll, *Oesterr. Revue*, 1887. — Polansky u. Schindelka, *Die Rhinosporidien u. Leiden, sowie u. Pferden mit Hilfe der Leucocyten, Parasiten-Frequenz*, in *Oesterr. Zeitschr.*, 1888. — Hamberger, *Virchow's Archiv*, 1889. — Milligan, *Veter. Zeitschr.*, 1889.

[1] Une néoplasie que j'ai plusieurs fois rencontrée chez le cheval et le mulet dans ma clinique.

L. T.

ÉPISTAXIS. — HÉMORRAGIE NASALE.

Symptôme commun à diverses affections, l'épistaxis ou hémorragie nasale s'observe sur tous les animaux domestiques, mais particulièrement sur le cheval.

Étiologie. — Les causes de l'épistaxis sont nombreuses :

1° Traumatismes, blessures de la muqueuse, contusions, etc.;

2° Pression sanguine anormale après les efforts violents, les courses forcées ou lors de congestion cérébrale; stase du sang dans les veines du nez au cours des affections cardiaques, des affections pulmonaires, etc.;

3° Maladies des vaisseaux; dilatation variqueuse des veines et surtout angiome de la muqueuse nasale;

4° Néoformations (voy. le chap. précédent) et ulcérations sur la pituitaire;

5° Inflammations graves de cette muqueuse;

6° Maladies générales qui s'accompagnent d'hémorragies : morve, hémophilie, fièvre pétéchiale, charbon, leucémie, etc. Chez le cheval, les épistaxis peu abondantes et répétées sont le plus souvent symptomatiques de la morve.

Assez fréquemment la cause de l'épistaxis ne peut être reconnue pendant la vie.

Symptômes. — Généralement l'hémorragie nasale est unilatérale. Tantôt le sang tombe par gouttes ou s'écoule en mince filet; tantôt le jetage est simplement marqué de stries rougeâtres. Le sang n'est jamais spumeux et la toux fait défaut. Dans la majorité des cas, l'épistaxis est passagère et périodique; exceptionnellement elle peut entraîner la mort.

Traitement. — Les hémorragies peu abondantes ne réclament aucun traitement. Dans les hémorragies graves, on peut essayer d'abord les solutions styptiques (perchlorure de fer en solution à 5-10 p. 100). Lorsque l'épistaxis devient dangereuse par son abondance, il faut tamponner la cavité nasale avec l'ouate crésylée, phéniquée ou sublimée. Pour exécuter cette opération, on est parfois obligé de recourir à la trépanation. A l'intérieur, on peut administrer les styptiques : sel de saturne, tannin, sulfate de fer, ergot de seigle, etc.

Bibliographie. — EISELEN, *Reportor.*, 1841. — *Wiener Klinik, Oesterr. Vierteljahresschr.*, 1859, 1865. — KÜHNE, *Magazin*, 1861. — ANACKER, *Thierarzt*, 1868. — ACKERMANN, *Sächs. Jahresber.*, 1868. — ROSSIGNOL, *Bull. Soc. vét. prat.*, 1882. — BIGOTEAU, *Recueil vétér.*, 1886.

II. — MALADIES DES CAVITÉS ACCESSOIRES DU NEZ.

INFLAMMATION DES SINUS MAXILLAIRES ET FRONTAUX CHEZ LE CHEVAL.

Au point de vue de la fréquence de l'inflammation développée dans la muqueuse des sinus, ceux-ci doivent être rangés dans l'ordre suivant : sinus maxillaire supérieur (antre d'Highmore), sinus maxillaire inférieur, sinus frontaux, cornets ethmoïdaux et sinus sphénoïdal. —Généralement l'affection est unilatérale.

Étiologie. — Le catarrhe des sinus maxillaires et frontaux est habituellement chronique. Il peut être provoqué par des traumatismes (fractures, contusions, etc.) ou des refroidissements, mais le plus souvent il est le résultat soit de la propagation à la muqueuse des sinus d'un processus inflammatoire partant des cavités nasales ou des alvéoles dentaires, soit des désordres produits dans ces cavités par les néoformations qui s'y développent. Dans quelques cas, il est sous la dépendance de la morve ou du rachitisme (poulain).

Anatomie pathologique. — Au début, la muqueuse des sinus est tuméfiée, injectée, congestionnée ou de couleur bleuâtre ; entre la muqueuse et l'os on trouve un exsudat gélatineux jaunâtre ; les os et le tégument cutané sont hyperémiés. Pour peu que l'affection se prolonge, la muqueuse s'épaissit et sécrète un liquide séreux, muqueux, puis purulent. L'ouverture de communication des sinus avec les cavités nasales (méat moyen) se tuméfie et s'obstrue ; l'exsudat s'accumule dans les sinus, s'épaissit et se décompose ; parfois du pus se collecte entre la muqueuse enflammée et la paroi osseuse sur laquelle elle repose ; celle-ci s'use, s'amincit, se gonfle, et la cavité des sinus s'agrandit. — La cloison qui existe entre les sinus maxillaires s'amincit ou même disparaît complètement. Dans des cas exceptionnels, l'exsudat purulent se fraye une voie au dehors en créant un trajet fistuleux. Le pus peut également se creuser une issue vers les alvéoles et déterminer de la carie dentaire. (Cette communication s'établit quelquefois par la propagation aux sinus d'une phlegmasie localisée d'abord aux arcades dentaires ; alors il n'est pas rare de trouver les sinus remplis de matières alimentaires.)— La dilatation des sinus frontaux peut comprimer le cerveau et provoquer l'atrophie partielle de cet organe. — Les mêmes modifications se produisent parfois aux cornets ethmoïdaux et au sinus sphénoïdal.

Symptômes. — Les symptômes caractéristiques du catarrhe des sinus maxillaires et frontaux sont :

1° Un *jetage unilatéral;* c'est la manifestation révélatrice. Au début et lorsque l'inflammation est très intense, ce jetage est parfois sanguinolent. Sa quantité et sa consistance sont variables ; d'abord mucopurulent, épais et inodore, il devient ensuite muqueux, grumeleux et fétide. Il s'écoule en abondance pendant l'exercice et lorsque la tête est tenue basse.

2° La *tuméfaction unilatérale des ganglions de l'auge,* lesquels s'indurent peu à peu par suite de la prolifération du tissu conjonctif périvasculaire du système caverneux.

3° La *dilatation des sinus maxillaires et frontaux.* Suivant Haubner, cette dilatation serait précédée de tuméfaction et d'hyperthermie de la peau. On reconnaît facilement le gonflement des os de la face en examinant comparativement le côté malade et le côté sain. Sur un cheval, Köhne a trouvé la paroi externe du sinus maxillaire gonflée, saillante, fluctuante, formant une proéminence du volume de la moitié d'une noix de coco.

4° La *matité à la percussion* constatée du côté malade. Elle est due à l'accumulation dans les sinus du produit de la sécrétion catarrhale et à l'épaississement de la muqueuse. Ce symptôme peut faire défaut lorsque l'exsudat est encore peu abondant. Le résultat négatif donné par la percussion ne saurait donc faire exclure l'existence de la collection des sinus.

Cette affection a d'ordinaire une marche chronique. Souvent elle se prolonge des mois, même des années. Parmi les accidents qui peuvent la compliquer, il faut noter les symptômes cérébraux qui surviennent lorsque l'inflammation ichoreuse s'étend aux méninges et au cerveau lui-même (Friedberger), ou lorsqu'il existe une inflammation purulente des cornets ethmoïdaux et du sinus sphénoïdal (Lustig). Dans les cas où ces complications surviennent, les animaux présentent les symptômes de l'immobilité ou de l'encéphalite.

Diagnostic. — En dehors de ces caractères cliniques, le praticien, pour asseoir son diagnostic, peut encore recourir à la trépanation, opération recommandée par Haubner dans les cas de suspicion de morve. Dans le catarrhe simple, la muqueuse des sinus est lisse ou peu déformée ; elle est irrégulière, rugueuse, lorsque des chancres s'y sont développés (1) ; en outre, dans ce dernier cas, le processus morveux envahit presque constamment le lambeau cutané décollé au niveau de l'orifice creusé par le trépan. Nous devons cependant ajouter que cette opération ne donne pas un résultat certain dans tous les cas (Voy. *Morve; Diagnostic différentiel*).

(1 La muqueuse n'est pas toujours lisse dans le cas de collection purulente des sinus ; souvent, au contraire, elle est irrégulière, comme légèrement parsemée à sa surface de petits reliefs entre lesquels existent des dépressions.

(L. T.)

Traitement. — Il ne saurait être suivi de succès qu'en pratiquant la trépanation. Les inhalations, avantageuses dans le catarrhe nasal chronique, restent sans effet dans la collection des sinus. Après l'ouverture de ces cavités, les liquides pathologiques s'écoulent au fur et à mesure de leur production, et l'on peut porter directement sur la muqueuse les agents thérapeutiques employés. L'opération assure la guérison, à moins qu'il n'existe des altérations profondes de la muqueuse ou des os, des tumeurs, de la nécrose, etc.

Il n'est pas nécessaire de trépaner les deux sinus maxillaires, mais seulement le supérieur ; on peut également appliquer le trépan sur la cloison qui sépare ces sinus, de façon à les rendre accessibles tous deux par une seule et même ouverture (1).

Dans l'intérieur de ces cavités, on fait des injections de solutions de crésyl, de sublimé, d'acide phénique, de sulfate de zinc, d'azotate d'argent, de goudron, etc. ; il faut avoir soin de tamponner l'ouverture afin de la maintenir béante. Les injections doivent être faites autant que possible sur l'animal debout ; sur les sujets couchés, des portions de l'exsudat inflammatoire pourraient être aspirées dans le poumon et déterminer une broncho-pneumonie.

Bibliographie. — HERING, *Repertor.*, 1845, 1858. — PERCIVALL, *The Vet.*, 1847. — GLOAG, *Ibid.*, 1849. — RÖLL, *Oesterr. Vierteljahrsschr.*, 1853. — GREAVES, *The Vet.*, 1857. — HAUBNER, *Magazin*, 1859. — RÖTTGER, *Ibid.*, 1861. — KÖHNE, *Ibid.*, 1861. — LANDEL, *Repertor.*, 1863. — LEISERING, *Sächs. Jahresber.*, 1864. — GUILMOT, *Annal. de Bruxelles*, 1864. — SCHMIDT, *Magazin*, 1868. — BRUCKMÜLLER, *Pathol. Zootom.*, 1868. — ROCHE, *Journ. de Lyon*, 1869. — BAYER, *Oesterr. Vierteljahrsschr.*, 1875, 1876. — JOHN, *Repertor.*, 1876. — FRIEDBERGER, *Münch. Jahresber.*, 1878-79. — FRIEZ, *Recueil vét.*, 1880. — DEGIVE, *Annal. de Bruxelles*, 1880. — KONHÄUSER, *Oesterr. Vierteljahrsschr.*, 1882. — POLANSKY, *Ibid.*, 1883. — MOLLEREAU, *Archives d'Alfort*, 1883. — SCHINDELKA, *Oesterr. Vierteljahrsschr.*, 1884. — LUSTIG, *Hannov. Jahresber.*, 1884-85. — PÜTZ, *Compendium*, 1885. — THIÉBAULT, *Bullet. belge*, vol. III. — DIECKERHOFF, *Spec. Pathol.*, 1888. — GOTTESWINTER, *Adam's Wochenschr.*, 1888.

CATARRHE CHRONIQUE DES POCHES GUTTURALES CHEZ LE CHEVAL
(Voy. t. I., p. 23).

MAL D'ŒSTRES DU MOUTON.

VERTIGE D'ŒSTRES. — FAUX TOURNIS.

Le mal d'Œstres est dû à la présence des larves de l'*Œstrus ovis* dans les sinus maxillaires, frontaux, et dans l'intérieur de la cheville

---

(1) Il m'a presque toujours paru avantageux de faire deux ouvertures, l'une en haut, l'autre à la partie déclive du sinus inférieur, de façon à laver à l'aide des injections toute l'étendue de la cavité. Quant aux agents, il est souvent utile de les varier. Les solutions d'iode iodurées au 1/20° ou au 1/10° sont très efficaces.   (L. T.)

osseuse qui sert de base à la corne. Il se traduit par les symptômes du catarrhe chronique du nez, des sinus, et par certains troubles cérébraux.

Histoire naturelle. — L'Œstre du mouton est un Diptère gris jaunâtre presque nu, d'une longueur d'environ un centimètre. Très répandu en Allemagne, il est surtout fréquent pendant les étés secs et chauds ; il se tient dans les bergeries, au voisinage des lieux où paissent les moutons, sur la lisière des bois et dans les buissons. Les Œstres essaiment aux heures les plus chaudes de la journée, de juillet à septembre. Les femelles fécondées se mettent à la recherche des troupeaux et s'abattent sur ceux-ci. Les animaux deviennent subitement inquiets et s'enfuient en tenant la tête entre les membres antérieurs, ou ils se placent en cercle, se serrent les uns contre les autres, la tête baissée. Les insectes déposent leur progéniture au voisinage des naseaux. Les moutons touchés s'agitent et se frottent le nez contre leurs pattes, le sol ou les objets durs. Ces phénomènes d'excitation disparaissent rapidement et les animaux conservent les apparences d'une santé parfaite durant neuf mois environ.

Les larves déposées sur le pourtour des naseaux gagnent les cavités nasales, les sinus frontaux, maxillaires, et la cavité des cornes. C'est là qu'elles atteignent leur maturité vers le neuvième mois. Très petites, capillaires au début, elles ont une longueur de deux à trois centimètres au moment de la maturité ; elles sont alors constituées par onze anneaux de couleur jaune brunâtre et marqués à leur face supérieure de stries transversales noirâtres. L'anneau céphalique est muni de deux crochets buccaux entre lesquels se trouve la fossette buccale. Les larves arrivées à maturité émigrent de mars à mai (rarement avant ou après) ; cette migration occasionne certains troubles dus à l'irritation de la muqueuse du nez et des sinus ; plus rarement on observe des phénomènes d'excitation cérébrale (mal des larves d'Œstres). Vingt-quatre heures après sa sortie des sinus, la larve se chrysalide ; six à sept semaines plus tard, l'insecte prend son vol.

Anatomie pathologique. — On trouve dans les sinus un nombre variable de larves (10 à 100) à des périodes diverses de développement ; elles sont entourées de mucus et de sang. La muqueuse est tuméfiée, rouge, infiltrée de sang, recouverte de mucus purulent et sanguinolent ; quelquefois elle est gangrenée ; aux points où les larves sont fixées, elle présente des dépressions arrondies, entourées d'un bourrelet. Les méninges sont hyperémiées, le cerveau est œdématié. Les parasites peuvent traverser la lame ethmoïdale et se loger dans le cerveau ; ils s'égarent quelquefois jusque dans le pharynx, le larynx et la trachée.

Symptômes. — Les symptômes apparaissent au printemps,

époque à laquelle les larves arrivent à maturité. Au début, on observe un jetage séreux qui devient plus tard muqueux et se montre parfois strié de sang ; les animaux s'ébrouent fréquemment et peuvent expulser les parasites en train d'effectuer leur migration.

La tête est continuellement secouée ; les malades se grattent le nez avec les membres antérieurs ou le frottent contre les objets durs à leur portée. Aussi est-il fréquent de trouver le chanfrein écorché et saignant ; quelquefois la face tout entière est le siège d'un gonflement qui la rend difforme. On constate en outre une inflammation catarrhale de la conjonctive, de la tuméfaction des paupières et du larmoiement.

Dans les cas bénins, on n'observe pas d'autres phénomènes ; dans les cas graves, on remarque, en outre, de la dépression cérébrale. Les malades sont pris d'attaques vertigineuses (vertige d'Œstres) ; tantôt leur allure est régulière, tantôt, mais beaucoup plus rarement, ils marchent en se portant de côté, en décrivant des cercles (faux-tournis). L'existence de ce dernier symptôme a été à tort mise en doute. (Voy. l'observation de Gilis.)

Lorsque la maladie suit son cours, elle se termine ordinairement par la mort. Celle-ci, précédée de spasmes épileptiformes, de grincements de dents, etc., survient le plus souvent par asphyxie. Les malades succombent habituellement du quatrième au huitième jour.

Diagnostic différentiel. — Le mal d'Œstres peut être confondu avec le tournis, d'où le nom de « faux-tournis » qui lui a été donné. Les symptômes du catarrhe nasal, l'ébrouement, le jetage, les coups de tête, les mouvements de fronde et la conjonctivite catarrhale assurent le diagnostic.

Traitement. — La prophylaxie consisterait à tenir les animaux à la bergerie au moment de l'essaimage des Œstres. Mais cette mesure est impraticable dans la majorité des cas. On peut chercher à éloigner les insectes en frictionnant le nez des animaux avec du goudron, de l'huile animale fétide, du crésyl, etc., immédiatement avant de les conduire au pâturage. D'après Zürn l'influence salutaire de ces moyens serait fort douteuse. — Les larves et les nymphes doivent être détruites.

Pour entraver la marche ascendante des larves dans les cavités nasales, on recommande depuis longtemps les sternutatoires (tabac à priser, poudres d'ellébore, de racine de violette, de racine de carline), que l'on insuffle dans le nez à l'aide d'un tuyau de plume. Ce procédé n'est efficace qu'à la condition d'être appliqué peu après le moment où les larves ont été déposées au pourtour des naseaux. Une fois parvenus dans les sinus, les parasites ne sauraient en être extraits que par la trépanation. Zürn conseille de ne recourir à cette opération que pour les animaux de valeur, car on ne réussit presque jamais à extraire tous les parasites, qui résistent parfaitement à l'action des agents médicamenteux. (Le champ opératoire se trouve aux deux angles supérieurs formés par l'entrecroisement de la ligne médiane de la tête et d'une ligne transversale passant par le centre des orbites. On pourrait aussi se borner à faire l'amputation de la corne.) Mais, dans tous les cas, l'abatage est encore le parti le plus avantageux.

Bibliographie. — BARBÈRE, *Journ. des vét. du Midi*, 1844. — COLIX, *Recueil vét.*, 1852. — LÖWE, *Repertor.*, 1854. — HERING, *Spec. Pathol.*, 1858. — GILIS, *Journ. des vét. du Midi*, 1862. — MAY, *Die inneren u. äusseren Krankheiten des Schafes*, 1868. — BÉNION, *Maladies du mouton*. Paris, 1874. — PÜTZ, *Seuchen u. Herdekrankheiten*, 1881. — ZÜRN, *Die tierischen Parasiten*, 1882. — RÖLL, *Spec. Pathol.*, 1885.

LINGUATULE TÉNIOIDE DANS LES CAVITÉS NASALES ET LES SINUS CHEZ LE CHIEN.

Histoire naturelle. — La Linguatule ténioïde ou rhinaire (*Pentastoma tænioïdes* Rud.) est un parasite vermiforme de l'ordre des Arachnides, découvert par Chabert en 1757. L'histoire de son développement a été mise en lumière en 1856 par Leuckart. Cet auteur a démontré expérimentalement que la Linguatule denticulée, considérée autrefois comme une espèce à part, ne représente que la forme larvaire de la Linguatule ténioïde. Cette dernière habite les voies respiratoires des carnivores, du chien notamment, et sa larve denticulée se développe dans les viscères des herbivores.

1) La Linguatule ténioïde se rencontre le plus fréquemment sur le chien et le loup, dans les sinus nasaux, frontaux (les sinus maxillaires font défaut) et de préférence dans le cul-de-sac du méat moyen (Colin); on la trouve en outre dans les cellules ethmoïdales, le pharynx, le larynx (en dessous des cordes vocales) et dans l'oreille moyenne (Gellé). Chez les autres animaux (cheval, mulet, mouton, chèvre) et chez l'homme, elle est extrêmement rare. Sa longueur varie de 2 à 13 centimètres (femelle 8 à 13 centimètres, mâle 2 à 3 centimètres). Son corps, de forme lancéolée, souvent enroulé, est plus large en avant qu'en arrière; de couleur blanc ou blanc jaunâtre, il est divisé en quatre-vingt-dix anneaux environ, ce qui lui donne un aspect téniforme. La tête, sphéroïdale, présente à sa partie inférieure une ouverture arrondie, entourée d'un anneau corné : c'est la bouche, qui est flanquée de quatre ouvertures linéaires destinées à loger les quatres membres biarticulés et pourvus d'une sorte de grille terminale. (Autrefois on prenait ces fentes pour des bouches, d'où le nom de Pentastome donné au parasite.)

2) La Linguatule denticulée, forme larvaire de la précédente, se rencontre fréquemment sur le mouton; mais elle existe aussi chez le lièvre, le lapin, le bœuf, le cerf, le chameau, etc. et chez l'homme. —

On la trouve enkystée dans le foie, les ganglions mésentériques, les reins, le poumon, et libre dans la cavité abdominale et les voies respiratoires. Allongée, aplatie, blanchâtre, transparente, longue d'un demi-centimètre environ, elle est constituée par 80 à 90 segments, tous munis de fins piquants (ce qui lui a fait donner l'épithète de « denticulée ») ; les membres, au nombre de 4 sont pourvus de pièces chitineuses à double griffe ; les organes génitaux sont rudimentaires.

L'évolution de la Linguatule ténioïde est aujourd'hui bien connue. Les Linguatules adultes logées dans la cavité nasale du chien s'accouplent ; chaque femelle fécondée donne environ un demi-million d'œufs ; ceux-ci, rejetés à l'extérieur et déposés sur les herbes, les fourrages, les feuilles, etc., avec le mucus nasal, peuvent être ingérés par les herbivores. Dans l'estomac de ces derniers, la coque des œufs est dissoute ; les embryons, dont la forme rappelle celle des Acariens, sont longs d'un millimètre environ, pourvus de 4 à 6 pattes et d'une queue. A un moment donné, ils traversent la paroi intestinale et vont se loger dans les organes parenchymateux : foie, ganglions mésentériques, reins, etc. Une fois enkystés, les parasites subissent plusieurs métamorphoses ; au bout d'environ six mois, ils arrivent à l'état larvaire ultime (Linguatule denticulée). Bientôt ils perforent leur enveloppe kystique et émigrent vers la cavité abdominale, d'où ils tendent à s'échapper au dehors en gagnant le poumon et les bronches ; dans quelques cas, ils déterminent ainsi un œdème pulmonaire traumatique mortel (Gerlach). Lorsque leur hôte est abattu avant cette période, les larves peuvent être ingérées par un carnivore. D'après Gerlach, leur résistance aux divers agents de destruction est considérable ; la dessiccation n'éteint pas leur vitalité. Elles parviennent dans les cavités nasales des carnivores par les naseaux ou le pharynx ; après un séjour de quatre à cinq mois dans ces cavités, elles atteignent leur maturité, — la Linguatule denticulée s'est transformée en Linguatule ténioïde.

Anatomie pathologique. — La muqueuse des cavités nasales et des sinus présente des altérations diverses ; tuméfiée, rouge, enflammée, gangrenée, elle est recouverte d'un exsudat muco-purulent ou sanguinolent.

Dans certains pays, les Linguatules semblent être extrêmement rares. Elles sont bien plus communes à Berlin qu'à Munich. Hering n'en a observé qu'une seule fois. Sur 630 chiens examinés à Alfort par Colin, 64 en étaient porteurs ; le nombre des parasites variait de 1 à 11.

Symptômes. — La présence des Linguatules s'accuse par les manifestations du catarrhe nasal chronique. Les animaux jettent, sont pris de fréquents éternuements, se frottent le nez contre les corps durs ou le grattent avec leurs pattes ; ils ne recherchent pas les aliments

disséminés sur le sol et ne prennent que ceux qu'on leur présente.
Sur certains sujets, on observe un léger saignement de nez presque
permanent; des œufs ou même des Linguatules peuvent être rejetés
avec le mucus (1). La respiration est râlante, on note à certains
moments des accès dyspnéiques ou asphyxiques. Parfois le sens de
l'odorat semble être complètement aboli. L'amaigrissement peut survenir rapidement. Chez quelques malades, les Linguatules perforent
le palatin et provoquent une salivation très abondante (Adam, Perdan).

Dans les cas bénins, elles sont rejetées les unes après les autres et la
maladie se termine par la guérison. Dans d'autres, les symptômes
précédents se compliquent de troubles cérébraux graves qu'il est
parfois impossible de distinguer des phénomènes rabiques. Tantôt
les animaux sont inquiets, surexcités; ils mordent, hurlent, éparpillent
leur litière, passent le museau à travers les barreaux de leur cage ou
tournent sur eux-mêmes; tantôt ils sont apathiques et stupéfiés dès
le début; parfois la mâchoire inférieure est paralysée. Dans cette
forme grave, la mort peut survenir en quelques jours. A l'autopsie,
on constate de l'hyperémie, de l'œdème et une inflammation légère
de la substance cérébrale.

La présence d'œufs de Linguatules dans le jetage nasal est un
caractère diagnostique important.

Diagnostic différentiel. — L'affection provoquée par les Linguatules doit être différenciée de la rage, du catarrhe nasal simple et de
la maladie du jeune âge. Le diagnostic est basé sur la constatation
des parasites soit *intra vitam*, soit *post mortem*.

Dans tous les cas où l'on procède à l'autopsie d'animaux ayant
présenté des symptômes rabiformes, il est indiqué d'examiner soigneusement les cavités nasales. Quelques observations (Friedberger,
Perdan) semblent démontrer que les Linguatules peuvent provoquer
des symptômes généraux graves et même la mort, sans qu'il existe
d'altérations notables sur la muqueuse des cavités nasales et sur celle
des sinus.

Traitement. — La trépanation des sinus et des cavités nasales
peut seule donner une guérison radicale. — La brèche faite aux sinus
est encore utile lorsque les Linguatules siègent dans les cavités nasales, les parasiticides (crésyl, benzol, acide phénique, etc.) injectés
dans les sinus s'écoulant en partie par les naseaux. L'efficacité des
fumigations de vapeurs de goudron et des différents sternutatoires
est des plus incertaines.

---

(1) Est-il bien certain que les Linguatules causent des saignements de nez? On a
cru autrefois que l'épistaxis de l'anémie pernicieuse en était la conséquence. C'était
une erreur. Pour ma part, je n'ai jamais vu de chien saigner du nez sous l'influence
du parasite en question. Le professeur Colin affirme que le fait est impossible.

(L. T.)

La Linguatule denticulée n'occasionne généralement aucune altération chez l'animal qui l'héberge. Cependant, Leuckart, dans ses expériences, a constaté (sur le lièvre) des lésions pulmonaires et hépatiques causées par ce parasite. Les organes envahis étaient enflammés, parsemés d'hémorragies, et creusés de nombreuses galeries enchevêtrées.

Bibliographie. — Sourdillac, *Ténias lancéolés développés dans les cellules ethmoïdales d'un chien* (*Journ. prat. de méd. vét.*, 1826). — Leuckart, *Bau u. Entwicklung. der Pentastomen*, 1860. — Colin, *Recueil vét.*, 1861-62-63. — Gerlach. *Hannov. Jahresber.*, 1869. — Friedberger, *Adam's Wochenschr.*, 1871. — Adam, *Ibid.*, 1871. — Davaine, *Traité des Entozoaires.* Paris, 1877. — Gellé, *Comptes rendus de la Soc. de Biologie*, 1877. — Müller, *Oesterr. Vierteljahrsschr.*, 1878. — Zürn, *Die thierischen Parasiten*, 1882. — Railliet, art. *Linguatule*, du *Diction. vét.*, t. XII. 1883. — Perdax, *Oesterr. Vereinsmonatsschr.*, 1885. — Csokor, *Oesterr. Zeitschr. f. wissensschaftl. Veterinärkunde*, 1887; *Oesterr. Vereinsmonatsschr.*, 1887. — Babès, *Die Wanderungen des Pentastomum denticulatum beim Kinde* (*Centralblatt f. Bakter. u. Parasit.*, 1889).

III. — MALADIES DU LARYNX

LARYNGITE.

L'inflammation de la muqueuse du larynx peut s'observer isolément ou coexister avec une phlegmasie des organes voisins (muqueuse du pharynx, des sinus, de la trachée). L'expression de « laryngite » ne doit être usitée pour la dénommer que dans les cas où les symptômes laryngiens dominent la scène ; dans toutes les autres circonstances le terme « catarrhe ou inflammation des premières voies respiratoires » est préférable.

La laryngite revêt les formes *catarrhale, phlegmoneuse, croupale, diphtéritique* et *ulcéreuse*. Au point de vue étiologique, elle est *essentielle* ou *symptomatique, traumatique, tuberculeuse* ou *morveuse*.

Envisagée au point de vue de sa marche, elle est *aiguë* ou *chronique*.

Nous nous bornerons à décrire les trois formes suivantes :

1º La laryngite aiguë ;

2º La laryngite chronique ;

3º La laryngite croupale ;

1º LARYNGITE CATARRHALE AIGUË. — CATARRHE AIGU DU LARYNX.

Désigné généralement sous le nom d'angine, le catarrhe aigu de la muqueuse laryngienne est particulièrement commun chez le cheval et le chien, animaux qui sont, plus que tous les autres, exposés aux diverses irritations extérieures.

Étiologie. — La laryngite aiguë *primitive* reconnaît habituellement pour cause le refroidissement (inspiration d'air froid, déglutition d'eau froide, refroidissements brusques par des pluies d'orage ou des courants d'air, etc.). On l'observe surtout au printemps et en automne ;

souvent elle a bien les allures d'une maladie épidémique (1). Comme conditions prédisposantes, on accuse la faiblesse et le défaut d'entraînement. Parmi les autres conditions susceptibles de la provoquer, i faut encore mentionner les influences d'ordre traumatique ou chimique s'exerçant sur la muqueuse laryngienne (compression du larynx, aboiements continuels chez le chien, corps étrangers qui pénètrent dans le larynx, médicaments, fumées, vapeurs âcres de chlore ou de soufre). La *toux des drèches*, observée sur les animaux auxquels on donne ces résidus pour la première fois, paraît être de nature inflammatoire ; certaines substances renfermées dans cet aliment, mais surtout l'alcool, semblent exercer sur la muqueuse laryngienne une irritation à laquelle cette membrane ne s'habitue que peu à peu.

La laryngite aiguë *secondaire* survient comme épiphénomène de diverses maladies générales (gourme, maladie du jeune âge) de la pneumonie contagieuse du cheval, des affections graves de la tête, etc. Elle est encore fréquemment le résultat de l'extension au larynx d'une phlegmasie d'abord cantonnée dans les cavités nasale ou pharyngienne, la trachée ou les bronches.

Anatomie pathologique. — Les principales altérations anatomiques sont la tuméfaction, la rougeur et les ecchymoses de la muqueuse laryngienne, laquelle est recouverte d'un exsudat séreux, muqueux ou purulent. Suivant Bruckmüller, la région supérieure de cette membrane serait particulièrement atteinte ; on y trouverait une destruction purulente des glandes muqueuses et des ulcères superficiels sur l'épiglotte et les cordes vocales.

Symptômes. — Le symptôme principal est une *toux* sèche, rude, douloureuse, parfois quinteuse au début, et qui devient ensuite humide, muqueuse. Elle est provoquée par l'air froid au moment où l'on sort les malades, par l'ingestion des liquides, des fourrages, et aussi lorsque les sujets se relèvent brusquement ou qu'ils sont vivement excités (cela s'observe souvent dans les hôpitaux au moment où les propriétaires viennent voir leurs animaux). Chez le chien, les mucosités détachées par la toux sont immédiatement dégluties (2).

La laryngite catarrhale aiguë s'accuse en outre par une sensibilité anormale de la région laryngienne, facilement constatable à la pression ; celle-ci, que les malades cherchent à éviter, provoque des quintes. Consécutivement à la tuméfaction de la muqueuse et à l'infiltration œdémateuse des dilatateurs de la glotte, la respiration est pénible ; on entend parfois à distance un bruit de rétrécissement, râlant ou sifflant ; l'auscultation du larynx permet de constater des râles

(1) Les cas multiples qui se manifestent dans certaines circonstances ont contribué à la faire confondre avec la gourme et à entretenir l'obscurité sur cette dernière affection.   (L. T.)

(2) Il y a encore comme symptômes l'attitude un peu étendue de la tête et, surtout quand les malades ont marché, l'état mousseux du jetage.   (L. T.)

humides. A ces symptômes s'ajoutent plus tard ceux de la pharyngite, de la bronchite ou de la rhinite : l'inappétence et la dysphagie, la sécheresse de la muqueuse buccale, un écoulement nasal et, dans quelques cas, une fièvre légère ; celle-ci annonce invariablement une complication. L'hyperthermie intense doit toujours faire soupçonner une maladie infectieuse grave.

On a décrit (1) un CATARRHE LARYNGO-TRACHÉAL ENZOOTIQUE du cheval qui a sévi avec intensité dans l'armée allemande pendant l'été de 1888, et qui a aussi frappé un grand nombre de chevaux civils. (En Prusse, on l'a observé dans vingt régiments faisant partie de dix corps d'armée différents.)

1° **Pathogénie.** — Cette maladie s'est fait remarquer par son extrême contagiosité ; souvent tous les chevaux d'une même écurie ou d'une même division ont été atteints en quelques jours.

Elle sévissait particulièrement sur les sujets convalescents ou guéris de la pneumonie contagieuse ou de l'influenza. Sa période d'incubation était de quelques jours. La contamination s'opérait par l'intermédiaire de l'air expiré. On a vu des animaux contracter l'affection après avoir été conduits à quelques pas des sujets malades.

2° **Symptômes.** — Le symptôme principal et constant était une toux sèche, violente, aiguë plus rarement faible et douloureuse. La trachée et le larynx étaient très sensibles à la palpation ; celle-ci provoquait aussitôt une quinte violente. Bientôt apparaissait un écoulement nasal peu abondant, séreux au début, ensuite muqueux ; parfois on remarquait aussi une tuméfaction légère des ganglions lymphatiques de l'auge. L'auscultation et la percussion du thorax n'ont généralement rien révélé d'anormal.

Chez la plupart des chevaux atteints, on a noté une réaction fébrile plus ou moins intense, annoncée dès le début de la maladie par des frissons qui persistaient pendant quelques heures ; rarement la température atteignait 41°. Sur 426 chevaux malades observés par Rust, ce vétérinaire a trouvé 173 fois une température dépassant 39°C. Les sujets chez lesquels la fièvre était intense avaient l'appétit capricieux et la respiration accélérée 20 à 24 à la minute ; la sensibilité était émoussée et la faiblesse assez accentuée.

3° **Marche.** — Dans la grande majorité des cas, la maladie a été tout à fait bénigne ; sa durée a varié de 8 à 14 jours, et les sujets frappés ont pu reprendre leur service après une semaine de convalescence ; celle-ci a été rarement plus longue. Exceptionnellement, lorsque les animaux étaient obligés de faire de violents efforts ou qu'ils étaient exposés à des refroidissements, on a constaté diverses complications : des coliques, du catarrhe intestinal, de la pneumonie ou de la pleurésie. Dans plusieurs cas, cette affection coexistait avec la pneumonie contagieuse.

4° **Traitement.** — Comme traitement, on n'a guère eu recours qu'à des moyens hygiéniques : repos et promenades au grand air. Quelques vétérinaires (Zorn) ont conseillé de favoriser ou de provoquer l'infection de tous les chevaux exposés à la contagion (dans les régiments) afin de diminuer la durée de l'épizootie.

Cette laryngite est évidemment une maladie infectieuse particulière dont il n'a pas été fait mention jusqu'à présent.

Diagnostic différentiel. — La toux est un symptôme commun non seulement aux diverses laryngites, mais encore à la plupart des

(1) *Preuss. Militärrapporte*, 1888 ; Zorn, *Adam's Wochenschr.*, 1888 ; Rust, *Cölner Naturforscherversammlung*, 1888.

autres maladies de l'appareil respiratoire (trachéite, bronchite, pneumonie, pleurésie). Quels que soient ses caractères, elle ne permet pas de formuler le diagnostic laryngite; il faut surtout tenir compte de la sensibilité du larynx à la pression et des bruits respiratoires laryngiens. La trachéite et la bronchite sont accusées par des râles trachéaux ou bronchiques. Quant à la pneumonie et à la pleurésie, elles s'accompagnent de phénomènes appréciables à l'examen physique du thorax.

Il n'est pas toujours facile de préciser le degré de gravité des processus inflammatoires laryngiens. En thèse générale, on doit baser son jugement sur l'intensité ou la bénignité des symptômes locaux et de la fièvre, sur l'état général, la nature des exsudats et les bruits respiratoires anormaux.

La laryngoscopie, arrivée aujourd'hui à un haut degré de perfection en médecine humaine, n'a que des applications restreintes en vétérinaire. Chez les volailles, le chat et les chiens à museau court, on peut examiner le larynx et la région supérieure de la trachée, à la condition d'ouvrir largement la bouche, d'abaisser la langue à l'aide d'une spatule et d'élever la région laryngienne. Chez les chiens à long museau, l'opération est difficile; elle l'est encore davantage chez les grands animaux. Ces derniers doivent être placés dans l'attitude décubitale et il est indispensable d'éclairer le larynx au moyen de la lumière réfléchie. En procédant ainsi, on peut explorer la glotte. Mais, chez les sujets de nos grandes espèces, la laryngoscopie est assez laborieuse et trop compliquée pour se répandre dans la pratique.

Traitement. — L'indication prophylactique principale est de procéder graduellement à l'entraînement des jeunes sujets. — Les malades doivent être laissés au repos dans des locaux bien aérés, à température douce et uniforme. A l'extérieur, on emploie généralement la chaleur humide, — les compresses de Priessnitz appliquées sur la région laryngienne. Ce traitement donne souvent de bons résultats. Les fumigations d'eau chaude sont également avantageuses. — La médication interne ne saurait être curative; il faut se borner à combattre les symptômes (1). Chez le chien, nous prescrivons :

Chlorhydrate de morphine...... 0^{gr}1-0^{gr}2.
Eau d'amandes amères...........)
Eau distillée..................) ãã 20 gr.
Trois doses de 10-15 gouttes chaque jour.

On peut dissoudre ces agents dans 300 grammes d'eau distillée, et donner, chaque jour, trois cuillerées à soupe ou à thé de la préparation.

(1) Toutefois, au début, l'iodure de potassium et le kermès, 8 à 10 grammes de chacun de ces agents, en deux fois, sont d'ordinaire utiles chez le cheval. Ensuite, l'essence de térébenthine et l'eau de goudron sont encore avantageuses. (L. T.)

Bibliographie. — Marel, *Journ. des vét. du Midi*, 1838. — Bruckmüller, *Oesterr. Vierteljahrsschr.*, 1853. — Hering, *Spec. Pathol.*, 1858. — Vidal, *Journ. de Lyon*, 1859. — Daupt, *Sächs. Jahresber.*, 1862. — Roche, *Journ. de Lyon*, 1864. — Zahn. *Oesterr. Vierteljahrsschr.*, 1863-64-68. — Bruckmüller, *Pathol. Zootom.*, 1869. — Pech. *Thierarzt*, 1877. — Röll, *Spec. Pathol.*, 1885. — Dieckerhoff, *Ibid.*, 1888. — Trinchera, *Clinica vet.*, 1889.

2° LARYNGITE CATARRHALE CHRONIQUE.

Étiologie. — Désignée vulgairement sous les noms de *toux convulsive, toux irritative*, la laryngite catarrhale chronique s'observe le plus habituellement sur le chien et le cheval, surtout au printemps et en automne. Dans l'espèce canine, les sujets âgés, les caniches à long poil, les bichons, les carlins et les chiens d'arrêt y sont prédisposés.

Dans la majorité des cas, la laryngite catarrhale chronique succède à la forme aiguë. L'*action du froid* étant sa cause déterminante principale, on s'explique la fréquence de la maladie, le cachet épidémique qu'elle présente parfois au printemps et en automne. A la suite de certaines irritations traumatiques et de quelques maladies infectieuses aiguës (maladie du jeune âge), il peut persister un état inflammatoire chronique de la muqueuse laryngienne.

Les tumeurs du larynx : papillomes, polypes, sarcomes, carcinomes, actinomycomes, néoformations morveuses et tuberculeuses, etc., entretiennent souvent une phlegmasie catarrhale chronique dans le territoire muqueux qui les entoure. Chez un chien, Nocard a observé une toux persistante analogue à celle du catarrhe laryngien chronique et due à la compression du nerf vague par des tumeurs du médiastin.

Quelques auteurs, Röll entre autres, pensent que la toux convulsive ou irritative du chien et du cheval est identique à la coqueluche (*tussis convulsiva*) de l'homme. Nous ne pouvons partager cette manière de voir, qui ne repose d'ailleurs sur aucun fait positif. La coqueluche est une maladie infectieuse, contagieuse, considérée par les uns comme une mycose de la muqueuse trachéo-laryngienne, par les autres comme une névrose du laryngé supérieur. Particulièrement fréquente sur les enfants, elle s'accuse par des accès de toux que séparent des intervalles d'une durée variable, et elle ne récidive jamais.

Bien différents sont les caractères de la toux convulsive des animaux. Nullement contagieuse, elle atteint principalement les sujets âgés, récidive souvent, n'a rien de typique dans sa marche, et jamais on ne l'a vue coexister avec des épidémies de coqueluche. Son apparition épidémique au printemps et en automne est commune aux diverses affections catarrhales ; celles-ci, en effet, peuvent revêtir le caractère enzootique sous l'influence généralisée de causes identiques. Telles sont les raisons qui nous ont décidés à assimiler la toux convulsive ou irritative des animaux à la laryngite chronique ; l'autopsie, du reste, montre presque constamment les altérations de cette dernière.

Anatomie pathologique. — Les altérations anatomiques du catarrhe chronique du larynx sont analogues à celles des affections catarrhales des autres muqueuses. La muqueuse laryngienne est épaissie, rugueuse ; ses vaisseaux sont dilatés. En certains points, on trouve des élevures papuleuses (prolifération du corps papillaire) ; dans d'autres, il existe de petits boutons qui donnent à la membrane un aspect rugueux (hypertrophie des glandes muqueuses ; laryngite granuleuse) ; par places enfin, on remarque de petites taches blanchâtres circonscrites produites par une desquamation épithéliale. Le tissu conjonctif est hypertrophié et farci de globules blancs. Chez l'homme, dans le catarrhe chronique ancien, la muqueuse s'amincit, s'atrophie, et ses glandes disparaissent (Ziegler).

Symptômes. — La manifestation principale et souvent unique est la *toux*. Elle est généralement sèche, rude, croassante, plus rarement humide et accompagnée d'un bruit de rétrécissement râlant ou semblable au rhoncus. Elle est surtout fréquente et quinteuse pendant la nuit, ce qui est dû sans doute à l'abondance des mucosités qui se déposent à sa surface. Ordinairement il existe un certain degré de dyspnée. Les quintes sont parfois suivies d'accès de suffocation, de vomiturition et même de vomissement véritable, phénomènes provoqués par l'accumulation dans l'arrière-bouche de mucosités épaisses et visqueuses provenant du larynx. La tête est tendue sur l'encolure et portée basse. L'état général n'est pas troublé. Les animaux sont gais, l'appétit est normal, il n'y a pas de réaction fébrile notable. L'auscultation et la percussion du poumon ne révèlent aucune altération de cet organe.

Le catarrhe laryngien chronique est de longue durée ; il peut persister des mois, même des années, et, dans bien des cas, des récidives aiguës surviennent qui aggravent considérablement le pronostic (1).

Traitement. — Les quintes de toux augmentant l'hyperémie et l'inflammation de la muqueuse laryngienne, il faut laisser les malades au repos absolu et les mettre à l'abri des diverses causes d'excitation. On recommande en outre l'application sur le larynx de compresses hydropathiques (compresses de Priessnitz). Autrefois on préconisait les frictions dérivatives (pommade stibiée, etc.) sur le tégument de la région laryngienne. Elles ne produisent qu'un effet passager et elles peuvent devenir dangereuses ; il y a avantage à les rejeter.

L'indication capitale est d'agir directement sur la muqueuse laryngienne. Mais cette intervention locale ne donnera jamais chez nos animaux les résultats qu'on en obtient en médecine humaine, et cela à cause des difficultés techniques que son application présente

---

(1) Ces symptômes sont ceux de la toux par adénopathie bronchique. J'ai maintes fois réussi à les faire cesser en administrant à l'intérieur le bromure et l'iodure de potassium, 2 à 10 centigrammes du premier, 4 à 20 du second, pour le chien.

(L. T.)

en vétérinaire. On peut recourir aux inhalations de vapeurs (eau, fleurs aromatiques du foin, crésyl, acide phénique, goudron, essence de térébenthine, solutions à 1 p. 100 de chlorures de sodium ou d'ammonium, de bromure de potassium, de tannin, d'azotate d'argent), ou à l'insufflation de poudres (morphine; nitrate d'argent 0 gr. 1 et sucre 1 gr., etc.). On a encore conseillé de toucher la muqueuse à l'aide d'un pinceau ou d'une petite éponge imprégnée d'une solution de nitrate d'argent à 1-5 p. 100. — Chez le cheval, pour les inhalations, on se sert d'un masque sacciforme que l'on peut remplacer par une couverture disposée sur la tête. Pour le chien, on peut employer le même appareil que pour l'homme; dans les écoles vétérinaires, on fait usage de grandes caisses d'inhalation.

Dieckerhoff, s'inspirant de la méthode d'injections intra-trachéales préconisée par Lévi, a recommandé tout récemment l'injection directe de liquides astringents dans le larynx. Pour le cheval, il emploie une aiguille creuse, courbe, qu'il enfonce dans le ligament crico-trachéal et dont la pointe est tournée en haut, vers la glotte. Les principaux agents employés sont l'alun en solution à 0,5 p. 100 et l'acétate de plomb (sel de saturne) en solution à 0,3 p. 100. Nous pouvons confirmer les bons effets que donnent parfois ces injections; mais elles ne sont pas sans exposer à certains dangers (1). Chez le chien, nous faisons l'injection à travers le ligament crico-thyroïdien. Pour cet animal on peut compléter le traitement local par l'administration des médicaments béchiques et pectoraux. Nous prescrivons généralement la morphine et l'acide cyanhydrique (Voy. *Laryngite aiguë*). Chez le chien, il est encore avantageux de recourir aux dissolvants. Voici une formule recommandable :

<pre>
Chlorhydrate d'ammoniaque............   50 grammes.
Chlorure de sodium....................)
) aa 100   —
Poudre de réglisse....................)
</pre>

Administrer, à chaque repas, une cuillerée à soupe de cette poudre.

Bibliographie. — *Traités de Pathologie* de HERING, SPINOLA et autres. — MAY, *Magazin*, 1854. — HINGUET, *Journ. des vét. du Midi*, 1855 et 1866. — PRIETSCH, *Sachs. Jahresber.*, 1860. — SCHUMACHER, *Thierarzt*. 1862. — BRUSASCO, *Il med. vet.*, 1870. — HARMS, *Hannov. Jahresber.*, 1871. — FRANCHI, *Gazetta med. vet.*, 1871. — SIEDAMGROTZKY, *Sächs. Jahresber.*, 1872. — FRIEDBERGER, *Adam's Wochenschr.*, 1874. — NOCARD, *Bullet. Soc. cent. vét.*, 1877. — HERTWIG, *Die Krankheiten der Hunde*, 1880. — NUNN, *The Vet.*, 1884. — CHELCHOWSKY, *Oesterr. Vereinsmonatsschr.*, 1886. — RÖLL, *Spec. Pathol.*, 1885. — CRAVENNA SANTO, *Il med. vet.*, 1886. — DIECKERHOFF, *Adam's Wochenschr.*, 1886; *Spec. Pathol.*, 1888. — SUYKERBUYCK, *Bull. belge*, vol. II. — ARUCH, L'Ercolani, 1890 an. *in Recueil vét.*, 1891.

(1) Aruch conseille de recourir aux pulvérisations intra-laryngiennes faites au moyen d'une canule à injections trachéales adaptée sur le pulvérisateur de Richardson. Cet auteur a souvent employé ces pulvérisations sans le moindre inconvénient et il croit qu'elles peuvent rendre de grands services dans le traitement des affections laryngiennes.   (N. D. T.)

3ᵉ LARYNGITE CROUPALE (1).

La laryngite croupale, encore connue sous les dénominations d'*angine laryngée*, *angine membraneuse*, *croup*, s'étend généralement à la trachée, jusqu'à l'origine des bronches; très fréquemment aussi la phlegmasie se propage au pharynx, comme elle se transmet au larynx dans le cas de pharyngite. Toutefois, dans cette affection, le larynx est l'organe où les phénomènes inflammatoires sont le plus accusés.

Animaux atteints. — La laryngite croupale, fréquente sur le bœuf, est rare sur le cheval et le chat, plus rare encore sur les sujets de nos autres espèces. Bruckmüller ne l'a observée que chez le cheval et le bœuf. Nous l'avons constatée plusieurs fois chez le chat. D'après Spinola, elle n'existerait pas chez le porc.

Étiologie. — Dans la majorité des cas, l'inflammation croupale de la muqueuse laryngienne semble être provoquée par le froid. On accuse surtout les changements brusques de température dans les régions montagneuses, les nuits froides lorsque les animaux séjournent aux pâturages, l'ingestion de boissons et d'aliments glacés. La maladie est fort commune dans les montagnes du Piémont (Forneris). En dehors du refroidissement, on incrimine encore les irritations traumatiques de la muqueuse, l'action des corps étrangers, de l'air très chaud, de la fumée, des breuvages chauds (l'ammoniaque est particulièrement dangereuse à cet égard); parmi les gaz irritants, on signale particulièrement le chlore et l'acide sulfureux. Dans quelques cas, l'apparition enzootique de la laryngite croupale a fait admettre sa nature infectieuse. Elle survient comme état morbide symptomatique au cours de certaines maladies infectieuses, telles que le « mal de tête contagieux du bœuf », l'anasarque, la morve aiguë, etc. Enfin la muqueuse laryngienne peut être envahie par des processus nécrosiques accompagnés de lésions d'aspect diphtéritique.

Le caractère croupal de l'exsudat est dû soit à l'intensité des influences causales, soit à la tendance aux exsudations plastiques, si remarquablement accusée chez le bœuf (Voy. *Entérite croupale du bœuf*).

Anatomie pathologique. — Au début, les altérations de la muqueuse laryngo-trachéale consistent en des exsudats disséminés qui peu à peu deviennent confluents et finissent par constituer une pseudo-membrane continue, grisâtre ou blanc jaunâtre, souvent jaune brunâtre chez le bœuf. Ces exsudats, qui semblent parfois comme moulés dans

1. Sous la dénomination de laryngite croupale, on entend généralement en France le vrai croup ou diphtérie, et non une inflammation simple mais très intense, comme celle dont il est question ici.   L. T.

la trachée et le larynx, se détachent plus ou moins facilement. Au microscope, on les trouve composés de filaments fibrineux, de globules blancs et de noyaux libres. Suivant les cas, la muqueuse est hyperémiée, parsemée d'hémorragies, tuméfiée ou infiltrée de pus. Le tissu conjonctif sous-jacent est œdématié.

Comme complications de la laryngite croupale, il faut citer : la trachéite, la bronchite et la pneumonie croupales, la pneumonie par corps étrangers et l'emphysème pulmonaire.

Symptômes. — Cette affection s'accuse par des symptômes très graves qui apparaissent soudainement. Elle débute d'ordinaire par une fièvre intense et des frissons ; l'état général est alarmant : les naseaux et la bouche sont dilatés ; il y a une abondante salivation, des quintes de toux et de la dyspnée ; la tête est tendue sur l'encolure : les malades, anxieux, tiennent les membres antérieurs écartés et poussent au mur. Les muqueuses sont rouges, les yeux saillants, les veines cutanées distendues. Le voisinage du larynx est tuméfié, chaud, sensible à la pression ; en comprimant la gorge et la trachée, on peut provoquer des accès dyspnéiques. La respiration est accompagnée de bruits de rétrécissement très variés dans leur timbre : respiration suspirieuse, sifflement, râles, rhoncus. La main appliquée sur la gorge perçoit un bruit de frémissement provoqué par le va-et-vient de l'air dans le détroit laryngien (1).

Comme troubles accessoires, il faut mentionner l'inappétence, la cessation de la rumination, la salivation, les régurgitations, la constipation et le tarissement de la sécrétion lactée.

Lorsque les symptômes s'aggravent rapidement, la mort par asphyxie peut survenir en quelques jours. Parfois les malades sont emportés par une pneumonie secondaire.

Dans les cas bénins, des lambeaux de membranes croupales ou des cylindres membraneux sont rejetés par le nez et la bouche dès le troisième, le quatrième ou le cinquième jour ; la guérison a lieu alors très rapidement. La durée de la maladie est d'environ une semaine.

Pronostic. — Chez le bœuf et le cheval, le pronostic doit être réservé. L'asphyxie peut se produire d'un moment à l'autre, et dans certains cas graves, la guérison survient parfois très vite. Nos observations personnelles établissent que le pronostic est relativement plus favorable chez le chat.

Traitement. — La laryngite croupale a une évolution très rapide. Il est rare que les moyens dirigés contre elle réussissent à enrayer sa marche. Le plus souvent, on se borne à faire des inhalations de vapeur d'eau ou d'eau de chaux, à appliquer sur la gorge des com-

---

(1) Tout cela représente la laryngite striduleuse de quelques auteurs français. C'est simplement une laryngite très aiguë, n'ayant rien de spécifique.   (L. T.)

presses de Priessnitz, des cataplasmes chauds souvent renouvelés (Weber), de la pommade mercurielle ou des liquides astringents (solution d'azotate d'argent). — Lorsque la dyspnée est intense, il ne faut pas hésiter à pratiquer la trachéotomie; trop souvent cette opération n'est pas faite à temps. Chez le chien et le chat, il est avantageux d'administrer un vomitif (1).

Bibliographie. — Lindenberg. *Magazin.* 1841. — Barrère. *Journ. des vét. du Midi*, 1840-41. — Jankowitz, *Magazin*, 1850. — Rychner. *Bujatrik.* 1851. — Burmeister. *Preuss. Mittheil.*, 1855-56. — Lanusse. *Journ. des vét. du Midi*, 1857. — Hering. *Spec. Pathol.*, 1858. — Engelmayer, *Adam's Wochenschr.*, 1860. — Forneris. *Giornale di med. vet.*, 1860. — Spinola, *Spec. Pathol.*, 1863. — Neubert. *Sächs. Jahresber.*, 1865. — Ackermann, *Ibid.*, 1868. — May, *Krankheiten des Schafes*, 1868. — Giovannini. *L'Archivio della vet. ital.*, 1871. — Beltle, *Repertor.*, 1875. — Weber, *Sächs. Jahresber.*, 1878. — Escor. *Journ. de Lyon.* 1879. — Brétaudeau, *Revue vét.*, 1880. — Roll, *Spec. Pathol.*, 1885. — Condamine. *Bulletin belge*, vol. I. — Vanderstraeten, *Ibid.*, vol. III. — Reuther. *Adam's Wochenschr.*, 1888.

ŒDÈME DE LA GLOTTE. — ŒDÈME DE LA MUQUEUSE LARYNGIENNE.

L'œdème de la glotte consiste essentiellement en une tuméfaction œdémateuse du tissu conjonctif laryngien sous-muqueux, laquelle présente tantôt les caractères de l'inflammation séreuse ou purulente, tantôt ceux de l'œdème passif simple.

Étiologie. — L'œdème inflammatoire de la glotte est *primitif* ou *secondaire*. Comme affection primitive, il peut survenir au cours d'une laryngite grave, à la suite de lésions de la muqueuse par des corps étrangers ou par des médicaments âcres, après un refroidissement, changements subits de température ou une marche prolongée dans une atmosphère poussiéreuse (Bugniet). — L'œdème secondaire se rattache à l'inflammation d'une muqueuse voisine; c'est un œdème collatéral. On l'observe dans les pharyngites graves, dans le charbon, la morve, l'anasarque, la variole. la pyohémie et la pneumonie (Schütz).

L'œdème laryngien passif simple apparaît lors de stase consécutive aux maladies du cœur, des poumons, des reins, ou provoquée par la compression des jugulaires. Chez le cheval, nous l'avons vu plusieurs fois produit par la strangulation.

Anatomie pathologique. — L'œdème est généralement limité à la partie supérieure du larynx, c'est-à-dire à la base de l'épiglotte, aux ligaments aryténo-épiglottiques, aux aryténoïdes et aux ligaments latéraux des ventricules; si les régions inférieures, la glotte et les cordes

---

(1 La saignée pratiquée dès le début atténue beaucoup l'intensité des phénomènes. Dans les jours qui suivent, l'iodure de potassium à la dose de 10 à 12 grammes est très utile; il facilite la sécrétion humide et l'élimination des fausses membranes fibrineuses.   (L. T.)

vocales, sont rarement atteintes, c'est parce que, en ces points, la muqueuse est appliquée sur les parties sous-jacentes, sans l'intermédiaire d'une couche conjonctive unissante. La muqueuse œdématiée forme des bourrelets épais, gélatineux, tremblotants, plus ou moins saillants dans le larynx, et qui ferment la glotte au moment de l'inspiration. Lorsqu'on l'incise, il s'en écoule, suivant les cas, un liquide séreux, purulent ou gélatineux (infiltration séreuse, purulente, gélatineuse). Parfois l'œdème s'étend aux régions voisines, au pharynx, à la base de la langue et aux cavités nasales (Schütz).

Symptômes. — Les symptômes de l'œdème inflammatoire de la glotte éclatent d'ordinaire brusquement et offrent une grande analogie avec ceux du croup : dyspnée très intense particulièrement accusée pendant l'inspiration et pouvant entraîner l'asphyxie, toux, râles ou sifflement plus ou moins accusés et perceptibles à distance, anxiété, sueurs, injection des muqueuses, œil fixe et saillant. Les malades périssent au bout de quelques heures lorsqu'on ne remédie pas à l'accident.

L'œdème passif a une évolution plus lente : il ne donne lieu à des phénomènes graves qu'après un temps variant de quelques jours à plusieurs semaines (1).

Diagnostic. — Si la confusion est fréquente entre l'œdème de la glotte et la laryngite croupale, en raison de la similitude des symptômes de ces affections, le diagnostic de la première peut cependant être établi en tenant compte de l'évolution suraiguë du processus et de l'absence des fausses membranes rejetées par les quintes dans la laryngite croupale.

Traitement. — Il faut frictionner énergiquement la région laryngienne avec l'essence de moutarde. Quand ce moyen est inefficace, on doit recourir à la trachéotomie et pratiquer cette opération hâtivement. La saignée, les dérivatifs puissants, les applications locales et les inhalations avec des solutions astringentes, les pilules de glace, peuvent donner des succès dans les cas subaigus; mais ces moyens restent inefficaces lorsque l'évolution de la maladie est très rapide.

Bibliographie. — Bruckner, *Journ. des vét. du Midi*, 1861. — Rebour, *Journ. de Lyon*, 1861. — Bruckmüller, *Pathol. Zootom.*, 1869. — Zürn. *Oester. Vierteljahrsschr.*, 1863, 1867, 1869, 1870, 1872. — Bayer, *Ibid.*, 1872. — Koshäuser, *Ibid.*, 1873. — Anacker, *Thierarzt*, 1875. — Schütz, *Berliner Archiv*, 1882. — Röll, *Spec. Pathol.*, 1885. — Dieckerhoff, *Ibid.*, 1888. — Moretti, *La Clinica veter.*, vol. VIII.

1. Urbain Leblanc a signalé un œdème de la glotte avec cornage au début de l'exercice et disparition du phénomène au bout de quelques minutes.   L. T

CORNAGE CHRONIQUE ATROPHIE DES DILATATEURS DE LA GLOTTE.

HÉMIPLÉGIE LARYNGIENNE.

Animaux atteints. — L'atrophie unilatérale des dilatateurs de la glotte (crico-aryténoïdiens postérieur et latéral, partie postérieure de l'aryténoïdien) est la conséquence de la paralysie du nerf récurrent. Cette affection, connue vulgairement sous le nom de cornage, frappe surtout les jeunes chevaux de 3 à 6 ans. Günther l'a étudiée au point de vue étiologique en 1823 et en a donné une bonne description en 1834. Les recherches de Vatel, Dupuy et Youatt, publiées antérieurement au travail de Günther, ont cependant été commencées après les premières expériences de cet auteur.

La paralysie du récurrent n'est pas une affection propre au cheval; elle a été observée sur le bœuf (Vitz, Ollmann) et le chien (Esser, Friedberger, Fröhner).

Étiologie. — Dans la majorité des cas, le cornage est dû à l'hérédité. Les étalons des races distinguées de l'Angleterre transmettent à peu près fatalement ce vice à leurs descendants; c'est là un fait surtout bien connu dans les haras. L'encolure longue et grêle semble être, dans toutes les races, une circonstance qui favorise le développement du cornage. On a prétendu que chez les pur sang il pouvait être provoqué par l'entraînement : sous l'influence de celui-ci, le cœur et l'aorte acquièrent un développement considérable; or, chez le pur sang, le tissu conjonctivo-adipeux étant très rare, le récurrent se trouve davantage exposé à l'action des battements artériels et peut ainsi s'atrophier par compression (Ellenberger).

On a fréquemment soulevé la question de savoir pourquoi la paralysie existe presque toujours du côté gauche (d'après Günther, sur 100 cas d'hémiplégie laryngienne, 96 sont constatés à gauche). Généralement on incrimine la situation superficielle du récurrent gauche le long de l'encolure. Mais les rapports intra-pectoraux de ce nerf semblent être plus importants, ainsi que Günther l'a fait remarquer le premier. Cet auteur pense que dans les maladies de poitrine, si fréquentes chez le cheval (pneumonie contagieuse), le nerf laryngé inférieur gauche, qui contourne l'aorte, participe au processus morbide, d'où sa paralysie. Franck, dans ses leçons, signalait la possibilité d'un tiraillement du nerf par la crosse aortique très fortement développée chez les chevaux distingués (1).

1. C'est là un fait que, de mon côté, je crois avoir établi dans le *Mémoire sur la gourme*. La position du nerf dans la région de l'encolure ne me semble avoir aucune influence; c'est son contact avec le tronc aortique qui est la vraie raison de son atrophie.   L. T.

Tout récemment, Martin s'est rattaché à cette opinion. D'après lui, chez les chevaux de sang, le récurrent gauche est irrité par la crosse aortique, tiraillé par le refoulement du cœur en arrière et le fort développement en longueur de l'encolure. — On a également accusé l'enserrement du nerf entre la trachée et l'aorte (Vaerst). Suivant Sussdorf, le récurrent gauche présente constamment à l'endroit où il passe entre l'aorte et la trachée un aplatissement visible à l'œil nu.

La pneumonie contagieuse est une cause relativement fréquente du cornage, lequel paraît provoqué ici par la propagation au nerf laryngé inférieur de l'inflammation pleurale (Günther, Möller, Vaerst, etc.).

La compression de ce nerf par des tumeurs — lymphomes, cicatrices, abcès des ganglions lymphatiques dans le cours de la gourme, dilatations de l'œsophage, — peut déterminer sa paralysie (Bassi, Hugh Fergusson, Aubry, Esser). Bassi a montré que les blessures accidentelles du récurrent dans la région de l'encolure entraînent les mêmes conséquences. — Dans un cas relaté par Glöckner, le cornage est survenu après une thrombose de la carotide.

Certaines pharyngites et laryngites phlegmoneuses graves s'accompagnent de paralysie des muscles du larynx et de rétrécissement de la glotte. Ces affections s'accompagnent très probablement d'une inflammation chronique scléreuse du tissu conjonctif sous-muqueux avec rétrécissement de l'espace interaryténoïdien. — Comme causes de la paralysie laryngienne, nous devons signaler encore l'intoxication plombique chronique, l'alimentation avec le pois chiche, la vesce et la luzerne; il est possible que ces dernières plantes agissent par l'intermédiaire des moisissures dont elles sont parfois couvertes.

Anatomie pathologique. — Les muscles dilatateurs de la glotte (côté gauche) sont atrophiés et frappés de dégénérescence graisseuse; ils se présentent avec une teinte pâle qui leur donne l'aspect des fibres conjonctives (prédominance du myolemme). L'atrophie, ordinairement incomplète, est particulièrement accusée sur les crico-aryténoïdiens postérieurs: en général elle répond exactement au territoire musculaire innervé par le récurrent; la conséquence directe de cette lésion est l'affaissement de l'aryténoïde gauche qui vient obstruer partiellement la lumière du conduit laryngien. Dans quelques rares cas, elle existe à droite; dans d'autres, où elle survient à la suite de laryngites graves, elle est totale. Le crico-thyroïdien est souvent anomalement développé; il paraît avoir subi une sorte d'hypertrophie compensatrice, comme pour suppléer les muscles dégénérés. Fréquemment aussi on trouve le récurrent atrophié; ses éléments ont subi la dégénérescence graisseuse jaune. — Dans un certain nombre de cas, les poumons sont emphysémateux.

Symptômes. — Le principal symptôme est un bruit de rétrécissement laryngien perceptible au temps d'inspiration; il est dû à l'abaissement de l'aryténoïde et à la paralysie de la corde vocale gauche, à l'étroitesse de la glotte et de l'orifice supérieur du larynx.

Ce bruit de rétrécissement (*stridor*) s'entend quelquefois au repos (dans les cas graves). Habituellement il n'apparaît qu'au moment de l'exercice; suivant ses caractères et son timbre, fort variables, on dit que le cheval siffle, souffle (*Rohren*), râle, ronfle, croasse, beugle, etc., les naseaux sont fortement dilatés; parfois ce bruit est très fort et perceptible à distance: il est rarement accusé à l'expiration. Presque toujours il se fait entendre avec son maximum d'intensité après les exercices violents (galop); il disparaît de lui-même au bout de quelques minutes lorsque les animaux sont laissés au repos; pour le faire cesser momentanément, il suffit de comprimer les naseaux et de proportionner au calibre du larynx la colonne d'air inspirée. La dyspnée s'accroît parallèlement à l'intensité du bruit anormal. On peut observer des accès de suffocation et des chutes. Souvent aussi le cornage chronique s'accompagne d'une toux particulière, tantôt bourdonnante, tantôt tremblotante lorsque la corde vocale vibre pendant l'inspiration qui suit une expiration violente.

La palpation du larynx permet de reconnaître l'atrophie des muscles: l'aryténoïde gauche se laisse refouler plus facilement et plus profondément que son congénère: cette manœuvre provoque parfois le cornage au repos. D'après Bassi, à l'examen du larynx par la bouche maintenue ouverte à l'aide du pas d'âne, il serait possible de constater le déplacement de l'aryténoïde, le relâchement ainsi que la déviation de la corde vocale.

La maladie a généralement une marche lente; son aggravation progressive est la règle. — Parfois un cornage aigu se développe au cours de certaines affections de l'appareil respiratoire (laryngite, pneumonie contagieuse). On a vu plus haut que cette dernière maladie entraîne fréquemment aussi le cornage chronique.

L'hémiplégie laryngienne est une affection incurable. Toutefois, les parésies et les paralysies récentes se rattachant à la pneumonie contagieuse ou aux laryngites graves peuvent guérir. Il en est de même des formes toxiques dans lesquelles le cornage disparaît par la suppression des aliments nocifs. — Le mode d'utilisation des animaux a une influence considérable sur la marche de la maladie.

Diagnostic différentiel. — Le cornage laryngien chronique peut être confondu avec les rétrécissements des cavités nasales et gutturales produits par des tumeurs (polypes), par des déformations innées, des fractures, par la collection des poches gutturales, etc. Dans tous ces cas, la palpation du larynx fournit des renseignements précis. Nous devons faire remarquer que certains chevaux sains font entendre des bruits analogues à celui du cornage, et il est des palefreniers qui imitent ce dernier d'une manière frappante (Günther).

Traitement. — [1] Il est exclusivement chirurgical. Günther pratiquait autrefois avec un certain succès la résection de la corde vocale et de l'aryténoïde paralysés, à la faveur d'une incision faite au larynx. Stockfleth et Bassi ont effectué également cette résection en suivant les indications données par Günther. Tout récemment, Möller [2], a traité avec succès, par l'extirpation totale du cartilage aryténoïde, le cornage dû à l'atrophie unilatérale des muscles du larynx. La trachéotomie et les appareils compressifs appliqués sur les naseaux sont des moyens palliatifs.

On a recommandé le traitement arsenical longtemps prolongé; mais ses effets sont des plus incertains. Au début, on peut essayer les injections de strychnine dans le voisinage du larynx $0^{gr}.05$ à $0^{gr}.1$ de strychnine par dose et par jour; on continue ces injections pendant un certain temps, en les suspendant vingt-quatre heures chaque trois jours.

Au point de vue prophylactique, il est indiqué d'exclure de la reproduction les chevaux atteints de cornage chronique [3].

Pour l'étude du cornage envisagé comme vice rédhibitoire, voy. les *Traités de médecine vétérinaire judiciaire*.

Le **spasme du larynx**, maladie très rare chez nos animaux, consiste en l'occlusion spasmodique de la glotte. Il est symptomatique d'une affection du nerf laryngé supérieur. Ses causes sont inconnues. Gerlach décrit la *respiration spasmodique* comme une forme spéciale du cornage chronique; mais les poisons spasmodiques signalés par cet auteur rentrent dans le groupe des paralysants du larynx. Tout récemment, Degive [4] a observé chez le cheval un cas de spasme laryngien suivi d'asphyxie. — Il faut combattre cette affection par les injections hypodermiques de morphine [5].

Bibliographie. — Deery, *Recueil vét.*, 1825. — Günther, *Zeitschr, von Nebel u. Vix f. d. g. ges. Thierheilk.*, Bd I. — Youatt, *The Veter.*, 1833. — Delafond, *Recueil vét.*,

[1] Comme moyen préservatif pendant le cours des maladies de poitrine, il est indiqué de recourir à l'iodure de potassium, 10 à 12 grammes par jour, pour le cheval.					L. T.)

[2] Möller, *Das Kehlkopfpfeifen der Pferde und seine operative Behandlung*, Stuttgard, 1888.

[3] En France, tout étalon qui n'est ni approuvé, ni autorisé par l'administration des haras, ne peut être employé à la monte des juments appartenant à d'autres que son propriétaire, sans être muni d'un certificat constatant qu'il n'est pas atteint de cornage chronique. Art. 1er de la loi du 14 août 1885.					(N. D. T.

[4] Degive, *Annal. de Bruxelles*, 1884.

[5] Les *tumeurs* du larynx, celles développées à son voisinage et les *fractures* des cartilages de cet organe sont des accidents extrêmement rares et qui font partie du domaine de la pathologie chirurgicale. — Les néoplasies localisées au voisinage de l'orifice supérieur du larynx provoquent des troubles de la déglutition, de la dyspnée, des accès de suffocation, et généralement elles déterminent la mort soit par asphyxie, soit en donnant lieu à une pneumonie par corps étrangers. D'après Goubaux, les kystes de la base de l'épiglotte seraient le résultat de l'oblitération du canal excréteur de l'une ou de plusieurs des glandules salivaires qui existent en assez grand nombre dans cette région.					N. D. T.

1833. — *Comptes rendus des travaux de l'École d'Alfort: Ibid.*, 1834. — LEBLANC, *Journ. de Lyon*, 1834. — PRINZ, *Sächs. Jahresber.*, 1837-38. — HUGH FERGUSSON, an. in *Recueil vét.*, 1838, et *Magazin*, 1839. — HERTWIG, *Ibid.*, 1841. — HERING, *Repertor.*, 1843; *Spec. Pathol.*, 1858. — REEVE, *The Veterin.*, 1858. — REINFELD, *Repertor.*, 1862. SPINOLA, *Spec. Pathol.*, 1863. — BASSI. *Il med. vet.*, 1864. — AUBRY, *Recueil vét.*, 1866. — BOULEY, COLIN, GOUBAUX, *Bullet. Soc. cent. vét.*, 1868-69. — BRUCKMÜLLER, *Pathol. Zootom.*, 1869. — ZAHN, *Oesterr. Vierteljahrsschr.*, 1869, 1871. — GERLACH, *Hannov. Jahresber.*, 1869; *Gerichtl. Thierheilkde*, 1872. — KNUR. *Adam's Wochenschr.*, 1877. — ANACKER, *Spec. Pathol.*, 1879. — UTZ. *Bad. Mittheil.*, 1880. — LIEBENER, *Preuss. Mittheil.*, 1882. — OLLMANN, *Ibid.*, 1882. — ESSER, *Ibid.*, 1883. — IMMELMANN, *Ibid.*, 1883. — FRIEBEL. *Ibid.*, — BARANSKI. *Oesterr. Revue*, 1884. — RÖLL. *Spec. Pathol.*, 1885. — MARTIN. *Oesterr. Monatsschr.*, 1885. — CÖSTER, *Berlin. Arch.*, 1885. — CATER, *Ibid.*, 1885. — SCHMIDT, *Ibid.*, 1885. — CHARON, *Étude sur le cornage chronique*, Paris, 1886. — EBINGER, *Ibid.*, 1886. — CHELCHOWSKY. *Oesterr. Monatsschr.*, 1887. — MARTIN, *Schweiz. Archiv f. Thierheilkde*, 1887. — SPONER HART. *The Vet. journ.*, Bd XXV. — VAERST, *Deutsche Zeitschr. f. Thiermed.*, 1887. — ELLENBERGER, *Ibid.*, 1887. — GLÖCKNER, *Oesterr. Vereinsmonatsschr.*, 1887. — MANDEREAU, *Journ. de Lyon*, 1887. — DIECKERHOFF. *Spec. Pathol.*, 1888. — MÖLLER. *Das Kehlkopfpfeifen der Pferde*, 1888. — CLARKE. *Journ. of comp. Pathol. and Therapie*, 1888.

IV. — MALADIES DE LA TRACHÉE ET DES BRONCHES.

CATARRHE BRONCHIQUE AIGU. — BRONCHITE CATARRHALE AIGUË.

Formes de la bronchite. — Suivant l'intensité, la durée et la localisation de la phlegmasie, on distingue, dans la bronchite, les formes *aiguë, chronique, catarrhale et croupale : séreuse, muqueuse, purulente, fétide*, etc. Elle est désignée sous le nom de *bronchorrhée séreuse*, lorsque l'exsudation est très abondante, et par celui de *broncho-blennorrhée* dans les cas où l'exsudation est purulente. L'inflammation des bronchioles *(bronchiolite ou bronchite capillaire*, a une importance particulière. La *bronchite villeuse* est très rare. Quant aux bronchites *vermineuse et mycosique*, elles constituent des formes spéciales au point de vue étiologique.

Étiologie de la bronchite catarrhale aiguë. — Le catarrhe bronchique aigu, particulièrement fréquent sur le cheval, se rencontre aussi chez le chien et le bœuf. L'inflammation peut être limitée à la muqueuse des bronches, mais le plus souvent elle s'étend à la trachée et au larynx; parfois elle remonte jusque dans les cavités nasales; dans ce dernier cas, la maladie est généralement désignée par l'expression de *catarrhe des voies respiratoires*. Ses causes sont variables :

1° Comme conditions prédisposantes, on signale le jeune âge, la constitution faible, le tempérament lymphatique, la nutrition languissante, le séjour dans des écuries trop chaudes, etc.

2° Le froid joue un rôle principal. Dans la plupart des cas, il agit directement sur les bronches par l'intermédiaire de l'air inspiré. Les temps humides, les changements brusques de température, les vents froids, les brouillards épais peuvent encore déterminer le catarrhe bronchique aigu. L'apparition enzootique de celui-ci au printemps et en automne s'explique par l'action de ces causes.

3° Les irritations mécaniques et chimiques, l'inspiration de gaz et de vapeurs âcres, d'air chaud et de fumée, d'air chargé de moisissures lorsque les fourrages distribués sont altérés, couverts de rouille et de charbon (Maile, Berndt), la pénétration dans les bronches de médicaments administrés sous forme de breuvages, etc., peuvent déterminer la bronchite. On ignore si l'introduction dans les bronches du pollen d'herbes en fleur peut la provoquer, comme cela a lieu dans la *fièvre de foin* de l'homme. Pour ce qui a trait à l'influence pathogène des parasites, voy. *Bronchite vermineuse*.)

4° Assez fréquemment la maladie survient par l'extension à la muqueuse des bronches d'un catarrhe localisé d'abord à une autre région des voies respiratoires.

5° Parfois la bronchite se développe sans que l'on puisse incriminer l'action du froid, et elle s'accuse d'emblée par une fièvre vive. Dans ces cas, elle est provoquée par des éléments infectieux (1) (2).

6° Enfin la bronchite aiguë survient *secondairement* comme épiphénomène de diverses maladies infectieuses; alors elle peut constituer l'affection dominante (maladie du jeune âge, pneumonie contagieuse, influenza, morve, charbon, variole, etc.). Pour cette raison, il n'est pas toujours facile de distinguer la *bronchite infectieuse secondaire* de la *bronchite primitive*; toutes deux, en effet, peuvent s'accompagner d'une fièvre élevée, et la pneumonie au début peut parfaitement évoluer avec les symptômes de la bronchite. En présence de cas de bronchite pyrétique, on doit toujours songer à la possibilité d'une affection développée au cours de quelque maladie infectieuse. La dénomination ancienne de « fièvre catarrhale » était appliquée à ces cas complexes dont il est souvent fort difficile de préciser la nature.

Anatomie pathologique. — Les altérations essentielles sont la tuméfaction, la rougeur et des ecchymoses de la muqueuse : sa surface est recouverte d'une matière séreuse, muqueuse ou purulente, produite surtout par du sérum transsudé. Le microscope montre une desquamation épithéliale, la destruction des glandes muqueuses, une migration leucocytique plus ou moins abondante, une infiltration de la muqueuse et du tissu conjonctif sous-jacent par de nombreuses cellules embryonnaires. Lorsque l'inflammation s'est propagée aux bronchioles et aux alvéoles, le parenchyme pulmonaire

(1) La bronchite, comme la laryngite, sévit parfois à l'état épizootique. Des observations de bronchites infectieuses ont été relatées par plusieurs auteurs étrangers et par Joly (voy. *Recueil vétér*. 1888).   (N. D. T.)

(2) J'ai eu également plusieurs fois l'occasion de voir des séries de bronchites *non gourmeuses*, dans une même écurie, et dans ces cas il semblait y avoir une véritable contagion par infection du milieu.   (L. T.)

participe au processus morbide, et l'on trouve les altérations de la pneumonie catarrhale.

Symptômes. — Le catarrhe bronchique aigu débute habituellement par une *fièvre* assez élevée (39°,5 — 41°,5 C.). Chez le cheval, sur dix-sept cas de bronchite aiguë, dans quinze la fièvre a atteint son maximum le premier jour; quatre fois la température montait au-delà de 41°, sept fois elle s'élevait au-dessus de 40°, et quatre fois elle dépassait 39°,5. — La circulation est toujours accélérée. On observe souvent des frissons et une grande faiblesse; la préhension des aliments, la rumination et la sécrétion lactée sont abolies. — La *toux* est d'abord sèche et douloureuse; plus tard, elle devient grasse et s'accompagne d'un jetage séreux, muqueux ou purulent. A l'auscultation, on perçoit, au début, un murmure vésiculaire fort et rude; plus tard, celui-ci est accompagné de *râles secs* (bruits sifflants, râlants, roulants), qui deviennent humides dès que la sécrétion est abondante; ces râles constituent le symptôme caractéristique de la bronchite. Tant que l'affection est simple, non compliquée de pneumonie catarrhale, la percussion ne révèle aucun phénomène anormal. — Dans la *bronchite capillaire*, la dyspnée est très intense et l'on constate parfois des accès de suffocation. Cette forme s'observe particulièrement sur les animaux très jeunes ou âgés, et chez ces derniers elle se complique facilement d'œdème pulmonaire. D'après Saint-Cyr, la gravité de la bronchiolite est en rapport inverse de la taille des malades.

La durée du catarrhe bronchique aigu est en moyenne de deux à trois semaines, mais fréquemment elle ne dépasse pas quatre à huit jours. Excepté chez les animaux jeunes ou très vieux, sa marche est généralement régulière et sa terminaison favorable; on en obtient presque toujours la guérison complète. Cependant, dans les cas graves et lorsque ses causes continuent à agir, la bronchite aiguë passe assez souvent à l'état chronique.

Traitement. — Les fumigations d'eau tiède simple ou additionnée de crésyl, d'acide phénique, d'alun, de tannin, d'essence de térébenthine, etc., sont utiles dans tous les cas. Parmi les agents de la médication interne, le chlorhydrate d'apomorphine est l'un des expectorants les plus avantageux. Chez le chien, on le donne à la dose quotidienne de 0gr,005 à 0gr,01 dissous dans 50 grammes d'eau, en administrant toutes les trois heures une cuillerée à soupe de la solution. L'ammoniaque, employée systématiquement autrefois, ne convient que dans les toux sèches ou lorsque le catarrhe est déjà avancé et la fièvre peu élevée; la dose est de 8 à 15 grammes pour le cheval; de 0gr,2 à 1 gramme pour le chien. Chez les animaux robustes et lorsque la fièvre est élevée, on recommande en outre l'émétique ou le persulfure ou soufre doré d'antimoine (cheval 2-5 grammes; chien 0gr,05-0gr,2). L'ammoniaque et l'émétique peuvent être donnés associés sous forme de mixture dissoute ; chez le chien on prescrit : chlorhydrate d'ammoniaque et jus de réglisse áâ 5 grammes, tartre stibié 0ᵍʳ,5, eau distillée 300 grammes ; à administrer par cuillerée à soupe ou à thé, trois fois par jour. (1). — La surabondance des sécrétions bronchiques est combattue par l'essence de térébenthine (pour le chien, 0ᵍʳ,1 — 0ᵍʳ,5), la racine de polygala ou la liqueur ammoniacale anisée (2).

On donne quelquefois en même temps la racine de polygala et la liqueur ammoniacale. Voici une formule pour le chien : infusion de racine de polygala, 10 grammes pour 150 grammes d'eau ; liqueur ammoniacale anisée 5 grammes — deux cuillerées à soupe ou à thé chaque jour. Lorsque les quintes de toux sont très douloureuses, il faut recourir, comme dans le catarrhe laryngien aigu, à la morphine et à l'eau d'amandes amères (morphine 1 gr., amandes amères 10 gr., eau 150 gr. : 2 ou 3 cuillerées à soupe ou à thé par jour pour le chien). Si l'œdème pulmonaire devient inquiétant, on emploie les excitants (camphre, éther, caféine, hyoscyamine, alcool, etc.) ou les vomitifs.

Dans tous les cas, il est encore indiqué d'instituer un traitement diététique (repos, aération des locaux, nourriture légère et de facile digestion).

Bibliographie. — Robet, *Recueil vét.*, 1827. — Ungefbohn. *Repertor.*, 1842. — Oester. *Vierteljahresschr.*, 1853, 1855, 1858, 1864, 1865, 1866, 1871. — Saint-Cyr, *Journ. de Lyon*, 1856. — Bruckmüller, *Pathol. Zootom.*, 1869. — Siedamgrotzky, *Sächs. Jahresber.*, 1872. — Oreste, *Gazetta med. vet.*, 1873. — Maile, *Repertor.*, 1875. — — Lies. *Berlin. Archir*, 1876. — Berndt. *Adam's Wochenschr.*, 1880. — Röll. *Spec. Pathol.*, 1885. — Grimm, *Sächs. Jahresber.*, 1887. — Dieckerhoff, *Spec. Pathol.*, 1888. Lorge. *Annal. de méd. vét.*, 1889.

CATARRHE BRONCHIQUE CHRONIQUE. — BRONCHITE CATARRHALE CHRONIQUE.

Étiologie. — Les animaux affaiblis, notamment les jeunes chiens et les moutons cachectiques, sont prédisposés au catarrhe bronchique chronique. Parmi ses causes directes, il faut rappeler d'abord celles qui ont été indiquées au chapitre de la bronchite aiguë. Dans la majorité des cas, il succède à cette dernière. Parfois il survient au cours des maladies du cœur et du poumon ; c'est ainsi qu'il peut compliquer les lésions valvulaires, les processus inflammatoires interstitiels chroniques du poumon, l'emphysème pulmonaire, etc., affections donnant

(1) Depuis plusieurs années, j'ai obtenu des effets remarquables avec le kermès et l'iodure de potassium associés : 8 à 12 grammes de chacun pour le cheval. L'iodure de potassium paraît en outre prévenir l'atrophie du laryngé inférieur dans certains cas. (L. T.)

(2) Cette liqueur a pour formule : Essence d'anis 1 : ammoniaque 5 : alcool 24. (N. D. T.)

lieu à une stase dans l'appareil vasculaire bronchique (le réseau capillaire bronchique communique avec le réseau pulmonaire). La plupart des chevaux poussifs sont atteints de catarrhe bronchique chronique. On l'observe encore comme épiphénomène de certaines maladies générales, telles que l'anémie, la leucémie, la chlorose, le mal de Bright chronique, etc. (Pour l'action pathogène des parasites, voy. *Bronchite vermineuse*.)

Anatomie pathologique. — La muqueuse bronchique est colorée en rouge brun foncé et ses vaisseaux sont dilatés ; elle est épaissie, parfois couverte d'excroissances polypeuses ; son produit de sécrétion est muqueux ou purulent, souvent putride et fétide (bronchite fétide), il remplit complètement les petites bronches et provoque l'*atélectasie* des lobules pulmonaires correspondants, état auquel peuvent se rattacher des processus catarrhaux et inflammatoires interstitiels chroniques. Lorsque l'inflammation est ancienne, les diverses couches des parois bronchiques (muqueuse, tuyau bronchique proprement dit et tissu péribronchique) sont épaissies (endobronchite, mésobronchite et péribronchite chroniques). Cette altération est la conséquence d'une néoformation conjonctive précédée d'une infiltration de cellules embryonnaires. Sous le nom de *péribronchite noduleuse*, Dieckerhoff a décrit une forme particulière de la péribronchite du cheval. Elle consiste en une multitude de petites nodosités du volume d'un grain de mil à celui d'un pois, dures, gris blanchâtre sur la coupe, et dont le contenu est parfois formé de sécrétions bronchiques caséifiées ou calcifiées, ce qui leur donne une grande ressemblance avec les tubercules morveux. Ils se différencient cependant de ces derniers par leur uniformité de volume et leur égalité d'âge ; en outre, on peut facilement détacher et extraire leur partie centrale. Nocard a contesté l'exactitude de ces particularités anatomo-pathologiques. D'après Ziegler la péribronchite étendue aux bronchioles doit rationnellement être rattachée aux pneumonies ; cet auteur la désigne sous le nom d'induration broncho-pneumonique folliculaire.

Une des conséquences les plus fréquentes du catarrhe bronchique chronique est la *bronchectasie*, c'est-à-dire la dilatation des parois bronchiques rendues moins résistantes par le processus catarrhal, altération qui s'observe surtout au sommet des lobes pulmonaires chez le cheval.

On distingue des bronchectasies cylindriques, sacciformes et fusiformes. Les canaux dilatés sont remplis de mucosités et de pus épaissis, décomposés, quelquefois calcifiés (calcul pulmonaire) ; ces masses calcaires ont le volume d'un pois, d'une châtaigne ou du poing. Les petites bronches atteignent souvent les dimensions du doigt.

L'emphysème est encore un épiphénomène fréquent du catarrhe bronchique chronique.

Symptômes. — Ils ne diffèrent de ceux de la bronchite aiguë que par l'absence de réaction fébrile. Le symptôme principal est la toux, généralement accompagnée d'un jetage muqueux abondant. A l'auscultation, on entend, disséminés dans les deux côtés de la poitrine, des râles secs et des râles humides à caractères variés. Lorsque le catarrhe bronchique chronique s'accompagne d'atélectasie et d'emphysème, la dyspnée est intense et l'on observe tous les signes de la pousse. Plus tard, la nutrition devient languissante. Les animaux maigrissent, s'affaiblissent graduellement, tombent dans la cachexie, et quand la maladie est abandonnée à elle-même, beaucoup succombent à la pneumonie catarrhale.

L'existence de la bronchectasie est dénoncée par un jetage muco-purulent, décomposé, fétide, très abondant à certains moments. La percussion des parois costales donne une résonnance tympanique.

Traitement. — La guérison du catarrhe bronchique chronique ne peut être obtenue que par un traitement longtemps continué. Les moyens auxquels il convient de recourir diffèrent peu de ceux indiqués à propos du catarrhe aigu. Il faut employer les agents expectorants et excitants : essence de térébenthine, goudron, crésyl, ammoniaque, etc. ; on les administre à l'intérieur ou en fumigations. Les injections intra-trachéales, recommandées tout récemment par Levi (1883), ont été essayées autrefois par Lafosse (1854). Leur emploi est dangereux et leur efficacité douteuse. — Chez l'homme, le traitement de la bronchectasie est en partie chirurgical.

On a conseillé de combattre le catarrhe bronchique chronique par la physostigmine et la pilocarpine. Nous devons prévenir les praticiens des accidents auxquels expose l'emploi de ces alcaloïdes. Un cheval vigoureux, atteint de catarrhe bronchique chronique et auquel nous avions fait une injection sous-cutanée de 0gr,1 d'ésérine, fut pris d'une dyspnée intense et mourut par asphyxie au bout de trois quarts d'heure. A l'autopsie, nous avons trouvé de l'œdème pulmonaire diffus. — Nous avons également vu des chiens atteints de bronchite chronique succomber rapidement après une injection hypodermique de 0gr,05 de pilocarpine.

Bibliographie. — Bruckmüller, *Oester. Vierteljahrsschr.*, 1853. — Lafosse, *Journ. des vét. du Midi*, 1854. — Bruckmüller, *Pathol. Zootom.*, 1869. — Anacker, *Thierarzt*, 1877. — Dieckerhoff, *Adam's Wochenschr.*, 1879. — Nocard, *Bull. Soc. méd. vét.*, 1883. — Röll, *Spec. Pathol.*, 1885. — Gröming, *Thiermed. Rundschau*, 1887. — Condamine, *L'Écho vét.*, 1887. — Dieckerhoff, *Spec. Pathol.*, 1888.

CROUP BRONCHIQUE. — BRONCHITE CROUPALE (1).

Étiologie. — Le croup bronchique, assez fréquent chez le bœuf et le mouton, reconnaît les mêmes causes que la laryngite croupale : refroidissements, changements subits de température, inspiration de fumées d'incendie (Rey, Jensen), pénétration dans la trachée de médicaments irritants. On peut encore l'observer comme épiphénomène de la pneumonie croupale et de certaines maladies infectieuses (peste bovine, fièvre catarrhale maligne, péripneumonie contagieuse, etc.). Mayrwieser a décrit une bronchite croupale infectieuse du bœuf.

Anatomie pathologique. — La muqueuse de la trachée et des bronches est injectée, tuméfiée, recouverte d'exsudats membraneux jaunâtres épais d'un demi-centimètre, lisses à leur surface, peu adhérents à la muqueuse, et dont la constitution anatomique est identique à celle des productions croupales laryngiennes. Parfois on trouve sur la paroi postérieure de la trachée des exsudats lamellaires enroulés. Les petites bronches sont fréquemment obstruées par des bouchons cylindriques jaunâtres, élastiques, analogues à des thrombus. — Le poumon est hyperémié. Aux autres organes, on constate les altérations de l'asphyxie.

Symptômes. — Dans quelques cas, la maladie débute par des symptômes généraux peu graves, par de la faiblesse, de l'inappétence et de la toux ; dans d'autres, plus fréquents, elle s'annonce d'emblée par des troubles alarmants. En général, c'est une dyspnée intense qui ouvre la scène ; la respiration est accélérée, râlante, ronflante ou sifflante ; la toux est quinteuse et douloureuse ; on observe parfois des expectorations de bandes croupales ou de cylindres qui peuvent atteindre une longueur de 50 centimètres (Fraüenholz). A l'auscultation de la trachée et des bronches, on entend des râles divers. La main appliquée sur la trachée perçoit un frémissement manifeste. La percussion de la poitrine ne décèle rien d'anormal. Bientôt on observe les signes de l'asphyxie : cyanose des muqueuses visibles, respiration très pénible, bouche béante, langue tendue, regard anxieux, etc.

La bronchite croupale arrive habituellement à la période d'état vers le deuxième ou le troisième jour, puis elle marche rapidement vers la résolution ou elle tue par asphyxie ; dans le premier cas, il se produit une expectoration abondante de fausses membranes croupales. La mort est la terminaison ordinaire chez les animaux jeunes et chez

1. Il convient de répéter ici ce qui a été dit à propos de la laryngite croupale. Le mot croup n'a pas la même signification pour nous. La maladie dont il s'agit est simplement une inflammation très intense. L. T.

les sujets à trachée étroite. — La durée de la maladie ne dépasse guère six à huit jours.

Traitement. — (1) L'évolution très rapide de la bronchite croupale rend le traitement fort illusoire. On peut essayer de ramollir les exsudats par des inhalations de vapeurs d'eau ou d'eau de chaux. Chez les petits animaux, il est indiqué d'administrer un vomitif. La trachéotomie est impuissante à conjurer l'asphyxie. Dans l'espèce bovine, la guérison des sujets gravement atteints ne doit pas être tentée.

Bibliographie. — REY, *Journ. de Lyon*, 1850. — ROCHE-LUBIN, *Journ. des vét. du Midi*, et *Recueil vét.*, 1851. — STICKER, *Preuss. Mittheil.*, 1855-56. — HERING, *Spec. Pathol.*, 1858. — REICHERTER, *Repertor.*, 1868. — BRUCKMÜLLER, *Pathol. Zoolom.*, 1869. — FRANCK, *Bad. Mittheil.*, 1869. — JENSEN, *Repertor.*, 1871. — LANDVATTER, *Ibid*, 1870. — FRAUENHOLZ, *Preuss. Mitth.*, 1879. — MAYRWIESER, *Adam's Wochenschr.*, 1884. BOURGEOIS, *Bullet. de la Soc. de méd. vét. pratique* 1888 *et Presse vét.*, 1889. — MÉGNIN ET BONNARD, *Bullet. Soc. cent. vét.*, 1890.

BRONCHITE VERMINEUSE. — MALADIE VERMINEUSE DU POUMON.

Étiologie. — La maladie vermineuse du poumon, encore appelée toux vermineuse, est déterminée par des Strongles fixés dans la trachée et les bronches, où ils engendrent successivement la bronchite vermineuse, la pneumonie catarrhale et finalement la « phtisie vermineuse. »

Les Strongles rencontrés chez nos animaux sont :

1° Chez le MOUTON (et la chèvre), le *Strongylus filaria*, plus rarement le *Strongylus paradoxus* et le *Strongylus rufescens*, exceptionnellement le *Pseudalius ovis pulmonalis* de Koch ;

2° Chez le BŒUF, très rarement chez le cheval et l'âne, le *Strongylus micrurus;*

3° Chez le PORC, le *Strongylus paradoxus ;*

4° Chez le CHIEN, le CHAT et le LAPIN, diverses espèces encore peu connues ;

5° Chez les OISEAUX, le *Syngamus trachealis* (Voy. *Maladies de l'appareil respiratoire des volailles*).

Chez le lièvre, le *Strongylus commutatus* (Kitt, Mégnin, Rémy) provoque aussi des foyers de pneumonie vermineuse avec calcification, qui présentent une grande analogie avec les lésions tuberculeuses.

Histoire naturelle. — A l'état sexué, les Strongles habitent la trachée et les bronches du mouton, du bœuf et du porc. Les œufs et les embryons se développent dans ces conduits ; ceux qui sont expul-

---

(1) Une saignée au début, suivie immédiatement d'une puissante dérivation, atténue beaucoup les phénomènes et peut prévenir la congestion pulmonaire chez le cheval ; ensuite les moyens ordinaires employés contre la bronchite moins grave donnent de bons résultats.   (L. T.)

sés par les quintes de toux continuent à s'accroître dans les flaques et les mares. On ignore encore si leur évolution complète exige un hôte intermédiaire (Insecte, Mollusque). Les larves sont ordinairement ingérées avec les eaux et les aliments. Zürn admet la possibilité de leur introduction dans les bronches par l'inspiration de poussières dans lesquelles elles sont en suspension.

L'infestation des animaux se produit habituellement au printemps; d'après Gerlach, elle n'a plus lieu une fois les récoltes terminées. La maladie sommeille un certain temps; les troubles provoqués par les Strongles n'éclatent guère avant l'automne. Très répandue pendant les années humides, elle peut disparaître complètement durant les années sèches. Bauer l'a vue se manifester dans les Alpes après un été humide, alors qu'on ne l'avait pas observée pendant huit années *sèches* consécutives. Ce fait établit nettement l'influence de l'humidité sur le développement des Strongles.

Dans certaines contrées humides, marécageuses, la maladie vermineuse est stationnaire et enzootique. On ne l'a jamais constatée sur les animaux entretenus en stabulation permanente. La contamination directe est difficilement admissible. — Il est possible que les embryons parvenus dans l'estomac gagnent les bronches par les voies œsophagienne et trachéale.

La résistance des Strongles et de leurs embryons aux diverses causes de destruction est considérable. Les recherches de Colin ont montré que les embryons qui s'échappent des cadavres de Strongles conservent leur vitalité dans l'eau pendant plus de deux mois. Selon Ercolani, les parasites résistent à une dessiccation de trente jours et à l'action de l'alcool ou d'une solution de sublimé à 1 *p.* 1000 prolongée durant huit jours.

La bronchite vermineuse enzootique du mouton cause souvent des pertes considérables. En Algérie, sur la frontière du Maroc, il est des années où, d'après Carnet, elle fait périr le tiers de l'effectif des troupeaux. Sa gravité l'a fait inscrire dans certains pays au nombre des vices rédhibitoires. (En Autriche, elle est rédhibitoire avec un délai de deux mois.)

Anatomie pathologique. — Les altérations rencontrées dans les bronches et le tissu pulmonaire sont très variables. On observe tantôt les lésions de la bronchite chronique et la bronchectasie, tantôt les foyers lobulaires de la broncho-pneumonie, tantôt enfin des néoformations d'apparence tuberculeuse (pneumonie pseudo-tuberculeuse ou tuberculose nématodique). D'après Bugnion, on rencontrerait chez la chèvre des pneumonies diffuses produites par les œufs et les embryons des Strongles.

1° La bronchite vermineuse est caractérisée anatomiquement par une *tuméfaction* considérable et une *phlegmasie purulente* ou *hémorra-*

gique de la muqueuse bronchique ; celle-ci est parsemée de nodosités contenant des parasites. La trachée et les bronches renferment des pelotes formées de vers entourés de mucosités et de pus, pelotes au niveau desquelles ces conduits présentent des dilatations sacciformes. L'intérieur des bronches est rempli d'un exsudat visqueux, purulent, parfois hémorragique, dans lequel on trouve des œufs et des embryons très mobiles. Au voisinage des ectasies bronchiques, le tissu pulmonaire est épaissi, atélectasié, splénisé ou emphysémateux ; les poumons sont œdématiés et anémiés.

2° A côté de ces lésions, on peut constater des *foyers de pneumonie lobulaire*. Produits par l'extension de l'inflammation au tissu pulmonaire, ils consistent en des îlots hépatisés au niveau desquels apparaissent plus tard l'atélectasie, la splénisation ou l'infiltration purulente. Ces altérations se rencontrent particulièrement sur les veaux et les porcs ; elles ont leur point de départ dans des pelotes de Strongles adultes. Chez le porc, les parasites se cantonnent de préférence vers les sommets et les bords des poumons. Suivant Kohlhepp, on peut soupçonner leur existence à un examen superficiel quand les sommets et les bords sont plus gros que d'ordinaire, ou lorsque certains lobules ne se dépriment pas comme à l'état normal (1).

3° Les *foyers pneumoniques pseudo-tuberculeux* représentent des néoformations tuberculiformes, de dimensions diverses, dont le tissu pulmonaire est souvent farci ; on les perçoit facilement au niveau des bords de l'organe ; fréquemment aussi ils rendent sa surface irrégulière, mamelonnée, et entraînent des adhérences pleurales. Ces néoformations sont constituées par des nids de Vers entourés d'une capsule conjonctive (?), à l'incision de laquelle il s'échappe un bouchon formé de pus et d'œufs de Strongles ; ce sont de petits foyers péribronchiques provoqués par l'inflammation partie des bronches (Van Tright).

En dehors des altérations pulmonaires, on constate, dans les cas graves, les altérations de l'hydrémie, des hydropisies dans les cavités splanchniques, dans le tissu conjonctif, et tous les signes de l'anémie. Chez le porc, on trouve des tuméfactions du tissu conjonctif mésentérique, péri-laryngien et rétro-pharyngien.

La maladie décrite par Koch sous le nom de *maladie des Filaires pulmonaires* (*Lungenhaarwurm Krankheit*) est due au *Pseudalius oris pulmonalis* Koch. Ce Nématode fut observé par Brown en 1851, puis par Cobbold et Axe ; Gray Sandie et Padley lui ont donné le nom de *Nematoideum oris pulmonale* (2) ;

(1) Railliet a constaté les lésions de la pneumonie vermineuse sur un chevreuil provenant d'un parc d'élevage où cette maladie sévissait depuis plusieurs années. Dans le produit du raclage des foyers de pneumonie, il a trouvé des myriades d'œufs et d'embryons du *Strongylus rufescens*.   (N. D. T.)

(2) Gray, Sandie et Padley, *Annals and Magazin of natural history*, t. II.

plus récemment, Ctz. Lydtin, van Tright ont étudié cette affection. Railliet considère le *Pseudalius* comme identique au *Strongylus rufescens*. Motz l'a trouvé sur 4,2 p. 100 des moutons abattus pour la consommation; les parasites semblent être également fréquents aux diverses époques de l'année. Les altérations du poumon sont aussi variables que dans la strongylose; à l'œil nu, il est possible de reconnaître deux formes particulières de foyers pneumoniques pseudo-tuberculeux :

1° Les uns, petits et très denses, ont les dimensions des tubercules miliaires; leur couleur est blanc jaunâtre; ils renferment de petits Vers calcifiés reconnaissables à l'œil nu. L'examen microscopique montre qu'ils sont constitués par une accumulation de globules blancs, au centre de laquelle existent des Nématodes filiformes enroulés. A la périphérie de ces petits foyers inflammatoires, on trouve une capsule de tissu conjonctif.

2° Les autres présentent des dimensions variant entre celles d'une lentille et celles d'une noix; ils sont nettement délimités, de couleur jaune ou jaune grisâtre, tantôt mous et élastiques, tantôt durs; à la section, on les trouve remplis d'un liquide laiteux, spumeux, renfermant de petits Vers filiformes, les uns bruns (mâles), les autres blancs (femelles). Les plus volumineux ne renferment que des éléments caséifiés. Le développement de ces Nématodes paraît être identique à celui des Strongles; les troubles qu'ils provoquent sont également semblables.

Symptômes. — Les symptômes de la maladie vermineuse sont ceux d'un catarrhe bronchique grave avec « phtisie pulmonaire » consécutive. Les antenais et les agneaux en sont le plus souvent frappés. Les animaux commencent par tousser; la toux est d'abord forte, croassante, râlante, puis très faible ; elle se manifeste lorsque les animaux sont exercés; souvent on l'observe sur tous les sujets d'un troupeau. On constate en outre un jetage muqueux, de la salivation, des nausées et le rejet de pelotes de vers ; les animaux se frottent fréquemment le nez contre le sol. La respiration est pénible, sifflante, râlante ; à l'auscultation de la trachée et des bronches, on perçoit les râles les plus divers. Plus tard, la dyspnée s'aggrave; les animaux sont très faibles et prennent leurs repas à genoux. La peau et les muqueuses deviennent de plus en plus pâles; la laine perd sa résistance. Il est des cas où la mort par épuisement a lieu après des semaines ou des mois, mais l'asphyxie peut la déterminer bien avant cette époque. Suivant l'état de nutrition et l'alimentation, le chiffre de la mortalité varie entre 10 et 70 p. 100.

Chez le bœuf, les symptômes sont tout à fait semblables ; ici encore la maladie s'observe particulièrement sur les animaux jeunes, âgés de un an à un an et demi. Parfois les manifestations de la pneumonie vermineuse font soupçonner l'existence de la péripneumonie ou de la tuberculose. En règle générale, le bœuf est bien plus résistant que le mouton. Tout récemment, au cours d'une épizootie de strongylose (*Strongylus micrurus*), Claes a observé sur presque tous les bœufs malades une ophtalmie occasionnée par la présence de la *Filaria papil-*

losa?) dans la chambre antérieure de l'œil. — Il est rare de constater la maladie sur les animaux entretenus en stabulation.

Chez le porc, le *Strongylus paradoxus* semble être assez commun; mais cet animal est encore bien moins sensible que le bœuf à l'action de ce parasite. Toutefois, si la strongylose est rare chez le porc adulte, elle est relativement fréquente et grave chez les porcelets, sur lesquels elle sévit souvent à l'état enzootique. Les animaux sont atteints à des degrés très variables: on peut constater des cas de mort subite provoquée par l'œdème pulmonaire; cette terminaison n'est pas aussi rare que l'admettent les auteurs. Avec le développement des sujets, la maladie s'améliore notablement.

Les Strongylidés sont très rares dans les autres espèces. Sur un chat, Colin a observé de petits tubercules pulmonaires de couleur jaunâtre, dont les dimensions allaient de celles d'un grain de mil à celles d'un grain de chènevis, et qui renfermaient des Strongles. Il admet que le chat s'infeste en consommant du poumon de bœuf ou de mouton, aliment qui, à Paris, est la nourriture habituelle de cet animal. Eberth a aussi trouvé des Nématodes dans le poumon du chat: à leur niveau, les fibres musculaires lisses (muscle de Reisessen étaient considérablement hypertrophiées [1]. Chez le lièvre, Prietsch, Mégnin et autres, ont rencontré le *Strongylus commutatus*. Enfin, chez le chien, Blumberg et Rabe ont trouvé, dans la trachée et les bronches, un Nématode filiforme qui avait déterminé sur la muqueuse de petits boutons verruqueux du volume d'un grain de mil à celui d'un grain de café (trachéite verruqueuse) [2].

Traitement. — La prophylaxie de la bronchite vermineuse consiste à éviter, au printemps, de conduire les animaux dans des pâturages humides. Mais c'est là une mesure à laquelle s'opposent parfois des difficultés pratiques presque insurmontables.

On combat la maladie par des fumigations de goudron, d'acide phénique, de crésyl, d'essence de térébenthine, de tabac, etc. La pratique de ces fumigations est fort simple: on enferme les animaux pendant un temps plus ou moins long dans un local clos rempli de vapeurs de l'un de ces agents; les vapeurs, en irritant les voies respiratoires, provoquent la toux et l'expulsion des vers; il faut avoir soin de détruire les parasites ainsi rejetés. Il est encore indiqué de donner aux malades une nourriture très alibile et de recourir aux ferrugineux.

Dans ces derniers temps, on a recommandé les injections intra-

---

[1] Le strongle du poumon du chat a été décrit par A. Müller sous le nom de *Strongylus pusillus*.   N. D. T.

[2] Le premier cas de cette affection a été relaté par Benoît dans le *Recueil de médecine vétérinaire* (1835). — On peut aussi rencontrer dans le poumon du chien des néoformations tuberculiformes pseudo-tubercules, de la pneumonie catarrhale, de la péribronchite et des thromboses, toutes lésions provoquées par les œufs du *Strongylus vasorum* Baill (Laulanié).   N. D. T.

trachéales de médicaments antiparasitaires : acide phénique, essence de térébenthine, crésyl, chloroforme (Levi, Éloire, Chelchowsky, Claes, Neimann, etc.). Éloire emploie la préparation suivante : huile d'olives 100 grammes, essence de térébenthine 100 grammes, acide phénique 2 grammes, huile animale fétide 2 grammes : il l'injecte dans la trachée à la dose de 10 grammes par jour, pendant trois jours consécutifs. On peut utiliser de la même façon un mélange d'huile, d'essence de térébenthine (ā 100 gr.) et de crésyl (5 gr.).

1. BIBLIOGRAPHIE GÉNÉRALE : HERING, *Spec. Pathol.*, 1858. — SPINOLA, *Ibid.*, 1863. — COLIN, *Bull. de l'Acad. de méd.*, 1866 et *Bullet. Soc. cent. vét.*, 1867. — GERLACH, *Gerichtl. Thierheilkde.*, 1872. — BRUGNION, *Deutsche Zeitschr. f. Thiermed.*, 1876. — CARNET, *Archives d'Alfort*, 1878. — H. BOULEY, *Recueil vét.*, 1884. — PÜTZ, *Thiersenchen*, 1881; *Centralbl.*, 1884. — HAUBNER-SIEDAMGROTZKY, *Landwirthschaftl. Thierheilkde*, 1884. — RAILLIET, *Éléments de zoologie médicale et agricole*, Paris, 1885. — RÖLL, *Spec. Pathol.*, 1885; *Veterinärber.*, 1886. — NEUMANN, *Traité des malad. parasit. non microb. des animaux domestiques*, Paris, 1888.

2. BRONCHITE VERMINEUSE DE LA CHÈVRE ET DU MOUTON : DAUBENTON, *Instruction pour les bergers*, 3ᵉ édit. Paris, 1802. — TAUSCH, *Magazin*, 1837. — GERLACH, *Ibid.*, 1854. — ERCOLANI, *Giornale di med. vet.*, 1854. — REYNAL, art. *Bronchite vermineuse*, in *Dict. de méd. chir. et hyg. vét.*, t. II. Paris, 1856. — MAY, *Krankheiten des Schafes*, 1868. — GERLACH, *Hannov. Jahresber.*, 1869. — BOLLINGER, *Archiv f. experiment. Pathol.*, 1873. — CHARDIN, *Recueil de mém. et obs. sur l'hyg. et la méd. vét. milit.*, Paris, 1876. — MÉGNIN, *Bull. Soc. cent. vét.*, 1878. — CARNET, *Arch. vét.*, 1878. — UTZ, *Bad. Thierärztl. Mittheil.*, 1880. — LYDTIN, *Ibid.*, 1880. — KOCH, *Oesterr. vet. Revue*, 1883. — HUBRICH, *Ibid.*, 1884. — RAILLIET, *Bullet. Soc. cent. vét.*, 1884 et 1888. — VAN TRIGHT, *Deutsche Zeitschr. f. Thiermed.*, 1885. — MOTZ, *Repertor.*, 1885. — NEUMANN, *Rundschau auf dem Gebiete der Thiermed.*, 1887. — KOWALEWSKY, *Archives de Saint-Pétersbourg*, 1887.

3. BRONCHITE VERMINEUSE DU BŒUF : VIGNEY, *Mém. de la Soc. vét. du Calvados*, 1850. — READ, *The Vet.*, 1848. — REYNAL, *loc. cit.* — JAVNÉ, *Annal. de Bruxelles*, 1855. — DEMME, *Thierarzt.*, 1862. — ZAHN-BRUCKMÜLLER, *Oesterr. Vierteljahrsschr.*, 1866. — STREBEL, *Pütz'sche Zeitschr.*, 1877. — ANACKER, *Thierarzt.*, 1879. — REINFLEI, *Revue vét.*, 1880. — REUL, *Annal. de Bruxelles*, 1880. — BAYER, *Adam's Wochenschr.*, 1881. — SCHRULLE, U. JANSEN, *Preuss. Mittheil.*, 1882. — ÉLOIRE, *Bull. Soc. cent. vét.*, 1883. — VIGNEY, *Ibid.*, 1884. — VAN TRIGHT, *Deutsche Zeitschr. f. Thiermed.*, 1884. — LEUENBERGER, *Schweiz. Archiv.*, 1884. — CLAES, *L'Echo vét.*, 1885. — HUTTON, *The Vet.*, 1885. — ZÜNDEL, *Der Gesundheitszustand der Hausthiere in Elsass-Lothringen*, 1885. — PENHALE, *The Vet. journ.*, 1885. — SCHILD, *Strasburger Naturgeschversammlung*, 1885. — CALMON, *Americ. Rev.*, 1885. — HENDRICKX, *Annal. de Bruxelles*, 1886. — TRUMBOWER, *Americ. Rev.*, 1887.

4. BRONCHITE VERMINEUSE DU PORC : RABER, *Archiv f. Thierheilkde.*, 1844. — BOLLINGER, *Deutsche Zeitschr.*, 1872. — SIEDAMGROTZKY, *Sächs. Jahresber.*, 1876. — KOHLHEPP, *Bad. Mittheil.*, 1876.

5. BRONCHITE VERMINEUSE DES AUTRES ANIMAUX (CHIEN, CHAT, LAPIN, CHEVREUIL) : COLIN, *Bullet. Soc. cent. vét.*, 1867. — LEGROS, *Annal. de Bruxelles*, 1867. — ERFURTH, *Med. Centralbl.*, 1878. — PEIETSCH, *Sächs. Jahresber.*, 1879. — RABE, *Deutsche Zeitschr. f. Thiermed.*, 1885. — KELL, *Münch. Jahresber.*, 1885-86. — MÉGNIN et RÉMY, *Annal. de Bruxelles*, 1887. — RAILLIET, *Bullet. Soc. cent. vét.*, 1888.

V. — MALADIES DU POUMON.

CONSIDÉRATIONS GÉNÉRALES SUR L'EXAMEN PHYSIQUE DU POUMON PAR LA PERCUSSION ET L'AUSCULTATION. DIAGNOSTIC PHYSIQUE DES AFFECTIONS PULMONAIRES.

Sans la percussion et l'auscultation, le diagnostic des maladies du poumon est impossible. Le cadre de cet ouvrage ne nous permet pas de faire une étude complète de ces méthodes d'exploration; nous devons renvoyer aux ouvrages spéciaux, en recommandant particulièrement le *Traité des méthodes d'examen clinique* de Guttmann. Bien que ce livre ait été écrit pour les médecins de l'homme, les vétérinaires y trouveront des renseignements très utiles (1).

PERCUSSION DU POUMON.

Historique. — La percussion du thorax effectuée dans le but d'établir le diagnostic des maladies du poumon fut imaginée par Aüenbrugger (1753), puis étudiée au commencement de ce siècle par Corvisart, Piorry et Skoda. Skoda inventa le plessimètre (1826) et décrivit le son tympanique (1839). En 1841, Wintrich fit construire le marteau plessimétrique. Parmi les auteurs modernes qui ont écrit sur cette question, il faut citer Traube, Niemeyer, Gerhardt et Guttmann. Appliquée en vétérinaire par Dupuy (d'Alfort) en 1824, la percussion fut étudiée plus tard par Röll (de Vienne).

Méthodes de percussion. — On distingue des méthodes de *percussion immédiate* et des méthodes de *percussion médiate*. — La *percussion immédiate* consiste à porter sur le thorax de légers coups avec la main ou le doigt fléchi; elle est généralement abandonnée aujourd'hui. Chez les petits animaux, elle peut servir à déceler un certain endolorissement du poumon ou de la plèvre, que les sujets dénoncent par la toux au moment où l'on percute.

La *percussion médiate* s'effectue en interposant, entre le doigt percuteur et les parois thoraciques, un ou plusieurs doigts de la main libre; ces derniers peuvent être remplacés par le plessimètre, c'est-à-dire par une petite plaque mince et élastique. — Le *plessimètre* ne doit pas avoir de résonnance propre; la matière qui convient le mieux pour sa construction est l'ivoire; il faut éviter d'employer des plaques métalliques. — La percussion *doigt sur doigt* est avantageuse chez les petits animaux et sur les surfaces thoraciques irrégulières; elle permet de tracer nettement la délimitation entre le tissu pulmonaire sain et les parties malades; de plus, la *sensation de résistance* est bien plus accusée qu'avec l'emploi du plessimètre. Mais lorsqu'on examine un certain nombre de malades, les doigts s'endolorissent rapidement: alors il faut recourir au plessimètre et au marteau percuteur.

(1) Le *Manuel pratique de l'exploration de la poitrine chez les animaux domestiques*, par le professeur Saint-Cyr, est un excellent ouvrage dans lequel tout ce qui concerne la percussion, l'auscultation et la pnéographie, est très complètement et très clairement exposé.   (N. D. T.)

Des sons fournis par la percussion. — En plessimétrie, les degrés d'intensité du son ne sont pas désignés sous les noms de *fort* et *faible*, *aigu* et *grave*; on emploie les termes *aigu* et *mat*, et l'on exprime par le mot *submatité* (*gedämpft*) le degré de résonnance intermédiaire à ces deux extrêmes. Skoda se servait des dénominations *plein*, *mat* et *vide*. L'intensité du son dépend, d'une part, de la consistance et de l'épaisseur de la paroi pectorale, et d'autre part, de l'abondance de l'air dans le poumon. La percussion du thorax fortement musclé donne un son relativement mat, caractère surtout accusé dans les régions du pectoral et du grand dorsal. Chez les chevaux très musclés et très gras, la percussion peut donner de la submatité, même de la matité dans toute la hauteur des parois thoraciques. Le son devient d'autant plus mat que la quantité d'air contenue dans le poumon diminue davantage; lorsque le parenchyme pulmonaire ne contient plus de gaz, la matité est complète son *musculaire*, son *fémoral*.

Influence des affections pulmonaires sur le bruit de percussion. — La percussion donne ou peut donner un son mat dans la pneumonie parvenue au stade d'hépatisation, dans l'atélectasie pulmonaire, dans les épaississements interstitiels du poumon, les néoformations pulmonaires ou pleurales (tuberculose) et lors de compression du poumon par du liquide collecté dans le thorax. Les maladies des bronches, sans participation du tissu pulmonaire au processus (bronchites aiguë et chronique), n'influencent nullement le bruit de percussion. — L'œdème pulmonaire donne lieu tantôt à de la submatité, tantôt à un bruit tympanique.

Son tympanique. — Il diffère du bruit de percussion clair normal par son timbre; on ne l'observe jamais sur le thorax normal; aussi désigne-t-on encore le son normal par l'expression de *son non tympanique*. On le constate normalement à la percussion des viscères abdominaux qui renferment de l'air. Comme le son du tambour, dont il tire son nom, il est produit par la réflexion, sur des parois lisses, de l'air en vibration. Bien que cette condition soit remplie dans les alvéoles pulmonaires, le son tympanique ne se produit pas à la percussion du thorax normal, parce que, dans celui-ci, le poumon est toujours distendu au delà de son volume physiologique : la percussion met en vibration, avec l'air contenu dans les lobules, le tissu pulmonaire et les parois alvéolaires. C'est pour cette raison que les ondes aériennes ne sont pas aussi régulièrement réfléchies; ces ondes, de diverses sources, se mélangent, se confondent, et le son normal de percussion ainsi produit n'est pas musical. La percussion du poumon flasque et relâché sorti du thorax donne un bruit tympanique; il suffit d'insuffler l'organe pour que le son redevienne clair, normal. Les mêmes phénomènes peuvent être constatés en percutant l'intestin.

Le son de percussion du thorax est tympanique :

1º Lorsque des cavités dans lesquelles l'air a accès se forment au sein du parenchyme pulmonaire (bronchectasie, cavernes), à la condition, toutefois, que ces cavités soient assez vastes, à peu près complétement closes et entourées de parois solides (tissu conjonctif dense) se prêtant bien à la réflexion des ondes sonores. 2º Dans le pneumothorax. L'air contenu dans la cavité thoracique y est soumis à une certaine pression et les parois lisses de cette cavité réfléchissent les ondes aériennes. 3º Quand la tension du parenchyme pulmonaire est diminuée consécutivement à l'infiltration séreuse (pneumonie aux stades d'augment et de résolution, œdème pulmonaire, compression légère du poumon par l'exsudat pleurétique); dans ce dernier cas, on constate fréquemment le son tympanique au-dessus de la ligne de matité.

Bruit de pot fêlé. Désigné encore par l'expression d'*olla rupta*, ce bruit a un caractère particulier d'ébranlement qui lui a valu son nom; en thèse générale, il est pathognomonique de l'existence d'une caverne, et il est produit par l'air qui passe de celle-ci dans une bronche. Lorsque le plessimètre n'est pas parfaitement adapté à la paroi thoracique, l'air qui s'échappe de dessous la plaque, au moment où l'on percute, donne également lieu au bruit de pot fêlé.) L'*olla rupta* s'observe aussi dans les cas où un exsudat pleurétique mélangé d'air se trouve enfermé dans une cavité anormale formée par soudure des deux feuillets pleuraux, pneumonie contagieuse du cheval, et dans le pneumothorax, que celui-ci soit consécutif à une perforation pleuro-pulmonaire ou produit par une plaie pénétrante de la poitrine; enfin, on peut le percevoir dans le cours de la pneumonie, au voisinage du tissu pulmonaire hépatisé ou nécrosé. On peut encore constater un bruit de pot fêlé à la percussion du thorax, lorsque les régions voisines sont le siège d'emphysème sous-cutané; il suffit d'en être prévenu pour ne pas confondre cet accident avec les cavernes pulmonaires.

Son métallique ou amphorique. — Il est voisin du son tympanique par ses caractères, mais sa résonnance est plus prolongée. Il se produit dans les cas où le poumon est creusé de larges cavernes, dans le pneumothorax très accusé, et quelquefois à la période de résolution des pneumonies, lorsque les alvéoles flasques et relâchées renferment de l'air en quantité anormale.

Résistance au doigt ou au marteau plessimétrique des parties percutées. — Cette résistance est d'autant plus grande que les régions percutées sont plus denses, plus dépourvues d'air et moins élastiques. Elle est plus accusée, par exemple, lorsqu'une proportion considérable de liquide s'est accumulée dans les plèvres que dans le cas de pneumonie; c'est un signe dont on peut tirer parti pour le diagnostic différentiel de ces deux affections.

Topographie du thorax au point de vue de la percussion. — 1° Chez le CHEVAL, on divise la paroi costale de la cage thoracique en neuf parties égales par deux lignes verticales et par deux autres transversales. Le carré central et une partie des carrés médians supérieur et inférieur sont seuls explorables à la percussion. Aux régions de la zone supérieure, on constate toujours de la submatité due aux muscles dorsaux, grand dorsal, ilio-spinal, etc.; celles de la zone antérieure sont couvertes par l'épaule et le bras; celles de la zone postérieure correspondent aux viscères abdominaux. — Du côté gauche, à la zone inférieure, entre la troisième et la sixième côte, existe la région dite précordiale; à la faveur d'une échancrure en croissant du lobe gauche, le cœur s'applique là directement contre la paroi costale. Vers la partie inférieure du thorax et entre les quatrième et sixième côtes du côté gauche, on trouve donc une région mate qui correspond au cœur. — 2° Chez les Ruminants, la cage thoracique est plus courte que chez le cheval, parce que, chez ces animaux, les côtes sont moins nombreuses et le diaphragme plus convexe en avant. *a*. — Chez le BŒUF, dans le tiers supérieur du thorax, le son pulmonaire normal va jusqu'à la dixième côte; en arrière de ce point, on trouve, à droite, des anses d'intestin grêle; dans le tiers médian, la résonnance pulmonaire normale va jusqu'à la neuvième côte; plus loin, on rencontre à gauche le rumen, à droite le foie. L'échancrure semi-lunaire du poumon gauche fait défaut; néanmoins le cœur peut être exploré en frappant fortement. *b*. — Chez le MOUTON, le champ de percussion est très circonscrit; il est limité par le bord postérieur des muscles olécraniens, par la ligne horizontale du tiers supérieur de la cage thoracique jusqu'à la dixième côte, et par une autre ligne allant de ce point de la dixième côte à l'extrémité inférieure des muscles olécraniens. — 3° Le thorax du CHIEN est très facile à percuter; il peut être examiné dans sa région sternale et dans son tiers supérieur; chez cet animal, le péricarde adhère au diaphragme et le cœur est situé sur le plan médian du corps; mais en percutant vigoureusement, on obtient néanmoins les *sons cardiaques*. — 4° Chez les autres animaux, la percussion n'a qu'une importance secondaire. Chez le porc, elle est rendue particulièrement difficile par l'existence d'une couche plus ou moins épaisse de tissu adipeux.

D'une manière générale, on peut dire que cette méthode d'exploration fournit chez les animaux des renseignements diagnostiques moins complets que chez l'homme, et cela surtout parce que les conditions anatomiques, les rapports de l'épaule avec le thorax notamment, restreignent le champ de la percussion. Il faut compter encore avec les difficultés que certains animaux apportent à l'opération, soit par leur indocilité, soit en raison de l'inquiétude qu'ils éprouvent lorsqu'on les examine.

AUSCULTATION DU POUMON.

Historique. — Hippocrate mentionne déjà certains bruits thoraciques anormaux, entre autres le clapotement de l'empyème. Mais la science de l'auscultation proprement dite est due à Laënnec 1816 . Skoda, P. Niemeyer et Baas ont repris et complété ses études. C'est en France que l'auscultation fut d'abord appliquée chez nos animaux, par Dupuy, Leblanc, Delafond, Hurtrel d'Arboval, H. Bouley, etc. Parmi les vétérinaires allemands qui ont cherché à utiliser ce procédé d'exploration, il faut citer Hofacker, Malber, Röll, Gleisberg, Postl et Vogel.

Méthodes d'auscultation. — On distingue l'auscultation immédiate et l'auscultation médiate. Dans la première, l'oreille est appliquée directement contre les parois pectorales; dans l'autre, on se sert du stéthoscope. Cet instrument n'est pas nécessaire pour procéder à l'auscultation des animaux.

Des bruits constatés à l'auscultation. — Il faut distinguer : 1° les bruits respiratoires purs, savoir : le *bruit vésiculaire*, le *bruit bronchique* et le *bruit respiratoire rauque* ; 2° les *râles*, qui sont dus à la présence de produits liquides dans les bronches; 3° les *bruits de frottement*, occasionnés par le glissement des surfaces pleurales devenues rugueuses. — Les deux premiers sont normaux: à la trachée, on perçoit les bruits respiratoires trachéal et bronchique; au poumon, on constate le bruit vésiculaire. Les râles et les bruits de frottement sont toujours anormaux.

Bruit respiratoire vésiculaire. — C'est le bruit pulmonaire normal; on le perçoit au moment où l'air inspiré pénètre dans les *infundibula*; lorsque cette entrée de l'air dans les lobules pulmonaires est empêchée par des exsudats, le murmure vésiculaire disparaît. On l'a considéré comme un bruit de frottement ou d'oscillation. D'après la théorie de Baas, qui nous paraît la mieux établie, le murmure vésiculaire ne serait que la continuation, jusque dans le poumon, du bruit laryngien modifié. Ce dernier est un bruit de tube rétréci glotte , qui se propage dans la trachée et les grosses bronches. Son caractère principal est un souffle qui rappelle la prononciation des lettres « ch » 1. Lorsque les ondes sonores des bruits laryngien, trachéal ou bronchique arrivent au poumon, elles s'affaiblissent et donnent lieu à un bruit vibratoire doux, dont le caractère fondamental est le « v ». Cette théorie a été démontrée expérimentalement : à l'auscultation médiate du larynx effectuée en appliquant sur celui-ci le poumon gonflé d'un animal, on n'entend aucun bruit laryngien ou bronchique, mais un murmure vésiculaire; en recou-

1 Cette comparaison est très exacte en *langue allemande*, où les lettres « ch » ont une prononciation essentiellement gutturale; mais le larynx français a une certaine peine à les rendre d'une façon parfaite. N. D. T.

vrant la gorge d'un morceau de cuir, on perçoit nettement le bruit laryngien. — Normalement, le **murmure vésiculaire**, très doux, n'est perceptible que sur les animaux au repos; il devient rude et fort dans les catarrhes bronchiques et lorsqu'une portion du poumon doit en suppléer une autre devenue impénétrable à l'air (respiration supplémentaire). — Chez les animaux jeunes, le murmure vésiculaire est fort et rude, à cause de l'élasticité plus grande du tissu pulmonaire et de la minceur des parois pectorales (murmure vésiculaire « puéril » qui existe chez l'homme jusqu'à la douzième année).

Bruit respiratoire bronchique (*Bruit laryngien ou trachéal*). — C'est un bruit de tube rétréci à caractère « soufflant », que l'on perçoit normalement au larynx, le long de la trachée et au niveau de la bifurcation de ce conduit. Son existence aux lobes pulmonaires (*souffle tubaire*) est pathologique. On l'y constate : 1° dans les cas de caverne pulmonaire et de bronchectasie, lorsque ces lésions ne sont pas trop profondément situées et qu'elles présentent des dimensions assez considérables; encore faut-il que ces cavités aient des parois épaisses, rigides, et qu'elles communiquent librement avec une grosse bronche (particularité très rare); 2° lorsque le tissu pulmonaire est privé d'air, soit par l'hépatisation, soit par la compression qu'exercent sur lui des liquides ou de l'air. Dans ce dernier cas, « la respiration bronchique » est due à la propagation ou conduction intégrale du bruit laryngien par le poumon densifié. — Trasbot a donné la démonstration de l'apparition du bruit bronchique dans le poumon lorsque celui-ci ne renferme plus d'air. Cet auteur a sectionné la trachée d'un cheval pneumonique chez lequel on constatait du souffle bronchique très manifeste; en portant au dehors l'about inférieur de la trachée, le souffle disparaissait instantanément, parce que le bruit laryngien ne se transmettait plus au poumon; en remettant en contact les abouts de la trachée, le souffle reparaissait immédiatement. — Il est possible aussi que la respiration bronchique soit due en partie à l'oscillation communiquée à l'air contenu dans les bronches par le courant respiratoire qui passe au niveau de leur embouchure; ce mécanisme serait identique à celui du sifflement produit avec une clef à tige creuse.

Le souffle amphorique est une variété du bruit respiratoire bronchique; il est caractérisé par un timbre métallique semblable à celui obtenu en soufflant dans une cruche. On l'observe dans les cas de cavernes pulmonaires de grandes dimensions et qui communiquent librement avec une bronche; on peut aussi le percevoir dans le pneumothorax.

Bruit respiratoire vague. — Il ne présente ni le caractère du bruit vésiculaire, ni celui du bruit bronchique; il a pour type le bruit d'expiration chez l'animal sain et au repos. — Il est produit par les trois facteurs suivants : diminution de l'accès de l'air dans le poumon, diminution de l'élasticité de cet organe, effacement partiel du bruit respiratoire normal par des bruits accessoires. On le constate : 1° lorsque les alvéoles pulmonaires se dilatent insuffisamment par suite de compression, d'atrophie, d'infiltration séreuse ou inflammatoire du poumon, ainsi que dans l'emphysème pulmonaire; 2° dans les cas d'obstruction partielle des bronches; 3° lorsqu'il existe en même temps des bruits plus forts et notamment des râles.

Râles. — Toujours anormaux, ils s'observent dans les affections au cours desquelles la muqueuse bronchique est enflammée et lorsque des liquides sont excrétés à sa surface en quantité plus ou moins abondante. La muqueuse est tuméfiée et hérissée de plis dont la disposition varie à l'infini. Dans les grosses bronches, les produits liquides forment des bulles qui éclatent en provoquant des *râles à grosses bulles*; les mucosités mises en mouvement par l'air occasionnent également des râles; dans les petites bronches, des bulles moyennes ou petites peuvent éclater en déterminant des *râles à* *bulles moyennes* et *à petites bulles.* Enfin les parois bronchioliques et alvéolaires agglutinées, brusquement séparées par le courant aérien, produisent des *râles crépitants* (crépitation, râles à bulles petites et uniformes). — La crépitation est un symptôme de la pneumonie (à sa première et à sa dernière période), de la bronchiolite, de l'œdème pulmonaire et de la compression du poumon.

Suivant leurs caractères, on divise les râles en *secs* et *humides.* Les râles secs (crépitation de cuir neuf) présentent certaines modalités. Les *bruits de froissement* sont provoqués par le décollement de parois bronchiques agglutinées ; les *bruits bourdonnants ou susurrants* (*Rhonchi sonori*) sont l'effet de la vibration d'élevures lamelleuses dans les grosses et les moyennes bronches. Les bruits *sifflants* et les bruits *gémissants* sont produits dans les petites bronches et les bronchioles partiellement obstruées, réduites à d'étroites fentes ; ils portent encore le nom de râles *catarrhaux ;* on les constate très fréquemment au cours des bronchites aiguës ou chroniques. Les bruits *frémissants et gazouillants* se rencontrent surtout dans l'emphysème. Dans les cavernes pulmonaires, les râles acquièrent de la résonnance *bruits consonnants* de Skoda , même un timbre métallique : ils sont généralement accompagnés de souffle amphorique. On les désigne sous les noms de « phénomènes métalliques » ou de « phénomènes des cavernes ».

Bruit de frottement pleurétique. — Il se produit lorsque les parois ordinairement très lisses des plèvres costale et pulmonaire sont devenues rugueuses ; il est donc caractéristique de la pleurésie. Dans les cas où le frottement est très prononcé, on peut le percevoir avec la main appliquée sur les parois costales (frémissement pleural). Il consiste en des *craquements sourds,* en une série de bruits de *frottement,* de *glissement* ou de *râpe.* On l'observe au début de la pleurésie et à la période de résorption du liquide, surtout au moment où l'inspiration arrive à sa fin. L'oreille perçoit les mêmes particularités que la main. On peut se faire une idée de ce bruit en se frottant légèrement la conque avec le dos de la main.

Il faut se garder de confondre les bruits de frottement avec les râles : ceux-ci sont des bruits vésiculaires bien prononcés ou des bruits bourdonnants, gémissants ou sifflants, qui n'ont rien de commun avec les bruits de grattement, de frottement ou de râpe ; de plus, les râles subissent des modifications très bizarres sous l'influence des quintes de toux.

Il est facile de distinguer les frottements pleurétiques des frottements péricardiques ; les premiers sont synchrones avec les mouvements respiratoires, et les autres avec les systoles cardiaques.

HYPERÉMIE ET ŒDÈME PULMONAIRES.

Étiologie. — 1° L'hyperémie pulmonaire active s'observe habituellement chez les chevaux pléthoriques, abondamment nourris. Plus fréquente pendant la saison chaude qu'aux autres époques de l'année, elle apparaît d'ordinaire après des efforts violents ou une course rapide. L'inspiration d'air très froid ou très chaud, de gaz âcres, irritants, peut également la déterminer. Les oblitérations vasculaires accompagnées d'ischémie d'un vaste territoire pulmonaire et consécutives à des exsudats, à des compressions, etc., provoquent souvent une hyperémie *collatérale* active du poumon. Enfin ce sont les phénomènes de l'hyperémie pulmonaire active qui ouvrent la scène dans la pneumonie croupale.

2° L'HYPERÉMIE PULMONAIRE PASSIVE est généralement le résultat de lésions cardiaques compliquées de stases sanguines ; dans ce groupe rentrent toutes les maladies qui s'accompagnent d'atonie du cœur et aboutissent à la pneumonie hypostatique. Elle est quelquefois un épiphénomène de la compression des gros vaisseaux par l'accumulation de gaz dans l'estomac et l'intestin.

3° L'ŒDÈME PULMONAIRE est produit par la filtration du sérum sanguin dans les alvéoles, dans les bronchioles et les bronches. Il peut se constituer de diverses manières. L'*œdème pulmonaire inflammatoire* représente bien une pneumonie séreuse consécutive à l'hyperémie pulmonaire active intense qui survient au cours de la pneumonie croupale ou de certaines maladies infectieuses. Une partie des cas d'œdème aigu du poumon relatés chez le bœuf et le mouton semblent se rapporter à la maladie infectieuse connue sous le nom d'*œdème malin*. Chez le mouton, Kitt a observé de l'œdème pulmonaire aigu dont la cause ne pouvait être déterminée par les altérations macroscopiques constatées à l'autopsie, mais la sérosité abondante qui s'écoulait du poumon renfermait en grand nombre les bacilles de l'œdème malin. Il est possible que les cas d'œdème pulmonaire du bœuf publiés par Nagel et Albrecht soient dus à cette cause spécifique.

La stase du sang dans le poumon engendre fréquemment l'œdème de cet organe ; cette altération se produit au moment de l'agonie, lorsque le cœur affaibli est impuissant à débarrasser le poumon du sang veineux qui l'engoue. Il est des cas où l'œdème pulmonaire paraît être le résultat d'une perméabilité anormale des parois vasculaires ; les gaz âcres agissent probablement par ce mécanisme.

Anatomie pathologique. — Dans l'hyperémie pulmonaire active, le poumon est fortement gorgé de sang rouge foncé ; son volume est augmenté et sa consistance plus ferme qu'à l'état normal. Le sang s'écoule abondamment de la coupe ; les capillaires, dilatés, proéminent sur la lumière des alvéoles. Les bronches renferment d'abondantes mucosités spumeuses plus ou moins colorées par le sang.

Dans l'hyperémie pulmonaire passive, on observe, à une période avancée de l'affection, les lésions de l'*induration brune* (*poumon cargorgé*). Le parenchyme est dur, farci d'hémorragies aux dépens desquelles se développent plus tard des taches pigmentaires noires ou grises ; les vaisseaux sont fortement dilatés ; les sécrétions muqueuses des bronches renferment de nombreux globules rouges ; dans les deux lobes, le tissu pulmonaire est splénisé par places.

L'œdème pulmonaire est caractérisé par une augmentation considérable du volume de l'organe et par l'abondance de la sérosité qui s'écoule des coupes ; cette sérosité est farcie de bulles très fines qu'on trouve également dans les bronchioles. Il existe en outre une desquamation épithéliale légère et une migration abondante d'hématies.

Symptômes. — Les symptômes de l'hyperémie active et de l'œdème du poumon apparaissent subitement. Les animaux sont pris de dyspnée intense; on compte souvent 60, 80 et 100 respirations par minute. Les naseaux sont fortement dilatés; les muqueuses visibles sont rouges; on peut observer de l'épistaxis ou un écoulement nasal spumeux; les animaux sont inquiets, anxieux; l'asphyxie parait imminente. Il y a une toux légère, courte et sèche. Dans l'hyperémie active, la percussion donne une résonnance normale et à l'auscultation on perçoit le murmure vésiculaire renforcé. Dans l'œdème pulmonaire, on constate tantôt une résonnance tympanique, tantôt une simple exagération de la résonnance normale; à l'auscultation, on entend des râles crépitants, et plus tard, à l'approche de la mort, des râles à grosses bulles. Dans l'œdème passif (pneumonie hypostatique), il y a parfois de la matité. Le pouls est accéléré, plein, dur et le choc cardiaque tumultueux. Lorsque la maladie doit avoir une issue fatale, la dyspnée diminue peu à peu et l'on voit apparaitre un état de stupéfaction qui s'accentue graduellement.

La MARCHE de l'hyperémie pulmonaire active est toujours très rapide : sa durée dépasse rarement douze à vingt-quatre heures. Le plus souvent elle se termine par la guérison; parfois elle tue par asphyxie ou elle se complique de pneumonie. — Le pronostic est généralement peu grave.

Traitement. — L'hyperémie pulmonaire est l'une des rares affections pour lesquelles les émissions sanguines constituent l'indication thérapeutique principale. Par une saignée copieuse, on en obtient la guérison dans presque tous les cas. Il faut chercher à provoquer une dérivation cutanée à l'aide de frictions sèches ou irritantes. Les lavements laxatifs et les irrigations rectales froides sont encore des moyens utiles.

Bibliographie. — U. LEBLANC, *Journ. théor. et prat.*, 1836. — BRUCKMÜLLER, *Oesterr. Vierteljahrsschr.*, 1853; *Pathol. Zootom.*, 1869. — *Wiener Klinik, Oesterr. Vierteljahrsschr.*, 1857-59-63-68-70. — LAFOSSE, *Traité de Pathol. vét.* Toulouse, 1867. — VOGEL, *Repertor.*, 1868. — BROWN, *The Veterin.*, 1869. — CRUZEL, *Traité des maladies de l'espèce bovine.* Paris, 1863. — NAGEL, *Ibid.*, 1875. — ANACKER, *Thierarzt.* 1875. — SIEDAMGROTZKY, *Sächs. Jahresber.*, 1879. — SCHÜTZ, *Berlin. Archiv.* 1882. — KITT, *Münch. Jahresber.*, 1883-84. — HAUBNER-SIEDAMGROTZKY, *Landwirthschaftl. Thierheilkunde*, 1884. — ROLL, *Spec. Pathol.*, 1885. — GODBYN, *Bulletin belge*, 1885. — ALBRECHT, *Adam's Wochenschr.*, 1886. — DIECKERHOFF, *Spec. Pathol.*, 1888. — TRASBOT, art. *Maladies du poumon*, in *Dict. de méd. de chir. et d'hyg. vét.*, 1890.

HÉMORRAGIE PULMONAIRE. TOUX DE SANG. COUP DE SANG. HÉMOPTYSIE.

Si l'hémorragie pulmonaire apparaît quelquefois comme état morbide essentiel, primitif, le plus souvent elle n'est qu'un symptôme de maladies fort différentes. En général peu fréquente, elle s'observe le plus habituellement sur le cheval; mais elle n'est pas très rare sur le bœuf, ainsi qu'en témoignent les observations de Cartwright, Jacob, Guilmot, Lessona, Hezel et Rossignol. Le caractère alarmant de son appareil clinique a attiré depuis longtemps l'attention des praticiens.

Étiologie. — Dans la majorité des cas, l'hémoptysie a sa source dans le tissu pulmonaire lui-même, plus rarement sur la muqueuse des bronches et exceptionnellement sur celle du larynx. Ses causes sont très variables. Chez le cheval, elle peut être déterminée par les efforts violents, par le tirage de charges très lourdes, les courses trop longues lorsque les animaux sont montés (Percivall), les commotions et l'épuisement des chevaux qui s'emportent (Dekker). Les processus pulmonaires morveux (cheval) et tuberculeux (bœuf) l'engendrent assez fréquemment : par la suppuration et l'extension des cavernes, de gros vaisseaux sont rongés et ouverts. Dans quelques cas, elle est produite par des embolies pulmonaires s'accompagnant d'infarctus hémorragiques et de l'irruption du sang dans les bronchioles; dans d'autres, elle est liée à certaines maladies des artères, à la rupture d'anévrysmes (Hartmann), à des néoformations pulmonaires ulcéreuses (Rossignol). Parfois elle survient au cours de l'hyperémie pulmonaire passive, de la pneumonie contagieuse et de quelques autres maladies infectieuses (charbon, septicémie).

Nous n'avons pas à parler ici des hémorragies pulmonaires traumatiques.

Les hémorragies des bronches et du larynx sont habituellement provoquées soit par des corps étrangers, soit par des ulcérations tuberculeuses ou morveuses. Csokor a décrit un cas d'hémorragie du tissu conjonctif sous-muqueux des bronches.

Symptômes. — Le symptôme caractéristique de l'hémoptysie est l'écoulement, par les naseaux et par la bouche, d'une quantité variable mais parfois considérable de sang rouge clair et spumeux qui, souvent, s'échappe en jet. On observe en même temps une accélération de la respiration et de la dyspnée ; les animaux éprouvent des accès de suffocation, ils toussent fréquemment, tremblent, sont inquiets, anxieux, et suent abondamment. A l'auscultation, on perçoit des râles bronchiques à grosses bulles. Lorsque la perte de sang est abondante, les malades présentent les symptômes habituels des grandes hémorragies et sont pris d'accès de vertige; les muqueuses deviennent de plus en plus pâles, la peau se refroidit, le pouls est petit, presque imperceptible.

Chez certains sujets, l'hémorragie cesse pour ne plus reparaître: chez d'autres, elle récidive au bout de quelques heures ou de quelques jours. — La mort peut survenir rapidement. Dans un bon nombre de cas cependant, les animaux guérissent d'une façon durable. (Pour le diagnostic différentiel de cette affection et du vomissement de sang, voy. *Hématémèse*.)

Traitement. — Le traitement est subordonné à la cause de l'hémoptysie. La saignée est indiquée lorsque l'hémorragie est la conséquence d'une hyperémie pulmonaire ou d'une pneumonie. Les compresses froides appliquées sur le thorax sont généralement utiles. A l'intérieur, on peut essayer les styptiques : ergot de seigle, tannin, alun, sel de saturne, sulfate de fer, etc. Les inhalations de vapeurs de chlorure de fer, de vinaigre (Viborg), se sont montrées efficaces dans quelques cas. Au point de vue prophylactique, il faut éviter les excitations, les mouvements, la température excessive des locaux et les aliments échauffants.

Bibliographie. — CARTWRIGHT, *The Veterin.*, 1841. — PERCIVALL, *Magazin*, 1841. — WÜRZ, *Repertor.*, 1848. — JACOB, *Journ. des vét. du Midi*, 1850. — DEKKER, *Repertor.*, 1851. — MAZURE, *Ibid.*, 1853. — PALESTRINO, *Giornale di vet.*, 1853. — LESSONA, *Ibid.*, 1854. — GUILMOT, *Annal. de Bruxelles*, 1854. — BURMEISTER, *Preuss. Mittheil.*, 1855-56. — HERTWIG, *Magazin*, 1859. — WIRTZ, *Repertor.*, 1864. — MENTOR, *The Veterin.*, 1864. — FISCHER, *Ann. de méd. vét.*, 1867. — CORNEVIN, *Journ. de méd. vét.*, 1870. — ZAHN, *Oesterr. Vierteljahrsschr.*, 1871. — LEYTZE, *Repertor.*, 1875. — HARTMANN, *Oesterr. Vierteljahrsschr.*, 1878. — HEZEL, *Repertor.*, 1873. — ANACKER, *Spec. Pathol.*, 1879. — BONGARTZ, *Berlin. Archiv*, 1881. — JOHNGEN u. LINDEMANN, *Preuss. Mittheil.*, 1882. — ROSSIGNOL, *Revue vét.*, 1882. — CSOKOR, *Oesterr. Vierteljahrsschr.*, 1883. — HAFNER, *Bad. thierärtzll. Mittheil.*, 1884. — SCHINDELKA, *Oesterr. Vierteljahrsschr.*, CADÉAC, *Revue vét.*, 1885. — BONNIGAL, *Recueil vét.*, 1888. — CADIOT et MUTELET, *Bullet. Soc. cent. vét.*, 1890. — *Traités de pathologie spéciale* de HERING, SPINOLA, RÖLL, DIECKERHOFF.

PNEUMONIE [1].

Considérations générales sur les divisions de la pneumonie. — De tous les organes, le poumon est celui dans lequel l'inflammation revêt les modalités les plus nombreuses au point de vue de ses caractères essentiels, de ses causes, de sa localisation, de son étendue et de sa marche.

1° D'après les caractères anatomiques de l'exsudat, on reconnaît des pneumonies *croupale* ou *fibrineuse, catarrhale, hémorragique, purulente, nécrosique, caséeuse* et *desquamative*; celle-ci consiste en une hyperproduction de l'épithélium pavimenteux des alvéoles. Dans cette division, on peut encore comprendre l'*œdème inflammatoire* en l'envisageant comme le type séreux de la phlegmasie pulmonaire.

2° Suivant le siège et l'étendue de l'inflammation, on distingue : *a* — des pneumonies *lobaire, lobulaire* et *miliaire*, selon que le processus

[1] Dans les tomes XVII et XVIII du *Nouveau Dictionnaire pratique de médecine, de chirurgie et d'hygiène vétérinaires*, le professeur Trasbot a longuement développé ses idées sur la détermination, l'étiologie, les symptômes, l'anatomie pathologique et le traitement des diverses maladies essentielles du poumon et des plèvres. Ses vues diffèrent notablement sur certains points de celles qui sont exposées ici, mais elles sont connues des vétérinaires français, et il a cru inutile d'annoter les chapitres consacrés à l'étude des affections pulmonaires et pleurales. (N. D. T.)

est diffus ou circonscrit à des foyers larges ou très limités du parenchyme pulmonaire ; *b* — des pneumonies *interstitielle* et *interlobulaire* : la première est caractérisée par une migration de leucocytes dans le tissu conjonctif interstitiel, suivie d'une prolifération des éléments de ce tissu : dans la dernière, dont la lésion essentielle est une phlogose intense de l'appareil lymphatique interlobulaire, le parenchyme pulmonaire enflammé est divisé en ilots par les travées lymphatiques épaissies (*péripneumonie contagieuse*) ; cette forme a encore reçu le nom de pneumonie *disséquante ; c* — des *broncho-pneumonies* et des *pleuro-pneumonies*.

3° Au point de vue étiologique on reconnaît : *a* — des pneumonies *primitive. idiopathique. infectieuse, morveuse, tuberculeuse. actinomycosique, mycosique, vermineuse, traumatique ; b* — des pneumonies *d'aspiration, d'inhalation, de déglutition* (pneumonie *par corps étrangers*) : *c* — des pneumonies *hématogène, métastatique, hypostatique, pleurogène, etc. : d* — des pneumonies *infectieuses :* la péripneumonie contagieuse, la pneumonie contagieuse du cheval, les phlegmasies pulmonaires qui surviennent au cours de l'influenza, de la maladie du jeune âge, de la pyohémie, de la septicémie, etc. ; *e* — une *pneumonie d'aspiration* dite *pneumonie du vague*, provoquée par la section du pneumogastrique.

4° Suivant leur marche, on divise les pneumonies en *bénigne, maligne, abortive, éphémère* (qui ne dure qu'un jour), *fixe* (qui reste limitée à la région primitivement atteinte), *migratrice, erratique* (celle-ci est une pneumonie migratrice discontinue, qui procède par bouffées et frappe successivement certains territoires pulmonaires) : ces dernières formes ont permis d'établir un rapprochement entre la pneumonie et l'érysipèle. Autrefois, les pneumonies malignes étaient encore qualifiées de « *typhiques* » ou d'*adynamiques*, parce qu'elles s'accompagnent d'une faiblesse extrême. — On leur donne l'épithète de *bilieuses* lorsqu'elles coexistent avec l'ictère produit par des altérations du foie ou par le catarrhe duodénal.

Dans toutes les espèces animales, on rencontre des formes diverses de la pneumonie. Les principales sont, chez le CHEVAL : la *pneumonie contagieuse*, les *pneumonies catarrhale* et *croupale primitive* ; chez le CHIEN, la *pneumonie catarrhale* de la maladie du jeune âge : chez le BŒUF, les *pneumonies tuberculeuse* et *interlobulaire* (péripneumonie contagieuse) ; chez le MOUTON, la *pneumonie vermineuse*.

Ces variétés qu'offre la pneumonie sont trop nombreuses pour que nous étudiions chacune d'elles en particulier. Nous plaçant au point de vue clinique et pratique, nous nous bornerons à décrire les formes suivantes :

1° La *pneumonie croupale primitive* du cheval, du bœuf et des autres animaux domestiques ;

2° La *pneumonie catarrhale ;*

3° La *pneumonie par corps étrangers ;*
4° La *pneumonie mycosique ;*
5° La *pneumonie interstitielle ;*
6° La *pneumonie métastatique.*
Pour la *pneumonie contagieuse* voy. *Maladies épidémiques.*

1° PNEUMONIE CROUPALE.

a. — Pneumonie croupale primitive du cheval.

Étiologie. — Aucun doute ne saurait subsister aujourd'hui sur la spécificité de la pneumonie croupale primitive du cheval, mais la nature des processus infectieux qui se déroulent dans le poumon est complètement ignorée (1. Parmi les causes externes de cette affection, il faut particulièrement signaler les efforts excessifs et le refroidissement. Quand l'un ou l'autre de ces facteurs intervient dans sa genèse elle débute évidemment par une hyperémie active du poumon. Elle peut aussi être déterminée par l'inspiration d'air chaud et de vapeurs irritantes (fumée, vapeurs de chlore, acide sulfhydrique). Il est possible enfin qu'elle reconnaisse parfois une origine miasmatique.

Dans ces dernières années, on a vivement discuté la question de savoir s'il existe chez le cheval, à côté de la pneumonie contagieuse (pleuropneumonie infectieuse), une pneumonie croupale produite par un agent morbide spécifique. Nous devons répondre par l'affirmative, comme nous l'avons fait déjà dans la première édition de ce livre ; toutefois, les résultats des recherches de Schütz nous obligent à élargir le champ clinique de la pneumonie contagieuse. Dans l'état actuel de nos connaissances étiologiques et bactériologiques sur les inflammations pulmonaires, on doit rattacher à cette dernière affection toute pneumonie dans laquelle on rencontre le bacille de Schütz, qu'elle soit aiguë ou chronique, lobaire ou lobulaire, typique ou atypique, maligne ou bénigne, croupale ou nécrosique, accompagnée

(1 Les premières recherches bactériologiques faites sur la pneumonie de l'homme remontent à 1877 et sont dues à Klebs. Friedländer a découvert un *micro-coque encapsulé* qu'il a considéré comme l'agent de la pneumonie lobaire fibrineuse. Mais le véritable microbe de cette affection a été décrit par Talamon. C'est un *coccus lancéolé* pourvu ou non de capsule. En injectant à des lapins du sang contenant ce microbe, on détermine des pleurésies, des péricardites et des pneumonies fibrineuses lobaires avec pleurésie. Des travaux plus récents Fränkel, Weichselbaum, Netter, Gamaleia, etc., ont montré qu'il existe à l'état normal dans la salive, où il a été vu d'abord par Pasteur (*Streptococcus lanceolatus Pasteuri*. — L'intervention de ce microorganisme est la condition nécessaire du développement de la pneumonie. Le froid, dont l'influence est nettement démontrée par l'observation, n'intervient que d'une façon inconstante et seulement comme cause occasionnelle. Il favorise la diffusion et la prolifération des agents infectieux, soit en provoquant des modifications circulatoires et cellulaires, soit en déterminant une dépression des forces, un affaiblissement momentané de l'organisme. (N. D. T.).

ou non de pleurésie. Mais l'infection pneumonique peut certainement être produite par divers agents microbiens. Rust [1] a montré qu'il est des écuries dans lesquelles règne la pneumonie contagieuse et où l'on observe des cas de pneumonie sporadique : à l'autopsie des sujets qui succombent à celle-ci, on ne trouve pas le bacille de Schütz. Cette donnée établit qu'en dehors du microorganisme de la pneumonie contagieuse, il est des agents pathogènes, inconnus quant à leur nature, qui engendrent des pneumonies primitives ou idiopathiques.

La pneumonie croupale sporadique du cheval est similaire de la pneumonie croupale sporadique du bœuf, affection indépendante de la péripneumonie contagieuse.

Dans notre première édition, nous avons étudié au chapitre de la « pneumonie croupale primitive du cheval » la *pneumonie croupale lobaire épidémique*, qui constitue, au double point de vue clinique et anatomique, une entité morbide bien différente de la *pneumonie contagieuse lobulaire*. Nous l'avons nettement séparée de celle-ci en la décrivant comme une *pneumonie lobaire à marche typique*, sans nécrose et sans participation notable de la plèvre au processus morbide. Schütz ayant trouvé dans la pneumonie contagieuse et dans notre pneumonie croupale lobaire épidémique le même bacille pathogène, et ses assertions n'ayant pas été contredites, nous nous croyons obligés actuellement de décrire la pneumonie croupale lobaire épidémique au chapitre de la pneumonie contagieuse, comme une forme clinique et anatomique particulière de cette dernière maladie. — Les pneumonies primitives du cheval ne comptent donc plus que la pneumonie croupale sporadique et la pneumonie catarrhale.

Anatomie pathologique. — La pneumonie croupale primitive est caractérisée anatomiquement par l'inflammation des alvéoles et des bronchioles et par la formation d'un exsudat fibrineux qui se coagule très rapidement dans l'intérieur des cavités lobulo-alvéolaires. Lorsque la phlegmasie se termine par la résolution, le parenchyme pulmonaire récupère généralement ses caractères normaux. Cette pneumonie revêt le type *lobaire*, c'est-à-dire qu'elle s'étend et reste confinée à une portion plus ou moins considérable du poumon; ordinairement ce sont les lobes antéro-inférieurs qui sont atteints. Dans la majorité des cas, elle est unilatérale. Les altérations anatomo-pathologiques varient avec la période à laquelle on les observe. Depuis longtemps on reconnaît les stades suivants :

1° La période d'*engouement*, qui dure environ vingt-quatre heures. Elle s'accuse par une congestion intense de la portion malade qui est rouge, tuméfiée, œdématiée, garde l'empreinte du doigt et crépite moins à l'incision ; la coupe est lisse, luisante, humide, quelquefois hémorragique ; les capillaires sont distendus et gorgés de sang. Les cavités alvéolaires et bronchioliques sont remplies d'un liquide séro-

[1] Rust, *Statis. Veterinär-Ber. f. die Preuss. Armee*, 1887.

albumineux (œdème inflammatoire des alvéoles) renfermant des globules rouges provenant des hémorragies, des leucocytes sortis des vaisseaux par diapédèse et de nombreuses cellules épithéliales desquamées ; le tissu interstitiel est le siège d'une infiltration œdémateuse ; dans les bronches, on trouve un liquide spumeux à très fines bulles. L'air n'a accès ni dans les alvéoles, ni dans les bronchioles, ni même dans une partie des bronches.

2° La période d'*hépatisation rouge*, qui commence avec la coagulation de l'exsudat fibrineux et dont la durée moyenne est de deux jours. Lorsque la substance fibrinogène du plasma sanguin et la substance fibrinoplastique des leucocytes se réunissent, des filaments fibrineux microscopiques disposés en fin réseau se forment dans l'exsudat coagulé. Le poumon, fortement tuméfié et très dense, plonge au fond de l'eau ; tantôt sa consistance est semblable à celle du foie ou du caoutchouc ; tantôt il est friable ; parfois on le trouve flasque, mou, en voie de liquéfaction. Sa coloration est habituellement gris rougeâtre ; quand l'inflammation est très vive, des hémorragies circonscrites existent en plus ou moins grand nombre dans le parenchyme, et la coupe présente de petits ilots noirâtres disséminés dans le tissu hépatisé (coupe granitoïde), très rarement elle est uniformément rouge ; s'il y a de l'hypostase, les portions malades ont une couleur bleu d'acier et la consistance de la rate (splénisation). Aux régions les plus foncées, la coupe est granuleuse, hérissée de petites saillies formées par les bouchons fibrineux qui remplissent les alvéoles, adhèrent à leur paroi et ne s'en détachent pas lorsque l'on comprime le tissu.

3° Le stade d'*hépatisation jaune*, accusé par la décoloration de l'exsudat, la destruction ou la dégénérescence graisseuse des éléments cellulaires et de la fibrine, la dissolution et la résorption commençante de ces matières, et par l'abondance des cellules migratrices. Les granulations alvéolaires se détachent sur la coupe par la compression du tissu.

4° La période de *résolution*, caractérisée par la liquéfaction des exsudats dégénérés, par leur résorption et leur expectoration. — Cette évolution pathologique terminée, le poumon subit une restitution intégrale.

Au voisinage du tissu phlogosé, le parenchyme est souvent œdématié et emphysémateux. La plèvre qui recouvre les parties malades est louche et dépolie ; parfois elle est farcie d'hémorragies (pleurésie sèche) ; l'exsudat liquide dans les sacs pleuraux est rare. — La muqueuse bronchique est enflammée ; quelquefois elle est tapissée d'un exsudat croupal. Les ganglions lymphatiques du poumon sont engorgés, œdématiés, ramollis ; assez fréquemment ils sont farcis d'hémorragies. La muqueuse gastro-intestinale a l'aspect catarrhal.

Le foie, les reins et le cœur ont parfois subi la dégénérescence graisseuse.

Dans les cas où l'évolution de la pneumonie s'écarte de son type habituel, le processus peut déterminer soit de la suppuration ou de la gangrène (type aigu), soit de l'induration et de l'atélectasie lorsque la maladie suit une marche chronique.

Symptômes. — Le tableau clinique de la pneumonie croupale primitive est de tout point semblable à celui de la pneumonie *croupale épidémique* du cheval. La scène est ouverte par une fièvre intense qu'annonce un frisson prolongé et qui s'accuse par une grande fatigue, de la faiblesse musculaire, de la stupéfaction et une rougeur intense des muqueuses. La température oscille entre 40°,5 et 41°,5. Suivant la constitution des animaux, le nombre des pulsations varie entre 60 et 100. Dans les six premiers jours, la réaction fébrile reste généralement stationnaire ou ne présente que de très légères rémissions, puis la température s'abaisse d'ordinaire très rapidement. L'appétit est diminué, parfois presque nul, mais jamais il n'y a inappétence complète ; les malades sont constipés et la défécation est rare. —Dans les cas graves, on constate une coloration ictérique de la conjonctive, phénomène dû très probablement à la dissolution d'un grand nombre d'hématies.

La respiration est d'autant plus accélérée et difficile que la fièvre est plus élevée et que l'inflammation a envahi une plus grande étendue du poumon ; elle est surtout costale ; on compte de 20 à 60 inspirations par minute : les naseaux sont fortement dilatés ; l'air expiré est plus chaud que d'ordinaire. On entend une toux superficielle, courte et douloureuse : parfois cependant ce symptôme fait défaut. Souvent il y a un jetage bilatéral rougeâtre ou jaunâtre *(jetage rouillé)*. Les animaux restent continuellement debout ou se couchent peu : ordinairement on les trouve debout, anxieux, immobiles, les membres antérieurs écartés ; lorsqu'ils prennent l'attitude décubitale, ils se couchent toujours sur le côté malade.

Au début et à la période d'augment, la percussion du thorax donne un *son tympanique* rarement pur, plutôt un peu mat, et à l'auscultation on perçoit du *râle crépitant humide* sur les confins de la zone enflammée. — A la période d'hépatisation, le son de percussion est *mat* et la sensation de résistance sous le marteau plessimétrique est très accusée ; sur les limites de la région mate, on trouve une résonnance tympanique ; à l'auscultation, on entend du souffle bronchique *(souffle tubaire)* à l'expiration. — A la période de dissolution, le son de percussion redevient *tympanique* et l'oreille perçoit des *râles humides*.

A l'auscultation des régions saines du poumon, on entend le murmure vésiculaire plus fort et plus rude (murmure supplémentaire).

Dans les cas où la maladie avorte, les caractères des sons de percussion manquent de netteté et les renseignements fournis par cette méthode d'exploration sont à peu près nuls.

Chez un bon nombre de malades, l'urine est alcaline pendant un temps assez long, quelquefois pendant toute la durée de l'affection ; mais elle devient généralement acide au bout d'un certain nombre de jours. Dans le décours de la pneumonie, elle est fréquemment albumineuse ; son poids spécifique est augmenté ; elle renferme une proportion moindre de chlorures (exsudats pulmonaires) et une plus grande quantité d'urée que l'urine normale.

Marche et pronostic. — La marche ordinaire de la pneumonie croupale est typique. L'engouement, l'hépatisation et la résolution se succèdent dans des délais déterminés. La maladie arrive à la période d'état vers le cinquième ou le sixième jour ; ensuite surviennent la dégénérescence, la liquéfaction et la résorption des exsudats. La matité disparaît parfois en un temps très court (en vingt-quatre heures), mais le plus souvent ce phénomène se produit d'une façon lente et graduelle ; on constate des râles à grosses bulles et des râles crépitants, la toux est moins pénible, il y a un léger jetage muco-purulent, l'appétit renaît et la guérison survient en huit à quinze jours.

Dans d'autres cas, assez fréquents, le processus ne parcourt pas toutes ses phases ; il s'arrête au stade d'engouement ou d'hépatisation commençante. Cette forme abortive comprend les pneumonies ne durant que deux ou trois jours (pneumonies éphémères).

La mort par asphyxie survient dans les cas graves (typhiques), accompagnés d'une destruction globulaire exagérée, dans ceux où l'inflammation est très étendue et la faiblesse du cœur extrême, ou encore lorsqu'un œdème pulmonaire généralisé vient compliquer la maladie.

La pneumonie peut passer à l'*état chronique* chez les animaux faibles, très âgés ou très jeunes, chez les individus frappés antérieurement de bronchite ou atteints de bronchectasie. Tantôt il se produit une néoformation conjonctive aboutissant à l'induration pulmonaire, laquelle s'accuse surtout par la persistance de la matité et de la dyspnée (voy. *Pneumonie interstitielle*). Tantôt la phlegmasie provoque l'*abcédation* ou une *mortification limitée ;* la fièvre est intense, il y a de nombreux frissons, le jetage est abondant, l'air expiré fétide, etc., et l'on observe les signes ordinaires de l'infection septique. Dans certains cas, cette forme chronique guérit au bout de six à huit semaines ; dans d'autres, elle aboutit à la « phtisie pulmonaire chronique » (pousse) ; dans d'autres enfin, elle détermine la mort. Celle-ci est généralement produite par infection septique ou par une myocardite secondaire.

Mais ces complications sont fort rares, et le pronostic de la pneumonie croupale est très favorable dans la majorité des cas. Sur cent malades, quelques-uns seulement succombent.

Diagnostic différentiel. — La pneumonie croupale primitive se distingue de la *pneumonie catarrhale* par différents caractères. Son stade initial consiste en une hyperémie pulmonaire active, tandis que la pneumonie catarrhale débute par une bronchite. Cette dernière forme de la phlegmasie pulmonaire a une marche irrégulière, elle se termine fréquemment par l'atélectasie et l'induration; elle est *lobulaire :* à la percussion, on constate des zones de matité multiples et limitées correspondant aux îlots pulmonaires enflammés.

On différencie la pneumonie de la *pleurésie* en se basant sur la marche typique de la première et sur les signes tirés de l'examen physique du poumon. Dans la pneumonie, la zone de matité est limitée par une ligne irrégulière successivement montante et descendante, le bruit de percussion est sonore et le choc du cœur fort. Dans la pleurésie, la ligne de matité est horizontale, formée par le niveau de l'exsudat; le bruit de percussion est sourd, le choc précordial est plus faible qu'à l'état normal (le cœur est refoulé par le liquide pleurétique) et les bruits respiratoires font généralement défaut (excepté dans certains cas de pneumo-pleurésie). La constatation de bruits de frottement permet d'affirmer l'existence de la pleurésie.

La pneumonie croupale primitive se distingue de la *pneumonie contagieuse* par son caractère essentiellement sporadique. Depuis les travaux de Schütz, on sait que cette dernière est produite par des agents spécifiques, mais l'examen bactériologique n'a qu'une importance tout à fait secondaire au point de vue du diagnostic différentiel; d'abord sur l'animal vivant il est presque impossible, et, parmi les nombreux microbes pulmonaires, il est souvent fort difficile de reconnaître les bacilles pathogènes.

Traitement. — Maladie à cycle défini et généralement bénigne, la pneumonie croupale ne réclame pas de traitement bien actif. Les soins diététiques constituent l'indication principale (1). Cependant les compresses froides appliquées sur le thorax et renouvelées toutes les dix minutes sont généralement avantageuses.

Dans les cas où la maladie dévie de sa marche normale, l'intervention thérapeutique varie suivant les cas.

Lorsque l'hyperthermie est intense et les animaux faibles, il faut employer les antifébriles; la quinine et l'alcool n'ont qu'une médiocre efficacité: l'antipyrine, l'antifébrine, la phénacétine, aux doses de 20 à 25 grammes, sont beaucoup plus actives. Si l'on constate les signes de l'épuisement cardiaque, on doit faire usage de la digitale; nous donnons cette dernière à la dose de 8 à 10 grammes (feuilles pulvérisées), sous forme d'électuaire, en l'associant aux alcalins.

(1) Les chevaux gravement atteints doivent être soutenus par le lait (5 à 15 litres par jour); la plupart le boivent avidement. (N. D. T.)

Lorsque la résorption s'opère lentement, il faut recourir aux inhalations de vapeurs d'eau et aux compresses de Priessnitz appliquées sur le thorax; à l'intérieur, on administre les alcalins, notamment la liqueur d'acétate de potasse (100-150 grammes), en électuaire avec de la poudre de baies de genièvre. Contre la gangrène du poumon, il faut diriger les inhalations de goudron et de crésyl. Les frictions sèches, les irrigations rectales froides et l'application sur les parois pectorales d'un sinapisme préparé avec l'essence de moutarde (6-8 p. 100) sont encore des moyens utiles. Le sinapisme agit à la fois comme antipyrétique et comme dérivatif. Chez les animaux âgés, faibles, l'alcool rend de bons services comme modérateur de la nutrition; on le donne à la dose de 100 à 200 grammes dans l'eau de boisson. Le vin, à la dose de un demi-litre à un litre par jour, est encore plus avantageux.

b. — Pneumonie croupale non contagieuse du bœuf.

Remarques sur les rapports de la pneumonie croupale non contagieuse du bœuf avec la péripneumonie contagieuse. — Gerlach, Haubner et d'autres auteurs ont longtemps mis en doute l'existence chez le bœuf d'une phlegmasie pulmonaire autre que la péripneumonie contagieuse. Gerlach, dans son « Traité de médecine vétérinaire judiciaire » (1872), rattache à la péripneumonie contagieuse tous les cas d'hépatisation pulmonaire marbrée. Aujourd'hui il n'est plus contestable que l'on rencontre chez les bêtes bovines une pneumonie primitive non contagieuse. Sans doute, parmi les nombreux cas relatés, un certain nombre sont relatifs à des pneumonies produites par des breuvages tombés dans la trachée, par des corps étrangers venant du réseau, par des vers, etc.; et dans quelques-uns il s'agit bien de la péripneumonie contagieuse qui a, faute de matériaux de contamination, revêtu les allures d'une affection sporadique. Mais, abstraction faite de ces cas particuliers, il reste toujours un chiffre assez élevé d'observations bien circonstanciées qui mettent hors de doute l'existence de la pneumonie sporadique.

Les causes de cette forme de la phlegmasie pulmonaire sont peu ou point connues. Il est possible qu'elles consistent en des irritants physiques ou chimiques qui parviennent dans le poumon avec l'air inspiré; il se peut aussi que cette affection soit de nature miasmatique (?), infectieuse et non contagieuse, tout comme chez le cheval. De nouvelles recherches sont nécessaires pour dissiper l'obscurité qui couvre encore son étiologie.

Anatomie pathologique. — Cette pneumonie est caractérisée par les mêmes altérations essentielles que celle du cheval. Les différences constatées sont dues à la structure particulière du poumon du bœuf ; dans cette espèce, les espaces lymphatiques interlobulaires sont le siège d'un processus inflammatoire plus ou moins intense qu'ils transmettent rapidement à la plèvre. L'inflammation pulmonaire revêt de préférence le type lobaire ; les quatre périodes d'*engouement*, *d'hépatisation rouge*, *d'hépatisation jaune* et de *résolution* sont nettement accusées. Au stade d'hépatisation, la couleur de la coupe est rouge foncé ou brun noirâtre. Secondairement, le tissu conjonctif interlobulaire devient le siège d'une infiltration œdémateuse ou d'une légère exsudation fibrineuse dont le produit est pauvre en globules blancs. La plèvre est plus gravement affectée que chez le cheval ; tantôt on rencontre de la pleurésie sèche, tantôt et le plus souvent une pleurésie séreuse ou séro-fibrineuse.

Au lieu de donner, d'après les auteurs, une description générale des lésions de cette affection, il nous a paru préférable de rapporter sommairement les constatations anatomo-pathologiques que nous avons faites dans un cas.

Au mois de septembre 1885, une vache nouvellement achetée fut atteinte de pneumonie à laquelle elle succomba au bout de quatre jours. A l'autopsie, on ne trouva absolument rien d'anormal dans les organes abdominaux ; il n'existait aucune trace de perforation des premiers compartiments gastriques par un corps étranger. Les deux sacs pleuraux étaient remplis aux deux tiers par un exsudat séreux jaune rougeâtre. On constatait des caillots fibrineux sur les feuillets pulmonaire et diaphragmatique ; le premier en était recouvert aux régions hépatisées ; sur la plèvre costale l'exsudat était diffus et uniforme. Le péricarde en portait une couche particulièrement abondante et il était soudé sur une large surface avec les parois costales (pleurésie séro-fibrineuse) ; sa face interne était luisante, ses vaisseaux apparaissaient fortement injectés ; le tissu conjonctif du voisinage était le siège d'une infiltration gélatineuse ; l'épicarde, l'endocarde et les gros vaisseaux étaient imbibés par la matière colorante du sang ; les cavités du cœur renfermaient un caillot sanguin diffluent, de couleur foncée.

Le poumon droit ne présentait aucune altération notable ; les régions inférieures notamment les lobules antérieurs étaient presque dépourvues d'air et gorgées de liquides (légèrement atélectasiées). Le lobe antérieur du poumon gauche offrait les mêmes altérations (rouge foncé, dur, lourd, hyperémié, pauvre en air). A l'extrémité antérieure du lobe principal, on remarquait une masse du volume des deux poings, ne s'affaissant pas et présentant une couleur rouge noirâtre au travers de la plèvre tuméfiée, terne et recouverte d'un exsudat fibrineux. Cette portion du poumon avait la consistance du caoutchouc. Les coupes faites dans son épaisseur avaient une coloration rouge noirâtre (hépatisation rouge). Le processus phlegmasique était nettement délimité à la périphérie ; aux lobules voisins et dans leurs interstices on remarquait une infiltration inflammatoire œdémateuse.

L'hépatisation était régulièrement répartie dans la portion altérée dont le tissu ressemblait à celui du foie. L'aspect granitoïde qu'on remarque chez le cheval n'existait pas. *Les altérations étaient semblables dans les divers lobules de la région atteinte ; elles présentaient les mêmes caractères et la même* ancienneté; partout on trouvait la même hépatisation rouge, partout une coloration et une consistance uniformes de l'exsudat. Le tissu conjonctif interstitiel était légèrement tuméfié et infiltré d'un liquide gélatineux jaunâtre ou jaune grisâtre suivant les points; la largeur des travées variait de 1 à 2 millimètres.

Tous les vaisseaux de la partie malade étaient oblitérés par des thrombus récents, et les bronches en partie remplies d'un liquide spumeux et de caillots sanguinolents; la muqueuse de ces canaux était tuméfiée, d'une rougeur diffuse et parsemée d'hémorragies.

Bien que cet animal eût séjourné pendant plusieurs jours dans une étable renfermant trente-six vaches et qu'il y fût mort, deux mois après aucune de ces bêtes n'avait été atteinte de pneumonie.

Ce simple fait clinique nous paraît démonstratif de l'existence, chez le bœuf, d'une pneumonie croupale indépendante de la péripneumonie contagieuse (1).

Symptômes. — Les symptômes sont à peu près les mêmes que chez le cheval : fièvre (d'infection) élevée, phénomènes généraux graves, dyspnée, plaintes, toux, son de percussion d'abord normal, ensuite tympanique et enfin mat ; à l'auscultation, au début, râles crépitants, puis souffle bronchique et plus tard râles à grosses bulles. — Souvent la pneumonie croupale du bœuf a une marche rapide et une issue fatale. Quand elle se termine par la mort, celle-ci survient à la période d'hépatisation, vers le troisième ou le quatrième jour.

Diagnostic différentiel. — Il est surtout fort difficile de différé-

(1) Coulon et Olivier ont adressé, en 1884, à la Société centrale de médecine vétérinaire, un mémoire sur l'*Étude comparative de la pneumonie sporadique et de la péripneumonie contagieuse des bêtes bovines.*

D'après ces auteurs, la pneumonie sporadique se différencie cliniquement de la péripneumonie : 1° par une augmentation graduelle de la température n'atteignant son summum qu'à la période d'état ; 2° par l'absence de troubles digestifs dans le cours de l'affection et notamment au début; 3° par l'insensibilité des parois thoraciques; 4° par l'absence ordinaire du *tégument* et du bruit de souffle, symptômes qui ne manquent presque jamais dans la péripneumonie.

Les principaux caractères anatomo-pathologiques différentiels qu'ils indiquent sont :

1° L'absence d'épanchement au fanon et à l'encolure; épanchement constant et considérable dans la péripneumonie ;

2° L'absence d'épanchement pleural et de fausses membranes, lésions qui ne font jamais défaut dans l'affection contagieuse;

3° La généralisation des lésions à tous les lobules, d'où la teinte générale uniforme contrastant avec l'éparpillement des lésions péripneumoniques et l'aspect multicolore de la coupe;

4° L'état des cloisons interlobulaires, dont l'infiltration légère n'est pas jaunâtre mais violacée dans les régions où l'inflammation est récente, et leur calibre régulier de 1, 2, 3 millimètres, quelle que soit la période de l'affection; tandis que dans la péripneumonie, ces cloisons sont le siège d'une infiltration jaunâtre très abondante, qui les rend irrégulières, bosselées, épaisses parfois de plusieurs centimètres;

5° L'hépatisation du parenchyme, qui devient de plus en plus friable, et sa transformation purulente, lésions contrastant avec l'induration croissante du tissu péripneumonique et l'absence de suppuration.   (N. D. T.)

rencier la pneumonie croupale simple de la *péripneumonie*. Voici, à cet égard, les points de repère les plus importants :

1° La pneumonie croupale s'observe toujours à l'état sporadique et le plus souvent dans des étables où la péripneumonie contagieuse n'a jamais été constatée.

2° Elle est assez nettement caractérisée par son évolution aiguë ou suraiguë et par la succession régulière de ses diverses périodes : *engouement*, *hépatisation rouge*, *hépatisation jaune* et *résorption*. A son stade initial. alors que la fièvre est déjà très élevée, on ne constate pas de matité pulmonaire. La péripneumonie a une marche irrégulière, atypique. et la percussion dénote de la matité dès le début.

3° Les altérations anatomiques diffèrent considérablement dans ces deux affections. Dans la pneumonie croupale, tous les foyers hépatisés présentent des altérations d'âge, de couleur et de consistance identiques: dans certains cas. le système lymphatique interstitiel espaces lymphatiques interlobulaires, ne participe nullement au processus morbide; dans d'autres, il est le siège d'une légère infiltration œdémateuse; dans quelques-uns, très graves, il renferme un exsudat fibrineux peu abondant contenant de rares leucocytes. — Dans la péripneumonie, les différences d'ancienneté et d'aspect des divers foyers hépatisés sont caractéristiques. La participation de l'appareil lymphatique interlobulaire au processus est encore une lésion constante. Toujours on trouve une inflammation intense des vaisseaux lymphatiques interstitiels lymphangite, avec thrombose de ces vaisseaux et infiltration inflammatoire abondante du tissu conjonctif qui s'hypertrophie ensuite. Enfin il existe une pleurésie fibrino-exsudative. conséquence de l'extension à la séreuse de la phlegmasie pulmonaire.

Les auteurs ont attaché une grande importance à l'*hépatisation marbrée* comme signe diagnostique. Pour Gerlach, cette lésion est propre à la péripneumonie: pour la plupart des auteurs, Bruckmüller entre autres, elle ne serait qu'une altération commune aux variétés les plus diverses de la pneumonie.

Le tout est de s'entendre sur la valeur du terme « hépatisation marbrée ».

Si l'on envisage comme telle des modifications du tissu pulmonaire accusées par des traînées jaunâtres ou jaune grisâtre tissu conjonctif interlobulaire infiltré et par des ilôts rouges lobules pulmonaires hépatisés, cette altération pourra être constatée dans les diverses variétés de pneumonie et dans les différentes espèces pneumonie par corps étrangers ; car il n'est pas douteux que le tissu conjonctif interstitiel puisse être fortement infiltré chez des animaux autres que le bœuf et le porc.

Mais si, avec Gerlach, on considère l'hépatisation marbrée comme essentiellement caractérisée par des *lobules pulmonaires à des périodes diverses d'hépatisation* et séparés par d'épaisses travées de tissu conjonctif interstitiel infiltré d'un exsudat jaunâtre, force est bien d'admettre que l'hépatisation marbrée est une lésion propre à la péripneumonie; cette variété anatomo-pathologique ne s'observe en effet jamais dans la pneumonie croupale aiguë non contagieuse.

Et ce qui caractérise l'hépatisation marbrée, c'est bien l'existence de petits territoires lobulaires multicolores (brunâtres, jaunâtres, grisâtres, etc.), séparés par les cloisons lymphatiques interstitielles épaissies.

Traitement. — La pneumonie croupale du bœuf a une marche très rapide. On a rarement l'occasion de mettre en œuvre les moyens que comporte son traitement. Celui-ci est, du reste, le même que chez le cheval. Ses principaux agents sont les compresses froides sur le thorax, les infusions ou irrigations rectales froides et les antipyrétiques. Parmi ces derniers, l'alcool est particulièrement recommandable.

Bibliographie. — GERLACH, *Magazin*, 1854. — STOCKFLETH, *Repertor.*, 1862. — SCHMIDT, *Thierarzt*, 1862. — KÖHNE, *Magazin*, 1862. — SCHMIDT-MÜLHEIM, *Ibid.*, 1863. — PRIETSCH, *Sächs. Jahresber.*, 1865. — HARTUNG, SCHMIDT, PAULI, KAISER, EICHLER, etc., *Thierarzt*, 1866. — FÜRSTENBERG, *Magazin*, 1867. — LIES, *Adam's Wochenschr.*, 1868. — SMITH, *The Veterin.*, 1868. — BRUCKMÜLLER, *Pathol. Zootomie*, 1869. — GERLACH, *Gerichtl. Thierheilk.*, 1872. — BERGER, *Bad. thierarztl. Mittheil.*, 1872. — KÖHNE, *Berlin. Archiv.*, 1874, 1875. — UTZ, *Bad. thierärzl. Mittheil.*, 1876. — WEHENKEL, *Annal. de Bruxelles*, 1878. — SAUR, *Repertor.*, 1878. — ROSSIGNOL, *Recueil vét.*, 1879. — TAMBAREAU, *Ibid.*, 1879. — ANACKER, *Spec. Pathol.*, 1879; *Thierarzt*, 1879. — LELLANC, H. BOULEY, CAGNY, MÉGNIN, *Bullet. Soc. cent. vét.*, 1879. — VIOLET, *Journ. de Lyon*, 1880. — REMER, *Thierarzt*, 1881. — JOHNE, *Sächs. Jahresber.*, 1881. — HANSEN, *Repert. v.*, 1881. — FLEMMING, *Ibid.*, 1883. — SÖHNGEN, *Preuss. Mittheil.*, 1883. — COULON et OLIVIER, *Bullet. Soc. cent. vét.*, 1884. — HAUBNER-SIEDAMGROTZKY, *Landwirthschaftl. Thierheilk.*, 1884. — MOLLIN, *La Clinica vét.*, 1885. — CRELIN, *Bullet. belge*, vol. II. — GERVEN, *Ibid.*, vol. III. — WIRTZ, *Holländ. Vet.-Ber.*, 1887. — CAGNY, *Bullet. Soc. cent. vét.*, 1889. — ROSSIGNOL, *Bullet. Soc. vét. pratique*, 1890.

c. — **Pneumonie croupale des autres espèces.**

La pneumonie croupale des autres animaux domestiques est peu connue. La littérature spéciale n'en renferme que de rares observations, et les descriptions que l'on en donne dans la plupart des traités de pathologie sont purement théoriques. Il reste ici une lacune à combler.

1° Selon Röll, la pneumonie croupale serait fréquente chez le CHIEN et atteindrait d'ordinaire les lobes postérieurs du poumon. Nous ne pouvons confirmer ces assertions. D'après nos observations, la pneumonie croupale lobaire est très rare sur le chien, et ses symptômes, ses altérations, y sont à peu près les mêmes que chez le cheval. — La forme catarrhale est la plus ordinaire dans l'espèce canine.

2° Chez le CHAT, nous avons observé la pneumonie croupale plus souvent que chez le chien.

3° Chez le PORC, cette pneumonie est assez commune sur les sujets conduits loin dans les champs pendant les grandes chaleurs ou les froids intenses. Toutefois, elle est relativement très rare si on la compare à la pleuropneumonie infectieuse (*Schweineseuche*). On n'en a donné jusqu'à présent aucune description exacte.

4° Chez le MOUTON, Roloff a surtout observé la pneumonie croupale aiguë sur les agneaux âgés de deux à trois semaines. Dans presque tous les cas, l'inflammation était localisée aux lobes antérieurs des deux poumons ou d'un seul. Les animaux succombaient généralement à la période d'état, consécutivement à l'œdème des régions pulmonaires non hépatisées. Cox a rapporté des observations semblables.

Bibliographie. — GERLACH, *Magazin*, 1854. — Cox, *The Veterin.*, 1860. — ROLOFF, *Berlin. Archiv*, 1876. — RÖLL, *Speciel. Pathol. u. Therapie*, 1885.

2° PNEUMONIE CATARRHALE. — BRONCHO-PNEUMONIE.

Étiologie. — Les causes habituelles de la pneumonie catarrhale sont celles de la bronchite aiguë. Outre le refroidissement, on accuse les agents irritants introduits dans le poumon par l'air inspiré (contrairement à ce qui a lieu dans la pneumonie croupale hématogène) : poussières, sable et autres corps étrangers, Champignons, matières infectieuses. Cette pathogénie spéciale donne l'explication du caractère enzootique que revêt l'affection sur les animaux jeunes (veaux, agneaux, porcelets). Elle se développe souvent aux dépens de la bronchite aiguë, soit par la propagation aux alvéoles pulmonaires et au tissu interlobulaire de la phlegmasie des bronchioles, soit par l'aspiration dans les alvéoles de sécrétions bronchiques chargées d'éléments infectieux.

Dans la majorité des cas, la broncho-pneumonie survient comme épiphénomène de diverses maladies infectieuses et frappe surtout les animaux jeunes ou affaiblis. Chez le chien, où elle est très commune au cours de la maladie du jeune âge, elle représente la forme ordinaire de la pneumonie. Chez le bœuf, elle est encore assez fréquente et d'une importance toute particulière, parce qu'elle crée une porte d'entrée au bacille tuberculeux. Elle est plus rare sur le cheval. Chez le mouton, le porc, le veau, les gallinacés, on la rencontre sous forme de pneumonie vermineuse.

La pneumonie *hypostatique* est une variété particulière de la pneumonie catarrhale. Elle se produit lorsque le retour du sang contenu dans les vaisseaux pulmonaires est gêné par la faiblesse croissante du cœur; son stade initial est donc une hyperémie pulmonaire passive. Elle est localisée aux régions inférieures des lobes, où le sang s'accumule par l'action de la pesanteur. On l'observe dans le cours du tétanos, des affections chroniques du cœur, des maladies du sang, etc., surtout chez les animaux faibles et particulièrement chez le mouton.

Anatomie pathologique. — La pneumonie catarrhale est caractérisée anatomiquement par sa distribution en foyers ; elle est *lobu-laire*. Tantôt il n'y a qu'un seul îlot ; dans d'autres cas la lésion englobe plusieurs îlots confluents ; parfois l'affection est *disséminée* et il existe une grande quantité de petits noyaux inflammatoires miliaires (maladie du jeune âge chez le chien).

Cette forme de la pneumonie débute encore par l'hyperémie, l'hémorragie, l'exsudation, une infiltration leucocytique plus ou moins accusée et une desquamation épithéliale abondante ; il n'y a pas d'exsudat fibrineux. Suivant que l'un ou l'autre des produits inflammatoires fait défaut ou prédomine, la coupe du poumon hépatisé présente une coloration noire ou rouge brun foncé ; plus tard, lorsque les éléments cellulaires augmentent, la coloration devient successivement gris rouge, gris jaunâtre et blanc jaunâtre. A la coupe, la surface de section des foyers broncho-pneumoniques est plus lisse que dans la pneumonie lobaire croupale ; elle est tout au plus finement granuleuse ; le tissu de ces foyers, dur, dépourvu d'air, fait une légère saillie sur la coupe. En le comprimant on en fait sourdre, au début, un liquide sanguinolent ou couleur chocolat trouble, qui devient plus tard gris rougeâtre ou gris pâle, et qui provient des alvéoles et des bronches. Le tissu pulmonaire sain du voisinage est le siège d'une hyperémie collatérale.

Lorsque la broncho-pneumonie est disséminée, la surface du poumon est parsemée de petits foyers purulents blanc grisâtre dont le volume va de celui d'un grain de pavot à celui d'un grain de chènevis. Parfois on observe une infiltration purulente diffuse de portions pulmonaires assez vastes.

La plus importante des altérations consécutives est l'*atélectasie*. Elle se développe par l'obstruction des bronchioles (atélectasie d'obstruction) ou par l'accumulation de l'exsudat dans les bronchioles et les alvéoles. Aux points ne renfermant plus d'air, on constate des hémorragies passives, l'agglutination et la soudure des parois alvéolaires, une néoformation conjonctive et l'épaississement des cloisons (collapsus et induration pulmonaires). Les régions atélectasiées se reconnaissent à leur coloration rouge bleu foncé ; parfois elles sont saillantes à la surface du poumon. Les hémorragies donnent naissance à un pigment ardoisé (induration pulmonaire ardoisée). Autour et au voisinage des foyers broncho-pneumoniques, le tissu pulmonaire est fréquemment emphysémateux ; à leur niveau, les bronches se dilatent, la muqueuse de ces conduits s'enflamme et des ectasies se développent ; à leur surface, la plèvre est épaissie et raboteuse. Les ganglions bronchiques sont tuméfiés, œdématiés, quelquefois infiltrés de pus.

Parmi les autres lésions qu'engendre la broncho-pneumonie, mentionnons encore la suppuration et la gangrène du tissu pulmonaire. — Les corps étrangers parvenus accidentellement dans le poumon peuvent s'entourer d'une coque conjonctive plus ou moins épaisse (induration nodulaire).

Symptômes. — A son début, la pneumonie catarrhale s'accuse par les symptômes de la bronchite aiguë, affection aux dépens de laquelle elle se développe dans un bon nombre de cas. La température générale s'élève ; la respiration s'accélère ; la toux est courte, douloureuse, souvent avortée, surtout chez le chien. Lorsque des foyers bronchopneumoniques de dimensions assez considérables sont situés superficiellement, la percussion permet de constater des zones mates circonscrites habituellement localisées vers les régions inférieures du poumon et au pourtour desquelles la résonnance est tympanique. Le souffle bronchique (souffle tubaire) est rare ; les bruits respiratoires, affaiblis ou complètement disparus, sont remplacés par des râles.

La marche de la maladie est parfois très rapide ; en thèse générale cependant elle est lente, chronique ; elle se prolonge pendant des semaines et des mois. Dans certains cas, la guérison survient au bout de deux à trois semaines : les produits inflammatoires sont résorbés ou expectorés, les râles deviennent de plus en plus humides, la fièvre diminue, la respiration reprend peu à peu son rythme normal et la toux disparaît ; dans d'autres circonstances, des complications se produisent parmi lesquelles l'induration pulmonaire (pousse pulmonaire) et la « phtisie pulmonaire » sont les plus importantes (voy. p. 230).

La suppuration et la nécrose sont rares ; elles s'accusent par une fièvre très élevée, un amaigrissement considérable et une grande faiblesse ; la toux cesse, le collapsus devient de plus en plus profond. — La mort peut être déterminée très rapidement, soit par l'extension du processus morbide à une vaste étendue du poumon, soit par un œdème pulmonaire secondaire.

Le pronostic est surtout grave chez les animaux jeunes ou faibles.

Diagnostic différentiel. — La pneumonie catarrhale diffère de la pneumonie croupale par sa marche lente, chronique, atypique ; souvent elle est consécutive à la bronchite ; la percussion dévoile l'existence de zones mates circonscrites, le jetage rouillé fait défaut ; enfin ses allures sont celles d'une affection grave. Chez le cheval, elle est la forme la plus rare de la pneumonie ; chez le chien elle est la plus fréquente.

La distinction avec la bronchite capillaire (bronchiolite) est quelquefois difficile. L'hyperthermie, la toux douloureuse, la matité lobulaire et l'absence du murmure vésiculaire sont des signes diagnostiques importants ; mais il est très rare de les trouver réunis : assez souvent on ne constate pas de matité, en raison de la situation profonde des foyers hépatisés (maladie du jeune âge). — Il est à peu près impossible de préciser le moment où la bronchiolite se transforme en broncho-pneumonie.

Traitement. — Le traitement de la pneumonie catarrhale comporte les mêmes indications que celui des bronchites aiguë et chronique. Toutefois les antipyrétiques et les toniques du cœur, l'alcool, la digitale et la caféine sont plus spécialement indiqués. — Lorsque la maladie existe à l'état chronique, il faut lui opposer les dissolvants et les expectorants (alcalins, apomorphine, essences, résines), les inhalations crésylées et les compresses hydropathiques. — Ce traitement doit être complété par des soins hygiéniques et une bonne alimentation.

Bibliographie. — Bruckmüller, *Pathol. Zootom.*, 1869. — Haubner-Siedamgrotzky, *Landwirthschaftl. Thierheilk.*, 1884. — Röll, *Spec. Pathol.*, 1885. — Dieckerhoff, *Spec. Pathol.*, 1888.

3° PNEUMONIE PAR CORPS ÉTRANGERS. — GANGRÈNE PULMONAIRE.

Étiologie. — A son début, la pneumonie produite par des corps étrangers consiste en une phlegmasie catarrhale, lobulaire ou en foyers. En vétérinaire, il est d'usage de lui consacrer un chapitre spécial.

On y reconnaît généralement deux variétés : 1° la *pneumonie par corps étrangers proprement dite*; 2° la *pneumonie traumatique*.

1° La *pneumonie par corps étrangers*, dans le sens restreint du mot, est le résultat de l'action de substances irritantes qui parviennent dans le poumon par la voie trachéo-bronchique. A son premier stade, elle représente une pneumonie catarrhale lobulaire; bientôt le processus inflammatoire devient intense, surtout chez le bœuf, et provoque un exsudat croupal et la gangrène pulmonaire. On devrait ranger dans ce groupe les pneumonies par inhalation de poussières, les pneumonies vermineuses et mycosiques (moisissures), mais, dans la pratique, on réserve la dénomination de pneumonie par corps étrangers à l'affection du poumon produite par des aliments ou des breuvages ayant fait *fausse route*.

a. La *pneumonie alimentaire* s'observe surtout chez le cheval, plus rarement sur le bœuf. Chez les solipèdes, les maladies du pharynx, de l'encéphale, le tétanos, occasionnent assez souvent la *fausse route*, c'est-à-dire la pénétration des matières alimentaires dans la trachée. Chez le bœuf, sa cause la plus fréquente est la forme paralytique de la fièvre vitulaire. La pharyngite aphteuse (Lydtin), les abcès rétro-pharyngiens qui s'ouvrent spontanément, les sécrétions bronchiques putrides qui infiltrent peu à peu les régions déclives du poumon, les quintes de toux pendant la rumination (Eisenblätter), peuvent également l'occasionner. Feser l'a observée après l'administration de fortes doses de physostigmine. Dans toutes les espèces, on a constaté chez le fœtus des pneumonies dues à la pénétration (par inspiration) dans le poumon des liquides amniotiques et des mucosités intestinales.

Dans la majorité des cas, ce paraît être à cette cause que doivent être rapportées les pneumonies des nouveau-nés.

Signalons encore la *pneumonie expérimentale du vague*, déterminée par la paralysie des nerfs laryngiens, lésion qui permet la pénétration des aliments dans le larynx et la trachée.

b. La *pneumonie médicamenteuse (pneumonia medicamentaria)* est plus importante que la pneumonie alimentaire. On l'observe chez le cheval, le bœuf et le porc. Elle est déterminée par l'administration défectueuse des breuvages. L'introduction de ceux-ci dans les fosses nasales (très usitée par les empiriques), les tractions effectuées sur la langue pendant cette opération, l'occlusion des naseaux, les compressions exercées sur la région laryngienne, l'extension trop accusée de la tête, l'administration de liquides médicamenteux en quantité excessive, de mixtures formant dépôt et qui doivent être agitées avant d'en faire usage, de poudres végétales, d'infusions de fleurs aromatiques, de matières irritantes, amères, visqueuses : telles en sont les causes habituelles. Chez le porc, il faut compter en outre avec la résistance que les animaux opposent à l'administration des liquides thérapeutiques ; souvent cet animal pousse des cris et les liquides tombent dans le larynx béant. Chez le cheval, l'attitude trop élevée de la tête est particulièrement dangereuse lorsque les animaux sont pris de quintes de toux pendant l'ingurgitation des breuvages. Autrefois, quand la mort survenait à la suite de la *fausse route*, on l'expliquait en invoquant une intoxication, même lorsqu'il s'agissait de médicaments tout à fait inoffensifs, tels que l'huile de lin, le poivre etc. (Hertwig).

Les injections intra-trachéales, en vogue actuellement, ont aussi quelquefois pour conséquence la broncho-pneumonie gangreneuse.

Le degré d'intensité et les modalités de réaction de la muqueuse bronchique et du parenchyme pulmonaire dépendent de la nature du corps étranger. L'eau distillée, l'eau de fontaine, les diverses solutions médicamenteuses non irritantes peuvent être résorbées sans laisser après elles aucun désordre. Les médicaments insolubles, irritants ou caustiques, provoquent des phlegmasies dont l'acuité varie depuis le simple catarrhe jusqu'à l'inflammation diphtéritique, nécrosique ou gangreneuse.

2° Dans la *pneumonie traumatique,* qui fait partie du domaine de la chirurgie, le corps étranger pénètre dans le poumon par la surface de l'organe. On l'observe assez souvent chez le bœuf au cours de la péricardite traumatique. Chez le chien, elle est quelquefois déterminée par des aiguilles qui s'engagent dans l'un des lobes en traversant les tuniques œsophagiennes ; dans cette forme de l'affection, ce sont d'ordinaire les symptômes de la pleurésie qui dominent la scène. Nous devons encore mentionner les pneumonies par contusion (Schütz) qui compliquent les traumatismes agissant sur le thorax (chutes, heurts, violences extérieures, et les blessures du poumon consécutives aux fractures de côtes ou aux plaies pénétrantes de la poitrine.

La pneumonie par corps étrangers est une des causes les plus fréquentes de la gangrène pulmonaire. Mais, chez le cheval, celle-ci peut également se produire au cours de la pneumonie contagieuse (pneumonie nécrosique) et des pneumonies croupales graves avec arrêt de la circulation dans une grande étendue du poumon, après les infarctus hémorragiques et les processus emboliques (voy. *Pneumonie métastatique*); enfin quelquefois elle est occasionnée par des sécrétions bronchiques décomposées, elle survient alors comme complication de la bronchectasie.

Anatomie pathologique. — La pneumonie par corps étrangers est un processus morbide complexe formé par l'association des phlegmasies catarrhale, croupale, gangreneuse et nécrosique.

La gangrène pulmonaire est caractérisée par un ensemble de lésions nécrosiques et gangreneuses, provoquées par une pneumonie putride, bactérienne. Au début, l'inflammation est localisée aux bronches, puis peu à peu elle s'étend au tissu conjonctif péribronchique et au parenchyme pulmonaire. Ce dernier présente successivement les signes de l'inflammation catarrhale, croupale (notamment chez le bœuf) et diphtéritique. Les territoires pulmonaires malades, plus ou moins saillants à la surface de la coupe, sont d'abord rouge noirâtre, puis gris rougeâtre et plus tard jaunâtres; leur résistance augmente; l'air n'y a plus accès. On réussit très rarement à découvrir les corps étrangers au centre des lobules. Peu à peu les régions atteintes subissent l'infiltration et la fonte purulentes. Dans certains cas, des abcès multiples se développent qui deviennent bientôt confluents et se transforment en foyers gangreneux lorsqu'ils communiquent avec une bronche. Les *pneumonies médicamenteuses*, généralement bilatérales, sont localisées à la base du poumon ou au niveau des grosses bronches.

Le tissu pulmonaire gangrené forme une masse visqueuse, noirâtre ou grisâtre, semblable à l'amadou; sa consistance devient de plus en plus molle; il se désagrège, se liquéfie, se réduit en ichor fétide, de mauvais aspect, qui renferme les produits de décomposition de l'albumine, de la graisse (leucine, tyrosine, acides gras, ammoniaque, sulfure d'hydrogène), et une quantité considérable d'éléments figurés (agents de la putréfaction, débris de parenchyme, globules de pus, détritus divers, cristaux de phosphate tribasique, etc.). D'après Filehne, on y trouverait également un ferment analogue à la trypsine et qui dissout le tissu élastique du poumon.

Autour de ces foyers gangreneux, le parenchyme pulmonaire est hyperémié et œdématié. Chez le cheval, on rencontre parfois une tuméfaction caractéristique du tissu conjonctif interlobulaire, lequel forme de larges bandes gélatineuses analogues à celles de la péripneumonie du bœuf. Sur la plèvre, on constate fréquemment les lésions

II.   15

d'une inflammation purulente ou hémorragique et putride ; le pneumothorax et le pyopneumothorax ne sont pas rares. Dans les cas où la
gangrène est plus ancienne, un sillon disjoncteur est creusé autour du
foyer nécrosique. La muqueuse des bronches et de la trachée est parfois infiltrée de pus ou d'ichor. Le tissu pulmonaire sain est souvent
emphysémateux; nous avons plusieurs fois observé de l'emphysème
sous-pleural, médiastinal et même sous-cutané.

Ailleurs, on trouve les altérations de l'infection septique et de la
pyohémie : sang noir d'aspect goudronneux, hémorragies, tuméfaction des différents viscères, métastases, etc.

Symptômes. — Au début, les manifestations de la pneumonie par
corps étrangers sont celles de la pneumonie catarrhale lobulaire ; elles
passent fréquemment inaperçues ; mais, à l'exploration du thorax,
on constate des phénomènes significatifs au niveau des points où
existent les foyers gangreneux et les cavernes.

Ses principaux symptômes sont :

1° Une odeur désagréable et plus tard très fétide de l'air expiré,
odeur qui se perçoit aux deux naseaux ; elle est souvent accompagnée
d'un jetage de mauvais aspect, infect, chargé de parcelles de tissu
pulmonaire mortifié. Dans quelques cas de gangrène très avancée,
cette fétidité de l'air et du jetage peut faire défaut.

2° Les modifications qui surviennent dans la résonnance et les bruits
normaux du poumon. Lorsque des cavernes sont formées et qu'elles
ne sont pas situées trop profondément, la percussion donne un son
tympanique, de pot fêlé ou métallique. A l'auscultation, on perçoit
des râles, du souffle bronchique, du souffle amphorique ou des bruits
de glou-glou.

3° Une fièvre ordinairement intense. Elle s'accompagne de frissons,
d'une forte accélération de la circulation avec affaiblissement du
pouls (chez le cheval on compte de 80 à 120 pulsations à la minute),
d'abattement, de somnolence, de stupéfaction, de diarrhée profuse,
symptômes qui dénoncent nettement la fièvre septique. Nos propres
expériences nous ont montré que, dans certains cas, on peut observer
le maintien de l'appétit et un état général apyrétique, malgré l'existence de vastes cavernes.

Diagnostic. — D'après les considérations précédentes, le diagnostic de la gangrène pulmonaire est basé sur l'odeur fétide de l'air
expiré, sur l'existence de cavernes et la présence, à l'examen microscopique du jetage, de fibres élastiques ou d'autres débris du parenchyme pulmonaire : cette dernière constatation assure le diagnostic
dans tous les cas. Si celui-ci est difficile à établir au début et tant que
les causes de la maladie sont obscures ou inconnues, on peut ériger
en règle que les affections pulmonaires aiguës apparaissant au cours
ou à la suite des coliques, de la pharyngite, de l'encéphalite, de la

fièvre vitulaire, du tétanos, de l'anasarque, des maladies de l'œsophage, etc., doivent être regardées *à priori* comme des pneumonies par corps étrangers.

Diagnostic différentiel. — Cette pneumonie et la gangrène pulmonaire peuvent être confondues avec la péripneumonie contagieuse, la bronchectasie, la phtisie pulmonaire, les maladies des dents, des os de la tête, des sinus maxillaires. Ces dernières affections n'ont, comme manifestation commune avec les processus pulmonaires dont il s'agit, que la fétidité de l'air expiré, et ce symptôme n'est généralement constaté qu'à un seul naseau.

Il est quelquefois difficile de différencier les cavernes pulmonaires de la bronchectasie; toutefois, dans cette dernière affection, le jetage ne renferme pas de fibres élastiques et les signes de l'infection septique sont toujours moins accusés. La pneumonie par corps étrangers se distingue de la péripneumonie par sa marche aiguë, par les phénomènes qui accusent la gangrène pulmonaire et, à l'autopsie, par l'absence d'hépatisation marbrée (voy. p. 218).

Pronostic. — Le pronostic de la pneumonie par corps étrangers est grave. — Le plus grand nombre des malades périssent. Habituellement la mort survient au bout de quelques jours, parfois après quelques semaines seulement. Les exemples de guérison ne sont cependant pas très rares, même lorsque l'odeur de gangrène s'est déjà manifestée; dans ces cas, un foyer pulmonaire gangreneux est éliminé par suppuration (séquestre), et rejeté avec les matières expectorées. Des faits de ce genre s'observent particulièrement chez le bœuf. — La gangrène pulmonaire diffuse est fatalement mortelle.

Traitement. — Il se confond avec celui de la pneumonie catarrhale. Mais dès qu'il existe des lésions gangreneuses, il faut recourir à d'autres moyens. On peut chercher à arrêter le processus par des inhalations de crésyl, de goudron, d'acide phénique, d'essence de térébenthine; on peut également administrer ces médicaments à l'intérieur. La fièvre septique doit être combattue en outre par les antipyrétiques, notamment par le camphre et l'alcool.

On évitera la *pneumonie médicamenteuse* en s'entourant des précautions nécessaires pour éviter la *fausse route* lorsqu'on administre des breuvages, et en rejetant absolument ces derniers pour le porc.

Bibliographie. — SCHÜTT, *Magazin*. 1843. — CUNING, *The Veteria.*. 1847. — ARNOLL. *Ibid.*, 1848. — MAZOUX, *Journ. de Lyon*. 1852. — HERING. *Repertor.*. 1854-57-58. — *Oesterr. Vierteljahrsschr.*, 1855-58-64-65-69-70. — GOUBAUX, *Recueil vét.*. 1861. — KÜHNE, *Magazin*. 1861. — JANSEN. *Ibid.*, 1864. — LEAUTARD, *Journ. de Lyon*. 1864. — *Magazin*, 1866. — CORNETTE, *Annal. de Bruxelles*. 1866. — LEISERING. *Sächs. Jahresber.*. 1869, 1870. — ADAM. *Wochenschr.*, 1870. — VOGEL. *Repertor.*, 1870. — HOLZENDORFF, *Thierarzt*. 1870. — HUMMEL., *Bad. thierärztl. Mittheil.*, 1871. — SIEDAMGROTZKY, *Sächs. Jahresber.*, 1871. — FRIEDBERGER, 1874-75, 1875-76. — STRAUB, *Repertor.*, 1876. — ROLOFF, *Berlin. Archiv*, 1876. — EBERHARDT, *Ibid.*, 1876. — SCHMIDT, *Vorträge f. Thierärzte*, 1878. — SCHÜTZ, *Preuss. Mittheil.*, 1879. — WENDERHOLD,

Adam's Wochensch., 1882. — Lydtin, *Bad. Mittheil.*, 1883. — Tappe, *Vorträge f. Thierärzte.* 1883. — Zundel, *Jahresber. f. Elsass-Lothringen*, 1882. 1884. 1885. Benjamin, *Bullet. Soc. cent. vét.*, 1884. — Hink, *Bad. Mittheil.*, 1884. — Hartenstein, *Archiv. d'Alfort*, 1884. — Elsen, *État sanit. du Braban*, 1884. — Konhäuser, *Oesterr. Vierteljarsschr.*, Bd LVII. — Eisenblätter, *Berlin. Archiv.* 1885. — Kaiser, *Ibid.*, 1885. — Corradi, *Il med. vet.*, vol. XXX. — Albrecht, *Adam's Wochensch.*, 1885. Weemoes, *Bullet. belge*, vol. I. — Veraert, *Ibid.*, vol. III. — Csokor, *Oesterr. Vierteljahrsschr.*, Bd. LXIV. — Prietsch, *Sächs. Jahresber.*, 1886. — Sauer, *Oesterr. Monatsschr.*, 1888.

4° PNEUMONIE MYCOSIQUE DES MAMMIFÈRES. PNEUMOMYCOSE ASPERGILLINE.

Étiologie. — La pneumonie produite par des moisissures est désignée communément sous le nom de *pneumonie mycosique*. — Chez les mammifères (cheval, bœuf), on rencontre surtout l'*Aspergillus fumigatus* (Bollinger a décrit un cas de botriomycose du poumon). — Chez les oiseaux (poule, pigeon, oie, canard, cygne, faisan, flamant, etc., perroquet et autres oiseaux d'appartement), on peut observer les *Aspergillus glaucus*, *A. nigrescens* et *A. fumigatus* ainsi que le *Mucor racemosus* (plus rarement le *M. conoïdeus*). Ces Champignons sont introduits dans l'organisme avec les aliments ou l'air chargés de moisissures; ils se développent surtout facilement chez les animaux faibles, délicats, et sur les individus atteints d'affections catarrhales. La pneumonie mycosique sévit souvent à l'état épizootique sur les volailles. — Dans une écurie où les chevaux avaient consommé de la paille hachée moisie, Pech l'a observée sur sept sujets. (Pour la pneumonie mycosique des volailles, voy. l'*Addenda*.)

L'action pathogène des Champignons des moisissures est établie par un nombre considérable de faits. Partant de la muqueuse bronchique, des bronchioles et des alvéoles, ils déterminent, par un mécanisme complexe — par irritation mécanique, chimique, et par consomption du tissu pulmonaire — des processus morbides intenses, tout à fait semblables à ceux de la pneumonie par corps étrangers. Mais ces agents peuvent se rencontrer accidentellement dans les ectasies bronchiques, dans les cavernes pulmonaires et dans les lésions de la pneumonie par corps étrangers (Siedamgrotzky).

Anatomie pathologique. — Chez les mammifères, la pneumomycose aspergilline revêt ordinairement les caractères de la pneumonie folliculaire purulente. Les follicules présentent les dimensions d'un grain de chènevis à celles d'un pois. Ils peuvent exister en très grand nombre ; on les rencontre tantôt disséminés dans toute la substance pulmonaire, tantôt confluents. Dans certains cas, ils sont constitués par une capsule conjonctive remplie de pus farci de Champignons ; dans d'autres, ils représentent de très petits foyers inflammatoires lobulaires dont le centre est rempli de larges végétations mycosiques, tandis que leur périphérie est séparée du tissu pulmonaire

sain par une zone hépatisée, hémorragique. Plus rarement on trouve
une pneumonie diffuse caractérisée par l'hépatisation, l'infiltration
inflammatoire du tissu conjonctif interlobulaire (Röckl), et qui offre
parfois une grande analogie anatomique avec la péripneumonie contagieuse. L'examen microscopique permet d'établir le diagnostic. —
Chez le cheval, la pneumomycose folliculaire peut simuler la morve :
sur la muqueuse bronchique, il existe quelquefois des ulcérations et
des proliférations mycosiques ; à la surface des régions malades, on
remarque de la pleurite sèche. Dans un cas, Martin a constaté des
abcès pulmonaires et hépatiques renfermant des Champignons. Lorsque la maladie a évolué très rapidement, ses lésions sont celles de la
pneumonie par corps étrangers avec gangrène pulmonaire consécutive (observation de Pech chez un cheval).

Symptômes. — Les manifestations de la pneumomycose sont
semblables à celles de la pneumonie catarrhale. Il est rare que la percussion accuse une matité étendue ; cependant, dans le cas de
pneumomycose suraiguë relaté par Pech, on a constaté une matité
occupant toute la moitié inférieure du thorax. Généralement la maladie suit une marche chronique ; elle aboutit à la « phtisie pulmonaire » accusée par une dyspnée persistante et un amaigrissement
progressif. Le jetage renferme parfois des moisissures, donnée très
importante au point de vue diagnostique (Pech). Dans les cas suraigus,
on a observé l'appareil clinique de la pneumonie par corps étrangers.

Traitement. — Dans la majorité des cas, le diagnostic n'est fait
qu'après la mort, et fût-il établi pendant la vie, il serait illusoire d'espérer détruire les Champignons introduits dans le poumon ou obtenir
leur élimination. On pourrait cependant essayer les inhalations de
crésyl, de goudron, d'acide phénique, d'essence de térébenthine. Chez
les grands animaux, on pourrait aussi avoir recours aux injections
intra-trachéales de solutions de crésyl, d'acide phénique, d'acide
salicylique ou de sublimé. Mais, actuellement, la pneumomycose aspergilline offre surtout un intérêt anatomique.

Bibliographie. — Bollinger, *Virch. Archiv*, Bd II. — Paulicki, *Magazin*, 1872. —
Siedamgrotzky, *Pütz'sche Zeitschr.*, 1879. — Pech, *Preuss. Mittheil.*, 1875-76. —
Schmidt, *Thierarzt*, 1877. — Martin, *Münch. Jahresber.*, 1882-83. — Röckl, *Deutsche
Zeitschr. f. Thiermed.*, 1884. — Röll, *Spec. Pathol.*, 1885. — Bollinger, *Deutsche
Zeitschr. f. Thiermed.*, 1887. — Neumann, *Traité des maladies parasit. non microb.
des an. domest.*, Paris, 1888. — Zürn, *Die pflanz. Parasiten*, 1889.

5° PNEUMONIE CHRONIQUE OU INTERSTITIELLE.
PHTISIE PULMONAIRE.

Étiologie. — État morbide symptomatique, la *pneumonie interstitielle* ou *pneumonie chronique* se rattache à des processus inflammatoires chroniques du parenchyme pulmonaire et des bronches. Parmi
ces derniers, il faut mentionner en première ligne : la pneumonie catar-

rhale, la pneumonie par corps étrangers, le catarrhe bronchique chronique et les ectasies qui l'accompagnent si fréquemment. La pneumonie interstitielle est encore assez souvent déterminée par les pneumonies tuberculeuse, morveuse, actinomycosique, par la péripneumonie contagieuse et la maladie du jeune âge. Chez le cheval, il est rare de la voir s'établir à la suite de la pneumonie croupale. Nous lui avons consacré une étude spéciale pour en donner un aperçu d'ensemble.

Anatomie pathologique. — Anatomiquement, la pneumonie interstitielle est caractérisée par des altérations diffuses ou circonscrites du tissu conjonctif péribronchique ou interlobulaire. Les territoires pulmonaires envahis, très consistants, durs, crient sous l'instrument tranchant. Leur volume est diminué, leur coloration est blanchâtre ou blanc grisâtre. Le tissu de nouvelle formation se développe aux dépens des leucocytes émigrés dans la trame conjonctive interlobulaire péribronchique et périvasculaire ; au début, il représente une sorte d'infiltrat gélatiniforme qui comprime les alvéoles et les bronchioles dont les parois se soudent; sa masse diminue peu à peu de volume et s'indure (induration conjonctive ou sclérose du poumon).

A la suite de ces modifications du parenchyme pulmonaire, les bronches et les alvéoles restées saines se dilatent (bronchectasie, emphysème).

Symptômes. — Les symptômes de la pneumonie interstitielle sont l'expression de la diminution de la surface respiratoire pulmonaire; ils consistent essentiellement en une dyspnée plus ou moins intense (pousse du cheval). Dans presque tous les cas, il y a une toux faible, courte, superficielle, occasionnée par le catarrhe bronchique chronique. L'examen physique du poumon ne révèle aucun phénomène important dans les cas assez fréquents où les foyers pneumoniques sont disséminés, ou très petits, ou situés profondément. Dans d'autres, on observe les manifestations de la pneumonie catarrhale. Lorsque la pneumonie interstitielle existe depuis longtemps, on voit survenir de l'amaigrissement, de la faiblesse, des hydropisies, de l'albuminurie, etc., symptômes qui, avec la dyspnée, constituent le cortège de la « phtisie pulmonaire ». — La mort survient par épuisement.

Le traitement de la pneumonie interstitielle est illusoire.

D'une manière générale, on désigne sous le nom de **phtisie pulmonaire** toutes les altérations pulmonaires chroniques destructives, accompagnées d'un amaigrissement considérable et d'une grande faiblesse. Il ne faut donc pas considérer la tuberculose pulmonaire comme la seule affection capable de la déterminer. Si chez le bœuf et chez l'homme cette coïncidence est la règle, la morve pulmonaire, les pneumonies catarrhale ou par corps étrangers, l'actinomycose, les tumeurs du poumon, etc., peuvent également entraîner la phtisie pulmonaire chez nos animaux.

Parmi les **Tumeurs du poumon**, il faut surtout mentionner les *carcinomes*, les *mélanomes*, les *sarcomes*, les *tumeurs caverneuses*, les *chondro-adénomes* et les *fibromes*. Ces néoplasies se dérobent généralement au diagnostic clinique; il est extrèmement difficile de les différencier des indurations simples du poumon.

Les *tumeurs métastatiques* peuvent être l'objet d'un diagnostic probable. Les symptômes pulmonaires qu'elles provoquent et l'existence de tumeurs primitives externes (carcinome) permettent de conclure à un transport des cellules néoplasiques vers les organes de la cavité pectorale (zones mates circonscrites, dyspnée, phtisie pulmonaire, etc.). — Chez un chien atteint de carcinomatose primitive du poumon, nous avons observé de fréquentes hémoptysies.

Bibliographie. — Dupuy et Prince, *Journ. théor. et prat.*, 1830. — Cambron, *Journ. vét. et agric. de Belgique*, 1844. — Charpiot, *Journ. de Lyon*, 1865. — Nocard, *Archiv. d'Alfort*, 1877. — Friedberger, *Münch. Jahresber.*, 1877. — Martin, *Ibid.*, 1881-82. — Lustig, *Hannov. Jahresber.*, 1882-83. — Röll, *Spec. Pathol.*, 1885. — Mathis, *Journ. de Lyon et Lyon médical*, 1885. — Leclerc, *Recueil vét.*, 1886. — Sommer, *Deutsche Zeitschr. f. Thiermed.*, 1887. — Dieckerhoff, *Spec. Pathol.*, 1888.

6° PNEUMONIE MÉTASTATIQUE OU EMBOLIQUE.

Étiologie. — Cette forme de la pneumonie représente encore une affection secondaire. Elle se développe lorsque des produits solides désagrégés provenant soit d'un thrombus périphérique, soit d'une veine ouverte dans un foyer gangreneux, soit du cœur (embolies), sont charriés par le sang et viennent s'arrêter dans les vaisseaux pulmonaires. Enclavés dans ces derniers, les bouchons emboliques produisent d'abord des infarctus hémorragiques, et lorsqu'ils émanent d'un foyer purulent ou septique, ils provoquent la suppuration ou la gangrène pulmonaires. — Chez nos animaux, ses causes occasionnelles les plus fréquentes sont la phlébite de la jugulaire, les trombophlébites des membres postérieurs (chez le cheval), les inflammations gangreneuses des tissus sous-ongulés, du coussinet plantaire (Siedamgrotzky), la mastite purulente (Haase), les abcès gourmeux, les processus pyogéniques qui évoluent dans les divers organes, l'endocardite ulcéreuse, etc. Chez un cheval, Sommer a observé une embolie graisseuse du poumon consécutive à une vaste infiltration purulente de la cuisse.

Anatomie pathologique. — Les altérations de la pneumonie métastatique sont disposées en foyers (*pneumonie lobulaire*) dont les dimensions varient habituellement entre celles d'un pois et celles d'une noix. En raison du mode de ramification des vaisseaux pulmonaires, on les trouve surtout localisées vers la surface des lobes. Les infarctus hémorragiques, de forme conique et dont la base est dirigée vers la plèvre, se présentent sous l'aspect d'îlots hépatisés, très denses, de couleur rouge noir; lorsqu'ils renferment des éléments pyogènes ou septiques, ils provoquent la suppuration à leur voisinage; l'infarctus se transforme peu à peu en îlot purulent ou gangreneux plus ou moins vaste, de forme arrondie (caverne). On constate en outre les altérations de la pyohémie et celles de la septicémie.

Symptômes. — La pneumonie métastatique se traduit par une fièvre intense qui apparaît brusquement, par des frissons, de la dyspnée, de la toux; dans quelques cas, on note de la matité et les signes ordinaires des cavernes pulmonaires. Il est presque toujours possible de découvrir le foyer morbide source de l'infection. Généralement la mort survient par infection purulente. La guérison est extrêmement rare; elle peut cependant se produire lorsque les foyers gangreneux sont rares et peu étendus. L'irruption du pus dans la cavité pleurale détermine une pleurésie purulente (empyème).

Le *traitement* est celui de la gangrène pulmonaire. Son efficacité est des plus incertaines.

Bibliographie. — SPINOLA, *Ueber das Vorkommen von Eiterknoten in den Lungen der Pferde*, 1859; *Spec. Pathol.*, 1866. — BRUCKMÜLLER, *Pathol. Zootom.*, 1869. — SIEDAMGROTZKY, *Sächs. Jahresber.*, 1876. — SEMMER, *Deutsche Zeitschr. f. Thiermed.*, 1879. — HASSE, *Preuss. Mittheil.*, 1882. — RÖLL, *Spec. Pathol.*, 1885. — DIECKERHOFF *Ibid.*, 1888.

EMPHYSÈME PULMONAIRE.

Étiologie et pathogénie. — L'emphysème est une affection caractérisée par la dilatation exagérée du poumon et par l'augmentation du volume d'air renfermé dans cet organe. Son mode de production est complexe. Dans la plupart des cas, il est déterminé par des causes d'ordre purement mécanique, dont les principales sont l'ampliation anormale du thorax dans les inspirations forcées, la dilatation excessive des parois lobulo-alvéolaires en certaines parties du poumon — lorsque l'air n'a plus accès dans des portions atélectasiées ou enflammées — et les quintes violentes. Il peut encore être provoqué par des altérations du poumon consécutives à la phlegmasie de cet organe (pneumonies, catarrhes bronchiques) ou liées à l'âge très avancé (emphysème sénile). Chez certains sujets, il semble exister une prédisposition du tissu pulmonaire aux processus dégénératifs (raréfaction des cloisons interalvéolaires). — Certains gaz de décomposition (hydrogène, carbures d'hydrogène, acide sulfhydrique), produits au cours de la pneumonie par corps étrangers et de la pleuropneumonie contagieuse, peuvent aussi l'occasionner (emphysème septique). — Les emphysèmes consécutifs aux traumatismes pulmonaires rentrent dans le domaine de la chirurgie.

Il faut distinguer dans l'emphysème les trois formes suivantes :

1° L'EMPHYSÈME CHRONIQUE OU SUBSTANTIEL (emphysème vésiculaire). — Il est caractérisé par la dilatation des alvéoles, des lobules, et par l'atrophie des cloisons interalvéolaires. Ces modifications sont produites par une augmentation permanente de la pression aérienne suivie d'altérations dégénératives du parenchyme pulmonaire. Les

alvéoles fortement dilatées deviennent confluentes et constituent des
cavités plus ou moins vastes. Plus elles se dilatent, plus leurs parois
s'amincissent. Les mensurations faites par Stömmer sur les poumons de chevaux emphysémateux ont montré que les dimensions des
alvéoles sont dix fois plus considérables que dans le poumon normal
où leur diamètre est de $0^{mm},15$ environ. La diminution d'épaisseur
des parois alvéolaires est en rapport avec cette ampliation (de 8μ
dans le poumon sain, l'épaisseur des cloisons descend à 1-2μ). Les
cloisons raréfiées sont garnies de lames très minces et plus ou moins
saillantes. Le système vasculaire du poumon subit des modifications
remarquables. L'ectasie alvéolaire détermine un élargissement des
mailles du réseau capillaire dont les canaux doivent nécessairement
s'allonger; d'autre part, la compression permanente que subissent
les cloisons (pression intra-lobulaire augmentée) entraîne le rétrécissement et l'oblitération de ces mêmes canaux. Dès que l'emphysème
est réalisé, les capillaires pulmonaires forment des figures rectilignes,
leur calibre est diminué et beaucoup sont atrophiés ou détruits. A côté
de moignons vasculaires arrondis produits par la rupture de capillaires,
on en voit d'autres, effilés, reliés par de très minces cordons (atrophie
vasculaire dans l'épaisseur des cloisons). Cette altération vasculaire
précède immédiatement l'atrophie du parenchyme: les fibres élastiques disparaissent, les cellules épithéliales subissent la dégénérescence
graisseuse. — Comme altérations macroscopiques, on trouve les portions pulmonaires emphysémateuses gonflées, pâles, molles, élastiques. Les lobes pulmonaires sont arrondis sur leurs bords, leur
surface présente des dépressions produites par les côtes et garde l'empreinte du doigt. A l'ouverture du thorax, le poumon ne revient pas
sur lui-même comme à l'état normal: il ne s'affaisse pas non plus
lorsqu'on y pratique des incisions. Il existe en outre une hypertrophie cardiaque compensatrice, effet de l'atrophie des capillaires
pulmonaires.

Les *rapports de l'emphysème du cheval avec la pousse* ont été mis en lumière
par Stömmer. Dans la première édition de ce livre, nous avons insisté sur la
nécessité d'un examen anatomique du poumon dans tous les cas de pousse.
Dieckerhoff, se fondant sur des considérations théoriques, a prétendu que
l'emphysème pulmonaire ne jouait aucun rôle dans la pathogénie de la
pousse, et que celle-ci était produite par la paralysie du muscle bronchique
(muscle de Reisessen). A cette théorie, Stömmer a opposé des faits. Sur
neuf chevaux atteints de pousse pulmonaire, cet auteur a constamment
trouvé de l'emphysème chronique, donnée confirmative de l'opinion déjà
émise par Gerlach, Haubner, Bruckmüller, etc., que l'emphysème pulmonaire est la principale cause de la pousse; chez le cheval, il représente en
quelque sorte une *maladie de service* (chevaux de trait et de course). — Stömmer

(1. Dieckerhoff, *Adam's Wochenschr.*, 1884.

a encore montré que le poumon du cheval convient beaucoup mieux que celui de l'homme pour l'étude de l'emphysème.

2° L'EMPHYSÈME INTERVÉSICULAIRE OU INTERSTITIEL, forme assez fréquente chez nos animaux domestiques. — Déterminé par des pressions intra-lobulaires anormales, il est caractérisé par la rupture des cloisons, suivie de l'irruption de l'air dans le tissu conjonctif interlobulaire et dans les espaces lymphatiques. Dans la plupart des cas, cet emphysème s'observe à la surface du poumon, immédiatement en dessous de la plèvre (emphysème sous-pleural), laquelle est parfois détachée du parenchyme et forme des pseudo-vésicules dont les dimensions varient entre celles d'un pois et celles d'une noix (emphysème bulleux). Ces saillies peuvent être très facilement déplacées par la compression, contrairement à ce qui a lieu dans l'emphysème vésiculaire. Des espaces sous-pleuraux, l'air progresse généralement vers la racine du poumon puis s'engage entre les feuillets du médiastin; il peut gagner la porte du thorax, se répandre dans le tissu conjonctif sous-cutané de l'encolure et des diverses régions superficielles du corps, y compris les oreilles et la queue (Martini).

Cet emphysème intervésiculaire suivi d'emphysème sous-cutané est fréquent chez le bœuf et chez le cheval. Presque toute la bibliographie indiquée à la fin de ce chapitre est relative à cette forme de l'affection, à peine signalée dans les ouvrages spéciaux. Ses causes habituelles sont les efforts excessifs, les tractions violentes (Köhne) par les temps très chauds, très froids, ou lorsque les animaux marchent contre le vent, les courses épuisantes [chevaux qui s'emportent (Haussmann)], les transports à de longues distances (Maris), les quintes violentes pendant le travail, la toux provoquée par des breuvages irritants (chez le bœuf), l'administration de liquides thérapeutiques renfermant des parcelles végétales aiguës ou tranchantes qui font fausse route (Krüger, Eletti, Rivolta, Martini, Gilis, Göring, Zahn). — Schmidt a relaté un cas d'emphysème subitement produit chez une vache qui, tombée dans un fossé, avait dû faire de violents efforts pour se relever. Anacker a observé un cas semblable sur un bœuf qui s'était fortement débattu pendant l'assujettissement nécessité pour pratiquer une opération, et Demarchi a vu une génisse devenue emphysémateuse après avoir poussé pendant deux jours des beuglements presque continuels.

L'emphysème intervésiculaire circonscrit est quelquefois une lésion de l'agonie, produite, ici encore, par l'augmentation de la pression intra-alvéolaire.

Sous le nom de *Pneumatose du bœuf*, Michels a décrit un emphysème pulmonaire qui sévit à l'état enzootique dans les régions marécageuses des Pays-Bas et dont la pathogénie est absolument inconnue. Demeester, qui a observé

la maladie à l'état enzootique dans la Flandre occidentale, l'attribue, non
sans raison, à un catarrhe bronchique accompagné de toux violente et dû au
refroidissement dans les pâturages. D'autres vétérinaires belges l'ont également signalée. Littinger l'a constatée dans les étables d'engraissement des
environs de Metz. A l'autopsie, il a trouvé de l'emphysème vésiculaire, interlobulaire et sous-pleural. Cet auteur rattache l'affection au refroidissement
agissant sur des animaux habitués à séjourner dans des locaux à températu-
ture élevée.

3° L'EMPHYSÈME VÉSICULAIRE AIGU. — C'est une simple ectasie alvéolaire
sans altérations anatomiques des cloisons. Il est tantôt diffus, tantôt
limité à certains lobules. Dans quelques cas, l'emphysème vésiculaire
aigu diffus est une lésion de l'agonie ; dans d'autres, il représente le
stade initial de l'emphysème interlobulaire. L'emphysème vésiculaire
partiel survient souvent comme lésion collatérale lorsque certaines
parties du poumon sont devenues impénétrables à l'air (catarrhe
bronchique chronique). Les lobules atteints sont distendus, plus ou
moins saillants à la surface de l'organe et très pâles. Cette forme de
l'affection n'offre aucune importance clinique.

Symptômes. — 1° Les symptômes *de l'emphysème chronique ou
substantiel* sont ceux de la pousse. On observe une dyspnée permanente surtout accusée au temps d'expiration et dont les facteurs sont,
d'une part, la diminution de l'élasticité pulmonaire et la stase de l'air
dans les alvéoles dilatées (dyspnée expiratoire) ; d'autre part, l'atrophie du système capillaire du poumon (défaut d'oxygène dans le sang
par suite du rétrécissement du champ de l'hématose (dyspnée inspiratoire). Au cours de l'emphysème, le cœur subit généralement une
hypertrophie compensatrice. (Pour les autres symptômes de cette
forme de l'emphysème, voy. *Pousse*.)

2° Dans *l'emphysème interlobulaire* aigu, les animaux sont pris subitement de dyspnée intense, d'accès de suffocation ; la physionomie est anxieuse, la respiration pénible et plaintive. Chez le bœuf, la
bouche est entr'ouverte, la langue pendante. Les muscles abdominaux fonctionnent très activement (dyspnée expiratoire). Parfois il
y a une toux brève, faible et douloureuse. La percussion donne un
son fort, à résonnance tympanique. A l'auscultation, on entend
des bruits crépitants, frémissants, soufflants et des râles secs. L'appétit et la soif sont supprimés, les mouvements péristaltiques font
défaut ; la température reste normale.

Cet emphysème a parfois une marche suraiguë. La mort peut se produire par asphyxie en vingt-quatre à trente-six heures. Dans d'autres
cas où le processus a une évolution plus lente, la guérison survient
au bout d'un temps variant de plusieurs semaines à quelques mois.

Le *traitement* est limité aux cas où il existe de l'emphysème sous-
cutané. Alors il faut donner issue à l'air par des incisions faites à la

peau. On peut également recourir au massage des régions emphysémateuses et à leur compression à l'aide de bandages.

Bibliographie. — DELAFOND, *Recueil vét.*, 1832. — RADALL. *The Veterin.*, 1842. — KRÜGER, *Magazin*, 1850. — GERLACH, *Ibid.*, 1851. — PORTAL, *Journ. de Lyon*, 1857. — ANGINIARD, *Recueil vét.*, 1857. — BOITEUX. *Journ. de Lyon*, 1858. — ELETTI, *Il veterin.*, 1858. — DEMEESTER, *Annal. de Bruxelles*, 1859. — LAFOSSE, *Journ. des vét. du Midi*, 1859. — GILIS, *Ibid.*, 1862. — MAURY, *Ibid.*, 1863. — CASIMAJOR, *Ibid.*, 1868. — DEMARCHI. *Il Med. vet.*, 1860. — RIVOLTA, *Ibid.*, 1860. — KÖHNE, *Magazin*, 1860. — JOHN, *Repertor.*, 1860. — MARTINI, *Il Med. vet.*, 1865. — COX, *The Vet.*, 1867. — GÖRING, *Adam's Wochenschr.*, 1867. — ZAHN, *Oesterr. Vierteljahrsschr.*, 1867. 1870. — ANACKER u. SCHMIDT, *Thierarzt*, 1869. — BRAUER, *Sächs. Jahresber.*, 1871. — LABARTHEZ, *Recueil vét.*, 1873. — HAUSSMANN, *Repertor.*, 1877. — MARIS, *Annal. de Bruxelles*, 1878. — DECEUSTER, *Ibid.*, 1878. — JOHNE, *Sächs. Jahresber.*, 1880. — VAN DEN MEGDENBERGH, *Annal. de Bruxelles*, 1881. — LITTINGER, *Zündel's Jahresber.*, 1882. — LINDEMANN, *Preuss. Mittheil.*, 1883. — GRÜTER, *Ibid.*, 1883. — LENAERTS, *État sanit. Brab.*, 1883. — BRUYÈRE, *Ibid.*, 1884. — DIECKERHOFF, *Adam's Wochenschr.*, 1884. — MICHELS, *Annal. de Bruxelles*, 1885. — COLSON, *Bullet. belge*, 1885. — CSOKOR, *Oesterr. Vierteljahrsschr.*, 1885. — VERSCHUEREN, *Bullet. belge*, vol. III. — LAPLANIÉ et LAUGERON, *Recueil vét.*, 1875. — LAPLANIÉ, *Revue vét.*, 1878 et 1882. — ABADIE, *Ibid.*, 1886. — LAPLANIÉ et BARRIER, *Bull. Soc. cent. vét.*, 1886. — STÖMMER, *Ueber das chronische vesiculäre Emphysem namentlich der Pferdelunge*, 1887. — DIECKERHOFF, *Spec. Pathol.*, 1888. — LUCET, *Bull. Soc. vét. prat.*, 1888.

POUSSE DU CHEVAL.

Définition. — La *pousse* est un état morbide symptomatique, apyrétique, ordinairement incurable, dont le symptôme dominant est la « dyspnée chronique ». Il est rare qu'elle entraîne directement la mort, mais les chevaux qui en sont frappés deviennent bientôt incapables d'effectuer les efforts nécessités par leur utilisation aux différents services. On l'observe le plus fréquemment chez les chevaux adultes ou âgés (au delà de six ans); toutefois, le bœuf, le chien et les autres animaux domestiques n'en sont pas exempts. On lui a donné encore les noms de *poitrine serrée*, *respiration ventrale*, *cardiaque*, *respiration rude*, *pousse cardiaque*. L'expression de pousse a bien plutôt une signification *juridique* que *clinique*. Toutefois, ici, nous l'envisagerons surtout à ce dernier point de vue. (Pour la pousse considérée comme vice rédhibitoire, voy. le *Traité de médecine vétérinaire judiciaire* de Gerlach.)

Étiologie. — La pousse peut être déterminée par des états pathologiques extrêmement variés. Les principaux sont :

1° *a.* Les maladies du poumon et particulièrement l'emphysème vésiculaire chronique. — *b.* Le catarrhe bronchique chronique et les altérations qu'il entraîne : bronchectasie, atélectasie, sclérose pulmonaire, emphysème partiel, péribronchite. — *c.* La bronchite capillaire (bronchiolite) et ses complications. Dans cette affection, la dyspnée est produite par le rétrécissement des bronches, par la diminution d'étendue de la surface respiratoire (dyspnée inspiratoire), et par l'affaiblissement de l'élasticité du poumon, conséquence d'altérations chroniques de cet organe (dyspnée expiratoire); ce dernier facteur joue un rôle principal dans la majorité des cas. — *d*. Les tumeurs du poumon : sarcome, carcinome, néoformations morveuses, etc., les adhérences de ses lobes aux parois pectorales, l'induration conjonctive et l'atrophie du tissu pulmonaire à la suite de la pneumonie.

2° *Les rétrécissements des voies respiratoires* (nez, arrière-bouche, larynx, trachée) produits par des épaississements de la muqueuse, par des néoformations polypeuses, par des altérations osseuses, par la compression exercée sur le conduit laryngo-trachéal (goitre), par des processus cicatriciels (trachéotomie), par la paralysie des dilatateurs de la glotte — lésion qui s'accompagne aussi de cornage chronique.

3° Les *maladies du cœur*, notamment les lésions valvulaires, les dilatations et les anomalies de la cloison interventriculaire (Csokor); ces affections déterminent des troubles circulatoires dans le poumon et la *pousse cardiaque*.

4° La compression du poumon dans les cas d'hydrothorax, de hernie diaphragmatique, d'hypertrophie du foie ou de la rate. Nous considérons ces influences comme des causes de la pousse, car les troubles respiratoires qu'elles provoquent sont ordinairement chroniques, apyrétiques et incurables.

L'existence de la *pousse nerveuse* ou *rémittente* est au moins douteuse. On admet généralement qu'elle consiste en une « dyspnée spasmodique chronique » interrompue par des intervalles réguliers. Cette forme de la pousse serait donc identique à *l'asthme chronique de l'homme*. Les nombreuses hypothèses émises sur les causes de ce dernier témoignent que le terme asthme est, comme le mot pousse, une expression générique. On a rattaché l'asthme : 1° à un spasme du muscle bronchique; 2° à des spasmes diaphragmatiques; 3° à la bronchiolite exsudative aiguë se manifestant par accès; 4° à une névrose vaso-dilatatrice s'accompagnant d'hyperémie intense des bronchioles et déterminant ainsi un rétrécissement de leur lumière. Dans cette forme de l'asthme, qui est très probablement la plus importante, l'accès est produit par voie réflexe : les nerfs respiratoires possèdent une hyperexcitabilité que l'on rencontre dans certains processus pathologiques des cavités nasales et gutturales — polypes, néoformations muqueuses, hyperplasie des cornets — et qui jouerait le rôle d'influence prédisposante. Chez certains individus, l'asthme réflexe est encore produit par l'inspiration des poussières du foin (asthme de foin, que l'on a dit avoir observé sur le cheval), par certaines sensations olfactives (odeur de rose, de violette, etc.), par les températures extrêmes, après l'absorption de certains médicaments (acide salicylique, soufre), et à la suite d'excitations psychiques. Il s'observe de préférence à des époques déterminées et dans certains locaux. On a décrit un asthme dyspeptique, urémique, diabétique, syphilitique, saturnin. Pour toutes ces variétés, on admet l'existence d'une irritabilité anormale individuelle qui intervient comme cause prédisposante.

Il est possible qu'il existe chez le cheval et les autres animaux domestiques des spasmes respiratoires semblables, c'est-à-dire différentes formes d'asthme ; mais cette question ne peut être élucidée que par de nouvelles recherches (1).

Symptômes. — Le symptôme essentiel de la pousse est la dyspnée. Elle peut se manifester de diverses façons :

1° La respiration est accélérée ; après cinq minutes d'exercice à une allure vive, on peut compter 50 à 60 respirations et plus à la minute (au lieu de 30 environ) ; si l'allure est rapide et l'exercice prolongé pendant une demi-heure à une heure, il y a de 80 à 100 respirations (au lieu de 50). Les mouvements des côtes sont habituellement très limités.

2° La respiration est plus ou moins pénible. La dyspnée expiratoire surtout est très prononcée. Provoquée par un affaiblissement de l'élasticité pulmonaire, elle s'exprime par une activité extraordinaire des muscles abdominaux qui se contractent habituellement en deux temps ; le premier est court, le deuxième plus long ; ces particularités sont nettement accusées au niveau de l'hypochondre, où les muscles dessinent le *sillon de la pousse*. Le flanc est le siège de mouvements d'abaissement et de rebondissement très prononcés et très brusques (soubresaut) (2) ; l'anus, refoulé, forme une saillie plus ou moins forte. La durée de l'expiration l'emporte de beaucoup sur celle de l'inspiration. — La dyspnée inspiratoire est caractérisée par un soulèvement anormal des côtes, par la dilatation outrée des naseaux et, dans le cas de cornage chronique, par des bruits de rétrécissement. Elle reconnaît pour cause la diminution du champ

(1) Sarradet a observé un cas d'*asthme essentiel* chez le bœuf. Cette affection s'accusait par des accès dyspnéiques dont la durée était d'environ un quart d'heure à vingt minutes, par la faiblesse du pouls et la coloration violacée des muqueuses. L'auteur l'a rattachée à la chaleur excessive et au travail pénible que l'on exigeait de l'animal. Elle disparut complètement au bout de 15 jours (*Revue vét.*, 1882). (N. D. T.)

(2) Le mécanisme du soubresaut a été diversement interprété par les auteurs. Dans une première théorie, la plus ancienne, on explique ce phénomène par la difficulté et la lenteur de l'expulsion de l'air contenu dans le poumon emphysémateux. A un certain moment du temps d'expiration, l'air comprimé réagirait sur le tissu pulmonaire et les côtes, en provoquant un temps d'arrêt ou un *soubresaut* des hypochondres, puis le mouvement s'achèverait par une nouvelle action des muscles expirateurs.

D'après Laulanié, le soubresaut serait produit exclusivement par le diaphragme. On peut le faire disparaître immédiatement par la section des nerfs diaphragmatiques, et il n'existe pas chez les chevaux emphysémateux atteints de paralysie accidentelle du diaphragme (voy. *Revue vét.*, 1878-82 et *Bullet. Soc. cent. vét.*, 1886).

Dans la théorie de Lévi, le soubresaut est attribué à l'intervention des muscles expirateurs, nécessitée, au temps d'expiration, par la quantité anormale d'air contenu dans le poumon emphysémateux et par la diminution de l'élasticité de celui-ci. A l'état normal, d'après cet auteur, l'action musculaire ne jouerait aucun rôle dans l'expiration ; l'élasticité du poumon en serait le seul facteur. — Ces hypothèses sont inadmissibles. Les expériences déjà anciennes de Hutchinson et de Mendelsohn ont en effet établi que la force de l'expiration dépasse d'un tiers environ l'énergie de la puissance inspiratrice. (N. D. T.)

de l'hématose et les diverses altérations qui gênent l'entrée de l'air dans les voies respiratoires.

3° La respiration se ralentit avec une extrême lenteur. A l'état normal, elle revient à son rythme physiologique en 10-20 minutes après un exercice d'une demi-heure, et en 20-30 minutes après un exercice d'une heure. Chez le cheval poussif, ce fait ne se produit qu'au bout d'une demi-heure, d'une heure et quelquefois d'un laps de temps plus long encore.

A l'état de repos, les chevaux poussifs font entendre une toux courte, faible, avortée, parfois accompagnée de jetage. La percussion et l'auscultation ne révèlent d'ordinaire aucun phénomène anormal. Cependant, chez un assez grand nombre de sujets poussifs, nous avons constaté une diminution manifeste de la matité cardiaque (le cœur est recouvert par le poumon emphysémateux). Dans la forme de pousse dite cardiaque (liée à une cardiopathie), on observe, avec la dyspnée, des signes de troubles du cœur; le plus souvent le choc précordial est très fort, parfois il est imperceptible; le pouls est accéléré (80-120 pulsations à la minute), irrégulier et généralement faible. Lorsqu'il existe une affection valvulaire, on perçoit des modifications des tons du cœur ou des bruits anormaux.

Les animaux suent au moindre effort et parfois abondamment; la nutrition est languissante, le poil est terne et piqué.

Lustig considère comme un signe diagnostique de la pousse l'apparition de l'albumine dans l'urine après l'exercice. Nous ne pouvons accorder aucune importance à cette albuminurie; nous l'avons observée après le travail sur des chevaux absolument sains, et elle peut faire défaut chez des sujets atteints de pousse très accusée. Lorsque l'albuminurie existe, on l'explique par une diminution de la pression de filtration dans les glomérules rénaux. Siedamgrotzky a encore appelé l'attention sur l'accroissement de la proportion d'oxalate de chaux et des autres matières minérales dans l'urine après l'exercice, accroissement surtout notable chez les chevaux poussifs; on peut aussi expliquer cette particularité par la diminution de la pression de filtration : la proportion des sels et de l'albumine qui passent à travers les filtres rénaux est diminuée, celle de l'eau est augmentée. — Ce sont là des phénomènes qui doivent également se produire dans un bon nombre d'autres affections.

La pousse a une *marche* chronique. Assez fréquemment elle présente des rémissions partielles et des aggravations en rapport avec la saison, le temps, l'alimentation, le travail. Elle est extrêmement variable dans son intensité; dans certains cas bénins, elle ne porte qu'une légère atteinte aux qualités de l'animal qui en est frappé, dans d'autres, très graves, elle le rend impropre à tout service, et dans la pratique on peut rencontrer tous les intermédiaires possibles entre ces formes extrêmes.

Traitement. — Le médicament le plus en vogue est l'acide arsénieux administré à petite dose et pendant longtemps. A l'heure actuelle, il est impossible de donner l'interprétation du mode d'action de ce médicament ; aucune recherche précise n'a été faite à cet égard. Les assertions des auteurs au sujet de son efficacité sont d'ailleurs fort divergentes. Les uns prétendent qu'il procure une amélioration notable, d'autres le considèrent comme absolument indifférent ; d'autres enfin assurent qu'il est plus nuisible qu'utile. Les résultats obtenus dans des expériences faites sur les animaux ont mis hors de doute que l'acide arsénieux administré pendant un temps prolongé relève la nutrition et augmente l'embonpoint ; mais son influence sur l'emphysème et la dyspnée reste à démontrer.

Nous passerons sous silence toute la série des médicaments prônés contre la pousse. Il est indiqué de donner le moins possible d'eau de boisson, prescription déjà formulée par Garsault (1). On sait que la suppression des boissons joue un grand rôle dans le traitement moderne des troubles circulatoires chroniques (Oertel). Le cœur fonctionne d'autant plus facilement que la quantité des liquides organiques est moins abondante. Cette indication doit être observée surtout pour la pousse cardiaque, et en second lieu pour toutes les formes de l'affection qui s'accompagnent de troubles circulatoires.

Lorsque la pousse coexiste avec le catarrhe bronchique chronique, on peut employer les alcalins sous forme de sel de Carlsbad artificiel (sulfate de soude 80 grammes ; chlorure de sodium 15 grammes ; bicarbonate de soude 5 grammes — à administrer en trois fois dans la journée). — Quelles que soient la variété et l'intensité de la pousse, une nourriture alibile, intensive, et des soins hygiéniques sont avantageux dans tous les cas.

La pousse est réputée vice rédhibitoire dans la Bavière, le Wurtemberg et le Grand-Duché de Bade (délai de 14 jours), en Saxe et en Autriche (15 jours), en Suisse (20 jours), dans le duché de Brunswick et en Prusse (28 jours).

Bibliographie. — LEBLANC, *Recueil vét.*, 1845. — GLONG, *Ibid.*, 1853. — RAYNAL, *Ibid.*, 1855. — JEANNIN, LEBRU, *Ibid.*, 1857. — GUYON, *Ibid.*, 1864. — ZUNDEL, *Ibid.*, 1878. — MANDEL, *Ibid.*, 1879. — GUYON, *Journ. des vét. du Midi*, 1853. — SERRES, *Ibid.*, 1867. — BAILLET, *Journ. de Lyon*, 1865. — GERLACH, *Gerichtl. Thierheilk.*, 1872. — LUSTIG, *Hannov. Jahresber.*, 1876-77. — SIEDAMGROTZKY, *Sächs. Jahresber.*, 1879. — FRÖHNER, *Hering's Repertor.*, 1881. — LAFFLAMÉ, *Revue vét.*, 1882. — SARRADET, *ibid.* — SCHWANEFELD, *Preuss. Mittheil.*, 1883. — BENJAMIN, *Bull. Soc. cent. vét.*, 1883. — DIECKERHOFF, *Adam's Wochenschr.*, 1884. — MONTANÉ, *Revue vét.*, 1887. — CSOKOR, *Oesterr. Vereinsmonatsschr.*, 1887. — VIOLET, *Journ. de Lyon*, 1888. — LEVI, *La clinica vet.*, 1887. — BERNABEI, *Giornale di med. vet.*, 1887. — BIOT, *Recueil vét.*, 1887. — DIECKERHOFF, *Spec. Pathol.*, 1888.
BIBLIOGRAPHIE DU TRAITEMENT ARSENICAL : in *Adam's Wochenschr.*, 1857, 1860, 1863, 1864. — *Recueil vét.*, 1857, 1858 ; *Giornale di med. vet.*, 1857, 1858 ; *Tidskrift for veterin.*, 1862 ; *Journ. des vét. du Midi*, 1863 ; *Sachs. Jahresber.*, 1863 ; *Annal. de Bruxelles*, 1864 ; *Journ. de Lyon*, 1865.

(1) Garsault, *Parfait mareschal*. Paris, 1755.

VI. — MALADIES DE LA PLÈVRE.

PLEURÉSIE.

Étiologie. — L'inflammation de la plèvre est *primitive, idiopathique*, ou *secondaire*, liée à une affection préexistante.

Elle est *simple* ou *double* suivant qu'elle est localisée à un sac pleural ou qu'elle existe aux deux. Les pleurésies unilatérales sont plus fréquentes que les pleurésies doubles [1].

La *pleurésie primitive* s'observe surtout chez le cheval et le chien. Dans un bon nombre de cas, elle est produite par le *froid* (pleurésie rhumatismale). L'origine *a frigore* de cette affection est établie par une foule de faits. Dans un troupeau, Duvieusart a observé la pleurésie sur 200 moutons qui avaient été tondus pendant l'hiver (au mois de février). Mais il s'en faut bien que, dans tous les cas, la pleurésie rhumatismale soit la conséquence d'un refroidissement. Souvent elle paraît être le résultat d'autres influences atmosphériques ou de causes spécifiques [2]. Les individus très jeunes y semblent prédisposés; Immelmann a vu périr de pleurésie 200 agneaux à la

[1] La possibilité de l'inflammation unilatérale de la plèvre chez les équidés, signalée d'abord en 1839 par Delafond, constatée ensuite à plusieurs reprises à l'étranger, avait été complètement oubliée en France lorsque le professeur Bernier la remit en question dans ces dernières années. Ses recherches, consignées dans le *Recueil* de 1887, ont eu pour but d'appeler l'attention sur les difficultés du *diagnostic différentiel*, comme aussi bien d'établir, après Franck, par des examens histologiques, des expériences et des faits cliniques intéressants : 1° que les ouvertures du médiastin postérieur, signalées par la plupart des anatomistes comme étant l'expression de l'état normal, ne sont probablement que des déchirures *post mortem* causées par les manipulations de la dissection; 2° que dans certaines circonstances, sur le vivant, la cloison médiastine, *absolument imperforée*, se présente sous deux aspects très différents par trop méconnus : tantôt sous forme d'une cloison continue aussi épaisse et aussi résistante que le mésentère, ce qui rend compte des pleurésies unilatérales, les plus ordinaires ; tantôt sous forme d'une membrane encore continue, mais très fragile et capable de se déchirer par une certaine pression du liquide. Dans ce dernier cas, on comprend que l'épanchement, s'il se produit, ne demeure que transitoirement unilatéral, les oscillations du liquide pouvant facilement déchirer la séreuse, surtout si les fausses membranes ne viennent point la renforcer; et ainsi on s'explique que la pleurésie puisse être méconnue, confondue avec la pneumonie pendant un temps plus ou moins long. N. D. T.

[2] On a relaté quelques faits tendant à établir l'existence d'une pleurésie infectieuse chez nos animaux. Dans un régiment de cavalerie, Humbert a vu mourir de pleurésie aiguë trois chevaux entrés successivement à l'infirmerie pour des accidents d'ordre traumatique et placés dans la même stalle. La maladie était caractérisée par ses symptômes et ses altérations classiques; dans un cas, on a observé, peu après le début, une épistaxis assez abondante qui a persisté pendant quarante-huit heures. Dans ces trois cas, la place qu'occupait les sujets à l'infirmerie a permis d'exclure l'action du froid comme cause de l'affection. Voy. *Recueil vét.*, 1887. N. D. T.

mamelle sur un total de 600. Toutefois elle n'épargne pas les animaux adultes, vigoureux (chevaux de trait); chez eux, elle semble être produite par les efforts pénibles agissant de concert avec le refroidissement.

La *pleurésie secondaire* survient comme complication des affections les plus diverses. Elle se développe communément dans le cours des pneumonies spécifiques (pneumonie contagieuse du cheval, péripneumonie contagieuse . Les pneumonies croupale et catarrhale du bœuf, la gangrène pulmonaire, les néoplasies du poumon s'en accompagnent aussi très souvent, et les tumeurs du médiastin l'entretiennent parfois à l'état chronique. — Nous avons observé un cas de pleurésie aiguë déterminée par un volumineux abcès gourmeux développé dans le médiastin. Les jabots, les tumeurs et les blessures de l'œsophage occasionnent souvent des pleurésies à caractère gangreneux. Chez le cheval et le chien, nous avons recueilli plusieurs faits de pleurésie gangreneuse produite par une aiguille, un os ou d'autres corps étrangers qui avaient perforé l'œsophage. — L'inflammation du péricarde, surtout lorsqu'elle est déterminée par un corps étranger, peut se propager à la plèvre; de même celle du péritoine peut passer sur la séreuse thoracique en franchissant le diaphragme. Dans quelques cas, la pleurésie n'est qu'un épisode des affections inflammatoires ou suppuratives des os du voisinage (sternum, côtes, vertèbres). La pleurésie *traumatique* est une autre forme secondaire, consécutive aux contusions du thorax, aux plaies pénétrantes de la poitrine, à des fractures de côtes, à la thoracentèse, à l'action de corps étrangers (épillet de graminée) venant des bronches. On voit encore apparaître des pleurésies métastatiques dans la pyohémie, la septicémie, le rhumatisme articulaire aigu, la néphrite chronique. Enfin l'inflammation pleurale est un épiphénomène fréquent de la tuberculose (1) et de la morve.

Anatomie pathologique. — Au point de vue anatomique, on reconnaît à la pleurésie les formes *circonscrite, diffuse, sèche, exsudative* et *adhésive.* D'après les caractères de l'exsudat, elle est *fibrineuse, séro-fibrineuse, séreuse, purulente, hémorragique* ou *gangreneuse.*

Au début de la phlegmasie, on trouve les vaisseaux sous-pleuraux et les canaux lymphatiques de la plèvre fortement injectés. La séreuse est terne, opaque, souvent parsemée d'hémorragies; bientôt elle se couvre de très fins flocons fibrineux blanc jaunâtre, peu adhérents, composés de fibrine, de cellules épithéliales détachées, de globules blancs et de noyaux cellulaires. La persistance du processus à ce

---

(1) La tuberculose pulmonaire du chien, qu'elle soit localisée ou diffuse, s'accompagne habituellement de pleurésie et quelquefois, mais tardivement, de péricardite et d'ascite. Dans bien des cas l'origine tuberculeuse de la pleurésie du chien passe inaperçue.   (N. D. T.

faible degré d'intensité et l'exsudation légère qui en est le résultat caractérisent la *pleurésie sèche*. Lorsque l'exsudat ne se résorbe pas, les globules blancs se transforment en fibroblastes, puis en cellules conjonctives, et la couche néoformée constitue bientôt un tissu granuleux, très vasculaire, qui s'indure et se rétracte; les feuillets pleuraux, épaissis, sont soudés partiellement (pleurésie adhésive). Dans les cas où l'inflammation est circonscrite, la séreuse présente de petites taches blanchâtres (taches laiteuses), des néoformations d'apparence boutonneuse et des filaments fibreux qui réunissent le poumon à la paroi costale: quand elle est diffuse, on remarque de vastes productions membraneuses et des épaississements de la plèvre. Dans les pleurésies très anciennes, la séreuse est recouverte de couches denses, épaisses de plusieurs centimètres, constituées par du tissu conjonctif calleux, parfois calcifié. Ces lésions considérables sont toujours le résultat d'un certain nombre de poussées aiguës.

Parmi les *pleurésies exsudatives*, la forme séro-fibrineuse est la plus fréquente. Une quantité relativement abondante de liquide peut être exsudée dans l'espace de quelques heures. Chez le cheval, il y a habituellement de 20 à 50 litres de liquide dans les deux sacs pleuraux: Holmes en a rencontré jusqu'à 75 litres. Chez le chien, la quantité moyenne est de ½ litre à 4 litres : chez le porc, de 2 à 10 litres. Suivant les cas, l'exsudat a une coloration jaunâtre, jaune rougeâtre ou jaune verdâtre; il contient en suspension des caillots fibrineux, floconneux ou lamellaires; lorsqu'il se résorbe, le sérum disparaît d'abord; les productions fibrineuses ne peuvent être reprises qu'après avoir été modifiées par les dégénérescences graisseuse ou muqueuse, parfois elles s'enkystent ou elles subissent la transformation caséeuse. La forme exsudative purement séreuse est de beaucoup la plus rare.

La *pleurésie purulente* (empyème) survient à la suite de plaies pénétrantes du thorax, au cours de certaines maladies infectieuses ou des processus qui s'accompagnent de métastases pyohémie. L'exsudat est formé principalement de globules blancs; sa résorption est exceptionnelle. Dans quelques cas, le pus se creuse une issue vers l'extérieur par la voie bronchique et souvent l'air pénètre dans la cavité pleurale (pyopneumothorax : dans d'autres circonstances, la matière purulente perfore la paroi pectorale et s'écoule au dehors (*Empyema necessitatis*). Lorsque le pus parvient ainsi à s'échapper, l'empyème peut guérir; la cavité purulente se comble par le mécanisme des granulations et par la formation de tissu fibreux.

La pleurésie revêt le type *gangreneux* lorsque l'air a accès dans le sac pleural soit par les bronches, soit par les parois thoraciques, mais surtout lorsque des abcès ou des cavernes pulmonaires s'ouvrent dans la plèvre. Cette forme de l'affection se rencontre encore fréquemment au cours des pneumonies gangreneuses et de la pneumonie contagieuse. Elle est caractérisée par un exsudat fétide, de mauvais aspect, qui tient en suspension de nombreux produits de décomposition.

La *forme hémorragique* s'observe dans les cas où la pleurésie est accompagnée de « diathèse hémorragique », dans ceux où la résorption de l'exsudat fibrineux n'est pas très active, ou encore quand une néoformation vasculaire abondante se produit dans les masses fibrineuses. L'exsudat, de couleur brun rougeâtre, est fortement chargé de globules rouges.

Dès que le liquide pleurétique existe en abondance, le poumon, comprimé dans la gouttière costo-vertébrale, diminue de volume, augmente de consistance et devient atélectasique. Les régions pulmonaires saines sont hyperémiées et emphysémateuses.

Le cœur est dévié de sa position normale ; le diaphragme est refoulé vers la cavité abdominale : les gros vaisseaux thoraciques sont comprimés, phénomène qui explique les stases sanguines produites dans le système veineux (congestion passive du foie, du rein, etc.).

La déformation du thorax, consécutive à l'atrophie pulmonaire, est une lésion tardive des pleurésies unilatérales.

Symptômes. — La pleurésie rhumatismale débute ordinairement par des frissons et une élévation notable de la température générale : dans quelques cas, il y a d'autres symptômes rhumatismaux : coliques, douleurs pendant les mouvements, etc. La fièvre, assez élevée au début (41°), s'abaisse ensuite notablement (40°,5 — 39°,5) ; elle se distingue de celle de la pneumonie par sa marche atypique et intermittente ; assez souvent on observe des stades d'apyrexie qui se prolongent pendant plusieurs jours. Habituellement la circulation est très accélérée, phénomène probablement dû à la pression que l'exsudat exerce sur le cœur. Chez le cheval, on compte 60 — 100 pulsations à la minute. Presque toujours le pouls est petit, à peine perceptible. Les malades sont très faibles, l'appétit est nul, souvent la tête est appuyée sur la mangeoire : la température est irrégulièrement distribuée : il n'est pas très rare de trouver le côté malade plus chaud que le côté sain : les conjonctives sont injectées. — Dans quelques cas la maladie a une évolution lente, chronique, et l'on est fort surpris, à un premier examen, de constater une matité très étendue.

La respiration a subi des modifications caractéristiques. Elle est accélérée, pénible, surtout abdominale. Les mouvements très limités des parois thoraciques contrastent avec ceux beaucoup plus étendus des flancs (battement de flanc). Lorsque l'exsudation est très abondante, la respiration est pompante et *discordante*; au temps d'inspiration, lorsque les côtes s'élèvent, le flanc se creuse ; il se remplit ou se bombe lorsque les côtes s'abaissent, le tronc tout entier est balancé d'un côté et de l'autre, tantôt les membres antérieurs sont écartés, tantôt l'un est placé en avant de l'autre. Les naseaux sont fortement dilatés; le jetage fait défaut; généralement il y a une toux pénible, petite et douloureuse. Les malades poussent des plaintes lorsqu'on les oblige à se déplacer et surtout quand on comprime les espaces intercostaux; ils se couchent très rarement et presque toujours sur le côté sain.

L'examen physique de la poitrine est de la plus haute importance au point de vue du diagnostic.

À l'inspection du thorax, on constate dans certains cas une ampliation de la poitrine du côté malade; les dépressions intercostales sont effacées ou même remplacées par de légers reliefs. Le choc précordial est parfois déplacé; dans la pleurésie à gauche, la palpation accuse une déviation du cœur; cet organe ne bat plus à gauche, mais — chez les petits animaux surtout — son choc peut être facilement perçu du côté droit.

Tant que le niveau du liquide pleurétique ne s'élève pas au-delà du tiers inférieur de la poitrine, la percussion ne saurait fournir aucun renseignement chez le cheval. Lorsque l'exsudation est plus abondante, elle donne lieu à de la matité limitée en haut par une ligne horizontale, signe surtout caractéristique quand la zone mate varie avec l'attitude donnée à l'animal décubitus dorsal, élévation du train antérieur ou postérieur, mais le déplacement du liquide est souvent lent ou incomplet, et dans certains cas il ne se produit pas. À la percussion de l'exsudat, on note encore une résistance plus accusée des parois pectorales sous le marteau plessimétrique.

On constate parfois un son tympanique à la première période de la maladie, alors que le liquide exsudé en faible quantité a diminué l'élasticité du poumon. Ce même son tympanique existe encore au-dessus de la ligne de matité, et cela parce que le poumon refoulé et comprimé par l'exsudat a perdu son élasticité. La matité n'occupe jamais en hauteur plus des deux tiers de la poitrine.

Au début, l'auscultation permet souvent de reconnaître des bruits de frottement pathognomoniques (bruit de râpe, frémissement, glissement, s'effectuant par saccades), qui font bientôt place à des bruits de liquides, pour reparaître vers la fin de la maladie. Ces bruits, quelquefois perceptibles avec la main, ne sont pas constants : ils font défaut, même au stade initial, dans toutes les pleurésies à caractère franchement exsudatif. Le murmure vésiculaire devient de plus en plus faible à mesure que l'exsudat augmente, et il finit par s'effacer complètement. Le souffle bronchique (souffle tubaire) le remplace lorsque le poumon est comprimé modérément; mais quand l'exsudat très abondant fait sentir son action sur les bronches, le souffle disparaît à son tour; dans quelques cas, il existe au-dessus de la ligne de matité, à l'expiration aussi bien qu'à l'inspiration.

Lorsque la pleurésie est unilatérale, à l'auscultation du poumon sain on entend le murmure vésiculaire plus intense, excepté dans les cas graves, où l'on perçoit des bruits anormaux provoqués par l'œdème pulmonaire (crépitation, râles). On peut encore constater un bruit musculaire sourd, produit par les contractions des muscles intercostaux.

Les altérations éprouvées par l'urine méritent d'être signalées. — Au fur et à mesure que l'exsudat augmente, la quantité de l'urine émise diminue et un moment arrive où elle ne contient plus de chlorures ; plus tard, lorsque l'exsudat se résorbe, sa sécrétion redevient abondante et les chlorures reparaissent (sécrétion urinaire critique). En outre, l'urine est fréquemment albumineuse. Chez le cheval, d'après nos observations personnelles, elle conserve souvent sa réaction alcaline pendant longtemps, contrairement aux indications données par la plupart des auteurs.

Les symptômes que nous venons d'exposer ne s'observent que dans les pleurésies étendues. Souvent les pleurésies sèches, circonscrites, ne se traduisent par aucun phénomène morbide appréciable.

Marche et terminaisons. — D'une façon générale, le pronostic de la pleurésie est plus grave que celui de la pneumonie croupale ; cependant, pour la pleurésie rhumatismale récente, il est généralement favorable. Dans un bon nombre de cas, la résorption s'opère rapidement et d'une façon complète. Mais les pleurésies étendues peuvent déterminer rapidement la mort par l'œdème pulmonaire, par arrêt du cœur ou par asphyxie. La maladie affecte souvent une marche traînante, interrompue par des récidives. La convalescence est longue. Les néomembranes dont le poumon est fréquemment recouvert et les adhérences établies entre les feuillets pleuraux déterminent des troubles respiratoires persistants. — Il est des cas où la pleurésie revêt le type chronique avec de nombreuses poussées aiguës. L'exsudat déplace les organes, les comprime, détermine des troubles circulatoires (cœur et système veineux), des hydropisies, un amaigrissement progressif et la cachexie. — Il est possible enfin que l'exsudat devienne purulent. Dès que l'empyème est constitué, il se traduit par des frissons répétés, une hyperthermie intense, les signes de la fièvre hectique, par un collapsus profond, et souvent il se complique de pneumothorax (pyopneumothorax).

Diagnostic. — Les principaux signes diagnostiques de la pleurésie sont : le bruit de frottement, la matité régulière et complète, la résistance augmentée des parois pectorales sous l'action du marteau plessimétrique, la sensibilité de ces parois à la percussion, le type abdominal de la respiration, l'effacement du choc du cœur et de ses bruits, l'absence de jetage nasal, la marche atypique et irrégulière de la fièvre. Au début, il est souvent assez difficile de différencier la pleurésie de la pneumonie. Il est alors indiqué de multiplier les examens dans une même journée, afin de saisir le bruit de frottement dont la durée est ordinairement très éphémère. (Voy. *Pneumonie*.) Dans les cas douteux, on peut recourir à la ponction exploratrice.

Traitement. — A toutes ses périodes, la pleurésie réclame une intervention active. On peut la combattre par des moyens variés. Au début, les compresses réfrigérantes sur le thorax et les irrigations froides sont avantageuses. Le cheval peut être placé directement sous l'appareil hydrothérapique. Les révulsifs cutanés appliqués sur le côté malade ont une action analogue à celle de l'eau froide. Chez le cheval, on emploie soit les sinapismes, soit les frictions d'essence de moutarde diluée (essence de moutarde 1 : alcool 12-20 ou essence de térébenthine, éther, etc.); sous l'influence de ces agents, l'hyperémie est dérivée, la température s'abaisse et les douleurs diminuent [1]. Ces frictions ont l'inconvénient de rendre la percussion impossible pendant quelques jours. A la fièvre, on opposera les antipyrétiques généralement usités : thalline, antifébrine, phénacétine, antipyrine, etc., mais on emploie surtout la digitale, qui agit en même temps comme diurétique [2].

Lorsque la résorption de l'exsudat s'effectue lentement, on peut chercher à l'accélérer par la diète sèche, les diurétiques, les drastiques, les sialagogues et les diaphorétiques.

Parmi les diurétiques, on emploie habituellement la digitale (cheval 5 à 10 grammes *pro dosi;* chien 0gr,1 à 0gr,2), les alcalins et notamment l'acétate de potasse, les baies de genièvre, ou l'essence de térébenthine. De récentes observations ont établi que le calomel, usité autrefois comme drastique, jouit aussi de propriétés diurétiques. Trasbot conseille l'administration de cet agent à la dose de 2 grammes par jour; il recommande encore les applications d'onguent vésicatoire sur le thorax. — Comme sialagogue, on a préconisé la pilocarpine en injections sous-cutanées (cheval 0gr,1 à 0gr,2 de chlorhydrate de pilocarpine; bœuf 0gr,2 à 0gr,4: chien 0gr,005 à 0gr,02). — Une simple compresse de Priessnitz peut contribuer à activer la résorption.

[1] Brunet conseille de recourir à la *révulsion étagée* obtenue par des applications d'un mélange vésicant ayant pour formule :

Basilicum	500	grammes.
Cantharides pulvérisées	100	—
Euphorbe	50	—
Huile de croton	10	—

Ces applications se font de bas en haut, dans toute l'étendue du thorax, et sur une largeur de 10 à 15 centimètres pour chacune d'elles. (N. D. T.)

[2] Le salicylate de soude, conseillé par Aufrecht dès 1883 pour combattre la pleurésie séreuse de l'homme, a donné de bons résultats à plusieurs médecins étrangers et à Talamon. On l'administre à la dose de 4 à 6 grammes par jour. Outre son action diurétique, cet agent paraît exercer une influence directe sur la plèvre enflammée. Les expériences de Rosenbach et Pohl ont démontré la pénétration dans les cavités séreuses du salicylate introduit par le tube digestif. — Cette médication mérite d'être essayée chez nos animaux. (N. D. T.)

Dans certains cas, il faut pratiquer la thoracentèse. Cette opération, d'une importance capitale, est absolument inoffensive lorsqu'on l'exécute suivant les règles de la chirurgie moderne. On doit y recourir : 1° Lorsque la quantité de l'exsudat est telle que l'asphyxie est imminente; il y a ici *indicatio vitalis;* 2° dans les cas où l'exsudation est abondante; 3° lorsque l'exsudat persiste sans aucune tendance à la résorption; 4° dans les pleurésies purulentes ou gangreneuses. Ces dernières ne peuvent guérir par la ponction seule; elles nécessitent l'incision du thorax et le drainage de la cavité pleurale. Les blessures qu'on pourrait occasionner au poumon ne sont guère inquiétantes; elles ont rarement des suites sérieuses. Les injections iodées, assez fréquemment employées autrefois, sont abandonnées. Pour le manuel de cette opération, voy. les *Traités de médecine opératoire.* 1)

Bibliographie. — Dupuy, *Recueil vét.*, 1824-37. — Delafond, *ibid.*, 1830-31. — Renault, *ibid.*, 1837. — Black, *Magazin*, 1839. — Boirsson, *ibid.*, 1841. — Mesnard, *The Vet.*, 1841. — Holmes, *ibid.*, 1842. — Duvieusart, *Recueil vét.*, 1845. — Müller, *Magazin*, 1850. — Oesterr. *Vierteljahresschr.*, 1853-55-57-59-63-72-76-77-81-83. — Plegging, *Giornale di Vet.*, 1853. — Bossi, *ibid.*, 1854. — Gleisberg, *Magazin*, 1854. — Bruckmüller, *Oesterr. Vierteljahresschr.*, 1856. — Hering, *Spec. Pathol.*, 1858. — Saint-Cyr, *Journ. de Lyon*, 1858-59-60-64. — Holmes, *The Vet.*, 1859. — Adam, *Wochensschr.*, 1860. — Fallet, *Annal. de Bruxelles*, 1860. — Stephenson, *The Vet.*, 1861. — Spinola, *Spec. Pathol.*, 1863. — Vandenkeert, *Annal. de Bruxelles*, 1864. — May, *Die Krankheiten des Schafes*, 1868. — Bruckmüller, *Pathol. Zootom.*, 1869. — Leisering, *Sächs. Jahresber.*, 1870. — Siedamgrotzky, *ibid.*, 1871-72-78. — Stockfleth, *Repertor.*, 1874. — Friedberger, *Adam's Wochenschr.*, 1873. — Lustig, *Hannov. Jahresber.*, 1874. — Eberhardt, *Repertor.*, 1875. — Friedberger, *Münch.*

(1 La thoracentèse peut être effectuée soit avec le trocart ordinaire muni ou non d'une baudruche, soit avec un trocart ou une aiguille creuse capillaire et l'aspirateur Dieulafoy. Ce dernier procédé est très avantageux. Il convient d'employer une aiguille n° 2 dont le calibre est de 1 mm,2. Le vide préalable fait dans l'appareil, on adapte l'aiguille sur le tube de caoutchouc et on l'enfonce au point d'élection, à 2-3 centimètres de profondeur; en ouvrant ensuite le robinet correspondant de l'aspirateur, le liquide jaillit dans le récipient. Si l'aiguille s'oblitère par un flocon fibrineux, on refoule celui-ci d'un coup de piston. Dès que le récipient est rempli, on ferme le robinet qui le met en communication avec la plèvre, on ouvre l'autre et l'on expulse le liquide. L'opération est répétée jusqu'à ce que l'on ait extrait une quantité suffisante de liquide (15 à 20 litres en moyenne); enfin l'aiguille est retirée. Ainsi pratiquée, l'opération est absolument inoffensive. Le petit calibre de l'aiguille assure le déplissement lent du poumon, et l'on n'a à redouter ni l'asphyxie, ni les autres complications auxquelles expose le procédé ancien.

La thoracentèse associée aux frictions vésicantes faites sur le thorax constitue un traitement qui a donné de nombreux succès chez le cheval. Chuchu, qui l'emploie depuis dix ans, a obtenu la guérison de 19 malades.

Dans ces dernières années, on a essayé les injections médicamenteuses intra-thoraciques et les lavages de la plèvre (Hoffmann, Ughi). Pour effectuer le lavage de la séreuse, on peut se servir de solutions de chlorure de sodium, de sublimé au 1 1000°, d'acide phénique, d'acide salicylique, de thymol (Hoffmann) ou de sulfophénate de zinc (Ughi), solutions portées à une température de 38-39° C. — Après avoir ponctionné le thorax et retiré une certaine quantité de liquide, un tube de caoutchouc est adapté par un de ses bouts au trocart et par l'autre à un vase renfermant la substance médicamenteuse. On fait pénétrer celle-ci dans la plèvre en la portant au-dessus du niveau du liquide thoracique; ou l'extrait en abaissant le vase ou au moyen de l'aspirateur.   (N. D. T.)

Jahresber., 1877. — LAMY et MINOT. *Recueil vét.*, 1878. — HERING. *Operationslehre*, 1879. — TRASBOT, *Archiv. d'Alfort*, 1879. — BAILLET, *Revue vét.*, 1879. — ANACKER. *Spec. Pathol.*, 1879. — GUTENACKER. *Adam's Wochenschr.*, 1880. — HERTWIG. *Krankheiten der Hunde*, 1880. — CHAUSSIGNAND. *L'Écho vét.*, 1881. — MATHIS. *Journ. de Lyon.* 1881. — KOLESNIKOW. *Oesterr. Revue.* 1882. — HENDRICKX. *Annal. de Bruxelles.* 1882. — IMMELMANN. *Preuss. Mittheil.*, 1883. — HAUBNER-SIEDAMGROTZKY. *Landwirthschaft. Thierheilkde*, 1884. — SCHINDELKA. *Oesterr. Vierteljahrsschr.*, 1885. — PÜTZ, *Compendium.* 1885. — RÖLL, *Spec. Pathol.*, 1885. — BOULEY et DELILLE, *Presse vét.*, 1886. — ROSSIGNOL, *Bullet. Soc. vét. prat.*, 1887. — SETTNER. *Oesterr. Vereinsmonatsschr.*, 1887. — CSOKOR. *Oesterr. Vierteljahrsschr.*, Bd LXIV. — BARRIER, HUMBERT, DELATTRE, COLLARD, *Recueil vét.*, 1887. — DIECKERHOFF. *Spec. Pathol.*, 1888. — VIOLET, *Journ. de Lyon*, 1888. — BRUNET, *Bullet. soc. cent. vét.*, 1889. — AUREGGIO et GUÉNOT, *Ibid.* — AUREGGIO. *Ibid.* 1890. — BARRIER et MERLE. *Ibid.*, 1890. — MINETTE. *Recueil vét.*, 1890. — UGHI. *Giornal. di veterin. milit.*, 1890. — HOFFMANN, *Tierärztliche Chirurgie*, 1891.

HYDROPISIE DE POITRINE. — HYDROTHORAX.

Étiologie. — L'hydrothorax s'observe sur tous nos animaux domestiques. mais plus spécialement chez le chien. Bien qu'il constitue une affection secondaire, il est d'usage de lui consacrer une description spéciale. On l'a encore désigné sous le nom d'*hydropisie chronique de poitrine*, par opposition à celui d'*hydropisie inflammatoire*, autrefois synonyme de pleurésie. L'hydrothorax peut être sous la dépendance d'une hydropisie générale consécutive à diverses altérations du sang. à une plus grande pénétrabilité des vaisseaux, aux stases qui accompagnent les affections chroniques du poumon, du cœur, des reins. et particulièrement les affections valvulaires nous avons observé un cas de ce genre chez le cheval . Il n'est pas rare de constater la coexistence de l'hydrothorax, de l'hydropéricarde et de l'ascite.

Anatomie pathologique. — Les altérations de l'hydrothorax sont également accusées dans les deux sacs pleuraux. Ceux-ci renferment un liquide séreux, clair, jaunâtre ou rougeâtre, dépourvu de flocons fibrineux. La plèvre est lisse. infiltrée, légèrement ramollie par le transsudat. Le poumon est comprimé, le diaphragme est repoussé en arrière, les muscles intercostaux sont refoulés en dehors.

Symptômes. — L'hydrothorax ne détermine aucune réaction fébrile. Son symptôme principal est la *dyspnée*. La respiration, plus ou moins pénible, conserve le type costal. La matité est limitée en haut par une ligne horizontale dont la situation varie avec l'attitude donnée à l'animal. La région mate est parfois absolument muette à l'auscultation, mais immédiatement au-dessus, on peut percevoir du souffle bronchique (souffle tubaire). On constate en outre les symptômes de l'affection primitive: c'est le plus souvent l'endocardite chronique valvulaire (bruits anormaux, tons peu distincts ou confondus). Dans certains cas, l'examen attentif des malades révèle l'existence d'autres hydropisies. La constatation du transsudat par la thoracentèse assure le diagnostic.

Diagnostic différentiel. — L'hyperthermie, la toux et la plupart des symptômes provoqués par l'inflammation pleurale (bruit de frottement, endolorissement des parois costales, etc.) font défaut dans l'hydrothorax. D'autre part, la pleurésie est fréquemment unilatérale et son exsudat est trouble, fibrineux, très riche en albumine; l'hydrothorax, au contraire, est toujours bilatéral, son transsudat est dépourvu de flocons fibrineux, pauvre en albumine, et il se déplace beaucoup plus facilement et plus complètement que l'exsudat pleurétique.

Traitement. — Il varie avec l'affection causale. On a généralement recours à la diète sèche et aux diurétiques. Chez le chien, on prescrit : infusion de feuilles de digitale 1 : 140; liqueur d'acétate de potasse et suc épaissi de baies de genièvre $\bar{a}\bar{a}$ 25 grammes — 1 à 2 cuillerées à thé ou à soupe par jour. Chez cet animal, la pilocarpine nous a donné quelques résultats ($0^{gr},005$ à $0^{gr},02$ *pro dosi*, en injection sous-cutanée). On ne doit recourir à la thoracentèse que si la vie est en danger. Toujours le transsudat se reforme très rapidement.

Bibliographie. — PILLWAX. *Oesterr. Vierteljahrsschr.*, 1862. — BRUCKMÜLLER, *Pathol. Zootom.*, 1869. — HERTWIG, *Krankheiten der Hunde*, 1880. — RÖLL, *Spec. Pathol.*, 1885. — CSOKOR, *Oesterr. Revue*, 1886.

PNEUMOTHORAX.

Étiologie. — Le pneumothorax est l'affection produite par la pénétration d'air ou de gaz dans la cavité pleurale. Lorsqu'il existe en même temps un exsudat pleurétique, il y a *hydropneumothorax*, et si cet exsudat est purulent, *pyopneumothorax*.

Généralement l'air s'insinue dans la plèvre par la voie pulmonaire à la faveur d'un abcès ou de déchirures du parenchyme (emphysème interstitiel du bœuf). Plus rarement il y parvient par une perforation de la paroi thoracique ou une déchirure de l'œsophage. Chez le bœuf, la cause principale est la perforation de la plèvre par un corps vulnérant venant du réseau. Certains corps étrangers déglutis et errants dans les tissus peuvent s'engager dans le poumon et déterminer le pneumothorax [épillet de seigle chez le chien (Weber)].

Anatomie pathologique. — Le pneumothorax pur, accident très rare, ne s'observe guère que dans l'emphysème pulmonaire interstitiel du bœuf; alors la cavité pleurale renferme de l'air atmosphérique; mais habituellement son contenu gazeux est pauvre en oxygène, riche en acide carbonique, en carbures et en sulfure d'hydrogène; parfois on y trouve aussi un liquide séreux ou purulent; souvent le poumon est comprimé, le cœur dévié et le diaphragme refoulé en arrière.

Symptômes. — Les symptômes du pneumothorax apparaissent d'ordinaire subitement. On constate une dyspnée intense, un abaissement de la température générale et les signes du collapsus. Dans les cas où l'affection est unilatérale, la moitié correspondante du thorax paraît dilatée ; la percussion donne une résonnance tympanique ou amphorique et quelquefois un bruit de pot fêlé. Lorsque l'air est fortement comprimé, le son est clair, argentin. A l'auscultation, on peut constater un clapotement métallique, du souffle amphorique et des bruits de gouttelettes (observés par Saint-Cyr chez le cheval). Dans d'autres circonstances, on perçoit le murmure respiratoire vague ou le souffle tubaire. Parfois enfin, le thorax est absolument silencieux.

Traitement. — L'air peut être extrait par la ponction, mais dans la majorité des cas (perforation pleuro-pulmonaire) l'accident se reproduit immédiatement. Le traitement symptomatique consiste à combattre la faiblesse par les excitants (camphre, hyoscyamine, caféine, éther, alcool).

Chez l'homme, on distingue trois formes de pneumothorax : 1° Le *pneumothorax ouvert*, dans lequel l'air pénètre dans la plèvre par une large perforation ; 2° Le *ventilo-pneumothorax*, dans lequel l'air introduit dans la cavité pleurale ferme partiellement l'ouverture d'entrée ; ce gaz entre en abondance, mais il n'en sort qu'une portion minime ; 3° Le *pneumothorax fermé* : dans celui-ci, le poumon obture complètement l'orifice par lequel l'air a fait irruption dans le thorax.

Bibliographie. — Perosino, *Giornale di vet.*, 1853. — Weber, *Adam's Wochenschr.*, 1861. — Saint-Cyr, *Journ. de Lyon*. 1863. — Zahn, *Oesterr. Vierteljahrsschr.*, 1863. 1866. — Violet, *Journ. de Lyon*, 1879. — Reingrüber, *Oesterr. Monatsschr.*, 1879. — Siedamgrotzky, *Sachs. Jahresber.*, 1887.

ADDENDA AUX MALADIES DE L'APPAREIL RESPIRATOIRE.

A. — MALADIES NON PARASITAIRES DE L'APPAREIL RESPIRATOIRE DES OISEAUX.

Dans les diverses espèces aviaires, on observe un catarrhe nasal primitif simple, dû au refroidissement ou à l'inspiration de matières irritantes. On le désigne vulgairement sous le nom de « pépie ». Les principaux symptômes de ce catarrhe sont des ébrouements, la respiration râlante ou sifflante, la béance continuelle du bec, une dyspnée légère, l'agitation continuelle de la tête et un jetage muco-purulent ; celui-ci peut être constaté par une pression légère exercée sur les ouvertures nasales ; fréquemment il se dessèche en formant de minces croûtes.

Cette maladie est bénigne ; il est rarement nécessaire d'instituer un traitement pour la combattre. Dans les cas rebelles, on conseille d'ajouter des alcalins (sel de Carlsbad) à l'eau de boisson. Au point de vue du pronostic, il importe de différencier le catarrhe nasal simple de la diphtérie.

Outre cette rhinite, on peut observer chez les gallinacés les formes catarrhale et croupale de la trachéite, de la bronchite et de la pneumonie.

La *pneumonie croupale primitive* offre une certaine importance. D'après Zürn, elle est caractérisée anatomiquement par l'hyperémie pulmonaire, l'hépatisation, des ecchymoses sous-pleurales, des extravasations séreuses, et par l'accumulation dans les bronches d'épaisses productions fibrineuses. Comme symptômes, on note de la difficulté de la respiration, la béance permanente du bec, de la toux, un écoulement jaune orange qui a lieu par le bec et les cavités nasales, et l'endolorissement de la cage thoracique.

B. — MALADIES PARASITAIRES DE L'APPAREIL RESPIRATOIRE DES OISEAUX.

1° MALADIE ÉPIDÉMIQUE DÉTERMINÉE PAR LE SYNGAMUS TRACHEALIS (SYNGAMOSE).

Histoire naturelle. — C'est en 1797 que cette affection fut signalée en Amérique, où elle occasionnait des pertes considérables. Sa première description est due à Wiesenthal. En 1806, elle apparut en Angleterre ; elle y est devenue, ainsi qu'en France, l'une des maladies qui causent le plus de ravages dans les basses-cours et les faisanderies. En Angleterre, elle tue annuellement plus d'un million de poules. En France, lorsqu'elle a envahi les faisanderies de Rothschild, elle faisait jusqu'à douze cents victimes par jour (Mégnin).

Le Syngame trachéal appartient à la famille des Strongylidés. On l'a observé sur le faisan, la poule, la perdrix, le dindon, le paon, l'oie jeune (Przibylka) et sur divers autres oiseaux : cigogne, pivert, étourneau, pie, hirondelle, corneille, choucas, etc. — A l'état sexué, on le rencontre par paires, mâle et femelle accouplés d'une manière permanente ; son habitat de prédilection est la région supérieure de la trachée ; dans la plupart des cas, on le trouve immédiatement en dessous de la glotte. De couleur rouge et de forme cylindrique, il a un diamètre de 1 millimètre environ ; la femelle est longue de 13 millimètres, le mâle de 5 millimètres ; tous deux sont fixés sur la muqueuse bronchique par une ventouse cupuliforme : ils sucent le sang et provoquent une trachéite. Les animaux robustes les supportent assez bien ; mais, dans les petites espèces et chez les oiseaux jeunes, la trachée est parfois entièrement obstruée. La plupart des sujets succombent par asphyxie.

Les œufs, elliptiques et lisses, sont projetés dans le pharynx par la toux ; de là ils pénètrent dans l'œsophage et sont expulsés avec les matières excrémentitielles. Au bout de huit jours lorsque la température est élevée, après plusieurs semaines lorsque le temps est froid, ces œufs donnent des embryons anguiformes, qui sont ingérés par les animaux sains, avec les aliments; la voie qu'ils suivent pour arriver dans la trachée est inconnue. Chez les sujets infestés, la toux peut apparaître dès le septième jour.

Walker ayant trouvé des embryons de Syngames dans les Lombrics des régions où la maladie sévit, a considéré ces Vers comme les agents de transmission du mal. Salmon ne partage pas cette manière de voir; d'après lui, les Lombrics renfermeraient les œufs de Syngames parce qu'ils les ingèrent accidentellement en même temps que la terre qui les contient ; mais ces Vers ne seraient pas un hôte intermédiaire nécessaire pour le parasite.

Quoi qu'il en soit, Walker a le mérite d'avoir montré que les Vers des lieux où règne la syngamose peuvent infester les oiseaux qui les ingèrent. Cet auteur recommande de détruire les Lombrics dans le sol des basses-cours à l'aide de l'eau salée (?).

Symptômes. — Au début, les animaux sont moins gais, refusent les aliments et entr'ouvrent fréquemment le bec comme pour bâiller *(la gape)*. Bientôt la toux apparaît, des mucosités blanchâtres sont rejetées par les naseaux, la tête est agitée convulsivement. Lorsque la fréquence de la toux augmente, la respiration devient de plus en plus pénible, les malades *happent l'air*, ils sont pris d'accès de suffocation ; dans un bon nombre de cas la mort survient brusquement par obstruction de la glotte. La présence des œufs dans les excréments est un signe diagnostique important. La guérison peut se produire chez les animaux robustes ou âgés et dans tous les cas où les Syngames sont peu nombreux.

Traitement. — Séparer les oiseaux sains des malades l'infestation peut se produire par l'ingestion directe des vers expectorés ; désinfecter à fond les locaux, brûler les cadavres, changer les aliments, nettoyer minutieusement les auges : telles sont les principales indications prophylactiques. Mégnin recommande d'ajouter de l'ail aux aliments et de donner une décoction de cette plante comme eau de boisson. D'autres auteurs conseillent de recourir aux fumigations de goudron. — Parfois on réussit à extraire les Syngames à l'aide d'une pince engagée dans l'ouverture laryngienne. Pour remplir cette indication, Cobbold a pratiqué la trachéotomie.

Parmi les autres parasites de l'appareil respiratoire des oiseaux, il faut mentionner le *Monostomum flavum* que l'on trouve dans la trachée du canard, et la *Filaria clava* qui a pour habitat le tissu conjonctif interannulaire de la trachée du pigeon.

Bibliographie. — Przibylka, *Preuss. Mittheil.*, 1853-54. — Ehlers, *Sitzungsber. der physik. med. Gesellschaft*, 1872. — Hayem, *Annal. de méd. vét.*, 1874. — Heller, *Blätter f. Süddeutsche Geflügelzucht*, 1879. — Zürn, *Die Krankheiten des Hausgeflügels*,

1882. — MÉGNIN, *Maladies des Oiseaux* et *Bullet. Soc. cent. vét.*, 1883. — MÖHLIG, *Deutsche Zeitschr.*, 1884. — SALMON-WALKER, *Amerik. Vet.-Ber.*, 1885. — RAILLIET, *Éléments de zoologie médicale et agricole*, Paris, 1885. — KITT, *Allgemeine Deutsche Geflügelzeitung*, 1886. — NEUMANN, *Traité des mal. parasit. des anim. domest.*, Paris, 1888. — RAILLIET, Art. « *Parasites des voies respiratoires* » in *Dictionn. vét.*, t. XIX, 1891.

2° ACARIASE DES POCHES AÉRIENNES DE LA POULE (CYTODITES NUDUS).

Histoire naturelle. — Le *Cytodites nudus* ou *Cytoleichus sarcoptoïdes* habite la trachée, les bronches, les sacs aériens (qui, d'après Leisering, ne sont que de grandes alvéoles) et notamment les réservoirs abdominaux.

A l'œil nu, les Cytodites se présentent sous forme de petits points blancs, dont le diamètre est d'un demi-millimètre environ. Au microscope, ils ont l'aspect d'Acariens sarcoptiformes ; le corps et la tête sont ovalaires : ils portent quatre paires de pattes à cinq articles et terminés par une ventouse pédiculée.

Peut-être le *Cytodites nudus* et le *Symplectoptes cysticola*, que l'on trouve enkysté dans divers organes de la cavité abdominale et dans le tissu conjonctif sous-cutané (voy. t. I, p. 548), représentent-ils deux stades évolutifs d'un même parasite. Dans plusieurs autopsies, Holzendorff les a rencontrés aux mêmes régions.

Les Cytodites provoquent dans les bronches une inflammation croupale intense : la lumière de ces conduits est fréquemment obstruée par des bouchons très consistants, de couleur jaunâtre ; les bronchioles renferment des mucosités purulentes mélangées de caillots sanguins et très riches en parasites ; les poumons sont hépatisés et œdématiés en certains points. Parfois on trouve les Acariens en très grand nombre dans les poches aériennes abdominales, indemnes d'altérations inflammatoires.

Symptômes. — Les principaux symptômes déterminés par les Cytodites sont l'accélération de la respiration et la dyspnée. D'après Zürn, les malades pousseraient des cris particuliers qui feraient croire à la présence d'un corps étranger introduit dans le larynx. L'état général n'est pas modifié. La gaieté et l'appétit sont conservés.

Traitement. — Il n'a pas grande efficacité. L'indication principale est de faire des fumigations acaricides (goudron ou eau de goudron).

Edgar a trouvé le *Cytodites nudus* à l'autopsie de poules mortes subitement. La cavité abdominale était tapissée par une poussière gris jaunâtre constituée par des milliers d'Acariens. Il en a également rencontré dans le péricarde, dans le cœur et dans l'aorte.

Bibliographie. — GERLACH, *Magazin*, 1859. — MÉGNIN, *Recueil vét.*, 1877. — ZÜRN, *Die Krankheiten des Hausgeflügels*, 1882 ; *Deutsche Zeitschr. f. Thiermed*, 1883. — ZSCHOKKE, *Schweizer Archiv*, 1884. — HOLZENDORFF, *Berlin. Archiv*, 1885. — RAILLIET,

Éléments de zoologie médicale et agricole, Paris, 1885. — Neumann, *Traité des mal. parasit. des an. domest.*, Paris, 1888. — Railliet, *Dictionn. vét.* t. XIX, 1891.

C. — PNEUMOMYCOSES DES OISEAUX.

Les mycoses des oiseaux, observées sur la poule, le pigeon, l'oie, le canard, le cygne, le faisan, le perroquet et les oiseaux d'appartement, sont produites par les *Aspergillus glaucus, A. nigrescens* et *A. fumigatus*, ainsi que par le *Mucor racemosus*. Elles ne sont pas limitées au poumon; elles intéressent aussi les bronches, les sacs aériens et les cavités nasales. L'infestation s'opère par l'inspiration de poussières ou l'ingestion d'aliments moisis. — Sur les muqueuses, les Champignons provoquent des exsudats diphtéritiques lamellaires ou disposés en plaques feuilletées. On trouve également des masses purulentes, durcies, caséifiées, qui renferment un grand nombre de mycéliums et de conidies. Dans le poumon, les altérations présentent le type folliculaire.

Leurs symptômes principaux sont : l'accélération de la respiration qui est ronflante, un bruit rauque qui accompagne l'expiration (Generali), la diminution de l'appétit et une extrême faiblesse (les ailes tombent, les paupières sont fermées). L'amaigrissement s'accentue rapidement, une diarrhée profuse apparaît, les malades deviennent squelettiques et succombent au bout de quelques semaines.

Bibliographie. — Virchow, *Virch. Archiv.* Bd IX. — Gluge-Uberkem, *Annal. de Bruxelles*, 1858. — Hayem, *Ibid.*, 1874. — Schmidt, *Thierarzt*, 1877. — Heusinger, *Deutsche Zeitschr. f. Thiermed.*, 1877. — Bollinger, *Ibid.*, 1878. — Generali, *Koch's Revue*, 1880. — Bollinger, *Zur Ætiologie der Infectionskrankheiten*, 1881. — Kitt, *Deutsche Zeitschr. f. Thiermed.*, 1881. — Zürn, *Die Krankheiten des Hausgeflügels*, 1882. — Schütz, *Mittheil. aus dem Kaiserl. Gesundheitsamte*, 1884. — Rivolta, *Pneumomykosi aspergillina in un fagiano*, Pisa, 1887.

MALADIES CHRONIQUES CONSTITUTIONNELLES

On donne le nom de maladies constitutionnelles à des processus morbides consistant soit en des anomalies du sang, soit en des troubles des mutations organiques ou de la nutrition. Quelques-unes de ces affections (anémie, hydrémie) ressortissent à la pathologie générale. Nous les étudierons en nous plaçant surtout au point de vue pratique et en laissant de côté les considérations théoriques sans importance. L'étiologie et la pathogénie de la plupart d'entre elles sont encore assez mal connues, surtout en vétérinaire. — Parmi les nombreuses anomalies du sang et de la nutrition, nous décrirons : 1° l'anémie, 2° l'anémie pernicieuse, 3° l'hydrémie, 4° la cachexie aqueuse du mouton, 5° la leucémie, 6° l'hémophilie, 7° le scorbut, 8° la goutte, 9° le diabète sucré, 10° le diabète insipide, 11° l'obésité, et comme *addenda*, 12° la scrofulose et 13° la cachexie cancéreuse.

ANÉMIE. — CHLOROSE.

Définition. — L'*anémie* est un état morbide caractérisé par la diminution de la masse du sang et de ses différents éléments : hématies, leucocytes, hémoglobine, albuminoïdes, sels et eau du plasma. Dans la chlorose, l'altération fondamentale est la diminution de la proportion d'hémoglobine du sang ; la quantité de celui-ci et la proportion des autres éléments qui entrent dans sa constitution peuvent être normales. Très fréquente dans l'espèce humaine chez les jeunes filles parvenues à l'âge de puberté, la chlorose n'a été le sujet d'aucune observation authentique chez nos animaux domestiques. En vétérinaire, le mot *chlorose* a été souvent employé à tort comme synonyme d'*anémie*. Aucune analogie ne saurait être établie entre la chlorose de l'homme et celle des animaux.

Étiologie. — Dans un grand nombre de cas, l'anémie est sous la dépendance de l'hérédité. C'est à cette influence que doivent être rapportés les nombreux faits observés sur les très jeunes sujets (chiens, chats, porcelets, poulains, veaux). Dans l'espèce canine, les races très cultivées, délicates, et dans l'espèce bovine, les races précoces, semblent y être prédisposées. L'anémie peut être déterminée par une perte abondante de sang ou par des hémorragies répétées. On la constate parfois sur des sujets très gras, et dans certaines contrées il est d'usage de faire précéder la mise à l'engraissement par des saignées successives. L'alimentation pauvre ou insuffisante est une autre cause assez fréquente de l'affection (anémie d'inanition). — L'*anémie secondaire* ou *symptomatique* survient à la suite des maladies de longue durée, des travaux épuisants, de la parturition, des déperditions abondantes occasionnées par des sécrétions anormales. — L'anémie pernicieuse progressive sera décrite au chapitre suivant. L'anémie du mouton fera également l'objet d'une étude spéciale.

Symptômes. — La peau et les muqueuses sont pâles, *lavées*, couleur de lait. Les animaux, très faibles, se fatiguent au moindre effort ; la circulation et la respiration sont accélérées ; le pouls est petit, la température au-dessous de la normale ; les tons du cœur sont parfois masqués par des bruits pathologiques (bruits liquidiens, bruit de diable, bruit de rouet chez l'homme) ; l'appétit est capricieux, la digestion est troublée, les muscles perdent leur tonicité et souvent les membres s'œdématient. Chez les nouveau-nés, un épuisement rapide survient qui souvent entraine la mort à bref délai. Mais, chez les animaux adultes, l'anémie a le plus souvent une marche chronique, et se termine par la guérison ; chez le mouton, elle se complique souvent d'hydrémie. — L'anémie pernicieuse est une forme très grave.

Anatomie pathologique. — Le sang est pâle, « semblable au bouillon », peu ou point coagulé. Tous les viscères sont presque complètement exsangues. Les dimensions du cœur et des gros vaisseaux sont diminuées (hypoplasie). Lorsque la maladie est ancienne, les organes importants (cœur, foie, reins) ont subi la dégénérescence graisseuse.

Diagnostic. — La pâleur des muqueuses visibles (buccale, vaginale, oculaire) est le phénomène révélateur. L'analyse quantitative du sang permet de constater une diminution de la proportion d'hémoglobine. Zschokke recommande l'emploi de l'hémoglobinomètre de Gower (méthode colorimétrique). On doit à Schindelka d'intéressantes recherches sur la proportion d'hémoglobine contenue dans le sang du cheval.

Traitement. — Le fer est le remède suprême. On l'administre soit en l'ajoutant aux aliments sous une forme facilement assimilable, soit en injections sous-cutanées. — La préparation la plus simple est le fer porphyrisé ; on le donne associé au sel marin, pour le cheval et le bœuf à la dose de 1 gramme par jour, pour le chien à la dose de 1 décigramme. Chez les petits animaux, on emploie souvent les teintures ferrugineuses, notamment la teinture de fer au jus de pomme (*Tinctura ferri pomata*) diluée dans une quantité suffisante d'eau ; on peut prescrire chez le chien :

        Teint. de fer au jus de pomme............ 5 grammes (1).
        Eau distillée............................ 250   —

A faire prendre deux cuillerées à soupe tous les jours.

La **polyémie** ou **pléthore** est l'état morbide opposé à l'anémie. Elle occupait autrefois une place importante dans les traités spéciaux ; aujourd'hui son existence est mise en doute. Par des expériences sur les animaux, Müller et Cohnheim ont constaté que l'addition par transfusion de 50 à 80 p. 100 de sang provenant de sujets de même espèce ne provoque pas la pléthore. Cependant, Bollinger 2 a montré que la proportion du sang varie beaucoup dans les diverses espèces animales. Tandis que chez le porc gras la masse du sang est de 2,2 p. 100 du poids du corps, chez le cheval de trait elle est de 13,5 p. 100. De telles variations doivent faire admettre la possibilité de l'existence de la pléthore. Celle-ci semble se produire à la première période de l'engraissement chez les animaux jeunes, forts, qui ont travaillé jusque-là, et chez les femelles dont la sécrétion lactée est brusquement tarie. Elle se traduit par la rougeur des muqueuses, le pouls plein et fort ; elle prédispose aux congestions du cerveau et du poumon. Chez l'homme, la pléthore est surtout due aux irrégularités de régime. On peut la reconnaître à l'autopsie. Elle est caractérisée par l'abondance du sang, par l'hypertrophie du cœur, par l'ampliation des gros vaisseaux et des capillaires des glandes principales.

Bibliographie. — HERING, *Spec. Pathol.*, 1858. — ELLENBERGER, *Magazin*, 1869. — SIEDAMGROTZKY, *Sächs. Jahresber.*, 1871. — RÖLL, *Spec. Pathol.*, 1885. — MÜLLER, *Berlin. Archiv*, 1886. — ZSCHOKKE, *Schweizer Archiv*, 1887. — SCHINDELKA, *Oesterr. Vierteljahrsschr.*, 1888.

ANÉMIE PERNICIEUSE.

Étiologie. — L'anémie pernicieuse, forme maligne de l'anémie essentielle, est une affection très grave dont l'étiologie est peu connue. Plusieurs particularités indiquent cependant son origine infectieuse. Zschokke, qui l'a vue sévir à l'état enzootique dans une écurie, a trouvé dans le sang des malades de très fins bacilles, fait confirmé par nos observations personnelles. Les efforts excessifs, le séjour prolongé à l'écurie, les pneumonies antérieures, semblent être des causes prédisposantes de cette anémie. Jusqu'à présent on n'en a relaté qu'une douzaine de cas chez le cheval. — Imminger dit l'avoir constatée à l'état enzootique sur le bœuf.

Des anémies *secondaires* graves peuvent survenir au cours des maladies vermineuses, des suppurations de longue durée, etc. Mégnin en a observé sur des chats et des chiens atteints d'uncinariose (voy. t. I, p. 243). Mais ces anémies symptomatiques ne méritent pas d'être considérées comme des états morbides spéciaux (3).

1. Cette *tinctura ferri pomata* est une solution de l'*extractum ferri pomatum* dans la teinture de cannelle. L'*extractum* en question est obtenu en jetant le fer porphyrisé dans du suc de pommes acides porté à l'ébullition.   N. D. T.

2 *Münch. medicin. Wochenschr.*, 1886.

3) Il y a lieu de rechercher si ce n'est pas une affection parasitaire analogue à l'anémie du chien. Il est vraisemblable que c'est là qu'on trouvera la vérité.

                                                        (L. T.)

D'après les recherches d'Evans et de Burke, la maladie du cheval connue aux Indes sous le nom de *Surra* n'est qu'une anémie pernicieuse. Selon Evans, elle serait produite par un Protozoaire hématique filiforme, animé de mouvements très actifs.

Anatomie pathologique. — A l'autopsie, on est frappé par la petite quantité et la fluidité du sang. Ce liquide présente des altérations toutes spéciales qui font défaut dans l'anémie essentielle ordinaire. Les globules rouges, très pâles, ont perdu leur forme régulière caractéristique; suivant les cas, on peut les trouver anguleux, allongés, renflés en massue, disposés en biscuit ou en baguette de tambour: souvent à côté de globules très petits (microcytes) il en existe d'autres volumineux (macrocytes). C'est à ces altérations morphologiques des hématies que l'on a donné le nom de poikilocytose. Dans le sang, on a plusieurs fois constaté des bacilles (4 à 6 en moyenne par champ) dont la longueur variait entre le tiers et la moitié du diamètre d'un globule rouge normal.

Parmi les autres altérations importantes, on doit surtout signaler la dégénérescence du myocarde, des vaisseaux, des muscles de la vie de relation, des cellules hépatiques et rénales, l'existence de vastes hémorragies dans la plupart des organes, notamment dans les muscles, les grosses glandes et sur les membranes séreuses, la tuméfaction du foie, de la rate, l'infiltration cellulaire de la moelle osseuse et des infarctus d'hémoglobine dans le rein. Mais aucun viscère n'est le siège de lésions univoques.

Symptômes. — Cette affection débute habituellement par les signes d'une faiblesse croissante, et alors son stade initial passe facilement inaperçu; dans certains cas, elle s'annonce par un processus catarrhal des organes respiratoires (toux, jetage nasal) : enfin dans quelques autres, ce sont les signes d'une fièvre vive qui attirent l'attention. Parfois les muqueuses sont d'abord colorées en jaune, mais ensuite elles deviennent de plus en plus pâles. — Bien que souvent l'appétit soit conservé et l'état général satisfaisant, même à une période assez avancée de la maladie, les animaux sont très mous et suent au moindre effort. On note invariablement une hyperthermie intense, irrégulière, qui présente des rémittences de plusieurs jours et résiste à tous les antipyrétiques; pendant les accès fébriles, le pouls est considérablement accéléré et les tons du cœur sont masqués par des bruits anormaux. L'examen des malades ne révèle aucune affection organique. A l'aide du microscope, on peut constater les altérations du sang (poikilocytose, existence de macrocytes et de microcytes).

Plus tard l'amaigrissement survient, les hydropisies apparaissent, l'épuisement s'accuse peu à peu, enfin les animaux succombent au bout d'un temps qui varie de quelques mois à plusieurs années. Cette terminaison est de beaucoup la plus fréquente. La mort est toujours précédée d'un accès pyrétique intense et de longue durée.

Diagnostic différentiel. — L'examen microscopique du sang permet d'établir le diagnostic. Il doit être pratiqué rapidement, car l'exposition du sang à l'air ou l'addition de certains liquides, même d'eau distillée, peuvent y provoquer des altérations analogues à celles de l'anémie pernicieuse. — Cette affection est bien faite pour dérouter le praticien ; presque toujours l'étude du sang a infirmé des diagnostics aussi bizarres qu'éloignés de la réalité. L'absence de lésion organique primitive, l'anémie profonde, la fièvre intermittente, tenace et dont la cause échappe, sont encore des éléments qui éclairent le diagnostic et doivent mettre sur la voie. On distingue cette anémie de la leucémie par l'absence des signes de cette dernière : augmentation notable du nombre des globules blancs, tuméfaction des ganglions lymphatiques, infarctus leucémiques. — Les hémorragies sont communes à ces deux maladies.

Traitement. — Les ferrugineux constituent ici encore les plus puissants régénérateurs du sang ; mais leur efficacité est bien plus aléatoire que dans l'anémie ordinaire. — Chez le cheval adulte, on donne le fer porphyrisé (à la dose de 2 à 5 grammes, associé au sel de cuisine et à la poudre de fleurs aromatiques) ou le sulfate de fer (à la dose de 2 à 5 grammes, mélangé à de petites quantités de carbonate de potasse et aux poudres aromatiques) (1). On peut également essayer l'acide arsénieux ou la liqueur de Fowler. On administre celle-ci à la dose de 10 grammes par jour, dose que l'on augmente peu à peu jusqu'à 50 grammes. La fièvre a été combattue par les divers antithermiques : antipyrine, quinine, thalline, antifébrine, phénacétine, etc. ; mais dans l'anémie pernicieuse l'action de ces agents est très faible. Pendant toute la durée du traitement, les animaux doivent être laissés au repos.

L'*anémie pernicieuse de l'homme* a été étudiée d'abord par Biermer en 1868. Ses symptômes et ses altérations sont les mêmes que ceux décrits par Zschokke chez le cheval. Ses causes sont mal connues. On admet généralement qu'elle est de nature infectieuse. Sur les ouvriers du tunnel du Saint-Gothard, Perroncito a observé une anémie pernicieuse secondaire, d'origine parasitaire, provoquée par les Ankylostomes. La même affection a été constatée sur des ouvriers travaillant dans les mines et les briqueteries. Les Bothriocéphales peuvent également déterminer une anémie pernicieuse secondaire.

Tout récemment, Pontick a entrepris des recherches expérimentales sur la pathogénie de l'anémie pernicieuse (2). Cet expérimentateur a réussi à provoquer la maladie sur des animaux d'expérience par des injections intra-veineuses répétées de dissolvants du sang (glycérine, acide pyrogallique, solutions d'hémoglobine). Elle semble donc consister essentiel-

(1) Ces agents thérapeutiques n'ont donné aucun résultat dans les essais que Delafond en a faits. Malgré tout, les chevaux ont fini par succomber.   L. T.

(2) Silbermann, *Berliner klinische Wochenschr.*, 1886.

lement en une hémoglobinémie chronique ; les altérations des globules
rouges seraient le résultat de la mise en liberté de la matière colorante
du sang. A l'appui de cette opinion, on peut invoquer la présence dans le
rein d'infarctus d'hémoglobine, altération que nous avons constatée chez
un cheval. Au cours de l'hémoglobinémie chronique, il survient des troubles
de l'hématopoèse ; l'oxygène faisant défaut, les organes subissent la dégé-
rescence graisseuse et les vaisseaux se rupturent. Mais la cause première
de l'hémoglobinémie qui survient dans l'anémie pernicieuse est inconnue. Il
est possible qu'elle soit de nature microbienne.

ADDENDUM.

Sous la dénomination de *scalma*, Dieckerhoff (1) a décrit une affection nouvelle dont il a recueilli une série d'observations chez le cheval
et qui serait caractérisée par les symptômes suivants : toux, jetage
bilatéral, dyspnée, fièvre, faiblesse, pâleur des muqueuses ; la percussion et l'auscultation ne décèlent rien d'anormal : l'appétit est
conservé ; dans certains cas il existe une inflammation de la muqueuse
pharyngienne, et dans quelques autres une pleurésie exsudative diffuse ! — Généralement la marche est régulière et la terminaison favorable. La période de convalescence, assez longue, dure en moyenne
de trois à quatre semaines. La maladie a le caractère endémique et
sévit pendant deux, trois mois et plus dans une même écurie. Dieckerhoff pense qu'elle doit rentrer dans le groupe nosologique connu
autrefois sous le nom d'influenza.

Nous ne saurions regarder la *scalma* comme une entité clinique.
Une partie des cas observés par Dieckerhoff semblent se rattacher à
l'état morbide que nous venons de décrire. L'apparition enzootique
du mal, la pâleur prononcée des muqueuses, la faiblesse des malades, la marche irrégulière de la fièvre, la conservation de l'appétit,
l'absence de toute localisation à l'exception de celle qui se produit sur
la muqueuse respiratoire, la longue convalescence : tous ces symptômes s'observent dans l'anémie pernicieuse. Si cette dernière se termine habituellement par la mort, nous avons cependant, de même
que Zschokke, observé des cas moins graves. — D'un autre côté, nous
avons recueilli des faits d'angine pharyngée et de pneumonie contagieuse offrant une grande analogie avec quelques-uns des cas de
scalma relatés par Dieckerhoff.

Bibliographie. — Evans, *Repert. on Surra Disease*, 1880; *Vet. Journ.*, 1881. —
Zschokke, *Schweizer Arch. f. Thierheilkde*, 1882. — Mégnin, *Bullet. soc. cent. vét.*,
1882. — Johne, *Sachs. Jahresber.*, 1884. — Zschokke, *Schweizer Arch. f. Thierheilkde*,
1886. — Imminger, *Adam's Wochenschr.*, 1886. — Fröhner, *Berlin. Archiv*, 1886. —
Crookshank, *Journ. Micr. Soc.*, 1886; *Brit. Med. Journ.*, 1887. — Burke, *The vet.
journ.*, 1887 ; *and Repert. on « Surra » or pernicious Anaemia in the Lower Animals*.
Jubbulpore, 1887-88.

(1. Dieckerhoff. *Adam's Wochenschr.*, 1885, u. *Lehrbuch der spec. Path. u. Therap.*,
1885.

HYDRÉMIE. — HYDROPISIE GÉNÉRALE.

Considérations générales. — La pathologie générale distingue trois formes d'hydropisie : 1° l'*hydropisie mécanique*, déterminée par des lésions qui entravent la circulation de retour (maladies du cœur, du poumon, du rein, du foie) ; 2° l'*hydropisie inflammatoire*; 3° l'*hydropisie hydrémique*, produite par la fluidité excessive du sang et par des altérations des parois vasculaires. Cette dernière seule constitue une maladie primitive, essentielle. L'hydropisie générale se rencontre le plus habituellement sur le mouton comme épiphénomène de la distomatose ; mais, dans cette espèce et chez le porc, elle se développe parfois au cours de l'anémie, sans l'intervention d'aucun parasite (voy. le chapitre suivant). La maladie des bœufs de trait observée dans les sucreries et décrite sous le nom d'*hydropisie générale du tissu conjonctif*, maladie également constatée sur les chevaux utilisés dans ces fabriques (Garcin), est particulièrement intéressante au point de vue clinique.

Étiologie. — Les causes de l'hydropisie hydrémique sont analogues à celles de l'anémie : la prédisposition héréditaire et la nutrition languissante constituent ses facteurs les plus importants. Dans les sucreries, l'affection est provoquée par la consommation des débris aqueux de betteraves. Par les procédés modernes de diffusion, les cossettes de betterave, qui renferment jusqu'à 95 p. 100 d'eau, sont très pauvres en protéine ou matière azotée (4 p. 100). L'alimentation exclusivement composée de cette substance aqueuse, peu nutritive, et le travail excessif exigé des animaux finissent par déterminer l'hydrémie. La rareté de celle-ci sur les vaches est due à ce qu'on les utilise peu comme bêtes de travail et à l'abondance de la sécrétion lactée, qui entretient d'une façon permanente la déperdition de l'eau ingérée.

Anatomie pathologique. — Le sang est aqueux, peu coloré ; il se coagule lentement. Tous les organes ainsi que le tissu conjonctif sous-cutané renferment tantôt un liquide clair, séreux, incoagulé, incolore ou jaunâtre, pauvre en albumine, tenant en suspension des cellules endothéliales et des leucocytes, tantôt un exsudat inflammatoire.

A l'autopsie des bœufs morts de l'hydrémie des sucreries, on est frappé tout d'abord par l'absence de rigidité cadavérique, par la pâleur et la flaccidité de tous les muscles. Le tissu conjonctif sous-cutané et intermusculaire est infiltré de sérosité ; dans les cavités splanchniques on trouve des transsudats plus ou moins abondants ; les intestins sont rétractés, pâles, dépourvus de graisse ; le cerveau est œdématié ; généralement on constate aussi les lésions du catarrhe intestinal chronique.

Symptômes. — Suivant la localisation de l'épanchement, on distingue une hydropisie de la peau (anasarque), du ventre (ascite), du thorax (hydrothorax), du péricarde (hydropéricarde). — L'hydropisie sous-cutanée s'observe tout d'abord aux régions déclives (membres, ventre, poitrine, bourses); chez le mouton, elle apparaît à la tête, phénomène dû à l'attitude basse de celle-ci lorsque les animaux sont aux pâturages; la peau, tuméfiée, de consistance pâteuse, garde l'empreinte du doigt, mais elle n'est ni chaude, ni douloureuse. — Les malades deviennent de plus en plus faibles: des phénomènes dyspnéiques et des troubles digestifs surviennent; les muqueuses, toujours pâles, sont parfois le siège d'une tuméfaction œdémateuse; le pouls est à peine perceptible.

La maladie des bœufs des sucreries a une évolution lente. Au début, on constate de l'abattement, de la faiblesse, de la pâleur des muqueuses; bien que l'appétit reste excellent, l'état général s'altère de plus en plus, le poil est terne, piqué; les animaux émettent une quantité abondante d'urine aqueuse et claire. Plus tard, des troubles de la digestion éclatent et s'accusent surtout par des alternatives de constipation et de diarrhée fétide; souvent il y a du ptyalisme. L'hydropisie apparaît aux extrémités, qui s'engorgent et rendent la démarche lourde, pénible. Bientôt des tuméfactions œdémateuses se développent au ventre, au fanon, à la poitrine; des transsudations se produisent dans les grandes cavités splanchniques, notamment dans la cavité abdominale dont les dimensions augmentent. Enfin un moment arrive où les animaux, épuisés, ne pouvant plus conserver l'attitude debout, restent continuellement étendus sur le sol. La mort survient au bout de trois à six mois, à moins qu'un traitement ne soit institué dès le début de l'affection [1].

Traitement. — Il faut avant tout s'attaquer à la cause, c'est-à-dire changer le régime lorsque le mal est constaté sur les bœufs des sucreries. Le traitement symptomatique consiste en l'emploi des diurétiques et des purgatifs. (Voy. Traitement de l'*ascite* et de l'*hydrothorax*.)

Bibliographie. — LUGNÉ, *Recueil vét.*, 1873. — JOST, *Preuss. Mittheil.*, 1859. — HILDEBRANDT, *Ibid.*, 1860. — PETZOLD, *Sächs. Jahresber.*, 1863. — GARCIN, *Recueil vét.*, 1877. — COLIN, *Archiv. d'Alfort*, 1882. — PÜTZ, *Seuchen u. Heerdenkrankh.*, 1882; *Compendium der prakt. Thierheilkde*, 1885. — DRALLE, *Berlin. Archiv*, 1886.

[1] Cet ensemble de phénomènes doit-il être considéré comme un état pathologique propre, comme une véritable entité morbide? L'avenir nous apprendra probablement que ce sont là des manifestations d'états pathologiques variés. Il est déjà certain que l'œdème de la gorge, sur le mouton, est un symptôme de l'hydrémie résultant de la distomatose. (L. T.)

ANÉMIE CHRONIQUE ET HYDROPISIE DU MOUTON ET DU BŒUF. — CHLOROSE. — CACHEXIE AQUEUSE.

Remarques sur le terme « pourriture ». — L'expression de « pourriture », usitée dès les premiers temps de la médecine vétérinaire, s'est perpétuée jusqu'à nos jours. Déjà Gerlach, dans son *Traité de médecine vétérinaire judiciaire*, a fait ressortir le manque de précision de ce terme, mais sa critique est restée sans écho. Cela est dû sans doute à ce que, dans certains pays, la législation relative aux vices rédhibitoires comprend aujourd'hui encore la « pourriture du mouton ». Cette appellation pourrait servir à désigner toute maladie s'accompagnant d'amaigrissement, de faiblesse, d'anémie ou d'hydropisie. Autrefois on l'appliquait aussi à la tuberculose du bœuf. Quelques auteurs modernes l'ont réservée exclusivement à la distomatose, d'autres au téniasis, d'autres à l'anémie chronique (chlorose) et à l'hydropisie idiopathique non parasitaire. La distomatose et le téniasis ayant été décrits (voy. t. I, p. 220 et 263), il nous reste à étudier ici une maladie enzootique constitutionnelle non parasitaire, dont les manifestations principales sont l'anémie chronique et l'hydropisie générale. Elle s'observe chez le mouton et le bœuf (d'après Spinola, on la rencontrerait aussi chez le porc). Pour se conformer à l'usage, on peut la désigner sous le nom de *cachexie aqueuse*, beaucoup plus significatif que l'expression primitive et empirique de « pourriture ».

Étiologie. — Les causes de l'anémie chronique et de l'hydropisie du mouton et du bœuf peuvent être groupées en deux catégories. La première comprend les rations mal composées (relations nutritives insuffisantes), les pâturages marécageux, sablonneux ou tourbeux, et, chez le bœuf surtout, l'alimentation trop aqueuse (drèches, fourrages altérés), l'hygiène défectueuse (écuries mal construites et mal entretenues, soins insuffisants). Dans l'autre, on range les intempéries (temps froid et humide, séjour dans des pâturages exposés aux vents froids, parcage sur des terrains humides et froids). La maladie s'observe fréquemment après les années pluvieuses ou à la suite d'inondations ; dans ces circonstances, elle peut occasionner des pertes considérables (1).

Anatomie pathologique. — Le sang présente des altérations constantes ; il est peu abondant, de couleur pâle « semblable au bouillon » ; le tissu conjonctif sous-cutané de l'encolure, du ventre, de la poitrine, est le siège d'une infiltration œdémateuse. Le tissu conjonctif intermusculaire est également infiltré, gélatineux ; les muscles sont flas-

---

(1) Cette étiologie ancienne mérite d'être contrôlée. Nous ne connaissons plus ici que la distomatose et la strongylose gastro-intestinale comme causes de l'hydrémie du mouton et du bœuf vivant dans les lieux humides.   (L. T.)

ques, décolorés, les viscères abdominaux atrophiés et pâles; le poumon est blanchâtre, comme insufflé, le cœur est flasque et mou. — Dans les cavités splanchniques, dans les ventricules cérébraux, entre les méninges et dans le canal rachidien, on trouve un liquide transparent, légèrement jaunâtre.

Symptômes. — Dans quelques cas, l'appétit reste normal pendant un assez long temps, mais néanmoins les animaux s'affaiblissent, la démarche est traînante, chancelante, la débilité et la maigreur s'accentuent rapidement; dans d'autres, il y a inappétence dès le début. — Les muqueuses pâlissent; bientôt elles semblent tout à fait exsangues. La conjonctive est fréquemment le siège d'une tuméfaction œdémateuse, la sclérotique présente une coloration bleuâtre, il n'est pas rare d'observer aux yeux un écoulement muqueux. La peau, pâle, infiltrée, a « l'aspect du suif »; la laine, terne, sèche, tombe ou s'arrache avec la plus grande facilité; la circulation est accélérée. Chez le bœuf, le poil est piqué et la desquamation épidermique donne lieu à un furfure abondant. Des tuméfactions œdémateuses se développent dans l'auge, à l'encolure, sous la poitrine et l'abdomen; on constate tous les signes de l'ascite. Plus tard survient une diarrhée abondante, colliquative. Les malades, épuisés, trop faibles même pour se mouvoir, restent constamment couchés; généralement ils succombent au bout de quelques mois, d'une année au plus.

Traitement. — Il faut modifier les conditions d'entretien et d'alimentation: c'est la seule indication efficace. Au premier stade de l'affection, il est possible de sauver les animaux lorsqu'on peut leur donner une nourriture très alibile, riche en matières azotées (grains et bon foin). — Les médicaments les plus avantageux sont les ferrugineux, le sel de cuisine, la chaux, les stomachiques aromatiques: gentiane, acore, absinthe, baies de genièvre, etc. Pour un troupeau de 100 moutons, on peut prescrire: chlorure de sodium, 500 grammes; poudre de gentiane, poudre de rhizome d'acore odorant $\bar{a}\bar{a}$ 250 grammes; sulfate de fer pulvérisé, 100 grammes; — à transformer en bloc à lécher en associant ces agents à du malt d'orge.

Bibliographie. — GARREAU, *Recueil vét.*, 1854. — BONACCIOLI, *Il Veterinario*, 1856. — PILGER, *Adam's Wochenschr.*, 1857. — DIEM, *Ibid.*, 1858. — HERING, *Spec. Pathol.*, 1858. — SPINOLA, *Spec. Pathol. u. Therapie*, 1863. — JACQUEMART, *Journ. des vét. du Midi*, 1863. — ADENOT, *Recueil vét.*, 1864. — MAY, *Die Krankheiten des Schafes*, 1868. — HAUBNER-SIEDAMGROTZKY, *Landwirthschaftl. Thierheilkde*, 1884. — RÖLL, *Spec. Pathol.*, 1885. — SCHWANEFELD, *Berlin. Archiv*, 1886.

LEUCÉMIE (1).

Nature. — La leucémie est une anomalie de constitution du sang caractérisée par l'augmentation notable et permanente des globules blancs. A l'état normal, la proportion des globules blancs aux globules rouges est de 1 p. 350. Dans la leucémie, on trouve 1 globule blanc pour 50, 20, 10 et même 2 globules rouges (2). — Suivant son point de départ, on y reconnaît trois formes qui peuvent se combiner de diverses manières :

1° La forme *liénale*, dans laquelle la lésion primitive et principale est l'hyperplasie de la rate. Elle se distingue des deux autres par l'existence de leucocytes de grandes dimensions et multinucléaires.

2° La forme *lymphatique*, dont l'altération dominante est l'hyperplasie des ganglions lymphatiques.

3° La forme *myélogène*, qui a son origine dans les phénomènes hyperplasiques de la moelle osseuse rouge.

La leucémie n'est pas aussi rare chez nos animaux domestiques qu'on l'admet généralement; les faits relatés dans nos différentes publications en témoignent. On l'a observée sur le cheval, le bœuf, le chien, le porc et le chat (Eberth l'a aussi constatée chez la souris). On n'en a encore signalé aucun cas chez le mouton et la chèvre.

Ses causes sont encore moins connues chez nos animaux domestiques que chez l'homme. Dans l'espèce humaine, on accuse les influences débilitantes : traumatismes, fièvres intermittentes, syphilis, etc. Le rôle que paraissent jouer ces dernières affections dans la genèse de la leucémie a fait considérer celle-ci comme une maladie infectieuse dont la lésion primitive intéresserait l'un des organes hématogènes : rate, ganglions lymphatiques, moelle osseuse rouge (3).

(1) Décrit par Virchow sous le nom de *leucémie* en raison de la coloration blanchâtre que présente habituellement le sang, l'état morbide étudié dans ce chapitre a encore été désigné par les expressions de *leucocythémie* (Bennet), *lymphadénie* (Ranvier), *maladie de Hodgkin*, *pseudo-leucémie* ou *adénie* (Trousseau), suivant qu'il est plus spécialement caractérisé par *l'hypergénèse des leucocytes* ou par des *néoformations lymphoïdes*. Mais entre ces types extrêmes il y a des modalités intermédiaires, des formes mixtes. C'est au processus envisagé dans son ensemble que Jaccoud a donné le nom de *Diathèse lymphogène*. — La leucémie et l'adénie sont considérées par de nombreux auteurs comme deux affections absolument distinctes. On a cependant relaté des cas de transformation des pseudo-leucémies en leucémie véritable. (N. D. T.)

(2) L'homme adulte et bien portant possède, en moyenne, cinq millions d'hématies par millimètre cube, et la plupart des animaux à sang chaud ont à peu près la même richesse globulaire (Hayem, *Du sang et des altérations anatomiques*, Paris, 1889). — Chez le cheval adulte et chez le chien, le chiffre moyen des globules rouges est de 7.500.000, et la proportion des leucocytes de 1 p. 800-1100, au lieu de 1 p. 350 comme chez l'homme (Nocard).

(3) Tous les essais faits jusqu'à présent — et ils sont nombreux déjà — dans le but de transmettre à des animaux sains les diverses formes de la diathèse lymphogène n'ont donné aucun résultat positif. (N. D. T.)

Anatomie pathologique. — Le sang, décoloré, très pâle, ne teint plus les corps plongés dans sa masse (sang blanc). Il se coagule lentement en éliminant une matière puriforme grisâtre qui vient constituer une couche interposée entre le caillot rouge et le caillot blanc. Le sang renfermé dans la rate est blanchâtre, d'aspect purulent. Les caillots contenus dans le cœur et les gros vaisseaux sont peu consistants, visqueux, composés en majeure partie de leucocytes. En raison de la diminution du chiffre des globules rouges, le poids spécifique du sang est abaissé (de 1055 il descend à 1040) 1 : ce liquide renferme de nombreux produits anormaux : acides formique, acétique, lactique, urique; xanthine, hypoxanthine, leucine, etc.

Les globules blancs présentent toutes les variétés morphologiques. Quelques-uns ont conservé leur structure normale et sont pourvus d'un noyau ; la plupart sont homogènes, transparents (type embryonnaire); d'autres, colorés par l'hémoglobine, renferment un noyau et des globules graisseux. Entre ces types principaux, on trouve tous les états transitoires possibles.

Dans la forme *liénale*, souvent la rate est doublée ou triplée de volume ; dans un cas observé sur le cheval par Leisering, elle pesait 28 kilogrammes (poids normal 500 à 760 grammes : Johne a trouvé une rate de porc pesant 2 kilog. 400 (poids normal 150 gr.). Les bords de cet organe sont arrondis, sa consistance est ferme, ses follicules atteignent parfois les dimensions d'un pois. Mais la structure histologique du tissu splénique est conservée normale (hyperplasie simple).

Dans la leucémie *lymphatique*, les ganglions lymphatiques sont hypertrophiés et peuvent former de volumineuses tumeurs dont la consistance est molle. Généralement tous les ganglions de la tête, de l'encolure, des extrémités, des cavités pectorale et abdominale, sont tuméfiés et hyperplasiés. Les plaques de Peyer et les follicules solitaires de l'intestin ne participent que peu ou point au processus et à l'hypertrophie.

A la moelle osseuse, on constate fréquemment les altérations de l'hyperplasie diffuse et une infiltration cellulaire. Dans la forme *pyoïde* de la leucémie myélogène, la moelle, extrêmement riche en globules blancs, présente un aspect puriforme. Dans la forme *lymphadénoïde*, elle a la consistance de la gelée de framboises.

Outre ces lésions, on trouve des infarctus leucémiques et des tumeurs lymphoïdes dans le foie, la rate, les reins, l'utérus, la vessie, le poumon, le tissu conjonctif sous-cutané, les séreuses, les mu-

---

(1) Les modifications qui surviennent dans la constitution globulaire du sang au cours de la leucémie ne sont pas le résultat exclusif de l'hypergénèse des leucocytes ; la diminution du chiffre des hématies en est un autre facteur constant. Dans toutes les espèces, en effet, le processus leucémique entraîne une anémie chronique à marche progressive due soit à l'évolution entravée des globules rouges, soit à la consommation exagérée de ces éléments au sein des organes malades. (N. D. T.)

queuses, la rétine, autour des vaisseaux, etc. Les infarctus leucémiques consistent en une infiltration diffuse du tissu par des globules blancs, infiltration qui entoure les vaisseaux sanguins d'une sorte de membrane gris blanchâtre. Les néoplasies lymphoïdes sont des tumeurs circonscrites dont la constitution histologique est celle des ganglions lymphatiques. — Les hémorragies qui surviennent parfois au cours de la leucémie peuvent avoir laissé des traces dans divers organes (membranes muqueuses, reins, etc.) (1).

Symptômes. — Le début de la leucémie est insidieux et ses symptômes sont assez vagues. Une faiblesse plus ou moins accusée, de la fatigue au moindre exercice, de la dyspnée, des sudations abondantes après de légers efforts, des accès vertigineux, une pâleur remarquable des muqueuses et de la peau : telles sont habituellement ses premières manifestations. En règle générale, la circulation est accélérée et le pouls fréquent, petit, irrégulier. Dans certains cas, l'auscultation du cœur permet de percevoir les bruits anormaux de l'anémie. Il est des malades chez lesquels tous les ganglions lymphatiques superficiels sont symétriquement hypertrophiés; Nocard a observé un cas de ce genre sur une vache. Chez d'autres, l'hypertrophie se remarque à quelques ganglions seulement, mais surtout aux ganglions péri-pharyngiens. Sur le cheval, on peut parfois reconnaître l'hypertrophie de la rate, qui forme dans le flanc gauche une tuméfaction plus ou moins saillante. Pendant longtemps l'appétit reste normal, puis il devient capricieux, des troubles gastriques apparaissent (diarrhée, etc.). A une période avancée de la maladie, on constate souvent des hémorragies à diverses muqueuses (cavités nasales, intestin, vessie) et des tuméfactions œdémateuses diffuses. On ne constate aucune affection organique à laquelle cet ensemble de symptômes puisse être rattaché. Le diagnostic ne peut être établi que par l'examen microscopique du sang : on puise celui-ci directement dans une veine, ou dans la peau à la faveur d'une moucheture faite à cette

(1) Dans un cas de leucémie à marche rapide observé sur un jeune soldat, Kelsch et Vaillard ont trouvé dans le sang et dans les tumeurs lymphoïdes un bacille court, arrondi aux extrémités, tantôt isolé, tantôt formé de plusieurs articles (deux à quatre) placés bout à bout. « Les cultures obtenues avec le sang extrait pendant la vie ou le suc des tumeurs enlevées aussitôt après la mort, ont fourni un seul et même organisme, toujours identique, tant par ses caractères morphologiques que par ses modes de développement sur les différents milieux nutritifs. » Il se colore facilement par le bleu de méthylène alcalin, le violet de gentiane, de méthyle, et par la fuchsine : généralement ses extrémités sont beaucoup plus vivement colorées que la partie centrale (*Annales de l'Institut Pasteur*, 1890). — Dans un autre cas de leucémie avec hypertrophie de la rate, des ganglions du péritoine, du mésentère et de l'aisselle, Ferni a trouvé le même microorganisme, qu'il a cultivé sur des plaques de pepto-gélatine ; mais il déclare n'avoir pu le constater chez douze autres sujets leucémiques (*Centralblatt für Bakter.*, 1890). — Ainsi que le font remarquer ces auteurs, la nature de la relation qui existe entre ce bacille et la leucémie est encore inconnue.

(N. D. T.)

membrane, et on l'examine sans lui faire subir aucune préparation.

La leucémie est une affection d'un pronostic très grave ; sa marche est toujours chronique ; elle se prolonge pendant des mois ou même des années. Très fréquemment elle n'est reconnue qu'à l'autopsie.

Diagnostic différentiel. — Si le microscope permet facilement de distinguer la leucémie des autres affections du sang et particulièrement de l'anémie pernicieuse, l'existence des globules blancs en plus forte proportion ne suffit pas dans tous les cas, bien s'en faut, pour affirmer la leucémie. Une augmentation notable du chiffre des leucocytes s'observe en effet normalement dans diverses circonstances : au moment de la gestation, immédiatement après les repas, à la suite de la saignée et au cours des maladies inflammatoires en général ; on désigne ce phénomène sous le nom de *leucocytose*. Dans la morve, comme dans certains cas de leucémie, on peut observer une leucocytose légère et des hémorragies à diverses muqueuses. On ne doit conclure à la leucémie que si l'augmentation permanente des globules blancs atteint les proportions précédemment indiquées.

Traitement. — Il offre peu de chances de succès. On doit régler le régime et administrer les ferrugineux. On pourrait aussi essayer l'acide arsénieux. Chez l'homme, on recommande particulièrement la quinine.

Sous le nom de **pseudo-leucémie** (lymphosarcome malin), on désigne une maladie constitutionnelle chronique qui consiste en l'hyperplasie générale des ganglions lymphatiques, sans aucune augmentation du nombre des globules blancs. Lustig et Dieckerhoff l'ont observée chez le cheval, et Fröhner chez le chien. On ignore complètement sa pathogénie ainsi que les rapports qui peuvent exister entre elle et les autres maladies constitutionnelles. Mais on a plusieurs fois constaté la transformation de la pseudo-leucémie en leucémie véritable.

Au début, l'hyperplasie ganglionnaire est le seul symptôme appréciable ; il n'existe aucun trouble fonctionnel ; plus tard le tableau clinique de l'anémie grave se dessine et s'accentue peu à peu.

Bibliographie. — LEISERING, *Sächs. Jahresber.*, 1858-61-65. — HAUBNER, *Ibid.*, 1863. — FÜRSTENBERG, *Preuss. Mittheil.*, 1865-70. — BOLLINGER, *Schweiz. Arch. f. Thierheilkde.*, 1871. — SIEDAMGROTZKY, *Sächs. Jahresber.*, 1871-72-73-75-76-77. — LEBLANC, *Recueil vét.*, 1877. — LEBLANC et NOCARD, *Bullet. Soc. méd. vét.*, 1878. — BROSSE, *Ibid.* — KOCH, *Preuss. Mittheil.*, 1879. — JOHNE, *Sächs. Jahresber.*, 1879. — SIEDAMGROTZKY, *Ibid.*, 1880. — MAURI, *Revue vét.*, 1880. — LAPLANTE, *Ibid.* — JOHNE, *Sächs. Jahresber.*, 1881. — ESSER, *Berlin. Archiv*, 1881. — NOCARD, *De la leucocythémie chez les animaux domestiques*, 1881, et *Archives d'Alfort*, 1882. — GÖTTLICH, *Preuss. Mittheil.*, 1882. — FRÖHNER, *Adam's Wochenschr.*, 1885. — SATTLER, *Ibid.*, 1885. — HINGST, *Berlin. Archiv*, 1885. — ROBERTSON, *Am. vet. Rev.*, Bd VI. — MALET, *Revue vét.*, 1885. — RÜTHE, *Berlin. Archiv*, 1885. — PREUSSE, *Ibid.*, 1886. — WILHELM, *Sächs. Jahresber.*, 1886. — ROST, *Ibid.*, 1887. — WEIGELT, ROST, WILHELM, *Ibid.*, 1887. — DIECKERHOFF, *Spec. Pathol.*, 1888. — FALK, *Adam's Wochenschr.*, 1888. — *Auszüge aus den Quartalsrapporten über die krankheiten bei den Dienstpferden des preuss. Armee*, 1880-88 ; *Statist. Veterinär-Sanitätsbericht f. die preuss. Armee*, 1888. LIÉNAUX, *Annal. de Bruxelles*, 1893.

SUR LA PSEUDO-LEUCÉMIE : LUSTIG, *Hannov. Jahresber.*, 1879-80, 1880-82. — NOCARD, *loc. cit.* — FRÖHNER, *Adam's Wochenschr.*, 1885. — DIECKERHOFF, *Spec. Pathol.*, 1888. — BERNDT, *Berlin. Archiv*, 1889.

HÉMOPHILIE (1).

Nature. — L'hémophilie est une diathèse hémorragique héréditaire qui s'accuse par une remarquable tendance aux hémorragies spontanées abondantes ou par une perte considérable de sang à la suite des traumatismes les plus insignifiants, lesquels peuvent ainsi mettre la vie en danger. Il est à remarquer que les hémorragies spontanées observées chez les hémophiles se rattachent généralement à des actions traumatiques antérieures. Les causes déterminantes habituelles des hémorragies sont les plaies superficielles de la peau, l'incision de trajets fistuleux, la dilatation des plaies de castration (cas de Siedamgrotzky et observation personnelle), l'application de sétons ou de trochisques (Köhne, Dieckerhoff), la castration, les ulcères qui accompagnent les eaux aux jambes (Köhne), etc. — En vétérinaire, la maladie a été rencontrée exclusivement sur le cheval.

A l'hémophilie s'oppose, comme état morbide, la tendance aux hémorragies secondaires qu'on observe dans certaines maladies septiques ou toxiques (septicémie et fièvre pétéchiale), ainsi que dans diverses anomalies du sang (leucémie, anémie pernicieuse, etc.).

On connait peu les causes de l'hémophilie. Chez l'homme, on a plusieurs fois constaté à l'autopsie une étroitesse anormale des gros vaisseaux et une minceur remarquable de l'endartère, c'est-à-dire une hypoplasie du système vasculaire. Dans l'espèce humaine, l'affection est souvent transmise par hérédité (familles d'hémophiles).

Tout récemment, Dieckerhoff a considéré l'hémophilie comme une maladie de nature toxique. Mais c'est là une pure hypothèse, qui, d'ailleurs, ne nous parait pas fondée. Si, en effet, l'hémophilie était due à une intoxication, les hémorragies devraient se produire à la fois en des régions multiples, comme cela a lieu dans la fièvre pétéchiale, et non en un seul point; on ne s'expliquerait pas davantage sa longue durée et son caractère rebelle. Dans la fièvre pétéchiale et la septicémie, les hémorragies ne sont ordinairement pas dangereuses et ne déterminent la mort que dans des cas exceptionnels. Enfin l'opinion de Dieckerhoff a encore contre elle la transmission héréditaire de l'hémophilie dans l'espèce humaine. On ne peut guère concevoir cette transmission en admettant la nature toxique de l'affection.

Symptômes. — L'état général des sujets hémophiles ne présente habituellement rien d'anormal dans les moments qui précèdent l'hémorragie. Les catarrhes des muqueuses respiratoire et digestive,

(1) C'est encore là un symptôme qui se rattache probablement à des états pathologiques variés. On sait que chez le chien il signale l'uncinariose. Il reste beaucoup à faire pour éclairer la question.   (L. T.)

regardés par Dieckerhoff comme des prodromes de l'hémophilie,
n'ont en réalité aucun rapport avec cette dernière. Bien au contraire, la maladie semble latente jusqu'au moment où une blessure est produite ; alors le sang s'échappe en nappe d'une plaie insignifiante, et malgré l'emploi des astringents, l'hémorragie persiste
pendant des heures, quelquefois pendant des journées entières.
Bientôt le sang est très aqueux et incoagulable, les muqueuses
sont pâles et le pouls vite. Les malades s'affaiblissent graduellement ; dans certains cas, la mort survient sous les yeux du vétérinaire impuissant à arrêter l'hémorragie ; plus rarement l'hémostase est obtenue au bout de quelques heures, et l'écoulement sanguin peut reparaître d'un moment à l'autre. — Le pronostic est toujours très grave. — Chez nos animaux domestiques, on n'a jamais
observé d'hémorragies spontanées dans le cours de l'hémophilie.

Traitement. — Bien que les styptiques soient peu efficaces, ils ont
cependant donné quelques résultats ; il est donc indiqué d'y recourir.
Après avoir comprimé la plaie par le tamponnement ou la ligature, on
emploiera les hémostatiques, le perchlorure de fer, le tannin, l'alun, le
crésyl ou le cautère actuel. A l'intérieur, on peut aussi administrer
certains de ces agents, et plus spécialement l'ergot de seigle ou le sel
de Saturne.

Bibliographie. — KÖHNE, *Magazin*, 1862. — SIEDAMGROTZKY, *Sächs. Jahresber.*, 1878.
— DIECKERHOFF, *Spec. Pathol.*, 1886.

SCORBUT.

Considérations générales sur le terme « scorbut ». — Maladie habituellement épidémique, le scorbut était fréquent autrefois sur
l'équipage des navires et sur la population des villes assiégées : aujourd'hui il sévit encore dans les prisons et les casernes ; quelquefois on en observe des cas isolés. Affection hémorragique, le scorbut
s'annonce par certains symptômes généraux (faiblesse, anémie, douleurs rhumatismales) et s'accuse par des hémorragies cutanées, de
la cyanose, de la tuméfaction des gencives qui deviennent rapidement
saignantes, et par une stomatite ulcéreuse consécutive : il occasionne
en outre des hémorragies sous-cutanées, intermusculaires, muqueuses,
viscérales ; enfin il s'accompagne de diverses complications (pneumonie, pleurésie, arthrite). Très probablement il est de nature infectieuse. Les causes incriminées autrefois : locaux défectueux, climat défavorable, alimentation de mauvaise qualité, irrationnelle ou trop peu
variée (viandes salées et privation de végétaux pendant les longues traversées), semblent n'intervenir que comme conditions prédisposantes.
La théorie de Garrod, dans laquelle le scorbut était rattaché à l'absence

ou à l'insuffisance des sels de potasse dans les aliments, est aujourd'hui délaissée.

En vétérinaire, le scorbut a été constaté sur le chien et le porc. Chez celui-ci, il est désigné sous le nom vulgaire de « pourriture des soies ». Dans les autres espèces, son existence est douteuse. Autrefois on donnait le nom de scorbut à toute hémorragie apparaissant aux gencives; aussi, la plupart des observations relatées chez le chien sous cette dénomination ont trait soit à des cas de stomatite ulcéreuse simple, soit à des intoxications par le mercure, le plomb ou le phosphore. La symptomatologie des cas de *pseudo-scorbut* observés chez le cheval est celle de la fièvre pétéchiale et des processus septiques. Chez le mouton et la chèvre, on a sans doute pris pour du scorbut des cas d'anémie et de rachitisme. D'ailleurs, la plupart des descriptions qu'en ont données les auteurs sont inexactes. — La question de savoir si le scorbut existe chez le cheval, le mouton et les autres animaux domestiques, le chien et le porc exceptés, reste donc à résoudre. Même dans l'espèce canine, nous ne l'avons rencontré que très rarement (1).

Étiologie. — Chez le porc, on accuse au premier chef le régime alimentaire et l'entretien défectueux, les porcheries humides, mal aérées, malsaines, le manque d'exercice; mais ces influences n'agissent sans doute que comme causes prédisposantes. Dans cette espèce, le rouget a aussi été considéré comme une cause du scorbut (Cornevin, Hess). Sa pathogénie est loin d'être élucidée. On admet généralement qu'il est d'origine infectieuse. — Ces considérations étiologiques s'appliquent également au chien. De tous les animaux, il est le plus exposé aux influences pathogènes qui engendrent le scorbut chez l'homme.

Symptômes. — La maladie débute par de la faiblesse et des troubles de l'appétit. Les gencives prennent une coloration violette, elles se ramollissent et saignent avec la plus grande facilité. Les dents s'ébranlent et tombent; il y a du ptyalisme; la bouche exhale une odeur infecte. En même temps les soies se décollent de leur bulbe; elles s'arrachent sous la moindre traction ou même se détachent spontanément, leur racine est sanguinolente (pourriture des soies). Chez le chien et le porc, on remarque à la surface de la peau des taches ou des traînées bleu rougeâtre (ecchymoses, vibices); chez le porc, ces hémorragies peuvent être suivies d'ulcérations profondes du tégument. Dans quelques cas on a constaté des tuméfactions articulaires. Chez le chien, indépendamment des hémorragies

(1) Les publications vétérinaires renferment plusieurs observations qui semblent établir l'existence du *purpura hémorragique* (*Maladie de Werlhoff* chez nos animaux. (Mathis, *Contribution à l'étude du purpura hémorragique*, in *Journ. de Lyon*, 1888; voy. *Fièvre pétéchiale*.)	*N. D. T.*

gingivales, on observe des épistaxis, des hémorragies rétiniennes visibles à l'examen ophtalmoscopique et quelquefois des hémorragies intestinales. L'amaigrissement, la faiblesse s'accusent peu à peu, la diarrhée est permanente, et lorsque la maladie est abandonnée à elle-même, les animaux périssent par les progrès de l'épuisement.

Anatomie pathologique. — À l'autopsie, on trouve des hémorragies multiples dans la peau et le tissu conjonctif sous-cutané, dans les muqueuses, sous les membranes séreuses, dans le cerveau, etc. Le sang est noir, fluide ou peu coagulé (1).

Traitement. — Deux indications principales sont à remplir : changer le régime alimentaire et améliorer les conditions hygiéniques auxquelles les animaux sont soumis. En outre, il convient d'administrer les amers, les astringents (gentiane, quinquina, quinine), les ferrugineux. — Il est d'usage aussi de donner aux malades des fruits, des glands ou des châtaignes.

La maladie décrite sous le nom de **scorbut du mouton** coexiste souvent avec la cachexie aqueuse et la distomatose (Lowak). Dans cette affection, les dents se décollent et tombent, les gencives saignent facilement et finissent par s'ulcérer, il y a du ptyalisme, les sujets répandent une odeur fétide. Quelques vétérinaires ont constaté dans la bouche des ulcérations osseuses qui s'élargissent de plus en plus, finissent par perforer le palais et gagner les os de la face, lesquels se ramollissent comme dans l'ostéoporose.

Gips, qui a fait une étude spéciale de cette maladie, pense qu'elle n'a rien de commun avec le scorbut vrai ; d'après lui, on doit la considérer comme une stomatite pernicieuse produite par des blessures des gencives devenues peu résistantes et par la pénétration, dans les alvéoles dentaires, de matières alimentaires, de champignons, de microbes. Elle s'observe exclusivement sur les animaux anémiques et, dans certaines races, sur les agneaux entretenus en stabulation permanente. Dès que le régime des pâturages a pris fin, elle éclate sur les animaux faibles des races à laine fine et revêt immédiatement le caractère enzootique. Les agneaux des races indigènes allemandes, des races anglaises à viande, de même que les sujets adultes, quelle que soit leur origine, n'en sont point frappés. Au printemps, lorsque les animaux sont remis au pâturage, l'affection disparaît d'elle-même. Elle fait surtout un grand nombre de victimes après les étés humides et lorsque les moutons sont nourris d'aliments aqueux (drêches, pommes de terre, etc.).

Voici, d'après Gips, ses principaux symptômes : Les animaux sont faibles, l'appétit est diminué ou capricieux, la bouche écumeuse, les gencives sont rouges, tuméfiées ; elles se décollent successivement au niveau des coins, des autres incisives et des molaires ; l'épithélium est détruit sur de larges surfaces. La périostite alvéolaire qui survient ensuite entraîne la chute des dents ; des parcelles alimentaires s'engagent dans les alvéoles ; les maxillaires se tuméfient, puis se nécrosent partiellement ; la préhension et la mastication sont pénibles, douloureuses. À cette période, l'anémie, la fai-

---

1. La nature de cette affection reste à découvrir. Le nom de scorbut donné à ces gingivites, fréquentes chez le chien d'appartement, a l'inconvénient de faire croire à une identité avec le scorbut de l'homme, identité qui n'est point établie. Il y a ici encore une lacune en pathologie vétérinaire.   L. T.

blesse, l'amaigrissement font de rapides progrès, enfin les animaux périssent dans la cachexie. — A l'autopsie, on trouve les altérations de l'anémie avancée; le sang est fluide, clair, il colore à peine le papier blanc; la graisse a subi une régression gélatineuse. On constate encore les lésions de l'hydropisie générale et du catarrhe gastro-intestinal chronique.

Au point de vue thérapeutique, Gips recommande de donner aux malades des aliments très azotés et d'une digestion facile foin, avoine, orge, pois, vesce, lupin, de les conduire le plus possible aux pâturages, de les loger dans des bergeries propres, vastes, bien aérées, dans lesquelles règne une température de 8 à 10° R. Le sulfate de fer dissous dans l'eau de boisson 0ᵍʳ.1 par sujet et par jour est avantageux. Le phosphate de chaux n'a aucune efficacité. Les gencives doivent être traitées par des solutions astringentes ou antiseptiques.

Bibliographie. — Lowak, *Magazin*, 1838. — Spinola, *Spec. Pathol.*, 1853. — König, *Preuss. Mittheil.*, 1855-56. — Nickerle, *Oesterr. Vierteljahrsschr.*, 1857. — Hering, *Spec. Pathol.*, 1858. — Cauvet, *Journ. des vét. du Midi*, 1861. — May, *Die Krankheiten des Schafes*, 1868. — Siedamgrotzky, *Sächs. Jahresber.*, 1878. — Siedamgrotzky u. Hofmeister, *Ibid.*, 1878. — Hertwig, *Die Krankheiten der Hunde*, 1880. — Haubner-Siedamgrotzky, *Landwirthschaftl. Thierheilkde*, 1884. — Röll, *Spec. Pathol.*, 1885. — Pringle, *The vet. journ.*, 1885. — Gips, *Rundschau auf dem Gebiete der Thiermed.*, 1888.

GOUTTE. — ARTHRITE URIQUE.

Nature. — La goutte est un état morbide dont le caractère essentiel est l'augmentation de la proportion d'acide urique renfermé dans le sang. Cet acide et les urates se déposent dans certaines articulations (arthrite urique) ou dans la trame des organes (goutte viscérale). On l'a observée sur la poule, le pigeon, l'oie, le dindon, l'autruche, etc. Les sujets âgés y semblent prédisposés. Son existence dans les espèces aviaires est due sans doute à la richesse en acide urique des excréments des oiseaux; dans certains cas, l'élimination de cet acide paraît entravée. Chez les gallinacés, on peut provoquer expérimentalement l'arthrite urique par la ligature des uretères (Ebstein). La prédominance dans le sang de substances à réaction acide favorise la précipitation de l'acide urique. Mais on ne possède aucune autre donnée précise sur l'étiologie de la goutte. — Chez l'homme, on incrimine l'hérédité, l'alimentation riche en matières azotées, le refroidissement, etc. On ignore si l'accumulation de l'acide urique dans le sang est due à l'augmentation de sa production ou à l'insuffisance de son élimination. Dans les tissus, cet acide produit d'abord une nécrose par son action escharotique, puis peu à peu il s'y cristallise (Ebstein 1).

1) Dans l'espèce humaine, la goutte est considérée comme un état dyscrasique à prédominance acide, dû à la formation exagérée ou à la destruction trop lente des acides organiques. Chez les goutteux, dans les métamorphoses désassimilatrices que subit la matière protéique, une part plus considérable s'élimine sous forme d'acide urique, qui se présente au filtre rénal à l'état d'urate acide; en

Symptômes. — Les articulations le plus communément et le plus gravement atteintes chez les volailles sont celles du métatarse, des phalanges, du tarse ; viennent ensuite celles du métacarpe, du carpe et du coude. Au début, on constate à ces jointures une tuméfaction diffuse, molle, douloureuse, qui se délimite peu à peu. Souvent la face inférieure de l'articulation métatarsienne présente des tumeurs noueuses, du volume d'un pois à celui d'une noisette, dures en certains points, fluctuantes dans d'autres : généralement elles sont chaudes, douloureuses, entourées d'une zone rouge. L'épiderme hypertrophié qui recouvre les tumeurs goutteuses, s'exfolie en squames épaisses ; très fréquemment ces lésions s'ouvrent spontanément et laissent échapper une matière gris jaunâtre, granuleuse, semblable au talc, stéatite composée principalement de cristaux d'acide urique, d'urates d'ammoniaque et de chaux ; des ulcères à bords saignants, à fond grisâtre, se forment et s'étendent profondément jusqu'au tissu osseux ; les épiphyses se nécrosent ou s'ankylosent, les phalanges s'épaississent et s'incurvent. Parfois de semblables tumeurs se développent le long des tendons ; au toucher, elles donnent la sensation de masses concrétées.

L'état général est habituellement atteint. La marche est difficile ; le membre souffrant ne concourt plus à l'appui : les sujets évitent les moindres mouvements. L'amaigrissement, la faiblesse, l'anémie surviennent ; les organes érectiles pâlissent ; une diarrhée abondante apparaît. Dans les cas graves, les malades ne tardent pas à succomber.

La goutte viscérale n'est reconnue qu'à l'autopsie. Elle s'accuse par des tubercules calcaires, par des incrustations dans les membranes séreuses, dans les parois vasculaires, dans le péricarde, l'intestin, le foie, la rate et le tissu conjonctif sous-cutané.

Diagnostic. — L'arthrite goutteuse peut être facilement confondue avec les formes purulente et caséeuse de l'arthrite tuberculeuse, très fréquentes chez les gallinacés domestiques. Le diagnostic est assuré par la constatation microscopique ou chimique des urates. A l'examen microscopique, les concrétions tophacées se montrent constituées par un véritable enchevêtrement d'aiguilles très fines ; les parties les plus consistantes sont aussi composées de cristaux. La démonstration chimique des urates se fait au moyen de l'acide azotique et de l'ammoniaque. On ajoute aux concrétions quelques gouttes d'acide azotique, puis l'on évapore jusqu'à dessiccation dans un verre de montre et à une température modérée ; il se forme une masse rouge d'oignon qui

raison de sa faible solubilité, l'osmose est entravée ; d'autre part, la prédominance des acides oxalique et lactique favorise la précipitation de l'acide urique, que celui-ci soit à l'état libre ou à l'état d'urates. Voy. Ch. Bouchard. *Maladies par ralentissement de la nutrition.* Paris, 1882.,   (N. D. T.)

prend une belle couleur rouge pourpre par l'addition d'une goutte d'ammoniaque : avec quelques gouttes de lessive de potasse, on obtient une coloration bleu pourpre. L'arthrite goutteuse est remarquable par sa marche lente.

Traitement. — Le traitement de la goutte des oiseaux est surtout chirurgical. Il consiste en la ponction des articulations frappées. A l'intérieur, on peut administrer les alcalins dans l'eau de boisson. Nous prescrivons habituellement le sel de Carlsbad artificiel, à la dose quotidienne d'une petite pincée dans l'eau de boisson. Chez l'homme, ce sel est aussi employé associé à d'autres alcalins et donné dans les boissons. Il agit en dissolvant les urates.

Bibliographie. — SIEDAMGROTZKY, *Sächs. Jahresber.*, 1872. — MÉGNIN, *Maladies des Oiseaux*, 1877. — JOHNE, *Ibid.*, 1879. — FRIEDBERGER, *Adam's Wochenschr.*, 1879. — ZÜRN, *Krankheiten des Hausgeflügels*, 1882. — LARCHER, *Recueil vét.*, 1884. — KITT, *Allgem. deutsche Geflügelzeitung*, 1886. — REINMANN, *Dresdener Blätter f. Geflügelzucht*, 1886.

DIABÈTE SUCRÉ.

Généralités sur la nature du diabète sucré. — Le diabète sucré est un état morbide dénoncé par l'existence d'une proportion notable de sucre dans les urines. L'élimination passagère du sucre de raisin par la voie rénale est désignée sous les noms de *glycosurie* ou de *mélilurie*. Chez le bœuf et le mouton, l'urine renferme normalement de très petites quantités de sucre : chez les chiennes nourrices, à l'époque du sevrage, elle en contient aussi une faible proportion ; nous devons ajouter que, dans ce dernier cas, il s'agit non pas de sucre de raisin mais de sucre de lait (lactosurie). — A l'heure actuelle, la nature du diabète sucré est encore ignorée. Aucune des nombreuses théories formulées au sujet de la pathogénie du diabète de l'homme n'a été démontrée. Dans bien des cas, cette affection, de même que l'albuminurie, n'est probablement qu'un symptôme de maladies fort différentes (1). Elle est due à un trouble de la nutrition sous l'influence duquel le sucre abandonne le sang sans avoir subi ses métamorphoses ordinaires. L'expression de diabète sucré signifie donc *augmentation permanente du sucre dans le sang*. La source du sucre paraît résider, d'une part, dans les hydrates de carbone ingérés avec les aliments, d'autre part, dans une destruction plus active de l'albumine, ainsi que semble l'indiquer l'augmentation de la proportion d'urée. Chez l'homme, à l'état normal, la proportion de sucre du sang

____

(1) Nous partageons absolument cette manière de voir. (L. T.)

est de 0,05 p. 100 ; dans le diabète sucré, elle peut s'élever jusqu'à 1 p. 100.

En vétérinaire, le diabète sucré a été constaté plusieurs fois chez le chien ; nous-mêmes en avons recueilli plusieurs cas. On en a relaté trois observations chez le cheval : deux sont dues à Heiss et l'autre à Rueff. U. Leblanc l'a rencontré une fois chez le singe. Les autres faits cliniques publiés comme des exemples de diabète sucré ne sauraient être acceptés sans réserve ; ils se rapportent vraisemblablement à la glycosurie passagère. Dans l'espèce canine, les femelles et les individus âgés en sont atteints de préférence : nous l'avons observé deux fois chez le chien mâle. Schmitt l'a constaté sur un chien qui avait traversé le Mein à la nage : dans ce cas, il l'a rapporté à l'action du froid. Il est possible que les efforts violents ou le travail excessif favorisent son développement.

La méliturie ou glycosurie transitoire reconnaît des causes diverses. Claude Bernard a déterminé une glycosurie expérimentale chez le lapin par la piqûre du plancher du quatrième ventricule. Chez l'homme, on a observé la glycosurie à la suite de certaines affections encéphaliques : méningite cérébro-spinale, commotion cérébrale, fractures du crâne, apoplexie, psychoses ; aussi, dans un grand nombre de cas, a-t-on rattaché à ces affections le diabète sucré survenant ultérieurement. D'après Cyon, la glycosurie apparaîtrait aussi à la suite des lésions qui intéressent les couches optiques, le sympathique et la moelle épinière [1]. On la constate au cours de quelques maladies infectieuses aiguës et d'un bon nombre d'intoxications, après l'administration de la morphine (fait signalé chez le cheval), du chloroforme, du chloral, de l'éther, de l'alcool, du nitrite d'amyle, etc. On l'a vue se développer chez des chats que l'on avait assujettis pour pratiquer des opérations chirurgicales (diabète d'assujettissement). Tout récemment Mehring l'a provoquée par l'administration de phloridzine (glycoside de la racine de pommier).

La production expérimentale de la méliturie par une blessure de la moelle allongée ou d'une autre région de l'axe cérébro-spinal, et son apparition au cours de quelques maladies du cerveau ou sous l'influence de poisons encéphaliques, l'ont fait considérer comme une affection liée surtout à des altérations du système nerveux central. On a supposé que le rôle de ce dernier, dans la genèse du diabète, consistait en des troubles des mutations organiques ou en une hyperémie vaso-motrice du foie activant la fonction glycogène de cet organe. Mais ce sont là des hypothèses toutes gratuites, et l'influence exercée par les centres dans la pathogénie du diabète est des plus obscures. On n'est d'ailleurs pas beaucoup plus avancé au sujet des rapports qui existent entre le diabète et la glycogénie. Dans quelques cas, on a trouvé le foie des diabétiques hypertrophié et congestionné (Wolff a constaté ces altérations chez le chien) [2].

1) L'extirpation du pancréas provoque une glycosurie intense qui, dans la plupart des cas, persiste jusqu'au moment de la mort. Von Mering und Minkowski, *Diabetes Mellitus nach total Pankreasextirpation*, Strasburg, 1889, et Hédon, *Archiv. de médec. expériment. et d'anatom. pathol.*, 1891.   N. D. T.

(2) Le diabète est généralement considéré aujourd'hui comme un état morbide lié à une perversion des actes nutritifs. Quelques-uns l'attribuent à une *exagération de la nutrition*. Il existerait chez le diabétique une exaltation de tous les actes de la

Symptômes. — Chez le chien, les premiers symptômes du diabète sucré sont la tristesse, la faiblesse, la fatigue, l'amaigrissement ; généralement la faim et la soif sont très vives ; les mictions sont fréquentes et abondantes ; le poids spécifique de l'urine est augmenté ; il oscille entre 1040 et 1060. La proportion de sucre de raisin contenu dans ce liquide varie de 7 à 12 p. 100 Wolff et nous-mêmes avons trouvé de 7 à 8 p. 100 ; Haltenhoff 12 p. 100 ; il est des cas où la glycosurie peut être reconnue à la saveur douceâtre de l'urine. Parfois on voit se développer une cataracte diabétique bilatérale qui entraîne à la longue la cécité complète Wolff, Haltenhoff, observations personnelles). Chez un chien affecté de méliturie expérimentale produite par l'ingestion de quantités considérables de sucre, Schulz et Strübing ont observé aux deux yeux un décollement de la rétine. On constate aussi des vomissements, de la toux, de la diarrhée, des hémorragies muqueuses Thiernesse, et des ulcérations de la cornée. Vers la fin de la maladie, la faiblesse devient extrême.

La marche est toujours lente, chronique. Le pronostic est grave, même dans les cas où des améliorations momentanées surviennent. La maladie se prolonge pendant des mois ; généralement elle se termine par la mort.

Chez le cheval, Heiss a observé le diabète sucré sur deux sujets de race belge, âgés de 10 à 11 ans et appareillés. Les premiers symptômes étaient la faiblesse, la tristesse, la fatigue, des troubles de la nutrition, l'amaigrissement, le poil terne. Les malades ingéraient de 3 à 5 fois plus d'eau qu'à l'état normal. L'appétit persista jusqu'à l'approche de la mort. L'urine exhalait une odeur fade, désagréable ; à l'épreuve de Trommer, elle donnait un précipité jaune rougeâtre abondant de peroxyde de cuivre ; elle renfermait en moyenne 3.75 p. 100 de sucre de raisin. Au cours de la cinquième semaine, ces deux malades furent atteints de cataracte diabétique et d'ulcères cornéens. Ils succombèrent dans le marasme au bout de deux mois. A l'autopsie, on constata une coloration jaunâtre particulière du foie (jaune d'argile) et une légère tuméfaction de cet organe.

Rueff a relaté un autre cas de diabète sucré observé sur un cheval hongre, âgé de 10 ans. Cet animal, malade depuis cinq semaines, était très faible et en mauvais état. L'appétit était conservé, la soif vive, la sécrétion urinaire considérablement augmentée. L'urine, examinée par

<hr>

nutrition générale et une suractivité spéciale de certains organes foie, système nerveux). L'origine du diabète résiderait surtout dans la circulation augmentée du foie. La suractivité de celui-ci entraînerait une néoformation abondante de matière glycogène ou une transformation exagérée de cette substance en sucre. — Le professeur Bouchard considère le diabète comme une maladie générale de la nutrition caractérisée primitivement et essentiellement par un défaut ou une insuffisance des actes de l'assimilation et en particulier par un défaut de la consommation du sucre dans les éléments anatomiques ». (Voy. Ch. Bouchard, *loc. cit.* (N. D. T.

Werner, avait un poids spécifique de 1052 et renfermait une proportion de sucre de 5.85 p. 100. Le traitement institué ne produisit aucune amélioration (1).

Chez l'**homme**, dans le cours du diabète sucré, on observe encore des furoncles, des accidents cutanés carbonculaires, des altérations gangréneuses produites par le décubitus permanent, l'impuissance, des excoriations aux organes génitaux, des phymoses, l'anhydrose, des névralgies, du coma diabétique (tout récemment, on a attribué le coma diabétique à une intoxication du sang par les acides acéto-acétique et oxybutyrique; l'urine renferme fréquemment de l'acétone; l'air expiré a une odeur désagréable. Dans la moitié des cas environ, le diabète se complique de phtisie pulmonaire.

Diagnostic. — La faiblesse et l'amaigrissement progressifs alors que l'appétit et la soif sont augmentés, la sécrétion urinaire très abondante, la cataracte, doivent mettre le praticien sur la piste du diabète sucré. Mais le diagnostic ne peut être sûrement établi que par la démonstration chimique ou physique du sucre de raisin dans l'urine. Ce produit est facilement mis en évidence par la méthode de Trommer. On ajoute à l'urine de la lessive de potasse, de façon à lui donner une réaction nettement alcaline, puis on y laisse tomber goutte à goutte une solution de sulfate de cuivre jusqu'au moment où le liquide présente une coloration bleu foncé formation d'hydrate d'oxyde de cuivre . Par le chauffage, la couleur bleu foncé devient peu à peu jaune trouble ou jaune rougeâtre formation d'hydrate de peroxyde de cuivre : un précipité formé par ce sel se dépose au fond du verre lorsque l'urine renferme plus de 0,5 p. 100 de sucre de raisin. L'analyse quantitative à l'aide de la liqueur de Fehling repose sur la même réaction. — La méthode de Böttger est basée sur la réduction du sous-nitrate de bismuth en bismuth métallique lorsqu'on porte à l'ébullition une urine diabétique alcaline additionnée d'une certaine quantité de ce sel. — En chauffant avec précaution la couche superficielle de l'urine diabétique rendue alcaline à l'aide de la lessive de potasse, on obtient une coloration brun foncé (épreuve de Moore). — Le sucre de l'urine peut être constaté physiquement par les appareils de polarisation: il dévie le spectre à droite d'où le nom de dextrose . Avec ces instruments, l'analyse quantitative est très

(1) Le diabète sucré a été constaté par Darbas sur un bœuf gascon âgé de six ans. L'animal venait d'être acheté et les circonstances dans lesquelles la maladie a fait son apparition n'ont pu être déterminées. On s'aperçut qu'il avait des mictions fréquentes, peu abondantes, non douloureuses; l'appétit était conservé, la conjonctive avait une teinte rosée, la peau était sèche et le poil terne. Pendant le travail, il s'arrêtait toutes les cinq ou six minutes et expulsait une petite quantité d'urine très claire, légèrement ambrée. L'analyse de ce liquide y démontra la présence d'une petite quantité de sucre dont la proportion ne fut pas déterminée. On essaya en vain d'engraisser le malade; malgré une nourriture abondante, il continua à maigrir et dut être sacrifié (Voy. *Revue vét.*, 1890). (N. D. T.)

simple. Nous employons habituellement l'appareil de Mitscherlich.

Dans l'épreuve de la fermentation, bien plus compliquée, on additionne l'urine d'un peu de levure qui transforme le sucre en alcool et en acide carbonique. La perte de poids qui résulte du dégagement de cet acide permet de déterminer la teneur de l'urine en sucre de raisin.

Traitement. — La principale indication du traitement du diabète sucré, c'est de réduire les hydrates de carbone contenus dans les aliments. Les facteurs les plus importants de la formation du sucre sont les amylacés, le sucre lui-même et les substances gélatinogènes: dans la ration, on les remplace par les albuminates et les matières grasses. Chez le chien, il est indiqué de donner le plus possible de viande : ce moyen nous a procuré deux fois de bons résultats. Dans la médecine de l'homme, on emploie les alcalins (eau et sel de Carlsbad), l'opium, l'acide phénique, le salicylate de soude. Pour adoucir la saveur des aliments, on peut faire usage de la saccharine [1].

Bibliographie. — 1° CHEZ LE CHIEN : LEBLANC, *Clinique vét.*, 1854. — THIERNESSE, *Annal. de Bruxelles*, 1864. — SCHMIDT, *Adam's Wochenschr.*, 1863. — WOLFF, *Journ. de Lyon*, 1870. — HALTENHOFF, *Zeitschr. f. vergleich. Augenhkde.*, 1885. — SCHULZ u. STRÖBING, *Ibid.*, 1887.
2° CHEZ LE BŒUF : DARRAS, *Revue vét.*, 1890.
3° CHEZ LE CHEVAL : PEROSINO, *Giornale di Veteria.*, 1854. — NICKERLE, *Oesterr. Vierteljahrsschr.*, 1858. — RUEFF, *Repertor.*, 1867. — DELPRATO, *Il med. vét.*, 1891. — DAMMANN, *Hannov. Jahresber.*, 1876-77. — HEISS, *Adam's Wochenschr.*, 1888.
4° CHEZ LE CHAT : BÖHM u. HOFFMANN, *Medic. Centralblatt*, 1878.

DIABÈTE INSIPIDE. — DIABÈTE SIMPLE. — POLYURIE. — PISSE.

Étiologie. — En médecine humaine, on désigne sous le nom de diabète insipide une affection essentiellement caractérisée par l'hypersécrétion abondante d'urine très aqueuse et ne renfermant point de sucre (d'où le nom de diabète *insipide*). Cette maladie paraît être sous la dépendance de troubles nerveux, mais ses causes sont fort mal connues. On a incriminé les blessures du cerveau et plusieurs processus morbides aigus. Elle peut être déterminée expérimentalement par la lésion du sinus rhomboïdal au voisinage du centre d'origine du pneumogastrique. Si, dans certains cas, le diabète sucré succède au diabète insipide, le degré d'affinité de ces deux maladies reste à élucider.

L'existence chez nos animaux d'un diabète insipide identique à celui de l'homme n'est pas démontrée. En médecine vétérinaire, on a désigné jusqu'à présent sous le nom de « *pisse* » les différentes moda-

[1] Dujardin-Beaumetz et Huchard ont rapporté quelques observations établissant les effets salutaires de l'antipyrine 2 à 4 grammes par jour dans le traitement du diabète de l'homme (Voy. *Bullet. de la Soc. de thérapeutique*, 1889). — N. D. T.

lités de la polyurie. Mais la *pisse* se distingue essentiellement du diabète insipide par certains caractères et surtout par l'extrême diversité de ses causes. Manifestation commune à une foule d'états morbides, elle peut être provoquée par la résorption d'exsudats, ou survenir soit à la période de résolution de certaines maladies aiguës, soit au cours des affections de la moelle allongée, du cervelet, des reins ; assez souvent elle est occasionnée par la néphrite interstitielle chronique (rein atrophié) ou l'hyperémie rénale (1). Elle apparaît encore à la suite de l'ingestion de grandes quantités de boissons, après l'administration des diurétiques et, chez le mouton, dans l'intoxication par le *Cynanchum vincetoxicum*. — La cause principale de la *pisse* que l'on constate souvent à l'état enzootique dans l'espèce chevaline est l'ingestion d'avoine moisie, rendue nocive par un séjour prolongé dans le même lieu (navires) et sans doute altérée par des fermentations qu'y provoquent les moisissures. Dammann a observé cette polyurie après l'ingestion de pois moisis. Très probablement il s'agit d'une intoxication s'accompagnant d'hyperémie des reins ou provoquant dans ces organes des troubles vaso-moteurs avec augmentation de la pression sanguine. — Mais la polyurie toxique est encore une affection différente du diabète insipide (2).

Cependant, chez le cheval, on peut rencontrer des cas de polyurie

---

(1) La tuberculose pulmonaire du cheval s'accompagne parfois d'une polyurie abondante pouvant aller jusqu'à 18, 20, 30 litres d'urine, et qui persiste pendant quelques semaines (Nocard).   N. D. T.

(2) Moiroud, U. Leblanc et Cagnat ont relaté d'intéressantes observations de polyurie enzootique. — Moiroud rapporte qu'en 1830, à Paris et dans certaines régions de la France, un grand nombre de chevaux furent atteints de cette maladie. A Paris, dans plusieurs quartiers, elle frappa plus des deux tiers de la population chevaline. Elle affectait de préférence les chevaux de trait entiers; ceux employés au transport des matériaux de construction et surtout ceux des plâtriers furent atteints en grand nombre. On n'en observa que de rares cas dans les écuries des loueurs et sur les animaux de luxe. La maladie fut attribuée à l'usage d'aliments avariés et à l'humidité atmosphérique. Dans quelques écuries, lorsqu'elle éclata, les chevaux étaient nourris de foins mal récoltés, vasés, poussiéreux, et d'avoine germée exhalant une odeur de moisi. Comme symptômes, on constata particulièrement : la tristesse, l'abattement, la diminution de l'appétit, la chaleur et la sécheresse de la bouche, des mictions fréquentes, une soif inextinguible, l'accélération de la circulation et la dureté du pouls. Beaucoup de malades urinaient quatre, cinq, six fois par heure, et rejetaient environ un litre de liquide à chaque miction. Au début, celle-ci était facile et indolente, plus tard elle devenait douloureuse, phénomène attribué à la tuméfaction de la muqueuse uréthrale et vésicale. L'urine était limpide, couleur jaune paille, d'une densité de 1,007. — La maladie arrivait à sa période d'état vers le dixième jour; elle restait stationnaire pendant quelques jours seulement; bientôt les symptômes s'atténuaient et la guérison survenait au bout de trois à quatre semaines. Dans quelques cas exceptionnels, elle s'est terminée par la mort. La seule altération constante trouvée à l'autopsie était l'inflammation de la muqueuse vésicale. (Voy. *Recueil vét.*, 1830.)

A Saint-Denis et dans les environs, Cagnat a fréquemment constaté la polyurie sur des animaux de gros trait (chevaux de plâtriers, d'entrepreneurs de travaux publics). Dans la plupart des cas, il a vu tous les sujets d'une même écurie en être frappés successivement. Les symptômes particuliers qu'il mentionne sont : le

chronique qui durent des années, sont incurables, dont les causes restent inconnues, et dans lesquels il n'existe aucune altération anatomique caractéristique. Ces cas seuls offrent une certaine analogie avec le diabète insipide de l'homme. — Stockfleth prétend avoir observé, chez le cheval, du diabète véritable déterminé par le refroidissement. Perrin l'aurait également constaté chez un cheval qui avait reçu un coup de pied dans la région abdominale antérieure, au niveau du foie.

Symptômes. — Au point de vue symptomatique, la *pisse* du cheval correspond bien au diabète insipide de l'homme. — Quelques jours après l'ingestion d'avoine altérée, les animaux présentent des troubles de l'appétit, parfois accompagnés de coliques (Dinter). Bientôt les mictions sont plus fréquentes et plus abondantes. En vingt-quatre heures, les malades rejettent 25 à 50 litres d'urine ; celle-ci est très claire, aqueuse, pauvre en substances solides : elle ne renferme ni albumine, ni sucre ; sa réaction est acide lorsqu'il y a en même temps des troubles intestinaux ; son poids spécifique est diminué, il oscille entre 1001 et 1015. L'augmentation de la sécrétion urinaire donne lieu à une soif vive ; on a vu des chevaux ingérer 80 et 100 litres d'eau par vingt-quatre heures. La température reste ordinairement normale, mais lorsqu'il survient des troubles gastriques graves, on peut constater une fièvre plus ou moins intense. Les malades manifestent tous les signes d'une faiblesse assez prononcée.

Dans la majorité des cas, ces symptômes disparaissent rapidement dès que l'avoine nocive est supprimée ; dans d'autres, lorsque les substances toxiques ont agi sur l'organisme pendant un long temps, la guérison est difficile à obtenir, quand elle est possible ; parfois l'amaigrissement s'accuse de plus en plus, et les malades périssent dans la cachexie. Tantôt la mort survient au bout de quelques mois, tantôt seulement au bout de plusieurs années.

Traitement. — Il faut avant tout changer l'avoine ou la rendre inoffensive par des nettoyages ou des remuages fréquemment répétés. Depuis fort longtemps, on administre à l'intérieur certains astringents (sel de Saturne, sulfate de fer, etc.) dont l'efficacité n'est pas démon-

---

dégoût pour l'avoine alors que les sujets continuent à prendre le fourrage, le son, et les carottes ; la constipation, une nuance terreuse de la conjonctive. — Au sujet de l'étiologie, il accuse « la contagion » ou l'intervention d'agents infectieux, et montre que les aliments et les boissons ne sauraient être incriminés (Voy. *Archives vétérinaires*, 1884).

Cagny a souvent rencontré des cas isolés de polyurie sur des chevaux à l'entraînement. En 1883, il a vu cette affection sévir à l'état enzootique du mois de juin au mois de septembre. Lorsque le temps était froid, les malades paraissaient plus gais, plus énergiques et l'appétit renaissait : mais, dans la généralité des cas, la guérison définitive n'est survenue qu'avec l'abaissement de la température. « Dans certaines écuries, l'apparition de la *pisse* a suivi l'arrivée d'un cheval déjà atteint. » (Voy. *Bullet. Soc. cent. vét.*, 1883.)   (N. D. T.)

trée (1). Dans le diabète insipide de l'homme, l'opium (comme calmant de la soif), la valériane, l'ergot de seigle, ont rendu d'utiles services : on pourrait les essayer dans les cas de polyurie chronique rebelle du cheval (2).

Bibliographie. — Moiroud, *Recueil vét.*, 1830. — Verheyen, *Journ. vét. et agric. de Belgique*, 1842. — Faber, *Ibid.*, 1843. — Delwart, *Ibid.*, 1845. — Veith, *Repertor.*, 1845. — Heckmeyer, *Ibid.*, 1851. — Hering, *Spec. Pathol.*, 1858. — Hertwig, *Magazin*, 1859. — Leblanc, *Clinique vétér.*, 1861. — Spinola, *Spec. Pathol.*, 1863. — Zahn, *Oesterr. Vierteljahrsschr.*, 1866. — Prietsch, *Sächs. Jahresber.*, 1867. — Erler, *Ibid.*, 1868. — May, *Die Krankheiten des Schafes*, 1868. — Voigtländer, *Sächs. Jahresber.*, 1871. — Dinter, *Ibid.*, 1871. — Stockfleth, *Repertor.*, 1874-76. — Dammann, *Preuss. Mittheil.*, 1876. — Pflug, *Die Krankheiten des uropoëtischen Systems*, 1876. — Lustig, *Hannov. Jahresber.*, 1877-78. — Siedamgrotzky, *Sächs. Jahresber.*, 1878. — Anacker, *Spec. Pathol.*, 1879. — Cagny, *Bull. Soc. cent. vét.*, 1883. — Cagnat, *Archives d'Alfort*, 1884. — Haubner-Siedamgrotzky, *Landwirtschaftl. Thierheilkde*, 1884. — Schlampp, *Deutsche Zeitschr. f. Thiermed.*, 1884. — Pütz, *Compendium der Thierheilkde*, 1885. — Roll, *Spec. Pathol.*, 1885. — Dieckerhoff, *Spec. Pathol.*, 1886. — Perrin, *Annal. de Bruxelles*, 1886. — Holzmann, *Deutsche Zeitschr. f. Thiermed.*, 1888. — Cadiot, art. Polyurie, in *Dict. de méd. de chirurg. et d'hyg. vét.*, t. XVII, 1889.

OBÉSITÉ.

Nature. — L'obésité est l'accumulation anormale et abondante de la graisse dans l'organisme, mais surtout dans le tissu conjonctif sous-cutané. On l'observe à l'état physiologique pendant l'engraissement des sujets de certaines races améliorées; on la constate comme état pathologique sur les animaux de trait et sur le chien. C'est chez ce dernier que le vétérinaire a le plus souvent à la combattre. Elle ne présente pas, à beaucoup près, la même importance en vétérinaire qu'en médecine humaine.

Étiologie. — L'alimentation intensive et le défaut d'exercice ou le travail insuffisant sont les principales causes de l'obésité. Un grand nombre de chiens d'appartement « sont véritablement engraissés par leurs propriétaires ».

Parmi les reproducteurs (taureaux, verrats) tenus à l'écurie et abondamment nourris, beaucoup deviennent obèses. La graisse qui se dépose est formée aux dépens de l'albumine, des corps gras et des hydrates de carbone renfermés dans les aliments. Les hydrates de

---

(1) Des divers agents thérapeutiques recommandés, celui qui est le plus généralement usité est le carbonate de chaux (25 à 50 grammes par jour). Le bol du Levant (bol oriental ou d'Arménie), déjà préconisé par Solleysel, a été souvent employé avec succès par Verheyen. En l'administrant à la dose de 30 à 90 grammes par jour, cet auteur a toujours vu la pisse disparaître du dixième au quatorzième jour.

(N. D. T.)

(2) Nous avons également obtenu des résultats remarquables chez le cheval par l'emploi du carbonate de chaux à la dose de 30 à 50 grammes par jour.

(L. T.)

carbone favorisent sa production d'une façon indirecte : en se décomposant dans l'organisme, ils jouent le rôle d'antidéperditeurs pour la graisse de nutrition [1]. — Chez le porc, le bœuf, le mouton, peutêtre aussi chez le chien, l'obésité semble encore se développer comme conséquence d'une prédisposition héréditaire.

L'anémie favorise le dépôt de la graisse dans l'organisme ; c'est là une donnée enseignée par l'expérience et que l'on met à profit d'une manière empirique, au début de l'engraissement, en pratiquant des saignées répétées.

Symptômes. — Les animaux gras ont les formes arrondies et un aspect qui flatte l'œil. Le pannicule adipeux est très développé : chez quelques sujets, la peau forme de volumineux bourrelets qui alternent avec des sillons ; d'autres, notamment les carlins, sont souvent complètement déformés par la graisse. Au fur et à mesure que la proportion de celle-ci augmente, la vigueur et la vivacité diminuent ; les animaux sont paresseux, faibles, ils se fatiguent rapidement ; des troubles de l'appétit et de la digestion apparaissent : les reproducteurs deviennent impuissants. Dans l'obésité très accusée, on observe des symptômes dyspnéiques, une accélération du pouls, des palpitations et des troubles circulatoires (hypertrophie du cœur, infiltration et dégénérescence graisseuses du myocarde.

Traitement. — L'obésité peut être combattue par différents moyens : 1° en diminuant l'ensemble de la ration ou la proportion de quelques-uns des aliments qui la composent ; 2° en accélérant la décomposition de la graisse.

1° La *diminution de la ration totale* est le moyen le plus simple et le plus certain : il est toujours suffisant en vétérinaire. Nous avons invariablement réussi à *dégraisser* le chien par la diète ; les sujets de grande taille perdent en moyenne une livre par semaine.

2° La *suppression de certains aliments adipogènes*, tels que les graisses et les hydrates de carbone, a été essayée sous diverses formes chez l'homme. C'est un moyen rationnel, bien qu'il soit quelque peu artificiel. — La méthode la plus ancienne est celle de Banting ; ce médecin supprimait presque complètement les hydrates de carbone ainsi que la graisse et prescrivait exclusivement le régime carné (albumi-

[1] La graisse qui s'accumule en excès chez les obèses a, de même que la graisse normale, une double origine : l'alimentation et la désassimilation. L'abus des aliments gras peut favoriser le développement de l'obésité, mais la condition pathogénique de celle-ci doit être surtout cherchée dans le défaut de combustion des matières grasses, dans les troubles généraux de la nutrition qui ralentissent les oxydations et permettent l'accumulation soit des graisses alimentaires mal élaborées, soit des graisses de désassimilation fournies par la matière azotée. C'est sans doute en mettant à l'abri de l'oxydation les graisses absorbées que l'alimentation riche en substances féculentes pousse à l'engraissement et à l'obésité ; rien, jusqu'à présent, ne démontre la transformation de l'amidon en graisse. (Voy. Ch. Bouchard, *loc. cit.*)

N. D. T.)

noïdes). Employé avec modération pendant un temps relativement court, ce traitement donne de bons résultats ; mais s'il est continué trop longtemps, l'organisme finit par ne plus pouvoir digérer des quantités aussi considérables d'albumine ; bientôt les sujets éprouvent un véritable dégoût pour la viande, les catarrhes gastrique et intestinal se développent, la faiblesse et l'épuisement surviennent. Dans ces conditions, la nourriture exclusivement animale n'étant pas utilisée, l'organisme épuise ses albuminoïdes propres (dont la quantité est déjà insuffisante chez l'obèse), parce que les graisses et les hydrates de carbone donnés dans l'alimentation ordinaire ne sont plus là pour empêcher la décomposition des albuminoïdes organiques.

Dans la méthode d'Estein, les hydrates de carbone sont réduits à un minimum dans la ration, laquelle renferme des matières grasses en proportion très faible. La graisse semble diminuer les sensations de la faim, de la soif, et favoriser l'assimilation de l'albumine.

3° La *destruction de la graisse* est surtout produite par le travail et les différents exercices physiques. Par l'activité musculaire, la graisse est consumée, l'accélération de la circulation détermine des mutations organiques plus rapides et l'énergie du myocarde s'accroît. Les effets de ce traitement sont connus depuis fort longtemps par ceux de l'entraînement du cheval. Chez l'homme, Oertel le considère comme le meilleur pour combattre les troubles circulatoires qui surviennent au cours de l'obésité. Il a aussi conseillé la réduction des boissons à la portion congrue : la diminution de la quantité d'eau ingérée facilite la circulation, soulage le cœur (diminution de la masse du sang) et active les métamorphoses organiques ; ce moyen convient donc particulièrement dans les cas de troubles circulatoires graves ; on peut d'ailleurs l'associer à l'activité musculaire. L'ensemble de ces indications mérite le nom de méthode d'Oertel.

Autrefois on faisait fréquemment usage des bromures, des alcalins, des purgatifs, des diaphorétiques ; mais ces agents, aujourd'hui abandonnés, dépassent parfois le but et peuvent déterminer un catarrhe gastro-intestinal.

Bibliographie. — HERING, *Spec. Pathol.*, 1858. — GIBB, *ref.* in *Thierarzt*, 1871. — HERTWIG, *Krankheiten der Hunde*, 1880. — VOGEL, *Repertor.*, 1884.

SCROFULOSE (1).

Nature. — Chez nos animaux, la scrofulose ne constitue pas une espèce nosologique définie ; elle représente au contraire tout un groupe

(1) La scrofulose humaine est bien connue au point de vue clinique et anatomo-pathologique, mais sa nature est encore indéterminée. Certains auteurs la consi-

d'états morbides. Dans les ouvrages anciens, les auteurs la décrivent en lui assignant comme principaux symptômes : la tuméfaction, l'induration, l'abcédation et la caséification des ganglions lymphatiques externes et internes, les catarrhes des diverses muqueuses, des éruptions cutanées, l'amaigrissement, des troubles graves de la nutrition, enfin la cachexie. — La plupart des cas de scrofulose relatés en vétérinaire semblent se rapporter à la tuberculose, ainsi que l'a déjà indiqué Spinola; d'autres appartiennent au rachitisme ou à la pneumonie infectieuse (chez le porc surtout), aux maladies parasitaires du poumon (*Strongylus paradoxus*), à la polyarthrite pyohémique (chez le poulain), à la gourme métastatique (autrefois la gourme portait le nom de *scrofula equorum*); d'autres enfin, chez les animaux âgés, paraissent être sous la dépendance de la leucémie, de l'anémie pernicieuse, des catarrhes intestinaux chroniques et de maladies cachectiques de nature diverse. Chez le poulain, la scrofulose a été désignée sous le nom de *consomption (Darrsucht*. Mais cette dernière affection est généralement considérée comme une tuberculose intestinale.

Nous avons signalé la *scrofulose* et la *consomption* pour nous conformer à la tradition et pour montrer qu'il serait avantageux d'abandonner ces dénominations anciennes, encore employées actuellement par quelques praticiens.

Bibliographie. — *Recueil vét.*, 1831. — Flammens, *Ibid.*, 1837. — Spinola, *Schweine Krankheiten*, 1842. — Cauvet, *Journ. des vét. du Midi*, 1850. — Ayrault, *Recueil vét.*, 1855. — Fürstenberg, *Preuss. Mittheil.*, 1859-60. — Spinola, *Spec. Pathol.*, 1863. Anacker, *Thierarzt*, 1867. — Gowing, au. in *Recueil vét.*, 1869. — Harms, *Hannov. Jahresber.*, 1874. — Bollinger, *Münch. Jahresber.*, 1877. — Baransky, *Oesterr. Revue*, 1884. — Arloing, *Comptes rendus des séances de l'Acad. des sciences*, 1884-86. Wissokowicz, *Centralblatt für Bakter*, 1890. — Voy. les *Traités anciens de Pathologie vétérinaire*.

SARCOMATOSE ET CARCINOMATOSE.

Les néoformations sarcomateuses et carcinomateuses sont particulièrement intéressantes au point de vue clinique lorsqu'elles se développent dans le foie, l'estomac, l'intestin, les reins, l'utérus, le poumon, le cerveau, etc., ou qu'elles sont généralisées. — Chez le cheval

dèrent comme une entité morbide spécifique, d'autres la regardent comme un processus mixte formé par l'association de la tuberculose et de la syphilis, d'autres encore l'identifient à la tuberculose dont elle serait la première étape. — Arloing a montré que la tuberculose et la scrofulose inoculées au lapin et au cobaye se comportent différemment chez ces animaux. Le bacille de Koch les infecte tous deux, tandis que l'élément scrofuleux ne produit point de lésions viscérales chez le lapin (*Compt. rend. de l'Acad. des sciences*, 1884). — Dans des expériences plus récentes, cet auteur a constaté que l'organisme du cobaye augmente la virulence des éléments tuberculeux dont l'activité est affaiblie (tuberculoses chirurgicales) et qu'il n'exerce aucune influence sur le virus de la scrofulose ganglionnaire *Ibid.*, 1886.

(N. D. T.)

et le chien, la sarcomatose et la carcinomatose évoluent fréquemment
avec le tableau clinique de la péritonite ou de la pleurésie chroniques
accompagnées d'un abondant exsudat séreux ou hémorragique. De
vastes néoplasies cancéreuses peuvent rester longtemps localisées
sur la plèvre et le péritoine. — Chez le bœuf, le sarcome de la
caillette ne s'accuse que par des troubles permanents de la digestion
et de la nutrition. — Chez la chienne, le carcinome qui affecte la mamelle s'accompagne fréquemment de tumeurs secondaires développées dans les organes abdominaux ou thoraciques, — dans l'utérus
(écoulement vaginal sanguinolent, fétide), le foie, le poumon (symptômes de la phtisie pulmonaire), etc. L'ulcération des sarcomes
et des carcinomes se complique souvent d'une fièvre septique grave.
Lorsque ces néoplasies existent depuis un certain temps, elles reten-
tissent sur la nutrition ; les animaux maigrissent et tombent dans
la cachexie (cachexie cancéreuse). Dès qu'elles atteignent les viscères,
elles sont fatalement mortelles. Aucun traitement ne saurait en
arrêter la marche. Tout ce que l'on peut faire, c'est de soutenir
l'organisme par une bonne alimentation et d'augmenter sa résistance à l'envahissement des éléments morbigènes par l'administration quotidienne de petites doses d'acide arsénieux ou de liqueur de
Fowler (1).

(1) Le mode d'évolution des tumeurs malignes, leur extension locale progressive,
l'envahissement des ganglions lymphatiques, les phénomènes métastatiques qu'elles
provoquent, ont, depuis longtemps, fait soupçonner leur nature infectieuse, parasitaire. Des greffes et des inoculations ont été pratiquées dans le but de reproduire
ces tumeurs, de démontrer leur transmissibilité. Presque tous ces essais sont restés
infructueux. Dans ces dernières années seulement, on a obtenu quelques résultats
positifs. Hanau (de Zurich) a inoculé avec succès le carcinome du rat à deux autres
animaux de la même espèce, en insérant un fragment de la tumeur dans la gaine
vaginale. Les deux sujets inoculés ont été sacrifiés au bout de sept semaines. A l'autopsie, on a trouvé sur l'épiploon des tumeurs dont la nature cancéreuse a été
démontrée par l'examen histologique (*Medicin. Congress*, Wiesbaden, 1889. — Chez
des souris, Morau a réussi à greffer, dans l'aisselle et dans l'aine, des fragments
d'un épithéliome provenant d'un animal de même espèce. La tumeur s'est repro-
duite avec ses caractères histologiques. Des greffes en série effectuées sur dix-huit
sujets ont invariablement donné des résultats positifs, et dans certains cas on a
obtenu des généralisations viscérales (*Bull. de la Soc. de Biologie*, 1891).
    Dans l'espèce humaine. Hahn (de Berlin) a relaté un premier fait de transplanta-
tion cancéreuse, dans une région saine, chez une malade atteinte de cancer incurable
(*Medicin. Congress*, Wiesbaden, 1889). Deux autres observations du même genre
ont été communiquées il y a quelques semaines à l'Académie de médecine. Dans
l'une, il s'agit d'un sarcome fasciculé du sein, et dans l'autre d'un épithéliome
de cet organe. La greffe d'un fragment de ces tumeurs, *pratiquée avec les précautions antiseptiques les plus minutieuses*, dans la glande mammaire opposée, qui
était saine, fut suivie du développement de néoplasmes de même nature. — Telles
sont les données acquises sur cette importante question. Elles établissent qu'un
fragment de tumeur sarcomateuse ou cancéreuse mis en contact avec les tissus
normaux du sujet porteur ou d'un individu apte à contracter, se fixe dans ces
tissus et se développe en les envahissant. Elles permettent de comprendre comment des cellules d'une néoplasie péritonéale ou pleurale, si elles sont peu adhérentes à sa surface et en rapport avec d'autres points normaux de cette séreuse,

Bibliographie. — DRAYER, *Recueil vét.*, 1840. — WÜRZ, *Repertor.*, 1839. — *Ibid.*, 1842. — STRAUCH, *Ibid.*, 1844. — RÖLL, *Oesterr. Vierteljahresschr.*, 1853. — LEBLANC, *Recueil vét.*, 1858-59. — KÖHNE, *Magazin*, 1860. — COLIN, *Bullet. Soc. cent. vét.*, 1867. — WALLEY, *The Vet.*, 1867. — BOLLOT, *Magazin*, 1868. — WERNER, *Preuss. Mittheil.*, 1869-70. — KÖHNE, *Magazin*, 1870. — JOHNE, *Sächs. Jahresber.*, 1876. — PFLUG, *Pütz'sche Zeitschr.*, 1877. — FRIEDBERGER, *Münch. Jahresber.*, 1877-78. — WIART, *Recueil vét.*, 1878. — BESSADE, *Ibid.*, 1879. — CADÉAC, *Revue vét.*, 1881. — TRASBOT, *Bullet. Soc. méd. vét.*, 1885. — EGGELING, *Berlin. Archiv.*, 1885. — BURCK, *Presse vét.*, 1885. — DE SIMENISKI, *Repertor.*, 1885. — HESS, *Schweizer. Arch. f. Thierheilk.*, 1886. — STICKER, *Berlin. Archiv.*, 1886. — LICHTMANN, *Oesterr. Monatsschr.*, 1887. — HENSCHEL, *Adam's Wochenschr.*, 1888. — DIECKERHOFF, *Spec. Pathol.*, 1888. — SEMMER, *Deutsche Zeitschr. f. Thiermed.*, 1888. — JOHNE, *Pathol. anat.*, von BIRCH-HIRSCHFELD, III Aufl. — STROPPA, *Med. vét.*, t. XXXIII. — DELA-MOTTE, MOROT, *Revue vét.*, 1890. — MOROT, LÉGER, *Journ. de Lyon*, 1890.

peuvent s'y greffer et déterminer des néoplasmes secondaires multiples. Elles donnent enfin l'explication de la généralisation de certaines tumeurs à la faveur des voies vasculaires : entraînées par les courants lymphatique ou sanguin, les cellules provenant de ces tumeurs vont se greffer dans les ganglions voisins ou dans les viscères.

S'il existe dans les néoplasies malignes des microorganismes spécifiques, ils se sont dérobés jusqu'à présent aux investigations des bactériologistes. La découverte du bacille du cancer, annoncée par Scheurlen de Berlin en 1887, n'a pas été confirmée. N. D. T.

MALADIES INFECTIEUSES ET ÉPIDÉMIQUES

Généralités. — Les maladies infectieuses et épidémiques sont déterminées par des microbes pathogènes. Pour les unes, l'agent spécifique est bien connu (tuberculose, charbon, etc.); pour les autres il est encore à découvrir (rage, maladie du jeune âge, etc.). La contagiosité de ces affections, leur incubation, leur transmission à des sujets sains par l'action de quantités infinitésimales de matière virulente ne peuvent s'expliquer qu'en admettant l'intervention d'un contage vivant. Le nombre des microbes pathogènes connus augmente tous les jours et, sans doute, dans un avenir prochain, l'obscurité qui couvre encore la pathogénie de certaines maladies infectieuses sera dissipée.

On a divisé ces affections en *contagieuses*, *miasmatiques* et *miasmatico-contagieuses*. La maladie infectieuse est dite *contagieuse* lorsque l'agent qui la provoque peut être porté d'un animal malade sur un sujet sain, soit directement, soit par un intermédiaire quelconque; on l'appelle *miasmatique* lorsque l'agent virulent vient du domaine des *circumfusa* (sol, eau de certaines localités); enfin on la qualifie de *miasmatico-contagieuse* quand, étant d'origine miasmatique, la maladie se transmet des sujets frappés aux individus sains. — Pettenkofer distingue des matières infectieuses *endogènes* et *exogènes*: tandis que celles-ci ont une provenance extra-organique, les premières seraient engendrées dans l'organisme lui-même. Nous n'insisterons pas sur ces divisions; elles n'ont qu'un intérêt secondaire.

L'étude biologique des Schizomycètes pathogènes est extrêmement importante au point de vue du traitement des maladies infectieuses et épidémiques. — Nous devons ici nous borner à faire une étude sommaire de la biologie des microbes et renvoyer le lecteur aux publications spéciales (1).

---

(1) *Lehrbücher der Bacteriologie* de Zopf, Flügge et Marpmann; *Jahresber. über die Fortschritte in der Bacteriologie* de Baumgarten; *Die Pflanzlichen Parasiten* de Zürn; *Die Veröffentlichungen des deutschen Gesundheitsamtes.*

Parmi les ouvrages français, voyez surtout : Cornil et Babes, *Les Bactéries*, 2e édit., Paris, 1890; Arloing, *Les Virus*, Paris, 1891; Galtier, *Traité des maladies contagieuses des animaux domestiques*, Paris, 1891; Charrin, art. *Pathologie générale infectieuse* du *Traité de médecine*, Paris, 1891.

Les microbes (Schizomycètes ou Bactéries) sont presque tous des végétaux unicellulaires très simples, dépourvus de chlorophylle. Ils affectent les formes les plus variables : Microcoques ou Sphérobactéries, petits bâtonnets ou *Microbactéries*, bâtonnets allongés ou *Desmobactéries* (Bacilles), éléments spiralés ou *Spirobactéries* avec les trois sous-genres *Vibrio, Spirillum, Spirochæte*. Le premier microbe pathogène connu — la Bactéridie (Bacille charbonneux, *Bacillus anthracis*) — fut découvert presque en même temps par Pollender (1855) (1) et Brauell (1857). C'est Davaine qui la proclama l'agent spécifique du charbon (2). La reproduction des microbes s'opère tantôt par segmentation, tantôt par sporulation (à l'intérieur des cellules mères se forment des cellules filles, très réfringentes — les spores — qui deviennent libres après la mort des premières). Pour se nourrir et se développer, les microbes utilisent des substances organiques, des sels minéraux, de l'eau, et ils ont besoin d'une certaine température; l'oxygène, indispensable aux uns, est toxique pour les autres, d'où la division des microbes en *aérobies* et *anaérobies* (Pasteur). Pour la Bactéridie, la température la plus favorable est comprise entre + 30 et 40° ; son développement est ralenti au delà de 42° et en deçà de 15° C. L'eau bouillante (100° C.) et l'air chaud à 140° agissant pendant un temps suffisamment prolongé tuent les bacilles et les spores (3).

On trouve des bactéries partout où il y des substances organiques, mais surtout dans les tissus animaux et végétaux, dans les liquides putrescibles ou fermentescibles (les expériences de Pasteur sur la putréfaction et la fermentation ont été le point de départ de toute la

---

(1) A la même époque Delafond l'avait vue et en parlait dans ses cours sous le nom de bâtonnet. (L. T.)

(2) En 1850, Davaine et Rayer ont signalé, dans le sang charbonneux, la présence de petits corps filiformes d'une longueur à peu près double du diamètre d'un globule sanguin et n'offrant pas de mouvements spontanés. (N. D. T.)

(3) La plupart des microbes possèdent une telle résistance à l'action du froid que les plus basses températures qui régnent à la surface du globe sont impuissantes à éteindre leur vitalité. — Arloing, Pictet et Yung n'ont pu détruire la végétabilité ni la virulence du *Bacillus anthracis* et du *Bacterium Chauvæi* en les soumettant : pendant 24 heures à un froid de — 70° produit avec l'acide sulfureux liquide ; pendant 84 heures à un froid de — 70-76° produit avec de l'acide carbonique solide, à la pression ordinaire; pendant 20 heures à un froid de — 120-130° produit avec de l'acide carbonique solide et une certaine dépression. Mais on peut détruire les microbes par les hautes températures. « A l'état d'organes de végétation, les microbes ne résistent pas à une température supérieure à + 100°. Sauf de rares exceptions, les microcoques sont tués entre + 50° et + 60°, et les bacilles entre + 70° et + 125°. Si les microbes renferment des spores ou des arthrospores, ils ne sont tués qu'entre + 110 et + 125°. — Tyndall a remarqué que *trois heures d'ébullition* consécutives ne stérilisaient pas une infusion de foin dans laquelle plusieurs germes étaient sporulés ou à l'état de spores, tandis que *trois minutes d'ébullition* répétées pendant trois jours consécutifs, une fois par jour, suffisaient à en assurer la conservation. Ce résultat paradoxal tient à ce que, dans l'intervalle des ébullitions, les spores germaient et passaient à l'état de mycélium incomparablement moins résistant à la chaleur que les formes de repos. » Voy. Arloing, *Les Virus*, **Paris, 1891.) (N. D. T.)

bactériologie moderne). On en rencontre dans les eaux courantes, stagnantes, dans les couches superficielles du sol (jusqu'à une profondeur de 1 mètre) et dans l'air. Les bactéries pénètrent dans l'organisme avec les aliments, les boissons, l'air, par les plaies tégumentaires, cutanées ou muqueuses. Elles exercent leur action nocive en empruntant ou en arrachant aux matières organiques l'oxygène nécessaire à leur nutrition et en engendrant des produits toxiques (principes putrides ; ptomaïnes ou alcaloïdes cadavériques).

Il existe de nombreux agents chimiques (les antiseptiques ou désinfectants) capables d'entraver le développement des microbes et de les détruire. Les principaux sont : le sublimé, qui, en solution à 1 p. 300,000, arrête le développement des spores charbonneuses, et en solution à 1 p. 20,000 les tue dans l'espace de dix minutes ; les essences, notamment l'essence de menthe poivrée, qui, en dilution à 1 p. 300,000, entrave le développement des spores, et l'essence de térébenthine, qui jouit de la même propriété en solution à 1 p. 75,000. Parmi les autres microbicides, il faut particulièrement signaler l'iode (1 p. 5,000), le brome (1 p. 3,000), le chlore (1 p. 25,000). D'après Eisenberg, le crésyl en solution à 1 p. 15,000 arrête le développement des spores charbonneuses (1); celles-ci résistent à l'eau phéniquée à 8 p. 100 pendant sept jours, tandis que l'eau crésylée à 3 p. 100 les tue en quarante-huit heures. — Les antiseptiques jouent un grand rôle dans la prophylaxie des maladies infectieuses ; mais jusqu'ici ils n'ont pu servir au traitement de ces affections ; quelques-uns même affaiblissent la constitution et ont une influence nuisible.

Les vaccinations semblent être appelées à occuper une place très importante dans la prophylaxie des maladies infectieuses. Elles reposent sur ce principe qu'une première atteinte des agents virulents confère généralement une immunité relative ou absolue. Toute récente, cette méthode préventive restera longtemps encore à l'étude, mais déjà elle a donné pour quelques maladies des résultats incontestables. Par les manipulations les plus diverses : — culture artificielle prolongée (charbon, choléra des poules), température élevée (charbon symptomatique), passage du virus sur une autre espèce animale (vaccine, rage, rouget du porc), changement du milieu nutritif ou culture prolongée dans le même liquide, dilution, addition d'agents chimiques, procédés spéciaux d'inoculation,— on obtient un affaiblissement de l'activité du principe infectieux, lequel conserve cependant ses propriétés biologiques génératrices de l'immunité. Dans ces derniers temps, on a essayé de prévenir certaines maladies épidémiques par l'inoculation de virus d'autres affections spécifiques. Emmerich a

(1) Lignières a constaté que les spores charbonneuses desséchées ne sont pas détruites par l'immersion dans une solution de crésyl à 5 p. 100, prolongée pendant 20 jours.   (N. D. T.)

réussi à conférer à des animaux l'immunité contre la Bactéridie et d'autres microbes pathogènes en leur inoculant le Micrococque de l'érysipèle. Mais avant de se prononcer sur les avantages que l'on peut tirer de cette découverte, il faut attendre les résultats que donnera une étude approfondie de la question (1).

La connaissance de l'étiologie des maladies infectieuses a complètement transformé les idées qui avaient cours à leur sujet, et tous les jours de nouvelles découvertes viennent enrichir ce vaste champ de la pathologie interne. Aujourd'hui, on ne saurait donner une description complète de ces affections; nous nous sommes efforcés d'exposer ici l'état actuel de la science.

SEPTICÉMIE ET PYOHÉMIE.

Généralités sur les termes septicémie et pyohémie. — 1º Les auteurs modernes se servent du mot SEPTICÉMIE pour désigner certaines maladies infectieuses dans lesquelles le sang est envahi par des microorganismes, et qui sont caractérisées anatomiquement par la tuméfaction de la rate ainsi que par diverses lésions dégénératives des organes parenchymateux (foie, rein, cœur). Toutefois, nous devons faire remarquer que ces altérations anatomiques s'observent aussi dans le charbon, le rouget, le choléra des poules, la maladie épidémique des animaux sauvages (*Wildseuche*), etc. Ces maladies doivent être considérées comme des *septicémies spécifiques* ayant une dénomination spéciale, et provoquées par des microorganismes particuliers.

En dehors de ces processus spécifiques, il existe des septicémies *simples* dont les agents pathogènes sont peu connus. Au nombre de ces dernières, on compte les maladies chirurgicales désignées par les dénominations de *septicémie*, « *sephtémie* », *septico-pyohémie*, *fièvre putride*, etc., qui surviennent comme complications de plaies ou d'ulcérations. Lorsque ces processus morbides se rattachent à des maladies internes (pneumonie gangreneuse), on leur donne les épithètes de *spontanée*, *primitive*, *cryptogénétique*. On ne connaît qu'un petit nombre des bactéries pathogènes qui occasionnent la forme simple de la septicémie chez nos animaux domestiques; tantôt ce sont des *cocci*, tantôt des bacilles. Davaine a trouvé sur le lapin une septicémie provoquée par des microcoques; Koch a décrit une septicémie bacillaire de la souris; Gaffky en a découvert une autre chez le lapin. L'œdème malin de Koch, auquel nous réservons une description

____

(1) La méthode qui consiste à combattre une affection microbienne grave par l'inoculation d'un microorganisme bénin — la *bactériothérapie* — n'a donné jusqu'à présent que de médiocres résultats, mais, ainsi que le font remarquer les auteurs, elle a été trop peu étudiée pour que l'on puisse la juger au point de vue de sa puissance curative ou prophylactique.   (N. D. T.)

spéciale, est une complication infectieuse des plaies, produite par un Bacille fin, mobile, caractéristique (Vibrion septique de Pasteur). Le processus septicémique est complexe, multiforme ; il varie avec les espèces animales, et dans une même espèce on peut rencontrer diverses septicémies simples (1).

2° La PYOHÉMIE est une maladie infectieuse occasionnée par des microorganismes pyogènes. De même que les septicémies, les pyohémies sont *spécifiques* ou *simples*. La gourme du cheval, qui est déterminée par un Streptocoque pyogène spécial (Schütz), doit être considérée comme une pyohémie spécifique. — La pyohémie chirurgicale est une pyohémie simple ; elle est provoquée par des micrococques pyogènes vulgaires ; chez l'homme, dans le pus des abcès métastatiques, Rosenbach a surtout rencontré les *Staphylococcus albus* et *aureus*. Elle a généralement pour point de départ des thrombus veineux en voie de décomposition putride au sein des traumatismes, sur les muqueuses (dans l'utérus « puerpéral »), dans le poumon, le pied, les plaies osseuses, ou des foyers purulents développés dans la profondeur des organes (ganglions lymphatiques abcédés au cours de la gourme, de la pharyngite, etc.). La pyohémie omphalogène des nouveau-nés et les accidents métastatiques qui se rattachent au part ont été décrits antérieurement.

Pour que la pyohémie éclate, il suffit que les microorganismes pyogènes pénètrent dans le sang ; l'intervention des globules purulents n'est pas nécessaire.

Les considérations précédentes montrent que les microbes spécifiques de la septicémie et de la pyohémie des animaux domestiques ne sont qu'imparfaitement connus. — Le professeur Schütz, qui a fait de cette question l'objet de recherches bactériologiques spéciales, nous a communiqué les documents suivants : Chez le cheval, dans les abcès vulgaires, on trouve surtout les *Staphylococcus albus* et *aureus*, plus rarement d'autres microorganismes pyogènes. Les mêmes microorganismes existent dans les abcès pyohémiques des organes internes. Dans les collections purulentes gourmeuses, on rencontre

---

(1) Legrain et Jacquot ont décrit dans le *Recueil* de 1888, une septicémie spéciale à la poule, assez fréquente en Lorraine, où elle cause des pertes sérieuses. Elle s'accuse par de volumineux abcès qui se développent à la tête, au cou et plus particulièrement autour des yeux. Ces abcès incisés et traités par des lavages antiseptiques guérissent très bien. Abandonnés à eux-mêmes, ils peuvent déterminer une septicémie chronique qui se traduit par un amaigrissement progressif considérable et se termine par la mort. Cette maladie est transmissible au pigeon et à la souris ; celle-ci succombe en quinze à trente heures. Elle est déterminée par un bâtonnet gros et court, à extrémités arrondies et brillantes, mesurant 1μ à 2μ de longueur et ne prenant pas le Gram. — En tenant compte des caractères des cultures, les auteurs ont rapproché cette Bactérie du *Bacillus septicus agrigenus de Nicolaïer*, du *Bacillus saprogenes de Rosenbach* et du *Bacillus pyogenes fœtidus de Passet*, microorganismes qu'ils considèrent comme identiques. Les poules contractent sans doute cette affection sur les fumiers où elles ont l'habitude de picorer.   (N. D. T.)

les Streptocoques caractéristiques de la gourme. Il n'y a aucune différence essentielle entre la pyohémie et la septicémie; dans celle-ci, comme dans la première, le milieu sanguin est infecté par les microbes pyogènes. Les particularités cliniques de ces processus sont dues essentiellement aux différences de quantité et de virulence des agents pathogènes introduits dans le sang (1).

Anatomie pathologique. — 1° Dans la septicémie, les altérations anatomiques les plus importantes sont celles du sang; ce liquide est incoagulé, riche en bactéries; sa surface est comme vernissée. — Le myocarde, le foie, les reins, etc., ont subi la dégénérescence graisseuse; la rate est tuméfiée; on rencontre des hémorragies dans la plupart des organes et quelquefois une endocardite septique. — Dans certains cas, les microbes s'accumulent en colonies, particularité fréquente dans le rein (néphrite bactérienne). On constate de nombreux microorganismes fixés sur les parois des capillaires; souvent ils oblitèrent complètement une partie de ces canaux; les leucocytes renferment parfois des bactéries. Les cadavres se décomposent très rapidement. Lorsque la maladie a suivi une marche suraiguë, fréquemment les altérations sont insignifiantes et peuvent passer inaperçues.

2° Les altérations de la pyohémie ont attiré depuis longtemps l'attention des auteurs vétérinaires. Renault et H. Bouley, après avoir étudié les effets des injections intra-veineuses de pus (1830-1840), ont réussi à faire prévaloir l'opinion que la morve pouvait être produite par une résorption purulente. — Dans la pyohémie, le sang contient des microorganismes pyogènes; des abcès se rencontrent dans la plupart des organes (pyohémie « multiplexe » ou métastatique), dans le poumon (*boutons de pus* des anciens auteurs), le foie, le rein; on trouve

(1) On considère généralement la septicémie et la pyohémie comme des processus morbides de nature différente. La pyohémie simple, toujours consécutive à des lésions suppuratives, est caractérisée anatomiquement par l'existence d'abcès métastatiques. Elle est l'œuvre des microbes pyogènes qui ont pénétré dans le sang et ont été, par lui, disséminés dans toute l'économie. Parmi ces microorganismes, le Microbe pyogénique de Pasteur, le *Streptococcus pyogenes* et le *Staphylococcus aureus* semblent particulièrement redoutables. — Les septicémies sont des maladies générales infectieuses dans lesquelles il n'existe point d'abcès métastatiques ou de foyers purulents secondaires.

A côté de la septicémie classique de nos animaux, il est d'autres processus, encore fort incomplètement connus, qui se développent à la suite de lésions traumatiques, et notamment, chez le cheval, lors de gangrène diffuse de la membrane kératogène. Ils tuent après avoir provoqué les symptômes graves qui dénoncent les processus septicémiques ou pyohémiques. Mais les phénomènes locaux de la septicémie chirurgicale font défaut et à l'autopsie on ne rencontre pas d'abcès métastatiques. Dans ces cas, le sang est ordinairement riche en microorganismes. Toutefois, la présence de ceux-ci dans le sang n'est pas nécessaire pour donner l'interprétation des troubles observés; dans les foyers gangreneux où ils pullulent, ces microorganismes engendrent des poisons qui provoquent des désordres entraînant rapidement la mort (intoxication putride ou saprémie). — Dans la pratique on rencontre des cas où les processus septicémique et pyohémique sont associés (pyosepticémie ou septico-pyohémie).   N. D. T.)

des phlegmasies purulentes dans les séreuses (péritoine, plèvre, méninges, synoviales articulaires), dans l'œil (choroïdite purulente et
panophtalmie); parfois il existe une endocardite ulcéreuse et de nombreuses petites hémorragies sur les membranes séreuses, dans la
peau, l'œil, les muscles, etc. — Très fréquemment aussi on constate
les altérations de la septicémie (septico-pyohémie).

Symptômes. — 1° La scène clinique de la SEPTICÉMIE s'engage par
des phénomènes pyrétiques très accusés, par une température qui atteint et peut dépasser 42° C., par des frissons, un pouls accéléré, petit,
puis imperceptible, et par l'atonie du cœur. — On observe des troubles
généraux graves : extrême faiblesse, somnolence, stupéfaction, coloration ictérique et ecchymoses des muqueuses; urine trouble, albumineuse, quelquefois hémoglobinurie, inappétence complète et plus tard
diarrhée profuse. — Il n'existe point d'altérations locales. — La durée
est très variable. La mort peut survenir en quelques heures; mais
habituellement l'affection dure plusieurs jours; elle peut même se
prolonger pendant des semaines. Les guérisons sont rares.

2° Les symptômes de la PYOHÉMIE sont provoqués par des métastases
et par les phlegmasies qui accompagnent celles-ci. La fièvre est vive, intermittente, accompagnée de frissons. — Suivant les cas, on observe les
signes d'une pneumonie métastatique avec sa terminaison ordinaire de
gangrène pulmonaire, ou ceux des abcès hépatiques, rénaux, cérébraux; souvent il y a de la pleurésie, de la méningite, de la polyarthrite, etc.; on peut constater des abcès sous-cutanés multiples. Au
cours de la pyohémie, une « diathèse hémorragique » survient généralement qui se traduit par des suffusions sanguines dans les viscères et
dans la trame des muqueuses. Suivant le lieu et l'étendue des métastases, la durée de l'affection varie de quelques jours à plusieurs semaines. Pour être plus communes que dans la septicémie, les guérisons sont néanmoins rares; la convalescence est toujours longue.
— La pyohémie engendre des lésions extrêmement variées et s'accuse
par un appareil symptomatique très complexe. On ne peut guère en
donner une description générale.

Diagnostic. — Le diagnostic de la septicémie spontanée, non traumatique, est loin d'être toujours facile. La fièvre intense et les troubles
généraux graves sont les points de repère les plus importants dans les
cas où il n'existe aucune affection locale primitive. On peut la confondre avec d'autres processus fébriles et avec le charbon (voy. *Diagnostic différentiel du charbon*).

Le diagnostic de la pyohémie est basé sur l'existence d'une fièvre
intense, d'inflammations métastatiques ou emboliques et de suppuration dans les divers organes; généralement on trouve aussi un foyer
purulent primitif. Elle peut être confondue avec la morve (voy. *Diagnostic différentiel de la morve*).

Traitement. — Le traitement de la septicémie consiste en l'administration des antiseptiques et des antizymotiques ; on recommande surtout le camphre, la quinine, l'essence de térébenthine et le calomel à petite dose répétée. On administre le camphre à l'intérieur ou en injections sous-cutanées, sous forme d'huile ou d'alcool camphrés ; associé à l'acool ou à l'éther, il peut agir salutairement dans les cas où la faiblesse est très prononcée. On peut en outre essayer les différents antipyrétiques modernes. Dans la septicémie traumatique, l'antisepsie locale est l'indication principale.

Le traitement de la pyohémie diffère peu de celui de la septicémie. On a généralement recours aux mêmes agents thérapeutiques. La médication interne offre peu de chances de succès. L'intervention doit être surtout chirurgicale.

Bibliographie. — 1° SEPTICÉMIE : DAVAINE, *Bullet. de l'Acad. de méd.*, 1862. — SEMMER, *Oesterr. Vierteljahrsschr.*, 1873. — COLIN, *Bullet. de l'Acad. de méd.*, et *Recueil vét.*, 1871-73-74. — GUTMANN. *Inaug. Diss. Dorpat*, 1879. — ZORN, *Adam's Wochenschr.*, 1879. — SEMMER, *Medicin. Centralblatt*, 1880 et 1881. — FABRY, *État sanit. Brux.*, 1883. — PETRI, *Centralbl. f. die med. Wissensch.*, 1884. — PÜTZ. *Centralbl. f. Thiermed.*, 1884. — NATHUSIUS-KÖNIGSBORN, *Ibid.*, 1884. HAUBNER-SIEDAMGROTZKY, *Landwirthschaftl. Thierheilkde*, 1884. — RÖLL, *Spec. Pathol.*, 1885. — PÜTZ, *Compendium der Thierheilkde.* 1885. — DIECKERHOFF, *Spec. Pathologie*, 1886. — PEUCH, *Revue vét.*, 1887. — SATTLER, *Adam's Wochenschr.*, 1887.
2° PYOHÉMIE : RENAULT, *Recueil vét.*, 1834. — H. BOULEY, *Ibid.*, 1838-39. — RENAULT et H. BOULEY, *Ibid.*, 1840. — BERTHOLET, *Ibid.*, 1840. — SPINOLA, *Zeitschr. v. Nebel u. Vix*, Bd IV. — GAMGEE, *Journ. de Lyon*, 1855. — ERCOLANI, *Giornale di Veterinaria*, 1855. — HERING, *Spec. Pathol.*, 1858. — BRUCKMÜLLER, *Pathol. Zootom.*, 1869. — H. BOULEY, *Bullet. de l'Acad. de méd.*, et *Recueil vét.*, 1871. — FRIEDBERGER, *Adam's Wochenschr.*, 1874. — SIEDAMGROTZKY, *Sächs. Jahresber.*, 1876. — CORRADI, *Il med. vet.*, 1883. — LAULANIÉ, *Revue vét.*, 1883. — PUREUR, *Bulletin belge*, 1886. — UFFREDUZZI, *Deutsche Zeitschr. f. Thiermed.*, 1886. — CADÉAC, *Revue vét.*, 1886. — *Traités de Pathologie spéciale* de LAFOSSE, HAUBNER- SIEDAMGROTZKY. RÖLL, PÜTZ, DIECKERHOFF.

ŒDÈME MALIN (KOCH) (1).

Étiologie. — Parmi les septicémies dont il a été fait mention, l'œdème malin de Koch (septicémie gangreneuse de Pasteur) présente une importance clinique particulière. Il est déterminé par de petits Bacilles sporogènes (Bacilles d'œdème, Vibrions septiques de Pasteur) très répandus dans la nature et qui existent en grand nombre dans les couches superficielles du sol. Lorsqu'on dépose sous la peau d'un lapin de la terre provenant d'un jardin, l'animal périt généralement d'œdème malin au bout de 24 à 36 heures. — L'infection se produit facilement lorsque le Vibrion septique est injecté dans le tissu conjonctif sous-cutané ; introduit dans le sang, ce microbe anaérobie reste

(1) Cet état pathologique n'est que la gangrène traumatique de Eug. Renault, si bien décrite par lui au point de vue clinique.

(L. T.)

inoffensif, il est tué par l'oxygène (Chauveau). L'inoculation dans le derme est également inoffensive. — Les plaies granuleuses constituent pour lui une barrière infranchissable. D'après Chauveau, une première atteinte confère l'immunité.

Morphologiquement, les Vibrions septiques ressemblent un peu à la Bactéridie, mais ils sont plus minces, plus fins, parfois animés de mouvements rapides; leurs extrémités sont arrondies. Après la mort de l'animal septicémique, ils acquièrent une grande longueur et forment des filaments raides, légèrement incurvés ou disposés en anse; ils sont souvent formés de segments articulés et se présentent alors sous l'aspect de chaînettes. Les spores se développent plus tard aux dépens de ces filaments. Les Vibrions se rencontrent en grande quantité dans le sang des cadavres d'animaux asphyxiés, exposés pendant 24 heures à une température de 38° C.; ils sont surtout nombreux dans le sang du système porte; la température des parties centrales des cadavres volumineux ne s'abaissant que lentement après la mort par dyspnée, coliques, etc., on les trouve dans le sang du foie d'abord, et dans tout l'organisme au bout d'un certain temps (12 à 24 heures). Lustig, qui le premier a signalé ce fait (1), admet la possibilité d'une infection spontanée du cheval par les Vibrions septiques venant de l'intestin; il en a relaté quelques observations.

Les recherches de Kitt ont établi que l'œdème malin se transmet par inoculation aux animaux de nos diverses espèces domestiques (cobaye, chèvre, veau, mouton, chien, cheval, poule, pigeon) (2). (3).

---

(1) L'envahissement des cadavres par les Vibrions septiques contenus dans l'intestin a été nettement indiqué par Pasteur et Joubert dans leur travail « *Charbon et Septicémie* » communiqué à l'Académie de médecine en 1877.   (N. D. T.)

(2) Bottini, le premier, a reconnu l'inoculabilité de la septicémie chirurgicale. Billroth a démontré expérimentalement que les éléments septiques envahissent facilement les couches superficielles des plaies récentes et qu'ils sont impuissants à forcer le tissu de granulations.

Cette septicémie est provoquée par le Vibrion septique de Pasteur. Ce microorganisme se développe parfaitement dans le vide, dans l'acide carbonique et les gaz inertes; il est tué par l'oxygène en dissolution dans les liquides de culture. Mais les éléments septiques ne sont détruits que dans les liquides étalés en mince couche; lorsque ceux-ci forment une couche d'une certaine épaisseur, les Vibrions de la partie profonde se multiplient d'abord par scissiparité, puis finissent par se résoudre en corpuscules-germes ou spores, qui résistent à l'oxygène et à la plupart des antiseptiques. On les trouve dans la terre, les eaux, l'air, à la surface des corps solides, etc. Le Vibrion septique étant anaérobie se comporte comme les ferments. Tant que dure sa multiplication par scissiparité, sa vie s'accompagne d'un dégagement d'acide carbonique, d'hydrogène et de gaz putrides; ces gaz, qui donnent l'explication de l'emphysème local et du rapide ballonnement cadavérique, cessent de se produire dès que s'accomplit la transformation des Vibrions en corpuscules-germes. Au contact de l'oxygène, ceux-ci restent stériles; dès qu'ils sont à l'abri de l'oxygène, leur activité se manifeste, ils se transforment en Vibrions et leur pullulation commence. Lorsque les éléments septiques sont déposés aux plaies récentes, régulières ou anfractueuses, on peut prévenir leurs effets nocifs en irriguant ces plaies avec de l'eau aérée ou en faisant affluer à leur surface l'air atmosphérique; dans ces conditions, les Vibrions sont tués et l'activité des spores

Symptômes et altérations anatomiques. — Dans l'œdème malin expérimental, une tuméfaction œdémateuse, pâteuse, sensible, crépitante, apparaît au point où l'inoculation a été faite et s'étend peu à peu dans toutes les directions. La réaction est intense. Le tissu conjonctif sous-cutané, le tissu adipeux ainsi que les muscles du voi-

est réfrénée. Mais si dans les recoins, les bas-fonds d'une solution de continuité récente existe un caillot sanguin ou une parcelle de tissu mortifié qui mettent ces agents à l'abri de l'oxygène, la condition est donnée pour que leur pullulation commence et que la septicémie éclate Voy. Pasteur, Joubert et Chamberland, *La théorie des germes et ses applications à la médecine et à la chirurgie. Compt. rend. de l'Acad. des sciences*, 1878).

Chauveau et Arloing ont établi que, chez l'homme et chez les animaux suscepti-bles de contracter la septicémie gangreneuse, cette affection est déterminée par le Vibrion septique de Pasteur. Ce microorganisme se présente avec des caractères particuliers dans le tissu conjonctif et dans les séreuses. Dans l'œdème des foyers septicémiques, on le trouve soit sous la forme de bacille pourvu d'une spore à l'une de ses extrémités, soit sous celle de bacille à protoplasma homogène, un peu plus allongé que le précédent. Dans les séreuses, il prend une longueur considérable, puis se segmente en articles non sporulés. Il n'envahit le système circulatoire san-guin qu'à la fin de la maladie ou même après la mort ; on le trouve dans le sang à l'état de bacille court ou de simple micrococque. Le tissu conjonctif à l'abri de l'air constitue la voie la plus favorable à l'inoculation de la septicémie gangreneuse. Le système vasculaire sanguin offre une tolérance remarquable. Si après avoir poussé quelques gouttes de sérosité virulente dans la jugulaire d'un bélier, on interrompt la circulation dans l'un de ses testicules par l'opération du bistournage, cet organe devient le point de départ d'un processus gangreneux mortel. De même si le virus introduit dans le sang s'insinue dans les mailles du tissu conjonctif à la faveur d'une déchirure des vaisseaux, sans plaie extérieure, il peut déterminer tous les phénomènes de la septicémie gangreneuse. — Les humeurs septicémiques perdent insensiblement leurs propriétés nocives en raison directe des progrès de la putré-faction ; au bout de deux mois, leur virulence est généralement éteinte ; mais, des-séchées entre + 15-38° C. et avant que la putréfaction s'en empare, elles conservent cette virulence presque indéfiniment. Elles opposent une grande résistance aux agents antiseptiques ; à l'état frais, leur virulence est détruite par une température de 100° prolongée pendant 15 minutes, et à l'état sec par une température de 120° prolongée pendant 10 minutes Voy. Chauveau et Arloing, *De la septicémie gan-greneuse. Bull. de l'Acad. de méd. et de la Soc. cent. vét.*, 1884).

Chamberland et Roux ont réussi à conférer l'immunité aux animaux par l'inocu-lation, dans le péritoine, de substances solubles *vaccinales*. Ils se sont servis, soit de cultures de Vibrions septiques achevées, dans lesquelles les microbes avaient été tués par une température de 105-110° C. prolongée pendant dix minutes, soit du liquide obtenu par la filtration de ces cultures. Le degré de l'immunité ainsi conférée était en raison directe de la quantité de matière préservatrice injectée Voy. *Recueil vét.*, 1888).

En combinant l'action de la chaleur et celle des antiseptiques, Cornevin a obtenu des vaccins permettant de conférer aux animaux, particulièrement au chien, une solide immunité contre la septicémie. *Comptes rendus de l'Acad. des sciences*, 1887.)   (N. D. T.)

3) Cette étiologie de la septicémie n'indique pas suffisamment les conditions cli-niques à la suite desquelles se produit d'ordinaire l'infection, conditions importantes à connaître au point de vue pratique, car si la présence du Vibrion est indispensa-ble, elle n'est pas suffisante ; il faut encore que le tissu conjonctif sous-cutané, dans lequel il va pulluler avant d'envahir l'organisme, ne soit pas défendu contre lui par l'oxygène du sang. Dans deux groupes de circonstances le fait est réalisé : 1° quand, avant d'être recouverte de bourgeons charnus, une plaie renferme des liquides, sang, lymphe, etc., susceptibles de constituer un milieu de culture au Vibrion ; 2° quand par excès d'irritation provoquant un fluxus sanguin exagéré, le

sinage, deviennent le siège d'une infiltration gélatiniforme ; il s'y développe une grande quantité de bulles gazeuses très fétides (1) ; le liquide jaune rougeâtre de l'œdème renferme de nombreux Bacilles caractéristiques, qui font défaut dans le sang pendant la vie et que l'on n'y rencontre qu'en très petit nombre après la mort. — Il existe en outre de l'œdème pulmonaire et une phlegmasie de la muqueuse de l'intestin grêle. Le liquide séreux épanché dans les alvéoles pulmonaires renferme de nombreux Bacilles. La rate, le foie et les reins sont intacts ; la tuméfaction splénique fait défaut. — La maladie se termine généralement par la mort en un temps très court (24 à 48 heures). L'inoculation de petites quantités de Vibrions septiques peut se terminer par la guérison après formation d'un abcès local (2).

Diagnostic différentiel. — Kitt a mis en relief la grande analogie symptomatique qui existe entre l'œdème malin et le charbon bactérien. La distinction de ces maladies est basée sur le caractère enzootique du charbon symptomatique (affection presque toujours mortelle) et sur le résultat de l'examen bactériologique (3). En raison de la dissémination des Vibrions septiques, l'œdème malin peut éclater partout. On le différencie du charbon bactéridien par l'absence de microorganismes dans le sang pendant la vie, par la mobilité des Vibrions septiques, la disposition arrondie de leurs extrémités et les particularités qu'offrent les cultures (voy. *Diagnostic différentiel du charbon*).

Traitement. — Il est surtout chirurgical. Ses principales indications sont les larges incisions dans les tuméfactions emphysémateuses, le drainage et la désinfection du tissu conjonctif souscutané (4).

Kitt a montré que les Bacilles de l'œdème malin sont vraisemblablement les agents de toute une série de maladies des animaux : septicémie, plusieurs affections du bœuf semblables au rouget, certains œdèmes pulmonaires dont la pathogénie est obscure. Bien des cas de *fièvre septique de parturition* et réseau capillaire est en grande partie obstrué, ou quand par une action mécanique quelconque la circulation est entravée autour d'une plaie récente. Je citerai comme exemple tout à fait démonstratif de cette dernière forme, la gangrène fatale de la queue du cheval, lorsqu'elle est trop élevée et trop tendue après l'opération du niquetage. Un pansement trop serré, la section ou la ligature des artères peuvent avoir les mêmes effets.   (L. T.)

(1) En plus de ces symptômes locaux, il faut signaler comme tout à fait caractéristique l'état froid, mou et indolent de la partie centrale mortifiée, contrastant avec la chaleur, la tension et la sensibilité de la périphérie.   (L. T.)

(2) Comme symptômes généraux on constate tous ceux d'une fièvre intense avec frissons suivis de poussées thermiques.   (L. T.)

(3) Un caractère clinique qui distingue nettement l'œdème malin de Koch, c'est son apparition autour d'une plaie et l'existence de symptômes locaux précédant la fièvre.   (L. T.)

(4) Un moyen très efficace c'est l'application de teinture d'iode sur l'œdème et son injection dans la plaie et dans le tissu : un centimètre cube dans des ponctions faites avec le cautère chauffé à blanc, à 0^m,10 ou 0^m,15 les unes des autres, jusqu'à la limite de l'œdème.   (L. T.)

de *tuméfactions phlegmoneuses chirurgicales*, l'« *inflammation progressive du tissu conjonctif* » de Haubner, la « *maladie pénétrante du cheval* » (Einschuss), etc., ne sont que de l'œdème malin. — Il en est de même du « feu des moutons » qui, d'après Haubner (1), a le plus souvent pour point de départ des morsures des membres, mais qui apparaît parfois au niveau des plaies de saignée et des trochisques. Il s'observe surtout en automne, lorsque les animaux sont soumis au régime mixte des pâturages et des fourrages secs. Les symptômes éclatent subitement ; ils consistent en une tuméfaction œdémateuse et douloureuse de la peau et du tissu conjonctif sous-cutané, surtout accusée à la face interne des membres postérieurs, plus rarement aux membres antérieurs, à l'encolure, dans l'auge ; les malades boitent, la réaction fébrile est intense. La tuméfaction des membres s'étend très rapidement au ventre et à la poitrine, la peau devient successivement rouge bleuâtre, violacée ou plombée ; elle crépite sous la main ; plus tard, on la trouve complétement mortifiée, froide, insensible. La stupéfaction et la somnolence augmentent ; les animaux, étendus sur le sol et absolument inertes, meurent en 18-24 heures, plus rarement au bout de deux ou trois jours. — Lorsque la maladie se localise à l'encolure, on observe des phénomènes semblables à ceux de l'angine ; parfois on constate de la diarrhée et des mictions sanguinolentes. A l'autopsie, on trouve une infiltration hémorragique du tissu conjonctif sous-cutané, lequel est distendu par des gaz ; le cadavre se décompose très rapidement, des hémorragies existent dans les différents organes, le sang est brunâtre, incoagulé ; la rate n'est pas tuméfiée.

Nous avons observé la même maladie sur le chien à la suite de morsures, et sur le cheval après la castration. Chez le premier, il n'est pas rare de constater des tuméfactions œdémateuses rapidement croissantes du tissu conjonctif sous-cutané, accompagnées d'emphysème septique, de nécrose étendue de la peau, et qui se terminent toujours par la mort. — Cette affection semble avoir été très fréquente autrefois comme complication des opérations chirurgicales pratiquées avec des instruments souillés. On la confondait avec le charbon.

Bibliographie. — Koch, *Ueber Wundinfections Krankheiten*, 1878. -- Lustig, *Hannov. Jahresb.*, 1879-80. — Koch, *Mittheil. des kaiserl. Gesundheitsamtes*, 1881. — Gaffky, *Ibid.*, 1881. — Lustig, *Hannov. Jahresb.*, 1883-84. — Kitt, *Münch. Jahresb.*, 1883-84 ; *Oesterr. Monatsschr.*, 1884. — Chauveau et Arloing, *Bullet. Soc. cent. vét.*, 1884. — Kitt, *Münch. Jahresber.*, 1884-85. -- Hesse, *Deutsche medic. Wochenschr.*, 1885. -- Moretti, *La clinica veter.*, 1887. -- Sand u. Jensen, *Deutsche Zeitschr. f. Thiermed.*, 1887. — Burke, *The vet.*, 1890. -- Debbade, *Recueil vét.*, 1891. — Delamotte, *Journ. de Lyon*, 1891.

FIÈVRE PÉTÉCHIALE DU CHEVAL (2).

(TYPHUS DU CHEVAL. — MALADIE PÉTÉCHIALE. — ANASARQUE. — MORBUS MACULOSUS.)

Opinions anciennes sur la fièvre pétéchiale. — Les anciens auteurs désignaient sous les noms de *typhus*, de *fièvre putride*, toutes les maladies infectieuses s'accompagnant de décomposition du sang et

(1) Haubner, *Landwirthschaftl. Thierheilkunde, u. Magazin*, 1849.
(2) Le nom ne convient pas à tous les cas d'anasarque. Il y a au moins deux

de phénomènes cérébraux graves : charbon, septicémie, influenza, pneumonie contagieuse, morve aiguë, méningite cérébrale, etc. — Dans une foule d'affections, on décrivait une période « *typheuse* » inconstante, caractérisée par des troubles graves du système nerveux central. — La fièvre pétéchiale était considérée comme une variété du typhus, qu'on distinguait des autres en la qualifiant de *typhus du cheval* ou de *typhus pétéchial* ; ces dénominations se sont conservées jusqu'à nos jours. L'expression de *fièvre putride*, employée en 1836 par Hertwig, a été acceptée par Spinola et quelques autres. Hering a désigné la maladie d'après l'un de ses symptômes principaux — les *pétéchies des muqueuses* — tout en faisant remarquer que ces lésions peuvent s'observer en dehors de la fièvre pétéchiale, particulièrement dans la gourme.

Le terme *typhus* a fait admettre par quelques auteurs l'identité de cette maladie du cheval et du typhus abdominal ou pétéchial de l'homme. En Angleterre, elle a été assimilée successivement à la scarlatine et à la maladie pétéchiale ou *morbus maculosus* de l'homme (*purpura hæmorrhagica*). L'appellation de maladie pétéchiale fut également usitée en Allemagne, où Eberhardt l'employa le premier. Plus récemment, Dieckerhoff l'a proposée de nouveau. En France et en Italie, la maladie est encore décrite aujourd'hui comme une hydropisie aiguë du derme et du tissu conjonctif sous-cutané (anasarque (Trasbot) : on l'attribue non à la décomposition du sang, mais à la paralysie passagère des capillaires, suivie d'une exsudation de sérum et de sang. Lafosse la rattachait à la septicémie et Bouley au charbon [1].

En Allemagne, Röll, le premier, a considéré la fièvre pétéchiale comme une forme du charbon. Hering et Haubner avaient cependant montré qu'elle n'est ni contagieuse, ni transmissible par inoculation au cheval et aux sujets de nos autres espèces, enfin qu'on ne trouve jamais la Bactéridie dans le sang. Arloing n'a pas réussi à la communiquer par la transfusion du sang des animaux malades. D'ailleurs, certains symptômes ne peuvent s'expliquer si l'on fait de la fièvre pétéchiale une forme de charbon.

Dieckerhoff s'est déclaré partisan de l'identité de cette maladie, et du *morbus maculosus Werlhoffi* de l'homme. Il a proposé de lui donner la dénomination ancienne de maladie pétéchiale ou *morbus maculosus*. Nous conserverons le terme *fièvre pétéchiale*, mais sans vouloir par là établir aucun rapprochement entre cette affection et la maladie pétéchiale de l'homme, dont la nature et les causes sont peu connues,

---

formes : l'une, la plus commune, sans la moindre fièvre au début, et, à part la présence de tumeurs, laissant aux malades l'appétit, la gaieté, etc., toutes les apparences de la santé ; l'autre, se manifestant à la suite de maladies préexistantes, est sûrement infectieuse et caractérisée par une fièvre intense dès le début. (L. T.)

(1) Bouley ne l'assimilait pas au charbon, il critiquait au contraire la dénomination de charbon blanc que quelques-uns lui avaient donnée. (L. T.)

dont l'essentialité est encore à établir, et dont les rapports avec d'autres maladies hémorragiques ne sont pas exactement fixés. — Nous sommes d'accord avec Dieckerhoff pour rejeter le mot typhus, qui avait l'inconvénient de faire supposer une analogie entre la maladie qu'il désignait et le typhus de l'homme, lequel n'a absolument rien de commun avec la fièvre pétéchiale.

Chez l'HOMME on reconnaît trois variétés du typhus : 1° Le *typhus abdominal* ou *iléo-typhus ;* 2° le *typhus exanthématique* ou *pétéchial ;* 3° le *typhus récurrent* encore appelé *fièvre récurrente.* — Le TYPHUS ABDOMINAL est produit par un Bacille spécifique (Bacille d'Eberth). C'est une affection miasmatico-contagieuse qui consiste essentiellement en une infiltration nécrosique des follicules lymphatiques de l'intestin grêle, particulièrement accusée dans l'iléum, au voisinage de la valvule de Bauhin. La rate est fortement tuméfiée ; la plupart des muqueuses présentent l'état catarrhal. — La maladie s'accompagne de frissons ; l'état psychique est fortement atteint ; il y a une diarrhée persistante, de la bronchite et des accidents nerveux graves (délire, convulsions) ; quelques taches rouges isolées (3 à 6) apparaissent sur la poitrine et le ventre. On peut observer les complications les plus diverses : entérorragie, perforation intestinale, angine, ulcères du larynx, parotidite, pneumonie grave, néphrite, accidents cérébraux, embolies, paralysies, etc. Aujourd'hui, la mortalité s'élève encore à 7 p. 100 environ. Plusieurs expérimentateurs ont fait ingérer des excréments d'hommes typhiques à des animaux sans obtenir de résultats positifs. Les expériences de Baumgarten ont démontré que les Bacilles du typhus de l'homme sont inoffensifs pour le lapin, le cobaye et la souris (1). Parmi les nombreuses observations de transmission du typhus abdominal aux animaux, aucune n'emporte conviction. On a sans doute confondu avec le charbon (cas relatés par Ammon), la gastro-entérite mycosique, divers processus septiques, peut-être aussi quelques intoxications. — Semmer est le seul auteur vétérinaire qui admet l'existence du typhus de l'homme chez les animaux (cheval, chien) (Voy. *Influenza*).

Le TYPHUS PÉTÉCHIAL de l'homme, affection très contagieuse, règne à l'état endémique dans certaines contrées (*typhus d'inanition, typhus des armées*). A l'autopsie, on ne trouve point d'altérations caractéristiques ; les lésions intestinales font défaut. La marche de la maladie est typique ; il se produit à la surface de la peau un exanthème roséolaire suivi de pétéchies ou d'hémorragies véritables. L'amélioration et la guérison se produisent souvent avec une rapidité extraordinaire. La mortalité est de 10 p. 100 environ.

Le TYPHUS RÉCURRENT est déterminé par une Spirille spécifique (Spirochète d'Obermeyer) que l'on trouve dans le sang. Il évolue encore sans altérations univoques. Son symptôme principal est une fièvre intense, intermittente. Sa marche est très bénigne (mortalité 2 p. 100). — Ces deux dernières variétés du typhus ne s'observent pas chez les animaux.

Étiologie et pathogénie. — La fièvre pétéchiale est une maladie infectieuse aiguë dont la pathogénie est encore ignorée. Elle est caractérisée par de nombreuses pétéchies de la peau, du tissu con-

____

(1) Chantemesse et Widal ont obtenu des résultats différents. En inoculant des lapins, des cobayes et des souris avec des cultures du Bacille d'Eberth, ils ont souvent provoqué, surtout chez la souris, une septicémie mortelle.   (N. D. T.)

jonctif sous-cutané et sous-muqueux, des muqueuses et des organes
internes, phénomènes auxquels s'ajoutent bientôt des tuméfactions de
la peau, des muqueuses et de l'infiltration du tissu conjonctif sous-
cutané. — Tantôt elle est primitive (1), tantôt elle succède à d'autres
maladies infectieuses : gourme, pharyngite, pneumonie contagieuse.
influenza, etc. Les catarrhes pulmonaires chroniques, les affections
anciennes des sinus maxillaires, les catarrhes intestinaux avec destruction purulente des follicules lymphatiques, les abcès du poumon,
du rein, de la rate, les traumatismes infectés (plaies de castration et
autres) ont été signalés comme des causes de la fièvre pétéchiale. Dans
un cas, Siedamgrotzky l'a vue se développer après une blessure insignifiante de la peau (crevasse). Les chevaux des vidangeurs semblent y
être particulièrement sujets. — On ne sait rien actuellement sur la nature du principe morbigène. Est-ce un poison chimique ou un
élément figuré? — Dieckerhoff croit à une auto-intoxication partant
de foyers morbides primitifs : adénites suppuratives, abcès, catarrhes
purulents. L'agent pathogène serait un poison chimique développé
dans ces lésions locales par des microorganismes; en altérant
les parois vasculaires, ce poison déterminerait les hémorragies. Cette
théorie chimique a pour elle l'évolution souvent apyrétique de la maladie, l'apparition simultanée des tuméfactions en diverses régions,
les résultats expérimentaux démontrant que la maladie n'est ni contagieuse, ni inoculable, et l'insuccès des recherches bactériologiques.
Mais l'hypothèse que la substance toxique proviendrait de foyers
morbides primitifs est infirmée par l'absence de ces lésions dans un
certain nombre de cas où la maladie éclate sur des sujets parfaitement sains. Ajoutons qu'à l'autopsie il est souvent très difficile, sinon
impossible, de reconnaître les foyers primitifs et de les distinguer des
foyers secondaires, surtout lorsque la maladie a été de longue
durée. Enfin, la rareté de la fièvre pétéchiale dans la gourme et les
catarrhes purulents chroniques, alors que les abcès sont si fréquents, concorde mal avec cette doctrine. L'analogie symptomatique
de l'affection et de l'œdème malin, le caractère enzootique qu'elle
revêt à certains moments (Zschokke en a observé de véritables enzooties dans les dépôts de remonte), la multiplicité des cas que l'on
peut rencontrer simultanément dans une même écurie, sont des arguments favorables à une théorie microbienne. Dieckerhoff admet
d'ailleurs, comme cause essentielle de la maladie, l'existence, dans
les foyers morbides primitifs, de microorganismes engendrant des
poisons chimiques qui n'interviendraient que secondairement. Ces

---

(1) Celle-ci se développe très certainement après un refroidissement par la pluie
ou l'immersion dans l'eau froide. Quelque interprétation qu'on donne du fait, il est
incontestable, et dans ce cas la maladie est toujours apyrétique au début, ce qui
prouve bien qu'elle est différente de la forme infectieuse.   (L. T.)

considérations sommaires montrent combien est encore obscure la nature de la fièvre pétéchiale.

La voie d'introduction de la matière infectieuse n'est pas mieux connue. — Il est probable que celle-ci pénètre dans l'organisme avec l'air inspiré ou avec les aliments ingérés.

On a relaté, chez le bœuf, quelques observations ayant trait à une maladie similaire de la fièvre pétéchiale du cheval, mais aucune n'est démonstrative de l'identité de ces affections.

Anatomie pathologique. — Les altérations principales sont les hémorragies de la peau, des muqueuses, du tissu conjonctif sous-cutané et sous-muqueux (toutes les muqueuses sans exception présentent des pétéchies), du poumon, de la rate, des reins, des muscles rouges et du myocarde. D'après Zschokke, ces hémorragies seraient la conséquence d'une endartérite mycosique avec thromboses et infarctus; d'autres pensent qu'elles sont dues, comme dans l'intoxication phosphorique, à une dégénérescence graisseuse ou à une friabilité particulière des parois artérielles, lésions engendrées par un agent spécifique. Les foyers hémorragiques les plus exigus se rencontrent sur la muqueuse nasale, où souvent ils ont à peine les dimensions d'un grain de mil ou d'une lentille ; les plus vastes, que l'on trouve dans le poumon, ont le volume du poing de l'homme. — Comme altérations consécutives, on remarque une tuméfaction inflammatoire du tissu conjonctif sous-cutané, sous-muqueux et intermusculaire, ou une destruction gangreneuse des organes atteints (peau de la surface de flexion des articulations, muqueuses intestinale, nasale et pharyngienne). Les déchirures produites par le sang dans les organes internes peuvent donner lieu à des hémorragies pleurales ou péritonéales mortelles: parfois le poumon est le siège d'une phlegmasie parenchymateuse. — La destruction gangreneuse des tissus phlogosés peut s'accompagner de péritonite par perforation, de pyohémie ou de septicémie . — Examinons successivement les altérations éprouvées par les différents organes.

1° La peau, tuméfiée, surtout dans les régions déclives, est farcie d'hémorragies dont les dimensions varient entre celles d'un pois et celles d'une pièce de cinq francs ; enlevée et étalée, elle présente un aspect tacheté. Tantôt la surface des régions tuméfiées est fissurée, tantôt elle montre des pertes de substance ulcératives qui mettent les muscles à nu. Le tissu conjonctif sous-cutané est infiltré de sérosité et de sang.

2° La muqueuse nasale est criblée de pétéchies irrégulières, des dimensions d'une lentille à celles d'une noisette, souvent confluentes et formant des bandes ou des taches plus ou moins larges. Parfois la pituitaire tout entière est infiltrée de sang, surtout au niveau des cornets, et les cavités nasales sont réduites à d'étroites fentes ;

dans bien des cas, elle présente des ulcères gangreneux profonds ; on a plusieurs fois trouvé la cloison nasale perforée. Des altérations semblables existent à la surface de la muqueuse laryngienne (œdème de la glotte). Là, l'infiltration sanguinolente siége de préférence sur l'épiglotte et les sinus latéraux. Dans le larynx et le pharynx, on peut aussi rencontrer des ulcérations ; très fréquemment les ganglions lymphatiques rétro-pharyngiens sont tuméfiés ou abcédés. — Dans la bouche, les pétéchies sont plus rares : elles occupent habituellement la face interne des lèvres, les gencives, la langue ; comme ailleurs, elles peuvent se transformer en ulcérations. La muqueuse gastrique est marbrée ; des hémorragies existent sous cette membrane, sous la séreuse et dans l'épaisseur de la musculeuse ; très fines et disséminées, elles donnent à la coupe une coloration gris bleuâtre. Du côté de l'intestin, on constate dans la muqueuse, dans le tissu conjonctif sousséreux et sous-muqueux, des extravasations sanguines de dimensions très variables ; la musculeuse est parsemée d'ecchymoses punctiformes ; la muqueuse, plus ou moins tuméfiée, présente des ulcérations de dimensions diverses, à fond aréolé, granuleux ou en voie de cicatrisation ; parfois elles ont intéressé toutes les couches et déterminé une péritonite gangreneuse. Ces altérations sont le plus accusées dans l'intestin grêle, mais on les rencontre aussi dans le cæcum, le côlon, le rectum. Dans ces derniers organes, les hémorragies sont fréquemment disposées en bandes. Le contenu intestinal est parfois sanguinolent. Chez quelques malades, la conjonctive et la muqueuse vaginale sont couvertes d'hémorragies.

3° Toutes les masses musculaires (bassin, cuisse, abdomen, poitrine, langue, mâchoires) présentent des infiltrations hémorragiques circonscrites, de forme et de dimensions variables, de couleur brun noir ou brun cuivre, souvent très nombreuses. Dans la plupart des cas, les fibres musculaires, pâles ou couleur d'argile, sont granuleuses, en voie de dégénérescence graisseuse ; les hémorragies donnent aux muscles un aspect marbré ; le tissu conjonctif est infiltré de sérum et de sang ; parfois des portions musculaires sont gangrenées et presque délimitées. Le myocarde est marqué d'altérations semblables : nombreuses ecchymoses sous-épicardiques, sous-endocardiques et interstitielles ; il a généralement une coloration gris rougeâtre ou argileuse. Aux os, on trouve des hémorragies sous-périostiques.

4° Le poumon est farci de foyers hémorragiques dont les dimensions vont de celles d'une noix à celles du poing ; on les rencontre sous la plèvre et dans le parenchyme pulmonaire ; s'ils deviennent confluents, il peut se produire une hémorragie diffuse. On observe en outre une pneumonie croupale étendue et quelquefois de nombreux îlots abcédés ou gangrenés (pneumonie par corps étrangers). L'hypostase et l'œdème pulmonaires sont encore des lésions à peu près constantes.

5° Dans la rate et les reins, il existe des collections sanguines de dimensions variables ; leur ouverture dans le péritoine peut avoir pour conséquence une hémorragie mortelle. Les cavités splanchniques renferment un transsudat sanguinolent, quelquefois très abondant dans la cavité abdominale (1).

6° Le sang n'offre aucune altération essentielle tant que la maladie évolue sans complication. Durant la vie, il ne contient point de microorganismes ; peu après la mort, on y trouve les Bacilles de l'œdème malin, comme, du reste, dans tous les cas d'asphyxie.

7° On constate en outre le tableau anatomique de la septicémie, de la pyohémie ou de l'asphyxie ; enfin, dans les cas où la fièvre pétéchiale est secondaire, on découvre les vestiges de la maladie originelle (tournis, etc.).

Symptômes. — 1° La fièvre pétéchiale s'annonce généralement par l'apparition sur les muqueuses de nombreuses pétéchies rouge foncé ; tantôt elles ont l'exiguité d'une piqûre de puce, tantôt leurs dimensions atteignent celles d'un pois ou d'une fève ; souvent elles se réunissent et forment des taches ou des bandes de largeur variable. La muqueuse nasale a une couleur marbrée ou bringée particulière : elle est plus ou moins tuméfiée et laisse transsuder un sérum jaunâtre : lorsque les pétéchies y sont très nombreuses, elle peut présenter une coloration bleu rougeâtre uniforme ; dans les cas graves, elle se gangrène ou se couvre d'ulcérations. Le jetage est sanguinolent, de mauvais aspect ; la respiration est très pénible : l'air expiré répand une odeur fétide. L'état général s'aggrave parfois très rapidement ; alors, dans la plupart des cas, la maladie se termine par la mort. L'éruption pétéchiale peut se prolonger pendant toute la durée de la maladie.

2° En même temps que les pétéchies apparaissent ou quelques jours après, la peau se tuméfie ; ce symptôme, de beaucoup le plus saillant, est souvent observé en premier lieu. La tuméfaction cutanée revêt deux aspects assez différents : tantôt on remarque des élevures circonscrites, de la largeur d'une pièce de 50 centimes à celle d'une pièce de 5 francs, localisées de préférence aux régions déclives (extrémités, tête, ventre, fourreau, poitrine) ; parfois on constate des tumeurs analogues à celles du charbon et qui ont d'emblée les dimensions d'une pomme ou du poing. Ces plaques, molles, œdémateuses, peu douloureuses, ou dures, très sensibles (à la tête), sont remarquables par leur extension rapide et par leur apparition simultanée dans des régions

(1) C'est qu'en effet l'anasarque simple, par suite des complications qui surviennent, gangrène extérieure, pneumonie par corps étranger, etc., devient pour la mort une infection septique.   L. T.

différentes. Quels que soient leurs caractères du début, elles deviennent confluentes, l'engorgement s'étend vers les régions supérieures, les parties atteintes se déforment, les membres constituent des poteaux cylindroïdes, la tête prend l'aspect de celle du rhinocéros (1). Souvent la peau des parties tuméfiées se dépile ; la ligne d'appui de la muserolle est généralement marquée par une dépression. Les surfaces de flexion des articulations se fissurent, se crevassent ; la peau se gangrène, tombe en lambeaux : il se produit ainsi des ulcérations fétides sans aucune tendance vers la guérison. Tant que la peau conserve sa vitalité, elle est chaude, sensible ; parfois il s'en échappe des gouttelettes de sérosité : dès qu'elle est frappée de mort, elle se fissure et bientôt se détache. Ce processus peut s'étendre jusqu'aux muscles. Indépendamment de cette nécrose spontanée par anémie, la peau présente souvent d'autres lésions déterminées par diverses influences extérieures, notamment par le décubitus (régions d'appui du licol et de la sangle, hanches, épaules, arcades sourcilières, etc.). La disparition rapide des tumeurs cutanées est un signe critique très défavorable ; généralement elle présage une terminaison mortelle prochaine. Dans certains cas, elle est l'expression d'une extravasation séro-hémorragique très abondante qui s'effectue dans la muqueuse intestinale ; dans d'autres, elle est provoquée par une hyperthermie intense, par des mutations organiques exagérées absorbant tous les matériaux disponibles.

Lorsque les tuméfactions se localisent surtout aux membres, ce qui est la règle, elles occasionnent des troubles de la locomotion : démarche raide et lourde, coucher ou lever impossibles, douleurs lors de la flexion des articulations ; souvent les malades se refusent à exécuter le moindre mouvement. Dans les cas où la tuméfaction de la face est énorme, les naseaux se rétrécissent de plus en plus et peuvent se fermer complètement ; on constate une dyspnée croissante qui se termine par l'asphyxie si l'on n'intervient pas à temps.

3° Du côté de l'appareil digestif, on remarque des ecchymoses et quelquefois des ulcérations de la muqueuse buccale. L'appétit peut être conservé pendant les premiers jours, alors qu'il existe déjà des tuméfactions cutanées et des pétéchies de la pituitaire. Plus tard, la mastication est rendue difficile ou même impossible par l'infiltration des lèvres et des joues. Avec la fièvre, surviennent des troubles de l'appétit et la constipation. La déglutition est fréquemment rendue impossible par les altérations de la muqueuse pharyngienne

1. Jusqu'ici, dans la forme simple essentielle, les malades n'ont pas de fièvre ; celle-ci ne s'allume que sous l'influence des complications. Au contraire, dans l'angine infectieuse, qui survient parfois après la pneumonie, par exemple, la fièvre précède les engorgements extérieurs. Ce sont là deux faits importants à noter.

(L. T.)

(suffusions sanguines et ulcérations), du tissu conjonctif sous-jacent (œdème), quelquefois aussi par la tuméfaction inflammatoire des ganglions lymphatiques rétro-pharyngiens. Dans ces cas, la fièvre pétéchiale se complique des symptômes de la pharyngite : dysphagie, salivation, régurgitation, accumulation de fourrages entre les arcades molaires et les joues, extension de la tête sur l'encolure, odeur fétide de la bouche, tuméfaction de la gorge, etc. ; ordinairement l'état des malades s'aggrave très vite. Les coliques qui surviennent parfois au cours de la maladie constituent un autre signe défavorable ; habituellement intermittentes, elles sont produites par des hémorragies et par la tuméfaction inflammatoire de la muqueuse intestinale. Les crottins sont ordinairement coiffés de membranes muco-purulentes, phénomène dû à la phlegmasie de la muqueuse rectale ; au moment de la défécation, on peut voir cette muqueuse tuméfiée et couverte de pétéchies. Lorsque les lésions de l'intestin déterminent sa paralysie ou la perforation de ses tuniques, elles entraînent rapidement la mort (1). — L'urine renferme quelquefois une certaine quantité de sang (hématurie). La miction peut être rendue difficile par la tuméfaction du fourreau.

4° Si la température est ordinairement normale ou à peine augmentée au début, il est cependant des cas où elle atteint presque immédiatement 40-41°C. Les pétéchies n'occasionnent pas de réaction fébrile ; plus tard seulement, lorsque l'inflammation est venue compliquer l'hémorragie, la fièvre apparaît et augmente graduellement, tout en restant modérée (39°,5 à 40°C.) chez un bon nombre de malades. Les températures élevées indiquent des complications. Le pouls, normal au début, s'accélère lorsque des tuméfactions inflammatoires douloureuses existent à la peau ; on compte souvent de 60 à 80 pulsations à la minute ; cette accélération s'accuse encore davantage quand des altérations viscérales graves se produisent. Le chiffre des pulsations n'est nullement en rapport avec la température. L'état général n'a rien d'alarmant ; cependant, lorsque la maladie doit avoir une issue fatale, la faiblesse est d'ordinaire très prononcée et l'on constate d'abondantes poussées de sueur.

5° La tuméfaction des naseaux, les processus inflammatoires de la muqueuse laryngienne et du poumon, déterminent des troubles respiratoires inquiétants. Dès que la lumière des cavités nasales et du larynx est notablement réduite, on entend des bruits de rétrécissement et l'asphyxie peut survenir ; le plus souvent elle est occasionnée par l'œdème de la glotte. Les symptômes provoqués par les lésions pulmonaires sont parfois peu accusés et passent facilement ina-

____

(1) L'invagination est une complication possible de ces lésions intestinales. Railliet en a relaté trois observations (Voy. *Bullet. Soc. cent. vét.*, et *Archiv. vét.* 1877).   (N. D. T.)

perçus; cependant, dans de nombreux cas, l'hémoptysie est dénoncée par un jetage sanguinolent, la pneumonie croupale par de la matité et du souffle bronchique, la pneumonie gangreneuse par l'odeur fétide de l'air expiré et par des phénomènes généraux graves, enfin l'œdème pulmonaire par une dyspnée croissante et par des râles crépitants à l'auscultation.

6° Les manifestations oculaires ne sont pas rares. La conjonctive, souvent farcie d'hémorragies, est tuméfiée, saillante; la sécrétion lacrymale est orangée ou sanguinolente. A l'examen ophtalmoscopique, on peut trouver dans l'iris, la choroïde et la rétine, des foyers ecchymotiques produits en dehors de toute influence extérieure. Röll a observé plusieurs fois la destruction de l'œil par des hémorragies abondantes. Schindelka a constaté l'atrophie du nerf optique comme altération consécutive.

Marche. — Elle est fort irrégulière et atypique. Il est des cas bénins dans lesquels la résorption des foyers hémorragiques et inflammatoires a lieu au bout d'une semaine, sans qu'il survienne aucun phénomène ultérieur grave. Dans cette forme légère, les infiltrations et la tuméfaction de la peau persistent d'ordinaire pendant huit à quatorze jours; ensuite la guérison se produit. Lorsque l'infiltration hémorragique de la peau et des muqueuses est plus accusée, quand surtout des extravasations existent dans les muqueuses pharyngienne et intestinale, elles ne se résorbent que très lentement; la maladie dure de quatre à six semaines, quelquefois davantage. Pour une série de 17 cas observés par Zschokke, la durée moyenne a été de 6 jours; la plus courte a été de 40 heures (terminaison mortelle), la plus longue de 43 jours.

La mort peut survenir au bout de quelques jours par hémorragie interne, par infection septique ou par paralysie de l'intestin grêle. Elle est la terminaison presque constante lors de pneumonie gangreneuse (par corps étrangers). Dans les cas où elle a lieu tardivement, les malades succombent à la septicémie ou à la pyohémie, après avoir présenté les principaux symptômes de ces affections : faiblesse, fièvre intense, dépression psychique, diarrhée, etc. La mort est encore la règle lorsque la fièvre pétéchiale est liée à une autre maladie grave. — Les ulcérations cutanées ne se cicatrisent qu'avec une grande lenteur; souvent elles ne disparaissent qu'après plusieurs mois. Lorsqu'elles existent au niveau des surfaces de flexion des articulations, elles peuvent occasionner des rétractions cicatricielles (bouleture, genou de bœuf). Il est des cas où ces altérations définitives sont tellement graves que les animaux doivent être sacrifiés après avoir été traités pendant de longs mois.

Diagnostic différentiel. — La gourme, le charbon, la septicémie, la pyohémie, la morve aiguë, la pneumonie contagieuse, certaines

intoxications [intoxication phosphorique, mercurielle (chez le bœuf)]
peuvent s'accompagner de pétéchies de la muqueuse nasale et de
tuméfactions circonscrites de la peau. Au début, il n'est pas toujours
facile de distinguer ces états morbides de la fièvre pétéchiale. Mais
on peut affirmer celle-ci lorsqu'il existe des tuméfactions cutanées
multiples ou diffuses et des pétéchies généralisées. Ces caractères
permettent encore de la différencier de l'urticaire et des affections
phlegmoneuses simples de la peau.

Pronostic. — La longue durée de la fièvre pétéchiale, la fréquence
et la multiplicité de ses complications, commandent une certaine réserve
dans le pronostic. La mortalité est de 50 p. 100 environ. Sur 17 malades
traités par Zschokke, 12 (70 p. 100) ont succombé. Comme signes
pronostiques funestes, signalons : les pétéchies nombreuses, généralisées ; la tuméfaction diffuse, inflammatoire, et les phénomènes
nécrosiques de la peau et des muqueuses ; les symptômes graves
du côté du pharynx, du larynx et de la muqueuse intestinale, la tuméfaction des naseaux, l'hyperthermie intense, l'accélération très accusée de la circulation (80 pulsations et plus à la minute), l'inappétence complète, la disparition rapide des tuméfactions cutanées,
l'odeur fétide de l'air expiré, la faiblesse très prononcée, l'attitude
décubitale, la diarrhée profuse. la stupéfaction, l'insensibilité générale
et la complication de pneumonie. — Les signes pronostiques favorables
sont la localisation des pétéchies et des tuméfactions, la conservation de l'appétit et la température normale.

Traitement. — Il faut installer le malade dans un local suffisamment vaste, où il puisse se mouvoir librement. Le licol et la sangle
doivent être enlevés. Lorsque la dysphagie survient, il faut donner
des fourrages verts et des barbotages.

Contre la maladie, on a dirigé un grand nombre de médicaments.
Mentionnons particulièrement : le calomel, l'acide salicylique, le sucre
de Saturne. l'acide gallique, l'ergot de seigle, les ferrugineux, le
camphre, la quinine, l'acide arsénieux, l'acide phénique, le salicylate
de soude, le crésyl, l'ichtyol (Lustig), l'essence de térébenthine, les
acides sulfurique et chlorhydrique. Nous employons habituellement
l'acide borique (20 gr. dans l'eau de boisson) et l'écorce de quinquina
(50 gr. par jour en électuaire). Tous ces médicaments semblent exercer une action favorable dans quelques cas, mais le plus souvent ils
n'ont aucun effet utile.

La dyspnée d'origine nasale peut être combattue par une suture
rapprochant les ailes internes des naseaux ou par l'introduction de
cylindres métalliques dans ces orifices (Johne). Mais ordinairement il
faut recourir à la trachéotomie, et il importe de la pratiquer de bonne
heure (1). Le traitement local des ulcérations à l'aide des astrin-

(1) Quand les malades sont placés dans un hôpital, la trachéotomie, pratiquée

gents nous paraît superflu ; nous avons essayé la solution de Burow sans en obtenir d'effets avantageux (1). Pour diminuer la sensibilité due à la tension des tissus, nous avons recours aux applications d'huile pure ou d'onguent de paraffine ; les frictions irritantes sont à rejeter dans tous les cas. De même qu'à Roll, les scarifications superficielles des régions fortement tuméfiées nous ont paru très souvent nuisibles et jamais salutaires. On y avait recours autrefois dans le but d'éviter la gangrène. — Dieckerhoff insiste cependant sur les effets avantageux des incisions profondes pratiquées dans les tumeurs. — Le traitement des altérations gangreneuses et ulcéreuses est purement chirurgical (2).

Dans ces dernières années, Dieckerhoff a recommandé contre la fièvre pétéchiale la solution de Lugol, en injections intra-trachéales. Tous les jours il injecte de 10 à 30 grammes de la solution à 1 p. 100 (iode 1, iodure de potassium 5, eau dist. 100). Adam, Gröning, Dobesch, Schröder et autres, ont relaté quelques exemples de guérison obtenue par ces injections.

Zschokke, qui a employé ce traitement dans une douzaine de cas, le considère comme nuisible et déclare qu'il ne donne que de mauvais résultats. A la clinique de Dresde, trois malades traités par les injections iodées ont succombé ; sur deux autres, on a employé l'iode et le calomel ; le premier a guéri, le second est mort Johne ; un autre cheval traité par le calomel seul a guéri. Dans deux cas, les injections iodées ont été suivies de trachéite nécrosique et de gangrène pulmonaire. Nous avons observé un cas de trachéo-bronchite granuleuse déterminée par les injections iodées. Lemke et Buch ont vu des chevaux mourir à la suite d'une injection de 30 grammes de la solution de Lugol.

La fièvre pétéchiale abandonnée à elle-même se terminant par la guérison dans la moitié des cas environ, il faut, pour se prononcer sur l'efficacité du traitement iodé, attendre un plus grand nombre de faits. A l'heure présente, il semble que ses inconvénients l'emportent sur ses avantages. Trinchera fait la même remarque à propos des essais tentés contre la morve. Les praticiens doivent donc compter avec les graves accidents que peut entraîner ce nouveau procédé thérapeutique.

Bibliographie. — Hertwig, *Magazin*, 1836. — Webb, *The Veterin.*, 1840. — Turner, *Ibid.*, 1841. — Percivall, *Ibid.*, 1844. — Woodger, *Ibid.*, 1844. — Clichy, *Recueil vét.*, 1841. — *Clinique de l'École d'Alfort, Ibid.*, 1842. — H. Bouley, *Ibid.* — Rebout, *Journ. des vét. du Midi*, 1843. — Vialas, *Ibid.*, 1844. — Löble, *Repertor.*, 1845. — Schiller, *Ibid.*, 1846. — Hering, *Ibid.*, 1846. — Cox, *The Vet.*, 1848. — Haycock, *Ibid.*, 1850. — Hering, *Repertor.*, 1850. — Mangin, *Bull. Soc. cent. vét.*, 1851. — Vallada, *Giornale di Veterinaria*, 1852. — Röll, *Oesterr. Vierteljahrsschr.*, 1852.

suivant le procédé ordinaire, est souvent suivie de gangrène traumatique, décrite dans ce livre sous le nom d'œdème malin de Koch.   (L. T.)

(1) La solution de Burow se compose de : alun 5 ; acétate de plomb 10 ; eau distillée 500.   (N. D. T.)

(2) Les excitants diffusibles, alcooliques, thé, café, additionnés d'acétate d'ammoniaque, et les irritants extérieurs, charge de Lebas, ponction avec le cautère effilé chauffé à blanc, donnent souvent de bons résultats contre l'anasarque essentielle. Dans la forme infectieuse, les alcooliques, l'acétate d'ammoniaque, l'acide phénique et le salicylate de soude paraissent encore utiles.

                                                      L. T.)

— HERING, *Repertor.*, 1853. — MÜLLER, *Oesterr. Vierteljahrsschr.*, 1853. — LESSONA, *Giornale di Veterin.*, 1854. — HERING, *Repertor.*, 1856. — DINTER, *Sächs. Jahresber.*, 1856-57. — EBERHARDT, *Magazin*, 1857. — VINCENTI, *Adam's Wochenschr.*, 1857. — HERING, *Pathol. u. Therapie*, 1858. — *Wiener Klinik, Oesterr. Vierteljahrsschr.*, 1858-59-60. — KÖHNE, *Magazin*, 1860. — GRIMM, *Sächs. Jahresber.*, 1860-61. — BRAUER, *Ibid.*, 1860-61. — DINTER, *Ibid.*, 1861. — SCHMELZ, *Thierarzt*, 1862. — TANNENHAUER, *Ibid.*, 1862. — GLUTHMANN, *Sächs. Jahresber.*, 1862. — GÉRARD, *Annal. de Bruxelles*, 1862. — STEELE, *The Vet.*, 1863. — *Wiener klinik, Oesterr. Vierteljahrsschr.*, 1863-72. — SPINOLA, *Spec. Pathol.*, 1863. — SCHÜTT, *Magazin*, 1863. — ERLER, *Sächs. Jahresber.*, 1865. — EBERSBACH, *Ibid.*, 1866. — ABLEITNER, *Wiener klinik, Oesterr. Vierteljahrsschr.*, 1868. — ARLOING, *Recueil vét.*, 1868. — ROLOFF, *Preuss. Mittheil.*, 1868-69. — LYDTIN, *Bad. Mittheil.*, 1869. — BARREAU, *Recueil vét.*, 1870. — LEISERING, *Sächs. Jahresber.*, 1870. — ADAM, *Wochenschr.*, 1872. — FRIEDBERGER, *Münch. Jahresber.*, 1873-74. — BASSI, *Il med. vet.*, 1874. — FRIEDBERGER, *Münch. Jahresber.*, 1874-75. — SIEDAMGROTZKY, *Sächs. Jahresber.*, 1875. — TRASBOT, *Archives vét.*, 1875-76. — A. ROBIN, LEMAÎTRE. *Recueil vét.*, 1875. — EHLER, *Oesterr. Monatsschr.*, 1876. — LUSTIG, *Hannov. Jahresber.*, 1876. — ANACKER, *Thierarzt*, 1877. — LEBLANC, BARREAU, *Bull. Soc. cent. vét.*, 1877. — *Ibid.*, 1878. — RAILLIET, *Arch. vét.*, 1877. — FRIEDBERGER, *Münch. Jahresber.*, 1877-78. — ANACKER, *Spec. Pathol.*, 1879. — KRANZLE. *Deutsche Zeitschr. f. Thiermed.*, 1879. — FRIEDBERGER, *Münch. Jahresber.*, 1879-80. — KOWALESKI, *Archives de St. Petersbourg* 1881. — KONHÄUSER, *Oesterr. Vierteljahrsschr.*, 1882. — PÜTZ, *Seuchen u. Herdekrankheiten*, 1882. — POLANSKY, *Oesterr. Vierteljahrsschr.*, 1883. — SCHINDELKA, *Ibid.*, 1884. — HAUBNER-SIEDAMGROTZKY. *Landwirthschaftl. Thierheilkde*, 1884. — RÖLL, *Oesterr. Vierteljahrsschr.*, 1885. — SCHINDELKA, *Oesterr. Vierteljahrsschr.*, 1885. — JOHNE, *Deutsche Zeitschr. f. Thiermed.*, 1885. — PÜTZ, *Compendium der Thierheilkde*, 1885. — SIEDAMGROTZKY, *Sächs. Jahresber.*, 1886. — DIECKERHOFF, *Spec. Pathol. u. Therapie*, 1886. — FRIEDBERGER, *Münch. Jahresber.*, 1886-87. — LUSTIG, *Hannov. Jahresber.*, 1887. — DIECKERHOFF, *Adam's Wochenschr.*, 1887. — ADAM, *Ibid.*, 1887. — SCHMIDT, *Thiermed. Rundschau*, 1887. — SCHRÖDER, *Rundschau auf dem Gebiete der Thiermed.*, 1887. — LEMCKE u. BUCH. *Ibid.*, 1887. — LIMONT, *The vet. Journ.*, 1887. — BURKE. SMITH, *Ibid.*, 1887. — MAHON, *Ibid.*, 1887. — LEFÈVRE, *Bullet. belge*, 1887. — MORETTI, *Giorn. di Anat. ecc.*, 1887. — FRIEDBERGER, *Deutsche Zeitschr. f. Thiermed.*, 1888. — JOHNE, *Ibid.*, 1888. — DOBESCH, *Oesterr. Vereinsmonatsschr.*, 1888. — ZSCHOKKE, *Schweiz. Archiv*, 1888. — UHLICH, RÖBERT, *Sächs. Jahresber.*, 1888. — FILIPPA, *Giornal. di vet. mil.*, 1888, an. in *Recueil vét.*, 1889. — ZÜRN, *Die pflanzl. Parasiten*, 1889. — BEYLOT, *Revue vét.*, 1890.

1° SUR L'ANASARQUE DU BOEUF : SCHLEG, *Sächs. Jahresber.*, 1867-68. — EBERSBACH u. POLSTER. *Ibid.*, 1869. — MAILE, *Repertor.*, 1875. — ESSER, *Preuss. Mittheil.*, 1882. — SAUTER. *Bad. Mittheil.*, 1884. — HAUBNER-SIEDAMGROTZKY, *Ibid.*, 1884. — CADÉAC, *Revue vét.*, 1884. — STETTER, *Adam's Wochenschr.*, 1888.

2° SUR LE TYPHUS DES ANIMAUX EN GÉNÉRAL ET SES RAPPORTS AVEC LE TYPHUS DE L'HOMME : DINTER. *Sächs. Jahresber.*, 1862. — FÖRSTER, an. in *Thierarzt.* 1863. — AMMON, *Adam's Wochenschr.*, 1864. — JESSEN, *Thierarzt*, 1865. — PUTSCHER, KERCHENSTEINER, V. GILLT. *Adam's Wochenschr.*, 1865. — HERTWIG. *Krankheiten der Hunde*, 1880. — PFLUG, *Typhus u. Status typhosus Vorträge f. Thierärzt.* 1885. — TAYON, *Recueil vét.*, 1885. — PRÜMERS, *Preuss. Mittheil.*, 1885. — SEMMER, *Deutsche Zeitschr. f. Thiermed.*, 1885; *Oesterr. Vereinsmonatschr.*, 1885; *Virchow's Archiv*, 1885. — BAUMGARTEN, *Centralbl. f. die Medicin*, 1887.

GOURME DU CHEVAL (1).

Étiologie. — La gourme du cheval est une maladie infectieuse aiguë qui consiste essentiellement en un catarrhe de la muqueuse des

(1) Sous cette dénomination on a englobé toutes les inflammations catarrhales des voies respiratoires des jeunes animaux, ce qui entretient une profonde obscurité qu'il est nécessaire de faire cesser, car ni la formation d'abcès dans les ganglions

premières voies respiratoires avec inflammation suppurative des ganglions lymphatiques traversés par la lymphe des régions phlogosées. L'agent infectieux — le Streptocoque de Schütz — existe dans le pus des adénites; on le met facilement en évidence par l'emploi des couleurs d'aniline (violet de gentiane, etc.). Il ne se cultive ni dans la gélatine peptonifiée, ni dans l'agar. Dans les infusions de viande, il forme au fond du vase une masse floconneuse; sur le sérum de mouton coagulé, il produit des gouttelettes transparentes, gélatineuses, renfermant de petites masses floconneuses grisâtres qui deviennent bientôt confluentes. Ce Streptocoque est pathogène pour la souris; il provoque un abcès au lieu d'inoculation et des processus métastatiques par les voies lymphatique ou sanguine; c'est un microorganisme spécifique et pyogène. — Ces caractères permettent de le distinguer des autres *cocci* actuellement connus, notamment du *Streptococcus pyogenes*, qui se cultive très bien dans la gélatine peptonifiée et dans l'agar. Chez le cheval, les cultures du Streptocoque de Schütz déterminent des abcès aux points d'inoculation; portées dans les cavités nasales, elles engendrent la gourme.

Jensen et Sand ont aussi trouvé, dans le pus gourmeux, un Coccus en chapelet (*Streptococcus equi*), avec lequel ils ont provoqué des accidents infectieux chez le cheval et la souris. Ils ont réussi à le cultiver sur la gélatine peptonifiée et l'agar. Les essais d'infection par inhalation de ce microbe sont restés sans résultat. Ces auteurs pensent que l'infection n'a pas lieu par la muqueuse intacte.

Pathogénie. — La gourme est contagieuse, peut-être miasmaticocontagieuse. D'après Schütz, les Streptocoques spécifiques forment des arthrospores qui existent très probablement en dehors de l'organisme et qui, dans ces conditions, peuvent encore se multiplier. Lafosse (1790), Viborg (1802), Erdelyi (1813), Toggia, Reynal et autres, ont réussi à transmettre la gourme. L'agent infectieux réside surtout dans les sécrétions de la muqueuse nasale, mais il se répand dans l'air des locaux infectés. Déjà au siècle dernier, Erasmus Darwin attribuait la maladie à un miasme atmosphérique [1].

La gourme s'observe exclusivement sur le cheval, l'âne, le mulet et le bardot. Elle est sporadique, enzootique ou épizootique. Si elle atteint le plus fréquemment les chevaux jeunes (de 2 à 5 ans), on la rencontre cependant sur des sujets très âgés (de 20 à 25 ans), ainsi que Jensen et Sand l'ont encore récemment montré; elle peut aussi frapper les poulains dans les premières semaines qui suivent

lymphatiques, ni l'état enzootique, ne constituent des caractères spécifiques de la maladie. Il est certain, en effet, que de simples coryzas peuvent se communiquer. Le mieux peut-être serait de rayer le mot des cadres nosographiques.

(L. T.)

[1] Simon, *Die Druse der Pferde*, Erlangen, 1811.

la naissance; sous ce rapport, elle présente une certaine analogie avec la maladie du jeune âge. D'après Jonsson, elle est inconnue en Islande, particularité qui s'explique par la nature spécifique, contagieuse de l'affection. Une première atteinte confère l'immunité pour plusieurs années au moins, et souvent pour toute la durée de l'existence. Cette immunité tient peut-être à la suppuration des ganglions lymphatiques, qui détruit l'un des foyers de développement les plus favorables pour les agents infectieux de la gourme.

Comme causes prédisposantes, on signale le jeune âge, la constitution délicate ou affaiblie, les refroidissements, les affections catarrhales (qui agissent en favorisant l'infection), les intempéries, les changements de température au printemps et en automne, l'amollissement, la stabulation permanente, les efforts excessifs, l'émigration, les soins hygiéniques insuffisants, etc. — La gourme peut prendre une extension endémique dans les écuries très peuplées, chez les marchands de chevaux, dans les dépôts de remonte, dans l'armée, dans les haras.

La muqueuse respiratoire est la principale porte d'entrée de l'agent infectieux. La fièvre intense et l'hyperthermie très accusée dès le début, avant même l'apparition des tuméfactions ganglionnaires, indiquent que cet agent passe directement dans le sang. Les expériences de Schütz, Jensen et Sand, ont donné des résultats confirmatifs de cette manière de voir. A une période plus avancée, les Streptocoques se cantonnent de préférence dans le système lymphatique, surtout dans les ganglions, où ils provoquent une abondante suppuration. Après avoir traversé les parois des capillaires, ils peuvent s'insinuer entre les cellules parenchymateuses des organes correspondants, sans l'intermédiaire des voies sanguine et lymphatique. — Il est très probable que, dans certains cas, ils pénètrent par la muqueuse digestive; la fréquence des abcès dans le mésentère et dans la couche conjonctive sous-muqueuse de l'intestin, les altérations des plaques de Peyer et des follicules solitaires, ne laissent guère de doute à cet égard [1]. — De même l'abcédation fréquente des ganglions bronchiques indique qu'ils peuvent envahir l'organisme par la muqueuse pulmonaire [2].

La période d'incubation de la gourme est relativement courte; sa durée moyenne est de quatre à huit jours.

Les théories anciennes sur la nature de la gourme n'offrent plus qu'un intérêt historique. Suivant les époques et les doctrines médicales qui avaient

[1] Voilà des lésions que nous n'avons pas souvent l'occasion de voir ici. Pour ma part, je ne les ai jamais rencontrées, et je me demande si l'on n'a pas rattaché à la gourme des choses différentes.   L. T.

[2] Dans les pays d'élevage, où la gourme est très répandue, presque permanente, la contagion se fait quelquefois par les plaies accidentelles ou opératoires. Les Streptocoques peuvent y être déposés par les instruments, les mains de l'opérateur, des aides, les objets de pansement, etc. (Voy. Jouquan, *La gourme de castration*, *Bull. Soc. cent. vét.*, 1888).   N. D. T.

cours, on l'a considérée comme une maladie de développement ou comme une affection *à frigore* ; on l'a rattachée à une sorte de constitution lymphatique que l'on disait propre au cheval, à l'éruption dentaire, à certaines conditions climatériques. Quelques auteurs l'ont assimilée à la scrofulose ou à la rougeole de l'homme. Trasbot (comme jadis Sacco) vient de l'identifier au *horsepox* ; il conseille d'inoculer artificiellement tous les jeunes chevaux avec la lymphe de la variole du cheval (Viborg et Toggia avaient recommandé la même opération comme moyen préservatif de la gourme). Delamotte a combattu cette théorie en lui opposant des expériences dans lesquelles l'inoculation du *horsepox* n'a pas mis les animaux à l'abri de la gourme. — Autrefois on en distinguait diverses variétés : gourme vraie des poulains, gourme bénigne, suspecte ou maligne, chronique, migratrice, transposée, avortée ou rentrée, gangreneuse, putride, asthénique, composée, vésiculeuse, etc. On croyait à l'existence d'une matière gourmeuse qui devait être éliminée de l'organisme, à la transformation de la gourme en morve, etc., Les anciens auteurs la désignaient par les dénominations de maladie laryngée, goitre, adénite, *morbus glandulosus equorum*.

Symptômes de la gourme normale et bénigne. — Comme toutes les maladies infectieuses, la gourme débute par une fièvre intense. La température générale s'élève à 40-41° C. ; les jours suivants, elle s'abaisse de 1/2 à 1°, pour remonter dès que les ganglions lymphatiques subissent la fonte purulente ; le pus éliminé, la température s'abaisse de nouveau. Le pouls, normal, contraste avec l'hyperthermie. A la période d'état, on compte de 50 à 60 pulsations par minute ; ce chiffre n'est dépassé que chez les sujets à constitution faible ou lorsque des complications surviennent.

Les premiers symptômes locaux sont ceux du catarrhe aigu de la muqueuse nasale. Celle-ci est uniformément rouge ou couverte de pétéchies ; elle sécrète un exsudat d'abord séreux ou visqueux, qui devient muqueux dès le troisième jour, puis purulent, gris blanchâtre ou jaune verdâtre. Ce catarrhe purulent, presque toujours bilatéral, est quelquefois plus accusé d'un côté que de l'autre. Tandis que chez les jeunes sujets le jetage est toujours très abondant, chez les chevaux âgés, c'est à peine s'il attire l'attention. Dans les cas très bénins, quand la gourme *avorte*, le processus rétrocède immédiatement et les ganglions ne s'abcèdent pas ; mais, chez la grande majorité des malades, le catarrhe nasal purulent s'accompagne d'une tuméfaction chaude et très sensible des ganglions de l'auge : l'inflammation s'étend au tissu conjonctif périganglionnaire, la lymphe s'accumule dans les canaux afférents, un engorgement énorme survient qui remplit parfois l'auge, dépasse les ganaches et s'étend sur la partie inférieure des joues. Généralement les ganglions s'abcèdent ; il est rare que la tuméfaction se résorbe ou s'indure. La suppuration s'accuse par la fluctuation de la partie centrale de la masse phlegmoneuse ; la peau est tendue, bleuâtre, couverte d'un exsudat lymphoïde, visqueux ; bientôt les poils tombent, le tégument s'amincit et se nécrose, une petite saillie hémisphérique ou conique se dessine, et finalement l'abcès s'ouvre en donnant écoulement à un pus crémeux, épais, blanc jaunâtre, parfois mélangé à des lambeaux de tissu nécrosé. Assez souvent le pus se creuse plusieurs issues. La cavité purulente se comble par bourgeonnement de ses parois. Après l'ouverture spontanée (8 à 12 jours) ou artificielle de l'abcès, la tuméfaction et la fièvre disparaissent rapidement.

Parmi les symptômes accessoires, il faut signaler la diminution de l'appétit ou l'anorexie dues à l'état fébrile et à la tuméfaction de l'auge, l'abattement, la faiblesse musculaire, les tuméfactions œdémateuses des membres postérieurs et un amaigrissement plus ou moins accusé lorsque la maladie dure longtemps. Sous l'influence de la fièvre, l'urine éprouve des modifications ; elle a une réaction alcaline ; souvent elle renferme une assez forte proportion d'albumine. Pendant la convalescence, on observe parfois une polyurie passagère.

Enfin la gourme peut s'accompagner d'un exanthème cutané (1) s'accusant par des élevures semblables à celles de l'urticaire (*Quaddelausschlag*) ou, mais plus rarement, par des boutons, des vésicules, des pustules, qui apparaissent sur les épaules, les faces de l'encolure et de la poitrine. Cet exanthème est remarquable par son développement et sa disparition très rapides. Sur la pituitaire, la peau des naseaux et de la lèvre supérieure, on peut aussi constater des vésicules dont le contenu, limpide, aqueux au début, devient plus tard purulent ; elles éclatent, se transforment en ulcérations superficielles qui se recouvrent d'une croûte mince et guérissent sans laisser de cicatrices. C'est à ces lésions fugaces de la muqueuse nasale que l'on a donné autrefois le nom de « gourme phlycténulaire » ; mais cette dénomination a été aussi appliquée à des cas de stomatite pustulocontagieuse, ainsi qu'aux processus lymphangitiques qui seront décrits parmi les complications. L'éruption *urticariforme* de la pituitaire est beaucoup plus rare que la précédente ; elle est caractérisée par des infiltrations séro-hémorragiques noirâtres, plus ou moins larges, souvent entourées d'une zone rouge. D'une manière générale, ces exanthèmes sont assez rares. On peut expliquer leur apparition par une vaso-névrose, par une paralysie vaso-motrice passagère de départements vasculaires circonscrits de la peau et des muqueuses. Certains individus y semblent prédisposés.

Lorsque la gourme évolue ainsi normalement, dégagée de toute complication, sa durée moyenne est de deux à trois semaines et sa terminaison est presque toujours favorable.

Complications. — 1° Une des complications les plus fréquentes

(1) Cet exanthème est une véritable éruption pustuleuse. Elle constitue le fait caractéristique de la maladie. La sérosité qui exsude à la surface des pustules est inoculable.   (L. T.)

est l'extension du catarrhe infectieux à la muqueuse pharyngienne ; il est même des cas où l'affection débute par la phlegmasie de cette muqueuse. Les symptômes de la pharyngite dominent la scène ; on observe de la dysphagie, du ptyalisme, des régurgitations. Les ganglions lymphatiques rétro-pharyngiens (sous-parotidiens) s'enflamment et suppurent ; ces altérations se traduisent par une tuméfaction diffuse de la région parotidienne inférieure ; les ganglions situés à la base du pavillon auriculaire, entre les lobules parotidiens (ganglions maxillaires postérieurs), peuvent participer à l'inflammation. L'abcédation est la terminaison ordinaire de ces adénites ; dans certains cas, le pus se dirige vers l'extérieur ; dans d'autres, il progresse profondément, vers le larynx et le pharynx ; il peut subir la transformation caséeuse après résorption partielle ; il se peut aussi qu'il éprouve la décomposition putride et donne lieu ultérieurement à la septicémie ou à la pyohémie. Par leur confluence, les abcès forment souvent de vastes collections purulentes. Quelquefois le tissu conjonctif sous-muqueux, péri-pharyngien, et les plans musculaires de la région sont farcis de petits abcès. Des ganglions rétro-pharyngiens, l'inflammation suppurative s'irradie parfois au loin en progressant dans le tissu conjonctif sous-cutané, et donne lieu à d'énormes tuméfactions de la tête et de l'encolure. — Le pus des ganglions abcédés peut se frayer une voie au dehors, soit directement, soit en fusant vers les parties déclives ; c'est la terminaison la plus favorable. Il est des cas où il pénètre dans le pharynx et le larynx après avoir nécrosé la muqueuse de ces organes, alors la pneumonie gangreneuse est une complication fréquente ; il en est d'autres où il se fait jour à la fois en dedans et en dehors, déterminant ainsi une fistule gutturale ou pharyngienne ; il arrive aussi, mais bien plus rarement, que les abcès des ganglions de l'auge s'ouvrent dans la bouche et provoquent une fistule buccale.

2° L'inflammation infectieuse peut se communiquer à la muqueuse du larynx, de la trachée, des bronches, des cavités accessoires du nez, de la cavité buccale, de la poche gutturale, à la conjonctive, etc. — La phlegmasie laryngienne, d'abord catarrhale, superficielle, s'accuse par une toux fréquente ; assez souvent elle s'étend en profondeur, devient phlegmoneuse et détermine une dyspnée grave ; des abcès sous-muqueux, l'inflammation, la paralysie des muscles laryngiens et le cornage (Friebel et autres) surviennent parfois au cours de cette laryngite. — Le catarrhe des bronches entraîne habituellement la tuméfaction et l'abcédation des ganglions bronchiques. — Il se peut encore que les parois de la poche gutturale soient frappées de nécrose partielle ; alors des matières alimentaires y pénètrent et s'insinuent dans le tissu conjonctif péritrachéal. Toutefois, d'une façon générale, les affections gourmeuses de la poche gutturale sont rares.

3° Les lymphangites superficielles de la tête, accompagnées de nombreux abcès sous-cutanés, constituent une autre complication particulière de la gourme. On les trouve surtout aux joues, aux lèvres, aux ailes du nez, même sur toute la surface de la tête, jusqu'à l'oreille et à l'origine de l'encolure. Les nombreux lymphatiques de la peau sont enflammés; le tissu conjonctif environnant est infiltré de pus. Cette suppuration périlymphatique donne lieu, sur le trajet des vaisseaux, à de petits abcès disposés en série linéaire, en grains de chapelet, et tout à fait indépendants des adénites suppurées(1). Les lymphangites entraînent la tuméfaction, la tension des lèvres et des joues, dont la muqueuse est indurée : les glandules disséminées dans celle-ci peuvent également suppurer, constituer de nombreuses adénites folliculaires, desquelles s'échappent des bouchons purulents lorsqu'on renverse les lèvres, et qui se transforment en petites plaies ulcéreuses.

4° Un autre fait constant et bien remarquable, c'est la tendance aux métastases dans les différents organes (pyohémie gourmeuse de Schütz). Ces métastases se produisent tantôt dans les ganglions du voisinage par l'intermédiaire de la voie lymphatique, tantôt dans des organes éloignés, dans les différents viscères, par la voie sanguine (embolies). Elles consistent en des collections purulentes de dimensions variables, accompagnées de phénomènes phlegmasiques plus ou moins intenses. On peut les rencontrer au voisinage de la glande thyroïde, immédiatement en avant de la trachée ; — dans les ganglions cervicaux moyens, en arrière de la trachée (tuméfaction vers le milieu de la gouttière jugulaire, lorsqu'elle existe du côté gauche elle entraîne parfois le cornage chronique (Fiedler), l'abcès peut s'ouvrir à la fois sur les deux faces de l'encolure) ; — dans les muscles sterno-hyoïdiens et omoplat-hyoïdiens, dans les ganglions cervicaux inférieurs (tuméfaction au niveau de l'entrée de la trachée dans la poitrine, parfois elle comprime ce conduit et détermine l'asphyxie) ; — dans les ganglions axillaires (boiterie), — sous la peau des parois pectorales, du poitrail, de l'hypochondre, du ventre, du flanc, du scrotum, du pis, de la nuque, du garrot, de la face interne des membres postérieurs, etc. — Les abcès sous-cutanés donnent lieu, dans la région où ils se développent, à un gonflement énorme, diffus; souvent on les prend pour des tuméfactions œdémateuses simples du tégument. Dans les cas où les ganglions bronchiques sont envahis par la suppuration, on trouve des abcès médiastinaux du volume d'un pois à celui du poing de l'homme, et quelquefois de l'empyème dû à la pénétration du pus dans les sacs pleuraux. Des collections purulentes semblables se rencontrent dans l'épiploon, le mésentère, le tissu conjonctif du bassin, dans les ganglions mésentériques, le pancréas, le rein, etc. ; elles peuvent renfermer jusqu'à 10 litres de pus: leur ouverture à travers la

<hr>

(1) Ce sont ces lymphangites avec ouvertures multiples que les anciens avaient désignées sous le nom de farcin volant.   L. T.

séreuse abdominale engendre une péritonite mortelle ; durant la vie, elles donnent lieu à de légères coliques périodiques qui se prolongent parfois pendant des années. Dans l'intestin, on peut constater des abcès sous-muqueux, de la tuméfaction et de la suppuration des follicules clos, altérations qui s'accusent aussi par des coliques rémittentes. Plus rarement des lésions suppuratives existent dans le cerveau (symptômes de l'encéphalite, de l'immobilité, cécité), dans la moelle (paraplégie, paralysie du rectum et de la vessie), dans les articulations (genou, jarret, boulet, couronne (symptômes de l'arthrite suppurée, tuméfaction, troubles fonctionnels), dans le pis (mastite purulente), dans les ganglions lymphatiques des extrémités, notamment dans les ganglions poplités. Les abcès développés dans ces derniers déterminent des boiteries de longue durée et l'émaciation des masses musculaires de la hanche : souvent la tuméfaction qui les trahit ne devient visible qu'après un temps très long, parce que les ganglions sont situés profondément, sous le muscle bifémoro-calcanéen ; lorsque ces abcès ne sont pas ouverts à temps, le pus se creuse un chemin vers la face interne du membre. Les désordres qu'ils provoquent peuvent occasionner des boiteries persistantes [1].

5° Les altérations pulmonaires sont celles des pneumonies métastatique, par corps étrangers ou simplement catarrhale. Dans la plupart des cas la pneumonie par corps étrangers est consécutive à la pharyngite et produite par la pénétration, dans les voies respiratoires, du pus des abcès péri-pharyngiens.

6° La gourme revêt le type chronique lorsque le processus se localise dans les sinus maxillaires et frontaux, dans le pharynx, dans la poche gutturale. La fièvre et le jetage persistent, la nutrition générale s'alanguit, des troubles digestifs apparaissent. On peut observer des phénomènes qui font considérer les malades comme suspects de morve (gourme suspecte).

7° La terminaison mortelle est habituellement le fait de la septicémie ou de la pyohémie [2] [3]. Dans ces cas, la fièvre est très vive, le pouls

---

[1] Les abcès qui se développent dans la profondeur du garrot « mal de garrot symptomatique » s'accompagnent souvent de graves lésions, de fusées purulentes entre les plans musculaires, sous l'épaule, ou de nécrose des organes durs de la région, surtout des apophyses épineuses dorsales. Ils s'accusent par une tuméfaction diffuse, chaude, très douloureuse de la région ; tantôt elle est bilatérale, tantôt elle n'existe que d'un côté. A mesure qu'elle augmente, on note une atténuation des symptômes de la gourme (Trélut). Les incisions pratiquées dans ce tissu phlogosé (ouverture des abcès, débridements) donnent lieu à des hémorragies abondantes. Cette complication de la gourme n'est pas le résultat d'irritations extérieures agissant sur le garrot (action du collier, de la selle, de la sellette, blessure, contusion ; on l'a souvent observée sur des pouliches et des juments pouliniéres en dehors de toute intervention de ces causes (Voy. Trélut, *Revue vét.*, 1883).   (N. D. T.)

(2) Dans un cas rapporté par Decosse, la mort fut provoquée par l'ouverture dans le canal rachidien d'un abcès développé dans l'ilio-spinal (voy. *Recueil vét.*, 1834). — Dans un autre, relaté par Chauvrat, l'animal succomba à une complication sembla-

accéléré et faible, le choc du cœur palpitant, la sensibilité générale fortement émoussée ; puis la diarrhée survient et souvent la dépression des forces s'accuse avec une rapidité extraordinaire. Fréquemment, mais surtout à la période de convalescence, la fièvre pétéchiale vient compliquer la gourme (1).

Diagnostic différentiel. — La gourme peut être confondue avec diverses affections, notamment avec le catarrhe simple de la muqueuse nasale, lequel s'accuse également par un jetage muco-purulent. Assez commun chez les jeunes sujets, ce catarrhe se distingue cependant de la gourme en ce qu'il ne s'accompagne jamais de phlegmasie purulente des ganglions de l'auge. Dans certains cas de catarrhe simple suraigu, on peut, il est vrai, constater une tuméfaction légère des ganglions, mais alors ceux-ci ne s'abcèdent jamais(2). (Pour la différenciation avec la morve, voy. *Diagnostic différentiel de la morve.*)

Pronostic. — Il est généralement favorable ; sur 100 malades, quelques-uns seulement succombent. Une statistique de Ringheim, établie sur un total de 2205 chevaux gourmeux traités dans l'armée danoise de 1851 à 1860, n'accuse qu'une mortalité de 0,5 p. 100, proportion très faible qui s'explique par l'âge avancé des sujets (4 à 9 ans). Krabbe, en compulsant 1789 cas relatifs à des chevaux gourmeux de tout âge, l'a trouvée de 1,6 p. 100 ; une autre statistique due au même auteur et qui a porté sur 1107 chevaux a donné 3,5 p. 100. — En Danemark, en 1885, sur un ensemble de 2419 chevaux gourmeux, la perte a été de 2,3 p. 100 ; en 1883, sur 2381 malades, elle a été de 2,6 p. 100 (Goldschmit). — Le chiffre moyen de la mortalité de la gourme est donc de 2 à 3 p. 100. La constitution robuste des sujets et la marche régulière de la maladie sont des conditions favorables ; au contraire, la débilité native ou produite par des maladies antérieures, le jeune âge, les diverses complications, assombrissent le pronostic.

Traitement. — Dans les cas où la maladie évolue normalement, il suffit de mettre les animaux à la diète, de les tenir proprement, de

---

ble : l'abcès était situé à la face inférieure de l'atlas et de l'axis, sous le long du cou, les droits antérieurs, latéraux, et le grand oblique de la tête (voy. *Recueil vét.*, 1885).
(N. D. T.

(3) Des accidents locaux peuvent aussi causer la mort. J'ai vu un abcès des ganglions rétro-pharyngiens et un des ganglions bronchiques, non ouverts, produire ce résultat.   (L. T.)

(1) La gourme peut se transmettre de la mère au fœtus par la voie utéro-placentaire. Dans des lésions pulmonaires, intestinales et ganglionnaires, adressées par Choisy à la Société centrale de médecine vétérinaire, lésions trouvées à l'autopsie d'une pouliche morte quelques minutes après sa naissance et dont la mère avait eu la gourme au huitième mois de la gestation, Nocard a trouvé des micrococques isolés, géminés ou associés en courtes chaînettes, identiques aux Streptocoques de Schütz. (Voy. *Bullet. Soc. cent. vét.* 1888.) — Nocard et Wiart, et tout récemment Mégnin, ont rapporté deux autres faits semblables (*Ibid.*, 1890-91).   (N. D. T.)

(2) J'ai observé l'abcédation de ces ganglions dans des cas de catarrhe simple.
(L. T.)

bien aérer les écuries et de donner des aliments de facile digestion
(fourrages verts, racines, barbotages). Au début, il est inutile de
recourir aux antipyrétiques, car les phénomènes fébriles disparaissent au bout de quelques jours. — Le traitement des adénites suppurées est purement chirurgical. Dès que les abcès sont reconnus, il faut
les ouvrir par une large incision. En procédant ainsi, on abat la fièvre et
la durée de la maladie est abrégée. Lorsque la fonte purulente des ganglions enflammés s'effectue lentement, on peut chercher à l'activer par
des compresses de Priessnitz (à l'eau crésylée ou phéniquée) ou par des
frictions vésicantes. La ponction des abcès de la région parotidienne
doit être faite avec les précautions nécessaires pour éviter les nombreux vaisseaux de cette région ; il est de règle d'inciser la peau seule
à l'aide du bistouri et de creuser avec le doigt le trajet qui doit aboutir
à l'abcès. Lorsque, du premier coup, on ne tombe pas dans la collection purulente, il faut répéter ces manœuvres en un autre point ou
recourir aux ponctions exploratrices faites au moyen d'un fin trocart.

Autrefois on combattait les affections catarrhales des muqueuses
par des fumigations d'eau tiède et par les préparations stibiées (sul-
fures d'antimoine noir et jaune), les alcalins (sulfate de soude, chlorhydrate d'ammoniaque, bicarbonate de soude, etc.) ou les sucrés
(réglisse, miel). Lorsque les processus catarrhaux sont tenaces,
nous administrons le sel de Carlsbad artificiel : — sulfate de soude,
75 grammes ; chlorure de sodium, 20 grammes ; bicarbonate de soude,
5 grammes ; — une cuillerée à soupe à chaque repas. — On peut également préparer un électuaire avec : sulfate de soude, 250 grammes ;
sulfure noir d'antimoine, 25 grammes ; poudre de réglisse, de guimauve, q. s. : à administrer en deux fois dans la journée. — On a préconisé une foule d'associations médicamenteuses. La plupart des poudres
antigourmeuses, très en vogue dans le public, renferment une certaine
proportion des agents que nous venons d'indiquer ou de produits analogues, mais elles sont surtout composées de poudres végétales altérées,
et souvent elles font plus de tort que de bien. Träger, il y a plus d'un
demi-siècle, a signalé leurs inconvénients et condamné leur emploi.
Tous les traités classiques ont vainement reproduit cette critique.

Les complications réclament des traitements spéciaux. La dyspnée
peut nécessiter la trachéotomie. La prophylaxie commande l'isolement ; on doit séparer les malades des animaux sains.

Différents auteurs ont recommandé d'inoculer la maladie aux animaux
sains, afin de leur conférer l'immunité par une atteinte bénigne. Il résulte des
expériences de Jensen et Sand que les injections intra veineuses de Microcoques de la gourme ne produisent pas une infection générale, mais seulement
des phlegmons aigus qui créent l'immunité contre l'infection ultérieure de
la muqueuse nasale. Toutefois, à cet égard, il convient d'attendre de nouvelles expériences. — Il est probable qu'on ne se décidera pas de sitôt, en Allemagne du moins, à mettre en pratique la méthode d'infection artificielle recom-

mandée par Peterson. Cet auteur a soumis tous les poulains d'un haras à l'action du froid : Par une journée d'automne, il les a fait entrer dans un étang où ils ont été tenus pendant une demi-heure ; ensuite il les a exposés aux vents froids sur un terrain élevé et leur a fait donner comme boisson de l'eau très froide. Tous ces poulains ont été atteints de la gourme, et chez tous la guérison complète a été obtenue au bout de trois semaines (1).

Bibliographie. — Durand, *Recueil vét.*, 1827. — Rodet, *Ibid.*, 1828. — Träger, *Magazin*, 1836; *Die Füllenkrankheiten*, 1839. — Dressler, *Magazin*, 1839. — Lindenberg, *Ibid.*, 1842. — Dietrichs, *Zeitschr. v. Nebel u. Vix*, 1842. — Haubner, *Magazin*, 1843. — H. Bouley, *Recueil vét.*, 1843. — Rodet, *Journ. des vét. du Midi*, 1846. — Hering, *Repertor.*, 1846. — Charlier, *Recueil vét.*, 1846-47. — H. Bouley, *Ibid.*, 1847, et *Bull. Soc. cent. vét.*, 1849. — Reynal, *Ibid.*, 1849. — Landel, *Repertor.*, 1851. — *Wiener Klinik; Oesterr., Vierteljahrsschr.*, 1853. — Sanson, *Recueil vét.*, 1853, — Lafosse, *Journ. des vét. du Midi*, 1853. — Toggia, *Giornale di Vet.*, 1853. — Barlow, *The Veterin.*, 1854. — H. Bouley, *Recueil vét.*, 1855. — Anginiard, *Ibid.* — *Wiener Klinik; Oesterr. Vierteljahrsschr.*, 1855-58-59. — Hering, *Spec. Pathol.*, 1858. — Toggia, *Giornale di Vet.*, 1860. — Haubner, *Magazin*, 1861. — Schmidt, *Repertor.*, 1861. — Groth, *Preuss. Mittheil.*, 1861-62. — *Wiener Klinik; Oesterr. Vierteljahrsschr.*, 1863-65-67-68. — Eberhardt, *Magazin*, 1863. — Dethilbault, *Annal. de Bruxelles*, 1864. — Demeester, *Ibid.*, 1865. — Petzold, *Sächs. Jahresber.*, 1865. — Rey, *Recueil vét.*, 1867. — — Zündel, *Thierarzt*, 1868; *Vorträge f. Thierärzte*, II Serie. — Stoof, *Oesterr. Vierteljahrsschr.*, 1869. — Ringheim, an. in *Repertor.*, 1869. — *Wiener Klinik; Oesterr. Vierteljahrsschr.*, 1870-71. — Oreste, e Falconio, *Gazetta med. vet.*, 1871. — Gerrard, *The Vet.*, 1871. — Bassi, *Il med. vet.*, 1872. — Lapôtre, *Recueil vét.*, 1873. — Fiedler, *Magazin*, 1874. — Lustig, *Hannov. Jahresber.*, 1876. — Straub, *Repertor.*, 1876. — Eberhardt, *Ibid.*, 1876. — Johne, *Sächs. Jahresber.*, 1876. — Siedamgrotzky, *Ibid.*, 1876. — Mauri, *Revue vét.*, 1876. — Friedberger, *Münch. Jahresber.*, 1877-78. — Reul, *Annal. de Bruxelles*, 1878. Hermann, *Repertor.*, 1878. — Fiedler, *Inaug. Diss.*, 1879. — Jonsson, *Deutsche Zeitschr. f. Thiermed.*, 1877. — Utz, *Bad. Mittheil.*, 1879. — Friedberger, *Münch. Jahresber.*, 1879-80. — Friebel, *Preuss. Mittheil.*, 1879-80. — Krabbe, an. in *Repertor.*, 1880. — Trasbot, *De la gourme ou variole du cheval*, Paris, 1878, et *Arch. vét.*, 1879. — Pröger, *Sächs. Jahresber.*, 1880. — Leblanc, *Bullet. Soc. cent. vét.*, 1880-82. — Humbert, *Ibid.*, 1880. — Degive, *Annal. de Bruxelles*, 1881. — Pütz, *Seuchen u. Herdekrankheiten*, 1882. — Imlin, *Zündel's Jahresber.*, 1882-84. — Trélut, *Revue vét.*, 1883. — Delaforge, *Archiv. vét.*, 1884. — *Wiener Klinik; Oesterr. Vierteijahrsschr.*, 1883-84-85. — Haubner-Siedamgrotzky, *Landwirthschaftl. Thierheilkde.*, 1884. — Friedberger, *Münch. Jahresber.*, 1884-85-86. — Pütz, *Compendium der Thierheilkde*, 1885. — Röll, *Spec. Pathol.*, 1885. — Axe, *The Vet.*, 1885. — Dieckerhoff, *Spec. Pathol.*, 1886. — Model, *Repertor.*, 1886. — Goldschmidt, an. in *Jahresber. über die Fortschritte der Thierheilkde*, 1886. — Hetzel, *Repertor.*, 1886. — Reimers, *Gazette Hollandaise*, 1886. — Bouchet, *Revue vét.*, 1886. — Delamotte, *Ibid.*, 1887. — Peterson, *Arch. de Saint-Pétersbourg*, 1887. — Ehlers, *Rundschau auf dem Gebiete der Thiermed.*, 1887. — Groening, *Thiermed. Rundschau*, 1887. — Baruchello, *Il med. vet.*, 1887. — Schadow, *Rundschau auf dem Gebiete der Thiermed.*, 1888. — Schütz, *Berlin. Archiv.*, 1888. — Sand u. Jensen, *Deutsche Zeitschr. f. Thiermed.*, 1888; *Undersögelser over Aarsagen til kraerke*, 1888. — Pöls, *Medic. Centralbl.*, 1888. — Choisy et Nocard, *Bull. Soc. cent. vét.*, 1888. — Jouquan, *Ibid.*, 1888. — Nocard et Wiart, *Ibid.*, 1890. — Mégnin, *ibid.*, 1891 — Delamotte, *Revue vét.*, 1889. — Ries, *Recueil vét.*, 1890.

MALADIE DES CHIENS. — MALADIE DU JEUNE AGE.

Historique. — La maladie du jeune âge a été considérée de tout temps comme une affection très meurtrière de l'espèce canine. On lui

(1) Jusqu'alors je persiste à croire que l'inoculation de la sérosité des pustules est un moyen efficace de prévenir la maladie contagieuse, la vraie.   (L. T.)

a donné des dénominations diverses : *épidémie des chiens, peste canine,
morve canine, maladie, misère, faiblesse canine, fièvre catarrhale*, etc.
Laosson compte 105 auteurs qui en ont fait une étude spéciale (1).
D'après ce vétérinaire, on la connaissait déjà au temps d'Aristote, et
l'épidémie qui décima l'espèce canine en Bohême, pendant l'année 1028, était la maladie du jeune âge. Cependant, jusqu'à l'époque
moderne, il a été généralement admis que l'affection était d'origine
américaine et qu'elle avait été importée en Europe peu après la découverte du nouveau monde (suivant Heusinger, elle nous est venue du
Pérou). Elle se serait montrée d'abord en Espagne ; de là elle aurait
passé en France, en Allemagne et dans les autres pays de l'ancien continent. Elle aurait fait son apparition en France vers 1740, en Allemagne en 1748, en Italie en 1764, en Angleterre vers 1760 et en Russie
vers 1770. Actuellement elle est répandue dans toute l'Europe.

Des opinions dissidentes ont été émises au sujet de sa nature. On
l'a regardée successivement comme une affection analogue à la peste
ou à la gourme, comme une névropathie, une fièvre muqueuse,
nerveuse, etc. Quelques auteurs l'ont assimilée à la maladie typhoïde
ou même l'ont identifiée au typhus de l'homme. Un grand nombre
d'autres, et tout récemment Trasbot, l'ont considérée comme une variole vraie ; mais les essais faits dans le but de conférer l'immunité
aux jeunes animaux par l'inoculation du cowpox sont restés infructueux (2). Dupuy vient d'opposer à cette doctrine de nouveaux résultats expérimentaux ; jamais, chez les jeunes chiens, il n'a obtenu l'immunité en leur inoculant la vaccine. — On a encore vu dans la maladie
du jeune âge une affection liée au développement, un état morbide
constitutionnel ; on a supposé qu'elle était due à l'insuffisance des sels
de soude dans l'organisme.

Cependant, il y a longtemps déjà qu'on admet sa contagion, sa propagation par un agent infectieux (Waldinger, van Gemmeren, Delabère-Blaine, etc.). Aussi a-t-on effectué de nombreux essais de
transmission avec les sécrétions morbides. Renner et Karle ont fait
connaître les premiers résultats positifs obtenus par l'inoculation.
Trastowo a constaté que la maladie est contagieuse pour les jeunes
chiens auxquels une première atteinte n'a pas conféré l'immunité,
que sa transmission peut se faire directement ou indirectement, et
que parfois elle frappe des animaux âgés. — Les inoculations faites
par Trasbot n'ont d'abord donné aucun résultat positif ; mais ensuite,
pratiquées sur des sujets âgés de treize jours à trois mois et demi,
elles ont invariablement réussi ; elles consistaient à faire des scarifi

---

(1) Laosson, *Thèse de doctorat,* Dorpat, 1882.

(2) [Cela ne prouverait pas que ce n'est pas une variole, car il n'est pas établi que
la variole d'une espèce soit inoculable à toutes les autres. Les faits négatifs de Dupuy
n'ont pas cette signification.   (L. T.)

cations légères sur la peau du ventre et à les recouvrir d'un mélange du jetage et du produit de sécrétion des pustules. Les symptômes apparaissaient au bout de 4 ou 5 jours; en une semaine la pustulation était complète. Trasbot a aussi démontré la transmission par la cohabitation. — Venuta a confirmé ce dernier mode de contamination ; il a constaté que le contage est « *fixe* » et « *volatil* » (en suspension dans l'atmosphère) et qu'il possède une résistance suffisante pour subir la dessiccation à l'air sans perdre sa virulence. D'après cet auteur, la durée de la période d'incubation varie de quatre à six jours. — Krajewski a inoculé 36 animaux. Le résultat a été négatif sur le plus grand nombre, fait que l'auteur explique par une immunité acquise. La période d'incubation a varié de quatre à sept jours; la maladie s'est invariablement annoncée par une élévation de la température. L'exanthème n'a été observé que sur quelques animaux gravement affectés. Dans les cas bénins, la guérison survenait au bout de 6 à 8 jours. Généralement l'immunité a été conférée par une première atteinte. Le contage a été trouvé dans le jetage, dans l'écoulement oculaire et dans le sang ; la dessiccation, la congélation, l'exposition à une température de 20° C. ne l'ont pas détruit ; mais, conservé à l'état sec, sa virulence s'est affaiblie avec le temps. Krajewski a recommandé l'inoculation comme mesure prophylactique ; la maladie expérimentale n'entraînerait qu'une mortalité de 10 à 15 p. 100. — Laosson a fait 98 inoculations au chien et au chat; les résultats obtenus ont confirmé la nature contagieuse de la maladie et établi son identité dans les espèces canine et féline : l'affection du chien se transmet au chat et réciproquement. Le virus s'est montré *fixe* et *volatil*; presque tous les jeunes sujets ont été contaminés ; beaucoup d'animaux âgés ont résisté. Le jetage perdait sa virulence au bout de 14 jours; le contenu des pustules s'est montré inactif. La période d'incubation a été de quatre à sept jours. Le degré de l'immunité conférée par une première atteinte a varié suivant les cas. — Friedberger a réussi à transmettre la maladie en inoculant, par des piqûres superficielles, le contenu des pustules dans le derme de la face interne de l'un des membres postérieurs; la maladie expérimentale s'est fait remarquer par une période d'incubation très courte (4 jours), par son peu d'intensité, sa marche rapide, et par une éruption pustuleuse localisée à la région où avait eu lieu l'inoculation. Les tentatives de transmission faites par Konhäuser ont toutes donné un résultat négatif. D'après cet auteur, chez les chiennes nourrices, le contage existerait dans le lait comme dans le produit des sécrétions morbides.

Étiologie. — La maladie du jeune âge est un état pathologique infectieux et contagieux dont l'agent spécifique est encore à déterminer. On n'a pas réussi à le cultiver, ni par conséquent à transmettre l'affection par le virus isolé. Mais on sait que celui-ci se présente sous les états *fixe* et *volatil*. Il se transmet bien plus facilement par la cohabitation que par l'inoculation ; l'air semble être le véhicule contagifère le plus habituel. — La période d'incubation est de quatre à sept jours.

Les jeunes animaux sont généralement atteints dans le courant de leur première année. Sur 1378 malades traités à l'école de Vienne dans l'espace d'une année, 927 (les 2/3 environ) étaient âgés de moins d'un an. 269 (1/5) avaient de un à trois ans, et 182 (1/7) plus de trois ans. La maladie s'observe quelquefois sur les vieux chiens, de même que sur les très jeunes sujets (âgés de quelques semaines seulement. Nous l'avons constatée sur toute une portée de petits chiens, pendant la troisième semaine qui a suivi la naissance. Une première atteinte produit l'immunité pour une période indéterminée ; toutefois, cette règle n'est pas sans quelques exceptions.

Comme causes prédisposantes, on accuse le refroidissement (défaut d'abri pour la nuit, temps froids ou humides, lavages, bains, etc.), qui parait favoriser la pénétration de l'agent infectieux, soit en affaiblissant la constitution, soit en déterminant un catarrhe simple de la muqueuse respiratoire (1). Mais le refroidissement à lui seul est impuissant à engendrer la maladie. Les animaux faibles, peu résistants, les sujets des races cultivées, ceux récemment importés et non acclimatés, lui fournissent un fort contingent. Le régime irrationnel et l'élevage défectueux contribuent à augmenter le nombre de ses victimes. Le préjugé ancien, encore si répandu, qui proscrit la viande dans l'alimentation des jeunes chiens, exerce une influence étiologique incontestable — le régime végétal déterminant à la longue l'affaiblissement de l'organisme du carnivore. Dans les expériences de Bischoff et Voit, les chiens nourris exclusivement au pain devenaient cachectiques et les chats périssaient. — La constitution débile de la mère, l'allaitement insuffisant lorsque les petits sont nombreux, rendent la progéniture faible et peu résistante. Le rachitisme, les hémorragies abondantes après l'amputation de la queue, des oreilles, prédisposent également à la maladie. L'hypothèse que les chiens de certaines races y sont particulièrement sujets, acceptée par un bon nombre d'auteurs, est illusoire ; elle est née très probablement de la prédominance numérique de ces races. A Berlin, par exemple, plus d'un tiers des chiens malades sont des carlins, parce que cette race y est très répandue aujourd'hui (sur 623 chiens traités à l'école de Berlin pendant le semestre d'été de l'année 1886, on comptait 220 carlins et seulement 5 lévriers .

Bactériologie. — L'agent infectieux de l'affection du jeune âge est inconnu. Les assertions des auteurs qui l'ont recherché ne sont point con-

---

(1 Les refroidissements gênent l'éruption et amènent des complications de toute forme, mais ils n'engendrent pas la maladie. Il en est de même de la débilité résultant d'une alimentation insuffisante.   L. T.)

cordantes. Dans le sang des chiens malades, Semmer et Laosson ont trouvé
des bacilles très fins et courts, qu'ils regardent comme les éléments spécifiques de l'affection. Pour Rabe, ceux-ci sont des Schizomycètes qu'il a rencontrés dans le contenu des pustules, dans le jetage et dans le produit
de sécrétion de la conjonctive. Ils se présentent sous la forme de globules
de très petites dimensions, tantôt groupés en amas irréguliers, tantôt associés deux à deux ou quatre à quatre (à la manière des sarcines), tantôt enfin
disposés en chapelet; ils se colorent par le violet de méthyle. Leur abondance
dans les sécrétions de la muqueuse nasale est proportionnelle à l'intensité
du processus; on ne les y rencontre plus à la période de convalescence. Friedberger a constaté le microorganisme décrit par Rabe, mais il n'admet que sous
réserve le rôle que lui assigne cet auteur. Krajewski a incriminé des microcoques. Mathis a trouvé un diplocoque spécifique dans les humeurs, les tissus, le jetage et les pustules. Il l'a ensemencé dans le bouillon neutre ou
alcalin et a obtenu des cultures pures (il l'a ensemencé en série et a obtenu
des septièmes cultures). L'inoculation de celles-ci a donné des résultats
positifs; les symptômes de l'affection expérimentale étaient semblables à
ceux de la maladie contractée naturellement. En général, l'hyperthermie survenait très rapidement et des pustules apparaissaient aux points d'inoculation ou sur toute la surface du corps. La plupart des animaux très jeunes
succombaient; les survivants étaient doués de l'immunité (1).

Animaux atteints. — La maladie s'observe sur le chien, le chat,
le renard, le loup, l'hyène, le chacal et le singe (Schmidt et observations
personnelles). Dans l'espèce canine, elle sévit à l'état sporadique,
enzootique ou épizootique. Dans les grandes villes, où elle existe
en permanence, le nombre des cas constatés varie suivant les
années ; mais, à l'exception des catarrhes gastro-intestinaux simples,
elle y est l'affection la plus fréquente de l'espèce canine. Sur 9000 chiens
traités à la clinique interne de l'école de Berlin pendant les années 1886
et 1888, 3000 (33 p. 100) en étaient atteints. A l'école de Munich, en
14 années, on en a constaté 655 cas sur un total de 2320 malades
(28 p. 100). L'affection se rencontre également dans les campagnes.
En Islande, elle a sévi avec une telle intensité qu'on ne rencontrait plus
un seul chien dans de vastes territoires. Nos observations établissent
qu'elle est particulièrement fréquente pendant l'été ; la chaleur semble
exercer une influence très favorable sur le développement du contage (2).

<hr>

(1) De nouvelles recherches bactériologiques ont été faites à Nancy, par Jacquot et Legrain. Dans le liquide des pustules, ces auteurs ont constaté de
nombreux microcoques de 0μ, 6 à 0μ, 8 de diamètre, la plupart associés deux à
deux et paraissant mobiles. Ils ont réussi à les cultiver dans différent milieux. 20
jeunes chiens ont été inoculés à diverses reprises avec ces cultures. La plupart ont
présenté une éruption légère au point d'inoculation ; dans la suite, ils n'ont pas été
frappés de la maladie (Voy. *Recueil vét.* 1890).   (N. D. T.)
(2) Cette opinion est contestable. La maladie se propage également bien à toutes
les époques de l'année. On peut expliquer son apparence de fréquence pendant l'été, par ce fait qu'il naît plus de jeunes chiens au printemps qu'à l'automne.   (L. T.)

Symptômes. — Si la maladie du jeune âge s'accuse par des manifestations nombreuses, complexes, elle consiste essentiellement en une phlegmasie catarrhale infectieuse des muqueuses oculaire, respiratoire et digestive ; dans bien des cas, elle s'accompagne d'accidents nerveux (cérébraux et médullaires) graves, ainsi que d'un exanthème cutané caractéristique ; très souvent aussi elle se complique de pneumonie catarrhale (1). La diversité des phénomènes qui l'accusent a permis d'y reconnaître plusieurs variétés cliniques. Suivant que le processus morbide se localise sur les muqueuses, le système nerveux central ou la peau, on distingue les formes catarrhale, nerveuse ou exanthémateuse : on a aussi décrit des formes oculaire, gastrique, pulmonaire. De fait, la maladie des chiens peut s'exprimer par des troubles simples quant à leur origine, par des accidents exclusivement cérébraux, intestinaux, oculaires ou cutanés : mais très souvent ces troubles sont multiples et ils peuvent être diversement associés. On ne saurait tracer une description générale typique de l'affection ; nous nous bornerons à étudier successivement ses différentes localisations.

1° *Symptômes du début.* — A son stade initial, la maladie s'accuse habituellement par des phénomènes généraux : abattement, tristesse, appétit capricieux ou anorexie, fatigue, tremblements, frissons, poil hérissé, nez sec et chaud. — Dans ses recherches, Krajewski a noté une forte hyperthermie (jusqu'à 40°; vers la fin de la période d'incubation : au moment de l'éruption, le thermomètre marquait 41° C. dans les cas bénins, 42° dans les cas graves. Cependant, à un premier examen, souvent la fièvre est modérée, et dans les cas légers, surtout chez les animaux adultes, robustes, il semble que le processus puisse évoluer sans augmentation notable de la température. Les constatations thermométriques faites au stade de début sont d'ailleurs très rares ; les malades ne sont généralement présentés au vétérinaire qu'à une période plus avancée. Mais, en règle générale, l'affection du jeune âge, comme du reste tous les processus infectieux, débute par une élévation thermique éphémère.

2° *Troubles oculaires.* — Dans la grande majorité des cas, c'est aux yeux que l'on observe les premiers symptômes locaux ; ils consistent en une conjonctivite séreuse qui devient ensuite purulente ; l'œil est larmoyant, il y a de la photophobie, les paupières sont boursouflées, la conjonctive est rouge, tuméfiée. L'exsudat, d'abord muqueux, puis purulent, s'accumule dans la poche lacrymale et à l'angle interne de l'œil, en formant là de petites masses visqueuses, caséeuses, grisâtres ou jaunâtres ; il salit les paupières vers leur bord, s'y dessè-

<hr>

(1 L'éruption cutanée caractérise la vraie forme naturelle. C'est sous cette forme que la maladie se présente quand on l'a inoculée et qu'on a préservé les sujets contre toute cause de complication. Tous les autres phénomènes ne sont que des complications. (L. T.)

che pendant le jour en les recouvrant de croûtes et les agglutine pendant la nuit. A la conjonctive, la sécrétion purulente est souvent blennorrhéique. L'irritation de la cornée par l'accumulation et la décomposition de l'exsudat, les grattages réitérés exercés sur elle par les malades, les troubles nutritifs qui s'ensuivent, déterminent à cette membrane de véritables ulcérations. L'épithélium est détruit ; parfois les pertes de substance sont larges et superficielles ; dans d'autres cas, plus fréquents, elles sont profondes, infundibuliformes, de la largeur d'une tête d'épingle, et siégent de préférence au centre de l'organe ; souvent leur fond est recouvert d'un exsudat puriforme. Tantôt ces ulcérations guérissent par une néoformation vasculaire partant de leur bord, tantôt elles s'étendent à la membrane de Descemet, la vitre se perfore entièrement, l'iris fait hernie, un staphylome se développe. Les terminaisons du processus sont la cicatrisation avec persistance de taches blanches (leucome) ou d'une pigmentation noire de la cornée, ou la panophtalmie purulente. Dans d'autres cas, on constate aux deux yeux une kératite parenchymateuse diffuse caractérisée par un trouble laiteux de la cornée, lequel se développe parfois en un temps très court : la surface de la vitre est lisse, luisante, la conjonctive intacte. Cette lésion et une fièvre d'une intensité variable constituent assez fréquemment les seuls symptômes de la maladie (affection des yeux). Il est très rare d'observer l'inflammation exsudative de l'iris avec formation d'un exsudat fibrineux ou purulent dans la chambre antérieure de l'œil (ophtalmie interne).

3° *Troubles de l'appareil digestif.* — Les principaux sont : les modifications de l'appétit, le vomissement, la rougeur et la sécheresse de la muqueuse buccale, une soif vive, la rareté de la défécation ou une diarrhée fétide, muqueuse, spumeuse ou hémorragique (catarrhe intestinal hémorragique). L'ictère ne survient que dans des cas exceptionnels. Chez les sujets faibles et aux stades avancés de l'affection, l'urine, souvent albumineuse, renferme les matières colorantes de la bile. Dans un certain nombre de cas, ce sont là encore les seules manifestations de la maladie.

4° *Troubles de l'appareil respiratoire.* — Tout d'abord on note les signes d'un catarrhe de la pituitaire : jetage séreux, muqueux ou purulent, ébrouements, prurit nasal que les malades cherchent à dissiper en se frottant le nez avec les pattes. Habituellement les deux naseaux donnent écoulement à une matière purulente de couleur gris jaunâtre ou gris verdâtre, mélangée de stries sanguines ; plus tard le jetage peut devenir fétide, putride, gangreneux ; très souvent le nez est sec, crevassé ; souvent aussi la pituitaire est recouverte de véritables ulcérations. L'abondance du jetage indique l'extension du processus aux cornets et aux sinus.

En même temps que la rhinite, on rencontre assez généralement un catarrhe laryngien qui s'accuse par une toux d'abord
sèche et rude, puis humide, accompagnée de jetage, toux qui provoque souvent des vomissements par action réflexe. Du larynx, la
phlegmasie peut s'irradier à la trachée et aux bronches. La bronchite
se traduit par une augmentation du nombre des respirations, par un
murmure vésiculaire rude et par des râles. — Dans la bronchiolite, qui
est fréquente, la respiration est très accélérée et dyspnéique ; une toux
faible, douloureuse, se fait entendre au moment où l'on percute le
thorax, lorsque les animaux se relèvent ou qu'on les sort de leur cage ;
on perçoit également des râles secs ou humides à fines ou à grosses
bulles. — Chez les animaux jeunes et faibles qui ne parviennent pas à
expectorer les exsudats bronchiques, ceux-ci sont aspirés dans les
alvéoles et la pneumonie catarrhale se développe. Ses principaux
symptômes sont : l'élévation de la température, la dyspnée (respiration buccale), l'atténuation ou la disparition du murmure vésiculaire
dans des régions circonscrites du thorax, des zones de matité
disséminées dans les deux lobes pulmonaires (lorsque les foyers
inflammatoires sont situés très profondément, ce symptôme peut faire
défaut), un son de percussion parfois tympanique et, dans quelques
cas, du souffle bronchique. La toux est faible, pénible : le jetage est
souvent fétide. Lorsque la paralysie cardiaque devient imminente,
on peut observer les symptômes de l'œdème pulmonaire : dyspnée
intense, râles crépitants à grosses bulles, son de percussion tympanique, diminution lente et régulière du nombre des respirations.

5° *Troubles nerveux.* — Chez les sujets faibles, anémiques, la scène
morbide est dominée par des symptômes cérébraux graves, par une
profonde dépression et par la stupéfaction ; chez les sujets robustes,
on note surtout les signes de l'hyperémie cérébrale active : œil ardent, crâne chaud, excitation, inquiétude, manifestations rabiformes ;
plus tard, ces troubles font place à d'autres provoqués par la compression cérébrale (stupéfaction, extension de la tête). Ces phénomènes caractérisent la forme nerveuse de la maladie. Dans cette variété,
assez fréquente, on constate encore des contractions toniques ou cloniques, tantôt généralisées, tantôt localisées à certaines régions, et
dues à une augmentation de la sensibilité réflexe du cerveau et de la
moelle. Souvent les convulsions sont limitées à un ou plusieurs membres auxquels elles impriment des mouvements de pendule pendant des
journées entières, ou aux muscles de la tête, surtout à ceux innervés
par le facial et la branche motrice du trijumeau, ou aux lèvres, aux
joues, aux paupières, aux muscles des tempes, aux masséters ; dans
ce dernier cas, parfois les mâchoires exécutent des mouvements alternatifs d'écartement et de rapprochement qui semblent automatiques. On peut aussi observer des contractions spasmodiques du

peaucier, surtout dans la région du dos. A certains moments apparaissent de violents spasmes épileptiformes partiels ou généraux. Inquiets ou surexcités, les animaux secouent la tête, errent sans but ou courent comme éperdus ; les mâchoires sont agitées convulsivement, une salive spumeuse s'écoule de la bouche, l'œil est hagard, la tête et l'encolure sont renversées ou portées latéralement, les muscles de la face se contractent spasmodiquement. On peut constater des accès épileptiformes : les sujets tombent en poussant des cris, ils perdent connaissance et sont en proie à des spasmes toniques ou cloniques généralisés, les sphincters rectal et vésical sont paralysés, il y a expulsion d'urine et de matières fécales. Au bout d'un temps très court (une demi-minute à une minute), la connaissance revient, les animaux se relèvent ; pendant un certain temps ils restent faibles, chancelants. Dans quelques cas, à ces attaques épileptiformes succède un coma durable ; on remarque bien plus rarement des mouvements de manège, de roulement, ou des convulsions des extrémités. — Ces phénomènes sont dus à l'anémie artérielle et à l'hyperémie veineuse de certaines régions de l'axe cérébro-spinal, ainsi qu'à l'action du poison infectieux sur les éléments nerveux de ces régions.

Outre ces spasmes, on observe des paralysies. Ces deux ordres de phénomènes existent parfois simultanément. Mais, en général, les paralysies surviennent tardivement ; elles peuvent être localisées à certains groupes musculaires : fréquemment aussi elles atteignent l'arrière-main ou même le corps tout entier ; alors la parésie des nerfs moteurs s'exprime par une extrême faiblesse musculaire. Les animaux chancellent, s'affaissent du train postérieur ; souvent ils buttent ou flageolent des quatre membres ; il en est qui ne peuvent plus se tenir debout. Dans quelques cas la maladie laisse après elle une parésie définitive de l'arrière-main et une paralysie vésico-rectale. Plusieurs fois nous avons noté une paralysie de la langue ; cet organe était flasque, pendait hors de la bouche, la préhension des aliments était extrêmement difficile. Au cours de la maladie, on peut encore constater la surdité, l'amaurose, la cataracte (très rare), la perte de l'odorat, de la mémoire et même la disparition complète de l'intelligence (hydrocéphalie interne).

6° *Symptômes fournis par la peau.* — Dans la moitié environ des cas, un exanthème pustuleux particulier se développe à la face interne des membres et sur le ventre (1). Lorsque la maladie avorte, cet exanthème peut en constituer le seul symptôme. A la surface de la peau apparaissent de très petites taches rouges qui, en 24 heures, se

____

(1) Cette proportion est très au dessous de la vérité. Il n'y a presque aucun cas, je dis presque, parce que tout est possible, mais je n'en ai jamais vu, sans qu'il y ait au moins quelques pustules reconnaissables. Il suffit de bien examiner pour s'en convaincre. (L. T.

transforment en boutons miliaires entourés d'une zone rouge (état vésiculeux et pustuleux). Du volume d'une lentille, d'un pois ou d'une fève, ces pustules se dessèchent en formant une croûte jaune brunâtre. ou elles éclatent et donnent ainsi naissance à des plaies humides, à vif. La guérison survient en 6-8 jours, précédée d'une desquamation épithéliale; les points qu'occupaient les pustules restent marqués pendant un certain temps de taches pâles ou rosées. Très souvent l'éruption est légère, discrète, circonscrite à quelques régions : elle peut s'étendre à toute la surface du corps, simuler l'eczéma impétigineux et se communiquer au tégument du conduit auditif externe ou, mais plus rarement, aux muqueuses buccale et oculaire. Alors les animaux répandent une odeur fétide et la peau est partiellement dépilée; toutefois, contrairement à ce qui s'observe dans la gale sarcoptique, l'éruption ne donne lieu qu'à un prurit insignifiant. Cet exanthème s'accompagne parfois d'un catarrhe préputial aigu. Enfin, dans quelques cas, on note une éruption *urticariforme* généralisée [1].

7° *Symptômes généraux.* — Nous avons dit que la température s'élève au début; elle augmente aussi lorsque des localisations se produisent (poumon, intestin. etc.); à l'approche de la mort. souvent elle s'abaisse considérablement au-dessous de la normale (36°, 34°, même 32° C.). Mais, en général, la marche de la fièvre est irrégulière, atypique. Lorsque la durée de l'affection se prolonge, l'amaigrissement se dessine et s'accuse de plus en plus. l'abdomen se retrousse, les côtes deviennent saillantes, le poil est terne, piqué, les orbites se creusent, les muqueuses pâlissent. la démarche est chancelante, la faiblesse extrême. Les malades exhalent une odeur fétide ; on les trouve presque toujours couchés, plongés dans un coma profond.

Marche et pronostic. — Envisagée au point de vue de sa marche, l'affection du jeune âge offre des modalités plus nombreuses qu'aucune autre maladie du chien. Lorsqu'elle s'exprime par un simple exanthème pustuleux. par une kératite parenchymateuse, par des troubles nerveux peu accusés, par une phlegmasie catarrhale bénigne des muqueuses respiratoire ou digestive, elle a souvent une marche rapide, abortive, et peut se terminer par la guérison au bout de 8 à 10 jours. Dans la plupart des cas, sa durée est de 3 à 4 semaines. Lors de complications encéphaliques ou médullaires graves, la maladie revêt une allure traînante et laisse à sa suite des états morbides divers (paralysies, convulsions qui persistent pendant des mois ou même toute la vie). La pneumonie catarrhale engendre souvent des processus

---

[1] Cette éruption est réellement pustuleuse. Ce qui en a fait méconnaître la nature, c'est l'organisation de la peau du chien, vasculaire surtout à la surface du derme. ce qui amène l'éruption pour ainsi dire entre le derme et l'épiderme.

(L. T.)

dégénératifs chroniques dont le tableau clinique est celui de la phtisie pulmonaire.

La mortalité moyenne est de 50 à 60 p. 100 (1). — Comme éléments pronostiques graves, mentionnons : le jeune âge, la faiblesse, l'anémie, l'extension simultanée du processus à différents organes, les convulsions et les paralysies, la pneumonie lobulaire, la diarrhée colliquative, l'hyperthermie intense et stationnaire, l'amaigrissement rapide, l'épuisement, la fétidité des exhalations, enfin l'abaissement de la température. Généralement la mort est produite par la paralysie cérébrale (celle-ci peut la déterminer en quelques jours), par l'œdème pulmonaire, la septicémie ou l'épuisement. — Parmi les circonstances pronostiques favorables, on doit particulièrement signaler : l'âge adulte, la bénignité du processus et sa localisation à des régions circonscrites ou son extension modérée. D'après quelques auteurs, l'exanthème cutané constituerait un signe pronostique fâcheux. Les faits qu'il nous a été donné d'observer ne concordent nullement avec cette assertion (2).

Diagnostic différentiel. — La maladie doit être surtout différenciée des catarrhes muqueux simples, primitifs. Cette distinction n'est pas toujours possible, car, sous sa forme catarrhale, le processus peut se localiser à un seul organe. En général cependant, on a pour se guider la multiplicité des déterminations catarrhales, l'atteinte simultanée de divers organes, le jeune âge des individus frappés, la vivacité de la fièvre, le mode d'évolution de l'affection et surtout l'éruption pustuleuse dont l'importance est ici capitale (3). Sur certains sujets, on note des phénomènes d'excitation cérébrale qui ont souvent fait craindre aux propriétaires l'existence de la rage. Mais les tendances agressives si caractéristiques de celle-ci font défaut, et la marche de la maladie est bientôt significative. Lorsque l'exanthème est étendu à de larges surfaces, il peut offrir une certaine ressemblance avec la gale : le prurit modéré ou presque nul, l'extension rapide de l'éruption à toute la surface du corps, enfin l'existence d'autres symptômes propres à l'affection du jeune âge, éclairent suffisamment le praticien. Il est des cas où la gale et l'exanthème spécifique existent simultanément ; ici le diagnostic exige un examen attentif. L'acuité des accidents épileptiformes qui surviennent au cours de la maladie permet de les distinguer de l'épilepsie véritable.

---

(1) Les sujets des races perfectionnées meurent en plus grand nombre que les chiens de rue.   L. T.

(2) Il est parfaitement exact que sous la forme éruptive elle n'est pas mortelle si on tient les malades à l'abri des complications par une bonne hygiène.   L. T.

(3) Cette éruption en effet ne manque jamais d'une façon absolue ; on en trouve toujours des traces, au moins au ventre et en dedans des cuisses, de sorte que le diagnostic peut toujours être fait.   L. T.

Anatomie pathologique. — L'appareil respiratoire présente les altérations de la trhinie, de la laryngite, de la bronchite et de la pneumonie catarrhale. La muqueuse nasale, tantôt pâle, tantôt rouge foncé, est tuméfiée, recouverte d'un exsudat purulent, épais, gris verdâtre ou gris brunâtre, mélangé de caillots sanguins, exsudat que l'on trouve accumulé entre les lamelles des cornets et dans les sinus frontaux ; dans certains cas, elle est parsemée d'ulcérations hémorragiques. Les muqueuses laryngienne et bronchique, rouges, tuméfiées, ecchymosées, sont enduites d'une couche muco-purulente ; parfois on y constate des ulcérations catarrhales. Dans les grosses bronches, on ne trouve souvent que des altérations légères contrastant avec l'intensité des symptômes observés pendant la vie : l'hyperémie et la tuméfaction de la muqueuse de ces conduits peuvent disparaître rapidement après la mort. Les bronchioles sont d'ordinaire remplies d'une matière purulente, gris sale ou sanguinolente. La surface du poumon est parsemée d'ilots rougeâtres ; certaines régions sont pauvres en air ou même en sont complètement privées ; d'autres en renferment une quantité exagérée. Les foyers de pneumonie catarrhale sont caractérisés par leur consistance ferme, par l'absence d'air dans leur masse, par le relief qu'ils forment à la surface de l'organe et par leur coloration brun rougeâtre ou rouge grisâtre ; leur coupe est lisse ou finement granuleuse : par la compression, on en fait sourdre un liquide trouble, analogue au chocolat lorsque les lésions sont récentes, gris rougeâtre ou vert pâle lorsqu'elles sont anciennes. Chez les animaux très jeunes, on trouve habituellement un vaste territoire pulmonaire infiltré d'un exsudat fibrineux mou qui se liquéfie facilement (hépatisation croupale lobaire). Parfois les ilots enflammés sont farcis de nombreux petits foyers purulents miliaires : dans d'autres cas, on y constate une infiltration purulente diffuse. Au niveau des régions hépatisées, la plèvre pulmonaire est ordinairement phlogosée ; les ganglions bronchiques sont tuméfiés, infiltrés de sérosité ou de pus.

La muqueuse gastro-intestinale, celle de l'intestin grêle surtout, est rouge, tuméfiée, parsemée d'hémorragies, recouverte de mucosités visqueuses ; dans quelques cas cependant, elle est pâle, tuméfiée, friable, enduite d'une couche d'apparence crémeuse. — Le contenu intestinal est fréquemment sanguinolent. Les ganglions mésentériques sont tuméfiés.

L'encéphale présente le plus souvent les altérations de l'œdème cérébral : anémie, consistance molle de la substance nerveuse, aplatissement des circonvolutions, humidité et aspect terne de la coupe, exsudat séreux dans les ventricules latéraux et dans les espaces sous-arachnoïdiens. L'hyperémie veineuse simple du cerveau est plus rare ; elle s'accuse par la distension des sinus, des plexus vasculaires et des vaisseaux de la pie-mère, par l'existence sur les coupes de nombreuses gouttelettes sanguines qui s'enlèvent par l'essuyage. Kolesnikoff, qui a fait l'étude histologique de ces lésions, a constaté une infiltration leucocytique de la substance cérébrale et surtout des parois vasculaires. Krajewski a signalé en outre une dilatation des vaisseaux cérébraux, l'accumulation dans les espaces périvasculaires d'éléments lymphoïdes, que l'on rencontre parfois dans la trame du cerveau, jusque dans le protoplasma des cellules ganglionnaires. Les altérations de la moelle épinière sont moins saillantes; d'ordinaire il n'y a qu'un peu d'anémie et un œdème léger de la moelle lombaire (1). Dans les cas de paralysie aiguë, Mazulewitsch a noté des altérations dégénératives des parois vasculaires ainsi que la présence d'un exsudat albumineux le long des vaisseaux et dans le tissu conjonctif interstitiel de la substance grise; dans la forme chronique, cet auteur a trouvé une myélite interstitielle circonscrite avec atrophie partielle de la substance nerveuse. D'après Nadden, il existerait dans celle-ci des amas de globules rouges émigrés.

Il faut mentionner encore une anémie quantitative accompagnée d'un certain degré d'hydrémie, la tuméfaction trouble et la dégénérescence graisseuse des cellules hépatiques et rénales, la coloration jaune grisâtre du myocarde (due à la segmentation et à la dégénérescence graisseuse des fibres musculaires), la tuméfaction œdémateuse des ganglions lymphatiques, la consistance boueuse, visqueuse du sang (complication de septicémie), enfin des eschares aux régions saillantes (coudes, pointe des jarrets, etc,), effets du décubitus prolongé.

Traitement. — Il est surtout symptomatique. On connaît cependant des médicaments capables de détruire le contage sur place. Nos recherches ont établi que le calomel permet de combattre efficacement la maladie dans les cas où elle est localisée sur l'appareil digestif ou lorsque les éléments infectieux ont pénétré par cette voie. Dans la forme gastrique et au début, le calomel, administré deux ou trois fois par jour à la dose de 0gr,05, nous a donné des succès remarquables. Il agit en désinfectant la muqueuse gastro-intestinale. De même on peut pratiquer la désinfection de l'appareil respiratoire par des inhalations de crésyl (1 p. 100); elles sont avantageuses dans la forme bronchique; nous en avons aussi obtenu d'excellents résultats dans les localisations pulmonaires. — Mais, le plus souvent, on en est réduit à instituer une médication symptomatique.

1° Les accidents oculaires seront traités conformément aux indications données dans les traités de chirurgie. De nombreuses observations nous ont montré que l'eau crésylée (1/2 à 1 p. 100) est le meil-

(1) Dans les cas aigus, il n'est pas rare de trouver une forte injection des enveloppes et de la moelle avec exsudat séro-fibrineux dans l'arachnoïde, sous cette membrane et jusque dans la moelle.   (L. T.).

leur agent à opposer aux ulcérations de la cornée et à la conjonctivite
purulente. Pour cette dernière, on emploie aussi le sulfate de zinc (1/2 à
1 p. 100) et, dans les cas rebelles, le nitrate d'argent (1 2 à 2 p. 100),
en ayant soin de rendre inoffensif l'excès de ce médicament par un
lavage avec une solution étendue de sel marin. Les ulcérations peuvent
encore être combattues par une solution d'acide borique à 2 p. 100. —
Lors de kératite parenchymateuse, on fait usage de solutions d'atropine (sulfate d'atropine 0,1 ; eau 20). — Contre le prurit conjoncti-
val, on utilise les solutions de cocaïne (2 à 5 p. 100) ; on évite ainsi les
ulcérations d'origine purement traumatique dues aux grattages, et la
cocaïne exerce encore sur la muqueuse une action antisécrétoire
(chlorhydrate de cocaïne $0^{gr},5$; eau distillée 10 grammes ; à instiller
5 gouttes toutes les trois heures). — Dans les cas de blennorrhée,
on peut cautériser la muqueuse enflammée avec le nitrate d'argent
ou le sulfate de cuivre. Si le mal est rebelle, on employera le thermo-
cautère après avoir préalablement anesthésié l'œil à la cocaïne. —
L'opacité ancienne de la cornée cède parfois aux insufflations de
calomel ou à la pommade au précipité rouge 1 p. 15-25). — Le staphylome et l'entropion exigent un traitement chirurgical.

2° Lorsque la maladie est localisée sur l'appareil digestif, les vomitifs, au début, sont souvent avantageux (chlorhydrate d'apomorphine
$0^{gr},005$-$0^{gr},01$; eau, 1-5 ; en injection sous-cutanée). Comme stomachi-
que, on administre habituellement l'acide chlorhydrique (par gouttes)
seul ou associé aux amers (acide chlorhydrique 5 gr. ; teinture de
gentiane 20 gr. ; eau distillée 150 gr. ; une demi-cuillerée ou une cuillerée à thé trois fois par jour). On peut aussi recourir à la rhubarbe
(teinture de rhubarbe en solution aqueuse ou vineuse ; à donner par
cuillerée à thé), aux décoctions de quinquina (10 : 150 ; à donner par
cuillerée à soupe) pures ou additionnées de quelques gouttes d'acide
chlorhydrique, au sous-nitrate de bismuth ($0^{gr},1$ — $0^{gr},5$), à l'extrait
de viande (2 gr. — $2^{gr},5$), au vin (par cuillerée à thé ou à soupe), etc.
— Les vomissements rebelles peuvent être arrêtés par l'opium, les
pilules de glace, et la diarrhée par la teinture d'opium (teinture
d'opium simple $0^{gr},5$ — 2 gr.), la poudre d'opium ($0^{gr},1$ — $0^{gr},3$),
le tannin ($0^{gr},2$ — $0^{gr},5$), le nitrate d'argent ($0^{gr},02$ — $0^{gr},05$) dissous dans l'eau distillée ou donné en pilules . — A la diarrhée
sanguinolente, on opposera l'opium associé aux préparations gom-
meuses (teinture d'opium simple 10 gr. ; gomme arabique 20 gr. ;
eau distillée 250 gr. ; à administrer trois fois par jour une cuillerée à
thé ou à soupe).

3° Le traitement des localisations sur l'appareil respiratoire se confond avec ceux de la laryngite, de la bronchite et de la pneumonie
catarrhale. — Lorsque la toux est fréquente, il faut recourir aux préparations morphinées (chlorhydrate de morphine $0^{gr},1$; eau d'amandes

amères 10 gr.; à donner trois fois par jour une cuillerée à thé ou à soupe): on doit appliquer en outre des compresses humides et chaudes sur le larynx et la poitrine. — Les affections bronchiques réclament les expectorants : chlorhydrate d'apomorphine ($0^{gr},01$ *pro die, per os*), émétique et soufre doré d'antimoine ($0^{gr},02$ — $0^{gr},05$; cette médication doit être réservée pour les animaux robustes, chlorhydrate d'ammoniaque ($0^{gr},1$ — $0^{gr},5$) émétique (vin stibié, par gouttes), racine de *Polygala senega* (décoction à 10 p. 150: à administrer par cuillerée à thé ou à soupe), ipéca ($0^{gr},02$ — $2^{gr},05$).

4° Les spasmes partant du système nerveux central sont combattus par les antispasmodiques, par le bromure de sodium (10 gr.; eau 250; trois fois par jour une cuillerée à thé ou à soupe), l'uréthane (2-20 gr.), l'hypnone ($0^{gr},25$ — 2 gr.), le sulfonal (1 — 4 gr.), l'hydrate de chloral (0,05 — 5 gr.) en solution gommeuse, la morphine (injections sous-cutanées de $0^{gr},02$ — $0^{gr},1$). — Les états paralytiques et la faiblesse sont traités par les excitants: café (infusion de 5-10 gr. p. 100 d'eau), bouillon de viande, extrait de viande, vin, camphre ; injections hypodermiques d'alcool camphré ou d'huile camphrée (5-10 gr.), d'éther (1 gr. par heure), de caféine ($0^{gr},5$ — 2 gr.), d'hyoscyamine ($0^{gr},005$ — $0^{gr},02$), d'atropine ($0^{gr},01$ — $0^{gr},05$), de vératrine ($0^{gr},001$ — $0^{gr},005$), de strychnine ($0^{gr},001$ — $0^{gr},003$) ; courant électrique (appareil de Spamer).

5° Un traitement spécial doit être institué contre l'hyperthermie lorsque celle-ci, très accusée, crée un danger pour les organes importants, notamment pour le cœur. La fièvre du début et les températures peu élevées (39-40° C.) ne nécessitent aucune médication particulière. Parmi les antifébriles, il faut employer de préférence l'antipyrine, l'antifébrine et la phénacétine ; l'action de ces agents est certaine et se produit en un laps de temps relativement court. On les administre en solution aqueuse, à la dose de 25 centigrammes à 1 gramme par heure, jusqu'à ce que la température soit revenue au chiffre normal. La quinine est moins sûre dans ses effets. L'acide cyanhydrique, sous forme d'eau d'amandes amères (1-2 gr. *pro dosi*, toutes les 2-3 heures) est encore un antithermique sur lequel on peut compter.

6° Les altérations cutanées ne réclament que des soins très simples: les régions humides peuvent être desséchées avec des poudres (oxyde de zinc 1 gr.; amidon 10 gr.) ; la glycérine est avantageuse pour ramollir les croûtes produites par les pustules (1).

Au point de vue diététique, il convient de donner une nourriture

(1) Il faut, dès le début, chercher à provoquer cette éruption par les excitants diffusibles, les ferrugineux et la chaleur extérieure. J'ai obtenu des résultats étonnants en enveloppant les malades dans des couvertures, voire des édredons, et en leur administrant du café léger et du bouillon chauds, par cuillerées, alternativement, avec une dose quotidienne de 3 à 6 gouttes de teinture de mars tartarisée.

(L. T.).

alibile et très digestible; la viande crue hachée, le lait, le bouillon
de viande sont très recommandables. La prophylaxie commande de
séparer les malades des individus sains.

La **maladie des chats** est identique à l'affection que nous venons d'étudier ; Krajewski l'a démontré expérimentalement par l'inoculation d'une
espèce à l'autre. Chez le chat, la maladie s'observe également à l'état enzootique. Les symptômes sont à peu près les mêmes que chez le chien, sauf les
accidents nerveux qui sont extrêmement rares, presque inconnus. Des vomissements, de l'inappétence, de la tristesse, la conjonctivite purulente, du
jetage, des ébrouements, de la toux, de la dyspnée, la respiration sifflante, de
la diarrhée, des plaintes, une grande faiblesse, l'anémie, puis des phénomènes
comateux et l'abaissement de la température : telles sont ses principales manifestations. L'exanthème semble faire défaut. Les altérations constatées à
l'autopsie sont semblables à celles de la maladie du chien ; dans le poumon,
nous avons trouvé des altérations profondes, entre autres celles de la pneumonie croupale lobaire. Le traitement est le même que chez le chien. Il faut
cependant proscrire les inhalations d'acide phénique, à cause de la toxicité
de cet agent pour le chat. Les doses médicamenteuses doivent être environ
le cinquième de celles indiquées pour le chien.

Bibliographie. — Taplin, *Stallmeister oder neuere Rossarzneikunde, nebst einem
Anhang über die Hundeseuche*, 1797. — Donauer, *Vorschläge zur zweckmässigen
Behandlung kranker Hunde*, Marburg u. Kassel, 1815. — Waldinger, *Abhandlung
über die Gewöhnliche krankheit der Hunde*, Wien u. Trieste, 1818. — V. Gemmeren
u. Mecke, *Anweisung zur Vorbauung und Heilung der gewöhnlichen Krankheiten
der Hunde*, Munster, 1833. — Lentin, *Die Krankheiten des Hundes*. Weimar, 1834.
— Delabère-Blaine, *Maladies du chien*, 1834. — Hertwig, *Magazin*, 1840. —
Rückert, *Beschreibung der Krankheiten des Rindviehs*, Leipzig, 1841. — Schönherr,
Die Hundekrankheit. Nordhausen, 1842. — Karle, *Repertor.*, 1844. — Voigtländer,
Sächs. Jahresber., 1856-57. — Hering, *Spec. Pathol.*, 1858. — Pillwax, *Oesterr.
Vierteljahrsschr.*, 1862. — Spinola, *Spec. Pathol.*, 1863-67. — Trasbot, *Recueil
vét.*, 1868. — Brusasco, *Il med. vet.*, 1870. — Venuta, *Ibid.*, 1873. — Siedam-
grotzky, *Sächs. Jahresber.*, 1871-72. — Anacker, *Thierarzt*, 1874. — Dinter, *Sächs.
Jahresber.*, 1874. — Semmer, *Deutsche Zeitschr. f. Thiermed.*, 1875. — Zippelius,
Adam's Wochenschr., 1877. — Mégnin, *Le Chien*, 1877. — Friedberger, *Münch.
Jahresber.*, 1877-78, 1882-83, 1886-87. — Trasbot, *Arch. vét.*, 1879. — Anacker,
Spec. Pathol., 1879. — Hertwig, *Krankheiten der Hunde*, 1880. — Snorre, Jonsson,
Repertor., 1880. — Krabbe, *Ibid.*, 1880. — Friedberger, *Vorträge f. Thierärzte*, 1881.
— Krajewski, *Oesterr. Revue f. Thierheilkde*, 1881. — Laosson, *Ueber die Geschichte
u. Contagiosität der Staupe, Inaug. Diss*. Dorpat, 1882. — Bryce, *The Vet.*, 1882.
— Smirnow, *Veterinärbote*, 1882. — Pütz, *Die Seuchen u. Herdekrankheiten*, 1882. —
Rabe, *Adam's Wochenschr.*, 1883. — Mazulewitsch, *Dissertat*. Petersburg, 1883. —
Cagny, *Bullet. Soc. méd. vét.*, 1883. — Hadden, *The Vet.*, 1883. — Konhäuser,
Oesterr. Monatsschr., 1884. — Röll, *Spec. Pathol., u. Therapie*, 1885. — Pütz, *Com-
pendium die Thierheilkde*, 1885. — Schadrin, *Journ. vét. de Charkow*, 1886. —
Trasbot, Leblanc, Weber, *Bullet. Soc. med. vét.*, 1885. — Laurent, Ménard, *Ibid.*,
1886. — Dupuis, *Recueil vét.*, 1887. — Nocard, *Ibid.*, 1887. — Peterson, *Archives de
Saint-Petersbourg*, 1887. — Mathis, *Journ. de Lyon*, 1887. — Krajewski, *Deutsche
Zeitschr. f. Thiermed.*, 1887. — Fröhner, *Berlin. Archiv*, 1889. — Jacquot et
Legrain, *Recueil vét.*, 1890.

FIÈVRE CATARRHALE MALIGNE DU BŒUF.

MAL DE TÊTE. — CORYZA GANGRENEUX.

Étiologie. — La fièvre catarrhale maligne est une maladie infectieuse qui s'observe exclusivement sur le bœuf et dont l'agent est inconnu. Sa contagiosité est très faible ; la contamination directe est fort rare ; tous les essais d'inoculation sont restés sans résultat. Elle est très probablement provoquée par un « miasme d'écurie » qui se développe surtout dans les étables défectueuses et mal tenues. — On a relaté des faits établissant sa transmission par certains intermédiaires, par le mouton (Möbius), par les marchands de bestiaux (observations personnelles).

Généralement la fièvre catarrhale maligne est sporadique, mais son extension à toutes les bêtes bovines d'une étable ou même d'une localité n'est pas rare ; stationnaire dans certains pays, elle peut sévir plusieurs années de suite dans les mêmes locaux. Un grand nombre de cas de ce genre sont relatés dans les publications. Sump (1) l'a observée pendant vingt-cinq années successives dans une grande ferme ; sur deux cent vingt-cinq vaches atteintes, trois seulement échappèrent à la mort.

Si elle frappe le plus souvent les animaux jeunes, bien nourris, on la remarque cependant sur les individus adultes. Le printemps semble être la saison la plus favorable à son développement. D'après Frank, elle serait particulièrement fréquente dans les localités à sol léger, modérément humide, et elle n'existerait pas dans les régions dont le sous-sol est très sec ou très humide. Mais on ne sait rien de précis sur l'influence qu'exercent les conditions cosmo-telluriques : on peut rencontrer l'affection à toutes les altitudes, sur les coteaux, dans les plaines et les vallées, quel que soit l'état du sous-sol de ces lieux. Le refroidissement n'intervient dans sa genèse que comme cause prédisposante. — La durée de l'incubation est de trois à quatre semaines (Bugnion, Frank).

Suivant la localisation et l'intensité de l'état morbide, on a distingué, depuis longtemps, les formes *nasale, abdominale* et *exanthémateuse, bénigne et maligne.* La multiplicité des modalités qu'elle peut revêtir a donné lieu à des opinions fort divergentes au sujet de sa nature.

Tout récemment encore, Brusasco a fait des essais de transmission dont le résultat a été négatif. Cet expérimentateur a porté, sur le mufle et la pituitaire, du sang, du mucus nasal et des exsudats provenant des sinus ; il a aussi

____
(1) Sump. *Preuss. Mittheil.*, 1857.

fait ingérer ces produits, tout cela sans obtenir un seul résultat positif. La co-habitation n'a pas été plus efficace.

Zündel et d'autres auteurs ont soutenu l'identité de la fièvre catarrhale maligne et de la méningite basilaire tuberculeuse. Cette manière de voir est absolument erronée. D'abord les altérations anatomiques et les symptômes de ces affections diffèrent considérablement. En outre, la méningite basilaire tuberculeuse se remarque presque exclusivement sur des animaux maigres, étiques (précisément parce qu'ils sont tuberculeux), tandis que la fièvre catarrhale s'observe habituellement sur des individus jeunes et en bon état.

Symptômes. — La fièvre catarrhale s'accuse par un ensemble symptomatique très variable. C'est une affection générale dans laquelle les muqueuses oculaire, respiratoire, digestive, génito-urinaire, sont le siége de processus inflammatoires divers (catarrhal, croupal, diphtéritique). Elle s'accompagne de phénomènes nerveux graves, surtout de troubles cérébraux. Dans certains cas, un seul organe est frappé; dans d'autres, différents organes ou même plusieurs appareils sont atteints simultanément.

1° *Période de début.* — La maladie s'annonce généralement par des frissons et une fièvre intense; dès le premier ou le second jour, la température oscille entre 40 et 42° C. Les animaux sont tristes, abattus; la tête est appuyée sur la mangeoire, ou elle est pendante et inerte; la base des cornes, le crâne, les sinus, sont chauds; il y a des frissons et des tremblements musculaires généralisés; le poil est terne, piqué; le dos est souvent voussé. Parfois, en quelques jours, l'amaigrissement fait de rapides progrès.

2° *Troubles oculaires.* — Le premier est un larmoiement abondant; bientôt la conjonctive a une teinte rouge intense, les paupières se tuméfient et la photophobie en provoque l'occlusion; la tuméfaction de ces organes peut déterminer un véritable ectropion. A la conjonctivite s'ajoute plus tard une kératite diffuse; la cornée devient trouble à sa périphérie, elle est d'abord louche, puis d'un blanc laiteux. L'inflammation de l'iris, assez fréquente, s'accompagne d'une exsudation dans la chambre antérieure de l'œil (iritis exsudative); parfois cette membrane se soude à la capsule cristalline (iritis adhésive). Tantôt ces symptômes disparaissent peu à peu; dans d'autres cas, la cornée se perfore et l'iris fait hernie au dehors; ultérieurement la cécité peut survenir par atrophie du bulbe. Envisagé dans son ensemble, le processus présente une assez grande analogie avec l'ophtalmie périodique du cheval.

3° *Troubles de l'appareil respiratoire.* — Sur la muqueuse respiratoire se développe une phlegmasie d'abord catarrhale, qui devient ensuite croupale ou diphtéritique (nécrosique). La muqueuse nasale, rouge-vif ou rouge bleuâtre, se recouvre de productions croupales, diphtéritiques, qui laissent à leur suite des plaies à caractère ulcéreux. En même temps apparaît un jetage d'abord séro-muqueux, puis purulent, caillebotté, strié de sang, de mauvais aspect et fétide. La respiration est difficile, râlante ou ronflante; l'auscultation fait entendre des râles muqueux. La dyspnée s'accentue; on peut observer de véritables accès de suffocation lorsque le larynx et les cavités nasales sont obstrués par des fausses membranes. Parfois des masses croupales sont rejetées à l'extérieur.

Lorsque le processus inflammatoire se propage des sinus frontaux à la cavité de la corne, il atteint la matrice de cet organe, laquelle remplit l'office de périoste pour la cheville osseuse. Les cornes sont très sensibles au toucher; elles s'arrachent facilement ou même se décollent et tombent spontanément.

4° *Troubles de l'appareil digestif.* — Dans les cas graves, l'appétit est diminué dès le début, mais dans la forme bénigne et lorsque la maladie n'intéresse pas les organes digestifs, il peut persister pendant un temps assez long. Les premiers jours, la muqueuse buccale est rouge, sèche, chaude; plus tard, la stomatite détermine du ptyalisme, la salive tombe sur le sol en longs filaments. La muqueuse, farcie d'hémorragies, présente des érosions au palais, aux barres (maxillaire supérieur), aux joues; on y remarque également un exsudat diphtéritique jaune grisâtre ou jaune blanchâtre, disposé en îlots, dont la chute met à nu des ulcérations. L'inflammation nécrosique peut se propager à la peau du mufle et au nez; la face tout entière est alors considérablement tuméfiée. La cavité buccale exhale une odeur fétide. On note encore des alternatives de constipation et de diarrhée avec les signes ordinaires des coliques. Les excréments, très liquides, fétides, renferment souvent du sang et des néoformations croupales: parfois les malades expulsent des productions membraniformes longues de 2 à 3 mètres et détachées de la muqueuse intestinale (Frank). Il y a du ténesme; la muqueuse rectale est fortement tuméfiée.

La sécrétion lactée se tarit d'ordinaire complètement au bout de quelques jours.

5° *Troubles de l'appareil génito-urinaire.* — Ce sont ceux de la néphrite et de la cystite. Les malades font des efforts convulsifs pour effectuer la miction, qui est très douloureuse. L'urine renferme fréquemment du sang, de l'albumine et des éléments figurés caractéristiques de la néphrite (cylindres urinaires, épithélium rénal, globules blancs). D'après Frank, sa réaction serait souvent acide. La muqueuse vaginale congestionnée, tuméfiée, est souvent recouverte d'exsudats diphtéritiques ou parsemée d'ulcérations. La vulve donne écoulement à un liquide muqueux, grisâtre ou sanguinolent. La plupart des femelles gravement atteintes avortent.

6° *Troubles nerveux.* — On observe le plus souvent les phénomènes de l'hyperémie cérébrale et de l'encéphalite. Dans bien des cas, ils

dominent la scène. Les animaux sont excités, inquiets ; ils montent
dans la mangeoire, beuglent, se portent ou se jettent de côté ; l'œil
est hagard, on constate parfois des attaques rabiformes, des accès
spasmodiques variables dans leur intensité : convulsions, spasmes
épileptiformes, pirouettement de l'œil dans l'orbite, trismus. A ces
convulsions succèdent la paralysie et le coma ; alors la température
s'abaisse ; la mort est proche.

7° Dans quelques cas, la *peau* présente une éruption pustuleuse :
les poils tombent, une desquamation épidermique abondante se produit au pis, à la face interne des jointures, entre les doigts, à l'encolure, sur le dos, etc. On a plusieurs fois observé la chute des
onglons.

Anatomie pathologique. — De même que les symptômes, les
altérations anatomiques varient avec la localisation, l'ancienneté, le
degré d'intensité du processus morbide. Les lésions constatées sur les
animaux sacrifiés diffèrent notablement de celles révélées par l'autopsie des sujets qui succombent : chez les premiers, on trouve surtout
des altérations catarrhales et croupales ; chez les autres, on rencontre
plutôt celles des processus diphtéritiques proprement dits. Examinons
les plus importantes.

La muqueuse nasale est rouge brunâtre ou bleuâtre, tuméfiée, ulcérée, farcie d'hémorragies ou revêtue de membranes croupales blanc
jaunâtre. Les cornets et les cellules ethmoïdales sont parfois frappés
de nécrose. La muqueuse des sinus frontaux, épaissie, est enduite
d'un exsudat purulent ; la matrice des cornes est enflammée, leur cavité est remplie de pus. Les muqueuses laryngienne et bronchique
montrent les lésions d'une phlegmasie catarrhale, croupale ou hémorragique. Assez souvent l'exsudat croupal s'étend jusqu'aux plus
fines bronches. Dans le poumon, on constate fréquemment ou de
l'emphysème interstitiel, ou de l'œdème diffus lorsque la maladie
s'est terminée par la mort.

La muqueuse buccale, rouge bleuâtre, est tuméfiée au voisinage
des dents. Gillmayr y a rencontré des vésicules qui se transfor-
maient rapidement en érosions superficielles. Ces dernières, assez
communes, peuvent atteindre et dépasser les dimensions d'une pièce
de 50 centimes. Dans les cas graves, le palais et son voile sont couverts d'îlots membraneux blanc jaunâtre ; parfois aussi il en existe
sur la muqueuse pharyngienne et sur celle de l'œsophage, à l'origine de ce conduit. Dans le pharynx, on trouve des altérations semblables à celles de la bouche. La muqueuse gastro-intestinale, d'un
rouge diffus ou marbrée, est tuméfiée, semée d'exsudats diphtéritiques
et d'ulcérations qui laissent des cicatrices indélébiles. Les plaques de
Peyer et les follicules solitaires sont généralement ulcérés, altération
qui donne à la maladie une certaine ressemblance avec la peste bo-

vine. — Les méninges encéphaliques sont hyperémiées et infiltrées ; le cerveau et ses plexus, œdématiés, présentent de petits foyers hémorragiques. La moelle a éprouvé des altérations semblables.

Les reins, enflammés, sont en voie de dégénérescence graisseuse. Dans le bassinet, on trouve parfois un exsudat croupal que l'on peut suivre le long des uretères, jusque dans la vessie. La muqueuse de ce réservoir, phlogosée à un degré variable, est assez souvent tapissée de membranes croupales et marquée de foyers hémorragiques.

Comme altérations générales, on note : des hémorragies dans les différents appareils, mais surtout dans le cœur, les membranes séreuses, et plus particulièrement dans le mésentère et l'épiploon ; la dégénérescence graisseuse et la décoloration des muscles, la décomposition rapide des cadavres, la fluidité et la viscosité du sang, l'accumulation dans les cavités splanchniques d'un liquide sanguinolent et une légère phlegmasie de la plèvre.

Marche et pronostic. — Suivant les cas, la marche est suraiguë, aiguë, subaiguë ou chronique. Tantôt la mort se produit au bout de 3 à 5 jours ; tantôt la guérison survient après de longues semaines. La durée moyenne de la maladie est d'environ un mois. Les rechutes sont fréquentes et rien ne peut les faire prévoir ; parfois une première recrudescence a lieu de la deuxième à la troisième semaine. Souvent, au début, alors que l'on croit constater des signes de mieux être, le mal s'aggrave subitement. La convalescence est toujours longue. Dans les cas bénins, la guérison complète est souvent obtenue en un mois ; dans la forme grave, quand l'affection ne se termine pas rapidement par la mort, sa durée est de 2 à 3 mois.

A toutes les périodes, le pronostic reste douteux et ne doit être formulé qu'avec une grande réserve. La mortalité varie de 50 à 90 p. 100. Sur 76 malades observés par Bugnion, 7 ont guéri ; les autres furent abattus le troisième ou le quatrième jour. Pour les sujets soumis au traitement, Frank estime que la proportion des succès ne dépasse pas 6 p. 100.

Les signes pronostiques défavorables sont l'extension du processus à tous les organes ou à un certain nombre d'entre eux, l'intensité de l'inflammation et la nécrose des muqueuses affectées, les accidents cérébraux, pulmonaires ou intestinaux graves. Comme états morbides chroniques engendrés par la maladie, signalons les altérations des yeux décrites plus haut et le catarrhe des sinus.

Diagnostic différentiel. — Il importe surtout de distinguer la fièvre catarrhale de la *peste bovine*, ce qui est loin d'être toujours facile. La différenciation est basée sur les données suivantes : 1° La fièvre catarrhale est d'une faible contagiosité, la peste bovine au contraire est extrêmement contagieuse. 2° Dans la première, les troubles oculaires et respiratoires (bruit de rétrécissement, jetage, etc.), sont d'ordinaire prépondérants; dans la peste bovine, les accidents gastriques dominent la scène; à ces particularités s'ajoutent les lésions différentes trouvées à l'autopsie. 3° Dans la fièvre catarrhale maligne, la marche est généralement moins aiguë que dans la peste bovine. Mais lorsque la première frappe simultanément plusieurs animaux d'une même écurie et que le processus se localise principalement sur l'appareil digestif et la muqueuse vaginale, les symptômes peuvent donner le change au praticien. Dans ce cas, le diagnostic est éclairé par les commémoratifs, par les circonstances qui doivent faire admettre ou rejeter la possibilité de l'invasion de la peste bovine. On a eu quelquefois recours à l'inoculation au bœuf; le résultat négatif indique qu'il s'agit de la fièvre catarrhale.

Elle peut encore être confondue avec la dysenterie, l'ophtalmie périodique et la méningite (Zundel, nous l'avons dit plus haut, admettait l'identité de la fièvre catarrhale et de la méningite basilaire tuberculeuse).

Traitement. — Comme mesures prophylactiques, Frank conseille la désinfection et le drainage du sous-sol des étables infectées ; il recommande également d'interposer une couche imperméable entre le sous-sol et le pavé. — Le traitement curatif usité autrefois comprenait les moyens suivants : saignée, lotions de la peau avec du vinaigre et fumigations de vinaigre, amputation des cornes, trépanation, émétique et camphre à l'intérieur. Plus récemment, on a préconisé l'acide phénique, administré à la dose de 5 à 10 grammes par jour et utilisé aussi en fumigations ou en frictions. Lors d'accidents cérébraux graves, on fait des applications réfrigérantes sur la tête (glace, compresses et douches froides). On peut aussi instituer un traitement symptomatique (antipyrétiques, alcalins, expectorants, émollients).

La fièvre catarrhale maligne n'a rien de commun avec la *diphtérie de l'homme*, contrairement à ce que l'on a quelquefois prétendu (Voy. *Maladies diphtéritiques des animaux domestiques*). La diphtérie humaine est une maladie infectieuse *sui generis*, dont l'étiologie, la contagiosité, les symptômes et les lésions diffèrent absolument de la maladie que nous venons de décrire. Les inflammations diphtéritiques ou nécrosiques des muqueuses peuvent apparaître au cours de maladies très diverses.

Bibliographie. — LABORDE, *Recueil vét.*, 1830. — BERTHOLET, *Ibid.*, 1840. — RYCHNER, *Bujatrik*, 1851. — MAIER, *Repertor.*, 1853. — WERNER, *Preuss. Mittheil.*, 1853-54. — ERCOLANI, *Giornal. di med. veterin.*, 1857. — RINGUET, *Journ. des vét. du Midi*, 1854, et *Recueil vét.*, 1857. — PFLUG, *Adam's Wochenschr.*, 1857-68. — HERING, *Spec. Pathol.*, 1858. — MAY, *Magazin*, 1858. — GILLMAYR, *Adam's Wochenschr.*, 1858. — FESSLER, *Ibid.*, 1859. — FRANZE, *Sächs. Jahresber.*, 1862. — SPINOLA, *Spec. Pathol.*, 1863. — PRITSCH, *Sächs. Jahresber.*, 1868. — IWERSEN, *Repertor.*, 1864. — WEINMANN, *Adam's Wochenschr.*, 1864. — HAGEN, *Ibid.*, 1864. — MAYRWIESER, *Ibid.*, 1864. — BRÄUER, *Sächs. Jahresber.*, 1865. — DEISINGER, *Adam's Wochenschr.*, 1866. — KÖHLER, *Ibid.*, 1866. — MAUL, *Ibid.*, 1866. — EBERSBACH, *Sächs. Jahresber.*, 1867. — ZÜNDEL,

Journ. de Lyon, 1867; *Thierarzt*, 1868. — SAAKE, *Magazin*, 1869. — CRUZEL, *Traité des maladies de l'espèce bovine*. Paris, 1869, 2e édit., revue par PEUCH, 1883. — KRETSCHMAR, *Sächs. Jahresber.*, 1869. — UNGLERT, *Adam's Wochenschr.*, 1870. — ROCH, *Recueil vét.*, 1870. — LOGER, *Ibid.*, 1872. — FUCHS, *Bad. thierärztl. Mittheil.*, 1871. ROSENKRANZ, *Sächs. Jahresber.*, 1872. — BOLLINGER, *Schweiz. Archiv*, 1872. — JEHLIN, *Thierarzt*, 1873. — LANDEL, *Repertor.*, 1874. — ZÜRN, *Die pflanz. Parasiten*, 1874. — FURLANETTO, *Gazzetta med. vet.*, 1874. — BAUWERKER, *Adams Wochenschr.*, 1874. — ZIPPELIUS, *Ibid.*, 1875. — THOMS. DIECKERHOFF, *Ibid.*, 1876. — HAHN, *Thierarzt*, 1877. — BOWENSCHEN. *Berlin. Archiv.* 1877. — BUGNION, *Deutsch. Zeitschr. f. Thiermed.*, 1877. — VOLLERS, *Adam's Wochenschr.*, 1879. — ANACKER, *Spec. Pathol.*, 1879. — LOTZER. *Zündel's Jahresber.*, 1881-82. — ESSER, *Preuss. Mittheil.*, 1882. — KAISER, *Ibid.*, 1882. — PÜTZ, *Seuchen u. Herdekrankheiten*, 1882. — KÖNIG, *Sächs. Jahresber.*, 1882-84. — SCHLEG, *Ibid.*, 1883. — HAUBNER-SIEDAMGROTZKY, *Landwirthschaftl. Thierheilkunde*, 1884. — V. Ow, *Bad. thierärztl. Mittheil.*, 1884. — POPOW. *Veterinärbote.* 1884. — PÜTZ, *Compendium der Thierhleikde*, 1885. — HIMMELS-ross, *Adam's Wochenschr.*, 1885. — SEMMER, *Deutsch. Zeitschr. f. Thiermed.*, 1885. — STÖHR. EGGELING, *Berlin. Archiv*, 1885. — RÖLL, *Spec. Pathol.*, 1885. — FRANK. *Adam's Wochenschr.*, 1885. — PAUCHENNE, *Bull. belge*, vol. II. — CONTAMINE. *Ibid.*, vol. III. — RÖLL. *Jahresber.*, 1886. — MERGEL. *Archives de Saint-Pétersbourg*, 1886. — BRUSASCO, *Il med. vet.*, 1886. — BERGER, *Bad. thierärztl. Mittheil.*, 1887. — FENTZLING, *Ibid.*, 1887. — MÖBIUS, *Adam's Wochenschr.*, 1887. — KÖNIG, *Sächs. Jahresber.*, 1887. CARREY, *Journ. de Lyon*, 1888.

AVORTEMENT INFECTIEUX DE LA VACHE.

AVORTEMENT ÉPIZOOTIQUE.

Étiologie. — L'avortement des bêtes bovines s'observe à l'état épidémique dans certaines régions ou dans certaines étables. On l'a vu sévir en permanence dans des fermes et y causer pendant de longues années de sérieux dégâts. Ce caractère enzootique ou épizootique d'un accident habituellement provoqué par des causes banales : contusions, maladies fébriles aiguës, refroidissements, intoxications, ingestion d'aliments altérés ou moisis. de boissons nuisibles, indique qu'il est parfois de nature infectieuse. Bien que son agent pathogène ne soit pas connu. l'avortement épizootique doit être rangé dans le groupe des maladies spécifiques.

L'infection semble être produite par un « miasme d'écurie ». Il est démontré que l'agent virulent existe dans l'écoulement des voies génitales et dans les eaux fœtales; par l'intermédiaire de ces liquides, il peut atteindre les animaux sains. En portant dans le vagin de vaches saines des mucosités vaginales d'une vache qui venait d'avorter, Bräuer a provoqué l'avortement sur 11 bêtes : l'accident survenait de 9 à 21 jours après l'inoculation. En procédant de la même manière. Lehnert a déterminé deux fois l'avortement au bout de 12 et 20 jours. Trinchera a produit un catarrhe vaginal purulent et l'avortement en 9-13 jours sur des vaches saines auxquelles il avait inoculé l'exsudat vaginal purulent d'une malade; avec la matière obtenue en râclant la surface du chorion expulsé par une vache qui venait d'avorter, le résultat a été le même. D'ailleurs, l'expérience a suffisamment démontré que la maladie est éminemment contagieuse et qu'elle peut se transmettre directement ou par certains intermédiaires : par le purin, la litière, par les personnes chargées de soigner les malades, par le vétérinaire (à la suite de l'extraction du délivre pratiquée sur une bête qui a avorté) et même par les reproducteurs mâles.

La transmission de la maladie, d'une vache qui a avorté à ses voisines immédiates, est la règle, et elle est bien favorisée par l'existence, en arrière des bêtes, d'une rigole où s'accumulent le purin et les matières excrémentitielles.

Les causes autrefois incriminées : nourriture avariée, années pluvieuses, fourrages de mauvaise qualité, stabulation permanente, consanguinité, etc., n'ont que l'influence de conditions prédisposantes. En affaiblissant l'organisme, elles facilitent l'introduction et la pullulation du contage. D'après Strebel, dans le canton de Fribourg, pendant les années humides 1878 et 1879, 20 à 60 p. 100 des vaches pleines ont avorté. L'avortement épizootique peut s'établir dans les étables les mieux tenues, fait qui prouve que la malpropreté ne joue qu'un rôle étiologique secondaire. La décomposition de l'arrière-faix ne saurait le déterminer à elle seule ; la rareté relative de l'avortement est en effet en opposition avec la fréquence de la non-délivrance et de la décomposition des enveloppes. — Aucune donnée positive n'est encore acquise sur sa pathogénie. Il est fort probable que les agents infectieux pénètrent dans la matrice par le vagin et le col, comme les éléments septiques dans la fièvre vitulaire ; leur pullulation dans les enveloppes fœtales y détermine des altérations suffisantes pour entraîner l'avortement. Le processus se propage sans doute des enveloppes au fœtus, ainsi que semble le démontrer la mort de celui-ci *ante partum* dans la plupart des cas d'avortement épizootique. A l'heure actuelle, on ne sait pas si le virus peut pénétrer dans le sang par les voies respiratoire ou intestinale. Biot considère comme cause de l'avortement une inflammation infectieuse du revêtement séreux de l'utérus. Nocard prétend que l'agent spécifique pullule entre la muqueuse utérine et le chorion, qu'il n'exerce aucune influence nocive sur la première, mais qu'il attaque les enveloppes après chaque conception nouvelle ; il déterminerait ainsi des avortements répétés et entraînerait la stérilité en communiquant au liquide utérin une réaction acide, mortelle pour les spermatozoïdes (1).

---

(1) Nocard a surtout étudié l'avortement épizootique au point de vue anatomopathologique et bactériologique. — L'autopsie des bêtes malades ne révèle aucune altération des viscères thoraciques et abdominaux, à l'exception de l'utérus. La séreuse péritonéale est indemne ; l'incision de la matrice décèle la présence, entre la muqueuse et le chorion, d'une matière fibrineuse, muco-purulente, plus ou moins

abondante, souvent acide, dans laquelle le microscope montre des cellules épithéliales, des leucocytes, un grand nombre de microcoques isolés, géminés ou associés en courtes chaînettes de trois, quatre ou cinq articles, et quelques bacilles courts, épais, isolés ou associés deux à deux ; dans le suc cotylédonaire, les bacilles sont prédominants ; dans le produit obtenu par le grattage de la muqueuse utérine, les deux microorganismes existent en quantité à peu près égale. Le liquide amniotique en renferme également. — Chez les avortons, la muqueuse intestinale est le siége d'une abondante desquamation épithéliale ; sa trame semble infiltrée de microbes variés, qui existent aussi en abondance dans le contenu de l'intestin. Ces microorganismes contenus dans le tube digestif donnent l'explication de la diarrhée dont sont frappés, dans les deux ou trois jours qui suivent leur expulsion, les veaux avortés à une période avancée de la gestation. — Chez les avortons qui font entendre des beuglements continuels dans les jours qui précèdent la mort, le bulbe renferme des microcoques identiques à ceux contenus dans le liquide amniotique.

De ses recherches, l'auteur tire les conclusions suivantes :

« 1° Chez les vaches avortées, même chez les primipares, il existe dans la cavité utérine, entre la muqueuse et les membranes fœtales, notamment dans les cryptes cotylédonaires, des microorganismes divers qu'on ne retrouve pas chez les vaches pleines, même chez celles qui ont déjà porté, lorsqu'elles proviennent de pays où l'avortement n'existe pas.

« 2° Ces microorganismes ne paraissent exercer aucune action nocive sur la muqueuse utérine de la mère, soit pendant la durée de la gestation qui doit être brusquement interrompue, soit après l'avortement.

« 3° L'avortement répété chez le même sujet s'expliquerait bien, si l'on admet l'influence pathogène d'un microbe, par la persistance de celui-ci dans la cavité utérine jusqu'au moment où il pourra exercer cette action sur un nouveau fœtus ou sur ses enveloppes.

« 4° De même, les cas de stérilité consécutive à l'avortement pourraient s'expliquer par la réaction acide du liquide utérin où se perpétuent les microbes, les spermatozoïdes ne pouvant conserver leurs propriétés vitales que dans des milieux alcalins.

« 5° L'avortement épizootique semble bien être une maladie microbienne du fœtus et de ses enveloppes, maladie à laquelle la mère reste absolument étrangère. »

Il formule ainsi le traitement prophylactique :

« 1° Chaque semaine, le sol de l'étable sera gratté, nettoyé à fond et arrosé avec une solution de sulfate de cuivre à 40 grammes par litre.

« 2° Chaque semaine, on fera dans le vagin des vaches pleines une vigoureuse injection avec une seringue à cheval pleine du liquide tiède ci-après :

Eau distillée....................	20 litres.
Glycérine.......................	} ãã 100 grammes.
Alcool à 36°....................	}
Bichlorure de mercure...........	10 —

« Faire dissoudre le bichlorure de mercure dans l'alcool et la glycérine ; mêler à l'eau et agiter fortement. — Cette solution doit être conservée dans un vase en bois, baril, seau, baquet, et mise à l'abri des atteintes des enfants et des animaux.

« 3° Chaque matin, au moment du pansage, on lavera soigneusement avec une éponge imbibée de la même solution tiède, la vulve, l'anus, et la face inférieure de la queue de toutes les vaches pleines.

« 4° Enfin, dans le cas où une vache avorterait, il faudrait : A, la délivrer immédiatement à la main ; B, détruire par le feu ou l'eau bouillante, le fœtus et le délivre ; C, irriguer la cavité utérine à l'aide d'un long tube de caoutchouc conduit à la main jusqu'au fond de l'organe, avec 8-10 litres de la solution tiède indiquée plus haut. » (Voy. Recueil vét., 1886.)

Galtier, de Poncins et Ory ont étudié l'avortement épizootique dans une ferme importante où il a sévi pendant plus de vingt ans. Pour ces auteurs, l'avortement épizootique ou infectieux est la conséquence d'une maladie microbienne, d'une infection générale de la mère, qui communique à son fœtus l'affection dont elle est atteinte. Cette maladie exerce ses ravages à peu près exclusivement sur les bêtes bovines, mais elle est transmissible aux diverses espèces animales

L'avortement épizootique s'observe encore sur la brebis, la chèvre (1) et, mais plus rarement, sur la jument.

Symptômes. — Chez la vache, l'avortement a généralement lieu du troisième au septième mois de la gestation ; chez la jument, du quatrième au neuvième mois. Les prodromes sont : la rougeur de la muqueuse vaginale sur laquelle on observe souvent des élevures boutonneuses du volume d'un grain de mil, l'écoulement par la vulve d'un liquide rougeâtre, la diminution de la sécrétion lactée dont le produit acquiert la consistance du colostrum. Trois jours après l'apparition de l'écoulement, l'avortement se produit et ne donne lieu qu'à des symptômes généraux insignifiants ; le fœtus est ordinairement mort. A la suite de l'accident, il persiste assez fréquemment une hypersécrétion vaginale. Parfois la mère reste souffrante pendant longtemps ; elle peut devenir stérile.

Traitement. — La *prophylaxie* est importante. L'avortement une fois commencé, il est impossible de l'arrêter ; l'opium et les autres médicaments préconisés sont impuissants. On doit avant tout isoler les bêtes malades ; il est avantageux de mettre les vaches saines au pâturage. Il est indiqué de détruire les arrière-faix, les fœtus, et d'opérer la désinfection de l'étable et des malades. Pour ces dernières, on doit recourir aux lavages ou aux injections vaginales à l'eau phéniquée ou crésylée (0^{gr},5-2 p. 100). Les vaches pleines seront traitées de la même façon. On peut encore chercher à augmenter la résistance des bêtes par une alimentation riche, azotée, par l'administration de préparations ferrugineuses et par l'exercice. Mais, quoiqu'on fasse, très souvent l'avortement continue ses ravages. Comme moyen prophylactique, Bräuer a essayé les injections sous-cutanées d'eau phéniquée à 2 p. 100. Du cinquième au septième mois de la gestation, tous les quinze jours, il injectait deux à trois seringues Pravaz (?) de cet agent sous la peau du flanc ; il dit s'en être bien trouvé dans un certain nombre de cas.

Les essais faits plus récemment avec l'acide phénique ont donné des

domestiques, et présente quelques caractères communs avec la pneumo-entérite du porc (pneumo-entérite de Gentilly) et celle du mouton (pneumo-entérite des Alpes). (Voy. *Journ. de Lyon*. 1890.)   (N. D. T.)

(1) Labat a rapporté l'histoire d'une enzootie d'avortement infectieux qui a sévi sur un troupeau de brebis dans le département de l'Aude. Ce troupeau, qui se composait de quatre-vingts brebis âgées de quatre, cinq et six ans, était logé dans une bergerie étroite, basse, mal entretenue. En trois semaines, quinze de ces bêtes, pleines d'environ trois mois, avortèrent sans cause connue. — L'auteur, consulté, prescrivit un traitement comportant comme médication principale : l'évacuation de la bergerie, la séparation des femelles bien portantes de celles qui avaient avorté, la désinfection et l'entretien soigné des locaux, la destruction des avortons, des délivres, et chaque matin, un lavage de l'anus, de la vulve, du périnée et de la quène, avec une solution de sublimé corrosif à 1 p. 2000 (sublimé 1 gr. ; alcool 100 gr. ; eau bouillie 2 litres). — L'affection disparut au bout d'une cmaine. (Voy. *Revue vét.*, 1889.)   (N. D. T.)

résultats variables, avantageux dans certains cas, nuls dans d'autres
(Schleg). Théoriquement, l'acide phénique semble être inefficace ;
dans l'organisme, en effet, il se transforme rapidement en acide sulfo-
phénique, lequel est indifférent.

Les femelles qui ont avorté ne seront employées à la reproduction
qu'après disparition de l'écoulement vaginal. — Quelques auteurs
ont remarqué que le changement de taureau peut avoir une influence
favorable ; on a expliqué celle-ci par l'état constitutionnel meilleur du
nouveau reproducteur ; peut-être tient-elle à ce que le mâle devient
parfois un agent de transmission de la maladie.

Bibliographie. — FRANCK. *Thierärztl. Geburtshilfe,* 1876 ; *Deutsch. Zeitschr. f. Thiermed.,* 1877-81. — MÖBIUS, *Sächs. Jahresber.,* 1877. — SCHILD, *Zündel's Jahresber.,* 1877-78, 1881-82. — STOCKFLETH, *Deutsche Zeitschr. f. Thiermed.,* 1878. — LEHNERT. *Sächs. Jahresber.,* 1878. — KOPPITZ, *Oesterr. Vereinsmonatsschr.,* 1878. — BRACER, *Sächs. Jahresber.,* 1880-84-86-87 ; *Adam's Wochenschr.,* 1884 ; *Deutsch. Zeitschr. f. Thiermed.,* 1888. — BRAASCH, *Vorträge f. Thierärzte,* 1881. — STREBEL, *Schweizer Archiv,* 1883. — DINTER, *Sächs. Jahresber.,* 1884. — SCHNEIDEMÜHL, *Das Verwerfen der Kühe,* 1884. — ZIPPERLEN, *Landwirtschaftl. Thierzucht,* 1884. — SCHMIDT. GIPS, ESSER, *Berlin. Archiv,* 1885. — DE BRUIN, *Gazett. Holland.,* 1885. — RÖLL, *Jahresber.,* 1885-86. — BILLINGS, *Journal of comp. Med.,* 1885. — TIETZE. *Adam's Wochenschr.,* 1886. — BIOT, *Recueil vét.,* 1886. — NOCARD, *Ibid.,* 1886. — BASSI. *Il med. vet.,* 1887. — TRINCHERA, *La Clinica vet.,* 1888. — HAUBOLD, UHLIG. RÖBERT. SCHLEG, *Sächs. Jahresber.,* 1888. — ZÜRN, *Die pflanz. Parasiten,* 1889.
CHEZ LA BREBIS : LABAT, *Revue vét.,* 1889.
CHEZ LA JUMENT : NOCARD et GSELL, *Bull. Soc. cent. vét.,* 1887.

DYSENTERIE DES JEUNES ANIMAUX DYSENTERIA NEONATORUM.

Considérations générales. — La dysenterie des nouveau-nés
est la moins connue de toutes les maladies infectieuses des animaux.
Dans les ouvrages anciens, on donne le nom de dysenterie à une série
d'états pathologiques de nature très différente : catarrhes intestinaux intenses avec diarrhée « dysentéroïde », entérites enzootiques et toxiques
(chez le bœuf, peste bovine. Nos connaissances sur l'existence d'une
dysenterie véritable chez les animaux adultes sont très incomplètes. Si
l'on a recueilli chez le bœuf plusieurs faits paraissant se rapporter à
cette affection, on n'en a relaté aucun chez le cheval, le mouton et le
chien. On a bien décrit quelques cas de dysenterie chez le chien, mais
ces faits n'offrent aucun caractère d'authenticité. Quant à la dysenterie
des volailles, elle paraît être sous la dépendance du choléra ou des
processus diphtéritiques (voy. *Typhoïde des oiseaux*.

La dysenterie des animaux à la mamelle (veau, agneau, poulain est
une maladie infectieuse qui présente une certaine analogie avec la dysenterie de l'homme ; toutefois, jusqu'à présent, rien n'établit l'identité
ni le degré d'affinité de ces affections.

La **dysenterie de l'homme** consiste essentiellement en une inflammation infectieuse croupale ou diphtéritique du gros intestin, avec infiltration purulente ou hémorragique de la muqueuse et du tissu conjonctif sous-jacent. Son agent spécifique est encore inconnu. Elle ne paraît pas se transmettre par contagion directe. La contamination s'opère par les excréments des sujets atteints. La dysenterie est sporadique ou endémique ; tandis que dans nos climats, elle a généralement une marche bénigne, elle est très grave dans les régions tropicales. Ses principaux symptômes sont : des coliques, du ténesme, des vomissements, une diarrhée muqueuse, purulente ou hémorragique qui devient de plus en plus abondante, de la dysurie et des phénomènes généraux d'une gravité variable. Parfois on observe des complications : abcès hépatiques, affections articulaires, inflammation des membranes séreuses, péritonite par perforation, etc. L'administration des purgatifs (calomel, huile de ricin) et des excitants constitue l'indication thérapeutique principale.

Étiologie. — La dysenterie des nouveau-nés s'observe, par ordre de fréquence, chez le veau (dysenterie des veaux, dysenterie blanche), l'agneau, le poulain, le chien et le chat. Avec la polyarthrite pyohémique, elle est la maladie la plus meurtrière du jeune âge. D'après Röll, elle est tellement répandue en certaines contrées de l'Autriche (Salzbourg, Saint-Jean, etc.) que, dans une région, sur un effectif de 3318 veaux, 1196 en ont été atteints ; 1152 (97 p. 100) sont morts. En 1884, dans les mêmes districts, sa mortalité a été de 55 p. 100. En général, elle se développe dans les jours qui suivent la naissance (du premier au troisième) ; au-delà du quatrième, elle est beaucoup moins fréquente ; souvent même les jeunes sujets en sont affectés avant d'avoir tété ; le lait n'intervient donc en aucune façon dans le développement de la maladie. Sa cause intime est évidemment un élément infectieux, encore inconnu, renfermé dans les excréments et transporté avec eux. Elle paraît être miasmatico-contagieuse et semble transmissible d'une espèce animale à une autre (du veau à l'agneau, par exemple (Kotelmann). Gutmann n'a pas réussi à la communiquer en faisant ingérer des excréments.

On a souvent remarqué la coexistence, dans les mêmes locaux, de l'avortement épizootique et de la dysenterie des veaux, et l'on en a conclu qu'il existe certaines relations entre ces deux maladies. Franck admettait l'infection intra-utérine du fœtus par des agents qui l'atteindraient en remontant les voies génitales ; il expliquait ainsi l'apparition de la maladie chez le veau dans les premiers jours de la vie. Il est probable que l'infection intra-utérine est réalisée par la propagation, à la muqueuse digestive du jeune, d'un catarrhe infectieux de l'utérus et du vagin.

Anatomie pathologique. — Les altérations anatomiques n'ont rien de caractéristique. La muqueuse intestinale est recouverte d'un exsudat muco-purulent contenant de nombreuses bactéries ; l'épithélium est desquamé à certaines régions ; le chorion et les plaques de Peyer sont tuméfiés, ramollis. Dans les cas graves, le contenu intestinal est sanguinolent. Les processus ulcératifs semblent faire défaut, sans doute en raison du peu de durée de la maladie. La muqueuse de la caillette est congestionnée vers le sommet de ses plis, surtout dans sa portion pylorique; elle est ecchymosée, œdématiée; fréquemment aussi on la trouve comme macérée. La caillette renferme généralement des grumeaux caséeux à réaction acide. Nous y avons souvent rencontré des traces d'hémorragie. Ce qui frappe encore, c'est l'anémie très prononcée des cadavres, des organes internes (foie, rein), et les altérations parenchymateuses de ces derniers. Enfin, dans certains cas, on constate les lésions d'une broncho-pneumonie lobulaire provoquée par les breuvages administrés.

Symptômes. — Les symptômes sont à peu près semblables dans toutes les espèces. Le veau cesse de téter, manifeste des signes d'inquiétude, beugle. expulse par de violents efforts des excréments diarrhéiques très mous, bientôt liquides, blanchâtres (diarrhée muqueuse) ou mélangés de grumeaux de lait caillé (dysenterie blanche); très souvent ils sont sanguinolents; plus tard, on note des évacuations continuelles et involontaires. Les malades, épuisés, restent constamment couchés; à certains moments, ils sont en proie à des convulsions; il y a du ptyalisme, l'air expiré répand une odeur fétide. — Souvent les animaux succombent en vingt-quatre heures, quelquefois seulement au bout de trois jours. La mortalité est très élevée (80 à 100 p. 100). Dans bien des cas, tous les veaux d'une même étable périssent. Ceux qui survivent restent longtemps faibles et maladifs.

L'Agneau cesse également de téter, devient triste, très faible, expulse des excréments muqueux, liquides, d'odeur fétide; il a fréquemment du ténesme. Au début, la température s'élève à 41°,5 C., mais elle s'abaisse ensuite brusquement (Nikolski); la respiration est accélérée; de la salive et des mucosités s'échappent de la bouche. La maladie éclate de préférence dans les trois jours qui suivent la naissance (une statistique de Nikolski donne les chiffres suivants : 30 p. 100 le premier jour, 40 p. 100 le second, 25 p. 100 le troisième et seulement 5 p. 100 le quatrième jour et au delà). Sa durée moyenne est de un à trois jours; mais, dans les cas à marche rapide, la mort peut survenir au bout de quelques heures. — Chez le poulain, l'affection apparaît dans les trois premiers jours (Mazoux). Les animaux sont tristes, inquiets; les excréments, muqueux ou liquides et d'une extrême fétidité. L'air expiré et les exhalations cutanées répandent souvent une odeur désagréable. Les orbites se creusent; les malades deviennent très faibles, la soif est vive, le ventre est retroussé; quelquefois on remarque une éruption cutanée généralisée ou localisée au voisinage de l'anus.

Diagnostic. — Le diagnostic de la dysenterie est fondé sur l'existence d'une diarrhée intense rapidement mortelle, sévissant à l'état enzootique. Chez les animaux à la mamelle, on peut la confondre avec les catarrhes gastro-intestinaux simples, dus à un régime défectueux ou à des altérations du lait; mais ces catarrhes, généralement bénins, n'apparaissent pas à une époque aussi rapprochée de la naissance.

Traitement (1). — La *prophylaxie* consiste à séparer les animaux sains des individus malades, puis à désinfecter les locaux ainsi que les voies génitales des femelles avant et après le part. Lorsque la dysenterie des veaux règne à l'état enzootique dans une étable, il convient. un ou deux mois avant le part, de placer les vaches pleines dans un local isolé et bien entretenu. L'expérience a enseigné que ce moyen est beaucoup plus efficace que toutes les médications dirigées contre la maladie.

La première indication du traitement curatif est l'administration d'un laxatif léger, quelques cuillerées à soupe ou à thé d'huile de ricin pour le veau et l'agneau ; 0gr,1-0gr,2 de calomel *pro dosi* pour le poulain..

On a l'habitude de donner la racine de rhubarbe et l'opium, seuls ou ensemble (la racine de rhubarbe à la dose de 2 à 4 gr. pour le veau, de 0gr,5-1 gr. pour l'agneau ; l'opium à la dose de 1-2 gr. pour le veau, de 0gr,1-0gr,2 pour l'agneau). Nous devons recommander le mélange de Hertwig modifié : poudre de rhubarbe 4 grammes, carbonate de magnésie 1 gramme, poudre d'opium 2 grammes ; à administrer en une seule fois au veau dans 100 grammes d'infusion de camomille ou dans 50 grammes d'eau-de-vie de grain. On peut remplacer l'opium par la teinture d'opium (veau 5-10 gr. ; agneau 1-2 gr.). En outre, en emploie le tannin (veau 1-2 gr.: agneau 0gr,2-0gr,5), seul ou mélangé à une quantité égale d'acide salicylique. Chez le veau, on peut s'en tenir à la formule suivante : acide tannique et acide salicylique aa 2 grammes ; à administrer une ou deux fois par jour dans une infusion de camomille. On a préconisé le nitrate d'argent (une cuillerée à soupe d'une solution aqueuse à 1 2 p. 100, toutes les trois heures, pour le veau , le crésyl (une dose de 1 gr. en solution aqueuse trois fois par jour, pour le veau), l'eau de goudron (un quart de litre *pro dosi* pour le veau), la résorcine, etc. Les mucilagineux et les corps protecteurs (décoction de graine de lin, mucilage de gomme, de guimauve, eau de gélatine, etc.) seuls ou associés à l'opium peuvent encore être employés.

La dysenterie des animaux adultes n'a été constatée que sur le bœuf. Elle atteint de préférence les animaux entretenus en stabulation permanente et disparaît souvent avec la mise au pâturage. On peut l'observer pendant plusieurs années consécutives dans la même écurie, mais sa gravité va en

____

(1) Voy. *Catarrhe gastro-intestinal des jeunes animaux*, t. I, p. 94.

s'atténuant avec le temps. On la rencontre également à l'état sporadique. Les causes jadis incriminées : refroidissement, anomalies de régime, efforts excessifs, aliments et boissons altérés, années de disette ou pluvieuses, périodes de guerre, etc., ne peuvent jouer que le rôle d'influences prédisposantes.

ANATOMIE PATHOLOGIQUE. — La muqueuse du gros intestin présente, à des degrés divers, les lésions de l'hyperémie. On la trouve tuméfiée, hémorragique, sillonnée de bourrelets, dépourvue de son épithélium à certaines régions, recouverte ailleurs d'un exsudat diphtéritique jaunâtre, laissant à sa suite des ulcérations et des cicatrices. L'intestin renferme des matières fétides, de mauvais aspect, gris jaunâtre ou striées de sang. Le microscope y décèle de nombreuses hématies, des leucocytes et des microbes variés (Albrecht). La muqueuse de la caillette est tuméfiée, criblée d'hémorragies ; les organes lymphatiques de l'intestin, notamment les plaques de Peyer, sont le siège d'une forte infiltration inflammatoire ou d'une destruction ulcérative. Dans la forme chronique, la muqueuse intestinale, épaissie, présente parfois une coloration gris ardoisé ; la musculeuse est hypertrophiée ; au niveau des ulcérations et des cicatrices, la séreuse est altérée par une phlegmasie adhésive.

SYMPTÔMES. — Le maladie éclate subitement et s'accuse par de l'inappétence, une fièvre élevée (40-41° C.), de la faiblesse, des coliques, une diarrhée légère. Plus tard, les excréments deviennent liquides, muqueux, spumeux, fétides, même sanguinolents ; souvent ils sont mélangés d'aliments non digérés, de membranes croupales, d'épithélium desquamé. Au début, on observe du ténesme et des efforts expulsifs qui n'aboutissent pas à la défécation, mais qui peuvent déterminer le prolapsus rectal : plus tard, des matières diarrhéiques s'écoulent continuellement par l'anus béant ; la muqueuse rectale est rouge, tuméfiée. La palpation abdominale est douloureuse. L'exploration de la région abdominale droite permet de constater une fluctuation prononcée, due à la présence d'une quantité excessive de liquide dans l'intestin (Albrecht). La faiblesse va en augmentant, la température s'abaisse, les malades fondent à vue d'œil. Dans certains cas, la mort survient en vingt-quatre à quarante-huit heures, mais plus fréquemment du deuxième au quatrième jour. Les cas bénins se terminent par la guérison au bout de deux à trois semaines. Exceptionnellement la maladie peut se prolonger pendant des mois : cette forme traînante paraît liée à des ulcérations intestinales. Le *pronostic* est grave et toujours incertain. La mortalité est d'environ 50 p. 100.

DIAGNOSTIC DIFFÉRENTIEL. — Chez les bovins adultes, on peut confondre la dysenterie avec les entérites toxique, mycosique, enzootique (maladie des forêts, mal de broul : souvent il est impossible de la différencier de ces affections. Les altérations nécropsiques ressemblent souvent à celles de la peste bovine ; mais, dans la dysenterie, le canal intestinal seul est affecté et jamais on n'observe de faits de contamination directe.

TRAITEMENT. — Il faut employer les mucilagineux (décoction de graine de lin, de guimauve, etc.), l'opium (10-25 gr.) et les astringents : sulfate de fer, acide gallique, nitrate d'argent, sucre de Saturne. — On doit éviter les fourrages grossiers.

Bibliographie. — HÖRMANN, *Die Lämmerruhr*, Vien, 1827. — DARREAU, *Recueil vét.*, 1846. — MAZOUX, *Journ. de Lyon*, 1850. — RYCHNER, *Bujatrik*, 1851. — BRÄUER, *Sächs. Jahresber.*, 1860-61. — NEUBERT, *Ibid.*, 1860-61. — HERING, *Magazin*, 1861. — FÖRSTER, an. in *Thierarzt*, 1863. — SPINOLA, *Spec. Pathol.*, 1863. — GUILMONT, *Annal. de Bruxelles*, 1864. — NEIDHARDT, *Herdenkrankheiten der Schafe*, 1864. — OBICH, *Adam's Wochenschr.*, 1865. — SCHNEIDER, *Ibid.*, 1868. — MAY, *Die Krankheiten des Schafes*,

1868. — Benedict, *Sächs. Jahresber.*, 1871. — König, *Ibid.*, 1876. — Franck, *Thierärztl. Geburtshilfe*, 1876; *Deutsch. Zeitschr. f. Thiermed.*, 1877. — Ehrle, *Ibid.*, 1879. — Köster, *Thierarzt*, 1880. — Hertwig, *Krankheiten der Hunde*, 1880. — Johne, *Sächs. Jahresber.*, 1880. — Wilhelm, *Ibid.*, 1880. — Schleg, *Ibid.*, 1881-87. — Uhlig, *Ibid.*, 1882. — Albrecht, *Adam's Wochenschr.*, 1881. — Wirgler, *Oesterr. Vereins-monatsschr.*, 1881. — Pütz, *Seuchen u. Herdekrankheiten*, 1882. — David, *Preuss. Mittheil.*, 1882. — Hable, *Oesterr. Vierteljahrsschr.*, 1882. — Guttmann, an. in *Ellenberger's Jahresber.*, 1883. — Röll, *Spec. Pathol., u. Therapie*, 1885; *Jahresber.*, 1883-84. — Pütz, *Compendium der Thierheilkde*, 1885. — Perroncito, *Il med. vet.*, 1885. — Nikolski, *Archives de Saint-Pétersbourg*, 1885; an. in *Ellenberger's Jahresber.*, 1885. — Kotelmann, *Berlin. Archiv*, 1885. — Regenbogen, *Ibid.*, 1886. — Schick, an. in *Adam's Wochenschr.*, 1886. — Hübner, *Sächs. Jahresber.*, 1886. — Lanzillotti-Buonsanti, *Recueil vét.*, 1886. — Filliatre, *Ibid.*, 1886. — Greesswell, *The vet. Journ.*, 1886. — Felice, *Giornale di med. vet. prat.*, 1886. — Nocard, *Recueil vét.*, 1886. — Schwarzmaier, *Adam's Wochenschr.*, 1886. — Esser, *Berlin. Archiv*, 1887. — Imminger, *Adam's Wochenschr.*, 1888. — Albrecht, *Ibid.*, 1888. — Bongartz, *Tageblatt der Kölner Naturforscherversammlung*, 1888.

ÉPIDÉMIES ROUGES DU PORC.

ROUGET. — PNEUMONIE CONTAGIEUSE. — CHOLÉRA.

Généralités sur les épidémies rouges du porc. — Naguère encore, les maladies infectieuses du porc comptaient parmi les plus obscures de la pathologie vétérinaire. Dans ces dernières années seulement, les recherches d'Eggeling, Löffler, Schütz, Lydtin, Schottelius, etc., ont permis d'y reconnaître plusieurs affections épidémiques bien caractérisées au point de vue étiologique, symptomatique et anatomo-pathologique. Jusqu'en 1880, toutes les épidémies du porc ont été désignées sous le nom collectif de *rouget*; mais les recherches bactériologiques ont montré que sous cette dénomination on a décrit :

1° Le ROUGET BACILLAIRE, septicémie spécifique produite par un Bacille, très fin, et caractérisée, au point de vue anatomique, par une gastro-entérite et une néphrite hémorragiques, par une tuméfaction de la rate, une inflammation parenchymateuse du foie, du cœur et des muscles de la vie de relation.

2° La PNEUMONIE CONTAGIEUSE ou INFECTIEUSE, pleuropneumonie produite par des Bactéries ovoïdes; elle est remarquable par sa tendance à la nécrose pulmonaire et aux lésions caséeuses.

3° La PESTE DU PORC, inflammation diphtéritique du gros intestin avec participation au processus des ganglions lymphatiques du voisinage, lesquels sont le siège d'altérations intenses. Elle se complique fréquemment de pneumonie.

Ces maladies ne sont pas également répandues dans tous les pays : en Allemagne, on rencontre surtout le rouget et la pneumonie infectieuse; en Amérique, en Angleterre, en Suède et en Danemark, c'est la peste qui cause le plus de ravages.

1° ROUGET BACILLAIRE. MALADIE ROUGE ROUGET DU PORC.

Historique. — Sous le nom de *rouget du porc* (rouget charbonneux, épidémie des porcs, typhus des porcs, angine, maladie rouge,
feu de Saint-Antoine, fièvre pétéchiale, fièvre tachetée, etc.), on a désigné tout un groupe de maladies ayant pour symptôme commun la
rougeur de la peau. Mais, dans l'espèce porcine, un grand nombre
d'affections externes et internes s'accompagnent de rougeur du tégument; aussi le terme « rouget » est-il très compréhensif et vague. Une
étude attentive de la littérature ancienne fait voir que cette expression a été généralement appliquée au *rouget bacillaire* et, en second
lieu, à l'affection que Löffler, Schütz, Lydtin et Schottelius ont appelée *maladie épidémique du porc* (*Schweineseuche*). Sous le nom de rouget,
on a encore décrit l'urticaire, les inflammations érysipélateuses de la
peau, certaines affections septicémiques, plusieurs intoxications, peut
être aussi des helminthiases (*Strongylus paradoxus*), le coup de chaleur, l'asphyxie, diverses maladies internes et externes qui s'accompagnent de rougeur de la peau (pneumonie) et très probablement enfin
des maladies infectieuses inconnues.

Des opinions fort divergentes ont été émises sur la nature du rouget.
Abstraction faite des théories dans lesquelles on l'a considéré comme
une intoxication par la solanine (Bergmann) ou comme une infection
déterminée par les agents du typhus de l'homme — théories qui n'ont
rallié que peu d'adeptes, — le rouget a été généralement assimilé au
charbon, depuis la fin du siècle dernier (Chabert, Viborg, Erxleben)
jusqu'à 1860. Les dénominations de « rouget charbonneux » et de
« fièvre charbonneuse » datent de cette époque. Cette doctrine fut
combattue vers 1856 par Nicklas et quelques autres vétérinaires :
l'expérience avait enseigné que la consommation de la viande provenant de porcs atteints de ce prétendu charbon n'entraînait jamais de
conséquences fâcheuses pour l'homme. La découverte de la Bactéridie
par Brauel (1865) lui porta un coup décisif. Cet auteur a constaté que
le porc résiste généralement aux inoculations charbonneuses ; il
n'a jamais rencontré la Bactéridie dans le sang de cet animal. Harms
(1869) a aussi décrit le rouget comme une maladie infectieuse sans
aucun rapport avec le charbon et consistant essentiellement en une
affection gastro-intestinale grave avec altérations parenchymateuses
du foie, des reins, des muscles, des ganglions lymphatiques, etc., affection à laquelle le poumon ne participe nullement.

En 1882, Eggeling a montré que le nom générique de « rouget » avait
servi à désigner les affections suivantes : 1° le *rouget sporadique de la
tête*, maladie infectieuse des plaies analogue à l'érysipèle de la tête de
l'homme ; elle aboutit fréquemment à la destruction gangreneuse

des régions phlogosées ; — 2° l'*urticaire* sporadique à marche bénigne ; — 3° la *maladie infectieuse rouge* (affection comparable à la scarlatine de l'homme), qui s'accuse par un exanthème aigu inoculable et se caractérise par des taches rouge cuivré du tégument au niveau du larynx, entre les membres antérieurs, au ventre, à la face interne des cuisses, par l'inflammation de la muqueuse respiratoire, par de l'œdème pulmonaire, par des altérations du foie, des reins, etc. ; — 4° la *maladie épidémique des porcs* (*Schweineseuche*), la plus fréquente et la plus dangereuse de toutes les affections spécifiques de l'espèce porcine ; c'est une variété de septicémie qui s'accompagne de symptômes généraux graves, de dépression des forces, d'une fièvre vive, d'une rougeur diffuse de la peau apparaissant d'abord sur les régions postérieures et s'étendant rapidement à toute la surface du corps ; ses altérations anatomiques les plus importantes sont la gastro-entérite hémorragique et une tuméfaction considérable des ganglions mésentériques. — A la même date, Löffler a reconnu dans le rouget deux formes distinctes : le *rouget* proprement dit et la *maladie épidémique du porc* (*Schweineseuche*). Mais les expressions proposées par cet auteur ne correspondent point à celles d'Eggeling. Le *rouget* de Löffler représente la *maladie épidémique* d'Eggeling, tandis que la *maladie infectieuse rouge* de ce dernier est l'état morbide désigné par Löffler sous le nom de *maladie épidémique* du porc. La terminologie de Löffler a prévalu.

Les recherches de ce bactériologiste ont établi que le *rouget* est l'œuvre d'un Bacille très fin offrant une grande analogie avec celui de la septicémie de la souris de Koch (1). Inoculé à la souris, ce Bacille la tue invariablement ; il est aussi très souvent mortel pour le lapin ; lorsque ce dernier animal résiste à la dermite érysipélateuse provoquée par l'inoculation, il est doué de l'immunité. — La *maladie épidémique du porc* est engendrée par de petites Bactéries ovoïdes qui ressemblent beaucoup à celles de la septicémie de Gaffky (lapin) ; les cultures de ces Bactéries tuent la souris, le cobaye, les oiseaux (2) et le porc. C'est en 1885 que Schütz a trouvé le Bacille de Löffler dans la rate d'un porc provenant du duché de Bade ; plus tard il l'a cons-

---

(1) On attribue généralement la découverte du Bacille du rouget à Pasteur et Thuillier dont les travaux sont bien antérieurs à ceux de Löffler. Si Thuillier l'a décrit comme un microorganisme en 8, c'est sans doute par ce qu'il l'a examiné dans le sang frais, sans coloration. Telle n'est cependant pas l'opinion de tous nos bactériologues. Au sujet de cette question de priorité, Cornil et Babes s'expriment ainsi : « Il n'est pas douteux que Klein, Pasteur et Thuillier, Detmers, Baillet et Jolyet, Cornevin, n'avaient pas vu le véritable microbe du rouget du porc, qui est le Bacille décrit dans la première observation de Löffler et dans les faits de Schütz. » (Cornil et Babes, *Les Bactéries*, 3ᵉ édit. Paris, 1890.)   (N. D. T.)

(2) La poule est réfractaire et le pigeon ne succombe pas quand l'infection a lieu par les voies digestives. Ces cultures sont également mortelles pour le lapin.
                                                                 (N. D. T.)

taté sur des porcs des environs de Berlin ; il en a donné une description détaillée. La même année, Schottelius a également rencontré ce microorganisme sur des porcs badois. Le rouget est aujourd'hui une maladie bien connue, grâce aux nombreuses observations dont il a été l'objet dans ces dernières années, aux vaccinations faites par Schottelius et Lydtin dans le grand duché de Bade, aux recherches de Schütz sur l'étiologie, la pathogénie, la symptomatologie, les altérations anatomiques et la prophylaxie de l'affection. Les travaux de Pasteur et Thuillier, de Cornevin, ont bien contribué à éclairer sa nature (1).

Bactériologie. — Löffler, Schütz et Schottelius ont décrit les microorganismes du rouget. Ce sont des Bacilles très fins, longs de 0 μ,6-1 μ,8, qui ne peuvent être vus qu'à de forts grossissements (immersion, condensateur Abbé). Ils existent dans le sang et par conséquent dans les capillaires de tous les organes. On les trouve en suspension dans le plasma, mêlés aux globules rouges, et très fréquemment aussi dans l'intérieur des leucocytes. Ils sont surtout nombreux dans la rate, les reins, les ganglions lymphatiques, etc. Morphologiquement, ils sont à peu près semblables aux Bacilles de la septicémie de Koch, avec lesquels Schütz a voulu les identifier. Les milieux artificiels les plus favorables à leur développement sont les bouillons légèrement alcalins, préparés avec la viande de cheval, de bœuf ou de porc, et portés à une température intermédiaire à $+ 36^{\circ}$ et $+ 15^{\circ}$ C. ; ils se cultivent aussi très bien dans le sérum sanguin et l'humeur aqueuse ; mais ils ne se développent ni sur la pomme de terre (2), ni dans les infusions végétales, ni dans le bouillon préparé avec de la viande provenant de porcs frappés de la maladie (Schottelius). Ils sont anaérobies (3) ; aussi pullulent-ils dans les couches profondes des milieux où on les fait végéter. Les cultures par piqûre prennent l'aspect d'un chaton de conifère ou d'une brosse à bouteille (Schottelius). Il est probable que ces Bacilles n'engendrent pas de spores (l'opinion de Schottelius, qui admet leur sporulation, a été combattue récemment par Cornevin et Kitt ; ces auteurs basent leurs objections sur l'inactivité du virus desséché). L'humidité semble être nécessaire à la conservation de la vitalité des Bacilles, lesquels, d'après Kitt, résistent à la putréfaction.

De récentes recherches ont montré l'influence qu'exercent sur eux

(1) Les microorganismes du rouget et de la pneumo-entérite se comportent différemment vis-à-vis des matières colorantes. Les Bacilles du rouget prennent le Gram et le Weigert ; les Bactéries de la pneumo-entérite ne se colorent pas par ces deux procédés. (N. D. T.)

(2) A l'abri de l'air, ils peuvent végéter sur la pomme de terre ; mais la culture est assez difficile et peu abondante. (N. D. T.)

(3) Ils sont aussi aérobies ; toutefois, ils végètent beaucoup mieux dans le vide ou en présence d'un gaz inerte que s'ils sont exposés à l'air. (N. D. T.)

les diverses causes de destruction. Ils sont tués au bout de 50-80 heures par une dessiccation lente, en 20 minutes par l'eau à 46° C. et en 2
minutes par ce même liquide porté à la température de 90° C; l'air
sec et chaud (46° C) les fait périr en trois heures et demie; ils résistent moins longtemps aux températures plus élevées (60° et au-
dessus). Le froid intense (— 3 à — 8° C) les tue en treize jours. Ils
sont en outre détruits par la chaux vive, le chlorure de chaux et la
lessive chaude. Dans la viande fortement salée, ils meurent au bout
d'un mois. — Les solutions saturées d'acide borique ou gallique, d'arsenic, de benzine, de chlorure de zinc, d'alcool phéniqué, agissant
pendant quarante-huit heures, n'éteignent pas leur vitalité. Dans l'eau
de mer, ils perdent leur virulence en douze jours; mais on les y
trouve encore vivants au bout de vingt-quatre jours.

Si l'on inocule à la souris blanche le Bacille du rouget, elle succombe en présentant les symptômes de la septicémie. Dans ses
expériences, Kitt a reconnu que la souris blanche et la souris des
champs se comportent tout différemment devant le rouget, comme
devant la septicémie : tandis que la première succombe à l'inoculation de ces affections, la souris des champs possède l'immunité contre
elles. Chez le lapin, le rouget inoculé détermine tantôt la mort en
5-9 jours, tantôt seulement une affection cutanée locale et l'immunité. Le porc inoculé meurt avec les symptômes caractéristiques du
rouget (1); à l'autopsie, on trouve des Bacilles dans tous les organes.
Le pigeon et le rat blanc succombent également. Le virus est inactif
sur le cobaye, l'âne, le cheval, le bœuf et le mouton (Cornevin, Kitt).
Ces animaux doivent être considérés comme doués de l'immunité. — De
ces faits, on doit conclure que le rouget bacillaire n'a rien de commun avec le choléra des poules, et que, vraisemblablement, il ne
frappe pas les animaux de l'espèce bovine (voy. l'observation de
Preusse).

Pathogénie. — La muqueuse digestive est la principale porte
d'entrée des Bacilles. Cornevin a bien établi ce fait, admis déjà par
Pasteur, Schütz, Schottelius et Lydtin; il a montré en outre que,
même dans les cas où la maladie est inoculée dans les tissus sous-cutanés, le canal intestinal renferme les microorganismes spécifiques, qui
y parviennent par les voies de la circulation et en franchissant les
parois vasculaires. Ces données ont été confirmées par Kitt. — Il est
probable que les éléments infectieux ne peuvent s'insinuer dans la muqueuse intestinale qu'à la faveur d'une plaie, d'une solution de continuité apparente ou cachée. Une fois dans le sang, ils se multiplient
rapidement; une autre pullulation très active a lieu immédiatement
après la mort. Ils exercent leur action nocive en obstruant les capil-

(1) La mort ne survient que dans un certain nombre de cas; les porcelets résistent beaucoup mieux que les sujets adultes.   (N. D. T.)

laires et en engendrant un poison ptomaïnique (Schütz) dont les effets se font particulièrement sentir sur les systèmes nerveux, musculaire, et sur les cellules parenchymateuses des grosses glandes (symptômes cérébraux et paralytiques, altérations anatomiques des glandes).

Il ne semble pas que l'infection se produise par la voie pulmonaire ; les Bacilles, en effet, sont tués par la dessiccation.

Dans l'organisme du lapin, la virulence du rouget s'atténue (1). Le procédé qu'emploie Pasteur pour affaiblir le virus repose sur ce fait. Kitt a remarqué que par un seul passage sur le lapin, l'activité des éléments infectieux est suffisamment atténuée en cinq ou six jours pour que l'on puisse vacciner le porc avec le sang ou l'exsudat recueilli au point d'inoculation. La virulence atténuée des Bacilles est fixe, permanente, et le porc acquiert ou peut acquérir l'immunité par une seule inoculation de ces agents. — La vaccination préventive pourrait ainsi être pratiquée en une fois, ce qui diminuerait les dangers de contamination par les individus inoculés.

Animaux atteints et modes de propagation. — Le rouget bacillaire est une maladie très répandue, qui sévit à l'état enzootique ou épizootique dans la plupart des pays de l'Europe. Il est stationnaire dans certaines contrées. En Bavière, il était autrefois limité à la région du Danube : dans la partie méridionale de ce pays, il était absolument inconnu (Kitt). Le Bacille existe dans différents milieux, mais particulièrement dans les eaux stagnantes ; à Berlin, Löffler l'a rencontré dans l'eau de la Panke (2) : il trouve des conditions favorables à sa perpétuation dans les vallées et les plaines basses à courants d'eau lents, dans les terres argileuses fortes et humides (Lydtin) : les terrains sablonneux et granitiques sont pour lui des milieux beaucoup moins propices. — Le rouget sévit surtout avec intensité pendant la saison chaude : en hiver on n'en observe que des cas isolés : les temps chauds, l'atmosphère orageuse, semblent être très favorables à son développement. Dans le duché de Bade, il fait surtout de nombreuses victimes dans les petites fermes et dans les exploitations où les porcs sont nourris de résidus de distillerie. Comme circonstances étiologiques prédisposantes, on a toujours signalé les locaux humides, mal aérés, mal tenus, et l'alimentation avec des substances altérées, incriminée autrefois comme cause directe de l'affection.

C'est dans les premiers mois de la vie que la prédisposition au rouget est le moins accusée. Il a une prédilection marquée pour les sujets adultes (de 3 à 12 mois), sans toutefois épargner les individus de un à

---

(1) En passant par le lapin, la virulence augmente pour cet animal et s'atténue pour le porc. (N. D. T.)

(2) La Panke est un petit cours d'eau qui traverse le parc de l'École vétérinaire et se jette dans la Sprée. (N. D. T.)

trois ans; il est rare sur les animaux plus âgés. Les porcelets à la mamelle peuvent consommer impunément le lait des truies malades, bien que, d'après Koubasoff, les Bacilles passent parfois dans ce liquide. On sait depuis longtemps que le degré de réceptivité des porcs pour le rouget varie avec les races. En Autriche, Hable a vu les animaux des races importées frappés en bien plus grand nombre que ceux des races indigènes. En Bade, c'est dans les races chinoise et anglaises, pures ou croisées (Suffolk), que le mal fait le plus de victimes; les Yorkshire purs ou croisés ne succombent qu'en petit nombre. L'animal le plus résistant est le porc indigène, lequel, par conséquent, ne convient pas pour les expériences de vaccination.

La maladie se propage par contamination directe; mais il est des cas où elle semble être d'origine miasmatique. Son existence endémique dans certaines régions rend le développement exogène du contage extrêmement probable. La contamination se produit le plus souvent par l'ingestion d'excréments infectés et de tissus d'animaux atteints ou morts du rouget. On n'a pas observé de faits établissant la transmission par l'intermédiaire de l'air. Les animaux des porcheries voisines de celles où l'affection sévit ne sont jamais contaminés par cette voie. Le contage est toujours fixe. (Buchner, se basant sur des expériences récentes, admet que le rouget peut se développer par l'inhalation des agents infectieux, qui pénétreraient à travers la muqueuse pulmonaire intacte).

La dissémination du rouget s'opère habituellement par le transport de la viande d'animaux malades sacrifiés, et surtout par son colportage de village en village. Cette remarque, déjà faite par Wirth vers 1840, a été confirmée depuis par un grand nombre d'observateurs (Bleigenstorfer, Ebersbach, Fünfstück, Welsch, Bühler, Zschokke, Lydtin). Kitt en a démontré la justesse par l'expérimentation. Les résidus d'abattoirs et de cuisine, l'eau dans laquelle la viande a été lavée, les ustensiles, sont de puissants propagateurs de l'affection. Lydtin l'a vue envahir successivement des porcheries situées le long d'un ruisseau dans lequel s'écoulaient les eaux de lavage d'une localité où elle sévissait. Elle est souvent propagée à de grandes distances par des porcs conduits en troupeau sur les routes, ainsi que l'a observé Grimm en 1860. Enfin elle a quelquefois sa source dans l'ingestion de débris de cadavres de porcs, de souris, de rats blancs infectés (Lydtin). D'après Cornevin, elle pourrait également être produite par l'ingestion de la saumure de viande malade.

Une première atteinte confère généralement l'immunité. Les récidives sont extrêmement rares (Lydtin).

Symptômes du rouget bacillaire. — Après une période d'incubation de trois jours au moins, la maladie éclate brusquement, sans phénomènes prodromiques, et s'accuse d'emblée par des symptômes alarmants. Les animaux refusent toute nourriture et s'enfouissent dans la litière : la fièvre est très vive, la défécation retardée, la température atteint 43°C. ; il y a des nausées, des vomissements, des troubles nerveux graves : grande faiblesse, somnolence, stupéfaction, apathie, états paralytiques de l'arrière-main. Parfois aussi on observe des spasmes musculaires et des grincements de dents. La conjonctive est rouge foncé ou rouge brun ; à certains moments les paupières sont fermées. Aux régions où la peau est fine (ventre, régions ombilicale et pectorale inférieure, périnée, face interne des cuisses, oreilles, encolure), on remarque, dès le début ou après quelques jours seulement, des taches de la largeur de la main, d'abord rouge clair, ensuite rouge foncé, puis bleuâtres ; en se réunissant, elles forment des surfaces irrégulières dont la couleur devient brunâtre ou bleu rougeâtre. Elles ne sont ni douloureuses ni en saillie à la surface de la peau ; dans quelques cas seulement, on y remarque une légère tuméfaction inflammatoire. Aux plaques de couleur rouge intense, à celles des oreilles surtout, tantôt la peau se couvre de vésicules, tantôt elle se gangrène. Dans les cas à évolution suraiguë, la rougeur est très peu accusée ; parfois elle apparaît peu avant la mort ou immédiatement après, elle peut même faire complétement défaut ; dans d'autres, elle s'étend à toute la surface du corps. Cette rougeur est due à une hyperémie veineuse, produite par la faiblesse rapidement croissante du cœur, et à la décomposition des globules rouges (élimination de la matière colorante). Bientôt les excréments deviennent diarrhéiques, muqueux, quelquefois sanguinolents ; enfin la respiration s'accélère considérablement et une cyanose générale apparaît (œdème pulmonaire). La mort est produite par l'épuisement et par l'abaissement de la température (37°C. et au dessous) ; elle survient d'ordinaire le troisième ou le quatrième jour. Lorsque la maladie a une marche très rapide, elle peut tuer en vingt-quatre heures. Il est rare que sa durée dépasse une semaine.

Sous le nom de rouget bacillaire chronique, Cornevin, Hess et autres, ont décrit un état morbide qui succède parfois au rouget aigu. Aussi le tableau clinique du *rouget chronique* diffère-t-il considérablement de celui de la forme aiguë. L'appétit est conservé, mais les animaux maigrissent et s'affaiblissent graduellement ; la diarrhée est permanente, le ventre se retrousse, la respiration est très courte, etc. ; bientôt la consomption s'accuse. Au bout de quelques mois apparaissent les symptômes du scorbut ou de la pourriture des soies (hémorragies intra-bulbaires, chute des soies, hémorragies et ulcérations des gencives). Peut-être le scorbut et la pourriture des soies ne sont-ils que des formes chroniques du rouget bacillaire ?. — Outre ces symptômes, et chez les sujets vaccinés de préférence, on note des localisations sur certains organes (entérite, endocardite verruqueuse, arthrite fongueuse). Dans tous ces états chroniques, on observerait des taches rouges à la peau au début de l'affection, au moment des exacerbations et immédiatement avant la mort.

Pronostic. — Dans la grande majorité des cas, les malades succombent. La mortalité moyenne est de 50 à 85 p. 100. En Bavière, d'après Lydtin, elle varie de 50 à 75 p. 100. En Danemark et dans le Sleswig, elle a atteint 87 p. 100 en 1873. Ces chiffres indiquent suffisamment que le pronostic est toujours très grave. Dans bien des pays, le rouget cause des pertes énormes. Dans le duché de Bade, pour une période de dix années, ses dégats se sont élevés à 1 875 000 francs, et pour l'année 1884, à 336 000 francs ; le nombre des malades a été de 6 000 en 1875, et de 4 000 en 1876. En Suisse, la perte annuelle se chiffre par des centaines de mille francs (Zschokke et Hess). On estime à 3 millions de francs les ravages qu'il a exercés en Bretagne. Pour l'empire allemand, le service sanitaire évalue à environ 6 500 000 francs les dégats causés annuellement par le rouget.

La gravité du pronostic diminue lorsque la maladie se prolonge au-delà de quatre jours : passé ce délai, les chances sont grandes pour que l'affection se termine par la guérison.

Altérations anatomiques. — L'autopsie montre les lésions de la septicémie : infection générale sans altérations prédominantes d'un organe déterminé, engorgement de la rate, gastro-entérite hémorragique ou diphtéritique, tuméfaction considérable de tous les ganglions lymphatiques, néphrite hémorragique et parenchymateuse, hépatite parenchymateuse, myocardite et myosite. La description qu'en donne Schottelius est essentiellement la même que celle de Schütz.

1° L'engorgement de la rate est la conséquence d'une hyperémie intense avec prolifération abondante des éléments parenchymateux (néoformation d'éléments spléniques). L'organe est hypertrophié, mais non ramolli comme dans le charbon ; il est au contraire résistant en raison de la tension de sa capsule. La pulpe splénique est molle, bleu rougeâtre sur la coupe ; on n'y constate pas d'hémorragies.

2° La muqueuse gastro-intestinale est le siège d'une phlegmasie aiguë hémorragique. La muqueuse gastrique est tantôt d'un rouge foncé uniforme, tantôt marbrée ; elle est tuméfiée, louche, rugueuse, irrégulière, enduite d'une couche de mucosités visqueuses et parsemée d'eschares superficielles. Les glandules sont enflammées (gastrite glandulaire). — La muqueuse intestinale est tuméfiée, surtout au sommet de ses plis, dans les portions rétrécies de l'intestin grêle et au voisinage des plaques de Peyer ; elle est recouverte de mucosités rougeâtres, farcie d'hémorragies et criblée d'eschares superficielles ; plus rarement on y constate (dans le cæcum et le gros côlon) des altérations diphtéritiques circonscrites.

3° Les follicules solitaires et les plaques de Peyer sont phlogosés ; leur surface est rendue irrégulière par de fines aspérités du volume d'un grain de mil à celui d'une lentille ; parfois ces organes sont farcis d'hémorragies et entourés d'une zone rouge. Schottelius les a fréquemment trouvés escharifiés ou ulcérés ; il a fait ressortir la similitude de ces altérations avec celles de la fièvre typhoïde de l'homme. Johne a également rencontré des ulcérations dans tous les cas graves. Les ganglions mésentériques sont tuméfiés, rouge foncé, ramollis ; leur coupe a un fond gris rougeâtre nuancé de taches rouge foncé. Les tissus périganglionnaires sont hyperémiés et farcis d'hémorragies.

4° La néphrite hémorragique est dénoncée par l'augmentation de volume du rein et par la coloration gris rougeâtre de sa surface ; la couche médullaire est rouge foncé ; la substance corticale, hypertrophiée, est farcie d'hémorragies. Dans les cas bénins, on n'observe qu'une inflammation parenchymateuse du rein (tuméfaction trouble). Cette lésion est souvent accompagnée de néphrite catarrhale.

5° L'hépatite parenchymateuse s'accuse par la tuméfaction trouble et les dimensions augmentées du foie, par la coloration gris brunâtre de la coupe et l'hypertrophie des *acini*.

Les muscles striés présentent une coloration grise ; ils sont aqueux, luisants, mous, flasques, comme cuits, quelquefois parsemés d'hémorragies. Le myocarde est marqué d'altérations semblables et d'ecchymoses sous-endocardiques.

Dans les cavités abdominale, pectorale et péricardique, on trouve de petites quantités de sérosité jaune rougeâtre, limpide, plus ou moins floconneuse. Sous les membranes séreuses, notamment sous le péricarde et au niveau des oreillettes, on constate des foyers hémorragiques punctiformes. Les hémorragies abondantes dans le cerveau et dans les portions dorsale et lombaire de la moelle (Cornevin) sont rares. La coloration rouge des plaques cutanées s'atténue après la mort.

Les poumons sont tantôt inaltérés, tantôt œdémateux (œdème *post mortem*). Enfin, à l'examen microscopique, on trouve dans le sang, quel que soit l'organe où on le puise, mais plus particulièrement dans la rate et les reins, les Bacilles caractéristiques.

Diagnostic. — A l'autopsie, le diagnostic du rouget est basé essentiellement sur la tuméfaction de la rate, la gastro-entérite, les altérations de l'appareil lymphatique, et sur l'absence d'altérations pulmonaires phlegmasiques. Dans les cas douteux, on doit recourir à l'inoculation. Schütz recommande d'employer la souris blanche comme réactif. L'opération est très simple : elle consiste à déposer dans le tissu conjonctif sous-cutané de la région dorsale quelques gouttes de sang ou de très petits fragments de tissu splénique. Si l'on a bien affaire au rouget, les animaux inoculés deviennent malades au bout de vingt-quatre heures : ils sont tristes, le poil est hérissé, le dos voussé, la respiration très accélérée ; un exsudat muqueux, gélatiniforme, s'écoule du sac lacrymal : la mort survient le quatrième jour [1]. —

1. Pour différencier le *rouget* de la *pneumo-entérite*, il faut inoculer en même temps, avec des doses moyennes ou faibles de virus, un pigeon et un cobaye. Si celui-ci

Johne conseille de recourir à la culture par piqûre. Le manuel opératoire est le suivant : la rate est lavée dans une solution de sublimé à 1 p. 1000; puis, à la faveur d'une déchirure faite à la capsule de Glisson vers le milieu de l'organe, on introduit dans la pulpe splénique, à une profondeur de 4 à 5 centimètres, un fil de platine préalablement stérilisé, que l'on plonge ensuite à la même profondeur dans la gélatine peptonisée, en ayant soin de ne déboucher le tube qui la renferme qu'au moment même de l'opération et de le tenir incliné, l'ouverture en bas. Ce tube est ensuite rebouché et porté dans l'étuve. Au bout de quatre ou cinq jours, s'il s'agit bien du rouget, on voit se développer la culture en brosse à bouteille tout à fait caractéristique.

Diagnostic différentiel. — Les maladies qui peuvent être confondues avec le rouget sont :

1° La maladie infectieuse du porc (pneumonie infectieuse). — Elle se distingue nettement du rouget bacillaire par sa localisation sur les poumons. Ici, on a comme signes différentiels, les troubles de la respiration, la tuméfaction inflammatoire des plaques rouges de la peau et le résultat de l'examen bactériologique (Bactéries ovoïdes).

2° L'urticaire. — C'est une affection habituellement très bénigne qui n'occasionne jamais les troubles nerveux graves observés au cours du rouget. La température est peu élevée et, en général, l'appétit est conservé. Si, dans l'urticaire, il existe des plaques cutanées de couleur foncée, elles ont des caractères spéciaux, pathognomoniques; ce ne sont pas des taches dues à une simple hyperémie passive de la peau, mais bien des élevures dont les dimensions sont à peu près celles d'une pièce de 5 francs. Ces élevures, constituées par une infiltration hémorragique de la peau, ne disparaissent pas sous la pression du doigt; elles ne deviennent que très rarement confluentes et après la mort elles prennent une forme rhomboïdale.

3° L'érysipèle vrai. — Complication des traumatismes, on l'observe surtout aux plaies de la tête. Il est caractérisé par une phlegmasie cutanée douloureuse qui se termine souvent par la gangrène (mortification de lambeaux de peau vers le bord des oreilles).

4° Le coup de chaleur. — C'est une affection apoplectiforme à laquelle sont particulièrement exposés les porcs très gras transportés pendant les grandes chaleurs. Elle s'accuse par une coloration bleu rougeâtre de la peau, due à la stase sanguine. A l'autopsie, on trouve les lésions de la suffocation.

5° Le charbon. — Il est très rare chez le porc, où il affecte généralement la forme de glossanthrax. On observe de la dysphagie ou de la dyspnée et une tuméfaction charbonneuse de la peau de la région laryngienne. La constatation de la Bactéridie, dont la longueur est environ dix fois celle du Bacille du rouget, assure le diagnostic.

Le rouget peut être confondu en outre avec les érythèmes traumatiques. Chez les porcs conduits au loin à pied, il n'est pas rare d'observer de l'érythème provoqué par l'action de corps contondants, et chez les truies, à la période de lactation, on en voit assez fréquemment sur les mamelles, où il est produit par les irritations répétées qui résultent de la succion.

Traitement. — Lorsque le rouget affecte une marche rapide, il est rare que l'intervention soit assez prompte pour sauver les malades. Autrefois il était d'usage d'administrer un vomitif au début. Tous les auteurs sont unanimes à reconnaître les avantages que procure cette médication. Berner rapporte qu'en 1858, elle lui a donné la guérison dans les trois quarts des cas. Évidemment l'influence salutaire produite par les vomitifs est due au rejet des matières infectieuses. Dans les cas où le traitement peut triompher du mal, les fortes doses de calomel (3-5 gr.) doivent être avantageuses, puisqu'elles opèrent une désinfection assez complète du canal intestinal, grâce à la formation de sublimé.

Mais la prophylaxie est beaucoup plus importante que le traitement curatif. Les animaux sains doivent être immédiatement séparés des malades et placés dans un local spécial. Les porcheries seront désinfectées à fond; il importe surtout d'annihiler les effets nocifs des excréments. D'après les recherches faites par la direction du service sanitaire allemand, le lait de chaux, la lessive chaude et le chlorure de chaux suffisent pour opérer la désinfection. — Lorsqu'on achète des porcs de provenance inconnue, il est prudent de les soumettre à une quarantaine avant de les installer dans les locaux communs. — Il faut préserver les animaux sains de tout contact avec la viande ou les débris de toute sorte provenant de porcs atteints du rouget. L'inspection régulière des viandes de boucherie est encore une excellente mesure. Enfin il est désirable que le rouget soit l'objet de dispositions légales analogues à celles qui existent en Danemark et en Angleterre depuis déjà longtemps, en Autriche et en Suisse depuis 1866. Voici les principales mesures sanitaires appliquées en Autriche (loi du 10 avril 1886) : Les cadavres des sujets morts du rouget doivent être détruits; la consommation des viandes provenant de porcs atteints de rouget n'est tolérée que dans la localité même où règne l'épidémie; les animaux qui ont été exposés à la contagion sont abattus; lorsque l'épidémie fait son apparition au cours d'un transport, on doit immédiatement arrêter le convoi et le mettre en quarantaine. Dans l'empire allemand, il est probable que la déclaration obligatoire, prévue par les articles 9 et 10 de la loi du 23 juin 1880, sera également appliquée au rouget du porc, et qu'on le combattra par des mesures sanitaires énergiques.

Inoculation préventive de Pasteur. — La vaccination pastorienne a pris dans ces derniers temps la première place parmi les mesures prophylactiques du rouget. Bien que l'on ait déjà inoculé un nombre assez considérable de porcs dans différents pays (France, Allemagne, Suisse), on ne peut encore se prononcer d'une façon définitive sur la valeur de cette méthode.

1° Dans le duché de Bade, en 1885, on a inoculé sous la direction de Lydtin, 237 porcs âgés de 9 à 19 semaines, d'un poids de 11 à 47 kilogrammes et appartenant à 8 races différentes. Ces animaux étaient disséminés dans 15 stations couvrant tout le pays. On a tenu compte des circonstances climatériques et géologiques, des conditions d'hygiène, de régime, ainsi que de l'infection des localités. Les inoculations ont été pratiquées par un assistant de Pasteur. Le manuel en est très simple : Le porc couché sur le dos, les membres postérieurs écartés, on injecte sous la peau de la face interne de la cuisse une partie du contenu de la seringue Pravaz (1/10° de centimètre cube environ). Sur les 237 porcs, 119 furent vaccinés ; les 118 autres servirent de témoins. La vaccination fut exécutée en deux séances : la première fois avec la lymphe faible (premier vaccin) et douze jours après avec la lymphe forte (deuxième vaccin). Au bout d'une nouvelle période de douze jours, on prit 60 animaux de chaque catégorie et on les soumit à l'action du contage, soit en les inoculant avec du virus fort, soit en leur faisant ingérer des débris cadavériques d'animaux ayant succombé au rouget. Les résultats obtenus ont été les suivants :

Sur les 119 porcs vaccinés, 96 (80 p. 100) ont manifesté certains phénomènes morbides (élévation de la température) après la première inoculation ; 18 (15 p. 100) ont présenté tous les symptômes du rouget ; 6 (5 p. 100) ont succombé. A la deuxième inoculation, parmi les 113 animaux qui restaient, 46 p. 100 éprouvèrent une hyperthermie notable, 7 p. 100 furent manifestement atteints de rouget, mais aucun ne succomba. Sur les 118 témoins, 62 p. 100 périrent après la première inoculation (fièvre), un seul succomba au rouget à la suite de la deuxième ; 36 p. 100 furent contaminés par les vaccinés (fièvre), 4 présentèrent les symptômes du rouget, un seul mourut. — Sur les 60 porcs vaccinés, inoculés ultérieurement avec du virus fort, 19 eurent une fièvre légère et 4 furent légèrement malades ; sur les 60 porcs non vaccinés, inoculés avec du virus fort, 37 (61 p. 100) ont été assez gravement malades, 24 (40 p. 100) ont été atteints du rouget, 16 (26 p. 100) ont péri.

Sur 462 porcs vaccinés dans le duché de Bade en 1886, 26 (5,6 p. 100) ont péri ; en 1887, sur 152, 2 seulement (1,3 p. 100) sont morts.

Ces chiffres établissent que la vaccination pastorienne donne aux animaux une certaine immunité, mais elle n'est pas sans dangers : les individus vaccinés peuvent contaminer les animaux sains et propager ainsi la maladie ; de plus, elle provoque certains phénomènes morbides et quelquefois la mort (4 p. 100 d'après les statistiques précédentes). En supposant qu'on inoculât tous les animaux d'une contrée et que la proportion des cas de mort fût de 4 p. 100, la vaccination occasionnerait des pertes supérieures à celles du rouget. La mortalité générale déterminée par l'affection n'est en effet que de 2 p. 100 pour le duché de Bade.

2° En Suisse, Hess a inoculé 46 porcs avec la lymphe Pasteur. A la première inoculation, 11 furent gravement malades, 3 durent être abattus, 6 tombèrent dans la consomption et 2 seulement guérirent. A la deuxième inoculation, aucun accident aigu ne se produisit ; mais, dans la suite, 9 porcs devinrent malades et présentèrent à l'autopsie des lésions intestinales, endocardiques et articulaires. En somme, sur les 46 porcs, 26 n'éprouvèrent aucun trouble, les 20 autres furent malades, et sur 15 d'entre eux l'affection persista à l'état chronique. Hess et Guillebeau admettent que ces accidents consécutifs à la vaccination ont été produits par des souillures de la lymphe inoculée (1) ; ils avouent que leur confiance est ébranlée. Hess a constaté en outre que les animaux âgés et très gras supportent mal la vaccination. Celle-ci, pratiquée sur des porcs âgés de plus de 4 mois, serait une opération hasardeuse.

3° En France, on a fait un grand nombre de vaccinations avec des résultats variables. Sur 35 porcs vaccinés par Eloire, 22 seulement ont supporté l'opération. Herbet, dans les premiers temps où il employa la vaccination, vit succomber presque tous les animaux, mais ensuite il put inoculer 4,000 sujets sans avoir à enregistrer de pertes directes. Cagny en a obtenu de très bons résultats.

4° En Lorraine, pendant l'année 1885, Dieudonné a inoculé 21 porcs qui tous sont restés indemnes ; en 1886, il en a vacciné 283 avec une perte de 2,1 p. 100.

5° En Prusse, des vaccinations ont été faites par Schütz et Jacobi (Obornik). Chez les porcs âgés, les pertes ont été considérables (50 p. 100). Mais sur 226 porcelets âgés de moins de 16 semaines, 3 seulement (1,3 p. 100) ont succombé. Les effets de la vaccination ont été ici très favorables.

De l'ensemble de ces observations, il résulte que la vaccination pastorienne ne constitue pas, à l'heure actuelle, une méthode prophylactique applicable dans la pratique. Mais elle est perfectible. Les expériences de Schütz ont montré qu'elle est encore efficace lorsqu'on opère avec une lymphe ayant traversé successivement plusieurs or-

____

(1) Cette opinion est la plus vraisemblable. Tout récemment l'un de nous a vacciné, en se conformant strictement aux indications données par Pasteur, cinquante jeunes porcs appartenant à vingt-et-un propriétaires de trois localités différentes. Deux mois après, aucun des animaux vaccinés n'était mort, bien que le rouget continuât à sévir dans la contrée.   (N. D. T.)

ganismes. Kitt pense que l'on arrivera à pratiquer la vaccination en une seule fois (1).

En France, le rouget bacillaire est connu sous le nom de *rouget* ou *mal rouge*. En 1882, Pasteur et Thuillier ont décrit comme l'agent de cette maladie un microbe en 8 (Diplocoque), qui offre une grande analogie avec le Bacille du choléra des poules (ce Diplocoque est peut-être la Bactérie ovoïde de la maladie épidémique du porc de Löffler et Schütz?). En 1883, Pasteur a préparé une lymphe destinée à l'inoculation préventive; depuis, il a amélioré son procédé. La lymphe de Pasteur ne renferme pas la Bactérie en 8; mais Schütz et Schottelius y ont trouvé le fin Bacille du rouget. Il est probable que Pasteur, au début de ses études sur les maladies épidémiques du porc, a eu affaire à la pneumonie infectieuse. — On ne connaît pas exactement le procédé de préparation de la lymphe; on sait seulement que celle-ci est obtenue par une série de passages sur le lapin et par la culture *in vitro*. D'après Pasteur, les animaux vaccinés n'éprouvent que de légers troubles et acquièrent l'immunité contre le rouget. Les porcs âgés de neuf à seize semaines sont inoculés une première fois avec la lymphe faible (premier vaccin), et 10-12 jours après avec une lymphe plus forte (deuxième vaccin). L'inoculation se fait dans le tissu conjonctif sous-cutané. Pasteur a donné la maladie au lapin, au pigeon et au mouton; il a également contaminé le porc par la voie digestive. Ses premières vaccinations ont été faites dans le département de Vaucluse en 1882. La lymphe améliorée est fournie depuis 1884. — Baillet et Jolyet ont aussi cultivé le Bacille du rouget.

2° MALADIE ÉPIDÉMIQUE OU PNEUMONIE INFECTIEUSE (*Schweineseuche*).

Bactériologie. — L'agent infectieux de la pneumonie contagieuse du porc est une Bactérie ovoïde, longue de 1-2μ, large de 0μ4-0μ5

(1) En France, pendant l'année 1887, le rouget a sévi dans 39 départements et a causé des pertes évaluées à 500 000 francs. Sur 18 815 porcs atteints, 15 328 ont succombé. — L'institut Pasteur a délivré du vaccin pour 12 280 animaux. Les résultats de la vaccination n'ont été connus que pour 7467 : 57 sont morts après la première inoculation, 10 après la deuxième et 23 pendant le reste de l'année; soit une perte totale de 90 (12 pour 1 000). La mortalité après la période vaccinale n'a été que de 3 p. 1000 (Tisserand, *Rapport sur le service des épizooties en 1887*, in *Recueil. vét.*, 1889.)

Revel, vétérinaire départemental de l'Aveyron, vient de faire connaître les heureux résultats que lui a donnés la vaccination pendant les années 1885-86. Sur 530 porcs vaccinés en 1885, 7 sont morts entre la première et la deuxième inoculation; tous les autres ont résisté; dans les localités où ces vaccinations ont été faites, 556 porcs non vaccinés ont succombé au rouget. — En 1886, 502 porcs ont été vaccinés; 12 sont morts du rouget entre la première et la deuxième inoculation; aucun des survivants n'a succombé à cette infection, qui a cependant fait plus de 500 victimes dans la région. — L'âge de 4 mois, assigné par Pasteur comme limite extrême pour effectuer la vaccination, peut être dépassé; celle-ci n'est dangereuse que pour les animaux âgés de plus de 8 mois. — La durée moyenne de l'immunité a été d'environ une année. (Voy. Revel, *Le rouget du porc et son traitement*, Paris, 1891.)

En Hongrie, en 1889, sur 15057 porcs inoculés dans 42 communes, aucun n'est mort du rouget dans le courant de l'année. — En 1890, 249800 porcs ont été vaccinés. Pour 119900, des rapports sanitaires ont fait connaître les résultats suivants : 297 (0,24 p. 100) sont morts après la première inoculation; 134 (0,11 p. 100)

(Löffler et Schütz), colorée aux deux pôles, et qui se multiplie par segmentation. Elle a une grande similitude avec le microbe de la septicémie du lapin de Gaffky (Schütz admet l'identité de ces microorganismes) ; elle ressemble aussi au Bacille du choléra des poules. Les cultures par piqûre dans la gélatine peptonisée présentent, le long du trajet, de nombreux petits points blancs qui se confondent en une couche gris blanchâtre à foyers périphériques punctiformes; à la surface, il se produit autour de la piqûre un bourrelet gris blanchâtre; la gélatine ne se liquéfie pas. Sur le sérum coagulé, les cultures ont un aspect irisé. — Les inoculations dans le tissu conjonctif sous-cutané tuent la souris et le lapin en quarante-huit heures; le sang et les humeurs renferment les Bactéries caractéristiques. Le cobaye, le pigeon, le rat, sont difficilement infectés. La poule est absolument réfractaire. — Deux porcs inoculés sont morts au bout de vingt-quatre et quarante-huit heures. Au lieu où l'inoculation avait été faite, on a constaté un œdème inflammatoire carbonculeux; les éléments pathogènes existaient en grand nombre dans tout l'organisme; avec leur culture, on a reproduit la maladie. Un porc auquel on avait conféré l'immunité contre le rouget a succombé à la pneumonie infectieuse soixante heures après l'inoculation de la Bactérie ovoïde.

Les agents infectieux sont très nombreux dans les foyers gangreneux du poumon, dans l'exsudat pleurétique, dans les ganglions bronchiques; on les trouve plus rarement dans le sang et les organes de la cavité abdominale.

L'injection des cultures dans le poumon, à travers les parois pectorales, y détermine une phlegmasie gangreneuse avec les lésions nécrosiques de la pneumonie contagieuse du porc. Schütz a provoqué expérimentalement la maladie par l'inhalation de cultures desséchées. — L'infection par les voies digestives a également donné des résultats positifs.

Les Bactéries spécifiques, considérées par Schütz comme identiques à celles de la septicémie du lapin, présenteraient, d'après Kitt, une grande analogie avec les microbes qu'il a trouvés dans la *maladie épidémique des animaux sauvages (Wildseuche)*. Il croit à l'identité de ces deux affections. Tout récemment, Hüppe s'est rattaché à cette manière de voir (1); il admet en outre que le Bacille du choléra des poules est semblable à celui de la pneumonie contagieuse du porc, et que celui de la pneumonie contagieuse du cheval doit aussi en être rapproché. Ces maladies seraient produites par un même microorganisme. Mais c'est là une opinion qui ne repose encore sur aucun fait rigoureusement établi.

Pathogénie. — En opposition avec le contage *fixe* du rouget bacillaire, celui de la pneumonie infectieuse semble être très subtil.

après la seconde et 1397 pendant le reste de l'année ; soit une perte totale de 1828 sujets (1,53 p. 100). (Hutyra, *Jahresber. über das veterinärwesen in Ungarn*, Budapest, 1890.) (N. D. T.)

(1) Hüppe, *Berlin. klin. Wochenschr.*, 1886.

D'après Schütz, dans la majorité des cas, l'infection se produit par l'air inspiré; aussi la maladie est-elle extrêmement contagieuse. — Les porcs conduits en troupeaux sur les routes constituent les agents principaux de sa propagation; souvent, en effet, il existe des foyers inflammatoires chroniques dans les poumons des sujets frappés antérieurement. Schütz admet la possibilité de l'infection par les solutions de continuité de la peau et par la muqueuse digestive. Pour cet auteur, la maladie consiste essentiellement en une pneumonie infectieuse nécrosique s'accompagnant de certaines altérations secondaires. Johne croit également que l'infection peut se produire par plusieurs voies (peau, appareil respiratoire, intestin); mais, d'après lui, l'affection pulmonaire ne représenterait qu'une détermination du processus infectieux, lequel pourrait aussi se traduire par des manifestations carbonculeuses de la peau; parfois même il ne donnerait lieu à aucune localisation, et le tableau clinique de la pneumonie infectieuse se confondrait avec celui de la septicémie.

Altérations anatomiques. — Ce sont celles d'une pneumonie infectieuse à foyers multiples, avec infection générale secondaire (Schütz). Dans le poumon, on trouve des régions hépatisées gris rougeâtre au sein desquelles existent des taches jaunes, nettement circonscrites, du volume d'un « grain de gravelle ». Ces taches, très nombreuses, qui correspondent à de petits îlots pulmonaires nécrosés, sont formées par un exsudat inflammatoire hémorragique décoloré; leur périphérie est bordée d'une zone hépatisée, gris rougeâtre. Les foyers nécrosiques ont souvent déterminé une pleurésie et une péricardite fibrineuses. Les ganglions bronchiques sont tuméfiés. Dans l'appareil digestif, on trouve parfois une gastro-entérite accompagnée de lésions des organes lymphatiques. Parmi les altérations générales, il faut mentionner : la dégénérescence parenchymateuse du foie, des reins, du cœur, de la rate : dans la plupart des cas, celle-ci a conservé ses dimensions normales. — Les appareils lymphatiques de l'intestin et les ganglions mésentériques ne présentent habituellement pas de lésions graves.

Sur quelques porcs, Schütz a trouvé des foyers caséeux dans les poumons, les ganglions lymphatiques, les amygdales, les os, les tendons, les synoviales, etc. : les altérations offrent alors une réelle analogie avec celles de la tuberculose, sauf la présence du Bacille de Koch. Ces foyers, qui renferment les Bactéries spécifiques, témoignent que l'affection peut persister à l'état chronique.

Selon Schütz, la maladie des porcs décrite par Roloff sous le nom d'*entérite caséeuse* ne serait qu'une modalité des processus morbides engendrés par les Bactéries ovoïdes. (Voy. *Tuberculose*.)

Symptômes. — Généralement confondue avec le rouget, la pneumonie infectieuse est encore assez imparfaitement connue au point de vue symptomatique. Elle affecte d'ordinaire une marche très rapide; souvent elle détermine la mort en quelques heures. Elle se traduit par la rougeur, la tuméfaction de la peau dans la région cervicale et surtout aux membres, par de la toux, de la dyspnée, une fièvre vive, de l'abattement et une grande faiblesse.

Suivant Hess, lorsque la maladie revêt le type aigu, sa durée moyenne est de trois à neuf heures. D'après le même auteur, la pneumonie infectieuse et le rouget coexisteraient assez souvent dans une même porcherie.

Schütz admet que l'affection peut évoluer sous une forme chronique (foyers pulmonaires chroniques).

Traitement. — Au point de vue prophylactique, la pneumonie infectieuse est combattue par les mêmes moyens que le rouget. Sa marche très rapide empêche, dans la plupart des cas, toute intervention thérapeutique efficace.

3° PESTE, DIPHTÉRIE, CHOLÉRA DU PORC, SWINE PLAGUE, SWINE FEVER,
HOG CHOLERA, HOG FEVER.

Historique. — Dans ces dix dernières années, on a étudié en Angleterre, en Amérique, en Suède et en Danemark, une maladie meurtrière du porc, désignée par des expressions diverses (1).

(1) En 1887, Cornil et Chantemesse ont étudié, à Gentilly, une maladie analogue, sinon identique, qu'ils ont décrite sous le nom de *pneumo-entérite*. « Au début, les animaux sont fatigués et restent couchés; en même temps apparaissent la toux et la gêne respiratoire. La fièvre s'élève, l'appétit diminue, l'amaigrissement fait des progrès. La peau du ventre et du flanc présente souvent une teinte rougeâtre qui a fait confondre l'affection avec le rouget; la peau du cou offre des plaques noirâtres dues à l'accumulation de poussières et d'impuretés, au niveau desquelles les poils tombent ou s'arrachent facilement. Les malades sont couchés, silencieux, et ne poussent des grognements plaintifs que lorsqu'on les déplace. Dès le début, on observe de la diarrhée muqueuse, blanchâtre, fétide, qui tantôt persiste jusqu'à la fin de l'affection, tantôt est remplacée par de la constipation. La durée totale de la maladie varie de vingt à trente jours. Elle se distingue du rouget par sa lenteur, par la prédominance des symptômes pulmonaires et par les caractères des microorganismes qui la provoquent. Tous les animaux sont malades, mais quelques-uns n'en meurent pas et contractent dès lors l'immunité. » A l'autopsie, on constate, comme altérations principales, des noyaux de broncho-pneumonie dans les deux poumons et des ulcérations du gros intestin. Les ensemencements faits sur la gélatine, l'agar, la pomme de terre, avec le suc du poumon ou du foie, ont été fertiles. Les cultures renfermaient à l'état de pureté une petite *Bactérie ovale*, mobile, aérobie et anaérobie, mesurant 1 μ à 2 μ de longueur sur 0μ,3 à 0μ,4 de diamètre; elle végétait très bien à une température intermédiaire à + 18 et + 45° C., sans produire de spores. Avec ces cultures, on a pu inoculer la maladie au porc, au lapin, au cobaye et à la souris. Le pigeon s'y est montré réfractaire.

L'agent pathogène de la pneumo-entérite de Gentilly se cultive aussi dans l'eau distillée, où il peut vivre plus de quinze jours; il résiste à la congélation et à la dessiccation, mais il est tué par une température de 58° agissant pendant un quart d'heure. Les solutions aqueuses saturées de fer, de chlorure de zinc, d'eau de chaux, d'acide picrique, d'ammoniaque, de phénol, de sel marin, l'essence de térébenthine pure, le sublimé à 1 p. 1000, seul ou additionné d'acide chlorhydrique à 5 p. 100, le

1° En Angleterre, Klein (de Londres) a décrit (1878) sous le nom de *pneumo-entérite infectieuse* (*hog plague, pig typhoid, hog cholera, swine fever*, etc.), une maladie infectieuse dans laquelle le poumon, les séreuses, l'intestin, sont principalement atteints, et qui est provoquée par un Bacille spécifique. Il a cultivé celui-ci et a transmis la maladie au porc par l'inoculation (le lapin et la souris la contractaient également, tandis que le pigeon résistait). En Angleterre, où cette affection a sévi pour la première fois avec intensité en 1862, souvent sa mortalité a atteint 75 p. 100. En 1885, le chiffre des porcs malades s'est élevé à 40000 ; 27000 ont été abattus et 10000 ont succombé. En 1886, elle a fait périr 35000 sujets. Klein reconnaît à la maladie une forme maligne et une forme bénigne ; toutes deux sont extrêmement contagieuses. Le Bacille regardé par cet auteur comme l'agent pathogène

biiodure de mercure à 5 p. 2000, l'acide phénique à 25 p. 1000, l'acide salicylique à 1 p. 100, les acides sulfurique, nitrique, chlorhydrique, à 1 p. 100, ne détruisent pas la virulence après une heure de contact. De toutes les préparations essayées, celle qui a paru le plus efficace était le mélange suivant : eau, 100 grammes ; acide phénique, 4 grammes ; acide chlorhydrique, 2 grammes.

Cornil et Chantemesse sont parvenus à atténuer la virulence des éléments de la pneumo-entérite en soumettant des cultures successives à l'action de l'air et de la chaleur (43° C.). Au bout de 90 jours, le virus ne tue plus le lapin ni le cobaye et il confère l'immunité à ces animaux. Cette atténuation de la virulence est fixe, transmissible aux cultures faites en série. Les auteurs ont tenté de vacciner des porcs. « Quatre porcs ont reçu successivement, à 8 jours d'intervalle, sous la peau, à la dose de 2 c. c., du bouillon de culture du virus de 90 jours, de 74, de 54, de 8 jours et enfin le virus virulent. Pendant les jours qui suivaient les inoculations, les animaux ne présentaient qu'un léger malaise ; deux mois après le début de l'expérience, ils ont reçu dans leur alimentation quotidienne un litre de culture virulente dans du bouillon..... Deux porcs témoins non vaccinés ont subi le même traitement. » Au bout de dix jours, ces derniers succombaient avec des lésions intestinales caractéristiques. Les animaux vaccinés ne présentèrent pendant deux mois aucun phénomène morbide appréciable ; au bout de ce délai, deux succombèrent. L'autopsie montra des lésions intestinales très développées, à marche chronique, et de très légères altérations pulmonaires. Les deux autres sujets vaccinés résistèrent.

Ces premières expériences montrent que le porc acquiert plus difficilement l'immunité contre le rouget que les sujets de nos autres espèces.

En 1887, une épizootie très grave a sévi sur l'espèce porcine dans l'arrondissement de Marseille. 25000 sujets ont succombé. Étudiée par Fouque, Queirel, Rietsch, Jobert, Cornil et Chantemesse, cette épizootie était déterminée par des Bactéries ne présentant que des différences minimes avec celles de l'épidémie de Gentilly (Voy. Cornil et Babes, *Les Bactéries*, 3e édit. Paris, 1890).

Galtier a observé sur l'espèce ovine, dans les Basses-Alpes, une épizootie de pneumo-entérite transmise du porc au mouton. Importée par des porcs récemment achetés, elle a causé sur les moutons des pertes beaucoup plus considérables que dans l'espèce porcine. L'agent pathogène trouvé chez le mouton était identique à celui de la pneumo-entérite du porc. Par l'inoculation des cultures, l'auteur a transmis la maladie au cobaye et au lapin, puis il l'a reportée sur le porc et le mouton. Il l'a aussi communiquée à la chèvre, au chien, au veau, à l'âne et aux oiseaux de basse-cour. Elle se transmet de la mère au fœtus. — L'inoculation d'une chèvre en état de gestation avancée a provoqué l'avortement. Dans les cavités thoracique et abdominale du fœtus, on a trouvé un épanchement séro-sanguinolent ; ce transsudat et le sang contenaient la Bactérie de la pneumo-entérite ; leur inoculation a reproduit la maladie. (Voy. art. *Avortement épizootique* et *Journal de Lyon*, 1889-90-91.) (N. D. T.)

est long de 1-5 μ, large de 1/4 à 1/3 de μ, arrondi aux extrémités.

2° Dans l'Amérique du Nord, en 1877-78, l'espèce porcine a été décimée par une maladie contagieuse que Detmers (de Chicago) a désignée par l'expression de *swine plague*, que Law (d'Ithaca) a décrite sous le nom de *hog fever*, et que les cultivateurs appelaient généralement *hog cholera*. D'après ces deux auteurs, la maladie aurait fait son apparition en Amérique il y a environ trente-cinq ans. — Extrêmement contagieuse, elle s'accuse par les symptômes suivants : attitude déclive de la tête, toux, inappétence, amaigrissement rapide, grande faiblesse, coloration anormale des excréments, alternatives de diarrhée et de constipation, taches rosées sur la peau du ventre, de la poitrine, de la face interne des cuisses, des oreilles, etc. — Ses principales lésions sont : la pneumonie, la pleurésie, la péricardite, la péritonite, des altérations des ganglions lymphatiques, des lésions ulcératives du gros intestin, la dégénérescence parenchymateuse du cœur, etc. Le microscope a permis de reconnaître, dans les humeurs, des microorganismes de formes diverses. Detmers a désigné l'un d'eux sous le nom de *Bacillus suis* et l'a proclamé l'agent spécifique de la maladie. — La mortalité de celle-ci a été de 75 p. 100. Dans l'État de Nebraska, 400 000 porcs (un quart de l'effectif) sont morts pendant chacune des années 1884-85. En 1885, la perte totale pour les États-Unis a été évaluée à 150 000 000 de francs. Dans le Missouri, le chiffre des morts a été de 200 000, et dans l'Indiana de 400 000 (un cinquième de l'effectif). Salmon considère la forme bénigne comme un catarrhe bronchique spécifique et la forme grave comme une pneumonie catarrhale de même nature. D'après Law, la maladie est transmissible du porc à d'autres espèces (mouton, rat) et réciproquement. — Salmon a montré tout récemment que le *hog cholera* des Américains est différent du rouget bacillaire : Les inoculations préventives de Pasteur ont été reconnues inefficaces ; le rouget a une période d'incubation plus courte (trois jours au lieu de sept à quatorze), une durée également plus courte (deux jours au lieu de huit à dix) et sa mortalité est moindre ; le cobaye ne meurt pas du *hog cholera*, tandis que le pigeon succombe (1) ; on trouve très rarement des ulcérations intestinales dans le rouget ; elles sont presque constantes dans le *hog cholera*. Au point de vue bactériologique, le Bacille du rouget se distingue de celui du *hog cholera* par une plus grande variabilité de forme et de développement (2).

---

(1) Le cobaye succombe en 8-10 jours à l'inoculation d'une faible dose de culture ; le pigeon, beaucoup plus résistant, n'est tué qu'une fois sur quatre par l'injection de doses moyennes.   (N. D. T.)

(2) Le Bacille du rouget est immobile, il se colore bien par les méthodes de Gram et de Weigert ; celui du hog cholera est mobile, ne prend pas le Gram et se colore mal par la méthode de Weigert.   (N. D. T.)

3° En 1887, la peste du porc a été introduite en Suède (Schoonen, Södermannland, Stockholm, Gothenbourg) et de là en Danemark. En septembre 1887, elle a fait périr un certain nombre de porcelets dans l'île d'Amager et dans quelques localités du littoral danois; puis elle a gagné Copenhague et l'île de Seeland, où elle a été étudiée par Bang et Schütz, qui ont reconnu la *maladie américaine* ou *anglaise*. Schütz lui a donné le nom de *peste du porc*.

Aucun doute ne subsiste ni sur l'identité des affections observées en Angleterre, en Amérique, en Suède et en Danemark, ni sur leur dissemblance avec le rouget. La peste porcine a une grande similitude avec la maladie épidémique des porcs (*Schweineseuche*) qui sévit depuis longtemps dans certaines régions de l'Allemagne. Les analogies bactériologiques, anatomiques et cliniques qu'offrent ces états morbides doivent faire admettre leur identité; les différences qu'elles présentent dans leur marche, leurs manifestations, sont secondaires et dues à des influences multiples : époque, climat, localités 1).

Pathogénie. — L'agent infectieux du choléra du porc pénètre habituellement avec les aliments; l'infection s'opère donc surtout par la voie intestinale. La maladie sévit de préférence sur les jeunes porcs (jusqu'à l'âge de quatre mois). La période d'incubation varie de cinq jours à trois semaines.

Symptômes. — Le choléra du porc peut revêtir les formes aiguë et chronique.

1° La première, qui s'observe d'ordinaire au début des épidémies, évolue généralement en cinq à huit jours; mais la mort peut survenir bien plus rapidement. La maladie s'annonce par de l'inappétence et de la constipation; les animaux, très faibles, paraissent gravement atteints, la tête et la queue sont pendantes, la conjonctive est injectée ; parfois les paupières sont agglutinées par des mucosités desséchées; la température est augmentée (41-42° C.); la respiration est accélérée, pénible ; dans certains cas, on observe un écoulement nasal, muco-purulent. Plus tard, la diarrhée survient; les excréments sont liquides, fétides, quelquefois mélangés de sang; des ulcérations diphtéritiques se développent sur la langue (pointe, bords latéraux, face inférieure), sur la muqueuse des joues, le palais, les amygdales; elles présentent généralement une coloration blanc grisâtre ou gris jaunâtre; chez de nombreux sujets, elles ont le caractère gangreneux. Assez souvent on observe des taches rouges aux oreilles, au groin, à la partie déclive

(1) L'identité des affections épidémiques du porc désignées sous les noms de *hog cholera* (choléra des porcs), *swine plague* (peste porcine), *Schweineseuche* (pneumonie infectieuse, et *pneumo-entérite* n'est pas rigoureusement démontrée. — Le *hog cholera* de Salmon et autres auteurs américains paraît semblable à la *pneumo-entérite* de Cornil et Chantemesse et à l'épidémie observée aux environs de Marseille. — La *swine plague* ou *swine pest* se rapproche davantage de la *Schweineseuche* de Löffler et Schütz.   (N. D. T.)

du ventre, à la face interne des cuisses et au voisinage de l'anus. Vers la fin de la maladie, les animaux chancellent de l'arrière-train, peuvent à peine se tenir debout et restent presque constamment couchés. La mort est précédée de convulsions.

2° Dans la forme chronique, les symptômes sont beaucoup moins prononcés (la même particularité se remarque dans la *pneumonie infectieuse chronique* (*Schweineseuche*); le développement des malades est retardé ; ils restent petits, malingres, toussent de temps à autre et ont de la diarrhée. On observe des éruptions cutanées eczémateuses et une rougeur peu accusée des oreilles.

Anatomie pathologique. — Comme altérations saillantes, il faut mentionner les foyers diphtéritiques multiples et circonscrits de la muqueuse du gros intestin (Schütz). Ils existent surtout dans le cæcum, au niveau du point où l'iléon s'abouche avec lui. Ces foyers diphtéritiques sont le résultat d'une inflammation catarrhale ou fibrineuse de la muqueuse. L'exsudat est constitué par une masse sèche, solide, grisâtre, gris blanchâtre, parfois jaunâtre. Presque toujours les follicules solitaires et les plaques de Peyer participent au processus ; au début, ils sont tuméfiés, de couleur blanc grisâtre, entourés d'une zone rouge ; plus tard ils se gangrènent. Au niveau des follicules se forment des eschares boutonneuses, qui s'étendent peu à peu en surface et en profondeur, occupent parfois toute l'épaisseur des parois intestinales, et sont suivies d'ulcérations allongées ou arrondies. Lorsque plusieurs eschares deviennent confluentes, de vastes portions d'intestin sont transformées en lames sèches ou caséeuses, de couleur jaunâtre, brunâtre ou verdâtre, dont l'épaisseur atteint parfois un demi-centimètre à un centimètre ; leur surface est rugueuse, creusée de légers sillons ; elles sont recouvertes en dehors par la séreuse seulement (nécrose de la paroi intestinale) ; la putréfaction les rend molles, friables ; elles se détachent en laissant des ulcérations qui peuvent perforer l'intestin, et déterminer ainsi une péritonite.

Dans les cas graves, on rencontre des altérations diphtéritiques sur les muqueuses intestinale, stomacale et buccale.

Les ganglions mésentériques, fortement tuméfiés, présentent souvent des lésions d'aspect tuberculeux. On y trouve des foyers caséeux entourés d'une enveloppe conjonctive. Dans les cas à marche chronique, les régions pulmonaires envahies par les processus caséeux sont traversées et entourées de larges bandes fibreuses bleuâtres. Les foyers caséeux situés à la périphérie du poumon donnent lieu à une pleurésie exsudative qui détermine des adhérences du poumon aux parois costales, au diaphragme et au péricarde.

La rate est généralement intacte ; parfois cependant elle est tuméfiée. Le foie, les reins, le cœur, les muscles, sont marqués d'altérations parenchymateuses.

Traitement. — La prophylaxie du choléra du porc comporte les mêmes indications que celle du rouget (mesures de police sanitaire).

1. ROUGET. — **A. Bibliographie ancienne**. — SPINOLA, *Krankheiten der Schweine*, 1842. — WIRTH, *Schweizer Archiv f. Thierheilkde*, 1844. — WIRTH u. BLEIGENSTORFER, *Ibid.*, 1845. — BERGMANN, an. in *Repertor.*, 1853. — FRAAS, *Münch. Jahresber.*, 1853. — BUHLER, *Adam's Wochenschr.*, 1857. — VOGELSANG, *Ibid.*, 1858. — NICKLAS, *Ibid.*, 1858. — SUTTON, *The Vet.*, 1858. — MAY, *Lüdersdorff's Annalen der Landwirthschaft*, 1858. — HERING, *Spec. Pathol.*, 1858. — BERNER, *Magazin*, 1858. — SCHMIDT, *Ibid.*, 1862. — BRÄUELL, *Oesterr. Vierteljahrsschr.*, 1865. — JUNG, an. in *Adam's Wochenschr.*, 1865. — JENISCH, *Der Rothlauf der Schweine*. Pritzwalk, 1866. — ERLER, *Sächs. Jahresber.*, 1866. — KOPP, an. in *Thierarzt*, 1867. — JANSEN, *Ibid.*, 1868. — WELSCH, an. in *Repertor.*, 1868-72. — ELLENBERGER, *Magazin*, 1868. — FÜNFSTÜCK, ROSENKRANZ, *Sächs. Jahresber.*, 1868. — C. HARMS, *Der Rothlauf des Schweines*, 1869. — OBICH, *Adam's Wochenschr.*, 1869. — ANACKER, *Thierarzt*, 1870. — BRÄUER, *Sächs. Jahresber.*, 1870-78. — SIEDAMGROTZKY, *Ibid.*, 1871-76. — VEITH, *Bad. thierärztl. Mittheil.*, 1871. — BERG, an. in *Repertor.*, 1872. — DEMEESTER, *Annal. de Bruxelles*, 1872. — KÖNIG, ALBRECHT, an. in *Adam's Wochenschr.*, 1873. — RICKERT, *Magazin*, 1873. — STRAUB, *Repertor.*, 1873. — FISCHER, *Bad. thierärztl. Mittheil.*, 1873-75-76. — LYDTIN, *Ibid.*, 1873. — SCHNEPPER, *Adam's Wochenschr.*, 1873. — FROMME, *Magazin*, 1873. — JACOBY, *Preuss. Mittheil.*, 1873-74. — KAISER, an. in *Thierarzt.*, 1874. — WEBER, DINTER, *Sächs. Jahresber.*, 1874. — KRABBE, an. in *Repertor.*, 1874. — ZIPPELIUS, *Adam's Wochenschr.*, 1874. — GIESE, *Preuss. Mittheil.*, 1874-75. — HAUBOLD, *Sächs. Jahresber.*, 1875. — AXE, *The Vet.*, 1875. — HAARSTICK, *Preuss. Mittheil.*, 1875-76. — PRÖGER, *Sächs. Jahresber.*, 1876. — DINTER, FÜNFSTÜCK, *Ibid.*, 1877. — SAHLMANN, *Bericht über die 30 u. 31 Versammlung des Vereins Mecklemburger Thierärzte*, 1878. — TOWNSEND, an. in *Repertor.*, 1879. — DECROIX, *Revue vét.*, 1879. — RATHKE u. HAARSTICK, *Preuss. Mittheil.*, 1879. — MÉGNIN, *Recueil vét.*, 1880. — ZÜNDEL, *Jahresber.*, 1875-80-81. — RÖLL, *Seuchenlehre*, 1881. — DÈLE, *Annal. de Bruxelles*, 1881. — PÜTZ, *Seuchen u. Herdekrankheiten*, 1882. — UTZ. *Bad. Mittheil.*, 1882. — RABE, *Preuss. Mittheil.*, 1882. — PERDAN, *Oesterr. Vereinsmonatsschr.*, 1882. — HABLE, *Oesterr. Vierteljahrsschr.*, 1882. — BERANEK, *Oesterr. Vereinsmonatsschr.*, 1883. — SCHMITZ, *Preuss. Mittheil.*, 1883. — PERRONCITO, *Giornale di med. vet.*, 1883. — BRÄUER, *Sächs. Jahresber.*, 1884. — KÖNIG, DINTER, u. A., *Ibid.*, 1884. — ABLEITNER, *Oesterr. Vereinsmonatsschr.*, 1884. — HAUBNER-SIEDAMGROTZKY, *Landwirthschaftl. Thierheilkde*, 1884. — PÜTZ, *Compendium*, 1885. — RÖLL, *Spec. Pathol.*, 1885. — SEMMER, *Oesterr. Vereinsmonatsschr.*, 1885. — UHLICH, HAUBOLD, *Sächs. Jahresber.*, 1886.

B. **Bibliographie allemande**. — EGGELING, an. in *Deutsche Zeitschr. f. Thiermed.*, 1884. — LÖFFLER, *Experimentelle Untersuchungen über Schweinerothlauf; Arbeiten aus dem Kaiserl. Gesundheitsamte*, 1885. — LYDTIN u. SCHOTTELIUS, *Der Rothlauf der Schweine, seine Entstehung und Verhütung*, 1885. — SCHÜTZ, *Berlin. Archiv*, 1885-86; *Arbeiten aus dem Kaiserl. Gesundheitsamte*, 1885-86. — HESS, *Schweiz. Archiv f. Thierheilkde*, 1885. — HAUBOLD, ROST, UHLICH, *Sächs. Jahresber.*, 1885. — KITT, *Münch. Jahresber.*, 1885-86; *Werth. u. Unwerth der Schutzimpfungen gegen Thierseuchen*. 1886; *Oesterr. Revue*, 1886. — LYDTIN, *Bad. thierärztl. Mittheil.*, 1886. — LÜPKE, an. in *Adam's Wochenschr.*, 1886. — HESS u. GUILLEBEAU, *Thiermed. Vorträge*, 1886. — ZSCHOKKE, *Schweiz. landwirthschaftl. Centralbl.*, 1886. — JOHNE, *Deutsche Zeitschr. f. Thiermed.*, 1886. — DIEUDONNÉ, *Bericht des Elsass-lothring. Vereins.*, 1886. — REUTER, *Die Schweineseuche u. ihre wirksame Bekämpfung*, 1887. — HESSE, *Thiermed. Vorträge*, 1888. — HAFNER, *Bad. thierärztl. Mittheil.*, 1888. — BUCHNER, *Münch. med. Wochenschr.*, 1888. — JACOBI, *Berlin. thierärztl. Wochenschr.*, 1888. — WIRTZ, *Bull. vét. hollandais*, 1888. — MIHALY, *Ungar. Vet. Bericht.*, 1888. — BAKOS, *Gyakorlati Mezogazda*, 1889. — BILLROTH, an. in *Gazette hollandaise*, t. XV. — PLOSZ, *Veterin. méd.*, t. X. — *Traités de Bactériologie* de WERKE, von FLÜGGE, FRÄNKEL, BAUMGARTEN, HÜPPE.

C. **Bibliographie française**. — PASTEUR, *Compt. rend. de l'Acad. des sciences*, 1882. — PASTEUR et THUILLIER, *Ibid.*, 1883; *Bull. de l'Acad. de méd.*, 1883. — ÉLOIRE, *Journ. de Lyon*, 1883. — HERBET, *Ibid.*, 1883; *Revue vét.*, 1883-84; *Recueil vét.*, 1884. — BAILLIET, *Ibid.*, 1884; *Revue vét.*, 1884. — DIEUDONNÉ, *Recueil vét.*, 1885-86.

Moulé, *Ibid.*, 1885. — Cornevin, *Première étude sur le rouget du porc*. Paris, 1885. — Koubasoff, *Compt. rend. de l'Acad. des sciences*, 1885 ; an. in *Oesterr. Revue*, 1886. — Cagny, *Bullet. Soc. cent. vét.*, 1885 ; *Recueil vét.*, 1887. — Pampoukis, *Arch. de physiol. normale et path.*, 1886. — Wehenkel, *Annal. de Bruxelles*, 1888. — Baerts, *Ibid.*, 1889. — Thoinot et Masselin, *Précis de Microbie*, Paris, 1889. D. **Autre bibliographie étrangère**. — Krabbe, *Tidskrift de Copenhague*, 1885. — Pöls, *Gaz. vét. Hoiland.*, 1887. — Rivolta, *Giornale di Anat., ecc.*, 1887.

2. Pneumo-entérite : Schütz, *Berlin. Archiv*, 1886. — Buch, *Ibid.*, 1887. — Cornil et Chantemesse, *Comptes rendus de l'Acad. des sciences*, 1887. — Rietsch, Jobert et Martinaud, *Ibid.*, 1888. — Haubold, Prietsch, Schneider, Uhlich, Schleg, *Sächs. Jahresber.*, 1887. — Lorentz, *Berlin. Archiv*, 1888. — Schaller, *Rundschau auf dem Gebiete der Thiermed.*, 1888. — Galtier, *Bull. Soc. cent. vét.*, 1889 ; *Journ. de Lyon*, 1889-91. — Collard, *Bull. Soc. cent. vét.*, 1889. — Pion. *Bullet. Soc. cent. vét.*, 1891.

3. Peste du porc : Klein, *Reports of the medic. Office*, 1878-81. — Detmers, Law. *Annual of the Commissioner of Agriculture of the Year*, 1878-79. — Law, *Department of agriculture spec. report.*, 1880. — Janson, an. in *Berlin. Archiv*, 1880 — Klein, an. in *Recueil vét.*, 1881. — Detmers, *Annal. de Bruxelles*, 1882. — Aston, *The Vet.*, vol. XVI. — Bunker, *Amerik. vet. rev.*, vol. V. — Frink, *Ibid.*, vol. VI. — Salmon, *Amerik. vet. rev.*, 1884. — Salmon u. Smith, *Amerikan. Veterinärber.*, 1885 ; *The american monthly mikros. Journ.*, 1886. — Salmon, *Breeders Gazette*, Chicago, 1886 ; *On Swine Plague*, 1886 ; *Amerikanischer Veterinärber.*, 1886 ; *The Journ. of comparat. Medic. and Surgery*, vol. IX. — Rote, *Outbreack of Swine Plague in Maryland*, 1886. — Billings, *Amerik. vet. rev.*, vol. X et XI. — Bowhill, *Ibid.*, vol. X. — Heath, *The Vet.*, 1886. — *Annual Report of the Agriculture*, 1887. — Bang, *Deutsche landwirthschaftl. Presse*, 1887 ; an. in *Adam's Wochenschr.*, 1887. — Fröhlich, *Schweiz. Archiv f. Thierheilkde*, 1888. — Schütz, *Berlin. Archiv*, 1888. — Walther, *Sächs. Bericht*, 1889. — Fiedeler et Bleisch, *Berlin. Archiv*, 1889. — Salmon. *Hog Cholera*, Washington, 1889.

4. Rouget des autres espèces : Preusse, *Berlin. Archiv*, 1887.

TYPHOÏDE DES VOLAILLES.

CHOLÉRA DES VOLAILLES, PESTE DES POULES.

Historique. — Le choléra et la diphtérie sont les deux maladies infectieuses les plus graves des espèces volatiles. On les trouve mentionnés dans les plus anciens ouvrages. Autrefois et jusqu'à une date récente, la *peste des poules* (« *mort des poules* ») était regardée comme une affection analogue au choléra ou au typhus de l'homme : d'où les noms de *choléra des poules*, de *typhus des volailles*. Quelques auteurs (Chabert, Hering) l'ont considérée comme une forme du charbon. D'après Lemaistre, elle a fait sa première apparition en Lombardie en 1789 et a sévi aux Indes en 1817. A partir de 1825, on l'a observée en France, où elle a occasionné de grandes pertes pendant les années 1830, 1850, mais surtout depuis 1860. Vers 1830, elle a envahi la Russie, la Bohême, l'Autriche. Dans ces derniers temps, on l'a constatée dans presque tous les pays de l'Europe.

Il y a longtemps qu'elle a fixé l'attention des vétérinaires ; aussi ses symptômes, ses lésions anatomiques et le mécanisme de sa propagation étaient-ils parfaitement connus lorsque sa nature parasitaire a été dévoilée par les bactériologistes. — Benjamin, qui admettait déjà un contage comme cause de la maladie (1851), a remarqué que l'homme et le chien pouvaient impunément consommer la viande des oiseaux atteints. — Delafond et autres ont constaté sa transmissibilité aux volailles et au lapin par l'intermédiaire du sang, des sécrétions, des débris cadavériques ; ils ont également reconnu la virulence des excréments et le rôle important que jouent ceux-ci dans la contagion. — Enfin on a démontré expérimentalement que l'infection peut se produire par la voie intestinale et que la dessiccation détruit le contage.

Les récentes recherches faites sur cette affection ont eu pour point de départ un important travail de Perroncito, auteur qui, le premier, a décrit le Bacille spécifique. Toussaint a cultivé celui-ci dans l'urine neutre et l'a déclaré identique aux microbes ordinaires de la septicémie, opinion infirmée surtout par les résultats négatifs que donne l'inoculation de matières putrides. Pasteur a cultivé le Bacille dans le bouillon de poule stérilisé ; en 1880, après avoir reconnu que les animaux qui résistent à la maladie possèdent l'immunité, il a découvert un procédé de vaccination. C'est pour le choléra des poules que Pasteur a recommandé d'abord les inoculations préventives ; c'est l'étude de cette maladie qui lui a fourni les premiers éléments de la méthode des vaccinations. — Parmi les autres recherches bactériologiques, nous devons particulièrement signaler celles de Kitt.

Bactériologie. — L'agent du choléra des poules est une Bactérie ovoïde, extrêmement petite, d'une longueur de $0\mu.3$ à 1μ. Elle se présente sous l'aspect d'un bâtonnet très court, étranglé à sa partie médiane, affectant par conséquent la forme d'un biscuit ou d'un 8 ; ces caractères ne peuvent être constatés qu'à un grossissement très fort (immersion) ; avec de faibles grossissements, on ne distingue que des points extrêmement ténus (1). Les cultures dans la gélatine donnent de petits îlots blancs, hyalins, qui se réunissent en groupes pouvant atteindre les dimensions d'une tête d'épingle (colonies) ; à la surface, ils forment par leur confluence une couche mince, d'un blanc mat. Le microbe se cultive très bien dans le bouillon de poule neutre additionné de gélatine ou d'agar ; il pullule également dans le bouillon peptonisé, dans la solution sucrée d'extrait de viande, sur le blanc d'œuf cuit et sur le sérum sanguin coagulé. L'optimum de végétation s'observe entre $+30$ et $+40°C$. La maladie est inoculable aux gallinacés, au lapin et à la souris blanche, par inoculation

---

(1) Le Bacille du choléra des poules est réfringent à sa partie centrale (bacille à espace clair), aérobie, mobile ; il se colore bien par les couleurs d'aniline, mais ne prend ni le Gram ni le Weigert.   (N. D. T.)

cutanée et sous-cutanée; par ingestion de sang, d'excréments, de débris cadavériques virulents. Les animaux infectés périssent de douze à quarante-huit heures après l'inoculation. Chez le cobaye, au point où celle-ci a été faite, se développent des abcès dans lesquels on trouve de nombreux Bacilles (Pasteur); on observe également une abcédation locale chez le mouton, le cheval (Kitt), même chez l'homme, lorsque le virus est déposé sur des blessures de la peau (Marchiafava et Celli). Injectés dans le pis de la vache, les Bacilles provoquent une mastite catarrhale et s'y conservent pendant longtemps (Kitt). Le chien et le chat ne sont pas contaminés par l'ingestion des cadavres. — La consommation de la viande des sujets malades est inoffensive pour l'homme. Zürn a cependant relaté un cas d'infection due à cette cause.

Le Bacille du choléra des poules rentre dans la catégorie des virus peu résistants. La dessiccation, la plupart des désinfectants, l'acide sulfurique dilué, l'acide chlorhydrique (1 p. 500) et l'eau bouillante le détruisent. Il est tué par une température de 45 à 50° C. prolongée pendant 3/4 d'heure; une température très basse (— 14° C.) agissant pendant un temps beaucoup plus long (14 heures) n'a aucune influence sur lui (Kitt). Mélangé à d'autres microbes, il conserve sa virulence pendant trois mois. — D'après Hüppe et Kitt, l'agent pathogène du choléra des poules serait identique à celui de la septicémie du lapin.

Animaux atteints et modes de propagation de la maladie. — Le choléra s'observe sur toutes les volailles domestiques : poule, oie, canard, pigeon, dindon, paon, faisan, et sur tous les oiseaux d'appartement : perroquet, canari, etc.; il paraît également sévir sur certaines espèces vivant en liberté : passereaux, corneille, pinson, etc. — Il fait souvent d'énormes ravages dans les basses-cours.

L'infection s'opère généralement par l'ingestion, avec les aliments ou les boissons, d'excréments rejetés par les malades; il est possible aussi que, dans certains cas isolés, elle se produise par des plaies cutanées. Les débris de cadavres ou de malades sacrifiés en sont assez souvent les facteurs. Le choléra est ordinairement importé dans les basses-cours par des sujets nouvellement achetés, par des volailles du voisinage, par des pigeons qui se sont introduits dans un colombier étranger où il sévit. D'après Barthélemy, l'infection pourrait même s'opérer par l'intermédiaire d'œufs provenant d'individus malades; dans l'organisme atteint, les Bacilles envahiraient l'œuf, comme le fœtus du mammifère (cobaye).

Büchner a démontré expérimentalement, par la méthode des inhalations, que les Bacilles peuvent forcer la muqueuse pulmonaire intacte et réaliser ainsi l'infection.

Symptômes. — La période d'incubation du choléra des volailles est très courte et sa marche très rapide. Dans un bon nombre de cas, la mort survient presque subitement. Le matin, en ouvrant la volière, on trouve plusieurs cadavres ; on peut voir des sujets tomber du perchoir, comme foudroyés ; souvent les couveuses périssent sur leurs œufs.

Parfois la durée de l'affection est de quelques heures. Mais, en général, elle varie de un à trois jours. Les malades cessent de manger et s'éloignent des oiseaux sains ; ils sont tristes, faibles ; les plumes sont hérissées, les ailes tombantes, le jabot est distendu, la tige cervicale voussée. La température est augmentée de 1 - 3° C. (Salle, en 1853, avait déjà noté cette hyperthermie). Chez quelques sujets on observe un écoulement buccal spumeux et des vomissements ; bientôt la diarrhée apparaît ; les matières fécales sont d'abord pâteuses, blanc jaunâtre : plus tard, muqueuses, puis séreuses, de couleur verte et d'odeur fétide, elles souillent le pourtour du cloaque ; la soif est très vive. La respiration est pénible, on perçoit des bruits sifflants particuliers et des râles, souvent il y a du hoquet. Peu à peu la crête devient rouge foncé, bleuâtre ; la faiblesse augmente ; les animaux chancellent, tombent, font de vains efforts pour se relever, puis la mort a lieu, tantôt dans une somnolence profonde, tantôt précédée de tremblements et de convulsions.

Exceptionnellement, mais surtout lorsque la maladie règne longtemps dans une basse-cour, sa marche peut être moins aiguë et sa durée atteindre, même dépasser une semaine. Dans des expériences de transmission du choléra par la voie digestive, Semmer a vu la mort se produire au bout de huit à vingt et un jours.

Anatomie pathologique. — Les altérations principales s'observent dans l'intestin, le cœur et le poumon.

1° L'intestin est rouge à l'extérieur ; sa muqueuse, dans l'intestin grêle notamment, est d'un rouge foncé uniforme ou criblée de taches sanguinolentes. Souvent l'épithélium fait défaut, surtout au niveau des papilles ; les néoproductions croupales et l'ulcération des follicules ne sont pas rares. La muqueuse du gros intestin, du rectum, du jabot, de l'œsophage, est souvent colorée en rouge. Le contenu intestinal est tantôt très liquide, spumeux, tantôt muco-purulent, de couleur jaunâtre, tantôt enfin sanguinolent ou de teinte chocolat.

2° Le cœur est pointillé d'ecchymoses (hémorragies sous-épicardiques) ; le péricarde renferme une petite quantité de liquide séreux ; parfois on constate les altérations de la myocardite et de la péricardite.

3° Le poumon est congestionné, rouge brun, ou hépatisé (pneumonie croupale et hémorragique) ; quelquefois il est recouvert de caillots fibrineux. On peut aussi trouver de la laryngite, de la trachéite, de la bronchite catarrhales et de l'œdème pulmonaire. Ces lésions de l'appareil respiratoire s'observent de préférence sur les oiseaux terrestres ; les sujets des espèces aquatiques présentent plus souvent des altérations intestinales et cardiaques.

Enfin, dans le sang et dans tous les organes, on trouve en grand nombre les Bacilles spécifiques.

Les autres lésions n'ont rien de caractéristique. La viande a d'ordinaire un aspect tout à fait normal, surtout lorsque la maladie a évolué rapidement ; dans quelques cas, elle est gris rouge foncé, en voie de dégénérescence graisseuse, ou lardacée. A la peau, des taches cadavériques noir bleuâtre peuvent apparaître très vite.

Dans les cas à marche chronique, il existe parfois, dans le poumon et l'intestin, des foyers caséeux semblables à ceux de la pneumonie infectieuse du porc, et au sein desquels fourmillent les éléments pathogènes (Sticker).

Diagnostic. — Le diagnostic *intra vitam* est fondé sur l'épidémicité du mal, sur sa marche suraiguë et sur les caractères de la diarrhée. — A l'autopsie, on rencontre des lésions de l'intestin, du cœur, du poumon ; l'examen microscopique permet de se prononcer avec une absolue certitude. — On ne saurait confondre l'affection avec l'inflammation diphtéritique des muqueuses ; cette dernière évolue bien plus lentement et, dans la plupart des cas, elle est nettement caractérisée par l'exsudat diphtéritique de la muqueuse buccale.

Parfois on éprouve une certaine difficulté pour différencier le choléra d'une intoxication aiguë. Bien souvent les propriétaires croient à un empoisonnement. Les constatations nécropsiques assurent le diagnostic (1, 2).

Kitt fait remarquer que la diagnose pourrait être éclairée par les altérations locales qui surviennent au point d'inoculation chez les animaux infectés artificiellement. — Chez le pigeon, il se développe invariablement une proé-

(1) Nocard a donné le nom de *maladie du sommeil* à une affection de la poule, déterminée par un bacille de petites dimensions, surtout abondant dans la rate. Cette maladie, prise d'abord pour une forme chronique du choléra, est surtout caractérisée par la torpeur et un sommeil presque ininterrompu. Les sujets frappés succombent au bout de 8 à 15 jours.   N. D. T.

(2) Sous le nom de dysenterie épizootique, Lucet a décrit une maladie infectieuse, particulière aux poules et aux dindes, caractérisée par de la tristesse, de l'abattement, une inappétence complète, une soif vive et une diarrhée abondante, d'abord muqueuse, vert bleuâtre, puis jaunâtre, enfin rougeâtre, sanguinolente. La température s'abaisse graduellement de 2 à 3°. La mort, terminaison assez fréquente, survient généralement du neuvième au treizième jour. Cette affection est déterminée par une bactérie aérobie et anaérobie qui se cultive facilement dans le bouillon de veau peptonisé. Elle se différencie du choléra des poules par sa marche beaucoup plus lente, sa contagiosité relativement faible et sa non-inoculabilité au lapin. (Voy. *Annal. de l'Instit. Pasteur* 1891 et *Recueil vét. Ibid.* N. D. T.)

minence dure, jaunâtre ; si l'on enlève la peau qui la recouvre, on trouve, à
la surface des muscles et sur une surface à peu près égale à celle d'une pièce
de 50 centimes, un exsudat jaune paille, sec, dur, dont la coupe présente
également une coloration jaunâtre. — Chez la poule, au point d'inoculation,
le tissu musculaire se tuméfie, s'indure, devient lardacé et présente une coloration blanche.

Traitement. — La marche très rapide et l'extrême gravité de la
maladie (mortalité de 90 à 100 p. 100) ne permettent guère d'intervenir
efficacement par l'emploi d'agents thérapeutiques. On a recommandé
à l'intérieur le sulfate de fer en solution à 1 2-1 p. 100, l'acide chlorhydrique très dilué et le tannin en solution à 1,5-2 p. 100. Nocard a
plusieurs fois arrêté l'infection par des injections sous-cutanées d'eau
phéniquée à 5 p. 100.

La prophylaxie est bien plus importante que le traitement curatif. Il
est indiqué tout d'abord d'éloigner les sujets sains et de nettoyer minutieusement le local. Le sol, les murs, les perchoirs, les ustensiles
employés dans la basse-cour, doivent être désinfectés à fond avec
l'eau bouillante, la lessive, ou mieux avec une solution de sublimé à
1 p. 1000 ou d'acide phénique à 5 p. 100. Le local tout entier
sera désinfecté par des vapeurs de chlore ou de soufre; les murs
seront passés à la chaux, les cadavres et les excréments brûlés ou
enterrés profondément. Il est indiqué de répéter plusieurs fois la
désinfection.

Vaccination. — La vaccination des poules par l'inoculation de
Bacilles à virulence atténuée a été recommandée par Pasteur comme
le meilleur moyen de combattre le choléra. Cet auteur a remarqué
que le virus affaibli, mitigé, n'entraîne qu'une tuméfaction locale au
niveau du point d'inoculation, tandis que le virus fort provoque la
nécrose (sans suppuration) des muscles sous-jacents. Les animaux
vaccinés éprouvent des troubles auxquels ils résistent, et acquièrent
l'immunité. Pasteur a constaté que certaines poules ne deviennent
complètement réfractaires qu'après deux ou trois inoculations. Aussi
a-t-il étudié un mode spécial de vaccination dans lequel on commence par inoculer un virus très affaibli (premier vaccin), pour injecter
plus tard un virus plus fort (deuxième vaccin). La diminution de la
virulence est obtenue par l'exposition des cultures à l'air atmosphérique, prolongée pendant trois à dix mois. Pasteur la rapporte à
l'action de l'oxygène.

En 1885, Cagny vaccina 63 volailles dans une basse-cour infectée. Les
deux inoculations furent espacées de douze jours. Après la première,
tous les animaux, à l'exception des canards, devinrent malades; 9 succombèrent; après la deuxième vaccination, le chiffre des morts fut
de 8. — Dans un deuxième essai fait sur 36 poules, 8 moururent après la
première et 2 seulement après la deuxième inoculation. Les résultats

étaient donc très favorables. Cagny explique les cas de mort qui se sont produits après et malgré la vaccination, par la contamination naturelle de sujets non encore doués de l'immunité.

Dans les vaccinations faites par Kitt sur les oiseaux d'une basse-cour parfaitement saine, avec du vaccin fourni par Pasteur, les poules étaient tuées par le premier vaccin lorsque celui-ci était injecté dans les muscles pectoraux; inoculées à l'extrémité de l'aile, elles résistaient. Le premier vaccin tuait aussi les petits oiseaux et le pigeon; le deuxième ne provoquait aucun phénomène morbide notable, mais ensuite les sujets maigrissaient peu à peu. L'inoculation du virus virulent était mortelle pour tous les animaux vaccinés. — Kitt conteste à l'opération toute valeur pratique; il la tient même pour dangereuse et capable de propager l'épidémie.

Dans les vaccinations faites par Hess, en Suisse (1886), sur 16 poules d'une basse-cour infectée, la première inoculation ne produisit aucune réaction manifeste; à la deuxième, faite douze jours après, plusieurs animaux furent gravement affectés.

CHOLÉRA DU SERIN ET DU CANARD.

D'après Cornil et Toupet, on observerait, chez le serin des Canaries et chez le canard, des maladies infectieuses spéciales, différentes du choléra des poules. Les symptômes et les altérations anatomiques sont bien les mêmes que dans cette dernière affection et le sang renferme des Bactéries ovoïdes; mais, par l'inoculation, on ne provoque une maladie mortelle que sur le serin et le canard; les autres oiseaux (poule, pigeon) résistent.

MYCOSE DU PERROQUET.

Sous cette dénomination, Wolff a décrit une nouvelle maladie infectieuse du perroquet. Depuis quinze à vingt ans, elle sévit sur les perroquets gris (*Psittacus erithraceus*, jaco) récemment importés et les tue par milliers. La contamination se produit sur les vaisseaux de transport venant de la côte occidentale de l'Afrique.

Etiologie. — La maladie des perroquets est déterminée par le *Streptococcus perniciosus* (Zopf). Le développement de ce microbe est favorisé par les aliments altérés, l'eau de boisson avariée, la malpropreté des caisses dans lesquelles les oiseaux sont transportés et l'atmosphère viciée de la cale des navires.

Symptômes. — Les principaux sont : l'inappétence, la tristesse, les ailes tombantes, la diarrhée, quelquefois des vomissements; les oiseaux, très faibles, restent continuellement accroupis : plus tard on observe des convulsions. La maladie se termine généralement par la mort.

Autopsie. — Les lésions caractéristiques existent dans le foie, plus rarement dans les poumons, la rate et les reins. Ces organes présentent des tubercules submiliaires, miliaires ou plus volumineux, durs, gris ou gris blanchâtre, qui renferment en très grand nombre les Streptocoques pathogènes, lesquels déterminent la nécrose des tissus qu'ils envahissent. On trouve en outre de l'entérite et des foyers de pneumonie lobulaire.

Bibliographie. — 1° CHOLÉRA DES POULES : KAHLERT *Die Hühnerpest*, Prague, 1838. — RENAULT, *Clinique de l'École d'Alfort*, 1850-51 ; *Recueil vét.*, 1851. — BENJAMIN, *Ibid.*, 1851. — DELAFOND, *Ibid.*, 1851. — DEZEIMERIS, *Journ. de Lyon*, 1851. — SALLE, *Recueil vét.*, 1853. — GROTH, *Preuss. Mittheil.*, 1855-56. — HERING, *Spec. Pathol.*, 1858. — SONDERMANN, *Adam's Wochenschr.*, 1860. — SONDERMANN u. KEIM, *Münch. thierärztl. Mittheil.*, 1862. — HARTMANN, *Oesterr. Vierteljahrsschr.*, 1866. — GOSIO, *Il med. vet.*, 1866. — LEMAISTRE, *Recueil vét.*, 1869. — SANTARCANGELO, *Gazzetta med. vet.*, 1873. — PIANA, *ibid.*, 1876. — HAHN, *Adam's Wochenschr.*, 1874. — MAYER, *Repertor.*, 1877. — ORY, *Journ. de Lyon*, 1877. — SEMMER, *Deutsche Zeitschr. f. Thiermed.*, 1878. — STRAUB, *Repertor.*, 1878. — BRÄUER, *Sächs. Jahresber.*, 1878. — ZÜNDEL, *Jahresber.*, 1878-79. — MANN, *Preuss. Mittheil.*, 1878-79. — BERNER, *Bad. thierärztl. Mittheil.*, 1879. — MÉGNIN, *Recueil vét.*, 1879. — PERRONCITO, an. in *Berlin. Archiv.*, 1879. — TOUSSAINT, *Compt. rend. de l'Acad. des sciences*, 1879-80-81. — MOLINIÉ, *Revue vét.*, 1880. — KITT, *Münch. Jahresber.*, 1879-80-83-84; *Werth u. Unwerth der Schutzimpfungen*, 1886; *Deutsche Zeitschr. f. Thiermed.*, 1886; *Centralb. f. Bakter. u. Parasit.*, 1887. — *Oesterr. Monatsschr.*, 1888. — PASTEUR, *Compt. rend. de l'Acad. des sciences ; Bullet. de l'Acad. de méd.*, et *Recueil vét.*, 1880. — RIVOLTA e DELPRATO, *L'ornitologia*, 1881. — SALMON, *Am. vet. Rev.*, 1881. — BUCK, *Preuss. Mittheil.*, 1882. — LUCAS, EGGELING u. GREBE, *Ibid.*, 1882. — BAYER, *Oesterr. Vierteljahrsschr.*, 1882. — GRIFFITH, *Amerik. Acker. u. Gartenbauzetg.*, 1882. — CORNIL, *Archives de physiologie*, 1882. — ZÜRN, *Die Krankheiten des Hausgeflügels*, 1882; *Deutsche Zeitschr. f. Thiermed.*, 1883. — PÜTZ, *Seuchen u. Herdekrankheiten*, 1882. — MARCHIAFAVA e CELLI, *Boll. del commiss. spec. d'igiene*, 1883. — BABES, *Arch. de physiol.*, 1883. — BARTHÉLEMY, *Compt. rend. de l'Acad. des sciences*, t. XCVI. — COLIN, *Ibid.* — KREITZ, an. in *Adam's Wochenschr.*, 1884; *Medicin. Centralbl.*, 1885. — PÜTZ, *Compendium*, 1885. — NOCARD, *Recueil vét.*, 1885. — CAGNY, *Ibid.*, 1885. — ROST u. WILHELM, *Sächs. Jahresber.*, 1886. — HESS, *Schweizer Arch. f. Thierheilkde*, 1886. — MARCATI, *Il med. vet.*, 1886. — CSOKOR, *Oesterr. Revue*, 1887. — BÜCHNER, *Münch. Medicin. Wochenschr.*, 1888. — STICKER, *Berlin. Archiv*, 1888. — G. COLIN, *Compt. rend. de l'Acad. des sciences*, 1890. *Diverses publications austro-hongroises sur les volailles et lapins; Wiener Geflügelzeitung* de PAULY; *Deutschen Geflügelzeitung* de KITT; *Dresdener Blättern f. Geflügelzucht* de REIMANN et ZÜRN.

2° CHOLÉRA DES CANARDS : CORNIL et TOUPET, *Compt. rend. de l'Acad. des sciences*, 1888.

3° MYCOSE DU PERROQUET : WOLFF, *Virch. Archiv*, Bd XCII.

MALADIE ÉPIDÉMIQUE DES ANIMAUX SAUVAGES ET DES BŒUFS.

Animaux atteints. — Sous la dénomination de « *Maladie épidémique des animaux sauvages et des bœufs* » (*Wild und Rinderseuche*), Bollinger a décrit, en 1878, une affection qui sévissait dans le voisinage de Munich. On l'observa à l'état enzootique, d'abord sur les espèces sauvages de quelques parcs royaux, ensuite dans l'espèce bovine. Les animaux primitivement atteints étaient le cerf, le sanglier, puis le bœuf; plus tard, on en constata quelques cas sur le cheval et le porc. Parmi les sujets des parcs, elle fit 387 victimes : 153 cerfs ou daims et 234 sangliers. Elle reparut les étés suivants. En 1881, elle frappa un nombre assez considérable d'animaux domestiques dans la Bavière septentrionale. — Elle existe également dans d'autres pays. En Prusse, dans le district de Kassel, elle tue annuellement une centaine de bœufs; sa mortalité a été particulièrement faible (11 cas seulement) pendant les années 1885-86.

Cette maladie n'est pas aussi récente qu'on pourrait le croire. En comparant ses symptômes à ceux décrits dans certaines monographies anciennes, on acquiert la conviction qu'elle était connue autrefois. La terrible épizootie décrite en 1858 dans « *The Veterinarian* », épizootie qui décima les bovins et les ruminants sauvages, n'était pas autre chose que la maladie dont il s'agit. — On l'a généralement assimilée au charbon bactéridien. Elle présente une grande analogie symptomatique avec le « glossanthrax », et l'on s'est demandé si une partie des faits cliniques rapportés sous ce titre ne devait pas lui être rattachée.

Étiologie et pathogénie. — A l'heure actuelle, l'agent infectieux de la maladie épidémique des animaux sauvages et des bœufs est encore inconnu. D'après Friedberger et Hahn, tandis que le cheval succombe aux suites de l'inoculation de matière infectieuse prise sur le bœuf, les animaux de l'espèce bovine résistent; chez eux, les effets du virus se bornent à une tuméfaction locale. Dans le sérum des œdèmes, Friedberger et Franck ont constaté des micrococques et de très petits bacilles. Bollinger a inoculé avec succès la maladie au cheval, au porc, au mouton, à la chèvre et au lapin. Des animaux auxquels il a fait ingérer une certaine quantité du contenu intestinal sanguinolent que l'on trouve chez les sujets atteints de la forme exanthémateuse, ont succombé à la forme pectorale au bout de cinquante-quatre heures : réciproquement, en inoculant le sang et l'exsudat pleural d'individus morts de la forme pectorale, il a provoqué la forme exanthémateuse. Il a donc fourni la preuve de l'identité de ces deux variétés cliniques, de l'unicité du processus.

On n'a encore relaté aucun cas de contagion à l'homme. Les blessures accidentelles (opération, autopsie) n'ont jamais eu de conséquences fâcheuses, et la viande des animaux malades abattus a toujours été consommée impunément.

L'infection semble pouvoir se faire par la peau (forme exanthémateuse) aussi bien que par les muqueuses pulmonaire (forme pectorale) et intestinale (forme intestinale). Les expériences de Bollinger ont établi que la maladie peut revêtir la forme pectorale lorsque l'infection s'est opérée par la voie intestinale. Le sanglier se contamine très probablement en ingérant des débris d'animaux infectés. La forme exanthémateuse paraît reconnaître pour cause principale la pénétration de matières infectieuses par de petites plaies cutanées (piqûres de mouche, de taon; blessures de la tête, de la muqueuse buccale, etc.). La contagion directe (d'animal à animal) n'a jamais été observée; mais l'épidémie a été propagée par des viandes et des peaux colportées dans des localités jusqu'alors indemnes. Enfin, Zeidlinger rapporte qu'un propriétaire, après avoir recherché et touché des cadavres d'animaux sauvages, communiqua la maladie aux sujets de son étable.

Dans le sang et les débris cadavériques de bœufs, chevaux, porcs, morts d'une maladie épidémique inconnue, qui sévissait à Simbach en 1885, Kitt a trouvé des bacilles courts, épais, longs de $0\mu,6$ larges de $0\mu,3$, se colorant surtout vers leurs extrémités; ils étaient particulièrement abondants dans le sang. Par l'inoculation, il a reconnu que ces microbes sont pathogènes pour la souris, le lapin, le pigeon, les oiseaux de volière, le porc, la chèvre, le cheval, le chien, le mouton et le bœuf; chez le lapin, ils provoquent invariablement une trachéite hémorragique; ils offrent une grande analogie avec ceux de la septicémie du lapin, du choléra des poules et de la pneumonie infectieuse du porc. Kitt admet l'identité de cette affection et de la maladie épidémique des animaux sauvages, en raison surtout de leur transmissibilité aux mêmes espèces animales et de la similitude des altérations anatomopathologiques qu'elles déterminent. — Dans des préparations de sang provenant de sujets morts de la maladie épidémique des animaux sauvages et conservées depuis 1878, il a trouvé des bacilles analogues à ceux qui viennent d'être décrits. — Sur des pièces que lui avait adressées Kitt, Hüppe a confirmé les constatations de cet auteur et formulé les mêmes conclusions. Il admet en outre que la maladie épidémique des animaux sauvages peut se présenter sous forme d'une septicémie simple, d'une mycose intestinale ou d'une pleuropneumonie infectieuse; il propose de lui donner le nom de « septicémie hémorragique ». Il a inoculé des lapins, des cobayes et des souris avec des cultures de Bactéries de la pneumonie infectieuse du porc, de la maladie infectieuse de Kitt, du choléra des poules et de la septicémie du lapin : toutes ces affections ont provoqué chez les sujets d'expériences des altérations semblables; leurs agents pathogènes se sont comportés de la même manière dans les tissus et dans le sang. Il considère ces états morbides comme des maladies identiques entre elles ainsi qu'avec la pneumonie contagieuse du cheval, et il les décrit comme des formes spéciales de la « septicémie hémorragique ».

Anatomie pathologique. — Les altérations anatomiques de la maladie épidémique des animaux sauvages permettent d'y reconnaître les formes *exanthémateuse, pectorale* et *intestinale*. Les deux premières sont les plus importantes; la troisième n'en est souvent qu'une complication. Ajoutons que, dans un bon nombre de cas, on les trouve associées.

1° La forme *exanthémateuse* se traduit d'abord par une énorme tuméfaction de la peau et du tissu conjonctif sous-cutané. Le tégument des régions malades (tête, auge, encolure, etc.) est enflammé et œdématié. Le tissu conjonctif sous-cutané est le siège d'une infiltration séro-gélatineuse; on y constate tantôt une sérosité limpide, couleur de bitume ou jaune d'or, tantôt des foyers hémorragiques plus ou moins vastes. Les ganglions lymphatiques du voisinage (ganglions de l'auge, cervicaux supérieurs, etc.), infiltrés de sérosité et de sang, sont considérablement hypertrophiés.

La muqueuse buccale et le tissu conjonctif sous-muqueux peuvent présenter des altérations semblables. La première est cyanosée, épaissie, infiltrée. Souvent la langue, considérablement hypertrophiée, est plissée sur ses faces latérales. Dans un cas observé chez le bœuf par Friedberger, elle avait 10 centimètres d'épaisseur et pesait 4 kilogrammes; sa couleur était rouge brun sale; on y trouvait des suffusions sanguines profondes, de la largeur d'une soucoupe, recouvertes seulement par l'épithélium; son tissu était humide, infiltré; les coupes, couleur de porphyre, laissaient écouler un liquide plasmatique, jaunâtre, qui se coagulait très rapidement. La muqueuse pharyngienne offrait des altérations semblables. Les glandes salivaires étaient anémiées et comme desséchées.

La muqueuse respiratoire est souvent marquée d'altérations analogues. Dans le larynx, la trachée et les bronches, elle forme des plis tremblotants qui rétrécissent considérablement la lumière de ces conduits. Parfois, dans les canaux bronchiques, on rencontre des lésions croupales.

Des hémorragies existent dans tous les organes, notamment dans les séreuses, les muscles et le poumon. La rate est normale; sa pulpe est seulement un peu moins humide que d'habitude; le sang a également ses propriétés et sa couleur ordinaires. Le tissu conjonctif périrénal est infiltré de sang. L'entérite hémorragique est une lésion à peu près constante.

2° Dans la forme *pectorale*, le poumon est hépatisé (pneumonie croupale) et le tissu conjonctif interstitiel est le siège d'une infiltration gélatineuse. La plèvre, enflammée, tuméfiée, est recouverte d'un exsudat séro-fibrineux ou plastique (pleurésie séreuse et séro-fibrineuse); dans la cavité pleurale, on trouve une quantité variable de liquide (jusqu'à 30 litres). On note encore une inflammation du médiastin et du péricarde. Cette forme s'accompagne aussi d'hémorragies disséminées dans toute l'économie; souvent on constate une entérite hémorragique. Le sang et la rate se présentent avec leurs caractères normaux.

3° Dans la forme *intestinale*, la muqueuse digestive, celle de l'intestin grêle surtout, est tuméfiée et farcie d'hémorragies plus ou moins larges (entérite hémorragique): l'épithélium est desquamé, le contenu intestinal est liquide, sanguinolent. Avec ces altérations, on rencontre ordinairement, mais peu accusées, celles des formes exanthémateuse et pectorale.

Dans les cas suraigus, ces diverses lésions sont très peu prononcées.

Symptômes. — 1° La forme *exanthémateuse* est la plus commune sur le bœuf. Elle s'accuse par des troubles de l'appétit et de la sécrétion lactée. La température oscille entre 40 et 42° C. Les parties molles de la tête, la face, l'auge, le fanon, l'encolure, sont souvent le siège d'une tuméfaction considérable, tendue, dure, chaude, douloureuse, quelquefois œdémateuse et conservant l'empreinte du doigt. Les régions envahies sont déformées ; la tuméfaction atteint fréquemment une épaisseur de 20 centimètres.

On observe en outre les symptômes de la stomatite et de la pharyngite. Les animaux sont pris de dysphagie ; parfois les mâchoires exécutent des mouvements convulsifs continuels. De longs filaments de salive s'échappent de la bouche ; souvent la langue est pendante, tuméfiée, volumineuse, doublée ou triplée de volume. Elle présente une coloration bleu rougeâtre et des dépressions produites par les dents. Sur ses faces latérales, la muqueuse forme des plis peu consistants, tremblotants. La tuméfaction énorme des parois buccales et pharyngiennes peut provoquer des accès de suffocation et amener l'asphyxie. Les autres muqueuses de la tête sont colorées en brun rouge et farcies d'hémorragies ; la muqueuse vaginale, elle aussi, est parfois d'un rouge intense.

Vers la fin de la maladie, une dyspnée très accusée et des coliques surviennent ; les animaux se plaignent, se couchent fréquemment, font de violents efforts expulsifs et rejettent des matières excrémentitielles ramollies, diarrhéiques, mélangées de productions croupales. La faiblesse augmente ; bientôt le décubitus est permanent. La mort se produit au bout de douze à trente-six heures (minimum six heures ; maximum trois à quatre jours).

2° La forme *pectorale* est celle que l'on rencontre généralement chez les animaux sauvages. Elle est très rare chez les sujets de l'espèce bovine ; aussi ne possède-t-on que des données très incomplètes sur sa symptomatologie. Chez le bœuf, dans les cas exceptionnels où on l'a observée, elle s'accusait par les symptômes de la pneumonie et par une dyspnée intense. Sa durée, plus longue que celle de la forme exanthémateuse, varie de cinq à huit jours.

Chez le bœuf, le *pronostic* est très grave. D'après Bollinger, la mortalité dépasse celle du charbon. Sur 95 animaux observés par Putscher, 9 seulement ont guéri (mortalité de 90 p. 100).

Diagnostic différentiel. — On a confondu cette maladie avec le charbon et la péripneumonie.

1° Elle ressemble au *charbon* par les tuméfactions pseudo-carbonculeuses de la peau et de la muqueuse buccale, par l'entérite hémorragique et par les hémorragies qui se produisent dans les organes. Remarquons que le charbon sévit souvent à l'état épidémique sur les espèces entretenues dans les parcs. L'épidémie charbonneuse qui a régné dans le « Grunewalde », près de Berlin, en 1874, a fait périr 2 000 sujets (Bollinger). Malgré ces points communs, l'affection dont il s'agit se distingue nettement du charbon par les caractères suivants :

a. Par l'absence de la Bactéridie, qui n'a été rencontrée dans aucun des nombreux cas étudiés au point de vue bactériologique.

b. Par l'absence de tuméfaction de la rate et de la consistance boueuse du sang, lésions constantes dans le charbon.

c. Par sa transmission très facile au porc, animal qui possède une immunité presque complète à l'égard du charbon.

d, Par sa transmission assez difficile au mouton, si sensible à l'action du contage charbonneux.

e. Par l'innocuité, pour les humains, de la viande des malades. L'homme peut la consommer sans danger et paraît posséder l'immunité contre la maladie.

Les doutes élevés dans ces derniers temps sur l'autonomie de ces affections ne sont donc pas justifiés.

2° Au début des épizooties, on peut confondre la maladie épidémique des bœufs avec la *péripneumonie ;* mais l'autopsie fournit des renseignements précis. Dans la première, les lésions pulmonaires sont uniformes et contemporaines ; on sait qu'il n'en est pas ainsi dans la péripneumonie, dont la marche est du reste beaucoup plus lente. Ici, une erreur de diagnostic pourrait avoir de graves conséquences : si des inoculations prophylactiques étaient pratiquées, elles entraîneraient fatalement des pertes sérieuses.

3° Elle peut encore simuler l'*œdème malin* (1). Mais tandis qu'elle est transmissible par les voies digestives et par l'inoculation cutanée, l'œdème malin ne peut être communiqué que par l'inoculation sous-cutanée. Cette remarque s'applique également au charbon symptomatique, qui est d'ailleurs suffisamment caractérisé par sa localisation et par la crépitation des tumeurs qu'il provoque.

Traitement. — On ne connaît aucun traitement efficace. L'injection sous-cutanée d'une solution alcoolique d'acide phénique à 10 p. 100 et l'administration d'acide salicylique, essayées par Friedberger, n'ont pas donné de résultat satisfaisant. On pourrait peut-être, comme pour le charbon symptomatique, pratiquer de larges incisions dans la région tuméfiée, et faire usage des antiseptiques. — Au point de vue sanitaire, la maladie réclame les mêmes mesures que le charbon bactéridien.

BARBONE DU BUFFLE.

En Italie, on désigne par le terme *barbone*, une maladie des buffles, assez fréquente et bien connue dans les environs de Salerne, de Rome et de Terra di Lavoro. La *barbone* présente une grande analogie avec la maladie épidémique des animaux sauvages. Elle a été décrite pour la première fois en 1816, par Metaxa ; à des dates plus récentes, on l'a assimilée au typhus, au char-

---

(1) L'œdème malin est *extrêmement rare* chez le bœuf, et l'on n'en observe jamais que des cas isolés.   (N. D. T.)

bon, à la gourme, etc. Les recherches d'Oreste et Armanni (1) ont mis en lumière la nature de cette affection.

La *barbone* s'observe en été et sévit sur les jeunes animaux. — Elle débute par une fièvre intense (41-42°C.), de l'abattement, de l'inappétence. Parmi ses symptômes principaux, il faut mentionner la tuméfaction de l'auge, du ptyalisme, du jetage, l'inflammation de la muqueuse buccale et de la langue, une dyspnée intense. Des tuméfactions peuvent apparaître au ventre, à l'encolure, à la face, aux membres ; elles sont œdémateuses, conservent l'empreinte du doigt et ne sont point crépitantes. A l'incision, on les trouve constituées par un exsudat jaune gélatiniforme. Dans les cas suraigus, généralement les animaux s'étendent sur le sol et périssent dans les convulsions au bout de dix à vingt-quatre heures ; mais la mort peut survenir bien plus rapidement (en trois à six heures). Lorsque la maladie se prolonge au delà de vingt-quatre heures, la guérison est possible. Dans une région déterminée, la durée moyenne de l'épidémie est de neuf à dix jours. La mortalité est de 40 à 50 p. 100.

A l'autopsie, aux régions tuméfiées et dans les muscles sous-jacents, on trouve le tissu conjonctif infiltré d'un exsudat jaunâtre, gélatiniforme. La rate est normale. Le sang renferme des Bactéries ovoïdes analogues à celles de la pneumonie infectieuse du porc, du choléra des poules et de la septicémie du lapin. On les rencontre dans les exsudats, dans le sang, la salive, l'urine, le lait et, chez les femelles pleines, dans le sang du fœtus. — La *barbone* est transmissible au cheval, au bœuf, au mouton, au porc, au cobaye, au lapin, au pigeon et au dindon. Le chien y est réfractaire. L'infection naturelle s'opère par la peau (blessures) par la muqueuse digestive, plus rarement par la voie pulmonaire (modes d'infection semblables à ceux de la maladie épidémique des animaux sauvages). L'agent infectieux est détruit par la dessiccation, par l'eau bouillante, l'acide phénique en solution à 2 p. 100 et l'acide sulfurique à 5 p. 100.

Oreste et Armanni ont recommandé la vaccination comme moyen prophylactique. Ils ont réussi à affaiblir le virus en l'inoculant au pigeon. Trois inoculations faites à quelques jours d'intervalle avec une petite quantité de sang provenant de pigeons infectés, suffisent pour donner l'immunité au buffle.

Bibliographie. — BOLLINGER, *Ueber eine neue Wild. u. Rinderseuche*. 1878. — PÜTSCHER, an. in *Adam's Wochenschr.*, 1879-80-82. — FRIEDBERGER, *Münch. Jahresber.*, 1880-81. — FRANCK, *Deutsche Zeitschr. f. Thiermed.*, 1881. — KITT, *Sitzungsber der Gesellschaft f. Morphol. u. Physiol. in München*, 1885; *Oesterr. Revue*, 1885; *Münch. Jahresber.*, 1885-86; *Oesterr. Monatsschr.*, 1888. — HÜPPE, *Berlin. klin. Wochenschr.*, 1886. — ZÜRN, *Die pflanzlichen Parasiten*, 1889. — KITT, *Münch. Jahresber.*, 1890. — SEQUENS, *Veterinarius*. 1890. — PIANA, *Clinica vet.*, 1890.

CHARBON SYMPTOMATIQUE.

Historique. — Connu sous les noms de *gangrène noire*, *maladie volante*, *gangrène volante*, *gangrène froide*, *mal de cuisse*, *de jambe*, *maladie carbonculeuse*, *emphysème charbonneux*, le charbon symptomatique était décrit, hier encore, comme une forme de la fièvre charbonneuse. On savait cependant depuis longtemps qu'il n'est pas

(1) Oreste e Armanni, *Studii e Ricerche al Barbone dei bufali*, Napoli, 1886; *Sull' Attenuazione del Virus del Barbone*, Napoli, 1887.

contagieux et que la viande des sujets malades peut être consommée impunément par l'homme et les animaux. Quelques auteurs déjà anciens en ont donné des monographies assez exactes. Wallraff, en 1856, a très bien décrit les symptômes du charbon emphysémateux, en insistant sur l'insensibilité des tumeurs à l'incision. En 1870, Pfisterer a pu se convaincre que cette affection diffère, par sa nature, de la fièvre charbonneuse. Toutefois, pour trouver établie d'une façon inébranlable cette notion que le charbon symptomatique et la fièvre charbonneuse constituent deux entités morbides essentiellement différentes, il faut arriver aux recherches étiologiques de Feser et Bollinger.

En 1860, Feser découvrit de fins bâtonnets mobiles dans le suc musculaire d'animaux morts du charbon symptomatique ; en 1875, en poursuivant ses recherches sur le charbon bactéridien, dans les Alpes de la Bavière septentrionale, il y fit en même temps une étude approfondie du charbon emphysémateux. Comme agents pathogènes, il incrimina de petits bâtonnets minces, terminés en massue, animés de mouvements ondulatoires. Chez le bœuf, le mouton, le lapin, il provoqua les symptômes caractéristiques de l'affection en inoculant, sous la peau, de la vase provenant de régions infectées. A la même date, Bollinger a également vu le Bacille du charbon symptomatique ; il le décrit comme un bâtonnet fin, allongé, animé de mouvements de rotation ; il a produit expérimentalement la maladie chez le bœuf, le mouton et la chèvre, par l'inoculation sous-cutanée de sang charbonneux.

Les principales recherches modernes sur la nature du charbon symptomatique sont dues à Arloing, Cornevin et Thomas. Ces auteurs ont bien décrit le Bacille ; ils en ont étudié la biologie ; ils ont enfin découvert un procédé de vaccination.

Animaux atteints. — Maladie infectieuse du bœuf, le charbon symptomatique est endémique, stationnaire dans certains pays. Il est des étables, des pâturages, des régions (surtout dans les Alpes), où cette affection sévit toute l'année, mais particulièrement pendant la saison chaude (été et automne) ; elle semble se complaire dans les localités à sol marécageux.

En Allemagne, les pays à charbon symptomatique sont : les Alpes de la Bavière supérieure, certains districts du Sleswig-Holstein, (Apenrade, Hadersleben, Husum, Steinburg, Norderdithmarschen, Süderdithmarschen, Tondern) et de la province Rhénane (Wiesbaden, Cologne, Trèves et Düsseldorf). On l'observe encore très souvent dans le Wurtemberg, en Bade, plus rarement en Saxe. — En Suisse, il est surtout fréquent dans les cantons de Berne, de Graubünden, de Glarus, de Fribourg, d'Unterwalden, de Schwyz. — En Autriche, il existe dans les Alpes de Vorarlberg, (forêt de Bregenz, de Salzbourg, du Tyrol, de Carinthie et de Steiermark, dans les districts de Scheibbs, de Lilienfeld et dans la vallée de l'Enns. En France, on le rencontre dans de nombreux départements (Haute-Marne, Cantal, Puy-de-Dôme, Hautes-Alpes, Basses-Alpes, etc.). On l'observe aussi en Belgique, en Italie, en Algérie et dans quelques autres pays.

En général, il frappe les animaux âgés de six mois à quatre ans. Si les veaux de moins de six mois ne le contractent pas, c'est surtout parce que, tant que dure le régime lacté, ils ne sont pas exposés à l'infection dans les pâturages (1). Ajoutons que le veau est beaucoup moins sensible à l'inoculation expérimentale que les animaux adultes; il supporte une dose de virus mortelle pour ceux-ci. Les sujets de plus de quatre ans et élevés dans les localités infectées en ont généralement été atteints une première fois et ont ainsi acquis l'immunité contre l'affection (Arloing). Mais lorsque des bêtes provenant de localités où le charbon symptomatique ne sévit pas sont conduites dans des pâturages infectés, elles peuvent contracter la maladie, quel que soit leur âge. L'expérience a démontré qu'une première atteinte confère l'immunité dans tous les cas. Le porc, le chien, le chat, le lapin, le rat noir et l'homme semblent posséder une immunité naturelle contre la maladie. La viande des animaux atteints de charbon bactérien peut être ingérée impunément par l'homme, le chien, le porc. Sur le cheval, l'âne, le rat blanc, l'inoculation ne produit qu'une réaction locale (tuméfaction).

En revanche, le charbon symptomatique est très facilement inoculable au bœuf, à la chèvre, au mouton et au cobaye. La chèvre et le mouton peuvent le contracter naturellement (Arloing, Hess). Bien des cas de « charbon symptomatique » observés sur le bœuf n'étaient que de l'œdème malin (?). — Très souvent le charbon bactérien existe à côté du charbon bactéridien (dans les Alpes de la Bavière septentrionale, par exemple); aussi considérait-on autrefois le premier comme un précurseur de la fièvre charbonneuse.

Statistique. — En Bavière, pendant l'année 1886, le charbon symptomatique a frappé 88 bœufs et 7 moutons, et en 1887, 82 bœufs. En Prusse, le nombre des bovins atteints en 1886 a été de 94, et en Autriche de 376. En Suisse, pour l'année 1887, il a été de 342. Dans le district de Mörs (Province rhénane), le charbon symptomatique a causé de grandes pertes dans les années postérieures à 1880, à la suite des inondations qui eurent lieu à cette époque. Dans ces années, 12 à 13 p. 100 de la totalité des animaux jeunes ont succombé.

Bactériologie. — Les Bacilles du charbon bactérien ont une longueur de 5 à 15 μ (à peu près la moitié du diamètre d'un globule

(1) Le charbon symptomatique est en effet excessivement rare chez le veau. On ne l'a observé jusqu'à présent que sur des sujets soumis simultanément au double régime lacté et végétal (Degoix, Champrenault, Isepponi). (N.D.T.)

rouge), leur largeur est de 3 μ. Animés de mouvements ondulatoires
et rotatoires assez accusés, ils sont pourvus, à l'une de leurs extrémités, d'une spore fortement réfringente qui leur donne l'aspect d'une
massue. Très abondants dans les tissus altérés, dans le tissu conjonctif
sous-cutané, les muscles, la bile, le contenu intestinal (Kitt), ils sont
rares dans le sang : aussi les inoculations faites avec ce liquide restent-
elles généralement stériles. Mais on les y rencontre assez nombreux
lorsque les cadavres sont autopsiés longtemps après la mort. Ce Bacille
est anaérobie ; comme le Vibrion septique, il pullule dans les tissus
sans utiliser l'oxygène du sang ; son développement est accompagné
de la formation de gaz ; sa sporulation s'effectue au sein de l'organisme
(développement endogène) ; le développement exogène, dans le sol, est
très vraisemblable, mais non démontré d'une façon certaine. Arloing,
le premier, l'a cultivé dans le bouillon de poule. Tout récemment,
W. Koch a décrit les caractères qu'offrent les cultures sur la gélatine
et la pomme de terre ; elles forment, à la surface de ces milieux, une
membrane réticulée, dure, gris blanchâtre, disposée en plis très nets.
Il a constaté que le Bacille végète fort bien à la température de la
chambre et qu'il liquéfie la gélatine en développant des gaz (microbe
anaérobie) ; Il l'a assimilé au microbe de la gangrène emphysémateuse
ou méphitique (gangrène foudroyante) de l'homme. Ehlers a signalé
différentes formes évolutives du Bacille (1).

Les recherches d'Arloing, Cornevin et Thomas, ont montré que le
virus du charbon symptomatique possède une grande résistance aux
diverses causes de destruction. Desséché, il conserve son activité pendant un temps très long. Dans le sol, la virulence des cadavres persiste
pendant six mois ; les Bactéries de la putréfaction et la Bactéridie
n'exercent aucune influence sur elle. Les froids intenses ne l'atteignent pas davantage. La virulence de la viande desséchée et pulvé-
risée résiste à la vapeur d'eau agissant en jet [100°C. (Kitt)] : elle
est affaiblie mais non détruite. Le virus frais est tué en vingt minutes
par une température de 100°C. et en deux minutes par l'eau bouillante. Desséché, il faut pour le détruire, une température de 110°C.
prolongée pendant six heures ou l'action de l'eau bouillante durant

(1) Le microbe du charbon symptomatique (*Bacterium Chauvæi*) se présente sous
plusieurs aspects. Il peut affecter les cinq formes suivantes : 1° *bactérie nucléée,
sporulée*, de largeur uniforme ou renflée au niveau de la spore ; 2° *bactérie arti-
culée* en son milieu et pourvue d'une spore à chaque extrémité ; 3° *bactérie longue,
homogène*, douée d'une grande mobilité ; 4° *bactérie fusiforme* sporulée ou non ;
5° *microcoque* (Arloing, Cornevin et Thomas). On peut rencontrer ces différents types
dans la tumeur charbonneuse ; les bactéries fusiformes y apparaissent tardivement
(24 à 36 heures après la mort). Pendant la vie, le sang est pauvre en microbes ; mais
dans les heures qui suivent la mort, on y rencontre en grande quantité les microcoques et les bactéries mobiles. — Le *Bacterium Chauvæi*, anaérobie, ne peut se
cultiver que dans le vide ou en présence des gaz inertes. Il ne prend ni le Gram ni
le Weigert, mais il se colore bien par les couleurs d'aniline.   (N.D.T.)

deux heures; il est encore rendu inactif par les vapeurs de brome,
les solutions aqueuses de sublimé (1 p. 5000), d'acide salicylique
(1 p. 1000), de thymol (1 p. 800), d'acide phénique (1 p. 50), d'acide
borique (1 p. 5), d'acide chlorhydrique (1 p. 2), etc. Parmi les antiseptiques sans action sur lui, signalons : la solution alcoolique d'acide
phénique, la chaux vive, le sulfate de fer, le chlorure de zinc et
l'acide sulfureux. — Ces recherches ont aussi démontré que le virus
est mitigé par l'action prolongée des températures élevées et de
certaines substances chimiques. L'activité du Bacille affaibli peut être
augmentée par l'addition d'acide lactique (lactate de potasse), d'acide
acétique, d'alcool dilué (Nocard et Roux) (1).

Pathogénie. — Le charbon symptomatique est une véritable maladie infectieuse des plaies; le Bacille, en effet, n'envahit l'organisme
qu'à la faveur de blessures de la peau ou des muqueuses, encore
faut-il que ces lésions pénètrent jusqu'au tissu conjonctif sous-

(1) Arloing, Cornevin et Thomas ont constaté que le virus atténué du charbon
symptomatique additionné d'une petite quantité d'acide lactique détermine les mêmes
effets que le virus ordinaire. Mais, en réalité, il ne se produit pas une révivis-
cence du contage; le *Bacterium Chauvæi* ne récupère pas son activité première.
Nocard et Roux ont en effet démontré que l'acide lactique agit en altérant les muscles dans lesquels on l'introduit et en diminuant leur vitalité; ils ont obtenu le
même résultat en employant d'autres substances ou même par une simple contusion de la région où le virus atténué est injecté.

Roger, après avoir observé que le *Micrococcus prodigiosus* favorise l'infection en
produisant une modification générale de l'organisme, a fait sur le charbon
symptomatique de nombreuses expériences relatées dans un travail dont nous
transcrivons les principales conclusions :

1° L'immunité naturelle des animaux (lapins ou pigeons) vis-à-vis du charbon
symptomatique peut être facilement vaincue quand on associe l'agent de cette
maladie à un autre microbe, que ce microbe auxiliaire soit un simple saprophyte
(*Bacillus prodigiosus* ou une bactérie pathogène, incapable de nuire aux doses
employées (*Staphylococcus aureus, Proteus vulgaris*).

2° L'action de ces microbes est due aux substances qu'ils sécrètent. Pour le *B. prodigiosus*, la substance active est soluble dans la glycérine, insoluble dans l'alcool.

3° La substance active agit, non pas en produisant une lésion, comme le fait
l'acide lactique, mais en déterminant une modification générale de l'organisme;
son influence est surtout marquée quand on l'introduit directement dans le système
circulatoire; l'extrait d'une goutte de culture suffit à abolir l'immunité du lapin.

4° L'immunité du lapin peut être renforcée par des inoculations intra-veineuses
de charbon symptomatique; l'animal résiste alors aux effets des associations microbiennes.

5° L'inoculation du charbon symptomatique dans la chambre antérieure de l'œil,
chez le lapin, détermine une lésion mortelle; cette lésion permet le développement
du virus, inoculé en d'autres points.

6° Le Bacille du charbon symptomatique sécrète des matières qui semblent avoir
deux effets opposés : introduites en même temps que le virus, elles favorisent son
développement; injectées quelques jours avant l'inoculation, elles rendent l'animal réfractaire. Cette anomalie apparente est facile à expliquer : les substances
microbiennes qui favorisent l'infection agissent en arrêtant momentanément la
diapédèse (Bouchard); au bout de quelques heures, leur effet s'est dissipé et l'aptitude morbide a disparu; au contraire, l'immunité artificielle résulte d'une modification nutritive qui exige un certain temps pour se produire et se traduit par un
changement dans la constitution des humeurs et des tissus.   (N.D.T.)

cutané (comme [pour le Bacille de l'œdème malin). Les inoculations pratiquées dans] la substance du derme restent stériles. On admet généralement que la maladie se développe à la faveur des blessures que les animaux se font dans les pâturages (aux membres, à la bouche), et que le traumatisme est infecté par de la terre souillée de virus. Sur des animaux atteints de charbon symptomatique, Hess a souvent trouvé des plaies au paturon et au canon. Il pense que l'infection s'opère surtout facilement au moment de l'éruption dentaire, par la muqueuse buccale à vif. Suivant Hafner, les muqueuses buccale et pharyngienne sont, pour les éléments infectieux, des voies d'introduction très favorables, notamment chez les sujets entretenus pendant un certain temps en stabulation permanente (1).

Il résulte des observations recueillies pendant les expériences de vaccination, que la période d'incubation est en moyenne de deux jours (minimum 1 jour, maximum 3-5 jours). Les recherches d'Arloing, Cornevin et Thomas, ont établi la possibilité de l'infection fœtale à travers le placenta. Lorsque le fruit de la conception survit, il semble doué de l'immunité.

Symptômes. — Le charbon symptomatique est caractérisé par des tumeurs sous-cutanées crépitantes, par la tuméfaction secondaire des ganglions correspondants et par des troubles locomoteurs. C'est une affection pyrétique, qui se termine presque toujours par la mort en un laps de temps très court (36 heures à 3 jours) (2).

1° La tumeur charbonneuse peut apparaître à diverses régions : cuisse. encolure, poitrail, épaule, lombes, croupe ; jamais elle ne siège au-dessous du genou ou du jarret. De petites dimensions et sensible au début, elle s'étend très rapidement, peut acquérir un volume considérable en quelques heures, et même envahir toute la surface du tronc. A la palpation, on y constate un bruit de crépitation ; la percussion y provoque un son tympanique. A sa partie centrale, elle

(1) Le charbon symptomatique peut être provoqué expérimentalement en introduisant le virus dans le tissu conjonctif sous-cutané ou intra-musculaire, dans le sang et dans le tube digestif (Arloing, Cornevin et Thomas). Mais l'inoculation naturelle se fait surtout par des blessures cutanées s'étendant au tissu conjonctif sous-jacent. Introduit directement dans le système circulatoire, le virus du charbon symptomatique s'y comporte comme celui de la septicémie. Les Bactéries peuvent y pulluler ; mais si l'endothélium vasculaire est intact, elles sont attaquées et détruites par les globules blancs (phagocytose). Si, au contraire, elles pénètrent dans les tissus périvasculaires (déchirures, infarctus), elles provoquent une ou plusieurs tumeurs charbonneuses et, en général, un processus mortel, par un mécanisme identique à celui des Vibrions septiques introduits dans les vaisseaux et déposés par le sang dans un foyer traumatique (bistournage). (N. D. T.)

(2) Le charbon symptomatique n'entraîne pas infailliblement la mort. Beaucoup de vétérinaires ont observé des cas de guérison. Arloing, Cornevin et Thomas ont quelquefois vu la maladie expérimentale s'amender et se terminer favorablement. — En France, pendant l'année 1887, sur 875 animaux atteints de cette affection, 32 ont guéri (Tisserand, *Rapport sur le service des épizooties en 1887*).

N. D. T.)

est insensible, sèche, comme parcheminée ; parfois la peau est gangrenée, froide ; les incisions que l'on y pratique sont indolores et donnent écoulement à un liquide rouge foncé, spumeux, d'odeur fade. Dans quelques cas, il n'existe qu'une seule tumeur ; dans d'autres, on en trouve plusieurs et il se peut qu'elles deviennent confluentes. Les ganglions lymphatiques voisins, fortement tuméfiés, donnent à la main la sensation de néoplasmes plus ou moins volumineux.

2° Parmi les symptômes généraux, il faut mentionner : la cessation brusque de l'appétit et de la rumination, l'abattement, la faiblesse, une fièvre intense (jusqu'à 42° C.) et des troubles divers de la marche : — boiteries, parésie d'un membre, raideur — dus au développement d'une ou de plusieurs tumeurs sur l'appareil locomoteur. Au fur et à mesure que les lésions locales s'étendent, les autres symptômes s'accusent davantage, la respiration s'accélère, devient dyspnéique, gémissante ; parfois aussi on remarque des coliques violentes. La faiblesse augmente, la température s'abaisse, et presque toujours les animaux périssent dans les délais indiqués plus haut.

La marche de la maladie est variable : tantôt ce sont les tumeurs charbonneuses, tantôt les symptômes généraux qui apparaissent d'abord. Sur les animaux âgés, on observe parfois des cas bénins dans lesquels les manifestations locales sont insignifiantes et la fièvre modérée ; alors la guérison survient généralement au bout de vingt-quatre heures. — Arloing a décrit une autre forme très bénigne qui se traduit par des troubles digestifs (inappétence, coliques légères, météorisation, faiblesse, etc.).

Anatomie pathologique. — La peau qui recouvre les lésions charbonneuses est mortifiée (gangrène sèche). Le tissu conjonctif sous-cutané, infiltré de sang et de sérosité, est distendu par des gaz qui s'échappent lorsqu'on incise les tumeurs. Les muscles, brun sale, noirs, rouges ou jaune foncé, sont friables, poreux, infiltrés de liquides et crépitants à l'incision (1). Par la compression, on en fait sourdre un sang boueux, chargé de gaz qui exhalent une odeur fade, désagréable. Les fibres musculaires présentent des altérations dégénératives diverses. — Les gaz de la tumeur charbonneuse sont combustibles et brûlent en donnant une flamme bleuâtre. D'après Bollinger, ils seraient inodores et composés de carbures d'hydrogène ; on y a cependant trouvé de l'acide carbonique (Arloing). L'analyse chimique complète n'en a pas été faite. Quelques auteurs les ont trouvés fétides ; il est donc vraisemblable que le sulfure d'hydrogène entre dans leur composition (2). — Les ganglions lymphatiques corres-

---

(1) La coloration noire des tumeurs charbonneuses s'atténue du centre à la périphérie ; au contact de l'air, elle peut devenir rutilante, comme celle du sang veineux en présence de l'atmosphère.　　　　　　　　(N. D. T.)

(2) Les gaz qui s'échappent des lésions charbonneuses incisées peu de temps après la mort ont une odeur qui n'a rien de désagréable : ils ne renferment ni

pondant aux régions tuméfiées sont engorgés, congestionnés, farcis d'hémorragies et infiltrés de sérosité sanguinolente. Les vaisseaux lymphatiques afférents sont quelquefois distendus par des gaz et offrent un aspect moniliforme. Lorsque le charbon est localisé à la muqueuse bucco-pharyngienne, les couches musculaires de la langue et du pharynx présentent des altérations analogues à celles des muscles de l'appareil locomoteur.

La cavité abdominale renferme fréquemment un transsudat rouge sang ou une petite quantité de liquide séreux; parfois elle est exempte d'altérations; ces différences sont dues au siége des tuméfactions, à ce que le processus a envahi ou respecté le péritoine. Dans l'épiploon, le mésentère et au voisinage des reins, on remarque souvent des infiltrations jaunâtres, mélangées de sang. La muqueuse gastro-intestinale est tuméfiée, rouge, hémorragique. Le contenu intestinal est sanguinolent. Le foie est hyperémié. La rate est indemne.

Dans les cas où il existe des tumeurs sur les parois thoraciques, la cavité pectorale renferme un exsudat séro-sanguinolent, la plèvre et le médiastin sont infiltrés; on trouve des hémorragies dans le poumon, le péricarde, le myocarde et sous l'endocarde; le myocarde est très friable; parfois la muqueuse bronchique est congestionnée et hémorragique.

Le sang, de couleur normale, est manifestement coagulé. En dehors des régions affectées, les muscles sont peu altérés; le jus de viande a une réaction acide (Feser). Les tissus se décomposent très rapidement. Les cadavres sont fortement ballonnés par les gaz accumulés sous la peau.

Diagnostic différentiel. — Il importe surtout de distinguer le charbon symptomatique du charbon bactéridien. On a, pour se guider, les points de repère suivants :

1° Cliniquement, le charbon symptomatique est caractérisé par des tumeurs crépitantes, emphysémateuses (qui ne s'observent jamais dans la fièvre charbonneuse), par sa non-contagiosité et son extrême gravité.

2° Anatomiquement, il a pour caractères principaux les lésions musculaires (emphysème), la consistance normale du parenchyme splénique et du sang; en outre, celui-ci est partiellement coagulé, caractère qui ne s'observe jamais dans le charbon bactéridien.

3° La bactériologie a fixé les différences morphologiques des deux agents infectieux. Le Bacille du charbon symptomatique, court, épais, arrondi aux extrémités dont l'une est renflée en massue et sporulée, est animé de mouvements très vifs. La Bactéridie, plus longue, plus mince, d'épaisseur uniforme, nettement tronquée aux

oxygène, ni oxyde de carbone. Pendant la dernière période de la vie, le sang contient, outre l'oxygène, l'azote et l'acide carbonique, des gaz non absorbables par la potasse et l'acide pyrogallique, et qui ont probablement la même origine que ceux des tumeurs (Arloing, Cornevin et Thomas). (N. D. T.)

extrémités, est immobile et donne des cultures caractéristiques (Voy. *Charbon bactéridien*) (1).

4° Les inoculations de charbon symptomatique pratiquées dans la peau sont stériles, tandis que l'introduction d'une petite quantité de Bactéridies dans l'épaisseur du derme donne des résultats positifs. — Inoculé dans le tissu conjonctif sous-cutané, le charbon symptomatique provoque une tuméfaction énorme ; la fièvre charbonneuse détermine un gonflement beaucoup moins accusé. — L'injection intra-veineuse du virus du charbon symptomatique ne produit qu'une affection insignifiante et confère l'immunité ; la même opération faite avec le virus de la fièvre charbonneuse est mortelle. — Le cobaye succombe invariablement à l'inoculation du charbon symptomatique et de la fièvre charbonneuse, tandis que le lapin (extrêmement sensible à celle-ci) et la souris sont naturellement réfractaires au charbon symptomatique (2). — D'une manière générale, les animaux sont moins sensibles au charbon symptomatique qu'à la fièvre charbonneuse. (Pour le diagnostic différentiel du charbon symptomatique et de la septicémie, voy. *Œdème malin*.)

Traitement. — La malignité de la maladie et la rapidité de sa marche rendent généralement inutile toute intervention thérapeutique. Au début, on peut essayer la désinfection du tissu conjonctif sous-cutané, à la faveur de larges incisions faites dans la peau. Lorsque la tumeur siège à l'extrémité inférieure d'un membre, Wallraff recommande d'appliquer une ligature au-dessus de la tuméfaction et de scarifier celle-ci ; on ne conçoit guère l'efficacité de cette opération. — L'indication prophylactique principale, c'est d'éviter les pâturages infectés. Dans la Bavière septentrionale, on a boisé de vastes territoires, afin de les soustraire au parcours des animaux (Zeilinger). L'infection se produisant très rarement par la voie intestinale, Kitt a proposé de donner à l'étable le foin récolté dans les prairies infectées ; il a également recommandé de ne pas conduire aux pâturages les animaux qui portent des blessures aux membres, ni ceux chez lesquels l'éruption dentaire s'effectue. Remarquons, toutefois, que la maladie peut éclater sur des animaux tenus en stabulation permanente (Bade, Wurtemberg).

Il faudrait appliquer au charbon symptomatique les mesures de police sanitaire édictées contre la fièvre charbonneuse. Déjà cela existe dans certains pays (Prusse, Wurtemberg, etc.). En Autriche, des mesures spéciales, applicables au charbon bactérien, ont été prescrites par l'arrêté du 10 avril 1885 (déclaration obligatoire ; défense

---

(1) La Bactéridie prend le Gram et le Weigert ; le Bacille du charbon symptomatique ne se colore pas par ces deux procédés.   N. D. T.)

(2) Pour différencier facilement et sûrement le charbon symptomatique de la fièvre charbonneuse, il suffit, en effet, d'inoculer en même temps un lapin et un cobaye. Si celui-ci seul succombe, la maladie est le charbon symptomatique ; si les deux animaux meurent, il s'agit du charbon bactéridien.   (N. D. T.)

d'abattre les malades et d'utiliser les cadavres, à l'exception de la peau ; destruction des cadavres et des débris, désinfection, visite périodique).

Vaccination préventive. — Méthode d'Arloing, Cornevin et Thomas. — La vaccination préventive contre le charbon symptomatique a pris, dans ces dernières années, une importance scientifique et économique capitale. Arloing, Cornevin et Thomas ont constaté que les inoculations sous-cutanée et intra-musculaire entraînent toujours la mort, alors que l'injection intra-veineuse du virus ne détermine que quelques symptômes généraux insignifiants, tout en conférant l'immunité. L'inoculation intra-trachéale a donné des résultats semblables. Tous les essais d'inoculation par la voie gastro-intestinale ont échoué(?). — Se basant sur ces données, les auteurs ont vacciné en 1880, à Chaumont, 13 animaux de l'espèce bovine, en leur injectant directement dans la jugulaire du virus dilué dans de l'eau distillée. Les animaux ainsi vaccinés ont pu être inoculés impunément, six mois plus tard, avec du virus ordinaire injecté sous la peau. Sur 12 témoins non vaccinés, 9 sont morts du charbon symptomatique et 2 autres ont été gravement malades. — 245 animaux ont été vaccinés avec le même succès dans le département de la Haute-Marne en 1881, et 78 dans l'Ain en 1882. — Mais l'inoculation intra-veineuse est d'une exécution très délicate : il faut mettre à nu la jugulaire afin d'éviter la pénétration du virus dans le tissu conjonctif sous-cutané et péri-veineux. Aussi les expérimentateurs ont-ils abandonné ce premier procédé. Ils ont choisi, comme lieu d'inoculation, l'extrémité caudale ; dans cette région, le virus ne produit qu'une tuméfaction passagère, tout en créant cependant l'immunité. En outre, ils ont opéré avec un virus affaibli par la chaleur. La bénignité des phénomènes consécutifs à l'inoculation pratiquée à l'extrémité de la queue s'explique par la densité du tissu conjonctif dans cette région, et par la température notablement moins élevée qu'aux autres parties du corps.

Les essais faits dans ces dernières années en France, en Suisse, en Autriche et en Allemagne, témoignent que la vaccination contre le charbon symptomatique diminue considérablement le chiffre de la mortalité due à cette affection.

On prépare le virus-vaccin de la manière suivante : 40 grammes (1 partie) de muscle malade sont desséchés à une température de 32°C., puis mélangés intimement à 80 grammes (2 parties) d'eau. Le mélange est divisé en douze parties de 10 grammes, placées chacune sur une assiette plate et desséchées à l'étuve pendant six heures. Six assiettes sont desséchées à 100°, les six autres à 85°. Le contenu des premières donne un virus faible — le premier vaccin ; celui des dernières fournit le deuxième vaccin. Ainsi préparée, la matière vaccinante se conserve pendant un assez long temps.

Pour pratiquer la première vaccination, on prend 0^{gr},1 de la croûte desséchée à 100° et on la délaie dans 5 grammes d'eau, contenu d'une seringue de Pravaz, construite d'après les indications de Cornevin, par Lépine, fabricant d'instruments à Lyon. Le mélange filtré à travers un linge fin est injecté à la dose d'un demi-centimètre cube par tête. Le piston de la seringue porte un curseur permettant de mesurer très exactement les doses.

La première inoculation est faite à la face inférieure de la queue, à trois travers de main de son extrémité libre. Les poils sont préalablement coupés. Un fin trocart est introduit, de bas en haut, sur une longueur de 8 centimètres, entre la peau et les os; le trocart retiré, on engage, dans le trajet creusé, la canule de la seringue, après avoir agité celle-ci afin de rendre le liquide vaccinal également actif dans toute sa masse. L'injection est effectuée en poussant doucement le piston. Pour empêcher la sortie du vaccin, on applique un doigt sur l'ouverture faite par le trocart et, en comprimant le trajet de bas en haut, on pousse le liquide dans le tissu conjonctif voisin. Lorsque la ponction donne lieu à une petite hémorragie, on attend, pour faire l'injection, que l'hémostase soit produite, ou bien on fait une nouvelle piqûre. Enfin, pour prévenir l'écoulement de la matière inoculée, on applique sur la plaie un lien de caoutchouc de deux centimètres de largeur. — Trois aides tiennent les animaux. On peut vacciner de vingt à vingt-cinq sujets par heure.

La deuxième inoculation est faite dix jours après la première; le manuel opératoire est le même que pour celle-ci; on la pratique à deux travers de main seulement de l'extrémité libre de la queue. — La fin de l'hiver et le printemps sont les saisons les plus favorables pour procéder à cette vaccination. Elle n'entraîne point d'état morbide appréciable.

Statistique de la vaccination contre le charbon symptomatique. — En 1883, Cornevin a vacciné en France 125 animaux. Les résultats ont été excellents. Les vaccinations de 1884 ont aussi très bien réussi (1).

En Suisse, en 1884, la plupart des vaccinations ont été faites par Hess et Strebel. Le nombre des sujets inoculés s'est élevé à 2000; ils ont été conduits dans des pâturages des Alpes où sévit le charbon symptomatique. Sur les animaux vaccinés, le chiffre de la mortalité a été vingt-huit fois moindre que sur les individus non vaccinés (Strebel). En 1885, on a vacciné 15,137 sujets dans le seul canton de Berne. Les résultats ont été très satisfaisants; la mortalité causée par le charbon symptomatique a considérablement diminué.

(1) En France, pendant l'année 1887, le charbon symptomatique a été observé dans 45 départements; dans 34, on en a relevé de 1 à 25 cas; dans 9, de 25 à 100; dans 2, ce dernier chiffre a été dépassé (Calvados, 112; Basses-Pyrénées, 168). — Sur 6 067 animaux composant les étables envahies, 875 ont été atteints (14,42 p. 100); 843 sont morts. D'après les rapports des vétérinaires sanitaires, 3 249 animaux de l'espèce bovine ont subi l'inoculation; sur ce chiffre, 12 seulement ont succombé (0,37 p. 100) (Tisserand, *Rapport sur le service des épizooties en* 1887).   (N. D. T.)

Dans deux communes infectées, la mortalité a été huit fois moindre sur les animaux vaccinés que sur les autres ; dans une autre, elle a été cinq fois moindre (1).

En Autriche, pendant l'année 1885, Sperk a vacciné 925 animaux qui ont été ensuite conduits dans des pâturages des Alpes tyroliennes notoirement infectés. Le résultat a été excellent. Aucun des animaux vaccinés n'est mort du charbon symptomatique (3 veaux seulement ont succombé après la première inoculation). Sur 6,387 animaux non vaccinés, le charbon a fait 107 victimes. En 1886, on a vacciné 2,140 jeunes bœufs dans le Salzbourg et 3,820 autres dans le Tyrol-Vorarlberg ; les pertes ont été de 4 et 16 bêtes. Parmi les animaux non vaccinés, 86 sur un total de 9,160 sont morts du charbon dans la première région, et 330 sur 17,401 dans la seconde. La mortalité des non vaccinés a été de 10-20 p. 1000 ; celle des vaccinés de 2-4 p. 1000. —Les frais de l'inoculation ont varié de 60 à 90 centimes par tête. — Dans le Salzbourg, en 1887, on a conduit dans des pâturages alpins infectés 2472 animaux vaccinés et 3,571 non vaccinés. Sur ces derniers, la perte a été de 63 p. 100 : sur les autres de 6,3 p. 100, c'est-à-dire dix fois moindre.

Sur les 963 animaux vaccinés en Bade, pendant l'année 1886, aucun n'a succombé au charbon.

En Prusse, en 1886, on a vacciné sans perte 64 bœufs ; en 1887, on en a inoculé 485, qui ont été placés à côté de 264 témoins. Deux sujets vaccinés et trois témoins sont morts du charbon : la mortalité a donc été environ trois fois plus grande sur les derniers. En 1888, 646 sujets ont été inoculés et placés à côté de 437 témoins. Pendant l'été, 4 des animaux non vaccinés ont succombé au charbon symptomatique tandis que tous les vaccinés ont résisté.

Kitt a constaté qu'on peut conférer l'immunité au bœuf et au mouton par une seule injection d'un virus exposé pendant six heures à une température de 85 à 90° C. L'efficacité de ce virus est à peu près égale à celle du deuxième vaccin des expérimentateurs français. Il est sans danger pour le bœuf. On peut l'injecter dans le tissu conjonctif sous-cutané de l'épaule. L'injection d'une dose dix fois supérieure à celle nécessaire pour conférer l'immunité est inoffensive. — Les altérations locales provoquées par l'inoculation sont insignifiantes.

Bibliographie — Heusinger, *Milzbrandkrankheiten der Thiere u. der Menschen*, 1850. — Rychner, *Bajatrik*, 1851. — Laib, *Repertor.*, 1852. — Wallraff, *Ibid.*, 1856. — Hering, *Spec. Pathol.*, 1858. — Cox, *The vet.*, 1858. — Weigenthaler, *Adam's Wochenschr.*, 1861. — Mock u. Pflisterer, *Bad. thierärztl. Mittheil.*, 1870. — Bollinger, *Deutsche Zeitschr. f. Thiermed.*, 1875 ; *Mittheil. der morphol. physiol., Gesellschaft zu München*, 1878. — Feser, *Der Milzbrand auf den oberbaier Alpen*, 1876 ; *Pütz'sche Zeitschr.*, 1876 ; *Mittheil. der morphol. physiol. Gesellschaft zu München*, 1878 ; *Deutsche Zeitschr. f. Thiermed.*, 1880. — Bruxton, *Ibid.*, 1876. — Harle, *Oesterr. Vierteljahrsschr.*, 1879. — Avril, *Adam's Wochenschr.*, 1879. — Chabert, *Recueil vét.*, 1880. — Strebel, *Schweiz. Arch. f. Thierheilde*, 1880-85 ; *Oesterr. Revue*, 1883-86 ; *Journ. de Lyon*, 1887. — Büchner, *Berlin. Archiv*, 1881. —

(1. En 1888, 2,086 bêtes ont été vaccinées dans les districts de Gruyère, Singine, Sarine, Glâne, Veveyse et Lac ; sur ce chiffre, 3 seulement ont péri du charbon symptomatique pendant l'année 0.14 p. 1000 ; une quatrième en a été frappée 15 mois et demi après avoir subi la vaccination. Sur 4.000 bœufs non vaccinés 53 ont succombé (1,78 p. 100). — Le relevé des documents suisses relatifs aux vaccinations faites de 1882 à 1888 donne les résultats suivants : Sur 8.641 bêtes vaccinées, 15 (0,17 p. 100 ou 1 p. 576) ont succombé à la maladie. Sur 21.000 bœufs non vaccinés, alpés dans les mêmes conditions que les animaux précédents, 491 (2,34 p. 100 ou 1 p. 43) sont morts du charbon. Le chiffre des pertes pour les animaux non vaccinés a donc été environ quatorze fois plus élevé que pour les autres (Voy. Strebel, *Journ. de Lyon*, 1889).   N. D. T.

Röll, *Seuchenlehre*, 1881 ; *Spec. Pathol.*, 1885. — Lemke, *Adam's Wochenschr.*, 1882. — H. Bouley, *Recueil vét.*, 1882. — Pütz, *Seuchen u. Herdenkrankheiten*, 1882 ; *Compendium*, 1885. — Hafner, *Bad. thierärztl. Mittheil.*, 1882-87-88. — Rivolta. *Giornale di Anat., Fisiol.*, 1883. — Waltrup, *Preuss. Mittheil.*, 1883. — Kitt, *Münch. Jahresber.*, 1883-84 ; *Werth u. Unwerth der Schutzimpfungen*, 1886 ; *Münch. Jahresber.*, 1886-87 ; *Deutsche Zeitschr. f. Thiermed.*, 1887 ; *Centralbl. f. Bakteriol. u. Parasit.* 1888 ; *Oesterr. Monatsschr.*, 1888. — Ehlers, *Untersuchungen über den Rauschbrandpilz*, 1884. — Hess, *Schweizer Archiv*, 1885 ; *Thiermedicinische Vorträge*, 1888. -- Neelsen, *Sitzungsber. der Naturforschender Gesellschaft zu Rostock*, 1885. — Arloing, Cornevin et Thomas, *Compt. rend. de l'Acad. des sciences.* t.XCII, XCIII, XCIV, XCV, XCVI, XCVII ; *Le charbon symptomatique du bœuf.* Paris, 1883, 2ᵉ édit., 1887, — H. Bouley. *Comptes-rendus*, t. XCII, XCIII. — Éloire, *Recueil vét.*, 1885. — Ganter, *Bad. thierärztl. Mittheil.*, 1885. — Suchanka. *Oesterr. Revue*, 1886-87. — Glöckner, *Oesterr. Vereinsmonatsschr.* — Uebele, *Repertor.*, 1886. — Sperk, *Schweiz. Archiv.* 1886. — Koch, *Deutsche Chir. von Billroth u. Lücke*, 1886. — Polstorchow, *Arch. de Saint-Pétersbourg*, 1886. — Sperk, *Oesterr. Revue*, 1887. — Hérisson, *Journ. de Lyon*, 1887. -- Semmer, *Deutsche Zeitschr. f. Thiermed.*, 1887. — Henninger. *Bad. thierärztl. Mittheil.*, 1887. — Strebel, *Adam's Wochenschr.*, 1887. -- Nocard et Roux, *Recueil vét.*, 1887. — Rudolfsky, *Oesterr. Vereinsmonatsschr.*, 1887. — Wolff, *Berlin. Archiv*, 1888. — Schmitt, *Thiermed. Rundschau*, 1888. — Kitt. *Centralbl. f. Bact.*, 1888. — Wolff, *Berlin. Archiv*, 1888. — Kitasato, *Zeitschr. f. Hygiene*, 1889. -- Schmidt-Geldern, *Berlin. Archiv*, 1889. — Van Hinsbergh, *Gazette hollandaise*, 1889. — Strebel, *Journ. de Lyon*, 1889.

INFLUENZA DU CHEVAL (FIÈVRE TYPHOÏDE) [1]

MALADIE DU CHEVAL. ÉPIDÉMIE ROUGE. INFECTION INTESTINALE.

Généralités sur le terme influenza. — Le terme *influenza* a été usité d'abord en médecine humaine pour désigner une maladie générale infectieuse s'accompagnant d'une affection catarrhale des muqueuses. Étymologiquement, cette expression (d'origine italienne) est synonyme d'*épidémie*, de *gourme*, de *maladie* (staupe). En médecine hippique, elle a servi pendant longtemps comme dénomination générique appliquée à toutes les maladies infectieuses dont la nature était inconnue. Cependant, on l'employait plus spécialement pour désigner « une affection générale pyrétique à localisations viscérales multiples et apparaissant simultanément sur un certain nombre de chevaux » (extrait d'un avis donné par la direction de l'école vétérinaire de Berlin au ministère royal). L'influenza a encore été appelée : *fièvre du cheval, épidémie du cheval, fièvre nerveuse, fièvre putride, fièvre typheuse, typhus, fièvre catarrhale, pneumonie infectieuse* (*brustseuche, lungenseuche*), *fièvre rouge*. La diversité des symptômes qui traduisaient les affections confondues sous le titre d'influenza a

(1) Le nom de fièvre typhoïde, auquel on reproche de faire croire à une assimilation avec la fièvre typhoïde de l'homme, ce qui serait une erreur, exprime les deux faits caractéristiques de la maladie : la fièvre et la stupéfaction, qui existent dans tous les cas. (L. T.)

fait distinguer différentes modalités de cette maladie; on a décrit des formes *catarrhale, gastrique, pectorale, rouge, typheuse, rhumatismale, bilieuse*, etc.

Falke, le premier, a essayé de débrouiller ce chaos, en caractérisant les affections désignées collectivement par le terme influenza. Dans son travail, couronné par l'Académie de médecine de Bruxelles, il reconnaît deux états morbides principaux dont on peut toujours faire le diagnostic différentiel. Au premier, identique à la *maladie du cheval* de Dieckerhoff et à la *maladie rouge* de Schütz, il a réservé le nom d'*influenza*. L'autre, qui correspond à la *pneumonie contagieuse* de Dieckerhoff, est décrit sous la dénomination de *typhus*.

Dieckerhoff a montré récemment que la division établie par Falke est fondée, et que les maladies décrites par cet auteur constituent bien deux espèces morbides différentes, nettement caractérisées. Il les a désignées sous les noms de *maladie du cheval* (*pferdestaupe*) et de *pneumonie contagieuse* (*brustseuche*, en abandonnant le terme influenza. Friedberger a proposé de conserver l'*influenza* de Falke et de lui opposer la *pneumonie contagieuse*. Nous pensons devoir maintenir cette opinion pour les raisons suivantes :

1° Historiquement, l'influenza est la plus ancienne des deux maladies; elle représente la grande majorité des cas observés autrefois ;

2° Au point de vue pratique, on ne saurait, sans inconvénients, supprimer de la terminologie médicale le mot influenza, qui mérite encore d'être conservé en mémoire du travail de Falke;

3° Le mot *pferdestaupe* (maladie du cheval) ne renseigne pas plus que celui d'influenza sur la nature de l'affection, et il a contre lui d'être un néologisme ;

4° On a dit que le terme influenza était encore pris dans son acception ancienne par les vétérinaires allemands: mais la même critique peut être faite pour l'expression *brustseuche* (*pneumonie contagieuse*), autrefois synonyme d'influenza.

Pour nous, l'influenza comprend :

1° L'INFLUENZA VRAIE [*pferdestaupe* (Dieckerhoff); *rothlaufseuche* (Schütz); *darmseuche* (Lustig)].

2° La PLEUROPNEUMONIE CONTAGIEUSE (*brustseuche* (1).

Historique. — Il est déjà fait mention de l'influenza dans plusieurs écrits attribués « au secrétaire de Charlemagne » (Falke).

(1) Il faut en effet distinguer la pneumonie contagieuse du cheval ou pneumonie d'écurie, qui constitue une entité morbide propre, de la localisation pulmonaire de la fièvre typhoïde, qui peut exister, dans une même écurie, avec les autres formes de cette dernière maladie. L'introduction accidentelle d'un sujet affecté de pneumonie typhoïde au milieu d'animaux sains fait naître des cas de toutes les formes, tandis que la pneumonie d'écurie ne se propage qu'à l'état de pneumonie.
(L. T.)

D'après Dieckerhoff, on l'aurait signalée dès le IVᵉ siècle de notre ère. Au XIVᵉ siècle, elle était connue en Italie, en 1648 dans l'Allemagne occidentale, en 1711 dans les provinces de l'est de la Prusse. Selon Heusinger, Löw (1) l'a décrite en 1729 comme une affection du cheval, sévissant à l'état épidémique en Italie, en Autriche, en Pologne, etc., et il a signalé des cas de transmission à l'homme. Elle fut observée à Londres en 1732, par Gibson. Pendant les années 1760, 1776 et 1803, elle a régné à l'état épizootique dans diverses régions de l'Angleterre. Vers la fin du siècle dernier et au commencement de celui-ci, mais surtout en 1803, elle a pris une grande extension. A cette époque, Havemann (Hanovre), Naumann (Berlin), Wollstein, Pilger et autres en ont donné des monographies assez complètes, en l'envisageant surtout au point de vue de ses symptômes et de sa marche. Depuis, elle est restée stationnaire en Europe et particulièrement en Allemagne. Elle y a surtout sévi avec intensité pendant les années 1813-1815, 1825-1827, 1836, 1840, 1846, 1851, 1853, 1862, 1870-1873, 1881-1883. Parmi les descriptions anciennes, celle d'Anker, relative à l'épidémie observée en Suisse en 1826, est particulièrement remarquable. Cet auteur a fait ressortir la contagiosité de l'affection et incriminé comme cause de celle-ci un agent infectieux volatil. Plus récemment, la maladie a été étudiée par Waldinger, Korber, Spinola, Hertwig, Hering, Köhne; enfin Falke en a donné une description complète en 1862.

En 1872-73, l'influenza s'est montrée à l'état épidémique dans la plus grande partie des États-Unis, où on l'a désignée sous le nom de *pink-eye*. En France, elle est appelée *fièvre typhoïde*.

La dernière épidémie européenne a sévi de 1881 à 1883 (2). Observée sur presque tout le continent, elle régnait surtout dans les grandes villes et se propageait en suivant les principales voies commerciales. A Berlin, elle a persisté pendant près de deux ans; à Munich, pendant dix-huit mois. C'est de cette époque que datent les recherches faites par Dieckerhoff, Schütz, Friedberger, Siedamgrotzky, Lustig et Vogel.

Étiologie. — L'influenza se développe toujours à la suite d'une contamination. Elle est d'une contagiosité plus subtile que n'importe quelle autre maladie infectieuse du cheval; en un laps de temps très court, elle peut frapper un nombre considérable de chevaux. Dans les écuries, la propagation ne se fait pas *par sauts* (3) comme

---

(1) Löw, *Febr. Katarrhal. a.* 1729 *historia*.

(2) Il y a eu en France une épizootie beaucoup plus grave qui a débuté en 1872.　　　(L. T.)

(3) Il y a ici une formule trop absolue. Il arrive souvent au contraire que deux cas successifs se présentent aux deux extrémités d'une écurie, et c'était même un des arguments invoqués par les partisans de la non-contagion.　　　(L. T.)

celle de la pneumonie contagieuse ; elle s'opère régulièrement d'un animal malade à ses voisins, en suivant le rang. L'agent infectieux lui-même n'est pas connu, mais il doit être extrêmement actif. Il pénètre sans doute dans l'économie avec l'air inspiré. Il est renfermé dans l'air expiré ainsi que dans les excréments des malades et des convalescents (Friedberger). En dehors de l'organisme, il semble perdre vite sa virulence. La réceptivité du cheval pour le contage de l'influenza est [très grande et indépendante de l'âge, du sexe, de la race, des soins hygiéniques, de l'alimentation. Dieckerhoff a contaminé des chevaux sains en leur injectant, sous la peau et dans les veines, du sang de sujets malades. Friedberger et Arloing, en procédant de cette façon, n'ont obtenu que des résultats négatifs (1). La transmission de la maladie s'opère généralement par contagion directe (de cheval à cheval) ; elle se fait plus rarement par certains intermédiaires (personnes, litière, harnais, thermomètre, etc.). Il est de règle qu'une première atteinte confère l'immunité pour toute la durée de l'épidémie (un à deux ans). Au déclin de celle-ci, les cas deviennent plus rares et plus bénins, particularité due sans doute à l'affaiblissement du virus (2).

L'influenza s'observe aussi sur l'âne et le mulet. On a également relaté des cas de transmission à l'homme et au chien (Walther, Adam) (3).

Symptômes. — Après une période d'incubation de quatre à sept jours en moyenne, la maladie apparaît. Elle éclate sans prodromes et peut arriver à sa période d'état en vingt-quatre heures.

Elle se fixe principalement sur l'appareil circulatoire, les centres

(1) De mon côté, j'ai maintes fois essayé de l'inoculer avec le sang, le mucus nasal et autres produits, sans jamais réussir. La vérité est qu'il reste encore une inconnue sur son mode de transmission. Mais il est certain que celle-ci peut avoir lieu par l'intermédiaire des personnes et des litières. J'ai recueilli plusieurs observations qui le prouvent d'une façon presque aussi nette qu'une démonstration expérimentale. Deux fois, à ma connaissance, un homme ayant séjourné dans une écurie infectée a transporté le mal dans une écurie éloignée ; trois fois j'ai vu être contaminés des chevaux servant au transport de fumiers provenant des malades ; tous les locaux habités par ceux-ci récèlent le germe infectieux.   (L. T.)

(2) La durée de l'immunité est quelquefois beaucoup plus longue. Sur neuf chevaux d'une écurie envahie par la fièvre typhoïde en 1889, quatre qui avaient été frappés de cette affection en 1883 sont restés indemnes (Champagne). Dans ce cas particulier, l'immunité conférée par une première atteinte a été de six années. Voy. *Recueil vét.*, 1890.)   (N. D. T.)

(3) Servoles et quelques autres vétérinaires ont soutenu l'identité de la fièvre typhoïde du cheval et de la dothiénentérie. Cette doctrine, combattue par de nombreux auteurs, n'a rallié que peu de partisans, et elle a été définitivement abandonnée après la découverte d'Eberth. L'agent pathogène de la fièvre typhoïde de l'homme n'a jamais été rencontré dans les altérations de l'affection typhoïde du cheval (Nocard). Ces deux maladies n'ont de commun que le nom. « Ce que l'on a appelé la fièvre typhoïde des chevaux ne ressemble aucunement à la dothiénentérie humaine. L'assimilation qu'a voulu faire Servoles ne résiste pas à l'examen. » (Chantemesse, *Traité de médecine*, Paris, 1891.)   (N. D. T.)

nerveux, les muqueuses digestive et respiratoire, les yeux et le tissu conjonctif sous-cutané.

1° Ses premiers symptômes sont l'inappétence, l'abattement, la faiblesse. La température monte rapidement à 42° C., chiffre qui est quelquefois dépassé ; elle reste stationnaire pendant trois à six jours, en éprouvant de légères oscillations, puis la défervescence se produit aussi subite que l'élévation. Comparé à l'hyperthermie, le pouls est peu accéléré ; au début, on compte de 40 à 50 pulsations à la minute ; plus tard, 60 à 70, et 80 à 100 dans les cas où la maladie doit se terminer par la mort ; en revanche, lorsque la température est redevenue normale, le pouls reste accéléré pendant un certain temps. La réaction fébrile se fait en outre remarquer par une distribution irrégulière de la chaleur aux régions périphériques. L'hyperthermie constatée sur des sujets ayant séjourné dans les écuries infectées et présentant encore les apparences de la santé est un signe diagnostique précoce très important ; aussi doit-on considérer comme une excellente mesure de prendre tous les jours la température des sujets qui ont été exposés à la contagion (1).

2° La fièvre s'accompagne d'une dépression nerveuse considérable et d'une grande faiblesse musculaire. Les animaux tiennent la tête basse et ont la physionomie somnolente du cheval immobile. Ils tremblent au repos et chancellent pendant la marche ; quelques-uns sont paralysés de l'arrière-main.

3° Dans un grand nombre de cas, les symptômes gastriques dominent la scène : les malades bâillent fréquemment, la muqueuse buccale est rouge, sèche, chargée, chaude ; lorsque l'inflammation buccale se propage au pharynx, on note des phénomènes dysphagiques. Assez souvent on observe des coliques ; au début, la constipation est la règle : les crottins sont durs, enduits d'une couche membraneuse ou muqueuse (proctite) ; plus tard, la diarrhée survient, ordinairement accompagnée de ténesme violent ; les excréments sont pâteux, mous ou tout à fait liquides, parfois ils répandent une odeur fétide. Les mouvements péristaltiques sont généralement supprimés ; l'exploration de l'abdomen dénote de la sensibilité en certains points. Au début et malgré l'hyperthermie, l'urine a une réaction alcaline ; elle devient acide dès que la maladie est localisée sur l'intestin ; il est rare qu'elle soit albumineuse, mais habituellement elle renferme en petite quantité des débris d'épithélium vésical desquamé. Dans la plupart des cas, la miction est très fréquente (cystite catarrhale légère).

(1) Avec la fièvre qui, en effet, précède toute autre manifestation, il y a bien vite une couleur spéciale, rouge violacé des muqueuses apparentes, différente de la teinte jaune pâle, safranée ou cyanosée, et qui est tout à fait pathognomonique.

(L. T.)

4° Les troubles oculaires, presque constants, sont caractéristiques. Ordinairement les deux yeux sont atteints. On observe tantôt une conjonctivite d'abord catarrhale, puis phlegmoneuse, avec tuméfaction considérable des paupières (chémosis), tantôt une kératite parenchymateuse et quelquefois une inflammation exsudative ou hémorragique de l'iris. Les premiers symptômes sont le larmoiement, la photophobie, la teinte rouge foncé de la conjonctive et le rétrécissement de la pupille. Les paupières, fortement tuméfiées, chaudes, sensibles au toucher, restent fermées. La conjonctive est œdématiée; parfois elle saille entre les voiles palpébraux en formant un bourrelet rouge jaunâtre. La sclérotique présente souvent une teinte jaunâtre; fréquemment aussi elle forme autour de la cornée un anneau saillant de couleur grisâtre. Les sacs lacrymaux sont remplis d'une matière muco-purulente. Le globe oculaire est très sensible à la pression; au début, la cornée est onctueuse, irisée parfois elle semble saupoudrée ou fumée; plus tard elle devient bleuâtre ou laiteuse; sa périphérie est marquée d'une forte injection vasculaire. L'iris est hyperémié, tuméfié; on peut constater un exsudat hémorragique dans la chambre antérieure de l'œil. Ces lésions inflammatoires disparaissent d'ordinaire avec une étonnante rapidité.

5° Au cours de la maladie, des engorgements dus à la faiblesse cardiaque se manifestent aux extrémités, au fourreau, au ventre, au poitrail. Froids, indolores, de consistance pâteuse, ils présentent tous les caractères de l'œdème passif; ce n'est qu'exceptionnellement qu'ils deviennent inflammatoires ou phlegmoneux; lorsqu'ils existent aux membres, la démarche est raide, gênée. Dans la grande majorité des cas, leur résolution s'effectue rapidement et annonce la guérison. Sur quelques malades, on observe une éruption *urticariforme*.

6° La muqueuse de l'appareil respiratoire est le siège d'une phlegmasie catarrhale, qui s'accuse par un jetage séreux au début, muco-purulent plus tard, par une tuméfaction légère des ganglions lymphatiques de l'auge, une accélération modérée de la respiration et par de la toux. — On note encore une hyperémie de la muqueuse vaginale. — Pour peu que l'affection se prolonge, les animaux maigrissent considérablement.

Marche et complications. — La durée moyenne de la maladie est de six à dix jours. Dans les cas graves, elle est de deux à trois semaines; dans les cas bénins, de trois à six jours. Au stade de défervescence, l'appétit renaît, les mouvements péristaltiques se rétablissent et deviennent de plus en plus actifs, l'état général s'améliore, les tuméfactions disparaissent, et la guérison est complète au bout de huit à quatorze jours.

Dans un petit nombre de cas, cette marche régulière est troublée par des complications, dues habituellement à ce que les malades sont employés à un service pénible, à la période initiale de l'affection ou pendant la convalescence. Ces complications sont :

1° La *pneumonie*. — Elle peut se développer lorsque la muqueuse respiratoire est le siège d'une phlegmasie aiguë. Tantôt la pneumonie est catarrhale avec tendance à la gangrène ; tantôt elle revêt le type croupal et alors elle se complique généralement de pleurésie. Elle est dénoncée par une forte accélération de la respiration et du pouls, par une hyperthermie intense, par l'aggravation de l'état général. Dans quelques cas, l'influenza s'accompagne encore d'une tuméfaction phlegmoneuse de la muqueuse laryngienne, accusée par une dyspnée grave et par des bruits de rétrécissement.

2° L'*asthénie cardiaque*. — Les battements du cœur deviennent plus rapides, le choc est palpitant, le pouls accéléré, petit, puis imperceptible. On constate encore de la dyspnée et une hyperémie passive des muqueuses.

3° Des *symptômes cérébraux graves* et la paralysie cérébrale, ou des troubles d'origine médullaire et la paralysie spinale.

4° Une *diarrhée colliquative* à terminaison mortelle.

5° La *fourbure*. — Elle est due à l'extension au tissu podophylleux de la phlegmasie développée aux extrémités (1).

Anatomie pathologique. — Les altérations principales se rencontrent sur l'appareil digestif. Les muqueuses stomacale (portion pylorique) et intestinale (celle du gros intestin notamment) sont congestionnées, tuméfiées, farcies d'hémorragies, dépouillées de leur épithélium. Elles forment des bourrelets épais, translucides, d'aspect vitreux, pouvant atteindre l'épaisseur de quelques centimètres ; à l'incision, il s'en échappe un liquide qui se prend en petites masses gélatineuses. D'après Schütz, les plaques de Peyer sont hypertrophiées, enflammées, ramollies, surtout au voisinage de la valvule iléo-cæcale. Dans les cas graves, le tissu conjonctif sous-muqueux est le siège d'une infiltration jaunâtre. Les muqueuses buccale et pharyngienne présentent quelquefois des altérations analogues.

La muqueuse des voies respiratoires supérieures est marquée d'une rougeur et d'une tuméfaction catarrhales ; dans quelques rares cas, celle du larynx offre les lésions de l'inflammation phlegmoneuse (infiltration gélatiniforme du tissu conjonctif sous-muqueux). — Cette dernière altération se rencontre également dans le tissu conjonctif sous-cutané, au niveau des régions où la peau est enflammée.

Dans le cerveau et la moelle épinière, les espaces sous-arachnoïdiens, à la surface basilaire surtout, sont remplis d'un liquide ordinai-

(1) Quelques-unes de ces localisations, et surtout la fourbure, sont plutôt congestives que véritablement inflammatoires. La presque instantanéité de leur apparition à un moment donné ne pourrait s'expliquer autrement. (L. T.)

rement limpide, quelquefois trouble, riche en globules blancs. Les plexus vasculaires peuvent être également tuméfiés et infiltrés ; dans un cas, les ventricules latéraux renfermaient une assez grande quantité de liquide (20 c. c.). — Comme altérations générales, il faut mentionner : les lésions dégénératives des principaux organes (cœur, rein, foie, rate, muscles), une légère hypertrophie de la rate, des hémorragies dans l'intestin, sous les membranes séreuses, dans le poumon, l'œil, le cerveau ; l'infiltration inflammatoire du tissu conjonctif périrénal et du mésentère ; la tuméfaction des ganglions lymphatiques ; des transsudations séreuses dans les grandes cavités splanchniques, la faible coagulation du sang et le peu de consistance des caillots qu'il forme.

Pronostic. — L'influenza rentre dans le groupe des maladies épidémiques bénignes du cheval. Le chiffre des pertes varie avec les époques, les saisons, les localités. Sur 1 700 chevaux atteints d'influenza, Dieckerhoff a noté une mortalité de 4 p. 100. Sur 800, Aureggio l'a trouvée de 3 p. 100. Friedberger l'a vue s'élever à 9 p. 100, Siedamgrotzky à 10 p. 100. Pour l'épidémie qui a régné à Philadelphie en 1872 et y a frappé 30 000 chevaux, elle a été de 7 p. 100. Dans l'armée prussienne, elle s'est abaissée en 1886 à 1,17 p. 100, et en 1887 (statistique portant sur 1876 malades) à 0,85 p. 100. En somme, on voit que la mortalité moyenne de l'influenza est de 1-4 p. 100. La plus forte proportion des cas de mort s'observe au début de l'épidémie; la plus faible, à la période de déclin (1).

Diagnostic différentiel. — L'influenza tranche nettement sur toutes les autres maladies infectieuses épizootiques, par son extension rapide à de vastes contrées, sa contagiosité subtile, sa bénignité, enfin par la brusquerie de son éclosion et l'évolution précipitée de ses symptômes. Elle se distingue de la pneumonie contagieuse par la prédominance des phénomènes dus aux localisations du processus sur l'appareil digestif et les yeux, par des troubles neuropathiques graves, enfin par l'atteinte légère de l'appareil respiratoire. Dans la pneumonie contagieuse, les symptômes de l'affection pulmonaire dominent la scène et fixent l'attention dès le début. Cependant, à la période d'invasion, lorsque l'influenza ne s'exprime que par des symptômes généraux (fièvre, inappétence, faiblesse, etc.), le diagnostic différentiel est parfois difficile. Ajoutons que ces deux affections ne s'excluent nullement; elles peuvent se succéder ou même évoluer parallèlement chez les mêmes individus (2).

Traitement. — L'influenza est une affection peu grave, à marche

(1) La mortalité n'est certainement pas très grande; cependant elle est souvent plus élevée que ne l'indiquent ces chiffres, quand il y a beaucoup de localisations pulmonaires et lorsqu'elle sévit sur des animaux jeunes, pléthoriques et gras, qui ont été préparés pour la vente.   (L. T.)

(2) Sous la dénomination de **Pneumo-entérites infectieuses des fourrages,**

typique, qui ne réclame dans la majorité des cas aucune intervention thérapeutique. Comme dans toutes les autres maladies infectieuses, les antipyrétiques n'ont qu'une efficacité médiocre ; ils peuvent même exercer une influence nuisible en entravant la digestion (acide salicylique, quinine, etc.). Dans les cas où le processus suit sa marche normale, la diète, les soins hygiéniques, l'aération réglée des locaux, sont des moyens suffisants. Lorsque les circonstances et l'état de l'atmosphère le permettent, il faut mettre les malades en liberté, au grand air, dans un lieu isolé et défendu aux individus sains. On peut chercher à combattre l'hyperthermie par des irrigations rectales

Galtier et Violet ont décrit un groupe d'affections confondues avec la fièvre typhoïde et la pneumonie contagieuse.

Ces affections s'annoncent par un frisson général avec refroidissement de la peau. Leurs principaux symptômes sont : la diminution de l'appétit et de la vigueur au travail, l'essoufflement et la transpiration sous l'influence de légers efforts, la démarche chancelante, titubante, l'arrachement facile des crins, la coloration jaune rougeâtre, rouge jaunâtre, rouge foncé ou pâle de la conjonctive, la circulation plus ou moins accélérée (50-60 pulsations), le pouls faible, inégal ou même intermittent, les battements du cœur forts et également intermittents, enfin l'élévation de la température qui oscille entre 39 et 40° C. Dans quelques cas, le ventre est douloureux ; l'examen de la poitrine ne décèle aucun phénomène anormal. — La durée de ces états morbides varie de quelques jours à plusieurs mois. Tantôt ils se terminent par la guérison, tantôt ils se localisent sur l'un des organes suivants : bronches, poumon, plèvre, cœur (qui est presque toujours frappé), — intestin, foie, rate, — reins, vessie, — muscles, articulations, gaines tendineuses.

Le sang, l'urine, le jetage, les matières intestinales et tous les tissus altérés sont virulents. Ils doivent leurs propriétés pathogènes à deux microorganismes au moins — aux *Streptococcus* et *Diplococcus pneumo-enteritis equi*. Avec les cultures de ces microbes, on peut reproduire la pneumo-entérite aussi sûrement qu'en faisant usage des matières empruntées aux animaux malades.

Les pneumo-entérites sont transmissibles au cheval, au mouton, au lapin, au cobaye et au chien. La contamination, assez difficile par l'appareil digestif, se fait aisément par l'appareil respiratoire. Sur la chèvre, comme sur le cheval, on peut constater des cas d'infection naturelle. De nombreuses influences y prédisposent le cheval : jeune âge, faiblesse individuelle, transition d'une saison à l'autre, refroidissement, déplacement et acclimatement, alimentation insuffisante ou de mauvaise qualité, fatigues, travail excessif, etc. — Les agents pathogènes viennent des fourrages, des avoines ou des eaux. S'ils sont ingérés en petite quantité, ils peuvent ne provoquer aucun trouble ; à forte dose, si l'organisme est débilité, ils déterminent la pneumo-entérite. Ils sont surtout dangereux quand ils pénètrent dans les voies respiratoires. La contagion immédiate est rare. Une première atteinte ne confère pas l'immunité.

Le pronostic est en général peu grave. Cependant, dans certains cas, la mortalité est assez forte : elle s'est élevée jusqu'à 25 et même 60 p. 100 des malades. Une température de 41° C. et 80 pulsations sont des signes pronostiques fâcheux.

Veiller à la bonne qualité de l'avoine et des autres aliments distribués, secouer les fourrages loin des écuries, cribler l'avoine ou la passer au tarare, humecter ces aliments avec de l'eau légèrement acidulée (acides minéraux 1,2-1 p. 100), donner une eau de boisson aussi pure que possible et au besoin la soumettre à l'ébullition : telles sont les principales indications du traitement. — Bien que la contagion par les malades soit peu à craindre, il est néanmoins prudent d'isoler ceux-ci, de désinfecter l'écurie (eau phéniquée à 5 p. 100), de la tenir bien aérée et parfaitement propre. Voy. Galtier et Violet, *Journ. de Lyon*, 1889-90, et *Les Pneumo-entérites infectieuses des fourrages ou variétés des affections typhoïdes des animaux solipèdes*. Paris, 1890.   (N. D. T.)

froides, qui ont en outre l'avantage de rétablir ou d'activer les mouvements péristaltiques.

Dans les cas graves et lorsque des complications se produisent, il faut intervenir activement. On combattra l'asthénie cardiaque par l'alcool, le camphre, la digitale, la caféine, l'atropine, l'hyoscyamine, la vératrine. Les localisations gastrique et intestinale seront traitées par les alcalins (sulfate de soude, bicarbonate de soude, hyposulfite de soude); l'ophtalmie, par la chaleur humide et l'atropine; les tuméfactions cutanées, par des frictions d'alcool camphré. A l'hyperthermie intense et tenace, on opposera la phénacétine, l'antipyrine ou l'antifébrine (1). La prophylaxie commande de séparer les malades des individus sains et de désinfecter à fond les écuries.

Lustig, Spinola et plusieurs autres auteurs ont proposé des mesures de police sanitaire. Avec Dieckerhoff, nous pensons qu'il n'est pas possible de recourir à des moyens sévères, sans graves inconvénients au point de vue économique. Ils seraient d'ailleurs superflus, étant donnée la bénignité de l'affection. La déclaration obligatoire, recommandée par Lustig, constituerait cependant une bonne mesure, en ce sens qu'elle attirerait l'attention du public sur le caractère contagieux et épidémique de la maladie.

Bibliographie. — HAVEMANN. *Hannov. Magazin*, 1796. — NAUMANN, *Nachrichten von Staats u. gelehrten Sachen*, 1805. — WOLLSTEIN, *Bemerkungen über die Pferdeseuche*, 1805. — PILGER, *Skizzirte Darstellung der jetzt herrschenden Krankheiten der Pferde*, 1805. — ANKER, *Abhandlung des im verflossenen Jahr 1825 unter den Pferden epizootisch geherrschten Nervenfiebers*, 1826. — FALKE, *Der Typhus bei unseren nutzbaren Hausthieren*, 1840. — SPOONER, *The Vet.*, 1841. — MOULIN, *Journ. des vét. du Midi*, 1844. — GOURDON, *Ibid.*, 1850-51. — *Journ. de Lyon*, 1841-43. — DAMALIX et REYNAL, *Recueil vét.*, 1842. — DÉNOC, *Ibid.*, 1843. — LAMBERT, *Ibid.*, 1848. — SPINOLA, *Die Influenza der Pferde*, 1844. — REY, *Journ. de Lyon*, 1846. — KÖRBER, *Magazin*, 1846. — ERNES, *The Vet.*, 1849. — LESSONA, *Giornale di Veterin.*, 1853. — HERTWIG, *Magazin*, 1854, et *Recueil vét.*, ibid. — LAFOSSE, *Journ. des vét. du Midi*, 1856. — MOTTES, *Ibid.*, 1859. — HERING, *Spec. Pathol.*, 1858. — DELPRATO, *Giornale di vét.*, 1859. — KNOLL, *Journ. de Lyon*, 1859. — BAILLIF, BOITEUX, BRUGNIET, SAINT-CYR, *Ibid.*, 1860. — FESTAL, *Journ. des vét. du Midi*, 1860. — LIAUTARD, *Recueil vét.*, 1854. — PRANGÉ, FAVEREAU, *Ibid.*, 1855. — SANSON, *Ibid.*, 1856-57. — LOISET, *Ibid.*, 1858. — BOULEUX, *Bull. Soc. cent. vét.*, 1859. — FALKE, *Die Influenza des Pferdes an sich u. in ihrer Beziehung zum Typhus*, 1862. — GLEISSBERG, *Typhus u. Influenza*, 1862. — KÖHNE, *Thierarzt*, 1863. — SPINOLA, *Spec. Pathol. u. Therapie*, 1863. — AERYS, *Annal. de Bruxelles*, 1866. — TRÉLUT, *Recueil vét.*, 1860. — COLIN, *Ibid.*, 1866. — MÉGNIN, *Ibid.* — H. BOULEY, *Bull. Soc. cent. vét.*, 1850-59-60-67-72. — BARRY, SIGNOL, TRASBOT, VATEL, WEBER, *Ibid.*, 1872. — SALLES, *Ibid.*, 1873. — JESSEN, *Magazin*, 1870. — ACKERMANN, *Sächs. Jahresber.*, 1871. — COPEMANN, *Annal. de Bruxelles*, 1873. — HERTWIG, au. in *Magazin*, 1873. — HERING, *Repertor.*, 1873. — FRICKE, au. in *Adam's Wochenschr.*, 1874. — BENJAMIN, *Recueil vét.*, 1875. — LEBLANC, *Ibid.*, 1879. — LABAT, *Revue vét.*, 1878. — HAASE, *Vorträge f. Thierärzte*, 1879. — KONHÄUSER, *Oesterr. Vereinsmonatsschr.*, 1881. — LENCK, *Bull. Soc. vét. prat.*, 1881. — ROLL,

____

(1) Le salicylate de soude, comme antithermique, donne de très bons résultats. Après de nombreux essais, il m'a paru plus puissant que tous les autres agents.

L. T.

Thierseuchen, 1881 ; *Spec. Pathol.*, 1885. — DIECKERHOFF, *Adam's Wochenschr.*, 1881-83-85 ; *Die Pferdestaupe*, 1882 ; *Spec. Pathol.*, 1885. — SIEDAMGROTZKY, *Sächs. Jahresber.*, 1881 ; *Landwirthschaftl. Thierheilkde*, 1884. — LYDTIN, *Bad. Mittheil.*, 1881. — FRIEDBERGER, *Münch. Jahresber.*, 1880-81-82, 1886-87. — LUSTIG, *Hannov. Jahresber.*, 1880-82-83. — GÉRARD, *L'Écho vét.*, 1881. — HUGUES, *Annal. de Bruxelles*, 1881. — H. BOULEY, LAURENT, SALLE, *Recueil vét.*, 1881. — SCHÜTZ, *Berlin. Archiv*, 1882. — ANACKER, *Thierarzt*, 1882. — PÜTZ, *Seuchen u. Herdekrankheiten*, 1882. — MACGILLIVRAY, BUTTERS, FERRIS, SIEWRIGHT, *The Vet.*, 1882. — SERVOLES, *Thèse de Paris*, 1882. — H. BOULEY, *Bull. Soc. cent, vét.*, 1881-83-84. — ARLOING, AUREGGIO, *Ibid.*, 1882. — TRASBOT, *Ibid.*, 1884. — CONTAMINE, *Acad. de méd. de Bruxelles*, 1882. — LASSERTESSE, *Revue vét.*, 1883. — EGGELING, *Preuss. Mittheil.*, 1883. — STREBEL, *Schweizer Archiv*, 1883. — VOGEL, *Repertor.*, 1883. — V. WÖRTZ, *Ibid.*, 1883. — POLANSKY, *Oesterr. Vierteljahrsschr.*, 1883. — CAVE, EDGAR, WITHWORTH, GRESSWELL, ROBERTS, *The vet.*, 1883. — LAVALARD, *Bull. Soc. cent. vét.*, 1883. — HARTENSTEIN, *Archiv. vét.*, 1884. — ADAM, *Wochenschr.*, 1884. — WALTERS, *Ibid.*, 1884. — PÜTZ, *Compendium*, 1885. — SCHINDELKA, *Oesterr. Vierteljahrsschr.*, 1886. — MENSIRE, *Presse vét.*, 1887. — STICKER, *Adam's Wochenschr.*, 1887. — SERLING, *Ibid.*, 1888. — GALTIER et VIOLET, *Journ. de Lyon*, 1889. — CADÉAC, *Ibid.* — CHAMPAGNE, *Recueil vét.*, 1890. — CAGNY, *Ibid.*, 1891. — *Die Krankheits rapporte des Inspection des preuss, Militärveterinärwesens*, 1881-88.

PLEUROPNEUMONIE CONTAGIEUSE DU CHEVAL [1].

(BRUSTSEUCHE DES PFERDES).

Nature. — Cette pleuropneumonie du cheval est une affection contagieuse dans laquelle la plèvre et les principaux parenchymes (cœur, rein) participent habituellement au processus morbide.

Historique. — La pleuropneumonie contagieuse du cheval est la seconde des affections qui composaient autrefois le groupe nosologique désigné sous le nom d'« influenza ». On l'a fréquemment décrite en la qualifiant d'« *influenza pectoralis* » ou de « forme inflammatoire de l'influenza ». On lui a encore donné les noms d'« épidémie pectorale nerveuse » (*nervöse Brustseuche*) et d'« épidémie pulmonaire maligne » (*bösartige Lungenseuche*).

Comparés aux documents qui concernent l'influenza, ceux que nous possédons sur la pleuropneumonie contagieuse sont relativement récents. En dépouillant les faits cliniques anciens relatés sous le titre *influenza* et en laissant de côté ceux qui ont trait à des complications de cet état morbide complexe, on voit que les premières monographies exactes de la pleuropneumonie contagieuse datent de l'époque où furent fondés la plupart des journaux vétérinaires (1838). Toutefois, on ne trouve aucune relation d'épidémie de cette affection, comme il en existe beaucoup sur l'influenza [2].

---

[1] Il est important de remarquer que cette pneumonie contagieuse, que l'on nomme encore ici pneumonie d'écurie, est une entité morbide propre, absolument distincte de la fièvre typhoïde, avec laquelle on la confond encore.   (L. T.)

[2] Parmi les travaux français publiés sur cette affection, nous devons mentionner

Étiologie. — L'agent infectieux de la pleuropneumonie contagieuse est une petite Bactérie ovoïde (Schütz) qui se présente le plus souvent sous l'aspect de « diplobactérie », forme due à la segmentation transversale du microbe. Elle prend bien le bleu de méthyle et toutes les couleurs basiques d'aniline ; elle se décolore par la méthode de Gram (coloration par l'eau d'aniline et le violet de gentiane puis par la solution iodo-iodurée, décoloration par l'alcool absolu) ; parfois elle présente une aréole, colorable ou non suivant les cas. Les cultures par piqûre dans la gélatine peptonisée se présentent sous l'aspect d'îlots sphéroïdaux, blanchâtres, qui ne liquéfient pas la gélatine et ne s'étendent pas à sa surface. Dans le bouillon de viande, elles constituent des flocons blanchâtres qui s'accumulent au fond du ballon ; sur l'agar, elles forment une couche trouble, de couleur grisâtre.

Les inoculations faites avec ces cultures donnent des résultats positifs chez la souris, le lapin, le pigeon, le cobaye ; elles n'ont aucune action sur le porc et la poule. Chez la souris, elles produisent une septicémie à marche typique, qui se termine par la mort au bout de vingt-quatre à quarante-huit heures.

Sur le cheval, elles déterminent des effets très prononcés (Schütz). L'injection faite directement dans le poumon, à l'aide de la seringue Pravaz, provoque tous les symptômes de la pneumonie contagieuse ; celle-ci suit sa marche habituelle, et les altérations constatées à l'autopsie sont celles de la pneumonie lobulaire gangreneuse avec dégénérescence des principaux parenchymes. Dans l'organisme des animaux inoculés, on retrouve les microbes caractéristiques.

Les Bactéries de la pneumonie contagieuse existent surtout en grand nombre dans les poumons et l'exsudat pleural. On les rencontre également dans le jetage et l'air expiré (Rust). Leur développement s'arrête à une température inférieure à $+10°$ C. ; la chaleur humide (fumier) active leur pullulation. A l'heure actuelle, on ne sait rien de précis sur la durée de leur vitalité en dehors de l'économie. On admet généralement que, dans les organes envahis, elles sont détruites au bout de six semaines. Mais, dans les foyers pulmonaires encapsulés, elles peuvent conserver leur activité pendant un très long temps.

Klebs, Eberth, Koch, Friedländer, Fränkel, Zäslein, Salvioli et autres, ont trouvé dans le poumon de l'homme des microorganismes pathogènes ; suivant les cas, c'étaient des streptocoques, des diplocoques ou des micrococques encapsulés.

Peterlein, Perroncito, Brazzola et Mendelsohn ont rencontré, dans les foyers particulièrement ceux de Cagnat (*Archives vét.*, 1884), Delamotte (*Répertoire de police sanitaire*, 1886), Benjamin (*Recueil vét.*, 1888) et Cadéac (*Journ. de Lyon*, 1889).

(N. D. T.)

pneumoniques du cheval, des microcoques disposés en chaînettes et séparés les uns des autres par d'étroites zones claires (Peterlein). Sous le nom de « *Bacterium pneumoniæ crouposæ equi* », Perroncito a décrit de volumineux microcoques sphéroïdaux ou ovoïdes, isolés ou réunis soit deux à deux (diplocoques), soit en plus grand nombre, et que l'on trouve généralement entourés d'une zone gélatineuse claire. Ils se distinguent surtout des microcoques de la pneumonie de l'homme en ce qu'ils sont pathogènes pour le cobaye et le lapin ; de plus, leur capsule ne se colore pas par les mêmes réactifs.

Dans toutes ces recherches, le rôle pathogène des microbes incriminés n'a pas été établi par la culture et l'inoculation.

En 1885, Lustig a cultivé un microorganisme différent de celui de Schütz et l'a considéré comme l'agent de la pneumonie contagieuse. Plus tard, il a fait des inoculations avec les cultures. Dans ses études bactériologiques, il a obtenu six cultures différentes ; c'est la dernière, — une culture jaune, — qu'il considère comme la bonne, c'est elle qui renfermerait l'agent infectieux de la pneumonie contagieuse. Inoculée par piqûre dans la gélatine, elle pousse à la surface de celle-ci et le long du trajet, en prenant l'aspect d'un clou. Le développement en surface est limité. — Les cultures sont formées par des bacilles ovoïdes très petits, prenant le Gram, mais se colorant surtout facilement par la solution saturée de dahlia. Les inoculations faites par Lustig avec ces cultures ont donné les résultats suivants : Neuf chevaux inoculés dans la cavité pectorale ont tous contracté la pleuropneumonie contagieuse ; deux sont morts ; l'exsudat pleurétique recueilli sur l'un de ceux-ci, pendant la vie, a donné la culture jaune (n° 6). Quatre chevaux inoculés antérieurement dans la cavité pectorale et cinq autres sujets non inoculés furent exposés à la contagion naturelle ; les quatre premiers restèrent indemnes tandis que les autres contractèrent la maladie.

Schütz, dans ses recherches, n'a jamais pu trouver le microorganisme observé par Lustig, tandis qu'il a rencontré chez plus de 100 chevaux le microbe décrit par lui ; 58 fois il en a fait des cultures pures. — Baumgarten conserve néanmoins des doutes sur le rôle pathogène du Bacille de Schütz.

Animaux atteints et pathogénie. — La pneumonie contagieuse s'observe le plus communément dans les écuries très peuplées, dans l'armée, les dépôts de remonte, les haras, les écuries des marchands ; c'est surtout dans ces milieux qu'elle sévit à l'état enzootique. Plus fréquente dans les villes qu'à la campagne, elle semble avoir une prédilection pour les chevaux jeunes ou adultes (5-10 ans) [1] : mais il se peut que la prédisposition moindre des sujets âgés relève d'une invasion antérieure. Une première atteinte confère généralement l'immunité pour plusieurs années, quelquefois pour toute la durée de la vie.

La réceptivité du cheval pour le contage de cette affection n'est pas aussi accusée que pour celui de l'influenza. Sur 700 chevaux d'un régiment dont toutes les écuries étaient infectées, le nombre des ma-

[1] Les sujets de tout âge, affaiblis par un mauvais régime ou des suppurations prolongées, en sont aussi souvent atteints et y paraissent par conséquent prédisposés. Quant à l'immunité résultant d'une première infection est-elle bien certaine ? J'ai vu il y a peu de temps un cheval avoir une récidive moins de deux mois après une première atteinte. (L. T.)

lades a été de 250 ; 400 se sont montrés rebelles à la contagion ; 60 avaient eu la maladie antérieurement (Rust). Les chevaux en bon état résistent mieux que les sujets dont la constitution est faible.

L'épidémie se propage surtout par les chevaux de remonte ou par ceux qui séjournent quelque temps dans les écuries des marchands. La transmission se fait parfois directement (de cheval à cheval) ; le plus souvent elle est réalisée par certains intermédiaires (propriétaires, vétérinaires, garçons d'écurie, chevaux sains, chiens, vêtements, fourrages, fumiers, écuries étrangères) : la maladie peut être contractée par un court séjour dans un local infecté. Les sujets convalescents sont particulièrement dangereux ; ils peuvent rester contagifères pendant des semaines encore (foyers pulmonaires gangreneux). L'origine « miasmatique » de l'affection, sans contamination directe ou indirecte, n'est nullement démontrée. On a admis que le contage pouvait se conserver longtemps à l'état de « miasme d'écurie », sans doute parce que l'épidémie sévit fréquemment dans les locaux mal aérés, dont le sol est continuellement souillé par les matières excrémentitielles et le purin. Mais, là comme ailleurs, elle est la conséquence d'une contamination directe ou indirecte, par un sujet convalescent ou sain en apparence. — La propagation irrégulière de la maladie dans les écuries infectées constitue un bon caractère pour la différencier de l'influenza, laquelle se transmet régulièrement des malades à leurs voisins immédiats.

Dans les écuries de l'armée, l'observation a enseigné que les chevaux qui occupent les coins sont, bien plus que les autres, exposés à la contagion, particularité due sans doute à l'aération insuffisante des locaux. A son début, l'épidémie frappe souvent un grand nombre d'animaux. Dans l'armée, elle se propage très vite aux diverses écuries d'un même quartier. Il n'est pas rare de la voir se répandre sur un régiment tout entier dans l'espace de quinze jours. Une fois, en deux jours, dans un seul escadron, elle a frappé 42 chevaux. On peut considérer l'épidémie comme éteinte cinq à six semaines en moyenne après le dernier cas observé. Mais fréquemment elle persiste longtemps ; dans certaines agglomérations de chevaux, elle est stationnaire. La permanence de la maladie, dans ces cas, est due à ce que des sujets atteints de pneumonie chronique (cavernes pulmonaires) séjournent parmi les autres, ou à des infections successives occasionnées par l'importation de sujets sains en apparence et cependant porteurs du contage (dépôts de remonte).

La principale porte d'entrée de l'agent infectieux est l'appareil respiratoire, où il est introduit par l'air inspiré. Il est probable aussi que l'infection peut s'opérer par l'appareil digestif.

On admet généralement que la durée de l'incubation est de quinze jours environ ; chez quelques sujets elle est plus courte ; chez d'autres un peu plus longue. Il est du reste impossible cliniquement de la déterminer d'une façon précise, car on ne sait jamais au juste à quel moment la contamination s'est opérée ; aussi les indications données sur ce point sont-elles contradictoires. Peut-être la période d'incubation est-elle souvent beaucoup plus courte. On ne peut d'ailleurs la fixer par le laps de temps compris entre le moment où les animaux sont placés dans le foyer infectieux et celui où apparaissent les premiers symptômes ; elle ne commence, en effet, qu'à l'instant de la contamination.

Altérations anatomiques. — Dans la forme *lobulaire* (1) de la pleuropneumonie contagieuse, qui est de beaucoup la plus fréquente, on observe des foyers multiples de pneumonie gangreneuse avec pleurésie secondaire et dégénérescence parenchymateuse des organes principaux.

1° Dans le poumon, particulièrement vers la base et les régions inférieures, on trouve des zones d'hépatisation ; leur coupe, de couleur rouge foncé, présente quelques îlots plus clairs, grisâtres, nettement circonscrits, dont les dimensions varient entre celles d'une tête d'épingle et celles d'une tête d'enfant. Récents, ils sont très petits, gris rougeâtre (foyers hémorragiques) et entourés d'une zone blanchâtre formée de leucocytes émigrés (inflammation réactive ou limitative) ; anciens, ils sont comme desséchés et de consistance spongieuse (gangrène sèche) : à leur niveau, il se forme plus tard des cavités du diamètre d'un pois à celui d'un œuf de poule, qui renferment des fragments de tissu pulmonaire nécrosé et dont les parois sont constituées par une capsule conjonctivo-fibreuse. Aux régions où l'air a accès, il existe des foyers ichoreux remplis d'un liquide visqueux, fétide, putride (gangrène pulmonaire). Enfin on rencontre des foyers purulents de dimensions assez considérables, renfermant un pus blanchâtre, mélangé de tissu pulmonaire mortifié (sillon disjoncteur formé autour des portions nécrosées). Dans un certain nombre de cas, les lésions nécrosiques font défaut, bien qu'on ait observé durant la vie les symptômes qui les trahissent ; cette particularité ne peut s'expliquer que par la dégénérescence et la résorption des éléments frappés de mort. Les deux lobes pulmonaires sont plus ou moins hyperémiés et œdématiés.

2° La plèvre présente les lésions de l'inflammation exsudative diffuse. Cette phlegmasie procède généralement des foyers nécrosiques situés à la périphérie du poumon ; mais elle peut également s'al-

---

(1) Le qualificatif *lobulaire* est-il le plus approprié ? On voit plutôt des travées hépatisées mal délimitées, entre lesquelles existent des portions de parenchyme encore perméables, que de véritables foyers lobulaires. Au surplus, la démarcation entre cette forme et la suivante est difficile à établir. (L. T.)

lumer en l'absence de ces derniers. Les deux feuillets pleuraux sont hyperémiés, farcis d'hémorragies, rugueux ou couverts de granulations rouges et molles. Ils sont tapissés d'un exsudat épais ou membraniforme, blanchâtre ou jaunâtre, très facile à détacher. Le sac pleural renferme une quantité plus ou moins abondante (30 litres et plus) d'un liquide trouble, jaune rougeâtre, rouge grisâtre, brun rougeâtre ou vert gris sale, qui contient en suspension de nombreux flocons jaunes, lesquels forment un dépôt d'une épaisseur variable. Dans quelques cas, l'exsudat pleurétique est franchement purulent (empyème); dans d'autres, il est sanguinolent (hémothorax); le pneumothorax est rare. Lorsque l'exsudat est abondant, il refoule et comprime les lobes pulmonaires dans les gouttières vertébro-costales. — Il se peut que la maladie suive une marche chronique et que l'exsudat s'organise; alors des productions fibreuses, villeuses, apparaissent à la surface de la plèvre, et les poumons contractent des adhérences avec la paroi pectorale et le diaphragme.

3° Aux autres organes, on trouve les lésions de l'inflammation parenchymateuse et de la dégénérescence graisseuse. Le myocarde, brun grisâtre, friable, présente en quelques points une nuance argileuse et des signes certains de régression graisseuse. Le foie est volumineux; parfois il a une teinte ictérique et a subi les mêmes lésions dégénératives que le cœur. La rate est également augmentée de volume, flasque, parsemée d'hémorragies. Les ganglions lymphatiques, plus spécialement ceux des bronches et du médiastin, sont hypertrophiés, ramollis, de couleur gris rougeâtre sur la coupe. Les muscles sont flasques, de teinte jaune brunâtre. Les membranes séreuses sont peu altérées; on note seulement de petites hémorragies dans le tissu conjonctif sous-séreux et une légère inflammation de l'endocarde. C'est le sang qui offre les altérations les moins accusées. — Dans les foyers pulmonaires jaunes, dans l'exsudat pleurétique, dans la rate, le foie, les reins et le sang, on trouve la Bactérie spécifique.

4° La muqueuse gastro-intestinale est souvent hyperémiée, tuméfiée, semée d'ecchymoses; parfois elle présente des lésions ulcératives superficielles; l'épithélium est desquamé. Les follicules lymphatiques sont tuméfiés, quelquefois gangrenés. La muqueuse bronchique est enflammée et infiltrée.

D'après Schütz, la pathogénie de ces altérations est la suivante : Les Bactéries pénètrent dans le poumon avec l'air inspiré et déterminent une pneumonie gangreneuse lobulaire accompagnée de nécrose simple du tissu pulmonaire; lorsque les agents de la putréfaction s'associent aux Bactéries spécifiques, les lésions revêtent le caractère putride, ichoreux, et si les microbes pyogènes interviennent, elles s'accompagnent de suppuration. Des foyers nécrosiques, l'inflammation peut s'irradier au voisinage et provoquer une pneumonie fibrineuse secondaire ou des zones d'hépatisation. Le processus destructeur dont certains de ces foyers sont le siège peut également progresser vers la plèvre et déterminer l'inflammation, même la perforation de cette membrane. Enfin il est possible que les portions nécrosées se résorbent ou s'enkystent par formation d'une capsule conjonctive périphérique. Quant à l'infection générale, elle a sa source dans les foyers gangreneux. Le processus considéré dans son ensemble est analogue à celui de la *maladie épidémique du porc*.

Les altérations anatomiques de la forme lobaire, beaucoup plus rare que la précédente, sont celles de la pneumonie croupale (1.

Symptômes. — L'appareil clinique de la pneumonie contagieuse est trop complexe pour que l'on puisse en donner une description générale. Nous exposerons d'abord les symptômes de la maladie envisagée dans ses formes régulières; nous étudierons ensuite ceux provoqués par ses diverses complications. Le début est variable : dans certains cas l'affection se révèle d'emblée; dans d'autres, elle est annoncée par des phénomènes prodromiques, — faiblesse, inappétence, etc. Son premier symptôme est une fièvre rapidement croissante, dont le stade initial est fréquemment accompagné de frissons. La température atteint vite 40-41° C.; assez souvent elle s'élève de 3° C. en quelques heures; on peut compter de 50 à 100 pulsations à la minute, et quelquefois ce dernier chiffre est dépassé. L'accélération de la circulation est généralement plus accusée que dans l'influenza. Le pouls s'affaiblit graduellement; bientôt il est très petit et le choc précordial palpitant. On remarque en outre une accélération de la respiration et une faiblesse musculaire générale (mais toujours moins prononcée que dans l'influenza); la conjonctive et les autres muqueuses explorables ont une teinte rouge ou jaune rougeâtre. L'appétit est presque complètement supprimé.

Suivant la forme que revêt l'affection pulmonaire, elle s'exprime par des manifestations dont l'ensemble constitue deux tableaux cliniques assez différents. On distingue :

1° Une pneumonie *lobulaire* avec tendance à la nécrose et à la pleurésie;

2° Une pneumonie *lobaire* à marche bénigne, sans tendance à la nécrose ni à la pleurésie.

I. — FORME LOBULAIRE.

Elle consiste essentiellement en des lésions pulmonaires multiples,

(1) La forme lobaire est en effet exceptionnelle. Presque toujours la lésion occupe les deux poumons et se montre surtout dans les parties centrales de chacun.

(L. T.)

circonscrites, et se traduit par une fièvre d'infection élevée, par des symptômes généraux graves, par de la toux et une accélération de la respiration qui devient de plus en plus pénible. Lorsque les foyers pneumoniques sont très limités, la percussion ne dénote pas de matité; à l'auscultation, on perçoit le murmure vésiculaire normal ou exagéré. Dans ces cas, le diagnostic est difficile; la maladie peut être confondue avec l'influenza (1). Mais, généralement, plusieurs foyers pneumoniques deviennent confluents; alors on constate une matité irrégulière au niveau des portions antéro-inférieures du poumon, immédiatement en arrière des épaules, et à la région précordiale gauche; dans cette zone mate, le murmure respiratoire est affaibli. On observe en même temps du jetage rouillé, qui se dessèche au pourtour des naseaux en formant des croûtes jaune brunâtre. Avec le temps, la toux devient plus faible et la dyspnée augmente. — Cette pneumonie lobulaire peut être reconnue dès le troisième jour.

L'extension à la plèvre du processus inflammatoire se traduit, tout au début, par des bruits de frottement et par une vive sensibilité des parois pectorales. Lorsqu'un exsudat pleurétique abondant s'accumule dans la cavité pectorale, la zone de matité s'accroît, toujours limitée en haut par une ligne horizontale. Elle peut occuper les deux tiers inférieurs de la hauteur du thorax et même s'élever au delà. A l'auscultation, on note l'absence du murmure respiratoire dans toute cette région, et l'on perçoit du souffle bronchique vers sa partie supérieure. La respiration revêt le type abdominal.

La transformation des foyers de pneumonie lobulaire en cavernes se traduit, à la percussion, par une résonnance tympanique ou par le bruit de pot fêlé. L'enkystement des exsudats pleurétiques s'accuse par les mêmes phénomènes.

Au fur et à mesure que l'exsudat augmente, la respiration devient plus pénible, dyspnéique; au temps d'inspiration les naseaux se dilatent à l'extrême. — Le cycle fébrile est tantôt typique, tantôt atypique.

Lorsque la maladie doit avoir une issue favorable, une polyurie critique et un abaissement brusque de la température surviennent du sixième au huitième jour. Après une convalescence de deux à quatre semaines, la guérison est définitive. — Mais on ne peut espérer cette terminaison heureuse que lorsqu'il n'y a ni complication de pleurésie, ni exsudation pulmonaire abondante. Dans les cas graves, la mort peut survenir au bout d'une semaine. Elle est généralement le résultat de l'une des complications que nous examinerons plus loin.

____

(1) Un trait bien caractéristique de cette affection est la disproportion entre la fièvre très intense et le peu d'étendue des symptômes locaux. La couleur jaune pâle des muqueuses diffère tout à fait de celle de la fièvre typhoïde.

(L. T.)

II. — FORME LOBAIRE.

Cette forme bénigne se distingue par une marche typique, par l'étendue des zones de matité et aussi, dans l'immense majorité des cas, par l'absence de phlegmasie pleurale.

La pneumonie débute d'ordinaire dans les régions antéro-inférieures du poumon, puis s'étend à un vaste territoire. Le plus souvent, elle est unilatérale ; dans les deux tiers des cas, elle se localise au poumon gauche. Sur 70 malades observés par Friedberger, 8 seulement étaient frappés de pneumonie double.

La percussion du thorax dénote : 1° au début, une résonnance tympanique ou une légère matité ; 2° au stade d'hépatisation, une matité complète avec sensation de résistance très accusée (voy. *Percussion*) et, sur les limites des lésions pulmonaires, une résonnance tympanique ; 3° à la troisième période, cette résonnance remplace partout la matité. — Ces caractères typiques ne s'observent pas dans les cas abortifs ; ici, les signes fournis par la percussion sont vagues et leur durée éphémère.

L'auscultation permet de percevoir : au début, des râles crépitants ; à la deuxième période, du souffle bronchique à l'expiration ; à la troisième, des râles humides. Aux régions saines, on entend un murmure vésiculaire rude.

La respiration, accélérée, difficile, affecte habituellement le type costal ; les naseaux sont fortement dilatés ; on compte de 20 à 60 respirations à la minute. L'air expiré est chaud. Au temps d'expiration, on entend souvent un bruit de clapotement particulier désigné par Liautard sous le nom de « bruit de gouttelette » et par Dieckerhoff sous celui de « son nasal claquant » ; ce dernier auteur l'attribue à un accolement passager du repli muqueux de la fausse narine à la muqueuse du côté opposé. Généralement on trouve les malades debout, les membres écartés ; ils restent immobiles, évitant les moindres mouvements ; ils se couchent rarement et toujours sur le côté malade. On peut encore entendre une toux superficielle, courte, douloureuse ; mais elle fait défaut dans un bon nombre de cas. Chez un quart environ des malades, notamment chez ceux qui sont très fortement atteints, ou lorsque la pneumonie revêt le caractère hémorragique, on constate, au début, un jetage safrané ou rouillé, qui se dessèche au pourtour des naseaux en formant des croûtes jaunes.

Cette forme lobaire de la pneumonie contagieuse a une évolution typique ; les périodes d'engouement, d'hépatisation et de résorption se succèdent à intervalles à peu près égaux. Le cycle thermique est également typique. — La maladie arrive à son acmé en cinq ou six jours en moyenne, puis elle entre dans la période de défervescence.

La matité disparaît souvent en un temps très court ; le souffle bronchique est remplacé par des râles ; la respiration se ralentit, la toux devient plus grasse. En général, la guérison survient au bout de 8 à 14 jours (voy. *Pneumonie croupale*).

Complications. — En dehors des symptômes provoqués par la pneumonie et la pleurésie, on peut observer, au cours de la maladie, une série de phénomènes morbides habituellement associés aux précédents, mais qui parfois existent seuls et donnent au tableau clinique une physionomie toute particulière. D'ordinaire, les plus saillants sont occasionnés par des lésions du cœur, des méninges ou des reins. Sur 117 cas de cette infection, 27 fois nous avons trouvé le poumon et la plèvre indemnes.

Les principales complications sont :

1º L'*inflammation parenchymateuse du myocarde*. C'est l'une des plus fréquentes et des plus dangereuses. Elle se traduit par un pouls accéléré, petit, imperceptible vers la fin, par des palpitations de cœur, par une grande faiblesse, par des troubles généraux dus à un obstacle à la circulation de retour et particulièrement accusés du côté de l'appareil respiratoire (dyspnée).

2º Des *symptômes gastriques* graves : coliques violentes, diarrhée, excréments sanguinolents, etc.

3º Une *néphrite hémorragique* qui s'accuse par de l'hématurie, par la présence de *cylindres* dans l'urine, par une parésie de l'arrière-main et une anémie générale progressive. Nous avons vu des malades succomber à cette complication, alors que la phlegmasie pulmonaire était complètement éteinte (1).

4º La *pyohémie* et la *septicémie* consécutives à la suppuration ou à la putréfaction des foyers pneumoniques.

5º Les *convulsions d'origine cérébrale* et les symptômes de la méningite (leptoméningite), provoqués par l'invasion bactérienne des méninges (« forme nerveuse de la pneumonie contagieuse »). Parfois l'infection s'accuse d'emblée et exclusivement par des symptômes cérébraux. Généralement la mort survient très vite par paralysie cérébrale.

Dans le cours de la pneumonie contagieuse, on peut encore observer : des hémoptysies abondantes, des hémorragies rénales, des tendinites, des inflammations tenaces ou réitérées des gaines synoviales tendineuses, la fourbure, l'iritis exsudative et hémorragique (ophtalmie interne), des accès épileptiformes, des convulsions dans le domaine du facial et du trijumeau, la paraplégie, la paralysie du grand sciatique, celle du pénis (très rare), l'endocardite chronique et les lésions

___

(1) Il faut ajouter que cette néphrite s'accompagne parfois d'anasarque occupant d'abord les membres, puis le dessous du tronc. J'ai recueilli plusieurs observations de cet ordre.   (L. T.)

valvulaires, la pousse, l'hydropisie du tissu conjonctif sous-cutané, la
pharyngite, la phtisie pulmonaire, des troubles de la nutrition, la
chute des poils, le cornage (observé sur 10 p. 100 des sujets atteints et dû à une névrite du récurrent) et la surdité. Enfin les
malades peuvent être frappés d'influenza, de gourme, de fièvre pétéchiale, etc. (infections mixtes).

Marche. — Extrêmement variable, elle est typique ou atypique,
aiguë, chronique ou abortive.

1° La marche typique s'observe sur les animaux à constitution
robuste, atteints de la forme lobaire ou de la forme lobulaire bénigne.
— Dans ces cas, la fièvre, parvenue à son fastigium, reste stationnaire
pendant 5 à 8 jours (fièvre continue), ensuite elle s'atténue et disparaît avec les symptômes de l'inflammation pleuro-pulmonaire. La terminaison est généralement favorable; mais la convalescence est plus
longue que dans l'influenza (2-3 semaines). L'aération réglée des
locaux, le séjour au grand air, le repos complet, ont une influence
salutaire sur la marche de la maladie.

2° La forme abortive s'observe sur les chevaux âgés. Sa durée varie
de 1 à 5 jours. Le processus s'arrête au stade d'engouement. Dans
certains cas, on n'observe que des manifestations prodromiques; dans
d'autres, le seul symptôme appréciable est l'hyperthermie.

3° La marche atypique avec tendance aux complications se rencontre principalement sur les animaux faibles, placés dans des locaux
défectueux et mal ventilés, ou sur les individus qui, au début de la
maladie, continuent à travailler. Elle est constante dans le cas de nécrose pulmonaire.

4° La forme chronique de la pneumonie contagieuse mérite une
mention particulière. Elle est produite par des foyers pulmonaires
caséeux qui finissent par s'enkyster. Dans ces lésions, l'agent infectieux peut pulluler pendant des mois en conservant toute sa virulence. En général, les malades sont peu aptes au travail, ils se fatiguent vite, s'amaigrissent et présentent les signes de la pousse.
Assez souvent cependant, on n'observe que des symptômes vagues
ou insignifiants. Lorsque ces altérations pulmonaires communiquent
avec une bronche, elles constituent une source d'infection des plus
dangereuses; à un moment donné, elles peuvent aussi déterminer des
accidents aigus ou même des complications mortelles, comme le prouve
une observation relatée par Schwarznecker. Dans un escadron où la
pneumonie contagieuse avait disparu depuis trois mois, cet auteur
a vu un cheval de treize ans frappé d'une pleuropneumonie mortelle
à la suite d'un exercice violent. Ce cheval avait toujours manifesté
les signes de la santé parfaite, et, bien que sa température eût été
prise tous les jours pendant l'épidémie, on n'avait jamais constaté
la moindre hyperthermie (?). A l'autopsie, on trouva un foyer caséeux

ancien renfermant de nombreux microorganismes spécifiques. Les efforts violents avaient occasionné une rupture de la barrière formée autour de cette lésion ancienne; les Bacilles avaient pénétré dans la cavité pleurale et provoqué une inflammation aiguë séro-fibrineuse.

Diagnostic. — Quand la pneumonie contagieuse revêt le type abortif, il est souvent très difficile, en l'absence des symptômes pulmonaires, d'en faire le diagnostic. Aussi, lorsqu'elle éclate dans des écuries populeuses, est-ce une excellente précaution de prendre, matin et soir, la température des sujets encore sains en apparence ; cette pratique, qui permet de reconnaître la maladie tout à son début, est suivie dans l'armée.

Pour distinguer cette affection de l'influenza ou de la pneumonie croupale primitive, on peut recourir à l'examen bactériologique du jetage et procéder de différentes façons (Hell) :

1° On colore des préparations sur lamelle avec la fuchsine ou le violet de gentiane. Mais la constatation des Bactéries ovoïdes ou des Diplocoques ne suffit pas à elle seule pour établir le diagnostic. Les cultures et l'inoculation de celles-ci sont seules décisives.

2° On fait des cultures par piqûre dans la gélatine peptonisée. Dans le cas de pneumonie contagieuse, ces cultures sont caractéristiques : blanches, petites, sphéroïdales, finement granulées, disposées en colonies séparées, elles se développent très bien à la température de la chambre, ne liquéfient pas la gélatine et ne s'étendent pas à sa surface. — L'examen microscopique les montre composées de nombreuses Bactéries ovoïdes.

3° On cultive les Bactéries à l'étuve, dans le bouillon, à une température de 35° C. Des flocons blancs se déposent au fond du ballon, tandis que le bouillon lui-même reste limpide et transparent (lorsqu'il se trouble, le virus n'a pas été recueilli purement). Les flocons sont formés de longues chaînettes microscopiques irrégulièrement feutrées.

4° On procède à l'examen bactériologique par la méthode de Gram. La préparation, séchée ou passée à la flamme, est mise pendant 2-3 minutes dans le violet de gentiane à l'eau d'aniline, puis pendant 2-3 minutes dans la solution iodo-iodurée (1 : 2 : 300 eau), ensuite pendant 10 à 15 secondes dans un bain d'alcool acidulé (alcool 100, acide chlorhydrique 3); enfin elle est lavée dans l'eau distillée.

5° On peut encore inoculer la souris, qui succombe en 24-48 heures à une septicémie typique.

L'examen bactériologique de l'eau de condensation de l'air expiré et les ensemencements de ce liquide donnent rarement un résultat positif (1).

_____

(1) Il faut reconnaître que ces excellents moyens, applicables dans les écoles pourvues de laboratoires bien outillés, ne sont pas à la portée des praticiens. Heureusement, ils ne sont pas indispensables. Les conditions dans lesquelles la

Pronostic. — La mortalité de la pneumonie contagieuse varie avec les époques. Elle dépend de la marche de l'épizootie, de la constitution des malades et des soins qui leur sont donnés, de la quantité de virus introduite dans l'organisme et de la forme anatomique du processus. Au début des invasions épidémiques, elle est toujours plus élevée qu'à la période de déclin. Ses chiffres extrêmes sont 20 et 0 p. 100. — En 1887, dans l'armée prussienne, sur 2341 malades, 88 ont succombé. La mortalité moyenne a été de 3-4 p. 100. Dans les différents corps d'armée, elle a oscillé entre 2 et 8 p. 100. — Le pronostic de la pneumonie contagieuse, plus sévère que celui de l'influenza, est encore aggravé par ce fait qu'un certain nombre de malades ne guérissent qu'incomplètement; ils restent affectés de troubles permanents de la respiration. Le processus qui se déroule dans le poumon peut y provoquer, outre les foyers nécrosiques enkystés décrits plus haut, une inflammation interstitielle chronique qui produit l'épaississement, l'induration du parenchyme de l'organe, et rétrécit le champ de l'hématose. Dans d'autres cas, il persiste une inflammation chronique de la muqueuse bronchique accompagnée de bronchectasie et de foyers scléreux péribronchiques. De plus, la phlegmasie pleurale donne souvent lieu à des soudures du poumon aux côtes et au diaphragme, à l'hydrothorax ou à l'empyème. Tous ces états morbides entraînent une dyspnée permanente et une diminution graduelle des forces; ils constituent, dans un bon nombre de cas, la lésion provocatrice de la pousse. Il faut prendre encore en considération les affections secondaires engendrées par les complications de la pneumonie contagieuse (cornage chronique, synovites tendineuses, paralysies, etc.).

Traitement. — Le traitement antipyrétique n'a pas la valeur qu'on lui a longtemps attribuée. Dans la pneumonie contagieuse, comme dans l'influenza, la fièvre résiste souvent aux antithermiques. Généralement on peut se borner à envelopper le corps de linges froids et à donner des lavements d'eau froide. Lorsque l'hyperthermie devient intense et persiste à son fastigium, on peut employer la phénacétine, l'antipyrine ou l'antifébrine (aux doses de 15 à 25 gr.), la digitale, l'alcool, l'éther et le camphre. Nous avons souvent obtenu des effets favorables en employant la digitale à forte dose (10 à 12 gr. de feuilles de digitale *pro dosi*). Parmi les liquides alcooliques, on emploiera de préférence le vin (1 à 2 litres *pro dosi*); le camphre sera utilisé à l'état d'alcool camphré ou d'huile camphrée (10 à 25 gr. en injections sous-cutanées). Comme excitants du cœur, la caféine

---

maladie se développe, l'intensité de la fièvre disproportionnée à l'étendue des signes locaux, enfin la couleur des muqueuses la caractérisent assez bien au point de vue clinique pour qu'on ne la confonde jamais, ni avec la pneumonie franche (croupale), ni avec la fièvre typhoïde.   (L. T.)

(2 à 5 gr. en injection sous-cutanée), l'hyoscyamine (0,01) et l'atropine (0,05 à 0,1) sont encore des agents recommandables (1).

L'inflammation des organes pectoraux est combattue par les compresses de Priessnitz ou par d'autres dérivatifs cutanés ; en outre, on cherche à activer les fonctions de la peau par des frictions d'essence de térébenthine (1 p. 10 d'alcool camphré). Pour les applications rubéfiantes, l'essence de moutarde associée à l'alcool (1 p. 12 à 20) est très avantageuse (Dieckerhoff) ; on peut faire plusieurs frictions successives avec cette préparation. L'onguent cantharidé, l'huile de croton, etc., doivent être rejetés. — Pour activer l'élimination des produits inflammatoires du poumon, on administre les expectorants (chlorhydrate d'ammoniaque, alcalins, stibiés). On favorise la résorption de l'exsudat pleurétique par les diurétiques et les hypersécrétoires (digitale, alcalins, baies de genièvre, acétate de potasse, pilocarpine à la dose de 0gr.,1 — 0gr.,2, en injection sous-cutanée). Si l'exsudat pleurétique s'élève à une grande hauteur, on peut faire la ponction du thorax ; mais les résultats de cette opération sont moins favorables que lors de pleurésie rhumatismale : dans la pneumonie contagieuse, des agents phlogogènes pénètrent incessamment dans la plèvre. Les troubles intestinaux graves sont traités par de petites doses de calomel (1 à 4 gr.) ou par les alcalins (sel de Carlsbad). S'il existe des cavernes, on fera des inhalations de vapeurs de crésyl, d'acide phénique et d'essence de térébenthine ; à l'intérieur, on donnera le goudron et l'essence de térébenthine. Contre le cornage laryngien récent, on emploiera la strychnine à petites doses (0,05 gr.) ou l'arsenic (liqueur de Fowler, 10 à 20 gr. par jour).

La prophylaxie est de la plus haute importance. On doit isoler immédiatement les chevaux malades, les suspects, et désinfecter l'écurie à fond avec une solution de sublimé, de crésyl ou par des vapeurs de chlore. Le local où sont placés les sujets atteints devra être bien aéré (le bivouac ou le baraquement en plein air sont particulièrement avantageux) ; le fumier et la litière humide seront enlevés sans retard ; on désinfectera le sol tous les jours avec une solution de sublimé à 1 p. 1000 ou de crésyl à 3 p. 100. — Pendant l'été, il importe d'entretenir dans l'écurie une température modérée ; à cet effet, on peut enlever les portes et les fenêtres. Les malades seront laissés au repos absolu. Les convalescents doivent être l'objet d'une surveillance particulière, afin d'éviter la contamination des individus sains ; il convient de les isoler, de les observer pendant six semaines au moins, et de prendre leur température matin et soir. Il est également indiqué d'éloigner les sujets atteints d'une affection catarrhale ou d'une maladie interne quelconque. Les personnes chargées de soigner les ani-

<hr>

(1) La médication complexe : salicylate de soude, iodure de potassium et digitale, m'a généralement donné d'excellents résultats.   (L. T.)

maux se conformeront aux mesures sanitaires ; les ustensiles dont elles se servent, les vêtements, les chaussures, les thermomètres, devront être soigneusement désinfectés. Enfin les chevaux nouvellement achetés seront soumis à une quarantaine de six semaines.

Lorsque les circonstances ne permettent pas de prendre les mesures (prophylaxie et désinfection) qui viennent d'être énumérées, on a conseillé de provoquer la contamination aussi rapide que possible de tous les sujets. Dans ce but, on dissémine les malades parmi les animaux sains ; la muqueuse nasale de ces derniers est frictionnée, à vif, avec le jetage sanguinolent des sujets atteints, dont les mucosités sont aussi mélangées aux aliments distribués. En 1885, cette contamination artificielle a été opérée sur les chevaux d'un régiment prussien. On s'est borné à inoculer les animaux jeunes et ceux qui ne présentaient aucun stigmate d'une première atteinte. Sur 220 chevaux ainsi contagionnés, 81 sujets devinrent malades au bout de 2 — 3 semaines (20 furent atteints de pneumonie, 10 de pneumopleurésie, 11 de myocardite, 40 ne présentèrent qu'une fièvre plus ou moins vive). Tous guérirent. Dans la majorité des cas, la maladie apparut le 10e jour ; sa durée varia de 1 à 18 jours ; sur 32 chevaux, elle eut une marche bénigne, abortive, et disparut en 1 — 5 jours. L'utilité pratique de cette inoculation ne saurait être appréciée à l'heure actuelle. Tout ce que l'on peut dire, c'est que dans l'expérience précédente il n'y eut aucun cas de mort. Il est probable que cet heureux résultat a été obtenu grâce au repos complet auquel les animaux furent soumis dès le début.

Inoculation préventive. — L'observation ayant enseigné que l'immunité est produite par une première atteinte, on a cherché à la conférer artificiellement. À l'École vétérinaire militaire de Berlin, en 1888, on a expérimenté sur 13 chevaux. Les vaccinations ont été faites avec la Bactérie de la pneumonie contagieuse cultivée dans du bouillon à la température de l'étuve. On a inoculé le virus sous la peau, dans les veines, la trachée et le poumon. Chez un sujet, on l'a fait pénétrer dans l'appareil digestif en mélangeant des cultures aux aliments. Voici les résultats de ces expériences (1) :

1° L'inoculation des Bactéries de Schütz a pu être opérée de différentes manières sans danger pour les animaux.

2° L'inoculation dans le tissu conjonctif sous-cutané a occasionné des tuméfactions étendues, douloureuses, phlegmoneuses, qui disparaissaient au bout de 5 — 10 jours, sans avoir retenti sur l'état général. Mais cette méthode n'est pas recommandable ; une seule inoculation ne semble pas diminuer la réceptivité pour les infections ultérieures.

3° Quelques heures (6 — 8) après l'injection du virus dans la trachée, il s'est développé une maladie typique, d'une durée moyenne de vingt-quatre heures, caractérisée par l'hyperthermie, l'inappétence, la toux, une légère accélération de la respiration et de la circulation, plus rarement par des frissons. La toux persistait généralement quelques jours après la disparition des autres symptômes. 20 à 60 grammes du liquide vaccinal suffisaient à provoquer ces troubles.

4° Par l'injection directe des cultures dans le tissu pulmonaire, on a produit des phénomènes plus ou moins graves, suivant la quantité de virus employée et la situation superficielle ou profonde des lésions d'inoculation. De petites quantités de virus injectées profondément dans le poumon ne déterminaient

(1) *Veter. Bericht f. die preuss. Armee*, 1887.

que des symptômes passagers. Les injections faites superficiellement, au voisinage de la plèvre, et les injections de quantités considérables de Bactéries, effectuées profondément dans le tissu pulmonaire, provoquaient des troubles graves semblables cliniquement et anatomiquement à ceux de la pneumonie contagieuse.

5° L'introduction des agents pathogènes dans les appareils circulatoire et digestif est restée sans effet.

6° Les injections trachéales et pulmonaires répétées (2 — 5) conféraient l'immunité. Placés dans un foyer infectieux pendant 6 — 12 jours, les individus vaccinés restaient indemnes.

Bibliographie. — Wörz, *Repertor.*, 1839. — Stephan, *Magazin*, 1839. — Körber, *Ibid.*, 1841. — Borissow, *Ibid.*, 1841. — Hering, *Spec. Pathol.*, 1858. — Bagge, an. in *Repertor.*, 1860. — Köhne, *Magazin*, 1860. — Liautard, *Repertor.*, 1860. — Bruckmüller, *Pathol. Zootom.*, 1869. — Gerlach, *Hannov. Jahresber.*, 1869. — Lustig, *Ibid.*, 1873-75-76-83-84-85; *Berlin. Archiv*, 1887-88. — Friedberger, *Münch. Jahresber.*, 1881-82-83-84-85-86-87; *Pütz'sche Zeitschr.*, 1873-74-77. — Peters, *Repertor.*, 1873. — Siedamgrotzky, *Sächs. Jahresber.*, 1875; *Landwirthschaftl. Thierheilkde*, 1884; *Tageblatt der Naturforscherversammlung*, 1882. — Schütz, *Berlin. Archiv*, 1876-82-87-88. — Schmiegden, *Sächs. Jahresber.*, 1877. — Weigenthaler, *Deutsche Zeitschr. f. Thiermed.*, 1877. — Anacker, *Thierarzt*, 1878; *Spec. Pathol.*, 1879. — Klemm, *Bad. thierärztl. Mittheil.*, 1880. — Gutenäcker, *Deutsche Zeitschr. f. Thiermed.*, 1881. — Söhngen, *Preuss. Mittheil.*, 1882. — Dieckerhoff, *Die Pferdestaupe*, 1882; *Spec. Pathol.*, 1885; *Adam's Wochenschr.*, 1883-85. — Zschokke, *Schweiz. Archiv*, 1883-84. — Peterlein, *Sächs. Jahresber.*, 1884. — Cagny, *Recueil vét.*, 1884. — Brazzola, *La Clinica vet.*, 1885. — Perroncito, *Ibid.*, 1885. — Röll, *Spec. Pathol.*, 1885. — Swetlow, *Arch. de Saint-Pétersbourg*, 1885. — Brun, *Bull. Soc. vét. prat.*, 1886-87. — Masquilier, *Ibid.* — Csokor, *Oesterr. Zeitschr. f. Veterinärkde*, 1887. — Labhart, *Schweizer Archiv*, 1885. — Rust, *Berlin. Archiv*, 1887. — *Statisticher Veterinärsanitätsber. f. die preuss. Armée pro* 1887. — Baumgarten, *Jahresber. über die Fortschritte in der Lehre von den pathogenen Microorganismen*, 1887. — Hunter, *The vet. Journ.*, 1887. — Haase, *Berlin. Archiv*, 1887. — Benjamin, *Recueil vét.*, 1888. — Chantemesse et Delamotte, *Ibid.* — Mesnard *Ibid.* — E. Leclainche, *Ibid.* — Martin, *Deutsche Zeitschr. f. Thiermed.*, 1888. — Dochtermann, *Repertor.*, 1888. — Cadéac, *Journ. de Lyon*, 1889. — Voy. en outre, *Wiener Klinik Oesterr. Vierteljahrsschr.*, 1853-55-57-58-59-63-64-66-68-71-72-75-78-80-82-83-84. — *Krankheitsrapporte des Inspection der preuss. Militärveterinärwesens*, 1881-1888; *Statistischen Veterinärsanitätsber. über die preuss. Armée f. das Rapportsjahr.*, 1887.

TUBERCULOSE.

A. — GÉNÉRALITÉS.

Tubercule. — Bacille de Koch. — La tuberculose est une maladie infectieuse produite exclusivement par le *Bacillus tuberculosis* découvert par Koch en 1882. Ce Bacille est un fin bâtonnet, d'une longueur moyenne de 2-5 μ. (environ les deux tiers du diamètre d'un globule rouge), dont les extrémités sont arrondies. Il se colore facilement par les couleurs d'aniline et se cultive, à la température de l'organisme, sur le sérum de sang de bœuf gélatinisé. Au bout de dix jours, les cultures forment de petites stries et des points blanchâtres qui atteignent les dimensions d'un grain de pavot au bout de

trois à quatre semaines. La reproduction des Bacilles s'opère par
segmentation transversale ; ils engendrent des spores ovoïdes, très résistantes aux influences destructives et qui donnent naissance à leur tour
à des bâtonnets. La culture inoculée aux animaux provoque une tuberculose typique. A l'examen bactériologique des lésions, on rencontre
les Bacilles entre les cellules du tubercule et dans leur intérieur (1).

Anatomiquement, la tuberculose est caractérisée par l'existence
de foyers cellulaires arrondis et dépourvus de vaisseaux (*tubercules*).
L'histogénèse du tubercule a été bien étudiée par Baumgarten. Lorsque
les Bacilles pénètrent dans un tissu quelconque, ils déterminent une
fragmentation des noyaux cellulaires (segmentation karyokinétique)
et une prolifération des éléments fixes du tissu. La conséquence
immédiate de ce processus est la formation d'une grande quantité de cellules épithélioïdes à un seul ou à deux noyaux ; en se réunissant en amas plus ou moins volumineux, ces cellules constituent
les tubercules (tubercules à grandes cellules).

Ces éléments cellulaires sont séparés par quelques rares fibres conjonctives (réticulum du tubercule). Parfois les cellules épithélioïdes
acquièrent des dimensions considérables et renferment plusieurs
noyaux (cellules géantes). La prolifération cellulaire s'accompagne
d'une immigration de globules blancs ; lorsque le nombre de ces derniers dépasse celui des éléments épithélioïdes, on dit que le tubercule est *lymphoïde* ou à *petites cellules*.

Arrivé au terme de son développement, il a l'aspect d'une petite
nodosité translucide, de couleur grise, du volume d'un grain de mil
(tubercule miliaire). Le tubercule étant complètement invasculaire,
ses cellules subissent une série de métamorphoses régressives (transformation caséeuse ou calcification) (2).

(1) Nocard et Roux ont reconnu que les bouillons et la gélose additionnés de 1-5 0/0
de glycérine constituent d'excellents milieux de culture pour le Bacille tuberculeux,
surtout pour le Bacille aviaire.   (N. D. T.)

(2) Les altérations tuberculeuses se présentent sous trois aspects principaux :
1° sous forme de granulations de très petites dimensions (0^{mm},5 à 3^{mm}), dures, non
énucléables, d'abord transparentes, puis opaques et jaunâtres au centre ; 2° sous celle
de masses arrondies, isolées, grisâtres ou jaunâtres, dont les dimensions varient de
celles d'un pois à celles d'une noix ; 3° à l'état de dépôt opaque infiltré dans les tissus.

La lésion tuberculeuse primitive — le *tubercule élémentaire* ou *follicule tuberculeux* — est formée de trois zones : d'une cellule géante au centre, d'une couche de
cellules épithélioïdes et d'une couronne d'éléments embryonnaires. — La cellule
géante, arrondie ou irrégulière, plate ou sphérique, pourvue ou non de prolongements, est constituée par une masse protoplasmique grenue, contenant jusqu'à
20 et 30 noyaux disposés en couronne ou en croissant vers la périphérie de la cellule ;
elle renferme souvent de nombreux Bacilles. — Les cellules épithélioïdes sont volumineuses ; formées d'un protoplasma assez abondant, un peu granuleux, et d'un noyau
arrondi ou ovalaire, elles contiennent habituellement un ou deux Bacilles. — Les cellules embryonnaires, plus petites et beaucoup plus nombreuses que les précédentes,
possèdent un fort noyau ; on trouve souvent entre elles quelques éléments fusiformes.
Toutes ces cellules sont réunies par une substance amorphe ou fibrillaire.

Cette constitution est celle du follicule tuberculeux type. Mais on peut le trouver

La résistance du contage de la tuberculose aux divers agents de destruction est due à la présence de spores. Mais les Bacilles eux-mêmes ont une assez forte vitalité ; ils conservent leur virulence dans l'eau ordinaire pendant 120 jours (Cadéac). Dans l'eau de Seine, ils peuvent vivre pendant 50 jours à la température de + 8-12° C., et pendant 17 jours à celle de + 15-18° C. (Chantemesse). — Des crachats tuberculeux humains sont restés virulents pendant 179 jours dans un cas, et 226 jours dans un autre. Des crachats desséchés soumis à l'action d'un jet de vapeur d'eau ont perdu leur virulence en 15 minutes ; la chaleur sèche les a rendus inoffensifs au bout d'une heure (Schill et Fischer). Dans le lait, les Bacilles sont tués par une température de 85° C. (Bang). La virulence des crachats humains desséchés est détruite au bout de 20 à 24 heures lorsqu'ils sont mis en contact avec 8 à 12 fois leur poids d'une solution de sublimé à 1 p. 1000 — 5000. Une solution d'iodure de potassium à 5 p. 100, l'iodoforme à l'état de vapeur et en poudre, les vapeurs d'iode, la lessive de soude à 1 p. 100, l'eau phéniquée à 5 p. 100, agissent comme le sublimé. Au contraire, une solution concentrée de chlorure de sodium, l'eau bromée à 1 p. 100, une solution aqueuse d'iode (1 : 500), l'iodoforme mélangé à l'huile ou à l'essence de térébenthine (Schill et Fischer), l'alcool, la putréfaction, la désinfection, la congélation, une température de — 8° C. (Galtier), n'ont aucune influence sur le virus tuberculeux (1).

Généralités sur la pathogénie de la tuberculose. — Le mode d'infection de l'organisme et l'évolution du processus tuberculeux ne sont pas les mêmes dans toutes les espèces animales ; ils offrent surtout de notables différences chez le bœuf, le porc et les volailles. Dans ce chapitre, nous devons forcément nous borner à des considérations générales.

Le poumon et l'intestin sont les principales portes d'entrée du Bacille tuberculeux. Au début, la tuberculose est presque toujours une affection locale, développée dans l'organe par lequel le Bacille a envahi l'économie (poumon, intestin). Cependant, il arrive encore assez fréquemment que l'organe qui a livré passage à l'agent pathogène reste inaltéré et que le processus morbide débute dans les ganglions voisins (bronchiques ou mésentériques), pour se

exclusivement formé de petites cellules rondes (follicule récent) ou d'une cellule géante entourée d'éléments embryonnaires (follicule ancien). Au début, on y constate parfois des vaisseaux perméables qui s'oblitèrent et disparaissent rapidement. — Le follicule tuberculeux est le résultat d'une immigration leucocytique (phagocytose) et d'une prolifération des cellules fixes du tissu irrité, provoquées l'une et l'autre par les Bacilles.

L'origine des cellules épithélioïdes et des cellules géantes est encore discutée. Elles proviennent sans doute des cellules fixes (Baumgarten) ou des leucocytes (Metchnikoff) (Voy. Roger, art. *Tuberculose, Traité de médecine*, 1891). (N. D. T.)

(1) La dilution des matières tuberculeuses diminue leur activité et peut les rendre inoffensives (Bollinger, Gebhardt) ; mais le degré d'activité de ces matières varie considérablement suivant la voie d'introduction. Les animaux résistent généralement à l'ingestion de lait contaminé dilué au 1/100e, même au 1/50e. Les crachats tuberculeux dilués au 1/8e et ingérés à la dose de 2 c. c. restent souvent sans effet ; si on les inocule dans le tissu conjonctif sous-cutané ou le péritoine, il faut des dilutions au 1/100000e pour les rendre inactifs. Par ces derniers modes d'inoculation, on a pu transmettre la tuberculose avec des cultures diluées au 1/400 000e (Roger, *loc. cit.*). (N. D. T.)

propager ensuite à la plèvre ou au péritoine. Quel que soit le point où les Bacilles s'arrêtent, ils déterminent d'abord la formation de tubercules miliaires qui, en se réunissant, constituent des masses mamelonnées plus ou moins volumineuses. Tantôt ces néoformations infectieuses persistent pendant longtemps à l'état de foyers inflammatoires localisés ou bien elles se calcifient ; tantôt elles subissent la dégénérescence caséeuse ou la transformation fibreuse ; tantôt enfin elles suppurent, s'ulcèrent ou donnent naissance à des cavernes. — Lorsqu'une prolifération conjonctive les isole complètement du parenchyme environnant (poumon) ou qu'elles subissent une calcification complète, la tuberculose peut guérir. Mais, dans la majorité des cas, le processus se généralise. Le mécanisme de cette généralisation est variable. Elle peut s'effectuer :

1° Par la voie lymphatique. — Les ganglions voisins des tubercules primitifs sont infectés les premiers : dans la tuberculose pulmonaire, ce sont les ganglions bronchiques et médiastinaux ; dans la tuberculose intestinale, les ganglions mésentériques, la rate et le foie ; dans la tuberculose des voies respiratoires supérieures, les ganglions sous-glossiens, cervicaux supérieurs et inférieurs, etc. Cette altération ganglionnaire est constante. La tuberculose peut se communiquer aux membranes séreuses, notamment à la plèvre et au péritoine, par la voie lymphatique, en partant de ganglions voisins qui sont le siége d'un processus tuberculeux aigu. Elle peut passer de la cavité abdominale dans la cavité pectorale, directement et sans l'intermédiaire des vaisseaux : les Bacilles franchissent le diaphragme en s'insinuant entre les éléments anatomiques qui constituent cette cloison.

2° Par continuité ou contiguïté de tissus, mode de propagation qu'on observe plus particulièrement sur les muqueuses. — Un foyer tuberculeux pulmonaire qui s'ouvre dans les bronches peut déterminer successivement la tuberculose des muqueuses bronchique, trachéale, laryngienne, etc., et la déglutition des sécrétions tuberculeuses peut à son tour engendrer la tuberculose intestinale. Dans la tuberculose des reins ou des glandes génitales, le processus peut se propager à la muqueuse génito-urinaire.

3° Par les voies de la circulation sanguine. — Les Bacilles peuvent être disséminés dans tout l'organisme, par le sang lorsque la destruction d'un foyer tuberculeux entraîne la perforation d'une veine d'un certain calibre, ou lorsque le processus envahit directement les parois vasculaires ; d'autre part, la lymphe peut les charrier jusqu'au canal thoracique et de là les déverser dans la veine cave antérieure. Le sang transporte les Bacilles dans tous les tissus, où ils provoquent des altérations spécifiques. On distingue deux formes anatomiques dans les lésions ainsi produites : a — la *tuberculose généralisée chronique*, caractérisée par des foyers tuberculeux isolés, semés dans les différents organes ; *b* — la *tuberculose miliaire aiguë*, dont le développement paraît lié à l'abondance des Bacilles en suspension dans le sang, et qui est caractérisée par l'existence, dans tous les viscères, d'un très grand nombre de granulations tuberculeuses ; toujours le foie et la rate sont les premiers organes atteints en raison de leur remarquable vascularisation. Souvent, du reste, ces deux formes de la tuberculose existent simultanément.

Les rares cas de tuberculose *fœtale* ou *germinale* s'expliquent soit par une infection directe d'origine maternelle (les Bacilles peuvent traverser les enveloppes fœtales, la démonstration de ce fait a été donnée expérimentalement pour le cobaye et le lapin), soit par la présence de Bacilles dans le sperme ou dans l'ovule, au moment de la fécondation.

Tuberculose expérimentale par injection et par ingestion. — Les premières recherches faites sur la nature infectieuse de la tuberculose ne remontent qu'à un quart de siècle. C'est en 1865 que Villemin institua les expériences qui devaient démontrer l'inoculabilité du tubercule. En portant des fragments de matière tuberculeuse de l'homme sous la peau et dans la trachée d'animaux, cet expérimentateur a reconnu que la tuberculose est une maladie infectieuse, spécifique, due à un agent transmissible par l'inoculation. Villemin a également établi l'identité de la tuberculose de l'homme et de la pommelière. Klebs a pratiqué des inoculations dans les cavités séreuses et a fait ingérer des matières infectieuses ; il a affirmé l'identité des tuberculoses bovine et humaine et a signalé le premier les dangers auxquels expose la consommation du lait virulent. Chauveau (1868), par de nombreuses expériences, a donné la preuve de la transmissibilité de la tuberculose par les voies digestives et il a mis en garde contre l'usage des viandes tuberculeuses. Ses constatations ont été confirmées par d'autres auteurs français (Villemin, Saint-Cyr, etc.).

En 1868, Gerlach a fait, à l'école vétérinaire de Hanovre, des expériences sur la contamination par l'ingestion des produits tuberculeux. Sur 8 animaux qui avaient consommé de ces produits et du lait de vaches tuberculeuses, 7 ont présenté à l'autopsie des altérations spécifiques des ganglions lymphatiques, du poumon, de l'intestin et du foie. Gerlach a déclaré infectieux le lait et la viande des animaux tuberculeux. Plus tard, à l'école vétérinaire de Berlin, il a obtenu des résultats positifs sur 46 animaux.

De 1870 à 1873, Günther et Harms ont expérimenté sur 94 sujets de différentes espèces avec toutes sortes de matières tuberculeuses ; sur 24, les résultats ont été positifs ; sur 70, ils ont été négatifs ou douteux. Les 14 expériences faites à l'école vétérinaire de Dresde en 1870 et 1871 ont aussi donné, pour la plupart, des résultats positifs.

Il en a été de même dans les recherches de Zürn, Bollinger et Roloff.

Le grand nombre de faits négatifs qu'on pouvait opposer à ces résultats a fait rejeter pendant longtemps la possibilité de l'infection de l'homme par les aliments tuberculeux. En 1876, le conseil des vétérinaires allemands se prononça contre l'opinion de Gerlach. Mais, les années suivantes, les résultats positifs s'accumulèrent (Blumberg et Lange à Kasan ; Orth, Toussaint et Peuch ; expériences faites à l'école de Berlin de 1876 à 1880, à l'école de Dresde en 1878-79 . On relata, en outre, un grand nombre de cas de transmission de la tuberculose à l'homme et aux animaux, par les crachats, le lait et la viande infectés. Enfin, en 1882, R. Koch découvrit, isola et cultiva le Bacille de la tuberculose. A partir de ce moment, la contagion de la maladie était hors de cause (1).

Baumgarten a constamment produit la tuberculose en faisant ingérer du lait auquel il avait mélangé des cultures du Bacille, et Bang a toujours obtenu des résultats positifs en faisant consommer du lait provenant de vaches dont les mamelles étaient envahies par des lésions tuberculeuses.

En compulsant les documents publiés sur la tuberculose de 1865 à 1884, Wesener a réuni 369 expériences d'infection par les voies digestives, avec des résultats positifs et négatifs en nombre à peu près égal.

1° Sur 71 animaux, on a tenté de réaliser l'infection avec des productions tuberculeuses humaines ; le cobaye et le porc ont été les animaux les plus sensibles à ces matières.

2° 180 expériences ont été faites avec des produits tuberculeux provenant d'animaux. Chez le veau, la chèvre et le mouton, les résultats positifs ont été de beaucoup les plus nombreux (dans plus des trois-quarts des cas) ; chez le porc, leur proportion a été de 3 p. 4 ; chez le lapin, de 1 p. 2 ; chez le chat, elle a été supérieure à 1 p. 3 ; chez le chien, un peu inférieure à 1 p. 3.

3° La viande des bovins tuberculeux a été donnée comme nourriture dans 32 expériences ; des divers animaux susceptibles, le porc s'est montré le moins sensible à l'infection. Le chien y a été complètement réfractaire. La viande bouillie a été reconnue inoffensive.

4° Le lait de vaches tuberculeuses a servi dans 86 expériences. Les trois quarts des porcs, la moitié des moutons et des chèvres, sont devenus tuberculeux. L'ébullition du lait a diminué (?) sa virulence. — Considérées au point de vue de leur sensibilité à l'infection tubercu-

(1) Dès les premiers mois de l'année 1880, Toussaint avait institué des recherches en vue de déterminer l'agent pathogène de la tuberculose. En ensemençant de la pulpe de ganglions tuberculeux, il obtint des cultures formées de petites granulations isolées, géminées ou réunies en amas irréguliers, et constituées par un microorganisme très réfringent ne mesurant que $0\mu,1$ à $0\mu,2$. Il crut un moment avoir isolé le vrai microbe de la tuberculose (*Comptes rend. de l'Acad. des Sciences*, 1881).   (N. D. T.).

leuse, les espèces animales se rangeaient dans l'ordre suivant : bœuf, mouton et chèvre, porc, lapin, cobaye, chien, chat, oiseaux (à l'exception de la poule). Les produits infectieux les plus actifs étaient les matières tuberculeuses animales ; venaient ensuite les crachats de l'homme, le lait des animaux et enfin la viande.

Les nombreux résultats négatifs constatés dans ces expériences d'infection par les voies digestives sont dus, suivant Wesener, à diverses circonstances. Souvent les produits tuberculeux employés étaient dépourvus de Bacilles ou n'en contenaient qu'un petit nombre. Les tubercules caséeux ou calcifiés n'en renferment pour ainsi dire pas, et dans ceux de la *pommelière* on n'en trouve que très peu. La viande est très rarement virulente. Le lait n'est infectieux que lorsqu'il existe de la tuberculose mammaire(?). La virulence des matières tuberculeuses est souvent considérablement diminuée par la putréfaction, et le très court séjour des Bacilles dans l'estomac et l'intestin est une condition défavorable à l'infection. Dans beaucoup de cas aussi, les animaux étaient mal choisis ; ils appartenaient à des espèces peu sensibles au virus tuberculeux. Enfin l'influence des sucs digestifs semble atténuer l'activité des Bacilles. — Wesener a fait sur ce dernier point une série de recherches dans lesquelles des crachats tuberculeux frais ou desséchés, putréfiés ou soumis préalablement à l'influence des divers sucs digestifs, étaient portés directement dans l'estomac ou l'intestin de lapins. Celles plus récentes de Straus et Würtz ont montré que le suc gastrique affaiblit la virulence des Bacilles et qu'il les tue en 6 heures. Mais il est sans influence sur les spores ; celles-ci peuvent parvenir dans l'intestin, forcer sa muqueuse sans l'affecter, gagner les lymphatiques et provoquer une tuberculose des ganglions mésentériques (*Tabes mesaraica*). L'aliment le plus dangereux à ce point de vue est sans aucun doute le lait, qui renferme des Bacilles et des spores ; la viande l'est beaucoup moins ; elle est très rarement virulente, ne renferme que peu de Bacilles et jamais de spores ; de plus, on la mange ordinairement cuite. Plusieurs tentatives d'infection faites par Bollinger avec du jus de viande de bovins tuberculeux ont donné des résultats négatifs (cobaye). — Les expériences de Bang, Zschokke, Bollinger, ont établi que le lait des vaches atteintes de tuberculose peut renfermer des Bacilles et posséder des propriétés infectieuses, même dans les cas où les mamelles ne sont le siége d'aucune lésion spécifique (1) (2) (3).

(1) Dans ces dernières années, de nouvelles recherches ont été faites par Bang, Arloing, Nocard, Galtier, Gebhardt, Kastar et bien d'autres, dans le but de préciser le degré de virulence de la viande, du lait, et les dangers d'infection par la consommation de ces aliments. De ces recherches, on peut tirer les conclusions suivantes : 1° la viande tuberculeuse est rarement virulente ; 2° le suc musculaire ne contient que très exceptionnellement des Bacilles ; 3° le lait des vaches tuber-

Bibliographie générale : SUR LES EXPÉRIENCES D'INOCULATION, SUR LE TUBERCULE ET LE BACILLE DE KOCH. — VIRCHOW *Die Krankhaften Geschwülste*, 1865. — VILLEMIN, COLIN, *Bullet. de l'Acad. de médecine* et *Recueil vét.*, 1867-68-69; *Gazette hebd. de méd. et de chir.*, 1869. — LEBERT, *Gazette méd. de Paris*, 1867; LEBERT et WYSS, *Virchow's Archiv*, — LANGHAUS, *Die Uebertragung des Tuberkulose auf Kamischen*.

culeuses dont les mamelles sont indemnes est quelquefois infectieux ; 4° il l'est toujours dans les cas de tuberculose mammaire : 5° le lait virulent devient généralement inoffensif si on le dilue dans 40 à 100 fois son volume de lait non infectieux ; 6° l'ébullition du lait et la cuisson complète de la viande détruisent la virulence.   (N. D. T.)

(2) Depuis quelques années, de nombreux essais ont été faits dans le but d'arriver à conférer l'immunité contre la tuberculose et d'enrayer l'évolution du processus tuberculeux. Le 4 août 1890, au congrès international de médecine de Berlin, R. Koch annonça qu'il avait trouvé des substances capables de rendre les cobayes réfractaires à la tuberculose, même d'arrêter le processus morbide, lorsqu'on les injectait à des sujets déjà arrivés à un degré avancé de l'affection.

En réinoculant des cobayes atteints de tuberculose et présentant des lésions cutanées, il avait constaté que les effets de la deuxième inoculation étaient beaucoup moins accusés que ceux de la première : ils se bornaient à une nécrose locale et les Bacilles ne montraient aucune tendance à se généraliser. Ce résultat paraissant établir que l'organisme peut acquérir un certain degré d'immunité par les produits tuberculeux, l'auteur rechercha si la maladie ne pourrait pas être combattue au moyen des matières élaborées par le Bacille. La substance dont il s'est servi dans ses recherches — la *lymphe de Koch* ou *tuberculine* — est un extrait glycériné de cultures pures du Bacille de la tuberculose. De petites quantités de lymphe suffisent pour tuer les cobayes tuberculisés; en fractionnant les doses, on peut provoquer des phénomènes réactionnels plus ou moins intenses, suivis d'une amélioration notable.

La lymphe de Koch est un liquide limpide, brunâtre, inactif lorsqu'il est introduit dans les voies digestives, mais dont les effets sont considérables lorsqu'on l'injecte dans le sang ou dans le tissu conjonctif sous-cutané. Son degré d'activité varie suivant les espèces et suivant que l'organisme est sain ou malade. Elle détermine une vive réaction chez les tuberculeux. Chez le cobaye sain, on peut l'injecter sans danger à la dose de 2^{cc}; chez l'homme sain, $0^{cc},25$ provoquent des troubles sérieux. Chez les individus tuberculeux, à la dose de $0^{cc},004$, de $0^{cc},003$, même à celle de $0^{cc},001$, elle détermine, au bout de quatre à cinq heures, des frissons, une hyperthermie de 1, 2, 3 degrés, de la fatigue, de la toux, quelquefois des nausées et des vomissements. Elle a une action fort remarquable sur les altérations tuberculeuses : sous son influence, les tissus pérituberculeux s'enflamment, deviennent le siège d'une exsudation et d'une infiltration leucocytique abondante; tantôt le tissu néoplasié résiste, tantôt il se nécrose, mais les Bacilles qu'il renferme ne sont pas détruits. En général, les injections successives produisent des réactions de moins en moins violentes. — Si Koch n'a pas réussi encore à isoler le principe actif de la tuberculine, il est parvenu à la purifier au moyen de l'alcool à 60 p. 100. L'action sur le cobaye de la tuberculine pure est environ 50 fois supérieure à celle du produit brut, et sur l'homme plus de 40 fois. Au point de vue du diagnostic et de la thérapeutique, les phénomènes provoqués par ces deux substances sont identiques. — La tuberculine n'a pas donné les résultats thérapeutiques qu'on en attendait. Elle expose à de graves dangers; souvent elle provoque des phénomènes locaux trop intenses, phlegmoneux; elle peut aussi mobiliser les Bacilles et susciter de nouvelles poussées tuberculeuses. — Les faits révélés par Koch doivent être considérés néanmoins comme une très importante découverte expérimentale.

D'autres recherches ont été faites en vue également d'enrayer la tuberculose ou de conférer l'immunité contre cette affection. Héricourt et Richet ont étudié les effets des injections de sang et de tissu hépatique du chien; Bertin et Picq, Bernheim, ont employé le sang de chèvre(!); Baumgarten, Grancher et Martin, des cultures atténuées; Darembert, Héricourt et Richet, des cultures de tuberculose aviaire stérilisées; Courmont et Dor, un liquide obtenu par la filtration de cultures de tuberculose aviaire dans l'eau glycérinée. Quelques-uns de ces procédés auraient permis de

1868; *Virch. Archiv*, 1867, Bd XLII. — Klebs, *Virch. Archiv*, 1868-69; *Archiv f. experiment. Pathol.*, 1873. — Chauveau, *Recueil vét.*, 1869-72-73-74; *Lyon méd.*, 1878; *Annal. de Bruxelles*, 1874. — Colin, *Recueil vét.*, 1868-73-75; *Comptes rendus de l'Acad. des sciences*, 1884. — Béhier, *Ibid.*, 1868. — Feltz, *Ibid.*, 1868. — Jacobs, *Presse méd. belge*, 1868-70. — Gerlach, *Hannov. Jahresber.*, 1869; *Berlin. Archiv*, 1875; *Die Fleischkost des Menschen*, 1875. — Parrot, *Gazette hebd. de méd.*, 1869. — Dubisson, *Ibid.*, 1869. — Chatin, *ibid.*, 1869. — Aufrecht, *Centralbl. f. die med. Wissenschaft.*, 1869. — Bernhardt, *Ibid.*, 1869. — Bagge, an. in *Repertor.*, 1870-71. — *Dresdener Thierarzneischule, Jahresber.*, 1870-71. — Kohne u. Waldenburg, *Magazin*, 1870. — Degive et van Hertsen. *Annal. de Bruxelles*, 1870. — Brusasco, *Il med. vet.*, 1871-72. — Günther u. Harms, *Hannov. Jahresber.*, 1871-72-73; *Magazin*, 1871. — Papillon, Nicol, Laveran, *Recueil vét.*, 1871. — Wagner, *Das tuberkelähnl. Lymphadenom*, 1871. — Schüppel, *Untersuchungen über Lymphdrüsentuberkulose*, 1871. — Biffie Verga, *Il med. vet.*, 1871-74. — Semmer, *Oesterr. Vierteljahrsschr.*, 1871; *Deutsche Zeitschr. f. Thiermed.*, 1875-76; *Dorpater med. Zeitschr.*, 1877; *Oesterr. Revue*, 1878; *Virch. Archiv*, 1880-81. — Paraskeva et Zalonis, *Gazette méd.*, 1872. — Zürn, *Zoopatholog. Untersuchungen*, 1872. — Scholtz, *Preuss. Mittheil.*, 1872-73. — Saint-Cyr, *Bull. de l'Acad. de méd.*, 1873. — Viseur, *Ibid.*, 1874; *Recueil vét.*, 1873-75. — Zundel, *Ibid.*, 1871-72-73-76. — Bollinger, *Archiv f. experiment. Pathol. u. Pharmakol.*, *Deutsche Zeitschr. f. Thiermed.*, 1875-76-78-79-81-82; *Mittheil. aus dem pathol. Institut in München*, 1878; *Adam's Wochenschr.*, 1880; *Münch. med. Wochenschr.*, 1888. — Schöngen, *Magazin*, 1874. — Dammann, *Adam's Wochenschr.*, 1874. — Roloff, *Pütz'sche Zeitschr.*, 1874. — Möller, *Ibid.*, 1874. — Zippelius, *Adam's Wochenschr.*, 1875-76. — Perroncito, *La tuberculosi*, Torino, 1875. — Döpke, *Pütz'sche Zeitschr.*, 1875. — Ziegler, *Experim. Untersuch. über die Herkunft der Tuberkelelemente*, 1875. — *Bericht über die T. Versammlung des deutschen Veterinarraths*, Ausburg, 1875. — Vollers, *Preuss. Mittheil.*, 1875-76. — Lustig, *Adam's Wochenschr.*, 1876. — Schreiber, *Med. Centralbl.*, 1876. — Wolff, *Virch. Archiv*, 1876. — Lehnert, *Sächs. Jahresber.* 1876. — Laugeron, *Revue vét.*, 1876. — Metzguer, *Comptes rendus de l'Acad. des scienc.* 1877. — Mürdel, *Repertor.*, 1877. — Saur, *Deutsche Zeitschr. f. Thiermed.*, 1877. — Lippl. u. Tappeiner, Schwenninger, Bollinger, *Tageblatt der Naturforscherversammlung*, 1877. — *Obergutachten der Dresdener Schule, Berlin. Archiv*, 1878. — Horning, *Deutsche Zeitschr. f. Thiermed.*, 1878-80. — Reich, *Berlin. klin. Wochenschr.*, 1878. — Schottelius, *Med. Centralbl.*, 1878. — Baumgarten, *Centralbl. f. die med. Wis-*

ralentir la marche du processus morbide ou de conférer un certain degré d'immunité aux animaux.

Bibliographie. — R. Koch, *Medicin. Congress*, Berlin, 1890; *Deutsche med. Wochenschr.*, 1890-91. — Héricourt et Richet, *Études sur la tuberculose publiées sous la direction de Verneuil*, 1890, et *Bull. de la Soc. de Biologie*, 1890. — Bertin et Picq, *Bull. de la Soc. de Biologie*, 1890. — Courmont et Dor, *Ibid.* — Grancher et Martin, *Compt. rend. de l'Acad. des sciences*, 1890. (Pour les résultats donnés par l'emploi de la tuberculine dans le traitement de la tuberculose, voy. la *Semaine médicale*.) (N. D. T.)

(3) Sous le nom de pseudo-tuberculoses, on désigne des affections caractérisées anatomiquement par des néoproductions offrant l'aspect macroscopique du tubercule, mais qui ne sont point provoquées par le Bacille de Koch. Roger les divise en quatre groupes : 1° *Pseudo-tuberculoses par substances inanimées*; — 2° *Pseudo-tuberculoses par parasites animaux* chez le chat, par l'*Ollulanus tricuspis* (Leuckart); chez le mouton par le *Pseudalius ovis pulmonalis* (Koch); chez le veau, par le *Strongylus rufescens*; chez le chien, par le *Strongylus vasorum* (Laulanié); chez l'homme, par des œufs de Distome (Miura); — 3° *Pseudo-tuberculoses microbiennes* produites par des microorganismes variés, surtout par des zooglées (*tuberculoses zoogléiques*); on en a relaté des exemples chez l'homme, les animaux et les oiseaux; — 4° *Pseudo-tuberculoses mycosiques non microbiennes* : dans ce groupe rentrent le farcin du bœuf, déterminé par un parasite voisin des *Cladothrix* (Nocard) et la *pseudo-tuberculose des pigeons*, produite par l'*Aspergillus fumigatus* (Dieulafoy, Chantemesse et Widal). (Roger, *Traité de médecine*, Paris, 1891.)

(N. D. T.)

sensch., 1878-81-82-83. — Kloss, *Preuss. Mittheil.*, 1878-79. — Cohnheim, *Die Tuberkulose vom Standpunkte der Infectionslehre*, 1879. — Blumberg, *Deutsche Zeitschr. f. Thiermed.*, 1879. — Orth, *Virch. Archiv*, 1879. — Kitt, *Münch. Jahresber.*, 1879-80. — Baumgarten *Berlin. klin. Wochenschr.*, 1880. — Virchow, *Ibid.*, 1880; *Virch. Archiv*, 1880-81; *Berlin. Archiv*, 1880. — Lange, *Deutsche Zeitschr. f. Thiermed.*, 1880. — Toussaint, Peuch, *Recueil vét.*, 1880. — Kolb, *Preuss. Mittheil.*, 1880-81. — Tappeiner, *Virch. Archiv*, Bd LXXIV; *Deutsche Archiv f. klin. med.*, 1881. — Deutschmann, *Medic. Centralbl.*, 1881. — Fehleisen, *Ibid.*, 1881. — Bertheau, *Ibid.*, 1881. — Toussaint, *Compt. rend. de l'Acad. des sciences*, 1881. — Brunet, *Ibid.*, 1881. — Aufrecht, *Pathol. Mittheil.*, 1881. — Schottelius, *Virch. Archiv*, 1882. — Koch, *Berlin. klin. Wochenschr.*, 1882. — Ehrlich, *Deutsche med. Wochenschr.*, 1882. — Siedamgrotzky, *Berlin. Archiv*, 1882. — Aufrecht, *Centralbl. f. die med. Wissenschaft.*, 1882. — Weichselbaum, *Ibid.*, 1882. — Bernstein, *Centralbl. f. die Med. Wissenschaft.*, 1883. — Johne, *Deutsche Zeitschr. f. Thiermed.*, 1883-84; *Dresdener Jahresber.*, 1883. — Spina, *Studien über die Tuberkulose*, 1883. — H. Martin. *Recueil vét.*, 1883. — Baumgarten, *Centralbl. f. klin. med.*, 1884. — Koch, *Mitth. aus dem kaiserl. Gesundheitsamte*, 1884. — Bang, *Deutsche Zeitschr. f. Thiermed.*, 1884. — Lydtin, *Berlin. Archiv*, 1884. — Leichenstern, *Deutsche med. Wochenschr.*, 1884. — Zschokke, *Schweizer Archiv*, 1884. — Macgillivray, *The vet.*, 1884. — Pascault, *Bullet. Soc. vét. prat.*, 1884. — Landouzy et H. Martin, *Recueil vét.*, 1884. — Eggers, *Historisches zur Geniessbarkeit des Fleisches*, 1884. — Veraguth, *Medic. Centralbl.*, 1884. — May, *Archiv f. Hygieine*, 1884. — Arloing, *Comptes rendus de l'Acad. des sciences*, t. XCIX et CI. *Journ. de Lyon* et *Recueil vét.*, 1884. — Baumgarten, *Zeitschr. f. klin. med.*, 1885; *Ueber Tuberkel u. Tuberkulose*, 1885. — Wesener, *Kritische u. exp. Beiträge zur Lehre von der Fütterungstuberkulose*, 1885. — Nocard, *Recueil vét.*, 1885. — Butel, *La tuberculose*, Paris, 1886. — Koubasoff, *Compt. rend. de l'Acad. des scienc.*, 1885. — Charrin, *Revue de méd.*, 1885. — Blumberg, *Mitth. aus dem Veter. Institut zu Kasan*, 1885. — Lukas, *Berlin. Archiv*, 1885. — Morro, *Ibid.*, 1885. — Fültner, *Virch. Archiv*, 1885. — Fischer, *Archiv f. experiment. Pathol.*, 1886. — Csokor, *Oesterr. Revue*, 1886. — Arloing, *Journ. de Lyon*, 1886. — Curt Jani, *Virch. Archiv*, 1886. — Baumgarten, *Jahresber. über die Fortschritte in der Lehre von den pathogenen Organismen*, 1887. — Firket, *Centralbl.*, 1887. — Morot, *Recueil vét.*, 1887. — Galtier, *Comptes rendus de l'Acad. des sciences*, 1887. — Darembero, *Ibid.*, 1887. — Schmidt-Mühlheim, *Zeitschr. f. Fleischbeschau.*, Bd II, u. III. — *Compt. rend. du premier Congrès pour l'étude de la tuberculose de l'homme et des animaux*, Paris, 1888. — Ostertag, *Berlin. Archiv*, 1888. — Pfeiffer, *Zeitschr. f. Hygieine*, 1888. — Gablett, an. in *Wiener med. Wochenschr.*, 1888. — Cadéac et Malet, *Revue vét.*, 1888. — Predöhl, *Geschichte der Tuberkulose*, 1888. — Hérard, Cornil et Hanot, *La phtisie pulmonaire*, 2e édit., Paris, 1888. — Yersin, *Annal. de l'Institut Pasteur*, 1888. — Metchnikoff, *Archiv f. Pathol. u. Physiol.*, Bd CXIII, 1888. — Baumgarten, *Lehrbuch der Pathol. Mykol.*, Braunschweig, 1890. — Roger, art. *Tuberculose*, *Traité de médecine*, 1891. — *Compt. rend. du deuxième Congrès pour l'étude de la tuberculose de l'homme et des animaux*, Paris, 1891.

B. — TUBERCULOSE DANS LES DIFFÉRENTES ESPÈCES DOMESTIQUES.

1. Tuberculose du Bœuf.

Historique. — La tuberculose du bœuf est une des plus anciennes maladies signalées chez nos animaux domestiques. Déjà Moïse (1), dans ses lois, prescrivait de rejeter de la consommation la viande des animaux atteints de « phtisie ». On trouve de nombreuses mesures relatives à cette affection dans le Talmud et particulièrement dans la *Gemara* (ve siècle après J.-C.), où il est souvent ques-

_____
(1) Moïse, *Troisième livre*, chap. 22.

tion de *kandi*, de *limari*, expressions considérées comme synonymes de *tubercule*. Aux xiᵉ et xiiᵉ siècles, la tuberculose était manifestement connue du rabbin arabe Isaac Alfasi et du médecin israélite Maïnonides. Il existe sur la tuberculose une collection d'écrits judaïques, désignée sous le nom de *Schulchan Aruch* et qui date du xviᵉ siècle.

Au ixᵉ siècle, dans la partie franconienne de l'Allemagne, les lois de l'Église défendaient l'usage de la viande provenant de bœufs et de porcs atteints de pommelière (kadrerie) (1). En 1370, à Munich, il était interdit de vendre des viandes tuberculeuses. La même mesure fut prise à Wurzbourg en 1343, à Passau en 1394, à Landshut en 1401, dans le Wurtemberg en 1558, dans le Palatinat en 1582. En 1677, douze élèves d'un « convict » de Leipzig moururent de tuberculose contractée par la consommation de viande infectée. En 1702, Florinus donne une description des symptômes de cette affection, généralement désignée, à cette époque, sous le nom de « maladie des Français », à cause des relations que l'on supposait exister entre la tuberculose et la syphilis, celle-ci étant considérée comme la cause de l'autre (sodomie). Le mot « mal des Français » paraît avoir été employé pour la première fois par van Helmont. — Tous les animaux tuberculeux devaient être abattus et leurs cadavres détruits. Dans les pays prussiens, la perte annuelle, de ce chef, était d'environ 20,000 francs (Graumann, 1784). L'inobservation des règlements de police sanitaire était punie de peines assez graves.

En 1783, le collège sanitaire supérieur de Berlin publia, sur l'inspection des viandes, une *Instruction* dans laquelle il indiquait les caractères de la « maladie des Français » et critiquait vivement la parenté admise entre cette affection et la syphilis; elle eut pour conséquence de faire livrer de nouveau à la consommation la viande des animaux tuberculeux. Dans la même année, Kersting (Hanovre) formula une opinion analogue et proposa la même mesure dans un avis donné au gouvernement de Mecklembourg-Strelitz. — Franck (Bade) conseilla également d'autoriser la consommation de la viande lorsque les lésions étaient peu accusées. En 1784, dans un rapport adressé au gouvernement de Mecklembourg-Schwerin, Graumann déclarait que la viande des animaux tuberculeux n'a aucune propriété nocive. Aussi, en 1785, tous les arrêtés défendant la consommation des viandes tuberculeuses furent-ils abrogés. La même mesure fut prise en Autriche en 1788.

En 1816, Tscheulin établit trois degrés dans la tuberculose envi-

---

(1) Il n'est pas bien certain que tous ces documents se rapportent à la tuberculose; il est même plus vraisemblable qu'ils concernent la ladrerie ou cysticercose, car rien ne prouve qu'on avait soupçonné à ces époques lointaines la contagiosité de la première. L. T.

sagée au point de vue de l'inspection des viandes, et conseilla les moyens suivants : Pour les cas du premier degré, se borner à enlever les tubercules ; dans ceux du second degré, détruire les organes atteints et permettre la consommation de la viande non altérée, qui sera vendue à bas prix ; dans ceux du troisième degré, détruire la totalité de la viande. — Jusqu'en ces derniers temps, des mesures semblables étaient en vigueur dans l'Allemagne méridionale, en Suisse, en Autriche, en France, en Belgique, en Espagne et en Italie.

Nombreuses ont été les expressions employées pour désigner la tuberculose. On a surtout usité les suivantes : *phtisie pulmonaire, pommelière, maladie perlée, maladie des Français, syphilis, vénerie, lympho-sarcomatose, maladie des ganglions*. Les vaches tuberculeuses étaient encore appelées *taurelières*, et les tuberculeux en général *poitrinaires*. — Longtemps on a considéré la *tuberculose pulmonaire* et la *maladie perlée* comme deux maladies différentes ; leur identité n'a été établie que par l'expérimentation (ingestion de matières virulentes) et par les études bactériologiques.

Étiologie. — La tuberculose reconnaît pour cause unique la pénétration dans l'organisme du Bacille de Koch. Le mode d'infection est variable. La plupart du temps, elle se fait par la cohabitation. On a relaté des cas dans lesquels un sujet tuberculeux, introduit dans une étable jusqu'alors non infectée, a contaminé successivement tous ses voisins. La contagion peut s'opérer par l'intermédiaire de l'air expiré ou par les expectorations tuberculeuses. Chez le veau, elle est fréquemment produite par le lait surtout lorsque les mamelles sont le siége de lésions spécifiques. Un nombre déjà assez considérable d'observations démontre l'existence de la tuberculose congénitale produite par le passage direct des Bacilles de la mère au fœtus (tuberculose fœtale ou « germinale »). Les cas d'infection dans les premiers mois de la vie intra-utérine ne sont nullement rares : mais, généralement, les femelles avortent de bonne heure. L'infection produite au moment de l'accouplement, pour être exceptionnelle, n'en paraît pas moins établie. On ne sait rien sur la contamination du bœuf par l'homme tuberculeux ; on a seulement relaté certaines observations dans lesquelles les eaux ménagères et les débris de cuisine paraissent en avoir été les agents. La possibilité de ce fait n'est pas à mettre en doute, étant donnée la contagion de la tuberculose de l'homme à d'autres espèces animales — à la poule, par exemple. Lydtin a relaté un cas de transmission de la tuberculose par l'inoculation de la péripneumonie contagieuse ; la lymphe qui avait servi à l'inoculation provenait d'un sujet tuberculeux.

La pénétration du Bacille dans l'organisme peut s'opérer par les muqueuses intactes. Certaines influences prédisposantes, regardées autrefois comme des causes essentielles de la tuberculose, favorisent l'infection ; telles sont notamment : l'alimentation insuffisante, aqueuse, pauvre en protéine (drèches) ; les locaux étroits, mal aérés. Les affections catarrhales de la muqueuse respiratoire favorisent l'entrée du Bacille, surtout lorsque les sécrétions morbides séjournent dans les bronches. Dans la *maladie des fumées des hauts fourneaux*, qui représente, suivant Johne, une véritable tuberculose chronique par inhalation, l'inspiration des fumées produit tout d'abord une affection inflammatoire de la muqueuse respiratoire, qui prépare le terrain au Bacille. La sécrétion lactée et les nombreuses gestations prédisposent également à la tuberculose en affaiblissant l'organisme, en le rendant moins résistant à l'attaque des éléments virulents. Aussi n'est-il pas rare de voir la maladie s'aggraver après le part et faire des progrès considérables au moment de la puberté. La consanguinité, la sélection, l'amélioration des races, sont encore des influences qui favorisent l'envahissement de l'économie par l'agent de la tuberculose. Enfin il semble exister une prédisposition native créée par la transmission au petit de la constitution chétive de la mère.

Animaux atteints. — La tuberculose est la maladie la plus répandue de l'espèce bovine. On la rencontre dans presque tous les pays, mais surtout au voisinage des villes. Dans les régions polaires, au nord de la Suède et de la Norvège, dans les steppes (Spinola), dans certaines îles éloignées du continent, comme l'Islande (Krabbe), la Sicile (Chicoli), elle est extrêmement rare, même inconnue. On ne l'observe pas non plus dans les troupeaux sauvages (Veith). La proportion des bovins tuberculeux varie suivant les contrées. D'après Göring, en Bavière, pendant les années 1877-1878, elle a été de 1-2 p. 1000. Lydtin l'a trouvée de 2 p. 1000 dans le duché de Bade (1881), mais il pense que ce chiffre est inférieur à la réalité. Il est des districts où la tuberculose est beaucoup plus fréquente. Dans la race hollandaise, la proportion des tuberculeux atteindrait 30 p. 100 (Nathusius). En Hollande, elle est de 20 p. 100 (Schmidt) ; dans le district de Grumberg, de 15 à 20 p. 100 (Wolf) ; dans certaines contrées du Hohenzollern, de la Poméranie, du Bromberg (district de Netze), de 50 à 60 p. 100 (Schantz, Allcrechh) ; à Hildesheim, de 60 à 70 p. 100 (Haarstick).

Les statistiques recueillies dans les abattoirs diffèrent également suivant les contrées. A Munich et à Augsbourg, le chiffre des cas de tuberculose varie de 2 à 11 p. 100 ; à Berlin, il est de 4 à 5 p. 100 ; à Chemnitz de 3 à 5 p. 100 ; à Strasbourg de 2 p. 100 ; en Bade de 1 à 2 p. 100 ; à Brême de 2 p. 100 ; à Paris de 6 p. 100 ; en Belgique de 4 p. 100.

Les animaux des races dites de plaine ou de vallée (hollandais) fournissent un plus fort tribut à la tuberculose que ceux des races

de montagne, doués d'une constitution plus robuste. Les animaux
tenus en stabulation permanente sont frappés en plus grand nombre
que ceux soumis au régime des pâturages. La tuberculose est particulièrement commune dans les étables des laitiers, dans celles an-
nexées aux distilleries, aux brasseries, aux sucreries, etc. Elle est plus
fréquente sur la vache que sur le taureau et le bœuf, plus aussi
chez les animaux âgés que chez les jeunes. — Le chiffre des cas
constatés sur le veau est très faible, parce que l'infection intra-
utérine entraîne d'ordinaire l'avortement. Sur un million de veaux
abattus à Munich de 1878 à 1882, on n'a relevé que cinq cas de tuberculose congénitale. A Berlin, la proportion a été de 7 p. 80 000 pendant
les années 1885-86, et de 6 p. 90.000 en 1886-87. A Augsbourg, sur
230.000 veaux abattus de 1873 à 1886, 9 seulement étaient tuberculeux.

Anatomie pathologique. — Les altérations anatomiques de la
tuberculose se rencontrent généralement sur le poumon et les membranes séreuses (pommelière, maladie perlée).

Les statistiques de Lydtin, Göring, Adam, ont montré que les séreuses et le poumon sont affectés simultanément dans la moitié des
cas, le poumon seul dans le tiers, les séreuses seules dans le cinquième environ. Les ganglions lymphatiques qui desservent les organes malades sont toujours atteints. Lors de tuberculose généralisée,
tantôt tous les viscères présentent des lésions spécifiques, tantôt le
processus morbide n'envahit que quelques-uns ou même un seul
d'entre eux.

1° Dans le poumon, on trouve, comme altérations essentielles et
primitives, des tubercules miliaires : ce sont de petites nodosités du
volume d'un grain de mil à celui d'une tête d'épingle, assez consistantes,
de couleur blanc jaunâtre et demi-transparentes au début; elles existent souvent en nombre considérable; parfois elles sont disséminées
dans le parenchyme pulmonaire parfaitement sain. Les tubercules
anciens renferment à leur centre un point caséeux ou calcaire; très fréquemment, ils sont réunis en conglomérats plus ou moins volumineux
qui subissent en bloc la calcification et la transformation caséeuse (1).
On y rencontre en outre des foyers de pneumonie caséeuse de dimensions variables, qui se développent consécutivement à la pneumonie catarrhale, accompagnée d'ectasie des alvéoles et des bronchioles,
d'une abondante diapédèse leucocytique et de l'accumulation de
grandes cellules épithélioïdes dans l'intérieur des alvéoles (pneumonie desquamative). Plus tard, les portions pulmonaires frappées

---

(1) Le ramollissement caséeux se produit parfois au centre de grosses masses tuberculeuses et forme de vastes cavités, qui peuvent arriver à s'ouvrir dans les
bronches et se vider en partie. On les distingue des dilatations bronchiques par
l'absence d'épithélium sur leur paroi.   T.

subissent la fonte caséeuse ou purulente. C'est ainsi que se constituent les foyers et les cavernes à contenu jaunâtre, grumeleux, visqueux ou purulent. — A côté de ces lésions, on trouve des altérations scléreuses du tissu interstitiel; localisées surtout au voisinage des foyers caséeux et des tubercules miliaires, elles se traduisent par une néoformation conjonctive, par la densification et l'atrophie du tissu pulmonaire; celui-ci, très résistant à l'incision, offre parfois une consistance cartilagineuse; il peut même se calcifier. — Fréquemment aussi, le poumon présente des lésions accessoires (Échinocoques, péripneumonie contagieuse, etc.).

La muqueuse des bronches est habituellement le siège d'un catarrhe chronique, et les ectasies bronchiques ne sont pas rares. Souvent cette muqueuse et celle du larynx présentent des tubercules miliaires disposés en lignes régulières et des ulcérations à bords épaissis et indurés. Les tubercules développés dans les bronches envahissent ordinairement le tissu conjonctif péri-bronchique (bronchite et péribronchite noueuses) ainsi que le parenchyme pulmonaire.

Les ganglions bronchiques sont régulièrement tuméfiés et hypertrophiés; dans certains cas, on les trouve farcis de tubercules miliaires; dans d'autres, ils ont subi la dégénérescence caséeuse ou la calcification.

Sur la plèvre pulmonaire, on constate parfois une phlegmasie chronique adhésive avec adhérences du poumon aux parois pectorales.

2° La tuberculose de la plèvre et du péritoine (maladie perlée) débute par la formation de très petites nodosités de couleur gris clair, transparentes (les « perles »), dont les dimensions sont inférieures à celles d'un grain de mil, et qui donnent à ces membranes un aspect granuleux; à leur périphérie, on remarque une vascularisation anormale de la séreuse et une néoformation conjonctive; les « perles » se trouvent alors comme enchâssées dans une charpente fibreuse.

Par la confluence des tubercules et l'hyperplasie conjonctive, il se forme, sur le feuillet pariétal aussi bien que sur le feuillet viscéral, des masses mamelonnées, de plus en plus volumineuses, qui peuvent acquérir le volume du poing. Au début, elles ont une consistance molle et une coloration jaune rougeâtre ou rouge foncé sur la coupe; plus tard, elles deviennent résistantes, dures, rugueuses; tantôt elles acquièrent une texture fibreuse et crient sous l'instrument tranchant; tantôt elles subissent la transformation caséeuse ou la calcification; à leur centre existe un îlot friable, gris jaunâtre, grumeleux. A ce stade avancé, les tubercules ont une coloration gris jaunâtre, cendrée ou blanc bleuâtre. Leur disposition est assez particulière : ils constituent généralement des masses polypoïdes, disposées en choufleur ou en grappe de raisin, à base plus ou moins large; dans certains cas, ils recouvrent entièrement la séreuse et atteignent des dimensions considérables (30, 40 kilogrammes et plus). Tantôt ces tubercules sont intimement soudés ; tantôt ils forment des agglomérations de volume variable, réunies par des traînées conjonctives.

De même que les ganglions bronchiques, ceux du médiastin sont hypertrophiés, farcis de tubercules miliaires ou frappés de dégénérescence caséeuse. Ils forment des tumeurs volumineuses, mesurant jusqu'à 50 centimètres de longueur; souvent ils englobent et compriment l'œsophage.

3° On trouve encore des altérations tuberculeuses dans un grand nombre d'autres ganglions lymphatiques : ganglions sous-glossiens et parotidiens, cervicaux supérieurs et inférieurs, ganglions de l'épaule, de l'aisselle, du coude, de l'aine, du grasset; ganglions supramammaires, ischiatiques externes, intercostaux et sternaux, mésentériques, lombaires; ganglions du foie, de la rate, des reins, etc.. Tous peuvent présenter des dimensions considérables.

4° Dans la cavité abdominale, les organes le plus fréquemment atteints sont le péritoine (feuillet pariétal, épiploon, mésentère), les ganglions lymphatiques, le foie, la rate. — La tuberculose de la rate débute d'ordinaire par une tuméfaction uniforme des corpuscules de Malpighi (hyperplasie folliculaire). Les granulations tuberculeuses se développent dans les follicules lymphatiques et le tissu conjonctif périvasculaire. — La tuberculose des reins est assez commune. Ces organes sont hypertrophiés, farcis de nombreux tubercules miliaires, dégénérés au centre et entourés d'une capsule conjonctive. D'après Schütz, ces tubercules évoluent dans le tissu conjonctif interstitiel et refoulent le parenchyme rénal qu'ils atrophient. Quelquefois il existe en même temps une néphrite parenchymateuse ou hémorragique. — Les ovaires tuberculeux ont souvent le volume d'une tête d'homme. — L'utérus peut acquérir des dimensions énormes; sa muqueuse est habituellement parsemée d'ulcérations. Le tissu conjonctif sous-muqueux, sous-séreux et la couche musculaire renferment des tubercules; lorsque ceux-ci ont un fort développement, ils se font jour dans la cavité utérine; parfois on trouve une dégénérescence tuberculeuse des cotylédons. Fréquemment les trompes de Fallope sont obstruées par des proliférations tuberculeuses. — Dans le vagin, on peut rencontrer des altérations analogues à celles de l'utérus. A l'incision des testicules, on constate des tubercules plus ou moins volumineux et des foyers caséeux. La tuberculose de la gaine vaginale et l'hydrocèle ne sont pas rares. Le cordon testiculaire, les canaux déférents et la prostate peuvent également être atteints.

La muqueuse intestinale, plus particulièrement celle du gros intestin, présente parfois des ulcérations tuberculeuses; celles-ci sont moins fréquentes dans la caillette et le feuillet (Johne). Dans l'estomac et l'intestin, les couches conjonctives sous-muqueuse et sous-séreuse renferment un plus ou moins grand nombre de tubercules.

5° La tuberculose mammaire chronique se traduit par une tuméfaction diffuse et uniformément dure ; les *acini* glandulaires, hypertrophiés, ont une teinte grisâtre (Bang) ; sur les coupes pratiquées dans les portions altérées, on remarque de petites taches jaunâtres, linéaires ou punctiformes, et des ecchymoses ; les grands canaux galactophores renferment des masses jaunâtres, caséeuses, riches en Bacilles. Plus tard, on trouve une abondante néoformation conjonctive (mammite interstitielle lobulaire chronique) et des nodosités de volume variable, dures, qui subissent souvent la transformation caséeuse et la calcification. Les mamelles, noueuses, parfois de consistance pierreuse, peuvent atteindre des dimensions énormes (20 kilogrammes et plus). Dans les parois du sinus galactophore et dans les canaux principaux, il existe de nombreux tubercules miliaires ; toutes les parties altérées sont infiltrées d'amas bacillaires. Les ganglions lymphatiques situés au-dessus des quartiers postérieurs du pis (supramammaires) sont hypertrophiés, durs, caséeux.

6° Les lésions tuberculeuses du cerveau et de la moelle épinière sont plus fréquentes qu'on ne l'admet généralement. Sur 40 vaches tuberculeuses, Semmer a constaté quatre fois des lésions spécifiques du cerveau. Dans la pie-mère, l'arachnoïde et la substance cérébrale, il existe des masses tuberculeuses plus ou moins anciennes, du volume d'un grain de mil à celui d'un œuf de poule, dont la coloration varie du jaune au gris. Elles siégent le plus fréquemment dans la pie-mère et à la base du cerveau, où elles peuvent subsister pendant un temps très long sans produire d'altérations inflammatoires ; assez fréquemment pourtant, elles s'accompagnent de méningite (*leptoméningite basilaire tuberculeuse*). Dans certains cas, les méninges se soudent entre elles ; dans d'autres, le processus aboutit à l'hydrocéphalie interne. Parfois les tubercules se réunissent en agglomérations volumineuses. — Des lésions semblables se rencontrent dans les méninges spinales et la moelle épinière ; on peut observer à celle-ci des atrophies par compression (Johne).

7° On trouve encore des lésions tuberculeuses dans l'œil (tubercules de l'iris et de la choroïde, transformation du bulbe en une masse caséeuse ou granuleuse), dans les muscles (tubercules miliaires ou plus volumineux dans les muscles de la croupe, de l'abomen, de la poitrine), dans le myocarde et le péricarde (symphyse cardiaque), dans les os (temporaux, occipital, vertèbres cervicales, apophyses épineuses des vertèbres dorsales, côtes, sternum, os longs). La tuberculose osseuse débute habituellement dans le tissu médullaire ; des foyers granuleux gris rougeâtre s'y forment ; la substance osseuse subit çà et là une fonte lacunaire (ostéite raréfiante, destruction des lamelles), puis la moelle éprouve la transformation caséeuse et des cavernes s'y développent. Le processus tuberculeux envahit parfois les cartilages (cloison nasale, cartilage conchinien, etc.), les articulations (*synovitis pannosa tuberculosa*), notamment celles de la hanche, du grasset, du genou, et les tissus périarticulaires (*périarthritis tuberculosa*), les gros vaisseaux (paroi de l'aorte) et la peau (tumeurs, ulcérations).

L'état général peut être excellent chez certains animaux atteints de lésions tuberculeuses très étendues; ce fait est surtout commun dans la « maladie perlée ». Mais la tuberculose pulmonaire avancée est toujours accompagnée d'amaigrissement et d'anémie. Au dernier stade de l'affection, on observe également des signes d'hydrémie.

A l'abattoir de Berlin, R. Ostertag a fait des recherches sur la pathogénie des lésions tuberculeuses dans les différents organes, et il a cherché à préciser la signification des termes : *tuberculose locale* et *tuberculose généralisée*. Chez le bœuf, les différentes formes de tuberculose primitive résultent généralement d'une infection par les muqueuses respiratoire ou utérine (T. pulmonaire et T. utérine). Assez fréquemment aussi, la tuberculose des membranes séreuses (plèvre, péritoine) peut apparaître comme affection primitive lorsque les Bacilles traversent directement le poumon ou l'intestin sans y laisser de trace.

La tuberculose primitive de l'utérus peut se propager au péritoine à travers les oviductes, par continuité de tissus, et ensuite à la plèvre, à travers le diaphragme. La tuberculose péritonéale primitive laisse intacts les parenchymes des organes abdominaux, à l'exception de l'utérus (trompes) et du foie (région du système porte); elle se localise ordinairement aux parties antérieures de la cavité abdominale et s'étend dans la direction des canaux lymphatiques qui s'échappent de la cavité abdominale, c'est-à-dire d'arrière en avant. Ces vaisseaux lymphatiques partent des parois abdominales inférieure et latérales; ils franchissent le diaphragme et pénètrent dans la cavité pectorale, où ils aboutissent d'abord aux ganglions médiastinaux postérieurs, puis aux antérieurs et aux ganglions bronchiques. De ces derniers, l'infection peut se communiquer à la plèvre, mais le processus ne passe point de la plèvre sur le poumon (exception faite pour la petite portion de cet organe située au niveau du hile).

La tuberculose primitive de la plèvre ne peut se communiquer au péritoine, en raison de la direction en sens opposé du courant lymphatique; elle laisse également intact le parenchyme pulmonaire. — Tantôt la tuberculose primitive du poumon produit directement l'infection de la plèvre, tantôt on observe tout d'abord la tuberculisation des ganglions bronchiques. — Il en est de même de la tuberculose primitive de l'intestin, qui peut donner lieu soit à la tuberculose du péritoine, soit à l'infection des ganglions mésentériques, entraînant à son tour celle du péritoine. La tuberculose intestinale primitive peut également provoquer la tuberculose du foie sans l'intermédiaire de la grande circulation, et par conséquent sans généralisation, lorsque les Bacilles sont apportés dans le tissu hépatique par le système porte.

Chez le bœuf, quelle que soit la localisation primitive de la tuberculose, lorsque la maladie se généralise, l'ordre dans lequel les différents organes sont envahis est habituellement le suivant : poumon (altéré dans la totalité des cas = 100 0/0), plèvre et péritoine (90 0/0), foie (85 0/0), cavités buccale, pharyngienne et intestin (60 0/0), rate (50 0/0), reins (30 0/0), os (5 0/0).

Chez les femelles, la proportion des cas de tuberculose de l'utérus atteint 65 p. 100; pour les mamelles, elle est de 5 à 10 p. 100; pour les ovaires, de 5 p. 100. La tuberculose des organes génitaux du mâle est beaucoup plus rare.

Au point de vue du diagnostic des formes *locale* et *générale* de la tuberculose, Ostertag donne les indications suivantes qui servent actuellement de règle à l'abattoir de Berlin (1).

I. — La tuberculose est *locale* dans le sens étendu du mot :

1° Lorsque le péritoine ou la plèvre et les ganglions correspondants sont seuls atteints.

2° Lorsqu'un seul ou plusieurs organes d'une même cavité splanchnique et la séreuse qui la tapisse sont altérés (poumon et plèvre, intestin ou utérus et péritoine, intestin et foie seuls, enfin intestin, foie, utérus et péritoine sans que d'autres organes, en première ligne le poumon, paraissent affectés.

3° Lorsque l'affection d'un seul ou de plusieurs organes de la cavité abdominale est accompagnée de tuberculose de la plèvre.

II. — La tuberculose est *généralisée* :

1° Lorsqu'il existe des lésions spécifiques de la plèvre ou du péritoine ou de ces deux séreuses et des *tubercules miliaires répandus dans un organe* (poumon, par exemple).

2° Lorsque ces deux séreuses sont atteintes et qu'il existe des foyers emboliques délimités dans différents organes (poumon et foie, poumon et utérus, etc.).

Symptômes. — La tuberculose du bœuf est lente dans son développement, chronique dans sa marche. Son début, silencieux ou insidieux, se dérobe à l'observation ; dans quelques cas seulement, il est dénoncé par des phénomènes pyrétiques. Les manifestations varient avec la localisation de la maladie.

1° LA TUBERCULOSE PULMONAIRE s'accuse par une toux faible, courte, profonde, quinteuse, qui devient plus tard extrêmement pénible et s'accompagne d'accès spasmodiques ; elle s'entend surtout le matin ; on peut la provoquer en faisant lever les animaux, en les obligeant à marcher ou en leur faisant ingérer de l'eau ; ordinairement elle est sèche ; rarement il y a du jetage. La respiration est accélérée et difficile ; lorsque la destruction du poumon est déjà avancée, elle

(1) *La tuberculose de la rate est toujours un signe de généralisation de l'infection :* cet organe ne se tuberculise que lorsque des Bacilles y sont apportés par la grande circulation. Schmidt-Mühlheim a prétendu que la tuberculose pouvait passer du péritoine qui recouvre la rate au parenchyme splénique, et, d'après Hartenstein, chez le porc, la tuberculose pourrait se propager de l'intestin à la rate par les voies lymphatiques ; mais ce sont là des assertions inexactes. — Dans les cas de généralisation de la tuberculose aux viscères abdominaux (notamment à la rate et aux reins) et pectoraux, lorsque les lésions sont anciennes (*caséification* ou *calcification*), la viande n'est plus dangereuse ; le processus infectieux est terminé depuis longtemps et le tissu musculaire ne renferme pas de Bacilles. — Dans les cas de *tuberculose miliaire de la rate* ou *des reins*, la viande doit toujours être rejetée (R. Ostertag, *Zeitschr. f. Fleisch u. Milchhygiene,* 1891).

(N. D. T.)

est sifflante ; au temps d'inspiration les côtes se relèvent à l'excès
et les naseaux sont dilatés. Dans les cas de bronchectasie ou
lorsque des cavernes pulmonaires s'ouvrent dans les bronches,
des matières muco-purulentes ou caséeuses sont expectorées en
quantité plus ou moins abondante, et l'air expiré exhale une odeur
fétide. Les pressions exercées sur les parois pectorales ou le garrot
provoquent souvent des plaintes et de la toux. Chez un bon nombre
de malades, la percussion ne dénote rien d'anormal ; mais quand des
productions tuberculeuses assez volumineuses existent dans la couche
superficielle du poumon, elles donnent, sous le choc plessimétrique,
un son mat, très rarement perçu sur de grandes surfaces. A l'auscultation, on entend généralement le murmure vésiculaire affaibli à certaines régions ou même complètement effacé dans les zones mates ;
parfois cependant il est plus aigu et accompagné de râles (bronchite) ;
dans quelques cas, il y a du souffle bronchique (cavernes pulmonaires,
bronchectasie).

Lorsque l'affection est ancienne, elle retentit sur l'état général : le
poil est terne, piqué ; la peau est dure, sèche, *soudée aux os ;* l'appétit diminue graduellement, des troubles de la digestion apparaissent, la sécrétion lactée s'amoindrit. Il est des cas ou l'on observe une
météorisation persistante et incurable (tuberculose des ganglions
médiastinaux avec compression de l'œsophage) ; dans d'autres, il y
a de la dysphagie et du ptyalisme (tuberculose des ganglions rétro-
pharyngiens) ; parfois on note des coliques intermittentes avec alternatives de diarrhée et de constipation (tuberculose de l'intestin ou
des ganglions de la cavité abdominale) ou de l'hématurie (tuberculose
rénale). Assez fréquemment on constate une hypertrophie et une
dureté anormale des ganglions lymphatiques explorables (ganglions
de l'auge, de la base de l'oreille « lymphome des ganglions auriculaires », des ganglions cervicaux supérieurs, moyens et inférieurs, des
ganglions de l'épaule, du coude, de l'aine du grasset, du pis, etc.).
Chez certains sujets, la température est normale ; chez d'autres,
on observe une fièvre rémittente ou intermittente régulière ; l'hyperthermie peut atteindre, même dépasser 41° C., en présentant
des exacerbations vespérales (1). Le sang s'appauvrit, sa quantité
diminue ; les muqueuses et la peau présentent les signes de l'anémie (particulièrement accusés au voisinage de la vulve et du pis),
l'œil est rentré dans l'orbite, l'amaigrissement et la faiblesse deviennent extrêmes. Les animaux succombent à la diarrhée persistante ou

---

(1) On voit aussi des exacerbations qui n'ont rien de régulier dans leur manifestation et se produisent à des intervalles très variés. Causées probablement par
des influences extérieures qui passent inaperçues, elles sont sans action effective
sur les animaux sains mais exercent une influence très puissante sur les malades.

(L. T.)

au progrès de l'épuisement. La durée de la maladie peut varier de quelques mois à plusieurs années.

2° La TUBERCULOSE DES MEMBRANES SÉREUSES (MALADIE PERLÉE) ne se traduit, dans la majorité des cas, par aucune manifestation significative. La tuberculose de la plèvre peut cependant être reconnue à l'examen du thorax, lorsque la séreuse est le siège de volumineuses productions tuberculeuses s'accusant par de la matité à la percussion. Dans quelques cas isolés, on constate aussi un bruit de frottement pleural (« frottement de perles »), lequel, d'après nos observations personnelles, est beaucoup plus rare que ne l'indiquent les auteurs.

La tuberculose du péritoine est trahie par des troubles particuliers de l'appareil génital, quand celui-ci est envahi en même temps que la séreuse. Les chaleurs sont fréquentes et de longue durée ; les vaches, surexcitées, beuglent continuellement, montent sur leurs voisines et peuvent être saillies un grand nombre de fois sans résultat (vaches taurelières . Beaucoup de bêtes pleines avortent ; parfois cet accident constitue le premier symptôme de la *maladie perlée* envahissant une étable (Roloff). La tuberculose utérine s'accompagne d'ordinaire d'un écoulement vaginal. — L'état général reste souvent satisfaisant pendant un temps fort long ; mais, à un certain moment, les épiphénomènes décrits à propos de la tuberculose pulmonaire apparaissent. Finalement les animaux maigrissent et tombent dans la cachexie.

3° La TUBERCULOSE CÉRÉBRALE peut exister comme affection primitive : toutefois, dans la grande majorité des cas, elle n'est qu'une complication de la tuberculose pulmonaire. La plupart du temps, elle s'accuse par les symptômes de la leptoméningite aiguë. Les malades sont en proie à une vive excitation ou à des accès rabiformes, à des convulsions et à des spasmes analogues à ceux de l'affection décrite sous le nom de *spasme de la nuque* (méningite cérébro-spinale), lesquels revêtent parfois un caractère épileptiforme. Plus tard, ces symptômes font place à la stupéfaction, à des phénomènes comateux et paralytiques. On peut voir les animaux s'affaisser brusquement (« chute apoplectiforme »). Dans d'autres cas, on observe des symptômes des centres : hémiplégie, tournoiement, inclinaison de la tête (tuberculose de l'oreille moyenne), paralysie du facial, de l'oculo-moteur, du nerf optique, etc. Parfois les phénomènes d'excitation se montrent par accès périodiques.

La TUBERCULOSE DE LA MOELLE ÉPINIÈRE se traduit par une allure titubante, par la flexion outrée des membres pendant la marche et enfin par la paraplégie.

4° La TUBERCULOSE DES MAMELLES peut exister comme manifestation primitive et unique du processus ; mais elle est beaucoup plus fréquente comme affection secondaire. Elle est caractérisée par une tuméfaction diffuse, indolore, assez dure, intéressant un seul ou plusieurs quartiers, le plus ordinairement les quartiers postérieurs (Bang). Contrairement à ce que l'on observe dans d'autres mammites, le lait est normal au début; au bout d'environ un mois, il devient aqueux, renferme des caillots et parfois des Bacilles. Dans bien des cas, nous avons cherché en vain ceux-ci dans le lait de vaches tuberculeuses. Chez ces animaux, Bollinger a trouvé le lait virulent dans 55 p. 100 des cas examinés; mais l'agent pathogène n'a pu être constaté que 1 fois sur 20. — Les régions tuméfiées des mamelles deviennent de plus en plus dures, comme pierreuses. Le processus s'étend des quartiers postérieurs aux antérieurs.

Les ganglions supramammaires ont souvent des dimensions considérables.

5° Dans la TUBERCULOSE GÉNÉRALISÉE, on peut rencontrer tous les symptômes précédents. En outre, on constate des tuméfactions articulaires tuberculeuses (tumeurs blanches), des boiteries, ainsi que les altérations de la peau et des yeux signalées plus haut. Dans des cas très rares, la maladie revêt une marche suraiguë rapidement mortelle (tuberculose miliaire aiguë).

Diagnostic bactériologique. — Le diagnostic de la tuberculose, basé sur la présence du Bacille, est loin d'avoir chez la vache la même importance que chez l'homme; sur la première, les expectorations tuberculeuses étant exceptionnelles, cette constatation est impossible dans la majorité des cas. Dans le but d'obtenir des mucosités suspectes, Pöls a recommandé d'introduire une canule de trocart entre deux cerceaux de la trachée; ce moyen est rarement suffisant. Les injections d'ésérine ou de vératrine, recommandées par Nocard, ne donnent pas de meilleurs résultats. Dans les coupes de tissus tuberculeux, il est également difficile de mettre les Bacilles en évidence; pour en trouver, on est souvent obligé d'examiner un grand nombre de préparations.

Chez les femelles, on peut faire rapidement l'étude bactériologique du lait. Mais si ce liquide renferme parfois des Bacilles en quantité notable, dans la majorité des cas il semble ne contenir que des spores, qui se dérobent à l'examen microscopique, et, ici encore, ce dernier perd sa valeur de moyen certain de diagnostic : Sur 20 vaches tuberculeuses examinées par Bollinger et dont 11 donnaient un lait virulent, l'examen bactériologique n'a décelé le Bacille que dans un seul cas.

Lorsque le diagnostic échappe ainsi à la technique microscopique, il ne reste qu'un seul moyen de l'établir, c'est l'inoculation des produits suspects (lait, sécrétions vaginales, écoulement utérin, ganglions lymphatiques extirpés, etc.). Les expériences d'Arloing, Bollinger, Verneuil et autres, ont montré que le cobaye convient mieux que le lapin pour ces inoculations. Il suffit d'injecter une petite quantité de matière virulente dans la cavité abdominale de cet animal pour provoquer une tuberculose miliaire aiguë caractéristique (1). Actuellement, l'inoculation révélatrice et l'examen microscopique sont les seuls procédés sûrs d'établir le diagnostic de la tuberculose pendant la vie.

La **recherche microscopique du Bacille tuberculeux** peut être faite par différents procédés.

1. En employant la méthode de Koch-Ehrlich. On étale sur une lamelle une mince couche de la matière à examiner. On dessèche celle-ci en la passant plusieurs fois à la flamme ; puis on place la lamelle, face enduite en bas, sur la solution colorante dont la composition sera indiquée plus loin, et on l'y laisse pendant douze à vingt-quatre heures. Pour le lait, Johne a proposé d'opérer de la manière suivante : on commence par étendre ce liquide de deux à cinq fois son volume d'eau ; ensuite on ajoute au mélange de l'acide acétique dilué, jusqu'à ce que l'albumine se précipite, entraînant avec elle les Bacilles. Une parcelle du dépôt ainsi formé est portée sur la lamelle. — Nous avons constaté qu'on obtient des préparations plus belles en un temps moins long lorsque, après avoir placé la préparation sur son bain colorant, on chauffe celui-ci (platine chauffante et lampe à alcool) jusqu'au moment où des vapeurs se dégagent à la surface du liquide. On laisse refroidir et on répète l'opération une ou deux fois. — La préparation de la solution colorante est très simple : On mélange 5 centimètres cubes d'huile d'aniline avec 100 centimètres cubes d'eau distillée et l'on filtre ; on ajoute 11 centimètres cubes d'une solution alcoolique de violet de méthyle ou de fuchsine et 10 centimètres cubes d'alcool absolu. Lorsque la lamelle est sortie du réactif colorant, on la lave à l'eau distillée et on la place pendant quelques secondes dans l'acide azotique dilué (1 : 3) qui la décolore ; ensuite on la lave encore à grande eau. Cette opération terminée, les Bacilles seuls restent colorés. La lamelle est placée, pendant cinq minutes, dans une solution aqueuse de 1 à 2 p. 100 de brun de Bismarck ou de vert de malachite, puis on la lave de nouveau, on la sèche et on la monte dans le baume de Canada. Les Bacilles sont colorés en bleu foncé ou en rouge, tandis que toutes les autres bactéries et les cellules se présentent avec une teinte brune ou verte. — La solution doit être renouvelée tous les dix à douze jours.

2. Weigert se sert d'une solution (2 p. 100) de violet de gentiane, à laquelle il ajoute 0,75 p. 100 d'ammoniaque liquide et 10 p. 100 d'alcool absolu. Les préparations sont placées dans cette solution, pendant trente minutes, à une température de 40° C. Après cette opération, on peut les laisser jusqu'à décoloration complète dans l'acide azotique au tiers, sans que les Bacilles perdent leur teinte bleu noir foncé.

3. Gabbet a fait connaître un procédé nouveau plus rapide et plus pratique. La préparation desséchée est portée pendant deux minutes sur la solution suivante : eau phéniquée à 5 p. 100, 100 grammes ; alcool absolu, 10 grammes, fuchsine, 1 gramme (2). Immédiatement après, elle est placée pendant une mi-

---

(1) Quand on ne dispose que de produits impurs (jetage, écoulement utérin, etc.), il est prudent d'inoculer deux cobayes, l'un dans le péritoine, l'autre sous la peau. Il n'est pas rare de voir le premier succomber au bout de quelques jours à une péritonite. (N. D. T.)

(2) Ce procédé est plus généralement connu en France sous le nom de méthode de Kühne-Ziehl. On colore les préparations dans un bain composé de :

<pre>
Eau phéniquée..   90
Alcool à 90°..   10
Fuchsine..   1
</pre>

nute dans 100 grammes d'une solution d'acide sulfurique au quart, dans laquelle sont dissous 2 grammes de bleu de méthylène ; ensuite elle est lavée à l'eau, puis examinée directement, ou bien, ce qui vaut mieux, elle est lavée à l'alcool absolu et montée dans le baume de Canada. Lorsqu'on veut obtenir une coloration plus intense des Bacilles, on chauffe la première solution pendant deux minutes, jusqu'au moment où des vapeurs commencent à se dégager.

Diagnostic clinique. — La tuberculose ne s'accuse habituellement que par des symptômes très vagues ; aussi, comparé au diagnostic bactériologique, le diagnostic clinique est-il très incertain. Au début (dans les premiers mois) on ne possède aucun point de repère précis. — Même à une période avancée de la maladie, les signes cliniques ne permettent de la reconnaître que dans la minorité des cas. C'est là un fait que quelques auteurs ont contesté bien à tort. — Il a surtout de graves inconvénients au point de vue de la médecine vétérinaire judiciaire et de la police sanitaire (déclaration obligatoire). Dans un bon nombre de cas, la diagnose ne peut être établie qu'en sacrifiant les sujets (1).

D'une manière générale, les principaux éléments du diagnostic *intra vitam* sont les suivants :

1° Pour la *tuberculose pulmonaire* : l'apparition simultanée de trou-

---

et on les décolore dans l'acide sulfurique au 1/20. Les Bacilles restent fortement colorés en rouge.   N. D. T.

(1) On a cherché à utiliser la lymphe de Koch pour établir le diagnostic dans les cas douteux ; mais la réaction qu'elle provoque n'est pas exclusive à la tuberculose. Dans l'espèce humaine, on a constaté cette réaction sur des sujets atteints de cancer, de syphilis, de cystite, d'actinomycose, etc. — Chez les animaux, il ne semble pas qu'elle fournisse des indications beaucoup plus précises. Les vétérinaires qui ont étudié les effets des injections de tuberculine chez les bovidés ont obtenu des résultats contradictoires. D'après Guttmann, Delvos, Rockl et Schütz, Sticker, Bokum Dollfs, Nocard, ces injections constitueraient un bon moyen diagnostique. Dans les expériences faites à l'école vétérinaire d'Alfort par la Commission de la Société de médecine vétérinaire pratique, et dans celles faites plus récemment à l'abattoir de Mulhouse (*Temps* du 29 septembre 1891), on a également noté sur les animaux tuberculeux des phénomènes réactionnels constants à la suite des injections. Entre les mains de Kitt, Lothes, Gensert, Schwarz, Arloing, Hutyra, la tuberculine s'est montrée infidèle, irrégulière dans ses effets. Chez des sujets indemnes de tuberculose, elle a provoqué une réaction nettement accusée ; chez d'autres, tuberculeux à des degrés divers, elle n'a déterminé aucun trouble appréciable. (Voy. Arloing, Barrier, *Comptes rendus du deuxième Congrès pour l'étude de la tuberculose*, 1891, et *Recueil vét.*, 1891. — Nocard a expérimenté sur 57 animaux de l'espèce bovine dont l'autopsie a été faite ultérieurement. Tous ont reçu une dose de 20 à 40 centigr. de tuberculine ; 19 ont éprouvé, de la 10ᵉ à la 28ᵉ heure, une élévation de température de 1°,4 à 2°,9 ; chez un autre, on a noté une élévation de 8 dixièmes de degré. Sur les 19 animaux qui ont réagi, 17 étaient tuberculeux ; 2, indemnes de tuberculose, étaient atteints, l'un de distomatose, l'autre de leucocythémie ganglionnaire. Sur les 38 sujets qui n'ont pas réagi, 2 étaient atteints de tuberculose avancée ; 2, de péripneumonie aiguë ; 2, de péripneumonie chronique avec séquestres ; 1, de bronchite vermineuse ; 3, d'échinococcose pulmonaire ; 1, d'actinomycose de la mâchoire. (Nocard, *Bullet. de l'Acad. de médecine*, 1891.)   (N. D. T.)

bles graves de la nutrition générale et de phénomènes dénonçant une affection pulmonaire (toux, signes fournis par la percussion et l'auscultation) ; l'hypertrophie des ganglions lymphatiques chez les femelles.

2° Pour la *pommelière :* les manifestations qui font donner le nom de taurelières aux bêtes sur lesquelles on les constate (nymphomanie, stérilité), les avortements répétés, le « frottement de perles » (rare), des zones de matité plus ou moins étendues et les commémoratifs fournis sur les ascendants. Chez quelques sujets, on peut percevoir les néoformations tuberculeuses péritonéales en pratiquant l'exploration rectale ou en glissant la main sous les dernières fausses côtes. Enfin, lorsque la digestion continue à s'effectuer normalement, on doit tenir compte des météorisations chroniques rebelles.

3° Pour la *tuberculose cérébrale :* les symptômes d'une affection pulmonaire, des tuméfactions ganglionnaires, des troubles de la nutrition, etc., coexistant avec le tableau clinique de l'encéphalite aiguë.

4° Pour la *tuberculose des mamelles :* la tuméfaction dure, diffuse, douloureuse de ces organes, les altérations du lait, l'hypertrophie des ganglions lymphatiques voisins, l'induration du pis et la constatation du Bacille.

Il n'a pas été fait jusqu'alors de recherches pratiques sur l'application de l'ophtalmoscope au diagnostic de la tuberculose de la choroïde et de l'iris.

Diagnostic différentiel. — 1° Cliniquement, la tuberculose pulmonaire peut être confondue avec diverses affections chroniques du poumon, telles que l'échinococcose et les processus qui font suite à la péripneumonie contagieuse. La tuberculose du cerveau peut simuler l'encéphalite simple, la méningite cérébro-spinale, la rage, le mal de tête malin [Zundel], le tournis, etc. Entre la tuberculose ganglionnaire, l'actinomycose et la leucémie, la confusion est encore facile. Un bon nombre d'observations relatées sous le titre de lymphomes tuberculeux des régions gutturale, parotidienne, buccale, linguale, mammaire, ont trait à l'actinomycose. Dans certains cas, du reste, celle-ci est associée à la tuberculose, et parfois le diagnostic n'est établi avec certitude que par l'autopsie.

2° Les états morbides qui offrent une certaine ressemblance anatomique avec la tuberculose sont : la péripneumonie contagieuse, l'actinomycose (cavité buccale, poumon, pis, os), la leucémie (foie, reins), la dégénérescence amyloïde (foie, reins, rate), les abcès métastatiques, l'échinococcose (foie, poumon, rate, reins), la broncho-pneumonie, la pneumonie par corps étrangers, la bronchite, la péribronchite et les ulcérations gastro-intestinales.

Pronostic. — La guérison est possible dans quelques cas, mais seulement au début de l'affection. En général, le pronostic est très grave. On doit sacrifier les animaux.

Traitement.— Toute médication curative est absolument inutile.
Le traitement doit être essentiellement prophylactique. Accroître la
résistance de l'organisme par une alimentation rationnelle, ne pas
livrer les malades à la reproduction, les séquestrer ou les abattre,
empêcher la consommation du lait cru, désinfecter les locaux : telles
sont ses indications les plus importantes. La question de savoir s'il est
opportun de diriger des mesures de police sanitaire contre la tuberculose, et, sous ce rapport, d'assimiler celle-ci aux affections épidémiques,
est encore discutée. Lydtin a proposé la déclaration obligatoire,
l'affichage, l'abatage des animaux malades et des suspects, la surveillance des étables infectées, l'indemnité et des sanctions pénales
pour l'inobservation de ces mesures. Nous doutons de la nécessité de
ces moyens et de la possibilité de l'exécution de certains d'entre eux.
Le déclaration obligatoire est entravée par les difficultés du diagnostic,
et l'abatage de tous les animaux tuberculeux entraînerait pour le
trésor public des sacrifices considérables, étant donnée la grande
extension de la maladie. Mais nous considérons comme des mesures
pratiques : 1° l'abatage des sujets tuberculeux avec indemnité sur des
fonds produits par l'assurance mutuelle ; 2° l'abatage pour la boucherie
des descendants d'animaux atteints de tuberculose ; 3° la destruction
des organes tuberculeux ; 4° l'ébullition du lait.

La tuberculose est réputée vice rédhibitoire dans certains pays. En
Bavière, Wurtemberg, Bade, Hesse, la *maladie perlée* est rédhibitoire
avec un délai de 28 jours et la *maladie pulmonaire Lungensucht*
avec un délai de 14 jours. En Prusse, la tuberculose est rédhibitoire
avec un délai de 8 jours ; en Saxe, le délai est de 50 jours ; en Autriche, de 30 jours : en Suisse, de 20 jours.

Inspection des viandes. — L'identité de la tuberculose bovine et de la
tuberculose humaine est mise hors de doute par de nombreux exemples de
contagion, par la similitude des altérations anatomiques de ces maladies et
par l'existence, dans l'une et l'autre, du même Bacille spécifique. En Allemagne, Gerlach, le premier, a montré que les cas de transmission à l'homme
de la tuberculose bovine ne sont pas rares. La question de la consommation
de la viande et du lait des animaux tuberculeux est donc de la plus grande
importance au point de vue de l'hygiène publique.

1. Le lait des vaches tuberculeuses, à l'état cru, doit être déclaré dangereux
pour l'homme. Il résulte des recherches de Bang que le lait virulent ne devient inoffensif qu'après avoir été soumis à une température de 85° C., laquelle
est mortelle pour le Bacille. Cet aliment ne devrait être consommé qu'après
avoir été bouilli. Pour éviter tout danger de contamination, il faudrait généraliser cette mesure; le lait, en effet, peut renfermer le Bacille de la tuberculose alors que la vache qui l'a fourni présente toutes les apparences de
la santé parfaite (Voy. les observations de Bang. — L'usage du lait frais, sor-
tant de la mamelle, très en vogue autrefois comme remède contre la tuberculose de l'homme!, doit être proscrit dans tous les cas. Il est probable
que l'infection peut s'opérer par la consommation des diverses préparations
faites avec le lait tuberculeux (fromage, petit-lait, beurre, etc.) (Galtier.

2. La viande des animaux tuberculeux est beaucoup moins dangereuse que le lait, et, dans certains cas déterminés, elle peut être livrée à la consommation. — Sur seize cobayes inoculés dans le péritoine avec du jus de viande provenant d'animaux tuberculeux à des degrés divers, aucun n'a contracté la maladie (Bollinger). A l'heure actuelle, il est de règle de déclarer la viande impropre à l'alimentation : 1° Lors de tuberculose généralisée (existence de tubercules miliaires aigus ou d'infiltration tuberculeuse chronique dans deux ou plusieurs organes contenus dans des cavités splanchniques différentes et qui ne sont reliés, ni directement ni indirectement, soit par des vaisseaux lymphatiques, soit par les vaisseaux du système porte, mais exclusivement par les voies de la grande circulation (arrêté ministériel allemand du 15 septembre 1887) ; — 2° Lorsque la viande renferme des tubercules ; — 3° Lorsque l'amaigrissement est très avancé, bien que les foyers tuberculeux soient localisés ; ou lorsque, pendant la vie, on constate les signes d'une réaction fébrile ; — 4° Lorsque la viande est molle et de mauvais aspect.

Dans les cas de tuberculose localisée, la viande est livrée à la consommation. Les organes tuberculeux sont détruits.

Le vœu émis par le Congrès international vétérinaire de Bruxelles (1883), tendant à faire rejeter de la consommation toutes les viandes provenant d'animaux tuberculeux, est excessif.

Bibliographie. — GRAFMANN, *Abhandlung über die Franzosenkrankheit des Rindviehs*, 1784. — FRENZEL, *Ueber die Franzosenkrankheit des Rindviehs*, 1799. — DUPUY, *De l'affection tuberculeuse*, 1817; *Journal pratique*, 1830. — CARTWRIGHT, *The Vet.*, 1844. — KOHLER, *Repertor.*, 1846. — RYCHNER, *Bujatrik*, 1851. — LAFOSSE, *Journ. des vét. du Midi*, 1852. — KÖNIG, *Magazin*, 1853. — ANACKER, *Ibid.*, 1853. — FALLER, *Preuss. Mittheil.*, 1853-54. — RADEMACHER, *Ibid.*, 1853-54. — AYRAULT, *Recueil vét.*, 1855. — DUPONT, *Ibid.*, 1855. — ADAM, *Wochenschr.*, 1857-70-71-72-75-76-77-78-80-81-82-83-84-85-86-87-88. — HERING, *Spec. Pathol.*, 1858. — SERRES, *Journ. des vét. du Midi*, 1859. — NICKLAS, *Adam's Wochenschr.*, 1859. — FRANCK, *Ibid.*, 1861. — SPINOLA, *Spec. Pathol.*, 1863. — LANDEL, *Repertor.*, 1863. — GUTTMANN, *Sächs. Jahresber.*, 1863. — HAUBNER, *Thierarzt.*, 1863. — LEISERING, *Sachs. Jahresber.*, 1864. — LINDQVIST, an. in *Repertor.*, 1865. — ANACKER, *Thierarzt*, 1866-69-72. — FÜRSTENBERG, *Preuss. Mittheil.*, 1866-67. — SCHELL, *Ibid.*, 1866-67. — ROLOFF, *Ibid.*, 1866-67. — VOGEL, *Oesterr. Vierteljahrsschr.*, Bd XX. — PERROUD, *Journ. de Lyon*, 1867. — RIVOLTA e PERRONCITO, *Il med. vet.*, 1868. — BARRON, *The Vet.*, 1869. — BRUCKMÜLLER, *Pathol. Zootom.*, 1869. — UTZ, *Bad. thierärztl. Mittheil.*, 1870. — FÜNFSTÜCK, *Sächs. Jahresber.*, 1870. — HARMS, *Hannov. Jahresber.*, 1871-72. — GÜNTHER u. HARMS, *Ibid.*, 1872. — ZÜNDEL, *Recueil vét.*, 1872: *Pütz'sche Zeitschr.*, 1873. — LEHNERT, *Sachs. Jahresber.*, 1872. — GERLACH, *Gerichtl. Thierheilkde*, 1872. — JESSEN, *Adam's Wochenschr.*, 1872. — MILLER, *Ibid.*, 1873. — MAISEL, *Ibid.*, 1873. — ZÜRN, *Die pflanz. Parasiten*, 1874. — VOGEL, *Physical. Diagnostic*, 1874. — ACKERMANN, *Sächs. Jahresber.*, 1874. — KÖNIG, *Sächs. Jahresber.*, 1875, 1876. — ZIPPELIUS, *Adam's Wochenschr.*, 1875. — RENNER, *Ibid.*, 1876. — SCHMIDT, an. in *Repertor.*, 1876. — FRANCK, *Thierärztl. Geburtshilfe*, 1876. — SIEDAMGROTZKY, *Berlin. Archiv*, 1876. — SEMMER, *Deutsche Zeitschrift f. Thiermed.*, 1876. — HAUBNER, *Medic. Centralbl.*, 1876. — KOLESSNIKOW, *Virch. Archiv*, Bd LXX. — BOLLINGER, *Münch. Jahresber.*, 1877. — HETZEL, *Repertor.*, 1877. — PFLUG, *Adam's Wochenschr.*, 1877. — ENGEL, *Ibid.*, 1878-82. — UEBELEN, *Repertor.*, 1878. — SIEDAMGROTZKY, *Sächs. Jahresber.*, 1878. — KÖNIG, *Ibid.*, 1879. — MATHIEU, *Recueil vét.*, 1878. — ANACKER, *Spec. Pathol.*, 1879. — FOGLAR, *Oesterr. Vereinsmonatsschr.*, 1879. — SCHÜTZ, *Berlin. Archiv.* 1879. — KOLB, JUNKERS, SCHOLZ, SCHWANEFELD, *Preuss. Mittheil.*, 1879-80. — THOMANN, GÖRING, *Deutsche Zeitschr. f. Thiermed.*, 1880. — MÜLLER, *Oesterr. Vierteljahrsschr.*, 1888. — VIRCHOW, *Berlin. Archiv*, 1880. — ALBERT, *Adam's Wochenschr.*, 1880. — ZÜNDEL, *Jahresber.*, 1880-81-82-84-85. — EVERSBUSCH, *Münch. Jahresber.*, 1880-81. — KREBS, *Berlin. Archiv*, 1881. — KIKILOFF, *Deutsche Zeitschr. f. Thiermed.*, 1881. — FLEMMGIN, *Zeitschr. f. Fleischbeschau*, 1881: —

Güttler, *Preuss. Mittheil.*, 1881. — V. Ow, *Bad. thierärztl. Mittheil.*, 1881. — Utz, *Ibid.*, 1881. — Miltner, *Ross. Jahrb. Ibid.*, 1882. — Pütz, *Die Seuchen u. Herdekrankheiten*, 1882. — Lwow, *Deutsche Zeitschr. f. Thiermed.*, 1882. — Schneide- mühl, *Die Tuberkulose des Rindes*, 1882. — Johne, *Sächs. Jahresber.*, 1882-83-84- 87. — Wilhelm, *Fortschritt. der Med.*, 1882. — Pütz, *Deutsche med. Wochenschr.*, 1882. — Aufrecht, *Centralbl. f. die med. Wissenschaft.*, 1882. — Csokor, *Oesterr. Vierteljahrsschr.*, 1882. — Schmidt, Krukow, *Preuss. Mittheil.*, 1882. — Eggeling, Koch, Schleuss, *Ibid.*, 1883. — Étienne, *Annal. de Bruxelles*, 1883. — König, *Sächs. Jahresber.*, 1883. — Kammerer, *Bad. thierärztl. Mittheil.*, 1883. — Remy, an. in *Zeitschr. f. Fleischbeschau*, Bd I u. III. — Schmidt-Mühlheim, *Ibid.*; *Deutsche Zeitschr. f. Thiermed.*, 1883. — Bang, *Ibid.*, 1884. — Haubner, *Landwirthschaftl. Thierheilkde*, 1884. — Peschel, *Fortschritt. der Med.*, 1884. — Pütz, *Centralbl. der Thiermed.*, 1884. — Lydtin, *Berlin. Archiv*, 1884. — Putscher, *Adam's Wochenschr.*, 1884-85. — Rieu, *Presse vét.*, 1884. — Brouvier, *L'Écho vét.*, 1884. — Nocard, *Arch. vét.*, 1884. et *Recueil vét.*, 1884. — Carlier, *Ibid.*, 1884. — Kolessnikow, *Vorträge f. Thierärzte*, IV serie. — Macgillivray, *The Vet.*, 1884. — Harrison, *Ibid.*, 1885. — Gresswell, *Ibid.*, 1885-87. — Pütz, *Compendium*, 1885. — Kitt, *Deutsche Zeitschr. f. Thier- med.*, 1885. — Pöls, *Ibid.*, 1885. — Laulanié, *Revue vét.*, 1885. — Galtier, *Journ. de Lyon*, 1885. — Vaeth, *Bad. thierärztl. Mittheil.*, 1885. — Kohlhepp, *Ibid.*, 1885. — Flemming, *Repertor.*, 1885. — Röll, *Spec. Pathol.*, 1885. — Rubeli, *Schweizer Archiv*, 1885. — Hess, *Ibid.*, 1885-88. — Röll, *Jahresber.*, 1886. — Liedmann, an. in *Adam's Wochenschr.*, 1886. — Alix, *Recueil vét.*, 1886. — Brissot, *Ibid.* — Cagny, *Bull. Soc. cent. vét.*, 1886. — Laho, *Annal. de Bruxelles*, 1886. — Glockner, *Oesterr. Vereinsmonatsschr.*, 1886. — Birch-Hirschfeld, *Lehrbuch der pathol. Zool.*, 1886; *Die Tuberkulose der Thiere*, 1886. — Billings, *Journ. of comp. med.*, 1886. — Haas, *Bericht des thierärztl. Vereins von Elsass-Lothringen*, 1886. — Hertwig, *Resultate der städtischen Fleischbeschau in Berlin.*, 1886-87. — Lemke, *Rundschau auf dem Gebiete der Thiermed.*, 1887. — Fessler, *Ibid.*, 1887. — Röpke, *Ibid.*, 1887-88. — Lydtin, Gassner, *Bad. thierärztl. Mittheil.*, 1887. — Dieckerhoff, *Thiermed. Rundschau*, 1887. — Jungers, *Thierarzt*, 1887. — Preusse, *Adam's Wochenschr.*, 1888; *Rundschau auf dem Gebiete der Thiermed.*, 1888. — Schaller, Ferner, *Ibid.*, 1888. — Koppitz, *Oesterr. Vereinsmonatsschr.*, 1888. — Maier, Hakenjos, *Bad. thierärztl. Mittheil.*, 1888. — Ostertag, *Berlin. Archiv*, 1888. — Galtier, *Journ. de Lyon*, 1888. — Nocard, Thomassen, *Recueil vét.*, 1888. — *Comptes rendus du premier Congrès pour l'étude de la tuberculose*. Paris, 1888. — Bouchet, *Recueil vét.*, 1889. — Cagny, *Journ. de Lyon*, 1889. — Cadiot, *Bull. Soc. cent. vét.*, 1889. — Greffier, *Ibid.*, 1890. — Weber, *Ibid.*, 1891. — *Comptes rendus du deuxième Congrès pour l'étude de la tuberculose*. Paris, 1891. — Ostertag, *Zeitschr. f. Fleisch u. Milchhygiene*, 1891. Sur les inoculations de tuberculine chez les animaux : Guttmann, *Monatshefte f. prakt. Thierheilkde*, 1891. — Delvos, *Berlin. thierärztl. Wochenschr.*, 1891. — Lothes, *Ibid.* — Bang, *Ibid.* — Gensert, *Ibid.* — Schwarz, *Ibid.* — Röckl u. Schütz, *Veröffentl. des Kaiserl. Gesundheitsamtes*, 1891. — Sticker, *Archiv f. animal Nahrungsmittel- kunde*, 1891. — Borum Dolles, *Thiermed. Rundschau*. — Kitt, *Wochenschr. f. Thierheilkde*, 1891. — Strebel, *Journ. de Lyon*, 1891. — Arloing, *Journ. de Lyon*, 1891, et *Compt. rend. du Congrès pour l'étude de la tuberculose*, 1891. — Cérémonie, *Bull. Soc. cent. vét.*, 1891. — Barrier, *Recueil vét.*, 1891. — Nocard, *Bullet. de l'Acad. de Médecine*, 1891.

II. — TUBERCULOSE DU PORC.

Considérations générales. — Beaucoup moins fréquente chez le porc que chez le bœuf, la tuberculose est cependant assez commune, dans la première espèce, sur les jeunes animaux. Une statistique de Lydtin, comprenant tous les porcs abattus en huit années dans le duché de Bade, accuse 0,02 p. 100 de sujets tuberculeux. A l'abattoir de Berlin, pendant les années 1883 et 1884, la proportion a été de 0,5-0,9 p. 100.

On a relaté sous le titre de tuberculose un certain nombre de cas dans lesquels la nature de la maladie reste douteuse.

La tuberculose frappe le plus fréquemment les jeunes animaux dans le courant de leur première année, au contraire de ce qui s'observe chez le bœuf. Les races anglaises y sont particulièrement sujettes. L'élevage artificiel, l'engraissement, la stabulation permanente, la précocité, sont des circonstances prédisposantes qui agissent en affaiblissant la constitution. Les races indigènes y sont beaucoup moins exposées. Aussi la tuberculose est-elle très rare sur les porcs de la Serbie, de la Galicie, de la Bakonie, et en général sur les individus élevés et entretenus aux pâturages. L'infection des porcelets est souvent produite par le lait de truies tuberculeuses ; tous les sujets d'une même portée peuvent être atteints. Dans certains cas, le contage, en suspension dans l'air inspiré, pénètre dans les voies respiratoires. C'est par ce mode de contagion que la maladie se propage parfois à tous les animaux d'une même porcherie. La transmission héréditaire doit être admise ; on a observé des familles tout entières dont les sujets étaient tuberculeux. — Des faits assez nombreux établissent que le porc peut s'infecter en consommant soit le lait ou les préparations lactées provenant de bovins tuberculeux (Mürdel, Utz, Baumgärtl), soit des débris cadavériques infectés (Holten, Kolb). — La contamination par les crachats de l'homme est extrêmement probable, mais non démontrée.

Pathogénie et anatomie pathologique. — La tuberculose du porc débute généralement par l'appareil digestif. Suivant Ostertag, on rencontre, dans l'intestin grêle et le cæcum, une inflammation tuberculeuse et des ulcérations de la muqueuse, avec des tubercules dans la musculeuse, le tissu conjonctif sous-séreux et les ganglions mésentériques. On trouve en outre fréquemment une amygdalite tuberculeuse et quelquefois une pharyngite, accompagnées de lésions spécifiques des ganglions sous-maxillaires, rétro-pharyngiens et cervicaux supérieurs. — Lorsque les ulcérations intestinales atteignent une branche du système porte, il se produit une tuberculose embolique du foie, et si l'invasion bacillaire est très abondante, cet organe devient le siège d'une tuberculose miliaire qui, à son tour, peut entraîner la tuberculose généralisée. — La constatation du Bacille dans les organes altérés est très difficile.

La tuberculose de l'oreille moyenne et de l'oreille interne mérite une mention particulière. D'après Schütz, elle a pour origine un catarrhe infectieux de la cavité pharyngienne ; de là, le processus, remontant la trompe d'Eustache, arrive dans la cavité du tympan où il provoque une ostéomyélite tuberculeuse, de la périostite, de la parostite, de la nécrose des os. Il peut envahir les méninges, le cervelet, la moelle allongée ; il peut aussi se propager au conduit auditif externe, qui est bientôt obstrué par une néoformation tuberculeuse.

La tuberculose primitive de l'appareil respiratoire est plus rare. Elle revêt les caractères d'une broncho-pneumonie de la base et du sommet, avec infiltration tuberculeuse des ganglions bronchiques et quelquefois de la plèvre.

Le poumon présente, dans ses couches superficielles notamment, de nombreuses petites granulations miliaires et submiliaires, grises, translucides, ou des tubercules du volume d'un pois à celui d'une noisette et très durs. — Ces lésions subissent d'ordinaire, à leur centre, la dégénérescence caséeuse; peu à peu, elles acquièrent une consistance dure, cartilagineuse. Alors le poumon a un aspect tacheté; souvent sa surface est bosselée. Les coupes pratiquées dans son épaisseur montrent de vastes foyers de pneumonie caséeuse, une prolifération du tissu conjonctif interstitiel, de la bronchite chronique et les lésions qui l'accompagnent habituellement.

Lors de tuberculose de la plèvre, les ganglions lymphatiques souspleuraux (vertébraux et sternaux) ainsi que les ganglions médiastinaux peuvent être envahis. Les lésions tuberculeuses de la trachée, du larynx et des ganglions cervicaux ne sont pas communes. La tuberculose primitive de l'utérus est également rare.

Dans la tuberculose généralisée, le poumon est envahi dans la presque totalité des cas (100 p. 100); le foie, dans 90 p. 100; la rate, dans 80 à 85 p. 100; les cavités buccale, pharyngienne et l'intestin, dans 80 p. 100; les reins et les membranes séreuses, dans 30 p. 100; les os, dans 15 à 20 p. 100; le pis, dans 50 p. 100; les testicules, l'utérus et les articulations, dans 1 p. 100 environ (Ostertag). — Par cette statistique, on voit que, chez le porc, la rate est beaucoup plus communément tuberculeuse que chez le bœuf; en revanche, chez ce dernier, les membranes séreuses sont plus souvent atteintes.

Pour le diagnostic de la tuberculose locale et de la tuberculose générale, Ostertag donne les points de repère suivants :

I. — La tuberculose est locale dans le sens large du mot :

1° Lorsqu'un seul organe et ses ganglions lymphatiques sont atteints (intestin et ganglions mésentériques, par exemple).

2° Dans quelques cas où l'affection frappe deux organes comme les amygdales et l'intestin, ainsi que les ganglions sous-maxillaires et mésentériques, ou lorsque, dans les cas de tuberculose intestinale, le foie seul présente des foyers emboliques isolés.

3° Lors de tuberculose du poumon, de la cavité gutturale et de l'intestin, quand l'infection ne s'est pas opérée par la voie embolique.

II. La tuberculose est dite générale :

1° Quand il existe des foyers emboliques généralisés — tuberculose miliaire aiguë — et des lésions tuberculeuses primitives de plusieurs ou même d'un seul organe (tuberculose miliaire du poumon avec lésions tuberculeuses de l'intestin et des ganglions lymphatiques qui le desservent).

2° Lorsque l'on constate des foyers emboliques délimités (tuberculose générale chronique) et des lésions primitives dans deux organes au moins (intestin ou poumon et foie; poumon ou foie et utérus. par exemple) (1).

Entérite scrofuleuse ou caséeuse. — La maladie du porc ainsi désignée et décrite par Roloff est mal connue au point de vue étiologique. On ignore si elle représente une forme de la tuberculose ou si elle est sous la dépendance d'une autre affection spécifique (pneumonie infectieuse?). Elle est caractérisée par des altérations particulières de l'intestin.

Les anses du gros intestin, indurées et soudées entre elles, représentent des bourrelets épais, séparés par des dépressions et marqués d'étranglements qui donnent à l'organe un aspect moniliforme. Les parois intestinales sont épaissies et couvertes d'élevures boutonneuses dont le centre renferme un foyer caséeux. Sous la séreuse et dans le tissu conjonctif sous-muqueux, on trouve des nodules miliaires. La muqueuse intestinale est parsemée tantôt de foyers hémorragiques brun rougeâtre, circonscrits, tantôt d'îlots nécrosiques ou d'eschares superficielles; tantôt enfin elle est couverte de productions caséeuses. Les plaques de Peyer sont tuméfiées et ulcérées. Il existe en outre, sur la muqueuse, de vastes ulcérations, à bords saillants, indurés, disposés en bourrelet. La valvule iléo-cæcale saille parfois sous forme d'un cône long, dur, à surface ardoisée et à bord ulcéré. On peut également rencontrer des cicatrices avec rétrécissement de l'intestin. — Les ganglions mésentériques, hypertrophiés, renferment des foyers caséeux.

Symptômes. — Les manifestations de la tuberculose du porc varient avec la localisation du processus, et dans bien des cas il n'existe aucun symptôme apparent.

Les porcelets atteints de tuberculose intestinale s'arrêtent dans leur croissance et maigrissent peu à peu. Les muqueuses pâlissent, la peau se couvre de croûtes gris noirâtre (*suie des porcelets*). On observe des troubles variables de la digestion : vomissements, météorisation, coliques, diarrhée. La température est alternativement augmentée et normale. La nutrition devient de plus en plus languissante; les flancs sont flasques, le ventre est tombant, l'œil rentré dans l'orbite. Quelquefois, à travers les parois abdominales, on sent les anses intestinales soudées en une masse dure du volume des deux poings, irrégulière, bosselée à sa surface; souvent la palpation est douloureuse. La mort survient généralement après quelques mois. Lorsque le poumon et l'intestin sont atteints, elle peut se produire au bout de quelques semaines.

La tuberculose cérébrale s'accuse par un appareil symptomatique complexe. On observe des mouvements automatiques (mouvement de manège, pointer, roulement), des spasmes, des convulsions des mus-

____
(1) (Voy. Note de la page 444.)

cles du tronc et des extrémités, du nystagmus, etc. ; souvent il y a des
paralysies : hémiplégie, paralysie unilatérale de la langue, inclinaison
de la tête, paralysie des muscles de l'œil, de l'oreille, des paupières,
paralysie unilatérale de la face avec déviation du groin.

Dans la tuberculose pulmonaire, on note, au début, une toux avortée,
sèche, qui devient plus tard très pénible, se produit généralement
par accès et s'accompagne de vomiturition. La respiration est accélérée
et dyspnéique ; les animaux maigrissent peu à peu. La durée de la
maladie varie de plusieurs semaines à quelques mois ; chez les jeunes
sujets, elle marche plus rapidement que sur les individus adultes.

Les néoformations tuberculeuses du conduit auditif externe, la tuméfaction des ganglions lymphatiques de la région cervicale et l'éruption tuberculeuse intra-oculaire (Azary) sont des caractères diagnostiques importants. La recherche du Bacille est plus difficile encore que
chez le bœuf. On ne le découvre que très rarement, même dans les
coupes.

Diagnostic différentiel. — La tuberculose du porc n'étant le plus
souvent reconnue qu'après la mort, le diagnostic doit être surtout
envisagé au point de vue anatomique. Nous devons particulièrement
signaler l'analogie qu'offre la tuberculose avec les processus chroniques de la pneumonie infectieuse. Se basant sur les faits qu'il a observés à l'abattoir de Berlin, Ostertag (1) a montré que le diagnostic
différentiel doit reposer sur les données suivantes :

1° Dans la tuberculose, on peut rencontrer des altérations à tous les
organes. Les parenchymes renferment des foyers caséeux et des
tubercules non ramollis. Les ganglions lymphatiques des organes affectés sont toujours atteints et hypertrophiés. La dégénérescence caséeuse
fait généralement et très rapidement suite à la calcification : elle se
produit en même temps en des points multiples, au sein des agglomérations tuberculeuses, et les ganglions envahis renferment de nombreux petits foyers de ramollissement.

2° Dans la pneumonie infectieuse chronique, les lésions sont d'ordinaire limitées au poumon ; plus rarement on en rencontre dans l'intestin
et sur le squelette. Les lobes pulmonaires renferment des cavernes
et des séquestres dont les dimensions vont de celles d'un pois à celles
du poing ; presque toujours il existe une pleurésie adhésive. Parmi
les organes lymphatiques, ce sont les ganglions bronchiques, inguinaux
et sous-glossiens qui sont le plus fréquemment atteints ; toujours ils
ont subi la transformation caséeuse complète et forment des sacs
arrondis remplis d'un pus concrété disposé en couches concentriques. Dans le contenu des abcès, il est facile de mettre en évidence
les Bactéries de la pneumonie infectieuse.

(1) Ostertag (*Communication inédite*).

La tuberculose et la pneumonie infectieuse chronique sont parfois associées. Dans ces cas, la première peut être facilement reconnue par l'inoculation au cobaye. Ainsi que nous l'avons dit, les recherches bactériologiques ne permettent qu'exceptionnellement la constatation des Bacilles.

Bibliographie. — Eberhardt, *Magazin*, 1849. — Ercolani c. Vallada, *Giornale di med. vet.*, 1856. — Fürstenberg, *Preuss. Mittheil.*, 1859-60. — Anacker, *Thierarzt*, 1867. — Trasbot, *Recueil vét.*, 1868. — Straub, *Repertor.*, 1875. — Roloff, *Schwindsucht. fettige Degeneration, Skrophulose u. Tuberkulose bei Schweinen*, 1875; *Virch. Archiv*, Bd XXXVI. — Schütz, *Ibid.*, Bd LX. — Bollinger, *Adam's Wochenschr.*, 1876; *Münch. Jahresber.*, 1877. — Mürdel, *Repertor.*, 1877. — Holten, *Ibid.*, 1878. — Schmidt, *Preuss. Mittheil.*, 1879. — Azary, *Deutsche Zeitschr. f. Thiermed*, 1880. — Prietsch, Baumgärtl, *Sächs. Jahresber.*, 1880. — Toussaint, *Revue vét.*, 1880. — Johne, *Sächs. Jahresber.*, 1881. — Kolb, *Preuss. Mittheil.*, 1882. — Utz, *Bad. Thierärztl., Mittheil.*, 1880-85. — Röpke, *Thiermed. Rundschau*, 1887. — Schaller, *Ibid.*, 1888. — Perroncito, *Oesterr. Monatsschr.*, 1888. — Ostertag, *Berlin. Archiv*, 1888.

III. — TUBERCULOSE DU CHEVAL.

Animaux atteints. — La tuberculose est une affection très rare chez le cheval. Les quelques observations qu'on en a relatées ne sont pas toutes exemptes de critique. En revanche, il est vraisemblable qu'un certain nombre des cas cliniques décrits sous le nom de « morve douteuse » appartiennent à la tuberculose.

Les altérations presque constantes et souvent primitives du poumon (Nocard, Johne, Humbert) semblent indiquer que l'infection se produit habituellement par cet organe. D'après Csokor, c'est la muqueuse intestinale qui serait la principale porte d'entrée du Bacille. — On ne sait rien de précis sur la source de la contamination (cheval, bœuf, homme ?). Cependant, Lehnert a observé un cas de contagion du bœuf au cheval par la simple cohabitation (sur des poulains placés dans une étable infectée) (1) (2).

Altérations anatomiques. — Elles ressemblent beaucoup à celles de la tuberculose du bœuf. Suivant les cas, on les trouve localisées à un seul organe (poumon, plèvre) ou plus ou moins générali-

---

(1) J'ai fait plusieurs tentatives infructueuses d'inoculation du bœuf au cheval et du cheval au cheval. Je viens de sacrifier un cheval inoculé à l'encolure il y a cinq ans. Il avait présenté au point d'insertion une induration qui s'était résorbée et à son autopsie je n'ai trouvé trace de tubercule nulle part. (L. T.)

(2) Il est difficile d'infecter le cheval par l'inoculation de matières tuberculeuses. On peut cependant y parvenir en employant de fortes doses. Gilbert, Roger et Cadiot ont transmis au cheval la tuberculose du chat par l'injection intra-veineuse de 4 c.c. d'une dilution préparée avec des tubercules pulmonaires. — L'animal est mort au bout d'un mois, après avoir présenté tous les signes d'une pneumonie double. — Les deux lobes pulmonaires étaient farcis de granulations extrêmement ténues et presque contiguës, dont les coupes présentaient des amas bacillaires caractéristiques. Aucune altération tuberculeuse n'a été constatée aux autres organes. (N. D. T.)

sées. Dans le poumon, on rencontre tantôt des granulations miliaires, tantôt des tubercules atteignant le volume d'une noix et qui ont subi la dégénérescence caséeuse dans leur partie centrale ; en se réunissant, ils peuvent former des masses volumineuses, dures, renfermant des foyers de ramollissement jaunâtres, dont le contenu est très riche en Bacilles. Les ganglions bronchiques ont parfois le volume du poing de l'homme ; leur consistance est dure, leur surface bosselée, leur capsule épaissie ; sur la coupe, ils présentent une coloration grise nuancée de taches jaunes. À leur niveau, la plèvre est fortement épaissie.

Les séreuses pleurale et péritonéale offrent souvent des altérations semblables à celles de la pommelière. Parfois la première est recouverte de tubercules isolés ; dans d'autres cas, elle porte des agglomérats disposés en grappes de raisin ou en couche épaisse et bosselée. Le péritoine pariétal et viscéral, l'épiploon, le mésentère, offrent des lésions analogues. On trouve des tubercules plus ou moins volumineux dans le foie, la rate, les reins ; les ganglions correspondants et les mésentériques sont également atteints. On a observé la tuberculose des os (côtes, vertèbres dorsales) avec destruction du tissu osseux, formation de foyers caséeux et végétations périostiques. Enfin on peut rencontrer les lésions ordinaires de la tuberculose intestinale.

Symptômes. — L'appareil clinique de la tuberculose du cheval n'a rien de caractéristique. Généralement on observe les symptômes de la pousse : toux, dyspnée permanente, amaigrissement, etc. Chez certains chevaux, l'émaciation survient très rapidement. On constate parfois de la matité pulmonaire, du souffle bronchique et des râles. Nocard a noté une polyurie très abondante et des exaspérations irrégulières de la température (1°-1°,5 C.) ; dans un cas, il a perçu les lésions tuberculeuses péritonéales en pratiquant l'exploration rectale. Csokor a vu la tuberculose évoluer avec les symptômes d'une affection intestinale grave (1).

Dans une partie des faits cliniques décrits sous le nom de **consomption des poulains** (Strauss, Träger, etc.), il est probable qu'il s'agissait de tuberculose. Les descriptions de cette maladie répondent assez bien à la tuberculose de l'intestin et des ganglions mésentériques (phtisie mésaraïque). Les poulains s'arrêtent dans leur croissance et s'amaigrissent ; le poil est terne, pi-

(1) Les principaux symptômes de la tuberculose du cheval sont : l'essoufflement rapide, une dyspnée plus ou moins prononcée, l'amaigrissement, une polyurie abondante ; plus tard, la diminution de l'appétit ou l'anorexie complète, la démarche titubante, une élévation de la température variant de 1° à 2° ; dans quelques cas, on entend une toux petite, sèche, avortée, sans rappel, et un jetage muqueux peu abondant s'échappe des deux naseaux ; à l'auscultation, tantôt on perçoit un murmure vésiculaire rude, tantôt de la crépitation ; la percussion donne une résonnance normale ou un peu atténuée ; exceptionnellement on peut constater une hypertrophie des ganglions pectoraux (Voy. Nocard, *Contribution à l'étude clinique de la phtisie tuberculeuse chez le cheval*, in *Recueil vét.*, 1885).   (N. D. T.)

qué, le flanc se creuse, le ventre s'avale; les malades souffrent de troubles digestifs, de coliques légères, avec alternatives de constipation et de diarrhée. Bientôt très faibles, ils succombent à l'épuisement amené par une diarrhée colliquative.

Les principales lésions constatées à l'autopsie sont : l'hypertrophie, l'induration, la dégénérescence caséeuse des ganglions mésentériques et bronchiques, ainsi que des lésions catarrhales de la muqueuse gastro-intestinale. Nous ne possédons encore aucune donnée précise sur la nature de cette affection.

Diagnostic différentiel. — Dans certains cas, la tuberculose ne peut être différenciée de la morve qu'à l'autopsie et par l'examen anatomo-bactériologique. — La constatation des Bacilles à l'aide de la méthode de Koch-Ehrlich assure le diagnostic. — D'après Csokor, les lésions de la morve et celles de la tuberculose possèdent des caractères anatomo-histologiques assez particuliers pour que l'on puisse distinguer ces maladies. Les tubercules pulmonaires ne sont pas aussi nettement délimités que les nodules morveux; ils ont une tendance très marquée à l'agglomération, et la dégénérescence caséeuse les frappe isolément ou successivement. Dans la tuberculose miliaire du poumon, les lésions sont constituées par des couches d'éléments cellulaires morphologiquement différents — cellules géantes, cellules épithélioïdes, cellules rondes, — tandis que les nodules morveux sont formés par une masse caséeuse entourée de cellules rondes et de fibres conjonctives.

Bibliographie. — Bruckmüller, *Oesterr. Vierteljahrsschr.*. 1860.— Landel, *Reportor.*, 1862. — Leblanc, *Recueil vét.*, 1865. — Leisering, *Sächs. Jahresber.*, 1866-67. — Ehrhardt, *Schweiz. Archiv*, 1867. — Kolb. *Thierarzt*, 1867. — Anacker, *Ibid.*, 1871. — Johne, *Sächs. Jahresber.*, 1872. — Gotti, *Giornale di Anat.*, 1872. — Müller, *Preuss. Mittheil.*, 1874. — Gerlach, *Die Fleischkost des Menschen*, 1875. — Trasbot, *Recueil vét.*, 1878-84-85. — Rivolta, *Giornale di Anat.*, 1880. — Mauri, *Revue vét.*, 1881. — Laulanié, *Ibid.*, 1881. — Lustig. *Hannov. Jahresber.*, 1882-83. — Gratia, *Annal. de Bruxelles*, 1883. — *Auszüge aus den Quartals-Rapporten der Rossärzte der preuss. Armee*, 1884-85. — Koch, *Mittheil. der Kaiserl. Gesundheitsamtes*, 1884. — Wolff, Händel, *Berlin. Archiv*, 1885. — Csokor, *Allgemeine Wiener med. Zeitung*, 1885; *Oesterr. Revue*, 1885; *Oesterr. Vierteljahrsschr.*, Bd LXIV. — Nocard, *Recueil vét.*, 1885-87. — Röll, *Spec. Pathol.*, 1885. — Dieckerhoff, *Ibid.*, 1886. — Johne, *Sächs. Jahresber.*, 1885-87; *Birch-Hirschfeld's Pathol. Zootom.*, 1886. — Nocard et Humbert, *Bull. Soc. cent. vét.*, 1887. — Agerth, *Rundschau auf dem Gebiete der Thiermed.*, 1887. — Leunert, *Sächs. Jahresber.*, 1887. — Humbert, *Recueil vét.*, 1888. — Schindelka, *Oesterr. Zeitschr. f. veter.*, 1888.

IV. — TUBERCULOSE DES AUTRES ANIMAUX DOMESTIQUES.

1° Chez le chien, la tuberculose n'est pas aussi rare qu'on l'a admis jusqu'à présent. Il est très probable que, dans la majorité des cas, elle est d'origine humaine : le chien la contracte en léchant des crachats virulents. — Plusieurs auteurs insistent sur ce mode d'infection. Nous-mêmes avons recueilli quelques observations qui témoignent en sa faveur : dans un cas, trois chiens appartenant à un même propriétaire tuberculeux ont été contaminés et sont morts de tuberculose généralisée.

Le plus souvent, les symptômes sont ceux d'une affection pulmonaire chronique avec amaigrissement considérable (phtisie pulmonaire). — Chez deux malades, nous avons pu, par la méthode de Koch-Ehrlich, constater le Bacille dans le jetage. Toutefois, le diagnostic *intra vitam* est difficile chez le chien. — Par l'examen microscopique, on peut différencier la tuberculose de la pneumonie chronique (consécutive à la maladie du jeune âge), de la carcinomatose et de la sarcomatose pulmonaires. — Sur un malade, nous avons obtenu une amélioration notable par les inhalations prolongées de créoline (1/2 p. 100).

A l'examen anatomique, on trouve, dans le poumon, un ou plusieurs foyers de pneumonie tuberculeuse et des tubercules miliaires : il y a en outre des lésions des ganglions bronchiques et une pleurésie tuberculeuse.

Dans la tuberculose intestinale, les ganglions mésentériques et les autres organes de la cavité abdominale (péritoine, foie, rate, etc.) sont atteints.

2° Chez le CHAT, Bollinger a décrit deux cas de tuberculose miliaire avec envahissement du pancréas. Dans une autre observation relatée par Zschokke, cet auteur a soupçonné l'infection par l'homme.

3° Les cas de tuberculose observés chez le MOUTON et la CHÈVRE offraient, au point de vue anatomo-pathologique, une grande ressemblance avec la tuberculose du bœuf. Dans l'un d'eux, Lydtin incrimine la contamination par des bœufs tuberculeux. — Comme principaux symptômes, on a noté la toux, l'amaigrissement et l'anémie.

La tuberculose frappe un grand nombre d'animaux sauvages exotiques vivant en captivité (singe, lion, tigre, etc.). C'est à elle surtout que doit être rapportée la brièveté de la vie moyenne chez ces animaux.

Bibliographie. — A. CHEZ LE CHIEN : STRAUB, *Repertor.*, 1844. — SIEDAMGROTZKY, *Sächs. Jahresber.*, 1871. — BRUSASCO, *Il med. vet.*, 1882. — GAGGEL, an in *Adam's Wochenschr.*, 1884. — NOCARD, *Bull. Soc. cent. vét.*, 1885. — CSOKOR, *Oesterr. Zeitschr. f. veterinarkde*, 1887. — BOURGOUGNON, *Journ. de méd.*, 1888. — JOHNE, *Deutsche Zeitschr. f. Thiermed.* 1888. — MARCUS, *Deutsche med. Wochenschr.*, 1888. — THOMASSEN, *Congrès de la tuberculose.* Paris, 1888. — PETERS, *Amer. Journal of comp. med.*, 1889. — WEYL, *Centralbl. f. Bakter.*, 1889. — CADIOT et BECKNOT, *Bull. Soc. cent. vét.*, 1890. — CADIOT, GILBERT et ROGER, *Bull. de la Soc. de Biologie*, 1891. — BENJAMIN, *Bull. Soc. cent. vét.*, 1891. — CADIOT, *Ibid.* — CHANTEMESSE, *Congrès de la tuberculose*, 1891.
B. CHEZ LE CHAT : BOLLINGER, *Adam's Wochenschr.*, 1872. — BREZZO, *Il med. vet.*, t. XXX. — ZSCHOKKE, *Schweiz. Archiv*, 1884. — NOCARD, *Bullet. soc. cent. vet.*, 1888. — CADIOT, *ibid.*, 1891.
C. CHEZ LE MOUTON : MAY, *Krankheiten des Schafes*, 1868. — LEISERING, *Sächs. Jahresber.*, 1869. — KOCH, *Mittheil. der Kaiserl. Gesundheitsamtes*, 1884.
D. CHEZ LA CHÈVRE : HARMS, *Magazin*, 1871. — GERLACH, *Die Fleischkost des Menschen*, 1875. — LYDTIN, *Berlin. Archiv*, 1884. — NOCARD, *Bull. Soc. cent. vét.*, 1890. — COLIN, *Compt. rend. de l'Acad. des sciences*, 1891, et *Recueil vét.*, *Ibid.* — SLUYS et KOREVAAR, *Gazette hollandaise*, 1891.

V. — TUBERCULOSE DES VOLAILLES (1).

Oiseaux atteints. — La tuberculose aviaire est une des maladies

(1) La nature de la tuberculose des volailles est encore discutée. Les lésions qu'elle provoque renferment des Bacilles analogues à ceux de la tuberculose humaine et possédant les mêmes caractères histochimiques. Bollinger, Nocard, Lemallerée, Guérin ont relaté des faits tendant à établir l'identité de ces deux affections. Peu après, Straus et Wurtz annoncèrent qu'ils n'avaient pu transmettre la tuberculose en faisant ingérer pendant un an, à six poules et à un coq, des crachats virulents. Rivolta et Maffucci reconnurent que le Bacille de la tuberculose aviaire ne possède que des propriétés pathogènes peu accusées pour les mammifères. Enfin, au Congrès de Berlin, Koch déclara qu'il ne pouvait plus assimiler complètement la tuberculose des volailles à celle de l'homme.

Gilbert, Roger et Cadiot ont repris cette question. Ils ont constaté que la tuberculose des gallinacés est transmissible aux poules ; que le lapin contracte facilement la tuberculose et succombe en 2-3 mois à la généralisation de l'infection ; que le cobaye, moins résistant que le lapin à la tuberculose humaine, l'est beaucoup plus que ce dernier animal à la tuberculose aviaire, et qu'il est exceptionnel, par l'inoculation de celle-ci, de provoquer chez lui une infection générale : suivant les cas, les sujets restent indemnes, ou ils présentent au point d'inoculation une lésion qui disparaît avec le temps, ou, mais beaucoup plus rarement, il se produit une infection viscérale discrète, qui tend vers la guérison.

Ces auteurs ont également établi que la tuberculose aviaire diffère de la tuberculose humaine par ses caractères histologiques : « Chez la poule, la lésion est essentiellement constituée par une masse vitreuse qu'entoure une bordure de cellules épithéliales spéciales, rangées perpendiculairement à la zone vitreuse et pourvues de noyaux multiples principalement agminés à l'extrémité cellulaire la plus éloignée de cette zone. Chez le faisan, l'aspect est tout autre ; c'est un amas de cellules épithélioïdes qui subissent une régression moléculaire dans la partie centrale du néoplasme ; autour d'elles se forme un anneau conjonctif qui s'infiltre de matière amyloïde. L'aspect est tellement différent chez ces deux espèces animales voisines, qu'on pourrait croire qu'il s'agit de deux affections distinctes : il n'en est rien, en réalité, car la tuberculose du faisan, inoculée à la poule, donne naissance, chez celle-ci, aux lésions qu'on y observe habituellement. »

Straus et Gamaleïa n'ont pas réussi à transmettre la tuberculose humaine aux gallinacés par des inoculations sous-cutanées, intra-musculaires et intra-péritonéales. Ayant constaté en outre que les caractères des cultures du virus humain et du virus aviaire diffèrent notablement, et que le chien, qui contracte facilement la tuberculose humaine, résiste d'une façon à peu près absolue à la tuberculose aviaire, ils ont conclu que les Bacilles humain et aviaire constituent deux espèces microbiennes différentes.

Gilbert, Roger et Cadiot ont pu transmettre la tuberculose humaine à la poule : sur quarante volailles qui ont servi à leurs expériences, trois, inoculées en même temps dans les veines et le péritoine, ont présenté à l'autopsie des lésions de tuberculose généralisée. Ils considèrent les Bacilles tuberculeux humain et aviaire comme dérivant d'une souche unique et sont partisans de l'*unicité* de la tuberculose des mammifères et des gallinacés.

Les résultats obtenus par ces expérimentateurs ont été confirmés par Courmont et Dor, qui ont également réussi à transmettre la tuberculose des mammifères à des poules en opérant par les voies digestives et le tissu conjonctif sous-cutané. Voici les conclusions qu'ils ont tirées de leurs recherches :

1º La poule n'est pas absolument réfractaire à la tuberculose humaine ; 2º La voie digestive est très inférieure, comme porte d'entrée, à la voie sous-cutanée ; 3º Les Bacilles de la tuberculose humaine peuvent, dans des cas rares, se propager en série sur la poule par les inoculations sous-cutanées ; 4º Le Bacille de la tuberculose de l'homme et celui de la tuberculose des oiseaux ne constituent pas deux espèces distinctes, mais plutôt deux races d'une même espèce.

(N. D. T.)

les plus fréquentes des espèces volatiles. Sur 600 poules autopsiées
par Zürn, 62 avaient succombé à la tuberculose (10 p. 100.) — Elle atteint toutes les espèces (poule, pigeon, faisan, paon, etc.) et souvent
elle règne à l'état enzootique. L'intestin est le siège de lésions spécifiques dans un grand nombre des cas; l'infection s'opère d'ordinaire
par l'appareil digestif. — Les excréments des oiseaux malades renferment souvent un grand nombre de Bacilles; c'est par eux que la
contamination se produit habituellement. Mais les crachats de
l'homme (dans les hôpitaux surtout) peuvent aussi être les facteurs
de la contagion. Il en est de même du lait et de la viande des bovins
tuberculeux. Dans les élevages de volailles, l'affection est regardée
comme *héréditaire*.

Anatomie pathologique. — Les altérations se rencontrent principalement dans le foie, la rate et l'intestin. Le foie présente des lésions
d'aspect variable, soit des granulations miliaires, soit des tubercules
pouvant atteindre les dimensions d'une noisette ou d'une noix. Isolés
ou agglomérés, ils offrent, suivant leur ancienneté, une coloration
blanche, grise ou jaune. Leur partie centrale a subi la dégénérescence
caséeuse ou la calcification. Ils renferment un grand nombre de Bacilles. De semblables altérations se rencontrent dans la rate. Sur la
muqueuse intestinale, on remarque des tubercules du volume d'un
grain de mil à celui d'un pois, qui s'ulcèrent avec le temps. — On en
constate également sur la séreuse gastro-intestinale et aux autres régions du péritoine, dans le mésentère, les reins, les ovaires, etc. La
tuberculose du poumon, des poches aériennes, du cœur et du péricarde est plus rare.

Les ganglions lymphatiques, les articulations (des membres et
des ailes) et les tissus périarticulaires sont souvent le siège de lésions
tuberculeuses considérables (tuméfactions et abcès à contenu caséeux ;
arthrite et périarthrite tuberculeuses). On en rencontre également
dans les os, la peau et le tissu conjonctif sous-cutané (tubercules et
ulcérations).

Les **symptômes** de la tuberculose des volailles n'ont rien de bien
significatif. Les malades sont faibles, maigrissent peu à peu et deviennent parfois squelettiques; on note des troubles chroniques de la
digestion (inappétence, vomissement, diarrhée); la crête est flasque,
pâle, la conjonctive et la muqueuse buccale sont décolorées. A une
période avancée, on peut observer des phénomènes paralytiques. — Le
diagnostic est relativement facile lorsque la tuberculose se localise
dans les jointures, les os ou la peau, sous forme de tuméfactions articulaires ou osseuses, de tumeurs ou d'ulcérations cutanées de mauvais
aspect. — La marche de la maladie est généralement assez lente.

Bibliographie. — Leisering, *Sächs. Jahresber.*, 1862-66. — Villemin, *Etude sur la
tuberculose*. Paris, 1868. — Paulicki, *Magazin*, 1872. — Bollinger, *Archiv. für exp.*

pathol., 1873. — CRISP, *Deutsche Zeitschr. f. Thiermed.*, 1877. — KÖNIG, *Ibid.*, 1877. — SCHMIDT, *Preuss. Mittheil.*, 1882. — ZÜRN, *Die Krankheiten des Hausgeflügels*, 1882. — LEICHENSTERN, *Deutsche med. Wochenschr.*, 1883. — JOHNE, *Sächs. Jahresber.*, 1883. — RIBBERT, *Ibid.*, 1882. — ZÜRN, KITT, *Deutsche Zeitschr. f. Thiermed.*, 1883. — JOHNE, *Ibid.*, 1884. — ZÜRN. *Dresdener Blätter f. Geflügelzucht.*, 1888. — HENRY, NOCARD, *Recueil vét.*, 1884. — KOCH, *Mittheil. aus dem Kaiserl. Gesundheitsamte*, 1884. — CORNIL et MÉGNIN, *Journ. de l'anat.*, 1885. — BOLLINGER, *Tageblatt der Naturforscherver sammlung in Strassburg*, 1885. — NOCARD, SINOIR, *Recueil vét.*, 1885. — REIMANN, *Dresdener Blätter f. Geflügelzucht*, 1886. — SUTTON, *Journ. of comp. med.*, 1886. — HASELBACH, *Oesterr. Vereinsmonatsschr.*, 1887. — LEMALLERÉE, *Compt. rend. de l'association pour l'avancement des scienc.*, Session de Blois, 1887. — H. MARTIN, *Etudes sur la tuberculose* publiées sous la direction de Verneuil, 1889. — LIBLEY, *Deutsche Medicin. Zeitung*, 1888. — STRAUS et WÜRTZ, *Congrès pour l'étude de la tuberculose*. Paris, 1888. — *Krankheits u. Lectionsber. in der Oesterreichischungarischen Blättern f. Geflügelzucht u. der Allgemeinen Wiener Geflügelzeitung.* — CADIOT, GILBERT et ROGER, *Bullet. de la Société de Biologie*, 1890. — STRAUS et GAMALEÏA, *Archiv. de méd. expériment.*, 1891. — *Comptes rendus du deuxième congrès pour l'étude de la tuberculose*, Paris, 1891.

ACTINOMYCOSE.

Étiologie. — L'actinomycose est déterminée par un Champignon — l'*Actinomyces bovis* — qui semble appartenir au groupe des moisissures. Elle a été observée sur le bœuf, le porc, le cheval et l'éléphant (Burke). On l'a rencontrée aussi sur l'homme. L'*Actinomyces* fut aperçu par Perroncito et Rivolta dans les années qui suivirent 1860, et par Hahn en 1870. Mais la première description exacte de ce parasite a été donnée par Bollinger en 1877. C'est Harz qui, après l'avoir étudié au point de vue botanique, lui a donné le nom d'*Actinomyces* (Champignon rayonné). Examiné à l'œil nu, il se présente sous l'aspect d'une granulation sphéroïdale, du volume d'un grain de sable, d'une coloration variant entre le blanc et le jaune soufre; son diamètre est de $0^{mm},1$ au moins. A l'examen microscopique, il offre une disposition rayonnée qui rappelle manifestement les formes cristallines des acides gras; il est constitué par une série de longues cellules en forme de massue, dont l'extrémité, sphéroïdale ou pyriforme (conidie), correspond à la périphérie de la granulation; au centre de celle-ci, on remarque un mycélium très fin à filaments enchevêtrés (hyphes); les conidies se segmentent par gemmiparité ou par scissiparité. Souvent ces Champignons subissent la calcification. — Les premières inoculations au veau et au bœuf ont été faites par Johne.

Les Actinomycètes peuvent pénétrer dans l'organisme par différentes voies; mais, le plus souvent, c'est l'appareil digestif (cavité buccale, estomac, intestin) qui leur sert de porte d'entrée. Les plantes sont leur habitat préféré. D'après Brazzola, ils végètent principalement sur l'*Hordeum murinum*. Sur des fragments de cette graminée qui avaient pénétré dans les gencives, cet auteur a trouvé, entre les fibres végétales, des amas actinomycosiques. Johne et Piana ont rencontré le Champignon sur des glumelles de blé fixées dans les amygdales et dans la langue d'un bœuf. On admet généralement qu'il s'implante d'abord dans les petites plaies de la muqueuse buccale, les canaux excréteurs des glandes ou les alvéoles des dents malades. Une fois introduit dans les tissus, il continue à croître et envahit les parties voisines. L'infection peut également s'opérer par la voie pulmonaire, par les plaies de la peau et les orifices des trayons. Il semble enfin que la généralisation par la voie sanguine puisse se produire comme dans la tuberculose (1).

Fréquence. — Sur 105 cas d'actinomycose du bœuf observés par Claus, les maxillaires (notamment l'inférieur) étaient affectés dans 51 p. 100; la langue dans 29 p. 100, la cavité pharyngienne dans 7 p. 100, le larynx et la trachée dans 6 p. 100; le poumon, les viscères abdominaux et les os du crâne n'étaient envahis qu'exceptionnellement. D'après Imminger, l'affection sévit principalement dans le Palatinat et la Franconie. Dans le Palatinat bavarois, cet auteur rencontre annuellement plus de 100 cas d'actinomycose du bœuf. Il a constaté que la maladie est particulièrement fréquente sur les animaux jeunes, à l'époque de l'éruption dentaire; elle siège d'ordinaire sur la tête et l'encolure (85-90 p. 100), plus rarement sur la langue (4-8 p. 100). Les actinomycomes de la base de la langue partent généralement des trous borgnes de Morgagni.

Peletti, qui a observé l'actinomycose par centaines de cas, a remarqué qu'elle est surtout commune à la suite des épizooties aphteuses; il en a conclu que les ulcérations de la muqueuse buccale jouent un rôle dans sa pathogénie. La langue était atteinte dans la majorité des cas. En Danemark, l'actinomycose se développe le plus fréquemment sur les parties molles de la face et de l'encolure (Bang); en Angleterre, on la trouve habituellement sur la langue.

Voici, au sujet de la fréquence de l'actinomycose, les chiffres fournis par la statistique des abattoirs. Sur 100 000 bœufs abattus à Berlin en 1885-86, on en a constaté 21 cas (1 p. 5 000), et sur 300 000 porcs, 2 cas (1 p. 150 000); à Augsbourg, sur 23 000 bœufs, 8 cas (1 p. 3 000); à Brême, sur 8 500 bœufs, 2 cas (1 p. 4 250), et sur 25 000 porcs, 3 cas (1 p. 8 000); à Stuttgard, sur

(1) Depuis que Johne a réussi à transmettre l'actinomycose à des sujets de l'espèce bovine, d'autres expérimentateurs ont fait, sur d'autres animaux, de nombreuses tentatives d'inoculation qui ont donné quelques résultats positifs chez le lapin et le cobaye. Hammond en aurait observé un cas chez le mouton et Vachetta un autre chez le chien. — On a réussi à cultiver les Actinomycètes dans différents milieux : sur le sérum solidifié (Israël), l'agar glycériné (Kischensky), la gélatine, la pomme de terre, l'œuf, dans le sérum liquide, le lait et le bouillon. La température la plus favorable à leur développement est comprise entre 32° et 37° C.; leur végétation se ralentit à 10-11° et s'arrête à 52°; la culture est tuée en 10 minutes par une température de 70°. — Liebman a reconnu que l'activité et la végétabilité de l'Actinomycète s'atténuent dans l'organisme animal, mais le parasite récupère sa puissance végétative et son pouvoir pathogène lorsqu'on le fait croître sur un végétal. En l'inoculant dans une graine, il pullule en même temps que celle-ci se développe, et envahit la totalité de la plante (Liebman). Ces faits éclairent l'étiologie de l'affection; avec la différence du régime, ils donnent l'explication de la fréquence de l'actinomycose chez les herbivores et de sa rareté chez les carnassiers (Voy. Roger, art. *Actinomycose*, *Traité de médecine*, Paris 1891). (N. D. T.)

12000 bœufs, 12 cas (1 p. 1000) ; à Hanovre, sur 10000 bœufs, 1 cas (1 p. 10000) (1).

Altérations anatomiques. — Elles présentent une certaine analogie avec les lésions de la tuberculose. Autour du point où pullulent les Champignons, la réaction inflammatoire produit tout d'abord une masse granuleuse, bientôt accompagnée soit de néoformations d'apparence tuberculeuse, soit de tumeurs arrondies ou lobulées de volume variable. En général, ces lésions sont très molles, d'aspect sarcomateux et de couleur jaune rougeâtre ; tantôt elles ont la densité du fibrome avec une coloration gris blanchâtre, parfois elles ont une consistance spongieuse. Elles sont constituées par un stroma conjonctif dans lequel on trouve enchâssés de nombreux nodules des dimensions d'un grain de mil à celles d'un pois, souvent à peine visibles, qui présentent la constitution histologique des tumeurs granuleuses et renferment des grains actinomycosiques jaune soufre ; elles peuvent devenir confluentes et former de petites masses tuberculiformes. Lorsque l'actinomycome subit la destruction purulente, il se développe à son centre un abcès froid plus ou moins volumineux, entouré d'un tissu granuleux mou qui renferme également des Actinomycètes.

L'actinomycose du BŒUF est habituellement localisée sur les os maxillaires, où elle produit des tuméfactions et des boursouflures considérables, désignées autrefois par les dénominations de *Spina ventosa, sarcome de la mâchoire, farcin (wurm)*, etc. Sur la langue, on remarque des saillies d'apparence tuberculeuse, dures, de la grosseur d'une noix, et des ulcérations ; par la néoformation conjonctive, l'organe peut acquérir des dimensions énormes et une grande dureté, ce qui lui a fait donner le nom de « langue de bois ». Le pharynx, l'œsophage et le larynx sont parfois obstrués par des tumeurs polypeuses ou sessiles appelées autrefois « lymphomes du pharynx » ou « tumeurs de l'œsophage ». Des altérations semblables existent au voisinage du larynx et de la glande parotide (« lymphomes parotidiens » , « tubercules ganglionnaires », « boutons de scrofule », « hérisson », etc.). On en a rencontré dans l'estomac, l'intestin et les ganglions mésentériques. Lorsque le poumon en renferme un très grand nombre, elles peuvent simuler les lésions de la tuberculose

---

(1) L'actinomycose est fréquente en Russie. En 2 années, Ivanow, inspecteur en chef de la boucherie de Moscou, en a observé 2000 cas. — Elle serait moins commune aux États-Unis qu'on n'a voulu le dire. Les relevés statistiques des inspecteurs des abattoirs n'accusent qu'une proportion de 2 p. 1000 sur les animaux de l'espèce bovine (Salmon). Sur les bœufs importés du Canada en Angleterre, la proportion atteindrait 2 p. 100 (Barret). — En France, cette affection est assez rare. Une première observation a été recueillie par Nocard en 1884. Depuis, on en a relaté un certain nombre d'autres. En 1890, nous en avons constaté un cas sur une vache amenée à la consultation de l'École d'Alfort par un nourrisseur du voisinage. (N. D. T.

miliaire; les ganglions bronchiques sont envahis. Dans certains cas, on en trouve sous la peau (« tubercules dermiques »), dans les os (articulations, vertèbres cervicales), dans les muscles, le péritoine, etc. Comme la tuberculose, l'actinomycose peut se généraliser.

Chez le PORC, on a constaté des actinomycomes à la mâchoire inférieure, dans le larynx, le poumon, les mamelles, les os. Les tissus envahis s'abcèdent, se creusent de fistules donnant écoulement à une matière purulente qui renferme de nombreux Actinomycètes.

Chez le CHEVAL, l'actinomycose a été observée une fois par Perroncito dans les os, et une autre fois par Zschokke dans la langue.

Actinomyces musculorum suis. — Dans les muscles du porc, Duncker a rencontré un autre Champignon dont les conidies sont également renflées en massue et disposées en rayons divergents. Duncker et Hertwig lui ont donné le nom d'« *Actinomyces musculorum suis* » pour le distinguer de l'*Actinomyces bovis*. Il se cantonne exclusivement dans les muscles.

Cet Actinomycète a été constaté sur 187 porcs. A un grossissement de 40 à 50 diamètres, il se présente sous forme d'un corpuscule arrondi, nettement délimité, de couleur gris brunâtre. Un grossissement de 500 diamètres y fait découvrir des grains situés entre des filaments renflés à leur extrémité libre. La substance musculaire du voisinage est altérée; les muscles sont infiltrés, ramollis; souvent la viande a un aspect dégoûtant qui, à lui seul, la ferait rejeter de la consommation. D'après Hertwig, l'infection s'opère généralement en été ou au commencement de l'automne. Ce parasite n'a pas l'aspect muriforme caractéristique de l'*Actinomyces bovis*. En outre, dans cette affection, la viande ne s'altère qu'à une période assez avancée de la mycose (Johne).

Botriomycose du cheval. — Dans le cordon spermatique des chevaux castrés, Rivolta a trouvé des Champignons qu'il a décrits sous le nom de « *Discomyces equi* » et qu'il a rapprochés des *Actinomyces*. Rabe leur a donné le nom de « *Micrococcus botriogenus* » et Johne celui de « *Micrococcus ascoformans* ». Ils provoquent une néoformation conjonctive et l'induration du cordon testiculaire (mycofibrome ou mycodesmoïde). Ces parasites sont des micrococques et non des moisissures. Bollinger, qui les a rencontrés dans des tumeurs fibromateuses multiples du poumon du cheval, a proposé de désigner la maladie par l'expression de *botriomycose* (colonies en forme de grappes de raisin).

Symptômes. — L'actinomycose offre surtout un grand intérêt au point de vue chirurgical et anatomo-pathologique. Parfois cependant, elle donne lieu à des symptômes qui rentrent dans le domaine de la pathologie interne. Lorsque la langue est atteinte, la préhension et la mastication sont entravées; l'organe est tuméfié, douloureux au toucher; souvent il y a un ptyalisme abondant. L'actinomycose du pharynx provoque de la dysphagie, et celle du larynx de la dyspnée. Si l'encolure est envahie, on trouve la région parotidienne gonflée, couverte de tumeurs plus ou moins volumineuses. L'actinomycose des vertèbres cervicales peut entraîner une paralysie spinale par compression et l'atrophie de la moelle épinière. Celle du poumon détermine l'appareil symptomatique des affections pulmonaires chroniques. — La marche de la maladie est toujours très lente. Comme dans la tuberculose, on observe des cas de guérison spontanée par enkystement (Imminger).

Diagnostic différentiel. — On peut confondre l'actinomycose avec la tuberculose (pulmonaire et ganglionnaire), la péripneumonie et la fièvre aphteuse. La constatation des Actinomycètes fixe le diagnostic. Bang a insisté sur la tendance qu'ont les actinomycomes à se faire jour au dehors. Pour rechercher le Champignon, on a employé les colorations doubles avec l'orseille et le violet de gentiane (Weigert) ou l'orcéine (Israël). Tout récemment, Baranski s'est servi du picro-carmin. Après avoir porté une couche très mince de pus sur une lamelle, on dessèche celle-ci à l'air et on la passe dans la flamme d'une lampe à alcool ; on colore ensuite la préparation au picro-carmin (2 à 3 minutes de contact), on la lave dans l'eau ou l'alcool, et on la monte dans l'eau, la glycérine ou le baume de Canada. Les Actinomycètes présentent une belle coloration jaune, tandis que le reste de la préparation est coloré en rouge.

Csokor a recommandé la coloration double au picro-carmin, et Zschokke l'emploi de l'hématoxyline ou de l'éosine (1).

Traitement. — Il est surtout chirurgical et consiste en l'extirpation ou la cautérisation des tumeurs actinomycosiques. On a conseillé d'employer les injections d'iode, de sulfate de cuivre, d'acide phénique. etc., faites dans la profondeur des tissus altérés. Fürthmeyer a préconisé le badigeonnage de la langue avec la teinture d'iode et l'administration d'iodure de potassium (10 grammes par jour dans un quart de litre d'eau tiède) ; ce traitement, continué pendant douze jours, lui a plusieurs fois donné de bons résultats ; chez sept malades, il a obtenu la guérison. Bass a recueilli des observations qui confirment l'efficacité de ces moyens (2).

L'actinomycose de l'homme se présente ordinairement sous forme de phlegmons suppurés ou d'abcès. Chez la plupart des malades, les os de la face sont atteints ; des métastases peuvent se produire dans le poumon, le foie, les reins, le cerveau, etc. — L'infection s'opère très probablement comme chez les animaux, par l'intermédiaire de végétaux couverts de Champignons ; il est possible aussi que l'homme soit contaminé par des bœufs ma-

(1) Crookshank a constaté que les Actinomycètes du bœuf ne se comportent pas de la même manière que ceux de l'homme vis-à-vis de certaines substances colorantes. Dans les premiers, les bâtonnets se colorent très distinctement et la partie centrale du noyau reste incolore ; dans les autres, ils résistent au réactif, tandis que la partie centrale se présente sous forme de filaments colorés et enchevêtrés. L'auteur est néanmoins partisan de l'identité de l'affection chez l'homme et chez le bœuf. (N. D. T.)

(2) Contre l'actinomycose parotidienne, Harms a recommandé les frictions avec une pommade composée de parties égales d'acide arsénieux et d'axonge (*Deutsche Zeitschr. f. Thiermed.*, 1888). (N. D. T.)

lades (1). — La viande des animaux atteints d'actinomycose doit être rejetée de la consommation.

Bibliographie. — Davaine, *Comptes rendus de la Soc. de Biologie*, 1850. — Robin et Laboulbène, *ibid.*, 1853. — Rivolta, *Il med. vet.*, 1868. — Perroncito, *Enciclopedia agraria italiana di G. Cantoni*, 1875. — Bollinger, *Centralblatt f. med. Wissenschaften*, 1877; *Deutsche Zeitschr. f. Thiermed.*, 1877. — Siedamgrotzky, *Sächs. Jahresber.*, 1877. — Harz, *Münch. Jahresber.*, 1877-78. — Israël, *Virch. Archiv*, 1878-79-82. — Rivolta, *La Clinica vet.*, 1878. — Perroncito, *Annal. della Acad. d'Agricolt. Torino*, 1878. — Johne, *Sächs. Jahresber.*, 1878-79-81-82-84. — Rivolta, *Sopra un nuova micromycete.* — Perroncito, *Deutsche Zeitschr. f. Thiermed.*, 1879. — Johne, *Centralbl. f. die med. Wissenschaften.* 1880-81-82. — Ponfick, *Berlin. klin. Wochenschr.*, 1880. — Braüer, *Sächs. Jahresber.*, 1880. — Johne, *Deutsche Zeitschr. f. Thiermed.*, 1881-84. — Weigert, *Virch. Archiv*, 1881. — Ponfick, *Die Actinomykose des Menschen, eine neue Infections krankheit*, 1882; *Virch. Archiv.* 1882. — Pflug, *Oesterr. Vierteljahrsschr.*, 1881. — Vachetta, *La Clinica vet.*, 1882. — Hink, *Centralbl. f. die med. Wissenschaften*, 1882; *Bad. thierarzt. Mittheil.*, 1882. — Gutmann, *Archiv f. Veterinärmed.*, 1882. — Wortley Axe, *The Veter.*, 1882-86. — Esser, *Preuss. Mittheil.*, 1882. — Zschokke, *Schweiz. Archiv.* 1882-88. — Fleming, *The Vet.*, 1883. — Pusch, *Berlin. Archiv.* 1883. — Hertwig, *Adam's Wochenschr.*, 1884. — Rivolta, *Giornale di anat.*, 1884. — Perroncito, *Giornale della R. Acad. di Med. di Torino*, 1884. — Duncker, *Zeitschr. f. Mikroscopie u. Fleischbeschau*, Bd. III. — Bang, *Deutsche Zeitschr. f. Thiermed.*, 1884. — Plaut, *Einige Beobachtungen, über die Dunker'sche Actinomykose*, 1884. — Virchow, *Archiv.* Bd. XCV et XCVI. — Cirici. *La Clinica vet.*, 1884. — Nocard, *Bull. Soc. cent. vét.*, 1884. — Israël, *Centralbl. f. die med. Wissenschaften.* 1885. — Johne, *Koch'sche Enciclopädie*, Bd I. — Thomassen, *L'Écho vét.*, 1885. — Poleck, *Sitzungsber. der Schles. Gesellsch. f. vaterl. Kultur*, 1885. — Lemke, *Thiermed. Rundschau*, 1885. — Gresswell, *The Veter.*, 1885. — Boström, *Verhandlungen des Congressess f. innere Med. Wiesbaden*, 1885. — Johne, *Birch-Hirschfeld's pathol. Anatom.* — Hess, *Schweiz. Archiv*, 1886. — De Jong, *Deutsche Zeitschr. f. Thiermed.*, 1886. — Walley, *L'Écho vét.*, 1886. — Meyer, *Repertor.*, 1886. — Piana, *Centralbl. f. klin. med.*, 1886. — Kümel, *The vet. journ.* 1886. — Burke, *Ibid.*, 1886. — Haselbach, *Oesterr. Vereinsmonatsschr.*, 1887. — Förthmeyer, *Ibid.*, 1887. — Claus, *Deutsche Zeitschr. f. Thiermed.*, 1887. — Berndt, *Berlin. Archiv.* 1887. — Rotter, *Medic. Presse.* 1887. — Bayer, *Lehrbuch der Veterinärchirurgie.* 1887. — Kolb, *Adam's Wochenschr.*, 1887. — Bass, *Thiermed. Rundschau*, 1887. — Moulé, *Recueil vét.*, 1887. — Rémy, *Annal. de Bruxelles.* 1887. — Faletti, *Il med. vet.*, 1887. — Baranski, *Rundschau auf dem Gebiete der Thiermed.*, 1887. — Mollereau, *Bull. Soc. cent. vét.*, 1888. — Leclerc, *Écho vét.*, 1888. — Harms, *Deutsche Zeitschr. f. Thiermed.*, 1888. — Brazzola, *Giornale di med. vet.*, 1888. — Imminger, *Adam's Wochenschr.*, 1888. — Zürn, *Die pflanz. Parasiten*, 1889. — Guinard, *Journ. de Lyon*, 1889. — Kischensky, *Archiv f. exper. Pathol. u. Pharmakol.* 1889. — Hofmann, *Dissert. a. d. pathol. Institut.* Giessen, 1889. — Rémy et von Ongevalle, *Annal. de Bruxelles*, 1889. — Stiénon, *Ibid.*, 1890. — Protopopoff u. Hammer, *Zeitschr. f. Heilk.*, 1890. — Wolff u. Israël. *Berlin. klin. Wochenschr.*, 1890. — Barret, Crookshank, Ivanow, Nocard, Salmon, *Congrès d'hygiène de Londres*, 1891.
Sur l'actinomycose musculaire du porc : Duncker, *Zeitschr. f. Mikroskopie u. Fleischbeschau*, Bd. III; *Berlin. Archiv*, 1887. — Hertwig, *Ibid.*, 1887. — Johne, *Deutsche Zeitschr. f. Thiermed.*, 1887. — Zürn-Plaut, *Die Schmarotzer*, 1887.
Sur la botriomycose du cheval : Rivolta, *Giornale di Anat.*, 1884. — Johne, *Sächs. Jahresber.*, 1884-85-87; *Deutsche Zeitschr. f. Thiermed.*, 1885. — Rabe, *Ibid.*, 1885. — Bollinger, *Ibid.*, 1887. — Soula, *Revue vét.*, 1887.

(1) On a recueilli des faits tendant à établir la contagion de l'actinomycose de l'animal ou même de l'homme à l'homme. Israël a rapporté le cas d'un cocher qui, en buvant au même seau que son cheval atteint d'actinomycose, contracta la maladie; Baracz a relaté l'histoire d'un autre cocher qui contagionna sa fiancée en l'embrassant sur la bouche. Dans plusieurs cas, l'homme s'est infecté en maniant des animaux malades ou en faisant leur autopsie (Roger, *loc. cit.*).   N. D

MORVE.

Historique. — La morve est une des maladies du cheval les plus anciennement connues. Le farcin et la morve de l'âne sont signalés dans les écrits d'Aristote et d'Hippocrate. Parmi les auteurs grecs et romains, Apsyrte et Végèce ont décrit la morve (*malleus*) ; déjà Végèce en distingue plusieurs formes, notamment la morve nasale et la morve cutanée (*malleus humidus, farciminosus*). Au moyen âge, le droit germanique la réputait vice rédhibitoire. On la désignait alors par des expressions très diverses (maladie principale, maladie meurtrière, *profluvium atticum*, etc.). Dès le xviie siècle, sa contagiosité était connue ; Solleysel (1664) pensait que sa transmission s'effectue par l'air : Van Helmont (1682) la considérait comme identique à la syphilis de l'homme. Dans le courant du xviiie siècle, Gaspard de Saunier (1734) a donné des indications relatives à la désinfection des écuries ; Garsault (1741) et Bourgelat (1764) ont recommandé l'abatage des chevaux morveux et l'isolement des suspects. L'identité de la morve et du farcin était déjà admise à cette époque.

Vers la fin du siècle dernier, deux vétérinaires danois, Abildgaard et Viborg ont démontré, par de nombreuses expériences, la transmissibilité de la morve. Ces auteurs ont reconnu que le contage morveux est fixe et « *volatil* », que la transfusion du sang des malades donne des résultats positifs moins nombreux que l'inoculation des sécrétions et du pus, enfin que le virus desséché ou chauffé à 45°C. a perdu ses propriétés virulentes. Des expériences analogues faites en Angleterre, par Coleman et Delabère-Blaine, ont établi que le jetage est particulièrement virulent.

Au commencement de ce siècle, la contagiosité de la morve a été mise en doute. En France, l'école d'Alfort défendait la spontanéité contre l'école de Lyon, qui enseignait l'ancienne doctrine. Les idées d'Alfort prévalurent, les mesures de police sanitaire furent abrogées, et la morve se répandit d'une façon désastreuse sur tout le territoire français. Les uns (Dupuy) la considéraient comme de nature tuberculeuse, les autres (Vatel, Bouley, etc.) voyaient en elle une pyohémie simple. Rayer (1837) reconnut la transmissibilité de la morve à l'homme, et lorsque Chauveau (1868) eut donné la preuve que la virulence était inhérente aux particules solides des humeurs, la théorie de la contagiosité revint en honneur.

En Allemagne aussi, vers le milieu du siècle actuel, on regardait la morve comme une affection spontanée. On croyait la provoquer par l'injection de pus dans le sang, on admettait généralement la transformation de la gourme en morve (Hering, Funke, etc.) et l'on considérait celle-ci comme une maladie tuberculeuse, une pyohémie, une diphtérie, une dyscrasie ou une cachexie. Virchow, le premier, soutint que les tubercules morveux sont des néoformations anatomiques propres, autonomes, qu'il fit rentrer dans la catégorie des tumeurs granuleuses. Gerlach défendit la doctrine de la contagiosité et publia sur la morve des travaux cliniques importants.

C'est à Leisering qu'on en doit la première description anatomique exacte.

Les recherches bactériologiques sur la morve datent de 1868 ; elles ont été commencées par Zürn et Hallier. Ces auteurs ont trouvé dans les lésions morveuses un Champignon qui leur a paru identique à celui rencontré dans les lésions syphilitiques de l'homme ; ils l'ont considéré comme l'agent essentiel de l'infection. A la même date, Christot et Kiener crurent aussi avoir reconnu le microbe qui la provoque. Enfin, en 1882, Löffler et Schütz ont découvert le Bacille de la morve ; ils l'ont cultivé et inoculé avec succès à des animaux sains. Les recherches de ces auteurs ont donné la démonstration que la morve est une maladie infectieuse, spécifique, produite par un microorganisme dont ils ont fait connaître les propriétés (1).

Bactériologie. — Suivant Löffler et Schütz, les Bacilles de la morve se présentent sous l'aspect de bâtonnets d'une longueur variant du tiers aux deux tiers du diamètre d'un globule rouge et d'une épaisseur cinq à huit fois moindre. Rectilignes ou légèrement incurvés, arrondis aux extrémités, un peu plus courts et plus épais que les Bacilles de Koch, on les trouve fréquemment associés deux à deux et placés bout à bout. Ils se colorent bien par le bleu de méthylène (2). Sur la gélatine, ils forment de petites gouttelettes limpides, jaunâtres, qui offrent plus tard un aspect laiteux. Les cultures sur pomme de terre sont caractéristiques ; à partir du troisième jour, elles constituent une couche uniforme, transparente, couleur de bitume ; du sixième au huitième jour, elles prennent une teinte rougeâtre semblable à celle du peroxyde de cuivre ; vers leur périphérie, elles ont une nuance verdâtre. Les milieux les plus favorables pour la culture du

---

(1) En 1881-82, Bouchard, Capitan et Charrin ont réussi à isoler et à cultiver le microbe de la morve dans des milieux liquides. Avec des cinquièmes, des onzièmes cultures, ils ont donné la morve au cobaye et à l'âne. Ils n'ont pas précisé les caractères morphologiques du microbe, parce que, dans des cultures également virulentes, ils le trouvaient tantôt à l'état de micrococoque, tantôt sous la forme de bacille ; des cultures conservées en tubes scellés, gardées à l'abri de l'air et de la lumière, ont pu, plus tard, être ensemencées sur des milieux solides (pommes de terre, agar, gélatine), et le microbe s'y est montré avec tous les caractères attribués par Schütz et Löffler au Bacille de la morve (décembre 1882), y compris la coloration chocolat des cultures sur pomme de terre (Ch. Bouchard, *Thérapeutique des maladies infectieuses*. Paris, 1889).   (N. D. T.)

(2) Le Bacille de la morve est aérobie, mobile ; il ne prend ni le Gram ni le Weigert.   (N. D. T.)

Bacille sont le sérum coagulé de cheval et de mouton, le bouillon neutre de cheval, de bœuf, de poule, celui préparé avec la chair de l'homme, enfin la pomme de terre. C'est aux températures intermédiaires à + 20 et + 45°C. qu'il a son maximum de végétabilité ; les temps chauds favorisent sa pullulation. Les températures inférieures à + 20°C. et supérieures à 45° entravent son développement ou le font périr. Aussi est-il probable qu'il ne pullule pas en dehors de l'organisme (développement exogène). Löffler n'a pas réussi à le cultiver sur les décoctions de foin et de paille, ni sur le fumier de cheval. La morve semble donc être une maladie contagieuse et non miasmatique. — Ce Bacille est tué en une semaine par la dessiccation complète ; cependant, dans ses expériences, Löffler a constaté que, dans les humeurs desséchées, il peut conserver sa virulence pendant trois mois. D'après Cadéac et Malet, la dessiccation ne le détruit qu'à la condition d'être effectuée lentement. Il résiste pendant quatorze à vingt-quatre jours à la putréfaction ; dans l'eau, il reste virulent pendant quinze à vingt jours. Dans les matières non desséchées, il ne vit pas au delà de quatre mois ; Löffler considère ce délai comme la durée maxima de la virulence des matières infectieuses. D'après lui, les faits de réapparition de la morve, par l'action de matières virulentes conservées dans des écuries où la maladie avait disparu depuis un temps plus long, surtout depuis plusieurs années, sont erronés (1). La faible résistance du Bacille aux causes de destruction a fait supposer qu'il est asporogène (Löffler). Cependant, en traitant des cultures anciennes sur pomme de terre par le procédé de coloration des spores imaginé par Neisser, Rosenthal a obtenu des formes semblables à celles des Bactéridies sporulées. Il faut donc admettre la possibilité de la sporulation.

Les Bacilles sont tués en 10 minutes par une température de 55° C. ; en 5 minutes par une température de 80° C. et par l'eau phéniquée à 3-5 p. 100 ; en 2 minutes par l'eau chlorée, la solution de permanganate de potasse à 1 p. 100 et la solution de sublimé à 1 p. 5000. Dans la pratique, on peut utiliser comme désinfectants la solution de sublimé à 1 p. 1000, l'eau phéniquée à 5 p. 100 et l'eau bouillante. Le développement des Bacilles en dehors de l'organisme est considérablement ralenti par l'action de l'iodoforme ; exposés pendant un temps suffisamment long à l'influence de cet agent, ils

─────────

(1) Il est à peu près certain, en effet, que la maladie n'est guère entretenue que par des animaux chez lesquels elle passe inaperçue pendant longtemps. Dans une écurie où elle sévissait depuis trois ans, j'ai fait sacrifier un vieux cheval ne présentant qu'un peu de jetage muqueux et pas de glande, et par la seule raison que ses voisins étaient devenus morveux. A son autopsie, j'ai trouvé le poumon rempli de tubercules, dont quelques-uns très anciens. Depuis lors, aucun autre cas de morve ne s'est produit. Ce fait montre combien il est difficile d'attribuer l'infection aux locaux.   (L. T.)

perdent leur virulence. Mais, dans l'organisme, l'iodoforme n'a qu'une faible action sur eux (1).

Le procédé de coloration du Bacille de la morve varie suivant qu'il s'agit de coupes ou de préparations sur lamelles. Les coupes provenant de pièces durcies à l'alcool sont placées pendant quatre minutes dans un liquide composé de 2 centimètres cubes d'une solution alcoolique concentrée de bleu de méthyle et de 100 centimètres cubes d'une solution aqueuse de potasse (1 p. 10 000), puis on les porte pendant quelques secondes dans une solution d'acide acétique à 1 p. 100; on déshydrate avec l'alcool et on monte dans l'huile de cèdre.

Les préparations sur lamelles sont desséchées comme à l'ordinaire et placées pendant cinq minutes dans un bain préparé avec parties égales d'eau d'aniline, d'une solution concentrée de violet de gentiane et d'une solution de potasse (1 p. 10 000); puis on les plonge pendant une seconde dans une solution d'acide acétique à 1 p. 100 colorée préalablement en jaune vin du Rhin par l'addition d'une solution de tropéoline; enfin on les lave rapidement à l'eau distillée.

Animaux atteints. — Maladie à peu près particulière au genre *Equus*, la morve s'observe sur le cheval, l'âne, le mulet et le bardot. Mais, par infection naturelle ou expérimentale, elle peut aussi se développer sur d'autres espèces et sur l'homme. Considérées sous le rapport de leur réceptivité pour le virus morveux, ces espèces se rangent dans l'ordre suivant: souris des champs, cobaye, chat (lion, tigre), chien, chèvre, lapin; viennent ensuite le mouton, le porc et le pigeon: ces deux derniers sujets y sont très peu sensibles. Le bœuf semble posséder une immunité complète. On n'a jamais observé la morve sur cet animal, et souvent on a pratiqué l'isolement des chevaux morveux en les plaçant dans les étables, avec les animaux de l'espèce bovine. Jusqu'à présent, la souris commune, la souris blanche, le rat, la poule et la linotte se sont montrés réfractaires à la morve.

Bien qu'elle soit aujourd'hui infiniment moins fréquente qu'autrefois, grâce à l'application rigoureuse des mesures de police sanitaire, la morve reste néanmoins la plus dangereuse de toutes les maladies du cheval. On l'observe dans toutes les contrées et sous tous les climats. Les données cartographiques fournies par le service sanitaire allemand pendant l'année 1887, montrent qu'elle fait particulièrement des ravages dans les pays frontières de la Prusse occidentale, dans les provinces de Posen et de Silésie, entre les districts de

(1) L'activité du Bacille morveux peut être modifiée par diverses influences. Dans les cultures en série sur des milieux artificiels, la virulence diminue graduellement. Bouchard, Capitan et Charrin ont remarqué qu'elle finit par s'atténuer au point que, souvent, l'inoculation ne produit qu'une lésion locale. — Gamaleïa a constaté que l'organisme du spermophile exalte la virulence; par des inoculations en série sur cet animal, le Bacille morveux acquiert une telle activité qu'il le tue en 18 heures. A l'autopsie, on ne trouve qu'une augmentation de volume de la rate et de nombreux Bacilles dans le sang (Roger, *Traité de médecine*).   (N. D. T.)

Strassburg (Prusse occidentale) et de Wreschen, sur la rive droite de la Warthe et tout le long de la frontière russe vers le sud-ouest. Les principaux foyers de morve sont le plateau de Dantzig, Inowrazlaw, les villes de Posen, de Liegnitz et une petite région en Silésie (Zabrze). Dans l'Allemagne centrale, elle sévit sur une zone assez étendue, à Zellerfeld. Dans l'Allemagne méridionale, on en trouve des foyers multiples, notamment dans la Bavière et le Wurtemberg (Mellrichstadt, Hassfurth, Bayreuth, Rehau, Rodach, Waldmünchen, Schorndorf).

D'après une statistique de Felisch, relative aux cas de morve signalés en Prusse de 1876 à 1886, les pertes se sont élevées à 20566 chevaux morts ou abattus. Voici les chiffres pour ces différentes années : 2740, 2848, 1994, 2182, 2357, 2297, 1568, 1879, 1525, 1176. On voit que, pendant cette période, les pertes ont diminué de plus de la moitié. Ce résultat a été obtenu grâce à la promulgation de la loi sur les maladies infectieuses. La plus forte proportion a été constatée dans le duché de Posen (2,2 p. 1000 de l'effectif des chevaux), la Prusse occidentale (1,5 p. 1000) et la Silésie (1,3 p. 1000). La maladie était surtout répandue dans les districts d'Oppeln, Bromberg, Posen, Marienwerder et Dantzig (frontière russo-polonaise). — 22 p. 100 des chevaux reconnus morveux appartenaient à des charretiers. On a relevé 20 cas de transmission à l'homme (dont 3 sur des vétérinaires). La somme totale des indemnités allouées s'est élevée à 5630000 francs.

Une statistique de Krabbe, embrassant 16 années (1857 à 1873), donne les chiffres suivants comme moyenne annuelle des cas de morve pour 100000 chevaux : Norvège, 6; Danemark, 8,5; Grande-Bretagne, 14; Suède, 57 (1); Wurtemberg, 77; Prusse, 78; Serbie, 95; Belgique, 138; France, 1130; Algérie, 1548 (2). La question est encore indécise de savoir si cette augmentation du nombre des chevaux morveux, du nord vers le sud, est due à l'influence du climat, à la température plus élevée (hypothèse admise par Löffler et

(1) Dans une note qu'il nous a adressée, le professeur Lindqvist, directeur de l'école vétérinaire de Stockholm, rectifie ce chiffre en faisant remarquer que, dans les anciens rapports officiels, plusieurs cas de lymphangite figurent sous le nom de farcin qui ne sont nullement de nature morveuse. Cette lymphangite a aujourd'hui complétement disparu en Suède. Dans les dix dernières années (1877-1886), on y a constaté 199 cas de morve qui se répartissent ainsi : 1877, 32 cas; 1878, 31; 1879, 37; 1880, 27; 1881, 17; 1882, 29; 1883, 7; 1884, 9; 1885, 7; 1886, 3. Pendant cette période, la proportion des cas de morve a été de 3,9 pour 100000 chevaux.

(N. D. A.)

(2) En France, depuis la promulgation de la loi de police sanitaire, les pertes causées par la morve ont beaucoup diminué. En 1887, cette maladie a été constatée sur 1233 chevaux représentant une valeur de 423000 francs. On l'a observée dans tous les départements, sauf les Ardennes, les Hautes-Alpes et le Pas-de-Calais (Tisserand, *Rapport sur le service des épizooties en 1887*). Cette même année, la population chevaline était de 2908500 sujets (*Annuaire statistique de la France*). La proportion des cas de morve est donc tombée à 42 p. 100000 chevaux. — N. D. T.

basée sur ce fait que le Bacille morveux possède sa plus grande activité à des températures supérieures à 20° C.), ou à l'exécution plus ou moins sévère des mesures de police sanitaire dans les divers pays. — Tous les chevaux ne sont pas également sensibles au virus morveux. Comme causes prédisposantes, il faut mentionner : les travaux excessifs, le défaut de soins, les écuries humides et mal aérées, les refroidissements, les affections débilitantes. Aussi observe-t-on le plus grand nombre de cas de morve pendant les temps de guerre.

Pathogénie. — La contamination d'un animal sain par un cheval morveux peut s'opérer directement ou par différents intermédiaires (harnais, couvertures, seaux, aliments, litière, homme, etc.). Le produit de sécrétion des ulcères farcineux et le jetage sont les matières les plus virulentes, mais le Bacille morveux existe également dans les organes, et le sang est virulent dès qu'il y a infection générale (?). D'après Cadéac et Malet, les inoculations effectuées avec le sang de chevaux morveux ont donné 16 fois des résultats positifs et 35 fois des résultats négatifs.

Dans la majorité des cas (les 9/10 environ), les Bacilles pénètrent par les voies respiratoires. En suspension dans l'air inspiré, ils arrivent d'abord sur la muqueuse nasale. Leur introduction dans la profondeur de l'appareil respiratoire est favorisée par certaines circonstances, lorsque, par exemple, les animaux se flairent ou que la respiration devient accélérée et profonde sous l'influence des efforts de tirage. Ils peuvent être portés directement dans le poumon avec l'air inspiré et y provoquer de petits foyers broncho-pneumoniques (1). La morve pulmonaire peut être primitive tout aussi bien que la morve nasale. Dans un bon nombre de cas, ou le poumon seul est atteint, ou c'est sur lui que l'on constate les lésions les plus anciennes. Il en est de même pour la tuberculose et l'actinomycose. La plupart des auteurs ont admis la possibilité d'une affection pulmonaire primitive dans l'infection morveuse (Leisering, Gerlach, Bollinger, Roloff, Pflug, Rabe, Röll, Csokor, Johne). Toutefois, nous devons faire remarquer que certains faits cliniques relatés comme des exemples de morve pulmonaire primitive n'étaient en réalité que des processus secondaires consécutifs à des chancres morveux de la muqueuse nasale, et produits par des embolies. Mais

(1) Il reste encore douteux que l'air puisse aussi facilement être le véhicule de l'agent virulent. Eug. Renault, bien avant Cadéac et Malet, n'est jamais parvenu à transmettre la maladie en faisant respirer pendant plusieurs heures, à un cheval sain, l'air expiré par un autre atteint de morve aiguë, à l'aide d'un tube en toile qui enveloppait l'extrémité de la tête de chacun. Si on veut bien remarquer que c'est toujours le voisin immédiat ou le compagnon de travail qui est contaminé, on est plutôt conduit à penser qu'il doit y avoir presque toujours inoculation véritable, c'est-à-dire dépôt du pus virulent sur la muqueuse respiratoire ou la peau, le plus souvent excoriée. Quand des expériences comme celles de Renault n'ont donné que des résultats négatifs, il n'est guère permis de tirer, d'observations cliniques, des conclusions opposées. (L. T.)

les Bacilles peuvent aussi être entraînés du poumon dans les cavités nasales, par l'air expiré, et la possibilité de la morve pulmonaire primitive ne doit pas être rejetée.

La peau constitue une deuxième porte d'entrée pour l'élément pathogène. La morve cutanée, regardée autrefois comme une forme particulière de la maladie, porte le nom de *farcin*. L'affection morveuse primitive de la peau ne se produit qu'à la faveur de blessures; aussi le farcin est-il généralement secondaire, provoqué par des embolies, lors d'infection généralisée. (Tout récemment, Babes, se basant sur des résultats expérimentaux, a admis la possibilité de la pénétration du virus morveux par la peau intacte. Sur des lapins, cet auteur a frictionné une région cutanée avec de la vaseline chargée de Bacilles morveux; dans un cas, il a obtenu un ulcère spécifique suivi d'infection générale. Les Bacilles pénétreraient dans les follicules pileux et les dilateraient par leur pullulation; après avoir franchi les couches épithéliales, ils passeraient dans les stomates lymphatiques.)

Très rarement le Bacille de la morve traverse la muqueuse digestive. Viborg, Gerlach, Liautard, etc., ont fait ingérer au cheval des matières morveuses sans obtenir un seul résultat positif. Cependant, sur 9 chevaux soumis à la même épreuve par Renault, 6 sont devenus morveux. Dans les quelques cas de morve constatés sur des poulains à la mamelle, il est possible que l'infection se soit opérée non par le lait, mais par l'air inspiré. Le chien, le chat et les fauves (lion, tigre, panthère, ours) s'infectent le plus souvent en mangeant de la viande morveuse ; il est probable que les blessures de la muqueuse buccale sont le point de départ de l'invasion bacillaire. Chez l'homme, l'infection par l'ingestion de viande provenant d'animaux morveux n'a pas été observée, bien que, dans de nombreuses circonstances, cette viande ait été consommée. — Les cas d'infection consécutive à l'accouplement sont obscurs quant au mode de contamination. Celle-ci peut s'opérer par la muqueuse génitale ou par la muqueuse respiratoire (air). On a observé quelques cas isolés de chancres morveux sur la muqueuse vaginale de la jument. Comme dans la tuberculose, les Bacilles peuvent passer de la mère au fœtus.

La généralisation du processus morveux s'opère de la même façon que celle du processus tuberculeux. Au début, elle se fait régulièrement par la voie lymphatique. Dans la forme chronique, la morve reste parfois pendant très longtemps cantonnée dans les ganglions, qui en sont la dernière étape. Par la circulation sanguine, les Bacilles sont facilement transportés dans tous les organes. Enfin les foyers morveux qui s'ouvrent dans les bronches peuvent déterminer une infection secondaire des voies respiratoires supérieures, lorsque l'air expiré entraîne des éléments virulents.

Dans la morve aiguë, les Bacilles font irruption dans le sang et toujours la maladie se généralise.

Cadéac et Malet prétendent avoir démontré expérimentalement que l'air expiré des sujets morveux n'est pas virulent. D'après ces auteurs, l'injection intra-trachéale du virus morveux ne produit pas une morve typique, mais seulement une morve pulmonaire et trachéale localisée. Ces données ne paraissent pas suffisamment démonstratives.

Anatomie pathologique de la morve chronique. — Considérée au point de vue anatomique, cette forme de la morve est caractérisée par des altérations dues à des processus inflammatoires chroniques, — formation de granulations, suppuration, ulcération, cicatrisation — lesquels évoluent généralement sur la muqueuse respiratoire, dans les poumons, les ganglions lymphatiques, la peau et le tissu conjonctif sous-cutané. Les autres organes sont plus rarement atteints.

1° Sur la muqueuse respiratoire, qui est le siège le plus fréquent des lésions morveuses, celles-ci revêtent deux formes. On distingue une morve *tuberculeuse* avec production d'ulcères et de cicatrices, et une morve *diffuse* ou *infiltrée* (1).

La morve *tuberculeuse*, la plus ordinaire, est habituellement localisée sur la pituitaire, dans les régions supérieures de cette muqueuse, sur la cloison nasale ou les cornets. Au début, on observe des « boutons » du volume d'un grain de sable à celui d'un grain de mil, d'une faible consistance, de forme arrondie ou ovale, de couleur gris blanchâtre ou gris rougeâtre ; ces petits nodules, qui proéminent à la surface de la muqueuse, sont entourés d'une zone rouge. Ils sont isolés ou agminés ; dans ce dernier cas, ils peuvent atteindre le volume d'un pois. Histologiquement, ils sont formés par un amas de cellules lymphoïdes entre lesquelles on trouve des Bacilles ; ces cellules sont bientôt frappées de dégénérescence graisseuse, la suppuration s'établit au centre des nodules, qui deviennent jaunâtres et s'ulcèrent. Les plaies ainsi produites sont tantôt superficielles « lenticulaires », tantôt profondes, cratériformes, à bords taillés à pic ; lorsque plusieurs se réunissent, ce qui n'est pas rare, leurs bords sont irrégulièrement dentelés, comme rongés ; leur fond est lardacé ; parfois on les trouve recouvertes d'une croûte brunâtre. Elles peuvent s'étendre en surface et en profondeur, atteindre et envahir les cartilages ou les os sousjacents. C'est ainsi que se produisent la perforation de la cloison nasale, la tuméfaction des maxillaires, les exostoses des cornets, etc.

Il est possible que les ulcérations lenticulaires superficielles guérissent sans qu'il persiste aucune marque visible ; mais les chancres

(1) Cette distinction est difficile à faire dans la pratique, car il y a souvent, le plus souvent même, à des degrés variés, des chancres et des épaississements de la pituitaire.   (L. T.)

profonds laissent toujours des cicatrices irrégulières, linéaires ou étoilées, lisses ou calleuses, dont la forme rappelle celle des lésions qui les ont précédées. Souvent la muqueuse nasale et les cornets sont presque entièrement recouverts par ces stigmates. Des chancres et des îlots cicatriciels se rencontrent également dans les sinus, les poches gutturales, les trompes d'Eustache, où ils peuvent occasionner un épaississement lardacé de la muqueuse et l'accumulation de matières muco-purulentes dans ces cavités ; on en trouve aussi dans le larynx, au voisinage des replis aryténo-épiglottiques (le processus peut même s'étendre aux cartilages aryténoïdes et entraîner leur nécrose partielle), dans la trachée (la paroi antérieure de cet organe présente souvent des cicatrices et des chancres de forme et d'étendue variables), enfin dans les bronches. Outre les ulcérations, il existe toujours une inflammation catarrhale de la muqueuse.

La morve *diffuse* ou *infiltrée* (infiltration morveuse) se traduit par un catarrhe de la muqueuse nasale et de ses dépendances, accompagné d'épaississement de cette membrane, d'ulcérations superficielles, de cicatrices étoilées particulières, de thromboses veineuses et d'infiltration inflammatoire du tissu conjonctif sous-muqueux.

2° Dans le poumon, on rencontre également les deux formes de processus morveux. Exceptionnellement on n'y constate aucune altération. Sur 52 chevaux morveux autopsiés par Bollinger, 4 avaient le poumon indemne. A l'école de Berlin, on l'a trouvé inaltéré dans 10 cas sur 216, et à l'école de Vienne, dans 28 cas sur 173 (1).

La forme *tuberculeuse* de la morve pulmonaire est caractérisée par l'existence d'un plus ou moins grand nombre de nodules du volume d'un grain de mil à celui d'un pois, gris, translucides ou perlés, entourés d'une zone hémorragique et marqués à leur centre d'un point blanc jaunâtre. Leur diversité d'aspect tient surtout à leur âge inégal : on trouve simultanément des nodules jeunes, caséifiés, calcifiés, enkystés. L'enkystement par une membrane conjonctive est le résultat d'une inflammation réactionnelle développée au pourtour de la lésion primitive. Le mécanisme de production de ces nodules est variable. Parfois ils sont d'origine embolique ; alors on les voit surtout à la périphérie du poumon ; leur coloration est rouge au début (infarctus); les plus volumineux ont une forme conique à base périphérique ; leur structure est la même que celle des lésions de la muqueuse nasale. Dans d'autres cas, ils représentent de petits foyers

(1) Ces proportions paraissent bien élevées. Il arrive par exception très rare que le poumon d'un cheval morveux ne montre pas de tubercules quand la maladie est peu ancienne et qu'il y a d'abondantes altérations extérieures. Mais il est tout à fait rare qu'en cherchant bien on ne trouve pas quelques tubercules dans le poumon. A-t-on toujours assez bien cherché? Ce qui est parfaitement exact, c'est qu'il y a souvent une dérivation des lésions : avec un poumon profondément altéré, pas de lésions extérieures, et réciproquement.   L. T.

de pneumonie lobulaire ; les alvéoles sont remplies d'hématies, de leucocytes et de cellules épithéliales desquamées. Bientôt leur partie centrale se ramollit, tandis qu'à leur périphérie se développe une phlegmasie secondaire, accusée, au début, par une zone inflammatoire gris blanchâtre, lardacée, luisante, qui se transforme plus tard en capsule conjonctive ; ces lésions peuvent suppurer (cavernes) ou subir l'infiltration calcaire. Enfin, souvent des granulations morveuses apparaissent au voisinage des foyers primitifs, sur le trajet des lymphatiques enflammés.

On rencontre encore les altérations de la bronchite morveuse chronique : la péribronchite, la parabronchite, la bronchectasie, l'atélectasie, l'infiltration gélatineuse du tissu pulmonaire, plus rarement de la pleurésie adhésive circonscrite ou exsudative.

La morve pulmonaire *infiltrée* a pour caractère essentiel l'existence de tumeurs du volume d'une noix à celui d'une tête d'enfant, produites par une altération spécifique diffuse des alvéoles et du tissu conjonctif interstitiel (foyers lobaires ou gros foyers broncho-pneumoniques lobulaires). Sur les coupes, ces lésions présentent souvent l'aspect du sarcome encéphaloïde ; irrégulières dans leur disposition, elles ont une couleur gris blanchâtre et une consistance humide, gélatineuse. Elles peuvent s'indurer, constituer des néoformations conjonctives très denses (tumeurs morveuses fibroïdes de Gerlach) ou se transformer en cavernes (1).

Dans ces deux formes de la morve pulmonaire, les ganglions bronchiques et médiastinaux sont hypertrophiés, indurés, criblés de granulations spécifiques.

3° La morve cutanée ou farcin est caractérisée par des nodules développés dans les papilles, dans le derme, dans le tissu conjonctif sous-cutané et intermusculaire. Les boutons farcineux, dont les dimensions vont de celles d'un grain de chènevis à celles d'un pois, suppurent rapidement et se transforment en petites plaies chancreuses. Les nodules du tissu conjonctif sous-cutané ont le volume d'un pois à celui d'un œuf de poule ; ce sont des tumeurs inflammatoires (métastatiques) auxquelles succèdent bientôt des abcès dont le contenu finit par se creuser une issue au dehors. Il se produit ainsi des plaies sinueuses, fistuleuses, à caractères ulcéreux, aboutissant à une caverne centrale, et qui donnent écoulement à un liquide lympho-purulent visqueux.

Au voisinage des tubercules, les vaisseaux lymphatiques sont

____

(1) Il paraît difficile également d'admettre deux formes pulmonaires. Toujours il y a des tubercules, et, avec cette altération spécifique, quelquefois de l'induration du tissu conjonctif interlobulaire et sous-pleural, des dilatations bronchiques, etc., à un degré plus ou moins accusé ; mais toutes les lésions autres que le tubercule, et il n'y a pas de morve pulmonaire sans lui, ne sont que des faits accessoires.

(L. T.)

enflammés; souvent ils constituent des cordons noueux, durs, présentant çà et là des renflements tuberculiformes de la grosseur d'une lentille à celle d'une noisette, qui s'ulcèrent et se transforment en plaies chancreuses. Les ganglions lymphatiques sont d'abord envahis par une phlegmasie parenchymateuse ; plus tard ils s'indurent (hyperplasie conjonctive): dans leur substance, on trouve des granulations spécifiques, gris blanchâtre, du volume d'une tête d'épingle, ou des foyers jaunâtres en voie de dégénérescence caséeuse. Au début, leur coque est cellulo-fibreuse, infiltrée de petites cellules ; plus tard elle est épaissie (périadénite et paradénite).

Dans quelques rares cas, le farcin chronique entraîne une prolifération conjonctive diffuse et un épaississement irrégulier, noueux, du tégument des extrémités et surtout de la tête (éléphantiasis morveux ou pachydermie).

4° Parmi les autres organes, la rate est le plus fréquemment altérée. Elle renferme des nodules emboliques des dimensions d'un grain de mil à celles d'un pois, quelquefois un peu plus volumineux; généralement ils subissent l'infiltration calcaire; la suppuration y est très rare.

On peut rencontrer des néoformations semblables dans le foie, les reins, les testicules, le cerveau, les muscles, le cœur, les os. Au tissu osseux, on constate une infiltration cellulaire de la moelle, des granulations tuberculiformes et la fonte purulente de l'os. — Les ulcérations morveuses de la muqueuse gastrique et du vagin sont des plus rares (1).

L'examen microscopique du sang révèle une légère leucocytose (augmentation du nombre des globules blancs). Dans les cas d'infection générale aiguë, on y trouve des Bacilles.

Anatomie pathologique de la morve aiguë. — Des destructions ulcératives de la muqueuse respiratoire, une infiltration séro-sanguinolente du tissu conjonctif sous-muqueux, sous-cutané et intermusculaire, l'inflammation ou la suppuration des vaisseaux et des ganglions lymphatiques, des métastases dans différents organes, notamment dans la peau et le poumon : telles sont les altérations anatomiques essentielles de la morve aiguë.

Sur la muqueuse nasale, on observe des chancres phagédéniques et des lésions *diphtéritiques* ; les ulcérations s'étendent très rapidement; à leur voisinage, la pituitaire est fortement infiltrée. La muqueuse du larynx est le siège d'une tuméfaction phlegmoneuse.

____

(1) Dans les morves un peu anciennes, les muscles rouges sont plus pâles et les os moins solides. On casse facilement les côtes. En les examinant à la simple vue, on reconnaît que leur substance compacte a diminué d'épaisseur et que les aréoles du tissu spongieux sont plus larges. Tous les os ont subi une modification semblable, plus ou moins visible.   L. T.

particulièrement accusée au niveau de l'épiglotte et des ventricules, où elle est couverte de chancres (rétrécissement laryngien); celle du pharynx présente des lésions semblables. Le poumon renferme des foyers purulents métastatiques ou des tubercules récents. La peau est enflammée, parsemée de boutons et de chancres; parfois on y constate de larges plaques sphacélées.

Symptômes de la morve chronique. — Bien souvent le début de la morve chronique est insidieux et passe inaperçu. C'est à l'absence de manifestations significatives au stade initial de la maladie qu'il faut rapporter les données inexactes admises autrefois au sujet de la durée de la période d'incubation (morve *latente*). Les expériences d'inoculation ont montré que cette incubation est de 3 à 5 jours.

Généralement le premier symptôme est un *jetage* unilatéral, quelquefois bilatéral, muqueux, gris blanchâtre (catarrhe nasal chronique), dont la quantité est variable, et qui peut même disparaître à certains moments. Bientôt ce jetage est constitué par une matière visqueuse, gris jaunâtre ou vert jaunâtre, de mauvais aspect, provenant des chancres, matière mélangée à un liquide limpide, jaunâtre, catarrhal. Assez fréquemment il est rendu sanguinolent par de légères épistaxis. Celles-ci, qui parfois constituent le seul signe indicateur de la morve, sont dues à une destruction ulcérative de petits vaisseaux et à la rupture de veinules distendues à l'excès. Dans quelques cas, l'hémorragie est considérable elle peut être mortelle lorsqu'un gros vaisseau du poumon est rongé dans l'intérieur d'une caverne.

Sur la muqueuse, on remarque généralement des *nodules* et des *chancres*. Mais il est possible que ces lésions n'apparaissent qu'à une époque très éloignée du début de la maladie. Aux régions inférieures de la cloison nasale et des cornets, les « boutons » morveux sont quelquefois perceptibles au toucher; leur existence est de très courte durée ; ils sont bientôt transformés en chancres plus ou moins profonds, à bords rongés, épaissis, à fond lardacé, qui peuvent se cicatriser en laissant après eux des îlots fibreux de forme variable.

La *tuméfaction des ganglions lymphatiques de l'auge* est un autre symptôme important. Au début, la *glande* est diffuse, légèrement pâteuse, un peu sensible, bosselée à sa surface et adhérente à la base de la langue ou au maxillaire inférieur; chez quelques sujets, elle est soudée à la peau. Dans des cas exceptionnels, la tuméfaction ganglionnaire fait défaut ; dans d'autres, non moins rares, la glande suppure (abcédation superficielle) [1].

---

[1] La tuméfaction ganglionnaire ne peut manquer que quand il y a absence absolue de lésions dans les cavités nasales, ce qui est extrêmement rare. Quant à l'abcédation superficielle, elle est plus rare encore dans la morve chronique et paraît constituer, lorsqu'elle a lieu, un fait étranger à la maladie.

L. T.

La nutrition générale est en rapport avec le degré d'ancienneté du processus; elle devient de plus en plus languissante : l'amaigrissement se dessine, le poil est terne, piqué. On observe fréquemment les signes de la pousse (morve pulmonaire) et les malades se fatiguent rapidement. Souvent aussi on constate une réaction fébrile irrégulière, rémittente ou intermittente, dont l'intensité est proportionnelle au nombre des ulcérations et à l'étendue de l'affection catarrhale concomitante. Parfois les efforts violents sont suivis d'épistaxis. — Les lésions morveuses du rein peuvent s'accompagner d'hématurie (Fischer). Lorsque la maladie est ancienne, des tuméfactions œdémateuses surviennent aux membres, à la poitrine et au ventre.

Le *farcin* est plus rare dans la forme chronique que dans la forme aiguë de l'infection; ses régions favorites sont les extrémités, l'épaule, le poitrail, le ventre. Les boutons et les tumeurs développés dans la peau et dans le tissu conjonctif sous-cutané ont des dimensions variant de celles d'un pois à celles d'une noix. Tantôt ces lésions disparaissent en partie (farcin volant); tantôt et plus communément elles se transforment en chancres cratériformes, sinueux, qui sécrètent un liquide jaunâtre, visqueux, de mauvais aspect (huile de farcin), quelquefois sanguinolent; dans certains cas, on trouve de petites ulcérations superficielles recouvertes de croûtes. Les vaisseaux lymphatiques qui en partent sont enflammés et tuméfiés (lymphangites); plus tard, ils s'indurent ou s'abcèdent: ces altérations ganglionnaires provoquent souvent des boiteries qui persistent un certain temps. Dans l'éléphantiasis morveux, assez rare d'une façon générale, la peau, farcie de tubercules, est plissée et très dure; parfois la tête a l'aspect de celle du rhinocéros (1).

(1) Sous les noms de *farcin d'Afrique, farcin de Naples, farcin de rivière, farcin bénin, lymphangite épizootique, lymphangite farcineuse, lymphangite d'Afrique*, on a décrit une lymphangite spécifique, parasitaire, contagieuse, déterminée par le *Cryptococcus farciminosus* de Rivolta.

Toujours consécutive à un traumatisme, elle survient après une incubation d'environ trois mois et s'accuse par des abcès multiples qui se développent dans la peau et le tissu conjonctif sous-cutané, au voisinage de la plaie d'inoculation; ces abcès sont bientôt accompagnés d'une lymphangite superficielle ou profonde qui se termine par la suppuration. Des néoformations tuberculiformes apparaissent dans la peau, dans le tissu conjonctif sous-cutané, sur le trajet des vaisseaux lymphatiques et dans les ganglions correspondants, sur la pituitaire, la conjonctive, dans le tissu musculaire et les os. Elles subissent lentement la fonte purulente; celles développées dans la peau et les muqueuses se transforment en plaies fongueuses, grisâtres, en *cul de poule*, qui donnent écoulement à un pus huileux ou ichoreux. Ces plaies n'ont pas le caractère ulcéreux des lésions morveuses. Les engorgements ganglionnaires aboutissent aussi à la suppuration. Jamais on ne trouve de tubercules dans le poumon. — Comme lésions contingentes, on peut rencontrer celles de l'anémie, de la pneumonie, de la pleuropneumonie, de la pleurésie, de l'infection purulente.

Lorsque cette affection est énergiquement combattue, elle se termine habituellement par la guérison au bout d'un temps qui peut varier de un à sept mois. Dans les cas très graves, elle se généralise, détermine des lésions viscérales, et les malades

La morve chronique a une *marche* très lente. Les premiers symptômes qui la dénoncent manifestement n'apparaissent souvent qu'au bout de quelques semaines ou même de plusieurs mois. La morve pulmonaire, après avoir existé pendant des années sans provoquer aucun phénomène appréciable (morve latente, cachée, occulte), peut s'accuser brusquement par des lésions multiples de la peau ou de la muqueuse nasale, lésions consécutives à des embolies spécifiques. Dans les poumons, souvent les tubercules se développent quelques jours après l'infection. Le repos et la nourriture intensive ralentissent habituellement la marche de la maladie et procurent une amélioration notable. Les travaux excessifs, le refroidissement, etc., entraînent une aggravation. — La durée de la morve chronique est très longue ; elle peut atteindre sept années (1).

Bibliographie. — Lavergne, *Journ. des vét. du Midi*, 1838. — Mauri. *Revue vét.*, 1875. — H. Bouley, *Recueil vét.*, 1875. — Piétrement, Texier et Delamotte, *Bullet. Soc. cent. vét.*, 1876. — Barrier, *Journ. de méd. vét. milit.*, 1875-76. — Jaubart, *Revue vét.*, 1878. — Couzin, *Ibid.*, 1879. — Delamotte et Texier, *Le farcin d'Afrique*, Paris, 1879. — Chénier, *Écho vét.*, 1883, et *Répertoire de police sanitaire*, 1886. — Delamotte et Dedrade, *Écho vét.*, 1883. — Delamotte, *Répertoire de police sanitaire*, 1887. — Gorge, *Ibid.*, 1888. — Couzin, *Revue vét.*, 1886, et *Recueil vét.*, 1887. — Chauvrat, *Recueil vét.*, 1888. — Peuch, *Revue vét.*, 1888. — Wiart, *Recueil d'hygiène et de médecine vétérinaire militaires*, t. XIII, 1888. — Peupion et Boinet, *Ibid.* — Bourgès, *Revue vét.*, 1890. — Nocard, *Bull. Soc. cent. vét.*, 1891.

succombent à ces complications ou à l'épuisement. Sa mortalité est d'environ 11 p. 100.

La lymphangite épizootique et la morve peuvent évoluer simultanément sur le même individu (Peupion et Boinet).

Le diagnostic est difficile. On peut l'établir cependant par une étude attentive des symptômes et des altérations anatomiques. On pourrait recourir à l'inoculation ; mais le moyen le plus sûr et le plus rapide, c'est de faire l'examen microscopique. Les Cryptocoques spécifiques existent en abondance dans le pus et dans la couche superficielle des plaies (Rivolta, Peupion et Boinet). A un grossissement de 4-500 diamètres, le parasite se présente sous l'aspect d'un gros micrococque ovoïde, à contours très fortement réfringents (Nocard).

La prophylaxie consiste à prévenir l'infection des plaies (pansements aseptiques ou antiseptiques). La destruction des tissus altérés est le seul traitement curatif efficace. On peut recourir à la cautérisation, au curettage ou à l'extirpation.

Le *farcin du bœuf*, très rare en France aujourd'hui, mais assez commun à la Guadeloupe, a pour symptôme principal une inflammation suppurative spécifique des vaisseaux et des ganglions lymphatiques. Le processus peut envahir les viscères (rate, foie, poumon), déterminer un amaigrissement profond et entraîner la mort. — Le farcin du bœuf de la Guadeloupe n'a aucun rapport étiologique avec la morve ni avec la tuberculose. Dans des pièces que lui avait adressées Couzin, Nocard a trouvé un Bacille long, fin, enchevêtré, qu'il a cultivé et inoculé à différentes espèces. Les cobayes inoculés avec les cultures succombent au bout de douze jours à six semaines, suivant que la matière virulente est injectée dans la cavité péritonéale ou sous la peau. — Chez la vache et le mouton, l'évolution de la maladie est beaucoup plus lente. Le cheval, l'âne, le chien, le chat, le lapin, sont réfractaires ; sur ces animaux il se produit seulement un petit abcès au point d'inoculation. (Couzin, *Revue vét.*, 1879. — Nocard, *Bull. Soc. cent. vét.*, 1888.) (N. D. T.)

(1) En plus de ces phénomènes locaux, il y a des symptômes généraux importants : l'état cachectique, l'adhérence de la peau, la sécheresse du poil, et surtout une très remarquable friabilité des os se traduisant par de nombreuses fractures des côtes notamment. (L. T.)

Symptômes de la morve aiguë. — La morve aiguë est rare chez le cheval (10 p. 100); elle est au contraire la forme ordinaire chez l'âne, le mulet et le bardot. Tantôt elle éclate d'emblée, tantôt elle succède à la morve chronique, lorsque celle-ci se généralise ou qu'elle se complique d'autres affections aiguës. Elle présente les caractères d'une maladie infectieuse septique à évolution rapide, provoquant une destruction ulcéreuse de la muqueuse respiratoire et des métastases dans la peau, le poumon, et dans d'autres organes.

La maladie débute par des frissons, une fièvre intense, une hyperthermie qui atteint 42°C. On observe un jetage muco-purulent, ichoreux, sanguinolent, souvent mélangé de salive et de matières alimentaires (régurgitation). La muqueuse nasale, criblée de nodules et de chancres qui deviennent vite confluents, subit une véritable destruction purulente et se recouvre d'un exsudat diphtéritique. Ces altérations de la pituitaire peuvent se développer en un temps très court (2-3 jours). La respiration est pénible, râlante, sifflante, gémissante (rétrécissement laryngien). A ces symptômes s'ajoutent fréquemment ceux du farcin : tuméfactions œdémateuses, tubercules et chancres, lymphangites (surtout au voisinage de la tête), inflammation puis abcédation des ganglions lymphatiques sous-glossiens et pharyngiens. La pharyngite morveuse donne lieu à une forte dysphagie, quand elle ne rend pas la déglutition tout à fait impossible ; souvent, du reste, l'anorexie est complète. On constate en outre une diarrhée abondante ; l'urine renferme une grande quantité d'albumine. Les malades sont extrêmement faibles ; l'amaigrissement fait de rapides progrès.

En général, la morve aiguë a une marche précipitée ; sa terminaison constante est la mort. Celle-ci survient d'ordinaire au bout de trois à quatorze jours. — La morve expérimentale revêt habituellement le type aigu.

La morve du **chat** et des **animaux sauvages** (lion, tigre, etc.), provoquée par la consommation de viande morveuse, affecte presque toujours une marche rapide. Ses principaux symptômes sont : l'inflammation aiguë de la muqueuse des cavités nasales, des sinus, du larynx et de la trachée, un jetage fétide, verdâtre ou sanguinolent, une dyspnée très prononcée, l'engorgement des ganglions de l'auge, la tuméfaction du nez ou de la tête entière, des membres (boiteries), l'apparition de boutons et de chancres sur la peau, le sphacèle de régions plus ou moins vastes, la diarrhée, l'amaigrissement, l'épuisement. La mort survient huit à quinze jours après l'infection.

Les symptômes de la **morve** chez l'**homme** doivent être connus du vétérinaire. Bien que la réceptivité de l'homme pour la morve soit en général peu accusée, on relate chaque année quelques nouveaux cas de contagion, la plupart constatés sur des vétérinaires. L'infection s'opère le plus habituellement par les mains, la pituitaire, les lèvres ou la conjonctive. Après une période d'incubation de trois à cinq jours, le point d'inoculation se tuméfie et s'endolorit, les vaisseaux lymphatiques et les ganglions correspondants s'enflamment. Parfois la maladie s'annonce par des symptômes généraux. Dans

presque tous les cas, on observe un écoulement nasal et des chancres sur la
pituitaire, des pustules et des abcès cutanés, des ulcérations des muqueuses
buccale, pharyngienne, laryngienne, oculaire, des tuméfactions articulaires,
une fièvre vive, des troubles généraux très prononcés, et quelquefois une
affection gastro-intestinale grave. Chez la plupart des sujets, la mort survient au bout de deux à quatre semaines; dans d'autres cas, plus rares, les
malades succombent en quelques heures. Il se peut que la morve passe à
l'état chronique, se prolonge pendant des mois ou même des années. Dans la
morve aiguë, le sang renferme des Bacilles (Wassilieff).

Le diagnostic est basé sur ces symptômes, sur la probabilité d'une contamination, sur l'inoculabilité au cheval ou au cobaye, enfin sur la constatation des
Bacilles.

Tant que l'affection est encore exclusivement locale, on peut en obtenir la
guérison par une cautérisation profonde. Nous en avons observé récemment
un exemple. Dès que l'infection morveuse est généralisée, tout traitement est
illusoire.

Diagnostic clinique. — Chez le cheval, il n'est pas de maladie
dont le diagnostic précis soit aussi important que celui de la morve,
et dans nulle autre la diagnose différentielle n'offre d'aussi grandes
difficultés. Pour reconnaître l'infection morveuse, on peut employer
plusieurs procédés.

1° L'examen clinique.

2° L'emploi du rhinoscope.

3° La trépanation des sinus.

4° L'extirpation des ganglions de l'auge.

5° L'administration d'agents pyrétogènes.

6° L'auto-inoculation.

7° L'inoculation à d'autres espèces.

8° La culture du Bacille.

I. Les CARACTÈRES CLINIQUES permettent d'affirmer la morve lorsqu'ils
existent en nombre suffisant : — jetage unilatéral, limpide, visqueux,
ou purulent; nodules et chancres à bords épaissis et à fond lardacé, développés sur la muqueuse nasale; glande dure, bosselée, fixée à la base
de la langue ou paraissant adhérente à l'os; boutons, chancres et tumeurs farcineuses sur la peau; lymphangites noueuses; tuméfactions phlegmoneuses survenant sans cause apparente aux membres,
au ventre, à la poitrine, aux bourses, etc.; poil terne, piqué; amaigrissement, poussées fébriles, toux, épistaxis périodiques, pousse, dépression des forces. — Mais souvent la plupart de ces symptômes font
défaut; chez quelques malades on n'en constate qu'un seul. Dans ces
cas, on dit que le cheval est *suspect* de morve. Parmi les symptômes
qui établissent la suspicion, on doit signaler particulièrement le
jetage unilatéral ou bilatéral dépourvu de caractères spéciaux, et la
glande dure, mamelonnée, allongée, indolore. Une hypertrophie ganglionnaire assez semblable peut s'observer dans la gourme chronique.
Autrefois on enseignait que la glande de morve ne s'abcède jamais;

cette assertion n'est pas absolument exacte, car les ganglions de l'auge subissent parfois la fonte purulente. Les chancres bien caractérisés, même lorsqu'ils existent seuls, ont une haute valeur diagnostique (on peut observer des chancres sans jetage). Il importe de ne pas les confondre avec les blessures accidentelles de la muqueuse, lesquelles présentent ordinairement une forme linéaire et sont recouvertes d'une croûte. Il est toujours indiqué d'examiner la face interne de l'aile du nez ; elle est souvent le siége d'ulcérations. Les nodules et les cicatrices rayonnantes, étoilées, sont aussi des lésions importantes au point de vue du diagnostic. Les marques laissées par les traumatismes de la pituitaire sont allongées ou irrégulières.

Une réaction fébrile continue, rémittente ou intermittente, survenant sans cause appréciable, doit faire suspecter le cheval sur lequel on la constate. Il en est de même de l'amaigrissement, de la toux, de la pousse, de l'aspect terne et piqué du poil, lorsque les circonstances établissent la probabilité d'une contamination. Observés sur des animaux faisant partie d'écuries populeuses, ces signes appellent une surveillance attentive.

II. L'examen des cavités nasales à l'aide du RHINOSCOPE est pratiqué depuis longtemps en médecine vétérinaire. Les régions supérieures de la pituitaire se dérobant à l'inspection ordinaire, cet instrument peut rendre de grands services dans le diagnostic de la morve.

III. La TRÉPANATION DES SINUS MAXILLAIRES a été recommandée d'abord par Hertwig en 1841, puis par Haubner en 1859. Elle permet la constatation des lésions morveuses développées dans les sinus. Mais ce procédé d'exploration n'a pas la valeur qui lui est attribuée par les auteurs : très souvent la muqueuse des sinus reste indemne au cours de la morve ; par contre, en dehors de cette affection, on peut la trouver enflammée et considérablement épaissie ; et les lésions morveuses qui, d'après Haubner, apparaîtraient sur la plaie opératoire, ne surviennent pas toujours. même quand des altérations spécifiques existent à son voisinage.

IV. L'EXTIRPATION DES GANGLIONS DE L'AUGE a été pratiquée dans le but de faire l'examen anatomique de ces organes (Haubner, Bollinger). Dans bien des cas, ce moyen ne fournit que des renseignements douteux : les foyers morveux caractéristiques n'y sont pas constants ; les ganglions peuvent s'indurer dans le catarrhe nasal chronique simple ; on y trouve souvent des îlots purulents dans la gourme ; enfin on y rencontre parfois des dépôts métastatiques sarcomateux ou carcinomateux. — En revanche, quand la *glande* renferme des granulations morveuses, on y découvre facilement le Bacille. L'examen bactériologique (coloration et culture de l'agent pathogène) constitue donc un précieux moyen de diagnostic *intra vitam* (Rieck).

V. La PRODUCTION ARTIFICIELLE DE LA FIÈVRE a été conseillée par H. Bouley, en 1843, pour imprimer une poussée aiguë à la morve latente. L'expérience a démontré que la morve chronique revêt souvent un caractère aigu lorsque l'organisme est sous le coup d'une autre affection fébrile. Plus récemment, Lustig a recommandé de soumettre les animaux suspects à un travail fatigant, qui peut déterminer des oscillations de la température et des hémorragies nasales. D'après Cagny et quelques autres vétérinaires, les injections sous-cutanées d'essence de térébenthine faites sur des chevaux atteints de morve chronique provoqueraient des manifestations aiguës (1).

VI. L'AUTO-INOCULATION (*malléosation*) a été effectuée autrefois en inoculant les animaux suspects sur une partie saine de la pituitaire, avec leur propre jetage ou avec le produit des ulcérations. Elle a donné des résultats très divergents. Dans les nombreuses expériences faites par Bagge, Tscherning, Saint-Cyr et autres, tantôt un processus morveux s'est développé à la plaie d'inoculation, tantôt l'insertion virulente est restée stérile. Il semble que la morve crée une certaine immunité contre l'auto-inoculation.

VII. L'INOCULATION A D'AUTRES ANIMAUX est évidemment le plus précieux des moyens permettant de fixer le diagnostic. L'âne, le cheval, le cobaye sont les meilleurs réactifs; viennent ensuite le chien et le lapin; ce dernier n'a qu'une valeur médiocre. Pour obtenir le Bacille pur, Löffler recommande d'inoculer le campagnol ou souris des champs; Kitt emploie de préférence le rat fouisseur et le hérisson. De tous les animaux, l'âne est celui qui possède la plus grande impressionnabilité à l'action du virus morveux; chez lui, la morve a une évolution aiguë et se termine par la mort au bout de 8 à 10 jours; malheureusement il est assez difficile de se le procurer. Après l'âne vient le cheval, qui doit être employé quand on peut disposer d'un sujet de peu de valeur. Ajoutons que, chez cet animal, les résultats négatifs ne permettent pas de conclure sûrement à la non-existence de la morve; un certain nombre de vieux chevaux, atteints de morve latente, sont réfractaires à l'inoculation.

Pour les besoins de la pratique, Löffler, Nocard, Cadéac et Malet, ont recommandé le cobaye. Chez cet animal, l'inoculation réussit invariablement et la maladie s'exprime par des symptômes tout à fait caractéristiques. Chez le mâle, l'orchite morveuse est typique (2). La durée de la maladie est d'un mois environ. D'après

(1) Les résultats obtenus avec la tuberculine ont suscité des recherches en vue d'éclairer le diagnostic de la morve pulmonaire par l'inoculation des produits qu'élabore le Bacille morveux. D'après Helman (de Saint-Pétersbourg), la *malléine* injectée sous la peau à la dose de 1 c.c. provoquerait chez les animaux atteints de morve latente des symptômes dénonçant nettement cette affection.   (N. D. T.)

(2) L'injection dans la cavité péritonéale d'un cobaye mâle des produits suspects permet de faire rapidement le diagnostic de la morve. S'il s'agit réellement de matières morveuses, dès le deuxième ou le troisième jour on constate une tuméfaction des testicules et une tension anormale de la peau du scrotum; à ce moment, la tunique vaginale

Löffler, l'inoculation doit être effectuée de la manière suivante : on coupe les poils sur la face latérale de l'abdomen, on fait une incision cutanée d'un centimètre de longueur, puis, au moyen d'une aiguille stérilisée, on dilacère le tissu conjonctif sous-cutané, et dans la poche ainsi creusée on injecte les matières suspectes. Le premier symptôme est la rougeur des bords de la plaie, laquelle se transforme bientôt en ulcère arrondi ou ovoïde, à bords épaissis, à fond de mauvais aspect. Vers la fin de la première semaine, les ganglions lymphatiques se tuméfient et suppurent. Parfois le processus tout entier rétrocède à partir de cette époque. L'orchite se déclare d'ordinaire dans le courant de la deuxième semaine ; on constate dans le testicule des nodosités dures, qui s'abcèdent et donnent écoulement à un pus très riche en Bacilles. On observe en outre des arthrites purulentes. Dans la peau et le tissu conjonctif sous-cutané apparaissent des boutons qui s'abcèdent également (sur la face, ces lésions morveuses partent souvent du périoste, perforent les os et s'ouvrent dans les cavités nasales). La respiration est gênée, les naseaux donnent écoulement à un jetage qui se dessèche au pourtour de ces orifices. Généralement le cobaye, très amaigri, épuisé, succombe au cours de la troisième ou de la quatrième semaine ; dans quelques cas, la mort survient au bout de huit jours ; dans d'autres, elle a lieu vers la fin du deuxième mois seulement. — A l'autopsie, on trouve des nodules dans le poumon, la rate, l'épiploon, les testicules et sous le péritoine, des chancres sur la pituitaire, une perforation de la cloison nasale et une destruction partielle des os de la face. Le sang ne renferme pas de Bacilles ; mais on en rencontre dans les tissus altérés. — (D'après Cadéac et Malet, la morve inoculée peut affecter une marche chronique et provoquer des tubercules caséeux dans le poumon, le cœur, le foie, la rate, les ganglions lymphatiques, etc. ; alors sa durée est de 2 à 4 mois ; quelquefois elle se termine par la guérison).

Le **chien** a été recommandé comme réactif dans les cas douteux (Pütz, Galtier, Violet, Reul, Molkentin et autres). L'inoculation se fait au moyen d'un séton imprégné des sécrétions suspectes et passé sous la peau de la nuque (1). Le troisième jour, il se développe, aux orifices du trajet, des plaies ulcéreuses à fond purulent, à bords indurés, qui s'étendent peu à peu, prennent une forme irrégulière et s'accompagnent de symptômes généraux manifestes. Dans la majorité des cas, ce sont là les seuls phénomènes observés. Dans quelques-uns, on constate des tubercules et des chancres en d'autres régions du tégument, des arthrites aiguës (aux extrémités postérieures notamment), une diarrhée sanguinolente, la conjonctivite purulente, la kératite ulcéreuse,

est déjà le siège d'une phlegmasie suppurative et le pus contient le Bacille spécifique. L'orchite et la vaginalite sont des lésions précoces et typiques de la morve. (Straus, Roque de Silveira, *Compt. rend. de la Soc. de Biologie*, 1889-91.) — Lorsque la matière injectée est du jetage ou tout autre produit impur, le cobaye peut succomber en vingt-quatre heures à une péritonite. Aussi est-il prudent d'inoculer en même temps plusieurs sujets.   (N. D. T.)

(1) Il est un autre procédé plus simple qui consiste à faire des scarifications superficielles dans la peau de la région frontale et à y déposer le produit suspect.   (N. D. T.)

l'amaigrissement, etc. Sur 300 inoculations virulentes faites par Neimann, 4
seulement sont restées stériles (1). Toutefois, en raison de la rareté des
symptômes généraux et des caractères parfois équivoques des ulcérations
locales, le chien ne doit être utilisé qu'à défaut d'animaux plus sensibles à
l'inoculation révélatrice.

Le **lapin** a été employé fréquemment autrefois, mais, à la suite de l'inoculation, il succombe à la septicémie bien plus souvent qu'à la morve. Dans
beaucoup de cas, il faut observer les animaux pendant deux mois (Friedberger), et les résultats ne permettent pas toujours de se prononcer. Lorsqu'on
passe à travers le tégument interne des conques auriculaires des fils imbibés de matières suspectes, on observe bientôt des abcès locaux dont les dimensions vont de celles d'un grain de chènevis à celles d'un pois, puis des
plaies irrégulières, à fond purulent, rugueux, à bords épais ; quelquefois elles
perforent la conque ; d'autres fois elles guérissent. Friedberger considère ces
lésions comme peu caractéristiques. — Plus tard on observe du jetage si
l'inoculation a réussi. Alors la mort survient au bout de deux mois. A l'autopsie, on trouve le poumon et la rate farcis de nodules morveux.

Pour isoler le Bacille, Löffler a conseillé de se servir du **campagnol**. Mais
lorsque les inoculations sont faites avec du jetage, tous les animaux périssent
de septicémie. Inoculés avec des cultures, ils meurent au bout de trois ou
quatre jours. Le premier jour, parfois le second, les sujets sont encore
sains en apparence, puis ils deviennent tristes, cessent de manger, le poil se
hérisse, la respiration s'embarrasse et la mort a lieu subitement, sans convulsions. A l'autopsie, on trouve au point d'inoculation une infiltration verdâtre ou gris blanchâtre. De là, partent des cordons lymphangitiques qui
aboutissent aux ganglions correspondants, tuméfiés, marqués de nombreuses
granulations blanc jaunâtre. Le foie renferme des nodules grisâtres. Toutes ces
lésions sont très riches en Bacilles. Le poumon est ordinairement indemne. La
muqueuse nasale et la peau sont normales. - L'inoculation se fait, comme
chez le cobaye, en introduisant les matières suspectes dans une petite poche
sous-cutanée creusée à la région dorsale.

D'après Kitt, on peut aussi inoculer avec des cultures le **rat fouisseur** (_Ar-
vicola terrestris_, animal chez lequel les ganglions inguinaux et la rate sont les
organes de prédilection du Bacille morveux. Cet auteur a encore conseillé
d'employer le hérisson (_Erinaceus europeus_) ; chez celui-ci, l'inoculation détermine, dans la rate et le poumon, des lésions caractéristiques. — Enfin Kransfeld
et Grümvald ont reconnu que la morve est transmissible au spermophile (_Sper-
mophilus guttatus_).

VIII. La RECHERCHE BACTÉRIOLOGIQUE DU BACILLE est un dernier
moyen d'assurer le diagnostic. Malheureusement, et cela résulte des
recherches de Löffler, elle ne peut être faite dans tous les cas.
On n'obtient des cultures caractéristiques qu'avec le contenu des
foyers morveux clos (boutons de farcin, pustules de la pituitaire à
l'entrée des cavités nasales, ganglions lymphatiques) ; les cultures
sur sérum se présentent sous l'aspect de gouttelettes jaunes transparentes : sur la pomme de terre, elles forment un revêtement jaune
miel. Dans la pratique, il est assez difficile de recueillir purement la
matière à ensemencer ; souvent on n'y parvient qu'en extirpant
une _glande_. L'examen du produit de sécrétion des chancres ou du

(1) Neimann. (_Note communiquée._)

jetage n'a pas grande importance ; les Bacilles, en effet, n'ont pas de
réaction histochimique spéciale, et ces produits renferment en abondance d'autres bactéries qui, vis-à-vis des matières colorantes, se comportent de la même façon que le Bacille morveux. Souvent les sécrétions sont décomposées ; la culture du microbe ne réussit pas ou
elle est très difficile. — Comme dernier moyen, il reste l'inoculation
au cobaye. Löffler conseille d'inoculer toujours 3-5 cobayes, de
préférence des mâles ; il recommande aussi d'employer des matières
suspectes recueillies à des époques différentes, le jetage n'étant pas
également infectieux à tous les moments. On ne doit pas opérer l'inoculation par une simple piqûre à la lancette ; il faut creuser une
poche sous-cutanée et y déposer une assez grosse quantité de jetage.
Les résultats négatifs constatés à la suite d'inoculations répétées sur
plusieurs cobayes ont, au point de vue de la sûreté du diagnostic,
la valeur d'un résultat positif ; ils permettent d'affirmer la non-
existence de la morve.

1° **Procédés de coloration du Bacille.** — Löffler a d'abord recommandé la
méthode suivante : la préparation sur lamelle est placée pendant cinq à
dix minutes dans une solution de bleu de méthyle (30 c. c. d'une solution
alcoolique concentrée de bleu de méthyle sont dissous dans 100 c. c. d'une
solution de potasse à 1 p. 1000), puis pendant quelques secondes dans une
solution d'acide lactique à 1 p. 100 ; on la lave ensuite à l'eau distillée et on
la monte.

2° Plus récemment, il a conseillé de se servir d'une solution de violet de
gentiane dans l'eau d'aniline de Koch-Ehrlich, additionnée d'une quantité
égale d'une solution de potasse à 1 p. 10 000 ou d'une solution d'ammoniaque
à 1/2 p. 100. La préparation y est laissée flottante cinq minutes ; puis on la
porte pendant une seconde dans une solution d'acide acétique à 1 p. 100, à
laquelle on a ajouté en quantité suffisante une solution aqueuse de tropéoline 00 pour lui donner la coloration jaune vin du Rhin ; immédiatement
après, on lave à l'eau et l'on monte.

Diagnostic différentiel clinique. — La morve peut être confondue avec de nombreux états morbides parmi lesquels nous mention-
nerons particulièrement les suivants :

1° Le *catarrhe nasal chronique simple*. — Il s'accuse par un jetage
persistant, par la tuméfaction des ganglions lymphatiques de l'auge et
quelquefois par des érosions superficielles de la pituitaire. Autrefois
on lui donnait le nom de *gourme suspecte* et on le considérait généralement comme le premier stade de la morve. Le diagnostic ne peut
être établi sûrement qu'après une longue période d'observation. Dans
le catarrhe nasal, le plus souvent il n'existe pas de cicatrices sur la
muqueuse et la guérison est obtenue par un traitement local. L'inoculation au cobaye lève tous les doutes.

2° Le *catarrhe chronique des sinus* et *des poches gutturales*. — Pour
différencier la morve de ces affections, il est quelquefois nécessaire

de suivre les animaux pendant un certain temps. La trépanation éclaire la diagnose et permet de tarir la sécrétion purulente de la muqueuse des sinus. Lors de carie dentaire, on a pour se guider l'examen des dents et l'odeur fétide qui se dégage de la cavité buccale. Sur un malade, Siedamgrotzky a trouvé en même temps la carie dentaire, le catarrhe chronique et la morve des sinus. Dans certains cas, l'inoculation seule peut fixer le diagnostic.

3° La *gourme*. — Au cours de la gourme on observe souvent des lymphangites et des ulcérations cutanées à la tête, à l'encolure et à d'autres régions. Mais les caractères du pus, la marche de la maladie, sa guérison rapide, permettent la différenciation. La forme chronique accompagnée de métastases expose davantage à l'erreur.

4° Les *ulcérations folliculaires de la muqueuse nasale*. — Elles guérissent rapidement sans laisser de cicatrices (1); souvent on en remarque sur la peau du voisinage des naseaux, et la tuméfaction ganglionnaire est généralement peu accusée.

5° La *stomatite pustuleuse contagieuse*. — Habituellement localisée sur la muqueuse buccale, elle est en outre caractérisée par sa bénignité.

6° Les *lésions inflammatoires* simples ou d'ordre traumatique de la muqueuse nasale, déterminées par des influences diverses (vapeurs chaudes, fumée, corps étrangers, érosions par les ongles, etc.). — Elles peuvent être facilement reconnues. En général, les cicatrices qu'elles laissent sont assez particularisées par leur localisation vers les régions inférieures de la cavité nasale (cloison), par leur épaisseur, leur forme allongée, linéaire ou anguleuse; parfois on les constate sur les deux faces de la cloison en des points correspondants.

7° Les *épistaxis simples* consécutives aux actions traumatiques, à des phlegmasies non spécifiques, à des anévrysmes, à des angiomes de la muqueuse, à l'hyperémie pulmonaire, à la pneumonie. — Une observation attentive suffisamment prolongée permet la distinction (voy. *Hémoptysie*).

8° La *leucémie*. — Cette affection présente souvent une grande analogie clinique avec la morve (amaigrissement, faiblesse, tuméfaction glandulaire, épistaxis, fièvre intermittente, tuméfaction des extrémités, du ventre, etc.). Souvent le diagnostic n'est possible que par l'examen microscopique du sang, qui révèle une augmentation considérable du nombre des globules blancs. Dans la morve, le chiffre des leucocytes n'est guère plus élevé qu'à l'état normal. La leucémie ne donnant lieu à aucune sécrétion morbide, l'inoculation ne saurait être effectuée.

9° Les *tumeurs des cavités nasales*. — Elles ne sont parfois reconnues qu'à l'autopsie. Les plus communes sont l'angiome de la cloison nasale

---

(1. Ces prétendues ulcérations ne sont autre chose que des pustules ouvertes de *horsepox*; il en est de même des lésions signalées plus loin sous le nom de stomatite pustulo-contagieuse. (L. T.)

(t. II. p. 139), le sarcome, le carcinome, les polypes, les proliférations conjonctives bénignes. Ces dernières peuvent simuler la morve infiltrée. L'envahissement des ganglions lymphatiques de l'auge par les éléments cancéreux augmente les difficultés du diagnostic.

10° Les *tuméfactions phlegmoneuses* des extrémités [maladie pénétrante (*Einschuss*), éléphantiasis], de la tête ou d'autres régions, et les métastases pyohémiques qu'elles provoquent. — Elles peuvent donner le change au praticien dans quelques circonstances. L'existence d'une lésion primitive (plaie, contusion, etc.) et le mode de développement de ces affections mettent sur la voie.

11° L'*urticaire*. — Elle est suffisamment caractérisée par ses lésions cutanées bénignes, qui ne s'abcèdent jamais, ne s'accompagnent pas de tuméfactions ganglionnaires et disparaissent rapidement.

12° La *fièvre pétéchiale*. — Elle se distingue de la morve aiguë par le peu d'intensité de la fièvre et par l'étendue des tuméfactions cutanées.

Diagnostic différentiel anatomique. — Cette question ressortissant à l'anatomie pathologique, nous devons nous borner à décrire les principales altérations pulmonaires qui peuvent être confondues avec la morve. Remarquons tout d'abord que les constatations macroscopiques et microscopiques ne suffisent pas dans tous les cas pour se prononcer ; très souvent il faut prendre en considération les données étiologiques et cliniques.

1° Chez les chevaux âgés, on trouve fréquemment dans le poumon des *nodosités caséeuses*, *calcifiées* ou *enkystées*, du volume d'une lentille à celui d'un pois ; ce sont tantôt des reliquats d'une pneumonie par corps étrangers, tantôt des altérations consécutives à l'inhalation de poussières. Ces foyers pneumoniques peuvent exister en grand nombre. On les distingue des nodules morveux par leur uniformité d'aspect, leur égalité d'âge, par l'absence des autres lésions de la morve et notamment par l'inaltération des ganglions bronchiques. Ils peuvent renfermer des parcelles végétales ou d'autres corps étrangers. Dans un cas, Martin y a trouvé des filaments mycéliformes (pneumomycose).

2° Les *lésions emboliques* du poumon, produites au cours de la gourme, de la pyohémie, etc., ont des dimensions qui varient de celles d'un pois à celles d'un œuf de poule ; si parfois on les trouve répandues dans tout le parenchyme pulmonaire, elles sont surtout abondantes dans ses couches superficielles ; toutes ont le même aspect et le même degré d'ancienneté ; au début, ce sont de simples infarctus hémorragiques de forme conique. Mais ces particularités s'observent également aux nodules morveux emboliques, et souvent le diagnostic doit être basé sur l'absence des autres altérations de la morve ou sur l'existence d'un foyer morbide primitif, indépendant de cette affection.

3° La *tuberculose pulmonaire* est essentiellement caractérisée par la présence du Bacille de Koch. D'après Csokor, les Bacilles de la morve, plus larges que ceux de la tuberculose, semblent constitués par une série d'articles alternativement clairs et foncés. Les nodules morveux sont surtout formés d'éléments lymphoïdes, tandis que les tubercules représentent des tumeurs granuleuses vraies dans lesquelles le microscope montre trois variétés de cellules (cellules géantes, épithélioïdes, lymphoïdes). Enfin les tubercules pulmonaires sont fréquemment accompagnés d'altérations similaires des membranes séreuses.

4° Les *sarcomes* et les *carcinomes* du poumon peuvent être facilement reconnus à l'examen microscopique.

5° Les *foyers péribronchitiques* multiples qui, d'après Dieckerhoff, siégent dans la paroi des bronchioles et forment de petites nodosités du volume d'un grain de sable à celui d'une lentille, sont durs, gris blanchâtre ; avec le temps, ils se calcifient et s'enkystent ; on reconnaît leur nature à leurs dimensions uniformes, à l'absence d'autres lésions pouvant se rapporter à la morve, et particulièrement à l'intégrité des ganglions bronchiques.

Il faut encore signaler les processus bronchitiques et parabronchitiques en général, les bronchectasies, les atélectasies fœtales multiples, la pneumonie interstitielle chronique. Dans tous ces cas, on ne constate ni les nodules de la morve, ni les autres lésions ordinaires de cette maladie.

Sur les chevaux âgés, on trouve fréquemment dans le foie et la rate de nombreux petits îlots calcifiés, enkystés, de dimensions variables, qui existent indépendamment de toute lésion morveuse. Produits par des embolies venant de l'intestin, ils sont le plus souvent d'origine végétale.

Traitement. — La guérison spontanée de la morve est possible tout comme celle de la tuberculose, mais elle est extrêmement rare. Les faits de guérison par des médicaments reposent généralement sur des erreurs de diagnostic. Aux diverses époques et surtout depuis 1860, on a essayé un grand nombre d'agents thérapeutiques : chloriques, bromiques, iodiques, sels de cuivre, mercure, argent, fer, arsenic, strychnine, acide phénique, alcool, etc. — Levi dit avoir obtenu de bons résultats par les injections intra-trachéales de la solution de Lugol (iode, 2 ; iodure de potassium, 10 ; eau, 100). Trinchera et d'autres auteurs ont montré que ces injections, loin d'être avantageuses, attisent le processus morveux et en précipitent la marche. — Le traitement de la morve cutanée par le fer chaud est également impuissant, parce qu'on l'applique à des lésions secondaires, métastatiques. Il faut donc être très circonspect au sujet des cas de guérison du farcin.

L'inoculation préventive, recommandée par Bagge et Tscherning, n'a qu'un intérêt historique.

La morve ne peut être efficacement combattue que par la prophylaxie, par la stricte application des mesures de police sanitaire que prescrivent les lois et règlements en vigueur dans les différents pays.

Elle est réputée vice rédhibitoire en Prusse, Bavière, Wurtemberg, Bade, Hesse, avec un délai de 14 jours ; en Saxe et en Autriche, avec un délai de 15 jours ; en Suisse, avec un délai de 20 jours.

Bibliographie. 1. Sur la morve en général : Lafosse, *Sur le vrai siége de la morve; Bull. de l'Acad. des sciences*, 1749. — Hürel., *Dissertation sur le farcin*, 1769. — Sind, *Vollständige Abhandlung über die Rotzkrankheit*, 1780. — Steinhoff, *Kenntniss u. Heilung der sogen. Rotzkrankheit bei Pferden*, 1795. — Chabert, *Moyens de reconnaitre la morve du cheval*, 1796. — Viborg, *Kurze Nachrichten über Rotz, Wurm, etc., in dessen Sammlungen f. Thierärzte*, 1797. — Laubender, *Handbuch der Thierheilkde*, 1803. — Wolstein, *Bemerkungen über die Entstehung u. Verbreitung des Rotzes*, 1807. — Callaine, *Ueber die sichere Heilung des Rotzes bei Pferden*, 1812. — Tscheulin, *Ueber den Rotz des Pferde*, 1812. — Lappe, *Erfahrungen u. Bemerkungen über Heilmittel in der Rotzkrankheit*, 1816. — Pickel, *Ueber den ansteckenden Pferderotz*, 1816. — — Dupuy, *De l'affection tuberculeuse du cheval*, Paris, 1817. — Morel, *Traité raisonné de la morve*, Paris 1823. — Louchard, *La morve est-elle contagieuse? Non*; in *Recueil vét.*, 1825. — Huguet, Rodet, Gérard, *Ibid.* — Maurice, Étienne, Rodet, *Ibid.*, 1828. — Heyfelder, *Jahrbuch der phil.-med. Gesellschaft zu Würzburg*, 1828. — Walch, *Bemerkungen über die Rotzkrankheiten des Pferdegeschlechts*, 1831-34. — Vines, *Praktisches Abhandlung über die Rotzkrankheit*, 1833. — Renault, Beugnot, Berthomeau, *Recueil vét.*, 1835. — Delafond, Riss, Gaulet, *Ibid.*, 1837. — Caramija, *Ibid.*, 1838. — Dutreilh, H. Bouley, *Ibid.*, 1839-40. — Dupuy, *Bull. de l'Acad. de méd.*, 1836. — Körber, *Magazin*, 1837. — Sage, *Von dem chronischen Rotze des Pferdes*, 1838-41. — Körber, *Spec. Pathol. u. Therapie*, 1839. — Wagenfeld, *Ibid.*, 1839. — Leblanc, *Des diverses espèces de morve et de farcin*, 1839; *Recherches expérimentales sur les effets de l'inoculation*, Paris, 1839. — Delafond, Tessier, *Recueil vét.*, 1839. — Renault et H. Bouley, Breschet, Rayer, Bouley jeune, *Ibid.*, 1840. — Jacob, *Ibid.*, 1841. — Loiset, Hamont, H. Bouley, *Ibid.*, 1842-43. — H. Bouley, Reynal, Farges, Revel, Donnabieix, *Ibid.*, 1844. — Delafond, *Ibid.*, 1845. — Robert, *Ibid.*, 1846. — Bouley jeune, *Ibid.*, 1848. — Descotes, Renault, *Ibid.*, 1849-51. — Riquet, *Ibid.*, 1847-49-50. — Anginiard, *Ibid.*, 1852. — Delorme, *Ibid.*, 1855. — *Bull. Soc. cent. vét.*, 1848. — Caillavet, *Journ. des vét. du Midi*, 1840. — Bernard, *Ibid.*, 1843. — Reboul, *Ibid.*, 1846. — Schaack, Lépine, *Journ. de Lyon*, 1845. — Fischer, *Ibid.*, 1846. — Percivall, *The Vet.*, 1840. — Dayot, *Ibid.*, 1843. — Turner, *Ibid.*, 1845. — Gloag, *Ibid.*, 1849. — Erdt, *Magazin*, 1841-55. — Lindenberg, Haubner, Curdt, *Ibid.*, 1842. — Schrebe, Grosskopf, *Ibid.*, 1849. — Einicke, *Ibid.*, 1850. — Gerlach, *Ibid.*, 1854-57. — Simon, Lowak, *Ibid.*, 1855. — Schmidt, Haselbach, Anacker, *Ibid.*, 1858. — Leyh, *Repertor.*, 1841. — Landel, *Ibid.*, 1845-70. — Hering, *Ibid.*, 1845-46-56-57-71. — Duttenhofer, *Handbuch zur Kenntniss u. Heilung der Krankheiten unserer Hausthiere*, 1843. — Versmann, *Ueber die Rotz u. Wurmkrankheit der Pferde*, 1843. — Tardieu, *Thèse*, Paris, 1843. — Funke, *Handbuch der spec. Pathol. u. Therapie*, 1850. — Saint-Cyr, *Journ. de méd. vét.*, 1852-61-62-63-65-67. — Balestrino e Lessona, *Giornale di vet.*, 1853. — Virchow, *Zoonosen im Handbuch der spec. Pathol.*, 1855. — Schmidt, *Ursprung des Rotzkrankheit u. sichere Verhütung derselben*, 1856. — Buhler, *Adam's Wochenschr.*, 1857. — Hering, *Spec. Pathol. u. Therapie*, 1858. — Delwart, *Mémoire sur les maladies des cavités nasales*, Bruxelles, 1858. — Goubaux, *Recueil vét.*, 1858. — Prangé, *Ibid.*, 1861. — Ercolani e Bassi, *Il med. vet.*, 1860-61. — Fauvet, *Giornale di vet.*, 1861. — Serres, *Journ. des vét. du Midi*, 1860. — Baillif, *Ibid.*, 1862. — Déchaux, *Ibid.*, 1865. — Cauvet, *Ibid.*, 1866. — Spinola, *Spec. Pathol.*, 1863. — Erdt, *Die Rotzdyskrasie*, 1863. — Bagge, *Snive Sygdommens forekommst i Danmark*, 1863. — Stahmann, *Magazin*, 1863. — Boresdoux, *Annal. de Bruxelles*, 1863. — Perosino, *Il med. vet.*, 1863. — Baillif, Ayrault, *Recueil vét.*, 1862. — Ringuet, *Ibid.*, 1863. — Rey, Rodet, *Journ. de Lyon*, 1861. — Vidal, *Journ. de méd. vét. milit.*, 1862. — Barrier, Guy, *Ibid.*, 1864.

— Liautard, *Ibid.*, 1863-69. — Delarbeyrette, *Ibid.*, 1866. — Guy, *Ibid.*, 1867. — Hahn, *Thierärztl. Mittheil. der baierischen Thierarzneischule*, 1863-64. — Bleiweiss, *Oesterr. Vierteljahrsschr.*, 1864. — Hekmelier, *Repertor.*, 1864. — Erdt, Asche-Berg, *Magazin*, 1864. — Kühnert, *Preuss. Mittheil.*, 1865-66. — Cauvet, *Journ. des vét. du Midi*, 1866. — Höfling, *Repertor.*, 1866. — Kirchner, *Magazin*, 1866. — Hilse, *Ibid.*, 1867. — Rey, *Recueil vét.*, 1867. — Erler, *Sächs. Jahresber.*, 1867. — Falke, *Magazin*, 1868. — Gerlach, *Ibid.*, 1868; *Hannov. Jahresber.*, 1868-69. — Zürn, Fessler, *Adam's Wochenschr.*, 1868. — Colin, *Recueil vét.*, 1868. — Haubner, *Veterinärpolizei*, 1869. — Widmann, *Bad. thierärztl. Mittheil.*, 1869. — Küttner, *Magazin*, 1870. — Adam, *Wochenschr.*, 1870-73. — Arnsberg, *Preuss. Mittheil.*, 1870-71. — Harms, Hertwig, *Magazin*, 1871. — Harms, *Hannov. Jahresber.*, 1871. — Ableitner, *Oesterr. Vierteljahrsschr.*, 1872. — Percheron, *Recueil vét.*, 1870. — H. Bouley, *Ibid.*, 1873. — Albrecht, *Adam's Wochenschr.*, 1873. — Bräuer, *Sächs. Jahresber.*, 1873. — Ableitner, Puschmann, *Thierarzt*, 1873. — Ringheim, *Tidskrift de Copenhague*, 1874. — Duvieusart, *Annal. de Bruxelles*, 1874. — Zahn, *Oesterr. Vierteljahrsschr.*, 1874. — Utz u. Pfisterer, *Bad. thierärztl. Mittheil.*, 1874. — Bollinger, *Die Zoonosen in Ziemssen's Handbuch der spec. Pathol.*, 1874. — Fessler, *Adam's Wochenschr.*, 1875. — Zündel, *Jahresber.*, 1875-85. — Lustig, *Hannov. Jahresber.*, 1875-76. — Schimming, *Ueber die Ansteckungsfähigkeit des Rotzblutes*, 1875. — Lydtin, *Bad. thierärztl. Mittheil.*, 1875. — Suchanka, *Oesterr. Vierteljahrsschr.*, 1875. — Eggeling, Gerlach, *Berlin. Archiv.*, 1876. — H. Bouley, *Recueil vét.*, 1875-76-77; *Bull. Soc. cent. vét.*, 1873-75-76-77-80. — Gillibert, Barrier, Souvigny, Lenck, *Journ. de méd. vét. milit.*, 1876. — Degive, *Annal. de Bruxelles*, 1876-78-80. — Gilow, *Die Rotz u. Wurmkrankheit der Pferde*, 1876. — Vogel, *Repertor.*, 1876. — Peters, *Adam's Wochenschr.*, 1876. — Grimm, *Sächs. Jahresber.*, 1876. — Peuch, *Journ. de Lyon*, 1876-77. — Strittmatter, *Bad. thierärztl. Mittheil.*, 1877. — Anacker, *Thierarzt*, 1877. — Bornauer, *ibid.* — Delamotte, *Recueil vét.*, 1877. — Barthélemy, *Ibid.*, 1877. — Hochberger, *Oesterr. Vereinsmonatsschr.*, 1878. — Werner, *Lungenrotz des Pferdes*, 1878. — Mauri, *Revue vét.*, 1877. — Maury, *Ibid.*, 1878. — Peuch, *Ibid.*, 1879. — Möbius, *Sächs. Jahresber.*, 1879. — Konhäuser, *Oesterr. Vierteljahrsschr.*, 1879. — Koppitz, *Ibid.*, 1880. — Arreggio, *Bull. Soc. cent. vét.*, 1880. — Galtier, *Journ. de Lyon et Recueil vét.*, 1880. — Röll, *Die Thierseuchen*, 1881. — Pütz, *Seuchen u. Herdekrankheiten*, 1882. — Strebel, *Schweiz. Archiv.*, 1882. — Hesse, *Preuss. Mittheil.*, 1882. — Broad, *The Vet.*, 1882. — Bowler, *Ibid.*, 1883. — Heinsen, Adam, *Adam's Wochenschr.*, 1883. — Schüler, *Preuss. Mittheil.*, 1883. — Fröhner, *Repertor.*, 1883. — Baumgratl, *Sächs. Jahresber.*, 1884-87. — Haubner, Siedamgrotzky, *Landwirtschaftl. Thierheilkde*, 1884. — Röll, *Spec. Pathol.*, 1885. — Pütz, *Compendium*, 1885. — Uhland u. Rauscher, *Repertor.*, 1885. — Dieckerhoff, *Spec. Pathol.*, 1885. — Schindelka, *Oesterr. Vierteljahrsschr.*, 1885. — Caparini, *Ueber Rotz*, 1885. — Burke, *The Vet.*, 1885. — Leonhardt, *Berlin. Archiv.*, 1885. — Putscher, *Adam's Wochenschr.*, 1885. — Fessler, *Rundschau*, 1886. — Glöckner, *Oesterr. Vereinsmonatsschr.*, 1886. — Johne, *Deutsche Zeitschr. f. Thiermed.*, 1886; *Birch-Hirschfeld's Lehrbuch der pathol. Anat.*, 1886. — Löffler, *Arbeiten aus dem kaiserl. Gesundheitsamte*, Bd I. — Jewsejenko, Umisy, *Journ. vét. de Charkow*, 1886. — Cadéac et Malet, *Recherches expérimentales sur la morve*, 1886; *Comptes rendus de l'Acad. des sciences*, vol. CII et CIII; *Recueil vét.*, 1886, *Revue vét.*, 1886-87; *Journ. de méd. vét.*, 1887. Felisch, Röder, *Thiermed. Rundschau*, 1888. — Nocard et Leclainche, *Encyclop. d'hygiène*, 1890.

II. Sur la bactériologie : Hallier, *Baier. Intelligenzblatt*, 1868. — Christot et Kiener, *Recueil vét.*, 1868-69. — Chauveau, *Comptes rendus de l'Acad. des Sciences*, 1869. — Rivolta, *Il med. vet.*, 1868. — Zürn, *Zoopathol. u. zoophysiol. Untersuchungen*, 1872. — Maczynski, *Magazin*, 1872. — Bouchard, Capitan et Charrin, *Gazette hebdom.*, 1882; *Bull. de l'Acad. de méd.*, et *Recueil vét.*, 1883. — Löffler u. Schütz, *Deutsche med. Wochenschr.*, 1882-83 et *Recueil vét.*, 1883. — Israël, *Berlin. klin. Wochenschr.*, 1883. — H. Bouley, *Recueil vét.*, 1883. — Kitt, *Münch. Jahresber.*, 1883-84-85. — Weichselbaum, *Wiener med. Wochenschr.*, 1885. — Löffler, *Arbeiten aus dem kaiserl. Gesundheitsamte*, Bd. I. — Brazzola, *Clinic. vet.*, vol. IX. — Baumgarten, *Jahresber. über die Fortschritte in der Lehre von den pathogenen Organismen*, 1885-87. — Babes, an. in *Berlin. thierärztl. Wochenschr.*, 1888. — Kranzfeld, Rosenthal, an. in *Rundschau auf dem Gebiete der Thiermed.*, 1888. — Cadéac et Roy, *Journ. de Lyon*, 1888.

III. Sur l'anatomie pathologique : Leisering. *Sächs. Jahresber.*, 1862-67. — Virchow, *Die Krankhaften Geschwälste*, 1863. — Roloff, *Magazin*, 1854. — Saint-Cyr, *Journ. de Lyon*, 1865. — Zangger. *Schweiz. Archiv*, 1865. — Anacker. *Thierärzt*, 1867. — Bruckmüller, *Pathol. Zootom.*, 1869. — Hahn, *Münch. Jahresber.*, 1869-70. — Friedberger, *Ibid.*, 1875-76. — Rabe, *Hannov. Jahresber.*, 1876-78-79-80. — Lorge, *Annal. de Bruxelles*, 1876. — Siedamgrotzky, *Sächs. Jahresber.*, 1877. — Hahn, *Adam's Wochenschr.*, 1877. — Pflug, *Zur pathol. Zootom. des Lungenrotzes der Pferde*, 1877. — Weyden, Fischer, *Preuss. Mittheil.*, 1877-78. — Leblanc, Nocard, *Bullet. Soc. cent. vét.*, 1878. — Werner, *Berlin. Archiv*, 1878. — Bollinger, *Adam's Wochenschr.*, 1878. — Vollers, *Ibid.*, 1879. — Csokor, *Oesterr. Vierteljahresschr.*, 1880. — Uspenski, *Archives de Saint-Pétersbourg*, 1880. — Beresin, *Ibid.*, 1881. — Holzendorff, *Preuss. Mittheil.*, 1881. — Grebe, *Berlin. Archiv*, 1881. — Nocard, *Archives d'Alfort*, 1882. — Levi, *Schweiz. Archiv*, Bd. XXVIII. — Mathis, *Journ. de Lyon*, 1884. — Csokor, *Oesterr. Revue*, 1885.

IV. Sur l'inoculation et le diagnostic : Viborg, *Versuche u. Erfahrungen über die Wirkung verschiedener Gifte auf Thiere*. 1795. — Dressler, *Magazin*, 1839. — Hertwig, *Ibid.*, 1841-74. — Lépine, *Journ. de Lyon*, 1843-44-45., — Pottier, *Recueil vét.*, 1844. — Bertacchi, *Ibid.*, 1852. — Mauclère, *Journ. de Lyon*, 1855. — Jessen, *Magazin*, 1860. — Nicklas, *Thierärztl. Mittheil. der k. baier. Thierarzneischule*, 1862. — Adam, *Wochenschr.*, 1862. — Haubner, *Sächs. Jahresber.*, 1864-68. — Decroix, *Journ. vét. milit.*, 1864. — Rothenbusch, *Preuss. Mittheil.*, 1864-65. — Köhne, *Magazin*, 1865. — Delabeyrette, *Journ. de Lyon*, 1866. — Utz, *Bad. Thierärztl. Mittheil.*, 1866. — Roloff, *Preuss. Mittheil.*, 1866-67. — Franck, *Thierärztl. Mittheil. der baier. Thierarzneischule*, 1867. — Jessen, *Adam's Wochenschr.*, 1867. — Guy, *Annal. de Bruxelles*, 1869. — Degive, *Ibid.*, 1874-86-87. — Fossati, *Il med. vét.*, 1874. — Bollinger, *Adam's Wochenschr.*, 1875. — Lustig, *Hannov. Jahresber.*, 1875-76-77. — H. Bouley, *Recueil vét.*, 1875-76-82. — Abadie, *Ibid.*, 1876. — Jofannin, *Ibid.*, 1878. — Moretti, *La Clinica vet.*, vol. VI. — Bollinger, Semmer. *Deutsche Zeitschr. f. Thiermed.*, 1876. — Pütz, *Zeitschr.*, 1876. — Siedamgrotzky. *Sächs. Jahresber.*, 1876. — Friedberger, *Münch. Jahresber.*, 1876-77-77-78-79. — Gotteswinter. Schwarzmeier, *Adam's Wochenschr.*, 1878. — Anacker. *Ibid.*, 1878-82. — Mauri. Labat, *Revue vét.*, 1878. — Nocard, *Bull. Soc. cent. vét.*, 1878. — Leonhardt, *Preuss. Mittheil.*, 1878-79. — Schleg, *Sächs. Jahresber.*, 1879. — Dieckerhoff, *Adam's Wochenschr.*, 1879. — Semmer, *Oesterr. Revue*, 1880. — Galtier, *Journ. de Lyon*, 1878-80-81. — Saint-Cyr, *Ibid.*, 1881. — Darbot et Thomas, *Ibid.*, 1882. — Violet, *Ibid.*, 1883. — Martin, *Münch. Jahresber.*, 1881-82. — Schafer. *Deutsche Zeitschr. f. Thiermed.*, 1882. — Reul, *Annal. de Bruxelles*, 1882. — Krajewski, *Archives de Saint-Pétersbourg*, 1882. — Humbert, *Bull. Soc. cent. vét.*, 1883. — Brandis, Blome, an. in *Adam's Wochenschr.*, 1883. — Barrier, *Archives d'Alfort*, 1883. — Adam, *Wochenschr.*, 1883-86. — Molkentin, *Beitrag zur Sicherstellung der Diag. des occulten Rotzes*, Dorpat, 1883. — Laquerrière, *Recueil vét.*, 1884. — Grünweld, *Oesterr. Monatsschr.*, 1884-88. — Perdan, *Oesterr. Vereinsmonatsschr.*, 1884. — Charrin, *Revue de médecine*, 1885. — Galtier, Violet, *Journ. de Lyon*, 1886. — Ehrhardt. *Schweiz. Archiv*, 1886. — Cagny, Nocard, Pommier, *Recueil vét.*, 1886. — Cadéac et Malet, *Revue vét.*, 1886. — Csokor, *Oesterr. Zeitschr. f. wissenschaftl. Veterinärkunde*, Bd. II. — Serzalow, *Archives de Saint-Pétersbourg*, 1886. — Cravenna, Santo, *Il med. vét.*, vol. XXXIII. — Decroix, *Recueil vét.*, 1887. — Buch, *Rundschau*, 1887. — Neimann, *Rundschau auf dem Gebiete der Thiermed.*, 1887. — Strebel, *Schweiz. Archiv*, 1887. — Sickert, *Berlin. Archiv*, 1887. — Kitt, *Adam's Wochenschr.*, 1887; *Oesterr. Monatsschr. f. Thierheilkunde*, 1887. — Rieck. *Deutsche Zeitschr. f. Thiermed.*, 1888. — Gotteswinter, Serling, *Adam's Wochenschr.*, 1888. — Degive, *Annal. de Bruxelles*, 1888. — Babes, *Bull. de l'Acad. de méd.*, 1888. — Cornu, *Ibid.*, 1890. — Nocard, *Bullet. Soc. cent. vét.*, 1890. — Rupenko, *Centralbl. f. Bakter.*, 1889. — Kitt, *Berlin. Monatshefte*, 1889. — Lisitzin, *Comptes rendus de l'Institut vét. de Charkow*, 1889. — Smith, *Amer. Journ. of comp. med.*, 1890. — Schwarznecker, *Milit. vét. Zeitschr.*, 1890. — Rabe, *Berlin. thierärztl. Wochenschr.*, 1890. — Noniewicz, *Archiv f. veter. Med.*, 1890. — Delamotte, *Revue vét.*, 1891.

V. Sur le traitement : Vatel, Talon, *Recueil vét.*, 1829. — Bertier, Lelong, *Ibid.*, 1830. — *Ibid.*, 1831-34. — Bernard, Lecoq, *Ibid.*, 1835-36. — *Ibid.*, 1836. — Leblanc, *Diverses espèces de morve et de farcin*, Paris, 1839. — Bareyre,

Journ. des vét. du Midi, 1840. — MAYER, *The Vet.*, 1840. — LOWACK, *Magazin*, 1841. — LORD, *The Vet.*, 1842. — BROAD, *Ibid.*, 1848. — TABOURIN, *Journ. de méd. vét.*, 1851. — SCHAACK, *ibid.*, 1854. — KRANZ, an. in *Repertor.*, 1852. — ERCOLANI, *Giornale di vet.*, 1855. — STEIGERWALT, *Repertor.*, 1857. — HALL, MEYRIK, *The Vet.*, 1857. — *Magazin*, 1857. — BAGGE u. TSCHERNING, *Tidskrift de Copenhague*, 1858. — HAUBNER, *Magazin*, 1859. — ALBRECHT, *Ibid.*, 1861. — HAUBNER, *Sächs. Jahresber.*, 1861. — HERING, *Repertor.*, 1861. — PRANGÉ, MARTIN, BERNARD, *Recueil vét.*, 1861. — BONORA, BOTTI e DELL' ACQUA. *Il med. vet.*, 1861. — REY, *Journ. de Lyon*, 1861. — ADENOT, *Ibid.*, 1862. — GUYON, *Journ. des vét. du Midi*, 1862. — WERNER, RÖLL, *Oesterr. Vierteljahrsschr.*, 1862. — UTZ, *Repertor.*, 1862. — BLANC, *Journ. des vét. du Midi*, 1862. — ERCOLANI, *Il med. vet.*, 1862. — DELL' ACQUA, *Ibid.*, 1864. — MOUTENS, an. in *Repertor.*, 1864. — BENKERT, *Heilung rotzverdächtiger u. rotzkranker Pferde*, 1865. — LUKOMSKI, *Recueil vét.*, 1865. — MARTEMUCCI, *L'Archivio della Veter.*, 1868. — ALBERT, *Thierarzt.*, 1869. — TRAUTVETTER, *Sächs. Jahresber.*, 1869. — JOHNE, *Ibid.*, 1870-71. — WEISS, *Adam's Wochenschr.*, 1871. — SIEDAMGROTZKY, *Sächs. Jahresber.*, 1876. — PALAT, *Recueil vét.*, 1876. — FRIEDRICH, *Oesterr. Monatsschr.*, 1877. — KLOOSS. *Preuss. Mittheil.*, 1877-78. — LACAZE, *Recueil vét.*, 1878. — TRASBOT, *Arch. vét.*, 1878. — BRUSASCO, *Il med. vet.*, 1880. — KNÖDLER, *Militär-thierarzt*, 1882. — LEVI. RUSSI, *La Clinica vet.*, 1885-86. — TRINCHERA, LEVI, CAPARINI, *Clinica vet.*, vol. IX. — TRETJAKOW. *Mittheil. des Kasaner Veterinärinstituts*, 1886. — KRONACHER, *Therapeut. Monatshefte*, 1887. — DELAMOTTE, *Revue vét.*, 1888. — NEIMANN, *Bull. Soc. cent. vét.*, 1890.

VI. STATISTIQUE : *Jahresber. u. thierärztl. Mittheil. des Münch. Thierarzneischule*, 1827-28-39-40-41-44-45-51-54-58-62-68. — GERLACH, *Magazin*, 1853. — *Morve en Saxe; Sächs. Jahresber.*, 1856-57-60-67-74-87. — *Morve en Danemark: Tidskrift de Copenhague* 1854-74. — *Morve en Würtemberg; Straub's Jahresber.*, 1863-80. — KRABBE, *Tidskrift de Copenhague*, 1874; *Deutsche Zeitschr. f. Thiermed.*, 1875. — *Jahresber. der baier. Thierarzte. Adam's Wochenschr.*, 1875-78-79-80-88. — *Morve en Prusse:* an. in *Berlin. Archiv*, 1878-88. — *Morve en Alsace-Lorraine; Zündel's Jahresber.* — *Morve en Bade: Lydtin's Mittheil.* — *Morve en Autriche; Röll's Ber.* — *Morve en Belgique: Rapport de Wehenkel.* — *Jahresber. über die Verbreitung von Thierseuchen im deutschen Reich*, 1886-87. — FELISCH. *Die Verbreitung der Rotzkrankheit in Preussen*, 1876-86. — ELLENBERGER u. SCHÜTZ. *Jahresber. über die Fortschritte der Thiermed.*, 1881-86. — LEBLANC, *Recueil vét.*, 1889.

VII. MORVE CHEZ LES AUTRES ANIMAUX. A. CHEZ LE CHIEN : NORDSTRÖM. *Tidskrift de Copenhague*, 1862. — DECROIX, *Recueil vét.*, 1867. — LAFOSSE, *Revue vét.*, 1876. — GIRARD, *Archives d'Alfort*, 1883. — TRASBOT, SIGNOL, DECROIX, *Bull. Soc. méd. vét.*, 1883. — MÉNARD, TRASBOT, *Ibid.*, 1883-84.

B. CHEZ LE CHAT ET LE LION : BASSI, *Il med. vet.*, 1872. — SILVESTRI, *Ibid.*, 1873. — BENJAMIN, *Bull. Soc. méd. vét.*, 1885. — ROBCIS, *Bull. Soc. vét. prat.*, 1885. — DUFFAUT, *Revue vét.*, 1888.

C. CHEZ LA CHÈVRE : WIRTH, *Schweiz. Archiv*, 1844. — ERCOLANI, *Il med. vet.*, 1861. — HARMS, *Hannov. Jahresber.*, 1874. — TRASBOT, *Archives vétér.*, 1876. — MESNARD, *Recueil vét.*, 1888.

D. CHEZ LE BŒUF (?) : UTZ, *Bad. thierärztl. Mittheil.*, 1876.

E. CHEZ LE MOUTON : CSOKOR, *Oesterr. Zeitschr. f. wissenschaftl. Veterinärkunde*, Bd. II.

VIII. MORVE CHEZ L'HOMME : ELLIOTSON, *Med. chir. Trans.*, 1830. — *Recueil vét.*, 1832-34-38. — DEVILLE, HUSSON, BRESCHET, *Ibid.*, 1839. — BARKAM, 1840. — RAYER, BRESCHET, *Ibid.*, 1839-40. — HUTTON, SKRIMSHIRE, LANDOUZY, *Gazell. méd.*, 1844. — TARDIEU, *Thèse de Paris*, 1843. — MONNERET, *Arch. gén. de méd.*, 1847. — CURDT, *Magazin*, 1850. — DESGRANGES, *Journ. de méd. vét.*, 1851-57. — MARCHANT, *Recueil vét.*, 1845-46-47. — PRANGÉ, *Ibid.*, 1850. — H. BOULEY, LEBEL, *Ibid.*, 1854. — VERHEYEN, WITT HAMMER, *Annal. de Bruxelles*, 1856. — PARODI, *Il veter.*, 1858. — GOUBAUX, *Recueil vét.*, 1859. — FAUVET, *Giorn. di med. vet.*, 1859. *Journ. des vét. du Midi*, 1875. — DUBARRY, *Recueil vét.*, 1865-68. — CARVILLE, *Ibid.*, 1868. — BRIGIDI, *Il med. vet.*, 1873. — BOLLINGER, *Zoonosen in Ziemssen's Handbuch der spec. Pathol., des Menschen*, 1874. — VISEUR, *Recueil vét.*, 1876. — WASSILIEFF, *Medic. Centralbl.*, 1883. — RAYMOND, *The vet. Journ.*, Bd. XXII. — KERNIG, *Zeitschr., f. klinische Med.*, 1887. — BUCQUOY, *Soc. méd. des hôpitaux*, 1887. — FÉRÉOL, *Ibid.*

PÉRIPNEUMONIE CONTAGIEUSE.

Historique. — Les premiers écrits relatifs à la péripneumonie contagieuse datent de la fin du xviie siècle. En 1693, elle fut signalée en Hesse. Elle prit une grande extension au commencement du xviiie siècle, époque où elle sévit à l'état épizootique en Suisse et dans les pays voisins : Wurtemberg, Bade, Alsace. Les documents que nous possédons sur cette première épidémie datent de 1743. En 1751, le Collége sanitaire de Zurich attira l'attention des propriétaires d'animaux sur cette maladie, en publiant une brochure où étaient exposés ses principaux symptômes. En 1773, le naturaliste Haller en donna une description dans laquelle on trouve des indications assez exactes sur ses manifestations, ses altérations, sa nature, et sur les mesures de police sanitaire qui doivent lui être opposées. Elle fit son apparition en Angleterre en 1735, et en France en 1765. A partir de 1790, elle se répandit en Allemagne, en France et en Italie. Dès le commencement du xixe siècle, elle avait envahi toute l'Europe occidentale. Vers 1840, elle fut introduite en Amérique, en Afrique (Cap) et en Australie.

Étiologie. — La péripneumonie est une maladie infectieuse du bœuf, essentiellement caractérisée par une inflammation spécifique du poumon et de la plèvre. Elle n'atteint qu'exceptionnellement les sujets de nos autres espèces domestiques.

Sa cause unique est la contagion. La doctrine de la spontanéité, universellement acceptée autrefois, est aujourd'hui complètement abandonnée. Willems, Zürn, Hallier, Weiss, Pütz, Sussdorf, Brazzola, Bruylants et Verriest, Lustig, ont institué des recherches en vue d'en déterminer l'agent infectieux. En 1886, Pöls et Nolen (d'Amsterdam) ont cru l'avoir découvert. Ils ont constamment trouvé, dans l'exsudat pulmonaire, des microcoques d'environ $0\mu,9$ de diamètre, tantôt isolés, tantôt rassemblés en chaînettes de 3 à 6 articles. Dans les préparations non colorées, les *cocci* apparaissaient entourés d'une capsule très nette, peu colorable, qui faisait défaut sur les microcoques cultivés. — Les cultures sur plaque, à la température de la chambre, présentaient, au bout de vingt-deux à vingt-cinq jours, des colonies blanches à reflets jaunâtres, luisantes, légèrement proéminentes, nettement délimitées. — Les cultures par piqûre donnaient des colonies en forme de clou, qui prenaient bientôt une coloration crème, puis jaune. Les *cocci* cessaient de se développer après un quart d'heure d'exposition à une température de 67°C. — Injectées directement dans le poumon, les cultures ont produit chez le bœuf, même chez le chien, le cobaye et le lapin, une pneumonie étendue ; l'exsudat renfermait les microcoques caractéristiques. Sur 100 animaux inoculés à la queue avec des cultures, puis exposés à la contagion en les plaçant parmi des sujets péripneumoniques, aucun n'a contracté la maladie (1).

L'infection des étables saines s'opère par des animaux malades ou infectés qui y sont introduits, plus rarement par l'intermédiaire de l'homme (2). Tous les individus ne sont pas également sensibles au contage ; on estime généralement à 25 p. 100 la proportion des sujets qui paraissent doués de l'immunité. Sur les animaux d'un même local, la maladie se propage principalement par l'air ; elle est déjà transmissible tout à son début, alors qu'il n'existe encore aucun symptôme bien appréciable. La puissance infectieuse atteint son maximum à la période d'état. La contagion peut encore s'opérer 8-10 semaines et plus après la cessation de l'épidémie ou la guérison apparente des bêtes frappées ; ce fait se produit lorsque des foyers nécrosiques subsistent dans le poumon, absolument comme dans la pneumonie infectieuse du cheval. — La propagation par l'air peut se faire à d'assez grandes distances (50 mètres et au delà). Assez souvent la contamination s'effectue par divers intermédiaires (personnel, ustensiles, aliments, chien (Dubos), etc.). — La viande des malades sacrifiés est très rarement contagifère ; elle semble perdre sa virulence par le refroidissement.

L'agent infectieux possède une assez grande résistance aux causes

(1) En 1885, Lustig a trouvé dans la lymphe des parties fraîchement enflammées : 1° un bacille qui liquéfie la gélatine ; 2° un microcoque dont les colonies rappellent le blanc d'œuf cuit ; 3° un autre microcoque se différenciant du précédent par la couleur jaune d'or de ses cultures : 4° un troisième microcoque dont la culture sur gélatine est semblable à une coulée de cire orangée. — En 1886, Cornil et Babes essayèrent en vain de déterminer l'agent pathogène de la maladie. — Dès 1884, Arloing avait commencé des recherches qu'il a poursuivies pendant cinq années et dont il a fait connaître les résultats en 1889. L'ensemencement sur gélatine de la sérosité péripneumonique a donné des colonies dont il a pu retirer quatre microbes différents : 1° un bacille qui fluidifie promptement et complétement la gélatine (*Pneumobacillus liquefaciens bovis*) ; 2° un microcoque non fluidifiant, dont les colonies blanches ressemblent à des gouttes de bougie (*Pneumobacillus guttacerei*) ; 3° un microcoque dont les colonies blanchâtres s'étalent en une couche mince qui se ride et se plisse en vieillissant (*Pneumobacillus lichenoïdes*) ; 4° un autre microcoque dont les colonies, allongées ou circulaires, prennent une belle teinte jaune orangé (*Pneumobacillus flavescens*). Les deux premiers sont facultativement aérobies et anaérobies ; les deux derniers, exclusivement aérobies. — Les expériences d'inoculation faites avec les cultures de ces microorganismes paraissent établir que le *Pneumobacillus liquefaciens* est bien l'agent pathogène de la péripneumonie contagieuse. (Voy. Arloing, *Journ. de Lyon* et *Recueil vét.*, 1889.)

(N. D. T.)

(2) Il y a pourtant des cas où le fait de l'introduction de la maladie dans une étable saine par des personnes ayant séjourné dans une autre, infectée, paraît évident. J'ai observé au moins deux exemples d'apparition du mal, qu'il était impossible d'expliquer autrement. Il me paraît prudent en tout cas d'interdire l'entrée des étables aux personnes qui ont passé dans un lieu infecté.   (L. T.)

de destruction. Dans certains milieux, il peut se conserver pendant trois à quatre mois et même plus longtemps 1). — La période d'incubation dure de trois à six semaines en moyenne le minimum est de huit jours, le maximum de trois mois). — Une première atteinte peut conférer l'immunité pour toute la durée de la vie 2).

Animaux atteints. — La péripneumonie est, après la peste, la plus meurtrière des maladies de l'espèce bovine. — Lorsqu'elle éclate dans une étable, elle peut avoir d'abord les allures d'une affection sporadique ; dans la majorité des cas cependant, elle sévit d'emblée à l'état enzootique ou épizootique. Elle est stationnaire dans certaines régions de la Hollande, de la Belgique, de l'Angleterre, dans quelques provinces de l'Allemagne, en Afrique et en Océanie. Les pays de l'Europe orientale en sont presque exempts. En Russie, on ne l'observe que sur la frontière ouest et dans les ports de mer. Particulièrement commune dans les étables populeuses, où le bétail est fréquemment changé, et dans les localités traversées par les routes principales, elle est rare, même inconnue dans les contrées où l'importation des animaux de l'espèce bovine est faible ou nulle.

Les données cartographiques fournies par le service sanitaire pour les années 1886-87 montrent que la péripneumonie sévit surtout avec intensité dans l'Allemagne centrale, principalement dans les plaines basses, au nord et à l'est des monts du Harz, entre la Saale, l'Elbe et la Leine. Les districts de Magdebourg, Mersebourg, Erfurt, Hanovre, Hildesheim, Lünebourg, les duchés de Brunswick et d'Anhalt en sont les principaux centres.

Les pertes occasionnées par la péripneumonie sont énormes. Dans la Grande-Bretagne, près de 200 000 animaux ont péri en 1860; pour une période de six années, la mortalité s'est élevée à un million environ (perte de 250 millions de francs). En Océanie, de 1860 à 1872, elle a tué 1 500 000 sujets. En France, dans le seul département du Nord, elle en a enlevé plus de 200 000 en dix années ; la Hollande en a perdu 600 000 de 1830 à 1840, et la Prusse rhénane 100 000 de 1835 à 1845. Dans ces derniers temps, ses ravages ont été

---

(1) Le virus péripneumonique recueilli purement dans le poumon et conservé dans des tubes ne perd que lentement ses propriétés virulentes Pasteur. On peut le puiser directement dans cet organe à l'aide d'un tube-pipette stérilisé, après avoir cautérisé la plèvre au point où ce tube est introduit, ou faire usage du trocart dilatateur de Laquerrière. — Ce virus possède une très grande résistance à l'action du froid. Des fragments de poumon péripneumonique ou des lobes tout entiers placés pendant une année à une température de — 5-6° C. dans une chambre réfrigérante ont conservé leur virulence. Les inoculations faites avec la sérosité qui en provenait et avec celle puisée dans un poumon d'une vache péripneumonique que l'on venait d'abattre, ont donné à peu près les mêmes résultats Laquerrière, *Bulletin, soc. cent. vét.*, 1889-90). (N. D. T.

2) La durée de l'immunité, variable suivant les sujets, est généralement de plusieurs années. Elle peut persister toute la vie. N. D. T.

beaucoup moindres, grâce à l'application des mesures préventives prises par les gouvernements. D'après une statistique de Felisch, en Prusse, de 1876 à 1886, 23 582 bœufs sont morts de péripneumonie ou ont été abattus comme atteints de cette affection. Voici les chiffres correspondant à chacune de ces dix années : 1876, 3117 ; 1877, 1980 ; 1878, 2098 ; 1879, 2364 ; 1880, 1749 ; 1881, 1982 ; 1882, 2079 ; 1883, 3070 ; 1884, 3252 ; 1885, 1891. Dans toutes les provinces, à l'exception de la Saxe, la péripneumonie a diminué graduellement. La somme des indemnités allouées durant cette période a été de 5 312 500 francs (1).

La maladie a été également observée sur la chèvre (Spinola, Koppitz et autres), le buffle, le bison et l'yack. Les « cas de péripneumonie du porc » reposent sur des erreurs d'observation. Il en est de même des faits de contamination à l'homme et notamment à l'enfant. L'existence chez ce dernier d'une pneumonie présentant des analogies anatomiques avec la péripneumonie n'est qu'un fait intéressant, sans aucune valeur au point de vue de la contagion de celle-ci à l'espèce humaine. L'homme peut consommer impunément la viande des malades.

Anatomie pathologique. — La péripneumonie est caractérisée anatomiquement par une phlegmasie pulmonaire interstitielle progressive, avec hépatisation secondaire des lobules et extension du processus morbide à la plèvre. Dans la généralité des cas, un seul lobe (ordinairement le gauche) est atteint. Les lésions varient avec l'âge de la maladie.

1° Au début, le poumon présente de petits foyers inflammatoires circonscrits, du volume d'une noisette à celui d'une noix. Le tissu interlobulaire est hyperémié, farci d'hémorragies et infiltré de sérosité ; les lobules hépatisés, rouges, sont entourés de bandes larges de 1 à 2 millimètres, de nuance claire, remplies d'un liquide séreux ou

---

(1) En France, pendant l'année 1887, la péripneumonie a été observée dans 31 départements : 9 ont eu moins de 10 cas ; 12, de 10 à 25 ; 2, de 25 à 50 ; 5, de 50 à 100, et 3 plus de 100 (Meurthe-et-Moselle, 118 ; Nord, 337 ; Seine, 455). Le chiffre des animaux morts de péripneumonie ou abattus comme atteints de cette affection a été de 910 pour ces trois départements et de 693 pour tout le reste de la France. — La maladie forme trois principaux foyers d'origine plus ou moins ancienne : un à l'extrême Nord, un autre comprenant le département de la Seine et les départements voisins, le troisième à l'extrême Sud-Ouest ; elle a deux autres foyers secondaires, l'un dans les deux Savoies, l'autre comprenant quelques départements de l'Ouest. — Le département de Meurthe-et-Moselle, qui n'avait pas eu un seul cas de péripneumonie depuis 1883, a été infecté à la fin de 1886 par des animaux provenant de Paris. — Dans presque tous les départements, la maladie a suivi une marche décroissante depuis la promulgation de la loi de police sanitaire. — Des indemnités ont été accordées pour 3571 animaux en 1882, et seulement pour 1454 en 1887 ; le total de ces indemnités a été de 688 500 francs en 1882 et de 323 908 francs en 1887. — La mortalité consécutive à l'inoculation a également diminué dans des proportions notables : en 1882, elle a été de 192 pour 13 669 animaux (1,4 p. 100) ; en 1887, de 55 pour 7911 (0,7 p. 100) (Tisserand, *Rapport sur le service des Epizooties en* 1887, in *Recueil vét.*, 1889). (N. D. T.)

lymphatique. Lorsque ces foyers sont situés superficiellement, la plèvre, à leur niveau, est opaque et couverte de petits flocons.

2° A la période d'état, on trouve une pneumonie lobaire et une pleurésie secondaire. Le poumon est volumineux, dur, très lourd (son poids atteint jusqu'à 50 kilogrammes) ; il tombe au fond de l'eau et ne crépite plus à l'incision. Les coupes faites dans son épaisseur ont un aspect marbré. Le tissu conjonctif interstitiel, épaissi, forme des bandes rouge jaunâtre ou gris blanchâtre, entourant les lobules dont la nuance est foncée, et présentant une épaisseur qui varie de 2 millimètres à 2 centimètres. La couleur des îlots qu'elles circonscrivent dépend de l'âge de l'hépatisation ; elle va du rouge brun au jaune gris. Les lobules récemment atteints sont rouge sang, rouge brun ou brun noir (hépatisation rouge) ; ceux frappés depuis un certain temps déjà ont une teinte rouge clair ou jaune (hépatisation jaune) ; les plus âgés présentent une coloration grise (hépatisation grise). Généralement ce sont les régions profondes des lobes qui sont marquées d'hépatisation jaune ou grise. On peut rencontrer des lobules enkystés dont le tissu est normal ou comprimé ; d'autres encore sont seulement hyperémiés.

Si l'on examine minutieusement les travées interstitielles, elles apparaissent constituées, au début, par un infiltrat œdémateux, qui devient plus tard fibrino-plastique, gélatineux, augmente peu à peu de consistance, et peut se transformer en tissu conjonctif. Les espaces lymphatiques y ont subi une dilatation lacunaire et sont d'abord remplis d'un liquide séreux ou fibrineux. — Chez les animaux robustes, les alvéoles contiennent une matière croupale très dense, dont la coupe paraît granulée ; chez les sujets à constitution faible, l'exsudat est séreux. Autrefois, lorsque la péripneumonie était caractérisée par l'hépatisation croupale, on la qualifiait de *synocheuse;* lorsque l'exsudat était séreux, on donnait à la maladie l'épithète de *torpide*.

Les lymphatiques du poumon sont dilatés et thrombosés: leurs parois sont épaissies par une infiltration cellulaire. Les vaisseaux sanguins présentent également des thrombus et de petits infarctus hémorragiques. Les bronchioles renferment une matière fibrineuse riche en leucocytes. — Les ganglions bronchiques et médiastins sont tuméfiés.

La plèvre est couverte de fausses membranes fibrineuses ou de masses grumeleuses, molles, qui se détachent facilement. Cet exsudat peut atteindre une épaisseur de deux centimètres; sa surface présente souvent un aspect réticulé. La séreuse est injectée, ecchymosée, rugueuse et irrégulière à sa surface. — Dans le sac pleural, on trouve en outre, en quantité variable, un liquide clair ou louche, généralement inodore, qui tient en suspension des flocons ou des grumeaux d'un certain volume.

3° Aux périodes plus avancées, les régions pulmonaires hépatisées peuvent revenir à leur état primitif ou s'indurer, subir la dégénérescence caséeuse ou l'infiltration calcaire, être envahies par la suppuration ou frappées de nécrose. Dans ce dernier cas, les lobules mortifiés provoquent à leur périphérie une inflammation suppurative; bientôt séparés des tissus adjacents, ils constituent de véritables séquestres contenus dans des cavités entourées d'une membrane fibreuse lisse. — Ainsi isolées, les portions nécrosées peuvent conserver pendant longtemps leurs caractères primitifs; fréquemment aussi elles se ramollissent, se transforment en une masse visqueuse, semblable à la levûre; parfois, lorsqu'elles ont de petites dimensions, elles sont résorbées; la cavité qui les renfermait se rétrécit et la cicatrisation se produit.

Les lobules hépatisés ne reviennent qu'exceptionnellement à leur état primitif après résorption de l'exsudat. Généralement ils s'atrophient, se sclérosent ou s'atélectasient: souvent aussi ils présentent les lésions de la dégénérescence caséeuse ou graisseuse, de la calcification ou de la suppuration, du ramollissement, de la nécrose, de la «transformation putride ou caverneuse». Sur la plèvre, on remarque des proliférations conjonctives calleuses ou verruqueuses, qui établissent habituellement des adhérences entre le poumon et les parois pectorales.

Ce sont là les seules altérations importantes que l'on rencontre dans le poumon et la plèvre. Il peut se produire dans le foie un exsudat interstitiel fibrineux avec atrophie des cellules hépatiques. Parfois on constate des exsudations séro-fibrineuses dans les articulations, les gaines synoviales, dans le tissu conjonctif du fanon, du poitrail, etc. On peut aussi trouver les altérations du catarrhe intestinal, l'aréolisation des plaques de Peyer et des ulcérations sur la muqueuse gastro-intestinale (Degive).

Symptômes. — Après une incubation de trois à six semaines en moyenne (maximum, seize semaines; minimum, quelques jours), commence l'évolution symptomatique qu'il est d'usage de diviser en deux périodes:

1° La *période de développement*, encore appelée «période chronique», lente (*stadium occultum*), s'accuse, d'une manière générale, par les symptômes d'une affection pulmonaire chronique. Sa durée est en moyenne de deux à six semaines; elle peut cependant être réduite à quelques jours. Des foyers inflammatoires lobulaires se constituent dans le poumon. Le premier symptôme est une toux courte, douloureuse, sèche, très faible au début, qui ne se fait d'abord entendre que le matin, ou lorsque les animaux se lèvent, se déplacent, font des efforts, ou encore quand ils viennent de boire; elle devient de plus en plus forte et fréquente; plus tard, elle est extrêmement douloureuse. Au moment où elle se produit, les malades étendent convulsivement la tête, l'encolure, et voussent la tige vertébrale. On note des troubles de l'appétit et de la rumination ; la sécrétion mammaire est diminuée. La fièvre est légère ; la température varie de 39°,5 à 40° C. ; elle est irrégulièrement distribuée aux régions superficielles. La percussion et l'auscultation ne décèlent rien d'anormal ; c'est à peine si l'on entend çà et là un murmure vésiculaire plus rude ; chez beaucoup d'animaux, les espaces intercostaux sont très sensibles à la pression. — Dans quelques rares cas, le processus ne dépasse pas ce stade, ses manifestations s'atténuent graduellement, puis la guérison survient (1).

2° La *période aiguë* est caractérisée par les symptômes d'une pleuro-pneumonie grave avec fièvre intense. En général, sa durée est de deux à trois semaines, plus rarement de quelques jours. La phlegmasie pulmonaire progresse ; elle devient lobaire, diffuse. La respiration est très accélérée, pénible ; les naseaux sont dilatés à l'excès ; il y a un fort battement de flanc. La plupart des malades restent debout, les membres antérieurs écartés, les coudes déviés en dehors ; s'ils prennent l'attitude décubitale, c'est pour quelques instants seulement, et toujours ils se couchent sur le côté malade. La toux est plaintive, très profonde ; les côtes et la colonne dorsale sont fort sensibles à la pression. On observe un jetage muqueux, parfois sanguinolent, même purulent et fétide dans quelques cas. — Au début, la percussion donne un son tympanique ; plus tard elle dénonce une vaste zone de matité, délimitée en haut par une ligne horizontale. A l'auscultation, on entend le murmure vésiculaire affaibli ; parfois il a fait place à du souffle tubaire, à des râles, à des bruits de frottement ; dans le poumon sain, le murmure vésiculaire est fort, rude. Les autres données fournies par la percussion et l'auscultation sont les mêmes que dans la pneumonie ou la pleurésie franches. — L'hyperthermie atteint 40 — 42° C. ; la température est inégale aux diverses régions superficielles ; on compte 80, 100 pulsations et plus à la minute. Les oreilles et les cornes sont tantôt froides, tantôt chaudes ; le mufle est sec et chaud, les membres sont froids, le poil est piqué, la soif vive ; l'appétit, la rumination, la sécrétion lactée sont complètement supprimés. Souvent on observe une constipation qui persiste pendant plusieurs jours. L'urine renferme parfois une grande quantité d'albumine. — Dans quelques rares cas, le début de la deuxième période est marqué par de légères coliques (trépignements) et de la diarrhée.

---

(1) Il y a des cas où les animaux infectés ne présentent absolument rien d'appréciable pendant l'incubation. J'ai vu un taureau introduit dans une étable depuis trois mois et qui pendant ce temps avait paru en parfaite santé, être pris brusquement d'une fièvre très intense. Au bout de moins de quarante-huit heures il avait les deux tiers du poumon gauche envahis. L'examen de cet organe n'y fit découvrir aucune lésion ancienne.　　　　　　　　　　(L. T.)

— La plupart des vaches pleines avortent. — A un moment donné, l'amaigrissement fait des progrès considérables; des œdèmes apparaissent aux régions déclives (fanon, poitrail, membres), la dyspnée augmente, le pouls s'accélère et s'affaiblit, le choc du cœur devient palpitant. Bientôt les malades n'ont plus la force de se tenir debout; on les trouve dans le décubitus latéral complet, en proie à des souffrances qui provoquent des plaintes, des gémissements prolongés. La mort survient par asphyxie.

Marche et pronostic. — La marche est tantôt aiguë, tantôt chronique. D'une manière générale, chez les animaux jeunes, forts, bien nourris, elle est rapide; chez les sujets âgés qui reçoivent une alimentation aqueuse, peu alibile, si la maladie a une marche plus lente, elle est aussi plus maligne. 30 à 50 p. 100 des individus frappés succombent. La mort arrive d'ordinaire deux à quatre semaines après le début de la période aiguë; dans certains cas où les symptômes deviennent vite très alarmants, elle a lieu au bout de cinq à huit jours. Outre cette mortalité, 30 p. 100 des sujets atteints guérissent incomplètement et conservent des lésions chroniques du poumon. En somme, la péripneumonie tue ou met hors de service 50-70 p. 100 des malades. A coup sûr, 50 p. 100 sont perdus. — Dans une petite partie des cas, l'affection se termine par la guérison complète. L'amélioration commence vers le cinquième jour de la période aiguë; la convalescence dure plusieurs semaines, la résorption des exsudats interstitiels se fait très lentement. Parfois la maladie a une marche abortive et ses symptômes sont peu accusés: toux légère, accélération modérée de la respiration, etc.; alors l'appétit est généralement conservé.

Les altérations persistantes du poumon et de la plèvre (nécrose, induration cicatricielle, proliférations conjonctives et adhérences pleurales) entraînent une dyspnée permanente, de la toux, un amaigrissement progressif. L'appareil clinique de la péripneumonie chronique rappelle celui de la tuberculose pulmonaire qui, d'ailleurs, vient souvent la compliquer (1). Dans cette forme de l'affection, on observe des récidives au bout de longs mois.

Lorsque la maladie envahit une étable populeuse, elle ne fait d'abord que quelques victimes; puis, au bout de plusieurs semaines, elle y sévit avec une intensité croissante. Elle y persiste pendant des mois et peut y devenir stationnaire.

Le pronostic varie avec les épidémies. Dans les contrées où la péri-

(1) La tuberculose est en effet extrêmement fréquente chez les vaches qui ont résisté à la péripneumonie. Je l'ai vue, à la ferme de Vincennes, avant 1870, chez la plupart des bêtes considérées comme guéries. A cette époque, on croyait généralement que la maladie se transformait. Il est à peine besoin de dire maintenant que la tuberculose constitue une entité morbide nouvelle qui vient s'implanter sur un terrain exceptionnellement préparé. (L. T.)

pneumonie a déjà pénétré et dans celles où elle existe en permanence, il est toujours beaucoup moins grave que dans les pays où elle éclate pour la première fois. Les locaux défectueux et le régime irrationnel ont sur sa marche une influence défavorable.

Diagnostic différentiel. — Le diagnostic est fort difficile à la période initiale; alors les symptômes sont peu accusés et surtout peu caractéristiques. L'hyperthermie et la toux acquièrent de l'importance lorsqu'on a des raisons de croire à l'existence de la péripneumonie. Même à la période aiguë, le diagnostic *intra vitam* n'est possible que dans les cas où elle frappe des sujets faisant partie d'une étable infectée, ou lorsque plusieurs animaux sont atteints simultanément. En règle générale, il ne peut être sûrement établi que par l'autopsie. Au point de vue du diagnostic différentiel, on a surtout à éliminer les affections suivantes :

1° La *pneumonie croupale franche*. — Cette maladie, dont la marche est aiguë et l'évolution typique, sévit à l'état sporadique; elle est caractérisée anatomiquement par l'uniformité d'âge des lésions et par la non-participation du tissu conjonctif interstitiel et de la plèvre au processus phlegmasique (Voy. *Diagnostic différentiel de la pneumonie croupale du bœuf*, t. II, p. 217) (1).

2° La *tuberculose*. — A la période de développement de la péripneumonie, il est souvent impossible de la différencier cliniquement de la tuberculose; dans cette dernière maladie, en effet, on observe aussi des poussées fébriles.

3° La *pneumonie traumatique ou par corps étrangers*. — Elle peut déterminer les mêmes symptômes que la péripneumonie. Toutefois, les manifestations de la cardite traumatique, qui coexistent assez souvent avec ceux de l'affection pulmonaire, permettent de faire le diagnostic.

4° La *maladie épidémique des bœufs (Rinderseuche)*. — La forme pectorale de cette affection peut également présenter une grande analogie avec la péripneumonie, et, comme celle-ci, elle sévit à l'état épizootique. La distinction est basée sur l'apparition simultanée des formes exanthémateuse et abdominale de la première, ainsi que sur sa marche rapide. Anatomiquement, la localisation pulmonaire de la *maladie épidémique des bœufs* est caractérisée par l'égalité d'âge des lésions et par l'acuité du processus (voy. *Maladie épidémique des animaux sauvages et des bœufs*).

5° Les *pneumonies vermineuse* et *catarrhale simple*, les *pneumomycoses*,

---

(1) Celle-ci ne débute jamais par une fièvre aussi intense. Sur un bœuf de travail que j'ai pu bien étudier, j'ai vu la fièvre augmenter avec la lésion, tandis que dans la péripneumonie elle précède toujours, quelquefois de deux jours, l'apparition des symptômes typiques. Enfin la période d'accroissement de la pneumonie sporadique paraît s'accompagner d'ordinaire de jetage rouillé. (L. T.)

l'*emphysème pulmonaire aigu*, l'*atélectasie pulmonaire*, etc., peuvent également donner lieu à des méprises (1).

Les cas d'atélectasie fœtale, assez fréquents sur le veau, offrent un certain intérêt au point de vue pratique. On les a cités pour infirmer le critérium anatomique de la péripneumonie, lequel consiste en la disposition marbrée du tissu pulmonaire (hypertrophie des traînées conjonctives interstitielles, ilots hépatisés d'âge et de coloration variables).

On peut espérer que, dans un avenir prochain, le diagnostic différentiel anatomique sera facilité par l'examen microscopique et bactériologique.

Pleuropneumonie septique du veau. — Sous cette dénomination, Pöls a décrit une affection épidémique des veaux, qui offre une analogie frappante avec la péripneumonie. Observée dans différents pays, cette maladie a le cachet d'une septicémie avec localisations sur la plèvre et le poumon. Rapide dans son évolution, elle s'accompagne de symptômes fébriles et d'une dyspnée grave. Les altérations du poumon présentent une grande similitude avec celles de la péripneumonie. D'après Pöls, l'agent infectieux est un bacille semblable aux Bactéries de la pneumonie infectieuse, de la septicémie du lapin et de la maladie épidémique des animaux sauvages. Chez le porc, l'inoculation des cultures de ce microbe provoque une maladie semblable à la pneumonie infectieuse : elle est mortelle pour la souris, le lapin, le cobaye, le veau et les jeunes bovidés.

Perroncito a étudié une pneumonie infectieuse du veau qui occasionne de grandes pertes en Italie. D'après cet auteur, elle serait occasionnée par un microcoque (*Micrococcus umbratus*) qui se développe très bien sur la gélatine et l'agar ; il forme des colonies en forme de clou et communique à ces substances une couleur bitumeuse. Cette maladie s'observe sur les veaux jusqu'à l'âge de trois mois. On l'a également constatée sur les porcelets. En Russie, elle a été décrite par Semmer [2].

Traitement. — Toutes les médications employées autrefois ont été reconnues inefficaces. La péripneumonie doit être combattue par la prophylaxie. Les mesures de police sanitaire prescrites dans la loi allemande sur les maladies contagieuses (§§ 45 et 79), notamment l'abatage des animaux malades, donnent les résultats les plus sûrs.

(1) La *broncho-pneumonie infectieuse* des bœufs américains, décrite par Nocard, est produite par une bactérie courte, ovoïde, mobile, que l'on trouve dans l'exsudat bronchique, dans le tissu hépatisé et dans la sérosité peu abondante que renferment les sacs lymphatiques périlobulaires. Au point de vue anatomo-pathologique, cette maladie se distingue surtout de la péripneumonie par la présence de muco-pus dans les bronches (*Bull. Soc. cent. vét.*, 1891).   (N. D. T.)

(2) Hutcheon a observé, au Cap, une pleuropneumonie spécifique sévissant exclusivement sur les animaux de l'espèce caprine et importée par des chèvres angora. Elle s'accuse par les symptômes des affections pectorales graves et se termine par la mort dans les deux tiers des cas. Elle paraît ne se transmettre que par contagion immédiate. On l'a provoquée expérimentalement en faisant ingérer à des sujets sains une certaine quantité de l'exsudat pleural. — L'inoculation préventive, pratiquée suivant les règles établies pour la péripneumonie, abaisse la mortalité à environ 30 p. 100. La durée de l'immunité varie de quatre à six mois. (*The Journ. of Comparat. med. and. vet. Archiv.*, 1890, an. in *Annal. de méd. vét.*, 1890).   (N. D. T.)

Dans quelques pays, la péripneumonie compte au nombre des vices rédhibitoires. En Bavière, le délai est de 40 jours ; en Saxe, de 30; en Bade, de 14.

De l'inoculation. — Depuis longtemps, l'inoculation a été essayée et appliquée comme moyen prophylactique. Au commencement de ce siècle, elle a été préconisée en Allemagne par Haussmann et quelques autres vétérinaires. D'après Rochebrune, elle aurait été pratiquée de toute antiquité par les Arabes sur les troupeaux de la Sénégambie. Les opérateurs plongent la pointe d'un couteau dans le poumon d'un bœuf mort de péripneumonie, et font ensuite, à l'aide de cet instrument, une incision dans la peau de la région nasale.

Mais l'inoculation prit surtout un essor considérable après les recherches faites en Hollande par Willems, de 1850 à 1852. Depuis cette époque, elle a été étudiée dans presque tous les pays et de nombreux documents ont été recueillis à son sujet. Néanmoins, il est encore très difficile aujourd'hui d'émettre un jugement décisif sur sa valeur. Nous allons exposer les arguments invoqués par ses partisans et ses adversaires.

Les défenseurs de l'inoculation, parmi lesquels nous devons citer Haubner, Pütz, Rueff, H. Bouley, Degive, basent leur opinion sur ce fait qu'une première atteinte de la maladie confère l'immunité pour toute la durée de la vie. A l'appui de leur manière de voir, ils invoquent des considérations multiples. Par l'inoculation, disent ces auteurs, on allume dans l'appendice caudal un processus inflammatoire spécifique de même nature que celui qui se développe dans le poumon lorsque la péripneumonie est contractée naturellement, et quand l'évolution de ce processus local est terminée, l'organisme est doué de l'immunité; en outre, cette opération abrège la durée de l'épidémie dans une étable, et les pertes qu'elle occasionne sont très faibles. Haubner estime le chiffre de celles-ci à 1-2 p. 100, et celui des cas de gangrène de la queue à 5-10 p. 100. Dans les vaccinations faites en Hollande pendant les années 1878-79, la mortalité a été de 0,66 p. 100 (statistique portant sur 59 180 animaux), Pour montrer les avantages de l'inoculation, on cite surtout les résultats obtenus en Hollande (Spöling), en Saxe et en Australie. Ses partisans nient la transmission de la maladie par les animaux vaccinés; ils font remarquer qu'elle est infiniment moins onéreuse que l'abatage, lequel entraine des pertes considérables; ils contestent enfin l'efficacité des mesures sanitaires, même des plus sévères. D'après une statistique de Degive, sur 6708 animaux inoculés dans divers pays, de 1850 à 1863, la mortalité a été de 2,7 p. 100; sur 2453 animaux non inoculés et exposés à la contagion dans les mêmes conditions que les précédents, 26,9 p. 100 ont contracté la maladie. En Hollande, l'inoculation a abaissé le chiffre des animaux péripneumoniques de 6079 en 1871 à 2227 en 1875, à 951 en 1877, à 157 en 1879, à 11 en 1882 (Pütz). A Hasselt, où elle a été pratiquée avec beaucoup de succès sur 200 000 animaux en trente années (1850 à 1880), on a invariablement noté une augmentation des pertes pendant les périodes où elle a été négligée.

Les adversaires de l'inoculation, entre autres Roloff, Wehenkel, Lydtin, Oemler, Zündel, Steffen, Kitt, Adam, lui opposent les objections suivantes : — On n'a jamais pu démontrer l'existence d'une immunité complète conférée par la vaccination. Ses partisans ne sont pas à même d'indiquer d'une façon précise la durée de ses effets prophylactiques ; il en est qui parlent d'une immunité incomplète et répètent plusieurs fois l'opération. On peut mettre en doute la spécificité du processus local qu'elle détermine, car une lésion analogue peut être produite en employant du pus ou du lait. Par l'inoculation, on n'a jamais provoqué les lésions pleuropulmonaires qui constituent le critérium de la péripneumonie et lui sont tellement inhérentes qu'on les observe même chez le fœtus lors de transmission intra-utérine de la maladie. Les résultats de la vaccination dépendent du procédé employé, de l'époque où elle est pratiquée, de la qualité du virus. Fréquemment on l'effectue sur des animaux qui possèdent déjà l'immunité, laquelle est attribuée aux effets de l'inflammation caudale. Par l'inoculation, la maladie se propage et les épidémies se perpétuent. Parfois les pertes qu'elle occasionne sont considérables ; souvent la mortalité est très élevée, elle peut dépasser celle de la péripneumonie. La Commission chargée de préparer la loi allemande sur les maladies contagieuses a évalué à 2-4 p. 100 les pertes que devait entraîner l'inoculation. D'après les observations d'une Commission française (1), le chiffre des cas de gangrène de la queue a été de 25 p. 100 ; il serait de 10 à 15 p. 100 d'après une statistique de Degive. L'opération a des inconvénients au point de vue économique ; elle entraîne une diminution de la sécrétion mammaire, l'amaigrissement des animaux inoculés, etc. Grâce à elle, souvent l'épidémie se répand (2), tandis que dans

(1) Dans les expériences faites par la Commission Dumas, en 1850, la proportion des sujets sur lesquels la gangrène survenue à la suite de l'inoculation a déterminé la chute de la queue a été de 27 p. 100, et celle des morts de 11 p. 100 (Rapport de H. Bouley. *Recueil vét.*, 1851). Mais le pourcentage de ces accidents donne aujourd'hui des chiffres beaucoup plus faibles. Sur 1351 animaux inoculés par la Mission chargée de combattre la péripneumonie dans les Basses-Pyrénées en 1884, 10 seulement (moins de 1 p. 100) ont succombé, 15 (1 p. 100) ont perdu leur queue, et sur 30 (2 p. 100) cet organe s'est mortifié partiellement. (Rapport de Delamotte, *Bullet. Soc. cent. vét.*, 1885). (N. D. T.)

(2) On a relaté quelques observations paraissant établir, les unes, que l'inoculation peut provoquer la péripneumonie (Degive, Mollereau, Willems, etc.), les autres, que les animaux inoculés peuvent communiquer la maladie (Reynal, Cagny, etc.). Mais les sujets chez lesquels celle-ci s'est développée dans ces circonstances avaient certainement été contaminés antérieurement. Jamais l'inoculation caudale effectuée sur des animaux vierges de toute imprégnation virulente n'a provoqué la péripneumonie avec ses lésions pleuropulmonaires typiques. Jamais

d'autres cas, en ne la pratiquant pas, la maladie disparaît d'elle-même.
Beaucoup d'animaux contractent celle-ci et guérissent sans que l'on
s'en aperçoive. Dans les pays où la vaccination est le plus en vogue, la
péripneumonie ne disparaît pas pour cela (Belgique); dans d'autres,
comme la Hollande, l'extinction de ce fléau n'a pas été le résultat
de l'inoculation, mais de l'application sévère des autres mesures
de police sanitaire, notamment de l'abatage. En Belgique, d'après
Oemler, le nombre des cas de péripneumonie s'est accru de 1481 en
1867 à 2800 en 1878, bien que l'inoculation ait été régulièrement pratiquée pendant toute cette période; ensuite, ce nombre a diminué
notablement par les mesures sanitaires : en 1880, il était de 1781;
en 1883, de 1187. D'après une statistique de Kitt, le nombre des
cas de péripneumonie en Angleterre a été de 4590 en 1878; par
l'exécution rigoureuse des mesures sanitaires, il s'est abaissé à 2144
en 1879, et à 1200 en 1882. En Bavière, depuis la promulgation de la loi
sur les maladies contagieuses, le nombre des cas de péripneumonie est
tombé de 846 en 1846 à 281 en 1883. En Bade, où la perte annuelle
a été de 0,2 p. 1000 de 1870 à 1880, on n'en a observé aucun cas
en 1885.

Lorsqu'on envisage d'une façon impartiale les arguments invoqués
pour et contre l'inoculation, il est assez difficile de se faire une opinion ferme et définitive sur la valeur de la méthode, et cela d'autant
plus que les expériences et les observations existent encore en nombre
trop restreint. A l'heure actuelle, il ne semble pas que l'on doive recommander l'*inoculation préventive* (1), mais seulement l'*inoculation de
nécessité*, pour abréger la durée de l'épidémie dans une étable infectée. Nous considérons les mesures de police sanitaire, surtout l'abatage, comme les moyens les plus efficaces de combattre la péripneumonie; cette affection rentre dans le groupe des contagions dont l'agent
n'est pas très répandu et dont la propagation peut être arrêtée par
l'abatage des malades. Au point de vue prophylactique, cette mesure
offre de bien plus grandes chances de succès que l'inoculation. La
vertu préservatrice de celle-ci est encore problématique. Il est en tout
cas fort désirable que les recherches bactériologiques puissent nous

non plus on n'a produit un seul fait authentique démontrant que l'inoculation
de précaution ait créé un foyer infectieux, point de départ d'une épizootie de
péripneumonie. (N. D. T.)

(1) L'inoculation de précaution est cependant indiquée dans les pays où l'on
importe beaucoup de bétail et dans lesquels la péripneumonie règne en permanence. En Hollande, elle est appliquée dans la région des distilleries; de 1878 à
1882, on y a inoculé 128 380 animaux avec une perte moyenne un peu inférieure
à 1 p. 100. Sur les animaux non inoculés, la mortalité a été de 26 p. 100. Ainsi que
l'a fait remarquer Sanson, si les vétérinaires hollandais ont longtemps discuté les
avantages et les inconvénients de l'inoculation, les engraisseurs étaient absolument
fixés au sujet de sa valeur : ils savaient que sans la vaccination leur industrie
n'était pas possible. (N. D. T.)

doter sous peu d'un procédé de vaccination plus parfait et plus scientifique (1).

La pratique de l'inoculation varie avec la méthode employée. Le plus ordinairement on fait l'opération près de l'extrémité de la queue. Pour récolter la lymphe virulente, on choisit un animal chez lequel la maladie existe à sa première période: on excise des fragments pulmonaires hépatisés, on les comprime légèrement pour en extraire la sérosité, on la laisse se coaguler et on la filtre ensuite sur un linge fin. Il est des praticiens qui se servent du liquide recueilli par des incisions faites dans la tuméfaction caudale ; la lymphe ainsi obtenue serait moins virulente.

On opère l'inoculation à l'aide de l'aiguille de Sticker ou d'une lancette cannelée ; le lieu d'élection est la face dorsale de la queue, à une distance de 8 à 10 centimètres de l'extrémité de l'organe. Après avoir coupé les poils à cette région, on y fait une ou deux piqûres virulentes suffisamment éloignées l'une de l'autre et qui pénètrent jusque dans le tissu conjonctif sous-cutané (inoculation sous-cutanée). La lymphe doit être limpide, de couleur blanc jaunâtre ; il est essentiel de la puiser dans du tissu pulmonaire peu altéré, hépatisé, exempt de foyers nécrosiques. On obtient des résultats positifs sur 75 à 90 p. 100 des individus. Au bout de une à quatre semaines, la région où le liquide a été inséré devient le siége d'une tuméfaction inflammatoire qui, d'ordinaire, ne dépasse pas les dimensions d'un œuf de poule. On observe alors un peu de fièvre et une accélération légère de la respiration. Lorsqu'on a employé de la lymphe impure, une tuméfaction étendue se développe sur toute la longueur de la queue, l'extrémité de l'organe se nécrose, la fièvre devient intense, puis l'on voit apparaître les symptômes de la septicémie ou de la pyohémie. Les mêmes phénomènes surviennent lorsqu'on pratique l'inoculation aux régions défendues, particulièrement au fanon ou à la racine de la queue (2).

(1) Les faits s'accumulent tous les jours qui témoignent de l'efficacité préventive de l'inoculation, et la preuve qu'elle confère bien l'immunité aux animaux qui l'ont subie est donnée irréfragable par la stérilité de l'insertion ultérieure du virus à une *région défendue*. Tandis que chez les animaux vierges, l'opération pratiquée à toute autre région que l'extrémité caudale est suivie d'accidents inflammatoires intenses, gangreneux, souvent mortels, chez les sujets vaccinés, ou elle demeure sans effet, ou elle ne provoque que des phénomènes insignifiants. C'est là le critérium de l'immunité acquise par l'inoculation. Pour que celle-ci donne de bons résultats, il est indispensable qu'elle soit pratiquée dès que la maladie éclate dans une étable, ou à un moment aussi rapproché que possible du début. Si on l'effectue tardivement, un certain nombre d'animaux sont déjà contaminés ; chez eux, la péripneumonie est en voie d'évolution, et la vaccination ne saurait en arrêter le développement. — Leblanc a pourtant opposé à l'inoculation hâtive des faits d'un haut intérêt. En 1882, dans 14 étables, et en 1883 dans 23, avant de pratiquer l'opération, il s'est cru autorisé, en raison de circonstances particulières, à attendre un second cas de péripneumonie, et ce second cas ne s'est pas produit !   (N. D. T.)

(2) Dans les expériences qu'il a faites à la ferme de Vincennes (1882), Pasteur a reconnu que les accidents gangreneux de l'extrémité caudale devaient être attribués exclusivement à l'action spécifique du virus.

En 1889 et 1890, Schütz et Steffen ont fait des recherches sur l'inoculation de la péripneumonie pratiquée en s'entourant de toutes les précautions aseptiques (peau rasée, savonnage de la région et lavage avec une solution de sublimé, stérilisation des instruments, désinfection des mains, etc.). Voici les principales conclusions de leur travail :

La lymphe péripneumonique encore chaude est plus virulente que la lymphe froide et que le tissu pulmonaire hépatisé. — L'immunité est d'autant plus certaine

Les processus inflammatoires graves développés dans la queue peuvent avoir une terminaison fatale ; on y remédie par de larges incisions, par un traitement antiseptique local et par l'amputation de la partie nécrosée (1). La mortalité moyenne n'est que de 1 à 3 p. 100 ; 5 à 15 p. 100 des sujets perdent leur queue.

Parfois, au bout de six à huit semaines, on pratique une deuxième inoculation au-dessus du point où la première a été faite.

Martin effectue la vaccination en passant sous la peau, au niveau de la dernière vertèbre coccygienne, un petit séton large de 3 millimètres et imbibé de lymphe. Rutherford a obtenu de bons résultats par cette méthode ; la mortalité a été de 2 p. 100 ; les accidents graves étaient beaucoup plus rares qu'en employant le procédé ordinaire. La tumeur d'inoculation apparaissait du neuvième au quatorzième jour ; elle restait volumineuse de sept à neuf jours et disparaissait au bout de quatorze à vingt jours.

Thiernesse, Defays, H. Bouley, Degive, Sanderson et autres ont pratiqué l'inoculation intraveineuse en injectant directement dans la jugulaire 2 centimètres cubes de lymphe. En général, les résultats ont été excellents. Dans un cas il s'est développé une pneumonie ; à l'autopsie, le poumon présentait sur les coupes l'aspect marbré caractéristique de la péripneumonie (2).

I. Bibliographie générale : HALLER, *Abhandl. von den Lungenseuche*, 1773. — KAUSCH, *Bemerkungen über die beiden in unseren Tagen im Schwange gehenden Rindviehsterben*, 1790. — CHABERT, *Instruction sur la péripneumonie des bêtes à cornes*, Paris, 1794. — BUSCH, *Anleitung die Brustentzündung des Rindes sicher u. gründlich zu heilen*, Marburg, 1797. — HUZARD, *Mémoire sur la péripneumonie chronique*, Paris, 1798. — KÖLPIN, *Unterricht für den Landmann über die unter dem Hornvieh grassirende Lungenkrankheit*, 1800. — AMMON, *Ueber Lungenseuche des Rindviehs*, 1808. — LAPPE, *Ibid.*, 1818. — FEY, *Gemeinfassliche Anleitung zur richtigen Erkenntniss, etc.*, 1818. — AM-PACH, *Ueber Lungenfaüle des Hornvieh*, 1819. — DIETRICH, *Ueber die Lungenseuche nebst Beweisen für die Nichtansteckbarkeit dieser Krankheit durch Impfversuche*, 1821. — NÖTEL, *Die Lungenseuche des Rindviehs und ihre Heilung* 1828. — MERK, *Abhandlung über Lungenseuche beim Hornvieh*, 1830. — FAHRNER, *Inaug. Diss. über Peripneumonia pecorum maligna exsudativa*, 1830. — WAGENFELD, *Die Lungenseuche des Rindvieh*, 1832. — SAUTER, *Die Lungenseuche, ihr Wesen, etc.*, 1835. — WAGENFELD, *Erkenntniss u. Cur der krankheiten des Rindviehs*, 1835. — KUERS, *Die Gelegenheitursachen der Lungenseuche des Rindviehs*, 1837. — HERBST, *Die krankheiten des Rindes*, 1838. — GERLACH, *Magazin*, 1839-54. — HERTWIG, *Ibid.*, 1840. — BARTELS, *Wesen u. Heilung der Lungenseuche*, 1841. — SEER, *Meneste*

que la phlegmasie locale provoquée par l'inoculation est plus accusée. — L'extension des processus locaux n'est nullement en rapport avec la quantité de virus employée. — Les inoculations faites avec la lymphe encore chaude et en s'entourant de précautions antiseptiques ne sont pas toujours sans danger. — L'inoculation de lymphe fraîche détermine dans l'organisme du bœuf les phénomènes générateurs de l'immunité. — Celle-ci est réellement conférée par l'inoculation (*Berlin. Archiv.* 1889-90). (N. D. T.)

(1) Un bon traitement préventif de la gangrène de la queue lorsque l'inflammation est très intense, c'est la réfrigération permanente de cet organe par l'application de glace ou par l'irrigation continue. (N. D. T.)

(2) L'inoculation peut être effectuée par différents procédés : piqûres, scarifications, incision, injection sous-cutanée, séton, etc. — Beaucoup de praticiens emploient aujourd'hui l'injection sous-cutanée faite avec la seringue Pravaz (Verrier, Rossignol, Laquerrière, etc.). Sur 687 bêtes inoculées ainsi en 1885, dans le département de la Seine, Laquerrière n'a eu que 3 cas de mort (0,43 p. 100) (*Bullet. Soc. cent. vét.*, 1886). — Pour faire l'inoculation par piqûre, Jouanne (de Soissons) a imaginé un petit instrument à lame cannelée, qui remplace avantageusement la lancette.

 (N. D. T.)

Erfahrungen und Beobachtungen über die Lungenseuche, 1842. — DE LA HARPE, *Magazin*, 1842. — KRAUSS, *Repertor.*, 1842. — DELAFOND, *Recueil vét.*, 1842. — FUCHS, *Die Frage der Ansteckungsfähigkeit der Lungenseuche des Rindviehs*, 1843. — KÖRBER, *Die Krankheiten des Rindviehs*, 1843. — TSCHEULIN-DUTTENHOFER, *Handbuch zur Kenntniss und Heilung des Krankheiten des Hausthiere*, 1843. — BARLOW, *The Vet.*, 1843. — RELPH, *Ibid.*, 1844. — ZINKER, *Die Lungenseuche*, 1844. — KÖRBER, WEESE, *Magazin*, 1844. — CUERS, CLEMENT, SPINOLA, *Repertor.*, 1844. — KUERS, *Ibid.*, 1845. — DÈLE, *Journ. de Lyon*, 1845. — SAUBERG, *Die Lungenseuche des Rindviehs und ihre Geschichte*, 1846. — KOHLER, *Repertor.*, 1846. — HAUSSMANN, *Gutachten über die Lungenseuche*, 1847. — GEROLD, *Die contagiöse Lungenseuche des Rindviehs*, 1848. — SIMONDS, *The Vet.*, 1849. — FREY, *Magazin*, 1849. — TISSERANT, *Journ. de Lyon*, 1849. — FUNKE, *Handbuch der spec. Pathol. u. Therapie*, 1850. — RYCHNER, *Bujatrik*, 1851. — LAFOSSE, *Journ. des vét. du Midi*, 1851. — ULRICH, *Bericht über die zur Ermittlung der Ansteckungsfähigkeit, etc., angestellten Versuche*, 1852. — DUBOY, *Annal. de Bruxelles*, 1852. — JANICH, *Oesterr. Vierteljahrsschr.*, 1853-56. — STICKER, *Preuss. Mittheil.*, 1854. — RICHTER, *Magazin*, 1854-55. — ANDREIS, *Giornal die vet.*, 1855. — RUST *Die Lungenseuche des Rindviehs*, 1855. — ANDRÉ, *Annal. de Bruxelles*, 1855. — GIEBER, *Die Lungenseuche des Rindviehs, Erkenntniss, Heilung und Verhütung*, 1856. — GLUTHMANN, *Sächs. Jahresber*, 1856-57. — ALERS u. HUFNAGEL, *Repertor.*, 1857. — JESSEN, *Die Lungenseuche im Herzogthum Holstein*, 1857. — EBERHARDT, *Magazin*, 1857. — HERING, *Repertor.*, 1857-60-71-77; *Spec. Pathol.*, 1858. — ZWICKEL, *Oesterr. Vierteljahrsschr.*, 1858. — CORVINI, *Il veter.*, 1858. — HILDEBRAND, *Medicinisch-polizeiliche Abhandlung über die chron. Lungenseuche des Rindes. Inaug. diss.*, 1859. — GIEBER, *Oesterr. Vierteljahrsschr.*, 1860-70. — FRAAS, *Münch. Jahresber.*, 1860. — GRZEDWIEWSKI, *Magazin*, 1860. — SUSSDORF, *Sächs. Jahresber.*, 1860. — STOLZ, *Preuss. Mittheil.*, 1860-61. — FUCHS, *Der Kampf mit der Lungenseuche des Rindviehs*, 1861. — VOIGTLÄNDER, *Sächs. Jahresber.*, 1861. — ROSING, *Veter. Review*, 1861. — FUCHS, *Beitrag zur Geschichte der Lungenseuche des Rindviehs*, 1862; *Die Wehr gegen die Lungenseuche des Rindviehs im Herzogthum Baden*, 1862. — *Sächs. thierärztl. Berichte*, Sächs. Jahresber., 1862-64-67-68-71-72-75. — GIEBER, *Thierärztl. Mittheil. d. kgl. baier. Thierarzneischule*, 1862. — *Adam's Wochenschr.*, 1862. — THIESEN, *Tidskrift de Copenhague*, 1862. — LECOUTURIER, *Annal. de Bruxelles*, 1862. — GAMGEE, *Veter. Review*, 1863. — HERTWIG, *Magazin*, 1863. — HAMM, *Adam's Wochenschr.*, 1863. — PELUG, *Ibid.*, 1864. — DEMOOR et MANS, *Annal. de Bruxelles*, 1864. — HUART, *Recueil vét.*, 1864. — COCULET, *Journ. des vét. du Midi*, 1864. — LANDOIS u. LANGENKAMP, *Die Lungenseuche des Rindes*, 1865. — DAMMANN, *Schles. Landwirth.*, 1866. — MEYER, *Magazin*, 1866. — ZÜNDEL, *Journ. de Lyon*, 1866. — HARTUNG, *Thierarzt*, 1866. — MAURI, *Journ. des vét. du Midi*, 1866. — ZIPPELIUS, *Adam's Wochenschr.*, 1867. — FÜRSTENBERG, *Magazin*, 1867. — FENTZLING, *Bad. thierärztl. Mittheil.*, 1867. — FUCHS, *Ibid.*, 1867-69-75. — MEYER, *Adam's Wochenschr.*, 1868. — RODINA e CUSTAGNA, *Il med. vet.*, 1868. — KOPPITZ, *Oesterr. Vierteljahrsschr.*, 1868, 1870. — HAUBNER, *Handbuch der vet. Polizei*, 1869. — BERNER, *Bad. thierärztl. Mittheil.*, 1869. — MEYER, *Magazin*, 1870. — VOGEL, *Repertor.*, 1870. — LÜTHENS, *Rüttert. Preuss. Mittheil.*, 1870-71. — HERTWIG, RENNER, *Magazin*, 1871. — ULRICH, *Ibid.*, 1872. — GERLACH, *Gerichtl. Thierheilkde*, 1872. — DÈLE, *Annal. de Bruxelles*, 1872-78-79. — DUSEUSART, *Ibid.*, 1873-75. — ADAM, *Wochenschr.*, 1872-73. — ABLEITNER, ZAHN, *Oesterr. Vierteljahrsschr.*, 1872. — KOPPITZ, *Ibid.*, 1874. — REYNAL, *Traité de police sanitaire*. Paris, 1873. — KÖHNE, *Magazin*, 1874. — CAVAGNA, *Gazetta med. vet.*, 1874. — SIMONDS, *Thierarzt*, 1875. — KÖHNE, *Berlin. Archiv*, 1875. — BURGER, *Bad. Mittheil.*, 1875. — LYDTIN, *Ibid.*, 1876-77-79. — MEYER, *Repertor.*, 1876. — MAURI, *Revue vét.*, 1876. — DUBOS, *Recueil vét.*, 1877. — ROBOLAM, *Ibid.*, 1878. — OEMLER, *Preuss. Mittheil.*, 1877-78. — HOHUBEK, *Oesterr. Vereinsmonatsschr.*, 1878. — HOFER, *Ibid.*, 1879. — HARTMANN, *Thierarzt*, 1879. — TRASBOT, *Archiv. vétér.*, 1879. — MAGNE, *Bull. Soc. cent. vét.*, 1879. — JÜRGENSEN, *Naturforscherversammlung*, 1879. — WIDENMANN, *Inaug. Diss.* Tübingen, 1879. — ROSSIGNOL, *Recueil vét.*, 1879-82. — FRITZ, *Ibid.*, 1880. — MÜLLER, *Oesterr. Vierteljahrsschr.*, 1880. — WESTRING, *Tidskrift de Copenhague*, 1880. — FUCHS, *Bad. Mittheil.*, 1880. — JOHNE, DINTER, *Sächs. Jahresber.*, 1880. — SCHMIDT, *Thierarzt*, 1880. — KOPPITZ, *Oesterr. Vereinsmonatsschr.*, 1880. — SOWA, *Ibid.*, 1881. — JUNGERT, RENNER, *Thierarzt*, 1881. — MARTENS, *Preuss. Mittheil.*, 1881.

— Pütz, *Ueber Ursache u. Tilgung der Lungenseuche*, 1881. — Silvestrini, *L'Écho vét.*, 1881. — Röll, *Thierseuchen*, 1881. — Müller, *Thierarzt*, 1882. — Pütz, *Seuchen u. Herdekrankheiten*, 1882. — Pasteur, *Recueil vét.*, 1882. — Delaforge, *Archives d'Alfort*, 1883. — Sussdorf, *Repertor.*, 1883. — Roloff, *Berlin. Archiv*, 1883-84. — Nocard et Mollereau, *Bull. Soc. cent. vét.*, 1883. — Degive, *Annal. de Bruxelles*, 1883. — *Congrès vét. de Bruxelles*, an. in *Deutsche Zeitschr. f. Thiermed.*, 1884; *Berlin. Archiv*, 1884. — Haubner-Siedamgrotzky, *Landwirthschaftl. Thierhkeitle*, 1884. — Möbius, *Sächs. Jahresber.*, 1884. — Coulon et Ollivier, *Bullet. Soc. cent. vét.*, 1884. — Salmon, *Amerik. vet. Ber.*, 1884-85. — Kaiser, *Hannor. Jahresber.*, 1884-85. — Pütz, *Compendium*, 1885. — Butel, *La péripneumonie*, Paris, 1885. — Rossignol, *Bull. Soc. vét. prat.*, 1885. — Röll, *Spec. Pathol.*, 1885. — Degive, *Annal. de Bruxelles*, 1885, an. in *Vorträge f. Thierärzte*, 1885. — Brazzola, *La Clinic. veter.*, 1885. — Putscher, *Adam's Wochenschr.*, 1885-86. — Delaforge, *Recueil vét.*, 1885. — *Berlin. Archiv*, 1885-86-87. — Pütz, Glöckner, *Oesterr. Vereinsmonatsschr.*, 1886. — Schneidemühl, an. in *Thierarzt*, 1886. — Rose, Hunt, *Amerik. vet. Ber.*, 1886. — Brown, *The Veter.*, vol. LIX. — Leblanc, *Recueil vét.*, 1886. — Delaforge, *Ibid.*, 1887. — Röbert, Hübner, *Sächs. Jahresber.*, 1887. — Zürn, *Die pflanzlichen Parasiten*, 1889.

II. Sur l'inoculation de la péripneumonie : Willems, *Mémoire sur la péripneumonie*, 1852; *L'inoculation des bovins comme moyen prophylactique de la péripneumonie*, 1852; *Réplique aux objections sur l'inoculation de la péripneumonie*, 1853; *Rapport sur l'inoculation de la péripneumonie*, 1857; *Journ. des vét. du Midi*, 1863; *Recueil vét.*, 1863-81-87; *Annal. de Bruxelles*, 1880-81-82. — De Saive, *Die Inoculation, ein Schutzmittel gegen die Lungenseuche des Rindes*, 1852. — Wellenbergh, Bartels, *Magazin*, 1853. — Lüdersdorff u. Wellenbergh, *Erfahrungen u. Untersuchungen betr. des Einimpfen der Lungenseuche*, 1853. — Nicklas, *Münch. Jahresber.*, 1853-55. — Hering, *Repertor.*, 1853-54-55. — V. Dommelen, Huenagel, *Ibid.*, 1853. — H. Bouley, *Recueil vét.*, 1853-54. — Simonds, *The Vet.*, 1853. — Röll, *Oesterr. Vierteljahrsschr.*, 1854-55-56-61. — Haas, *Ibid.*, 1854. — Kreutzer, *Die Einimpfung der Lungenseuche des Rindviehs als das bewährteste Schutzmittel gegen diese Seuche*, 1854. — Marret, Prangé, *Recueil vét.*, 1854. — Gaudy, *Annal. de Bruxelles*, 1854. — Roloff, Stocker, Schöngen u. Reths, *Magazin*, 1855. — Janich, *Oesterr. Vierteljahrsschr.*, 1855. — Haro, *Ibid.*, 1855-69. — Steffen, Bruckmüller, *Ibid.*, 1856. — Maresch, *Ibid.*, 1856-57-58. — Huart, *Recueil vét.*, 1856. — Dietrich, *Magazin*, 1856. — Adam, *Wochenschr.*, 1856. — Ackermann, *Sächs. Jahresber.*, 1856-57-69. — Kliem, *Magazin*, 1857. — Thiernesse, Delwart, Verheyen, *Recueil vét.*, 1858; *Annal. de Bruxelles*, 1858. — Eletti, *Il veter.*, 1858. — Forster, *Oesterr. Vierteljahrsschr.*, 1858. — Hildebrand, *Preuss. Mittheil.*, 1858-59. — Collibanzi, *Giornale di med. vet.*, 1859. — V. Recken, an. in *Repertor.*, 1860. — Vogtländer, *Sächs. Jahresber.*, 1860-65. — Jessen, *Magazin*, 1860. — Walther, *Sächs. Jahresber.*, 1861. — Molina, *Il med. vet.*, 1861. — Beltle, *Repertor.*, 1862. — Weinmann, *Adam's Wochenschr.*, 1862. — Gérard, *Journ. des vét. du Midi*, 1863. — Ackermann, Kretschmar, *Sächs. Jahresber.*, 1863. — Deuermant u. Steygerwalt, an. in *Repertor.*, 1865. — Bouredoux, *Recueil vét.*, 1864. — Prietsch, *Sächs. Jahresber.*, 1865-66. — Contamine, André, *Annal. de Bruxelles*, 1865-66. — Thiernesse, *De l'inoculation prophylactique de la péripneumonie*, Bruxelles, 1866. — Handler, *Oesterr. Vierteljahrsschr.*, 1867. — Lenhardt, *Ibid.*, 1868-69. — Müller, *Adam's Wochenschr.*, 1868. — Roloff, *Die Lungenseucheimpfung; eine kritische Untersuchung*, 1868. — Modeste Foelen, *Annal. de Bruxelles*, 1869. — Koppitz, *Oesterr. Vierteljahrsschr.*, 1870. — *Sächs. Jahresber.*, 1870. — Kaufmann, Hertwig, *Magazin*, 1872. — Sickert, *Ibid.*, 1873. — Eletti, *Gazzetta med. vet.*, 1873. — *Sächs. Jahresber.*, 1873-74-79-81. — *Annal. de Bruxelles*, 1874-75-83. — Wolihat, *Oesterr. Vierteljahrsschr.*, 1874. — Pütz, *Zeitschr.*, 1877. — Simonds, *Repertor.*, 1877. — Woldram, Leipert, *Oesterr. Vereinsmonatsschr.*, 1878. — Pütz, *Oesterr. Vereinsmonatsschr.*, 1879-81. — Hodbeck, *Ibid.*, 1880. — H. Bouley, Friez, *Recueil vét.*, 1880-81. — Strebel, an. in *Adam's Wochenschr.* et *Recueil vét.*, 1880. — Abadie, Bleby, Capiane et Franceschi, *Recueil vét.*, 1881. — Roloff, *Berlin. Archiv*, 1881-83. — Rabe, *Preuss. Mittheil.*, 1881. — Saake, *Oesterr. Vereinsmonatsschr.*, 1881. — Lydtin, *Bad. Mittheil.*, 1881. — Rueff, *Vorträge f. Thierärzte*, 1881. — Leblanc, Guérin, Laquerbieré, *Bull. Soc. méd. vét.*, 1881. — Pütz, *Oesterr. Berne*, 1881; *Oesterr. Monatsschr.*, 1882. — H. Bouley, *Le progrès en médecine par l'expérimentation*, Paris, 1882. — Thiernesse et DEGIVE, *Annal. de Bruxelles*, 1882. — TRASBOT, GUÉRIN, LEBLANC, BOULEY, *Recueil vét.*, 1882. — TAMBAREAU, *Revue vét.*, 1882. — BOULEY, CAGNY, *Bull. Soc. cent. vét.*, 1883. — MORETTI, *La Clinica vet.*, VI. — SCHRÖTER, SICKERT, *Preuss. Mittheil.*, 1883. — WEHENKEL, *État sanit. Brab.*, 1883. — DEGIVE, *Bull. Acad. méd. belge*, 1883. — KÖNIG, PRÖGER, *Sächs. Jahresber.*, 1883. — PÜTZ, *Centralbl. f. Thiermed.*, 1884. — CAGNY, MOLLEREAU, VERRIER, *Bull. Soc. cent. vét.*, 1884. — COLIN, *Comptes rendus de l'Acad. des sciences*, vol. XCVI. — DEGIVE, *Annal. de Bruxelles*, 1884. — OEMLER, *Berlin. Archiv*, 1884. — DELAFORGE, *Archiv. vét.*, 1884. — ABADIE, *Revue vét.*, 1884. — ROSSIGNOL, *Presse vét.*, 1884. — DAMMANN u. RABE, *Hannov. Jahresber.*, 1884-85. — PÜTZ, OEMLER, *Rundschau*, 1885. — REYSCH u. WIRTZ, *Holländ. Veterinärber.*, 1885. — WEBER, *Bull. Soc. cent. vét.*, 1885. — ROGER, DEGIVE, BUTEL, *Recueil vét.*, 1885. — BUTEL, *Bull. Soc. vét. prat.*, 1885; *La péripneumonie*, Paris, 1885. — LAQUERRIÈRE, *Ibid.* — ROCHEBRUNE, *Comptes rendus de l'Acad. des sciences*, 1885. — SIMICHEN, *Oesterr. Vereinsmonatsschr.*, 1885. — KITT, *Schutzimpfungen gegen Thierseuchen*, 1886. — MARTIN, DELAFORGE, *Recueil vét.*, 1886. — RUTHERFORD, *Ibid.*, 1887. — PÜTZ, *Zeitschr. der landwirthschaftl. Centralvereins der Provinz Sachsen*, 1887. — DÈLE, *Wehenkel's Jahresber.*, 1887. — CUNNINGHAM, *The vet. journ.*, vol. XXIV, XXV. — VUN, *Ibid.*, vol. XXV. — WALKER, ROBERTSON, *The Vet.*, vol. LX. — CSOKOR, *Oesterr. Revue*, 1887; an. in *Oesterr. Monatsschr.*, 1887. — BAUMGÄRTL, MÖBIUS, *Ibid.*, 1887. — MÖBIUS, *Adam's Wochenschr.*, 1888. — PEUCH, *Revue vét.*, 1888. — SCHÜTZ u. STEFFEN, *Berlin. Archiv*, 1889-90.

III. SUR LA BACTÉRIOLOGIE : ZÜRN, WEISS, *Adam's Wochenschr.*, 1868. — BRUYLANTS et VERRIEST, *Annal. de Bruxelles*, 1880; *Recueil et Écho vét.*, 1881. — HIMMELSTOSS, *Adam's Wochenschr.*, 1884. — POINCARÉ, *Compt. rend. de l'Acad. des sciences*, t. XCII. — LUSTIG, *Hannov. Jahresber.*, 1884-85; *Centralbl. f. die medic. Wissenschaft.*, 1885. — PÖLS et NOLEN, *Gazette Hollandaise*, 1886; *Fortschritte der Thiermed.*, 1886. — VAN KLEET et JANNÉ, *Ibid.*, 1886. — PÖLS et NOLEN, *Recueil vét.*, 1887. — ARLOING, *Journ. de Lyon*, 1889-90.

IV. SUR L'ANATOMIE PATHOLOGIQUE : JESSEN, *Magazin*, 1836. — WEBER, *Virch. Archiv*, Bd VI. — EBERHARDT, *Magazin*, 1848. — LEISERING, *Sächs. Jahresber.*, 1864-65. — VOIGTLÄNDER, *Der Pathologische Process an der Impfstelle nach der Impfung der Lungenseuche beim Rind*, Dresden, 1865. — LANDOIS u. LANGENKAMP, *Die Lungenseuche des Rindviehs vom cellularpatholog. Standpunkte*, Leipzig, 1865. — PAULI, *Magazin*, 1865. — ZUNDEL, *Journ. de Lyon*, 1866. — DÈLE, *Annal. de Bruxelles*, 1866. — KLEBS, *Virch. Archiv*, 1867. — BRUCKMÜLLER, *Pathol. Zootom.*, 1869. — WOODWARD, *Annal. de Bruxelles*, 1875. — SUSSDORF, *Inaug. Diss.* Tübingen, 1879; *Deutsche Zeitschr. f. Thiermed.*, 1879. — YEO, *Vet. journ.*, 1879. — PORTER u. AYCRIGG STEGEMANN, *Americ. journ.* Bd I. — POURCELOT, *Lyon médical*, 1881. — SWETHOW, *Archives de Saint-Pétersbourg*, 1883.

V. NOTICES STATISTIQUES : *Jahresber. der k. baier. Centralthierarzneischule in München*, 1826-27-28-29-30-32-33-34-39-40-41-51-54-55-56-59. — FÜRSTENBERG, *Magazin*, 1844. — ULRICH, *Ibid.*, 1847-49-50. — GERLACH, *Ibid.*, 1853. — *Repertorium*, 1854-55. — *Sächs. Jahresber.*, 1856-57-60-63-65-68-76-78-80-85-86-87. — ADAM, *Oesterr. Vierteljahrsschr.*, 1858. — *Recueil vét.*, 1860. — WOOD, *The Vet.*, 1860. — FALKE, *Adam's Wochenschr.*, 1862. — *Thierärztl. Mittheil. d. k. baier. Thierarzneischule*, 1862-68. — *Würtemb. Jahresber.; Repertor.*, 1864-69-72-74-75-76-78-79-83-85-87. — HAHN, *Thierärztl. Mittheil. d. baier. Thierarzneischule*, 1869. — JANNÉ, *Annal. de Bruxelles*, 1874-78. *Adam's Wochenschr.*, 1875-78-88. — FELISCH, *Die Verbreitung der Lungenseuche des Rindviehs in Preussen in den Jahren* 1876-86. — *Berlin. Archiv*, 1878-88. — CULLOM, *The Vet.*, 1882. — GUILLEBEAU, *Schweiz. Archiv*, 1885. — *Jahresber. der k. Gesundheitsamte über die Verbreitung von Thierseuchen im deutschen Reich pro* 1886 u. 1887. — *Annual Report of the Agricultural Department of the Privy Council Office for the year* 1887, an. in *Berlin. Archiv*, 1888. — FELISCH, *Thiermed. Rundschau*, 1888.

VI. POLICE SANITAIRE : GERLACH, *Magazin*, 1853. — HAUSNER, *Veterinärpolizei*, 1853. — HOOGNAERT, *Annal. de Bruxelles*, 1862. — ZIEGLER, FESER, *Pütz'sche Zeitschr.*, 1873. — PÜTZ, *Die Lungenseuche als Gegenstand der Veterinärpolizei, Vorträge f. Thierärzte*, série I; *Oesterr. Revue*, 1881. — LAQUERRIÈRE, *Bullet. Soc. cent. vét.*, 1887. — MARI, *Journ. de Charkow*, 1887. — MAC CALL, *The Vet.*, Bd LX. — ADAM, *Wochenschr.*, 1888.

VII. NOTICES THÉRAPEUTIQUES : ELLERBROCK, *Repertor.*, 1885. — DEHAN, *Recueil vét.*,

1849-50. — König, *Magazin*, 1850-53. — Fabry, *Ibid.*, 1851. — Busse, *Repertor.*, 1852. — Dupont, Dubois, *Annal. de Bruxelles*, 1852. — Willems, *Ibid.*, 1853. — Holden, *The Vet.*, 1855. — Schmelz, *Repertor.*, 1855. — Petry, *Annal. de Bruxelles*, 1859. — Demesmay et Charles, *Recueil vét.*, 1860. — Lenglen, *Ibid.*, 1869. — Priestman, *The Vet.*, 1870. — Contamine, *Annal. de Bruxelles*, 1871. — Dessart, *Ibid.*, 1872. — V. Lossen, an. in *Adam's Wochenschr.*, 1875. — Lafosse, *Revue vét.*, 1878. — Leipert, *Oesterr. Vereinsmonatsschr.*, 1885.

VIII. Sur la pneumonie septique, la pleuropneumonie des veaux et des agneaux : Roloff, *Preuss. Mittheil.*, 1865-66. — Schmidt, *Adam's Wochenschr.*, 1868. — König, *Sächs. Jahresber.*, 1880. — Plaut, *Untersuchungen über eine neue Krankheit der Lämmer*, Leipzig, 1883. — Perroncito, *Il med. vet.*, 1885. — Schneidemühl, an. in *Thierarzt*, 1886. — Pöls, *Fortschritte der Med.*, 1886. — Minette, *Recueil vét.*, 1887. — Stöhr, *Berlin. Archiv*, 1887. — Fünfstück, *Sächs. Jahresber.*, 1887. — Semmer, *Deutsche Zeitschr. f. Thiermed.*, 1887-88.

IX. Sur la pleuropneumonie contagieuse de la chèvre : Duquesnoy, *Journ. de Lyon*, 1888. — Dessart, *Annal. de Bruxelles*, 1890.

DOURINE.

Historique. — Désignée encore sous les noms de *maladie vénérienne, maladie du coït, paralysie des reproducteurs*, la dourine a été observée pour la première fois par Ammon, au haras de Trakehnen, en 1796. En 1817, elle apparut dans le Hanovre (au haras de Celle), en Silésie et en Pologne, où elle occasionna de grandes pertes de 1830 à 1840. En 1840, le gouvernement prussien prescrivit des mesures sanitaires pour la combattre. Vers 1821, elle pénétra en Autriche, notamment en Hongrie et en Bohème ; elle y prit une extension extraordinaire de 1859 à 1862. En 1830, elle fut introduite en Suisse, où elle fit de grands ravages dans les haras ; en 1836, elle envahit l'Italie, en 1843 la Russie, et plus tard l'Algérie, la Syrie, etc. D'après Röll, elle aurait épargné l'Angleterre et la Belgique. A diverses époques, elle a causé des pertes énormes en Allemagne ; elle y a presque entièrement disparu depuis la promulgation de la loi sur les maladies contagieuses ; dans ces dernières années, les rapports sanitaires officiels des États allemands n'en ont pas mentionné un seul cas.

Différentes hypothèses ont été émises sur sa nature. — D'après la première, la plus en vogue, la dourine serait identique à la syphilis de l'homme, d'où les dénominations de *maladie vénérienne du cheval*, de *maladie chancreuse*, qui lui ont été données. Tout récemment encore, Bouley, Trasbot, Laquerrière et autres, ont admis que la dourine n'était que la vérole transmise d'abord par des Arabes syphilitiques à l'ânesse, puis par celle-ci à l'âne étalon, lequel à son tour l'aurait communiquée à la jument. Laquerrière a proposé de lui donner le nom de *syphilis des équidés*. Mais cette doctrine ne repose sur aucun fait positif. — D'autres auteurs ont vu dans la dourine une sorte de morve des organes génitaux ; ils ont prétendu que, dans certains cas, elle pouvait se transformer en morve ou en farcin. — Enfin quelques vétérinaires ont soutenu qu'elle consistait essentiellement en une affection propre de la moelle épinière, s'accusant surtout par des phénomènes paralytiques. Ils l'ont désignée par les expressions de *maladie paralytique* (Strauss), *maladie nerveuse, paralysie des reproducteurs;* cette dernière appellation est encore souvent employée aujourd'hui.

On a longtemps confondu sous le nom de dourine deux états pathologiques radicalement différents : la *dourine proprement dite* et l'*éruption vésiculeuse* des organes génitaux *(exanthème coïtal)*, ce qui a singulièrement obscurci la nature de la maladie. La plupart des descriptions anciennes sont si confuses qu'il est fort difficile en les parcourant de reconnaître à laquelle de ces deux affections les observateurs ont eu affaire. Plus tard seulement, on a distingué dans la maladie du coït une forme bénigne et une forme maligne, correspondant à l'éruption vésiculeuse et à la dourine proprement dite (Hertwig).

Aujourd'hui encore, ces deux espèces morbides sont mal connues dans leur étiologie et leur symptomatologie. A part les travaux de Thanhoffer, il n'a été fait à leur sujet aucune recherche clinique, bactériologique ou anatomique précise (1).

Étiologie. — La dourine est une maladie infectieuse chronique, d'abord localisée sur la muqueuse génitale, et dont la généralisation s'effectue plus ou moins rapidement. On l'observe particulièrement aux époques de la saillie ; transmise exclusivement par le coït, elle se propage surtout par les étalons des dépôts et par les *rouleurs;* la jument contribue beaucoup moins à sa dissémination. Toutes les juments saillies par l'étalon douriné peuvent être contaminées. En raison de la marche chronique du processus, souvent les sujets atteints sont contagifères pendant plus d'une année. D'après Thanhoffer, l'agent infectieux est un microcoque qui existe dans les sécrétions vaginales, le sperme, le liquide spinal, les racines médullaires des nerfs périphériques (ischiatique) et dans le sang. Selon Hertwig, la maladie est transmissible par l'inoculation des sécrétions de la muqueuse génitale ; mais le sang, le sperme, le suc prostatique, etc., ne se sont pas montrés virulents. La transfusion du sang n'a donné que des résultats négatifs à Trasbot et à Saint-Cyr. Suivant Roloff, Jessen et quelques autres, la dourine serait héréditaire (2).

(1) La prétendue dourine bénigne, herpès coïtal de certains auteurs, est au contraire bien déterminée aujourd'hui. Ce n'est autre chose qu'une éruption de horse-pox sur les organes génitaux, ainsi que je l'ai établi dans mon travail sur la gourme.   (L. T.)

(2) Dans quelques rares cas, la dourine peut être transmise par contagion médiate. Blaise a reconnu qu'elle est inoculable à la lancette. Des injections sous-cutanées faites avec du sang provenant de chevaux infectés lui ont donné des résultats positifs sur trois juments.   (N. D. T.)

Anatomie pathologique. — Les lésions de l'appareil génital consistent essentiellement en une tuméfaction œdémateuse ou phlegmoneuse de la vulve et des régions voisines chez la jument : du pénis, du fourreau, du scrotum, chez le cheval entier ; lorsque la maladie est ancienne, la peau du fourreau est souvent épaissie, indurée (fourreau adipeux). Sur la muqueuse des lèvres de la vulve, sur celles du vagin, de l'urèthre, et à la surface du pénis, on observe les signes d'une inflammation catarrhale, un épaississement du tégument, des ulcérations et des cicatrices ; les premières sont tantôt superficielles, tantôt profondes ; les autres sont lisses, blanches, ou dures, calleuses [1]. La muqueuse vaginale porte des proliférations circonscrites, boutonneuses ou villeuses. Sur la vulve et le pénis, on remarque des taches décolorées laissées par les ulcérations (taches de crapaud). Les testicules, hypertrophiés ou atrophiés, renferment des foyers inflammatoires caséeux. Dans la gaine vaginale, on rencontre des adhérences fibreuses et des proliférations villeuses ; le tissu conjonctif de l'épididyme et du cordon testiculaire est infiltré d'un exsudat jaunâtre gélatiniforme. Les mamelles sont parfois enflammées, tuméfiées, farcies de petits abcès.

Dans la moelle épinière, Thanhoffer a constaté les lésions de la myélomycose : une myélite hémorragique centrale, ou une syringomyélite (sclérose médullaire centrale), ou des processus dégénératifs localisés. A certaines régions plus ou moins étendues, la moelle est amincie ; sur la coupe, elle se montre asymétrique, ramollie, pointillée de rouge ; la substance grise, atrophiée, renferme de petits foyers de ramollissement. Tantôt les méninges sont troubles, adhérentes, soudées par places ; tantôt elles sont hyperémiées et l'on y trouve en quantité variable un exsudat séreux. Les méninges encéphaliques offrent des altérations semblables ; la substance cérébrale est souvent œdématiée et les ventricules renferment une quantité plus ou moins considérable de liquide séreux ; le tissu conjonctif intermusculaire et le névrilème des gros nerfs rachidiens sont le siège d'une infiltration gélatiniforme. L'examen microscopique révèle des altérations des cellules ganglionnaires (noyau et corps), du cylindraxe, de la névroglie (dont la quantité est augmentée) et des vaisseaux sanguins.

Habituellement les ganglions lymphatiques des organes génitaux sont tuméfiés, pigmentés, et renferment des foyers caséeux du volume d'un pois à celui d'une noix. Dans la cavité abdominale, les tissus sous-péritonéaux sont infiltrés et les ganglions mésentériques ont parfois les dimensions d'une pomme. Ruthe a observé sur la muqueuse intes-

---

(1) Il est rare, surtout chez les étalons, de constater des chancres ou des cicatrices de chancres. Blaise n'a vu ces lésions sur aucun des douze malades dont il a relaté l'histoire dans son travail. (N. D. T.)

tinale des ulcérations arrondies. La peau est parsemée de plaques
de dimensions variables, circonscrites, assez dures, produites par
une infiltration séreuse du derme (vaso-névrose). La muqueuse
respiratoire présente, en certains points, des lésions catarrhales.
On note encore un amaigrissement considérable et tous les signes
de l'anémie. Chez quelques malades, on trouve une pneumonie hypostatique. Lorsque la dourine s'est compliquée de pyohémie, il
existe des foyers métastatiques dans le poumon.

Symptômes. — Le tableau clinique de la dourine varie avec la
période de la maladie. Au début, celle-ci s'accuse par une phlegmasie et des ulcérations de la muqueuse génitale. Lorsque l'infection générale est réalisée, elle donne lieu à une affection médullaire
qui se traduit par une paralysie spinale et une vaso-névrose cutanée
(urticaire).

1° Les altérations primitives des organes génitaux apparaissent
après une période d'incubation qui, selon Maresch, varie de huit
jours à deux mois. Chez le cheval entier, les premiers symptômes
sont la tuméfaction du pénis, surtout du gland; parfois on observe
un paraphimosis, comme à la suite de la castration. Sur la verge, on
remarque des taches rouges, des vésicules, des ulcérations. L'orifice
du canal de l'urèthre, rouge, tuméfié, donne écoulement à un exsudat
muqueux. Fréquemment les malades se campent comme pour uriner;
souvent aussi on constate une ardeur génésique anormale. L'inflammation peut se propager au fourreau, au scrotum, même aux testicules (orchite). Plus tard, les vaisseaux lymphatiques et les ganglions
inguinaux sont envahis. Ces accidents locaux peuvent disparaître
presque complètement au cours de la maladie; ils font défaut dans
les cas où le processus évolue sur la muqueuse uréthrale; alors on
observe de violents efforts de miction, et l'urèthre donne écoulement
à un liquide muco-purulent.

Chez la jument, la dourine débute par un engorgement œdémateux de la vulve, lequel peut s'étendre aux mamelles et à la face
interne des cuisses. La muqueuse vaginale est tachetée de rouge, tuméfiée; parfois elle forme d'épais bourrelets et se recouvre d'une
matière trouble, rouge jaunâtre, ou elle est parsemée de boutons, de
vésicules et d'ulcérations; mais, chez la jument, les accidents locaux
sont souvent insignifiants. C'est au voisinage du clitoris que la rougeur est le plus accusée; cet organe est enflammé, turgescent. L'excitation génésique est très prononcée; les malades, très chatouilleuses,
se campent à tout instant, font de violents efforts expulsifs et rejettent
de petites quantités d'urine; dans quelques cas, il y a expulsion de
mucosités visqueuses, grisâtres; la queue est continuellement agitée;
la vulve, entr'ouverte, laisse voir le clitoris en érection.

Quelquefois l'écoulement vulvaire est ichoreux, irritant; il salit la queue, les membres postérieurs, et y provoque des excoriations. Dans les cas graves, les ganglions lymphatiques du bassin sont tuméfiés; il en est de même des mamelles, qui peuvent s'abcéder en plusieurs points. La tuméfaction s'étend parfois aux régions inférieures de l'abdomen.

2° Les symptômes généraux surviennent des semaines, même des mois après les accidents locaux, qui, le plus souvent, ont disparu à cette époque. Les malades sont très faibles, les membres postérieurs sont traînés pendant la marche; on note de fréquentes flexions spasmodiques du boulet.

A cette période, on remarque à la surface de la peau, chez l'étalon surtout, des plaques arrondies, de la largeur d'une pièce de cinq francs ou plus étendues, nettement circonscrites, et dont l'épaisseur, uniforme, peut atteindre celle du doigt; produites par une infiltration séreuse du corps papillaire du derme dans des territoires correspondant à de petites artérioles cutanées, elles paraissent liées à une névrose vasculaire. Souven' ces plaques se développent très rapidement; quelquefois elles s'effacent tout aussi vite. Dans la plupart des cas cependant, elles persistent plusieurs semaines, deviennent de plus en plus dures et se résolvent lentement. On les remarque habituellement sur la croupe, l'encolure, l'épaule, la poitrine et le ventre.

Bientôt apparaissent une paralysie progressive de l'arrière-main et un amaigrissement considérable. La démarche est incertaine, chancelante; on observe des flexions spasmodiques du boulet, du carpe et la bouleture des membres postérieurs (1); certains malades font des chutes fréquentes et se relèvent difficilement; d'autres sont pris de tremblements généraux ou frappés de paralysie des lèvres, des oreilles, des paupières (ptosis); l'érection et le cabrer étant impossibles, l'étalon ne peut plus effectuer la saillie. Dans quelques cas, mais particulièrement chez les mâles, on constate à la peau une hyperesthésie remarquable qui se traduit par un prurit intense; les malades se grattent, se frottent sans cesse; le derme est à vif sur de larges surfaces. L'amaigrissement est très prononcé, l'arrière-main devient squelettique. La peau est sèche, le poil terne, piqué. La région lombaire est le siège d'une vive sensibilité. L'état général s'aggrave, l'apathie s'accuse de plus en plus; l'œil est hagard, sans expression. Enfin les animaux restent constamment couchés et périssent de pneumonie hypostatique, de septicémie consécutive aux lésions produites par le décubitus ou de cachexie. L'appétit reste normal pendant un temps assez long. Laquerrière a observé des ophtalmies internes graves. A la dernière

<hr>

(1) On voit aussi parfois des paralysies passagères d'un membre antérieur. Comme symptôme général il y a d'ordinaire à la période secondaire un abaissement de la température au-dessous du chiffre normal.   (L. T.)

période, il survient parfois du catarrhe nasal, de la conjonctivite et une tuméfaction des ganglions lymphatiques de l'auge.

Marche et pronostic. — La marche de la dourine est toujours chronique. Sa durée moyenne est de 6 à 12 mois ; mais elle peut se prolonger 2, 3, 4 années et plus. La forme abortive, dans laquelle le processus est réduit aux lésions locales, est extrêmement rare. Il est commun de voir se produire des réversions après des améliorations notables. En général, les symptômes locaux s'atténuent, puis disparaissent en même temps que l'infection générale s'accomplit.

Le pronostic est des plus sombres. La mortalité est de 70 p. 100. La guérison n'est possible qu'au début. Chez l'étalon, la maladie est plus grave que chez la jument (1).

Diagnostic différentiel. — Le diagnostic est ordinairement très difficile pendant une période assez longue, jusqu'au moment où les symptômes pathognomoniques (l'urticaire et la paralysie spinale) apparaissent. Il est surtout hésitant pour l'étalon, parce que chez lui les organes génitaux ne présentent habituellement aucune lésion visible ; bien souvent l'affection n'a été reconnue que quand déjà plusieurs juments étaient contaminées.

Il est probable que l'on a souvent confondu la dourine avec l'exanthème coïtal, affection bénigne des organes génitaux, s'accusant par des lésions locales objectivement analogues à celles de la dourine, mais ne s'accompagnant d'aucun trouble général. — Les ulcérations et l'inflammation de la muqueuse génitale peuvent être prises pour des lésions morveuses, lorsqu'il y a en même temps lymphangite et adénite. La marche de l'affection et l'inoculation permettent la différenciation. — Chez la jument et le cheval entier affectés d'« écoulement fétide », on a quelquefois observé, à la suite du coït, des processus phlegmoneux, pyogéniques, avec tuméfaction des ganglions lymphatiques, processus qui ont une certaine ressemblance avec ceux de la dourine ; la marche ultérieure renseigne encore dans ce cas. — Parfois enfin, les troubles locomoteurs de la paraplégie chronique simulent ceux de la deuxième période de la maladie du coït.

Traitement. — Le traitement ne peut être efficace qu'au début. Alors il faut combattre les lésions locales par les désinfectants (solution de sublimé, eau phéniquée, etc.). Lorsque l'infection est réalisée, le traitement local par les désinfectants et les astringents (eau blanche, alun, tannin, sulfate de fer, etc.) est purement symptomatique. Les tuméfactions cutanées, mammaires, lymphatiques, ré-

(1) En 1886, sur 26 étalons frappés de dourine au dépôt de Blidah, 16 sont morts, 4 ont été vendus après la castration, 6 ont paru rétablis momentanément (Blaise). — D'après Laquerrière, la guérison est très rarement complète. Souvent, au bout de deux et trois ans, des animaux que l'on croyait guéris sont pris d'accidents nerveux, cérébraux ou médullaires, et succombent.   (N. D. T.)

clament des moyens chirurgicaux : incisions, applications vésicantes, etc. — A l'intérieur, on a employé avec succès, dit-on, les médicaments habituellement dirigés contre la syphilis de l'homme (sublimé 1 à 2 grammes; iodure de potassium 10 à 20 grammes), ainsi que l'acide arsénieux à petites doses (0^{gr},5 à 1 gramme). Lors de paralysie spinale, on a recours aux frictions irritantes. — Chez l'étalon, on a prétendu avoir guéri la dourine par la castration; pour expliquer ce résultat, on a admis que l'agent infectieux était parfois renfermé exclusivement dans les testicules (1).

Les mesures de police sanitaire applicables dans l'empire allemand sont indiquées dans les articles 50 et 51 de la loi sur les maladies contagieuses et dans les articles 110 à 116 de l'instruction qui complète ladite loi.

L'inoculabilité de la syphilis de l'homme aux animaux n'est pas encore établie d'une façon certaine. On a cependant prétendu avoir obtenu des résultats positifs, particulièrement chez le singe. — Voici les principaux auteurs qui ont pratiqué l'inoculation avec succès :

1° Chez le lapin : Auzias-Turenne, Gailleton, Waller, Klebs, etc.

2° Chez le cobaye : Legros, Bradley, Michot;

3° Chez le chat : Auzias-Turenne, Bradley, Diday, École de Lyon (2);

4° Chez le chien : Auzias-Turenne;

5° Chez le cheval : Mathieu;

6° Chez le porc : Martineau, Hammonie.

A ces résultats positifs, on peut opposer une série de faits négatifs obtenus par Horand et Peuch (chien, chat, mulet), Hunter, Ricord, Horand et Cornevin, Teleschinski (porc), Werthheim, Jessen, Tissoni (lapin, chien, chat), Hunter, Depaul, Reynal (bœuf), Lacroix et Danet (bœuf, lapin), Rebatel (chien, cobaye, lapin), Letnick (porc, lapin) et autres.

La syphilis des animaux présente évidemment un certain intérêt au point de vue de la pathologie comparée; mais la contamination des animaux par l'homme n'a jamais été observée.

Bibliographie. — Ammon, *Gestütskunde*, 1833. — Haxthausen, *Die venerische Krankheit der Pferde*, 1839. — Körber, *Spec. Pathol.*, 1839. — Hertwig, *Magazin*, 1842-47. — Tscheulin-Dettenhofer, *Handb. der Kenntniss u. Heilung der Krankheiten unserer Hausthiere*, 1843. — Strauss, *Mitth. österr. Veter.*, 1844; an. in *Repertor.*, 1845. — Göppert, *Magazin*, 1849. — Jessen, an. in *Repertor.*, 1850. — Hayne, *Oesterr. Vierteljahrsschr.*, 1852. — Rodloff, *Die Beschälkrankheit u. der Beschälausschlag der Pferde*, 1852. — Delafond, *Recueil vét.*, 1852. — Funke, *Handbuch der spec. Pathol.*, 1852. — Pillwax, *Oesterr. Vierteljahrsschr.*, 1853-56. — Baron, *Recueil vét.*, 1854. — Prince et Lafosse, *Journ. des vét. du Midi*, 1855. — Simon, Erdt, *Magazin*, 1855. — Busse, *Die Beschälseuche der Pferde*, 1857. — Hering, *Spec. Pathol.*, 1858. — Anacker, *Ibid.*, 1858. — Forster, *Oesterr. Vierteljahrsschr.*, 1859-60. — Lafosse, *Journ. des vét. du Midi*, 1860. — Jessen, *Magazin*, 1860-61. — Signol et Vital, *Journ. des vét. du Midi*, 1864. — Trélut, *Recueil vét.*, 1865. — Viardot, *Journ. de méd. vét. milit.*, 1865. — Haubner, *Veterinärpolizei*, 1869. — Horand et Peuch, *Journ. de Lyon*, 1870. — Reynal, *Police sanitaire*, 1873. — Haubold, *Preuss.*

____

(1) Loin de donner la guérison, la castration provoque presque toujours une poussée du mal, surtout des accidents cutanés, et quelquefois la mort.

N. D. T.

(2) *Journ. de Lyon*, 1851.

Mittheil., 1873-74. — Ruthe, *Adam's Wochenschr.*, 1876-77. — V. Thanhoffer, *Untersuchungen über das Wesen der Zuchtlähme*, 1876. — Laquerrière, *Recueil vét.*, 1877-78. — Trasbot. *Archiv. vét.*, 1878. — Blazekowic. *Oesterr. Vierteljahrsschr.*, 1878. — Anacker, *Spec. Pathol.*, 1879. — Saint-Cyr, *Annales de dermatologie et de syphiligr.*, 1878, et *Journ. de Lyon*, 1878. — Galtier, *Ibid.* — Röll, *Seuchenlehre*, 1881. — V. Thanhoffer, *Ueber Zuchtlähme*, 1882. — Pütz, *Seuchen u. Herdekrankheiten*, 1882. — Laquerrière, *Gazette hebd. de méd.*, 1883, et *Presse vét.*, 1883-84. — Haubner-Siedamgrotzky, *Landwirthschaftl. Thierheilkde.*, 1884. — Röll, *Spec. Pathol.*, 1885. — Dieckerhoff, *Ibid.*, 1886. — Liautard, Hopkins, *Amer. Veterinärber.*, vol. XI. — Walley, *The Vet.*, vol. LIX. — Macorps, *Bull. belge*, vol. IV. — Laquerrière et Blaise, *Bull. Soc. cent. vét.*, 1889.

EXANTHÈME COÏTAL DU CHEVAL ET DU BŒUF.

I. — EXANTHÈME COÏTAL DU CHEVAL.

Étiologie. — L'exanthème coïtal du cheval est une éruption vésiculeuse bénigne, localisée à la muqueuse vaginale et à la peau de la vulve ou au tégument du pénis. C'est une affection contagieuse à marche typique. Elle a encore été désignée par les termes *éruption aphteuse, éruption phlycténulaire, éruption du coït.* On devrait la décrire au chapitre des exanthèmes aigus ; si nous l'en avons séparée, c'est parce qu'elle est l'objet de mesures de police sanitaire.

On l'observe sur plusieurs espèces, mais particulièrement chez le cheval et le bœuf ; elle est moins fréquente chez le mouton, la chèvre et le porc. L'agent infectieux n'est pas connu. Nos expériences nous ont montré que la contagion est très subtile ; elle s'opère habituellement par le coït ; toutefois, la contamination de jument à jument, sans l'intermédiaire de la copulation, n'est pas rare. Chez le poulain à la mamelle, l'infection peut se faire aux lèvres, aux muqueuses buccale, nasale, oculaire, et aux membres postérieurs, par les sécrétions morbides de la mère (Dayot, Lundberg, Hess, etc.). Le contage siège exclusivement dans le contenu des vésicules ou des pustules et dans le liquide sécrété par les ulcérations. Lorsqu'un étalon malade contamine un grand nombre de juments — ce qui est assez commun — l'affection revêt le caractère épizootique. *Une première atteinte ne crée pas l'immunité. Le cheval entier peut s'infecter quelques semaines après la guérison de la première éruption* (Steinhoff) (1) (2). —

(1) Ainsi que je l'ai dit antérieurement, l'exanthème coïtal n'est autre chose que la variole, horsepox, herpès phlycténoïde, rhinite pemphigoïde, faisant éruption sur les organes génitaux et propagée par l'accouplement. L'opinion de Steinhoff exige une confirmation. Peut-être est-elle due à une erreur de fait.   (L. T.)

(2) En 1880, Peuch a étudié dans plusieurs localités de la Haute-Garonne une épidémie d'exanthème coïtal sévissant sur les solipèdes et simulant la dourine. Il a reconnu qu'il s'agissait simplement du *horsepox.* Des inoculations faites sur une vache et une génisse, au pourtour de la vulve, avec le produit obtenu en écrasant dans un peu d'eau distillée des croûtes recueillies sur des pustules dessé-

L'exanthème se communique quelquefois à l'homme, le plus souvent aux palefreniers. L'inoculation se fait ordinairement aux mains ; il se produit une éruption varioliforme, parfois un engorgement du bras tout entier, une tuméfaction des ganglions axillaires et une élévation de la température ; toujours ces phénomènes se dissipent rapidement.

Le développement spontané des vésicules de l'exanthème coïtal ne saurait être admis. L' « éruption de chaleur », regardée par Haubner comme une variété de l'éruption vésiculeuse (exanthème coïtal), est un eczéma franc, nullement infectieux.

Symptômes. — 1° Dans la forme ordinaire, bénigne, la période d'incubation est de trois à six jours, quelquefois plus courte encore pour la jument. Chez celle-ci, l'éruption se produit sur la muqueuse vagino-vulvaire ; cette membrane, hyperémiée, présente des points foncés du volume d'une tête d'épingle, au niveau desquels apparaissent bientôt des « boutons », des vésicules et des pustules, de la grosseur d'une lentille à celle d'un pois, dont l'enveloppe est très mince et le contenu limpide ou jaune rougeâtre. Les vésicules sont surtout abondantes au voisinage du clitoris ; on peut en observer sur le tégument externe de la vulve et à la face inférieure de la queue ; elles se transforment en ulcérations superficielles, à fond rouge, donnant écoulement à un liquide lymphoïde, visqueux, jaunâtre ; parfois elles deviennent confluentes et constituent de larges plaies qui se recouvrent d'une croûte brunâtre. Il y a en outre du prurit, une vive excitation génésique, des efforts de miction et une vaginite plus ou moins intense. Les symptômes généraux (fièvre, etc.) font défaut. — A la place des ulcérations, il reste des cicatrices arrondies, lisses, blanchâtres.

Chez l'étalon, le pénis est tuméfié, rouge, couvert de « boutons », de vésicules et de pustules, surtout au niveau du gland. Ces lésions se transforment bientôt en ulcérations plus ou moins profondes, qui guérissent en laissant des cicatrices non pigmentées. Plus rarement l'éruption s'étend au fourreau et aux bourses ; Schleg l'a observée à la face interne des quatre membres et sur l'encolure ; elle s'était développée là à la suite du coït et par le dépôt à ces régions de sécrétions morbides provenant d'une jument. Dans de nombreux cas, il existe un écoulement uréthral ; souvent les malades entrent en érection et se campent.

chées, ont donné une éruption qui était bien le *cowpor*, car l'inoculation à l'homme de la sérosité des pustules développées sur ces deux sujets a produit la *vaccine* (*Revue vét.*, 1880). — En 1887, dans la Haute-Loire, Galtier a également observé, sur le cheval, une enzootie d'exanthème coïtal simulant la dourine. Par l'inoculation à des veaux, il a fait naître le cowpox avec ses caractères typiques *Journ. de Lyon*, 1887). (Voy. H. Bouley, *Le Progrès en médecine par l'expérimentation : leçons sur le horsepox, le cowpox, la vaccine et la variole*. Paris, 1882.)

(N. D. T.)

Généralement la guérison survient au bout de trois à quatre semaines, sans le secours d'aucune médication.

2° Dans la forme grave, les symptômes sont plus accusés. Chez la jument, la tuméfaction de la vulve peut s'irradier loin sur les membres postérieurs (jusqu'aux jarrets) et atteindre le poitrail. Les vaisseaux lymphatiques ainsi que les ganglions correspondants participent à l'inflammation et peuvent s'abcéder. Des foyers purulents se développent aux mamelles, au voisinage de l'anus, à la base de la queue. Les ulcérations sont profondes, leur sécrétion est ichoreuse ; parfois elles s'étendent à la muqueuse utérine. On observe en outre des troubles généraux inquiétants et une fièvre vive ; la démarche est raide, l'amaigrissement considérable. — La durée est longue (six mois et plus). Après la résolution des tuméfactions inflammatoires, il persiste souvent une vaginite chronique. Dans quelques cas isolés, la maladie se termine par la mort (Steinhoff). Chez l'étalon, on rencontre également cette forme grave, accusée par la tuméfaction et l'abcédation des ganglions inguinaux, par de la fièvre, des troubles de la digestion, des boiteries, par la lenteur et la ténacité du processus.

Dans bien des cas, ces accidents ont fait confondre l'exanthème coïtal avec la dourine. On ne peut les expliquer qu'en admettant une infection septique ou pyohémique. Leur traitement comporte les mêmes indications que celui de la dourine (traitement antiseptique, incisions, etc.).

La forme bénigne de l'exanthème coïtal ne réclame aucune médication spéciale. On pourrait cependant recourir aux détersions antiseptiques et astringentes (eau phéniquée, solutions de sublimé, d'alun, etc.).

<h2 style="text-align:center">II. — EXANTHÈME COÏTAL DU BŒUF (1).</h2>

Étiologie. — L'exanthème coïtal est plus fréquent chez le bœuf que chez le cheval. En Prusse, pendant les années 1884-85, il a été observé sur 784 animaux de l'espèce bovine et sur 75 chevaux seulement. En 1886, dans les diverses provinces de l'Allemagne, on l'a constaté sur 3944 bœufs et 248 chevaux ; en Bavière, pendant l'année 1885, il a atteint 455 bœufs et 9 chevaux, et dans le Wartemberg 352 bœufs et 13 chevaux. Cette fréquence de l'affection chez les bovidés n'est que relative ; elle est due à ce que l'effectif de ces animaux est bien plus considérable que celui des sujets de l'espèce chevaline.

Chez le bœuf aussi, l'éruption est d'une contagiosité très subtile. Toutes les vaches d'un village peuvent être contaminées par le même taureau. Les cas de contagion en dehors de l'accouplement sont beaucoup plus communs que chez le cheval. La maladie a quelquefois

(1) C'est le horsepox ou variole du cheval transmise au bœuf. Il est surprenant qu'on ne l'ait pas vu.   (L. T.)

été transmise à des vaches par l'intermédiaire d'une éponge ayant servi à laver des bêtes atteintes. Dinter l'a vue se propager d'une première vache frappée à neuf autres : la contamination se produisait par les frottements des bêtes malades contre les saines et par l'agitation continuelle de la queue. Sur des bœufs, Numann a observé l'éruption au voisinage de l'anus et du fourreau. — D'après Armbruster, la contagion s'opère fréquemment par les rigoles en bois, qui, dans certaines étables, servent à l'écoulement du purin (lorsque les animaux sont couchés, les organes génitaux s'infectent au contact de ces rigoles). Suivant Kampmann, elle s'effectuerait aussi par l'intermédiaire de l'air.

La maladie peut frapper plusieurs fois les mêmes individus. On l'a constatée trois fois sur des taureaux, à de courts intervalles (Schnieper et autres).

Symptômes. — Chez la vache, on observe d'abord les symptômes d'une vaginite grave. La muqueuse vagino-vulvaire est rouge, tuméfiée, couverte de taches rouge foncé et enduite de sécrétions muco-albumineuses. On remarque en outre des vésicules et des pustules jaunâtres, translucides, du volume d'un grain de mil à celui d'un pois, qui se transforment rapidement en ulcérations ; alors l'exsudat devient purulent, salit les membres postérieurs, la queue, et s'y dessèche en formant des croûtes. Souvent les ulcérations s'accompagnent d'induration locale ; leurs bords sont dentelés, épais ; leur fond a mauvais aspect ; dans ces cas, elles laissent des cicatrices blanchâtres, lisses, régulières ou étoilées. — L'exploration manuelle de la vulve provoque une vive douleur. La sphère génitale est le siège d'un prurit plus ou moins intense. Les malades sont très irritables et chatouilleuses dans les régions du train postérieur. La miction est difficile, toujours précédée de violents efforts. Parfois on observe une excitation génésique anormale. La démarche est souvent raide.

Lorsque les ulcérations sont très nombreuses, l'exsudat est abondant, épais, irritant, putride ; il détermine des excoriations au voisinage de la vulve et sur les membres postérieurs. Dans quelques cas graves, la muqueuse présente des îlots gangrenés dont l'élimination est suivie de pertes de substance des dimensions d'une noix à celles d'un œuf de poule ; cette complication survient lorsque l'infection s'est opérée à la faveur d'une plaie. Chez la majorité des malades, on note une hyperthermie passagère ; l'appétit, la rumination et la sécrétion lactée sont momentanément supprimés. Exceptionnellement les femelles pleines avortent. Assez souvent il persiste un catarrhe vaginal chronique.

Chez le taureau, le gland, le fourreau, le scrotum, sont enflammés, tuméfiés, très sensibles au toucher. Le pénis est parsemé de « boutons » du volume d'un grain de chènevis à celui d'un pois, de vésicules et d'ulcérations ; l'orifice uréthral donne écoulement à des mucosités purulentes, jaunâtres. Les mictions sont fréquentes, peu abondantes, précédées et accompagnées de violents efforts expulsifs ; le phimosis est commun. Au moment de l'érection, souvent les ulcérations deviennent saignantes. Les animaux sont faibles, légèrement constipés ; l'appétit est diminué, la rumination supprimée. Exceptionnellement le pénis se gangrène sur de larges surfaces et se déforme (Kampmann). — La durée de l'affection varie de huit à quinze jours, plus rarement elle est de trois à quatre semaines. L'épidémie peut se prolonger deux à quatre mois dans la même écurie. — L'exanthème coïtal doit surtout être différencié de la fièvre aphteuse et du cowpox. Il est toujours facile de le distinguer de la peste bovine.

Pour ce qui est du traitement, on peut, dans la majorité des cas, s'en tenir à l'expectation. Dans la forme grave, il faut recourir aux lotions désinfectantes et astringentes (eau phéniquée, crésylée, solutions d'alun, de sulfate de fer, etc.).

Bibliographie. — 1° Chez le cheval : Roupp, *Recueil vét.*, 1826. — Findeisen, *Repertor.*, 1841-47. — Balardini, *Journ. de Lyon.* 1849. — Dayot, *Recueil vét.*, 1850. — Gerlach, *Magazin*, 1853. — Panizza, *Il Veter.*, 1856. — Seubert, *Adam's Wochenschr.*, 1857. — Hering, *Spec. Pathol.*, 1858. — Jessen, *Magazin.* 1860. — Lundberg, *Tidskrift de Copenhague*, 1862. — Renaud, *Recueil vét.*, 1863. — *Statistischen Ber. in thierä. stt. Mitth. d. K. Baier. Centralthierarzneischule*, 1863-64-65-66. — Ebersbach, *Sächs. Jahresber.*, 1866. — Saint-Cyr, *Journ. de Lyon*, 1868. — *Sächs. Jahresber.*, 1869-73-78-80-82-85. — Haubner, *Veterinärpolizei*, 1869. — Johne, *Sächs. Jahresber.*, 1871. — Fürstenberg, *Preuss. Mittheil.*, 19 Jahrg. — Steinhoff, an. in *Thierarzt*, 1875. — *Annal. de Bruxelles*, 1875. — *Adam's Wochenschr.*, 1875-78-81-88. — Müller, *Sächs. Jahresber.*, 1875. — Schleg, *Ibid.*, 1876, 1879. — *Berlin. Archiv*, 1879-84. u. *Supplementheften*, 1879-88. — Hable, Konhäuser, *Oesterr. Vierteljahrsschr.*, 1880. — Hauder, *Oesterr. Vereinsmonatsschr.*, 1880. — Straub, *Repertor.*, 1880. — Röll, *Seuchenlehre*, 1881. — Pütz, *Seuchen u. Herdekrankheiten*, 1882. — Haubner, *Landwirthsch. Thierheilkde*, 1884. — Pütz, *Compendium*, 1885. — Röll, *Spec. Pathol.*, 1885. — Glöckner, *Oesterr. Vereinsmonatsschr.*, 1886. — *Jahresber. d. kaiserl. Gesundheit samtes über die Verbreitung der Thierseuchen im deutschen Reich pro* 1886 u. 1887. 2° Chez le boeuf : Straub, *Repertor.*, 1844-66-72-73-75-76-77-78. — *Münch. Jahresber.*, 1845-46. — Kohler, *Repertor.*, 1846. — Cröger, *Magazin*, 1850. — Rychner, *Bujatrik*, 1851. — Lewers, *Magazin*, 1853. — Hering, *Repertor.*, 1856. — Weinmann, *Schweiz. Archiv*, Bd XXVIII. — Franze, *Sächs. Jahresber.*, 1860-62. — Weigenthaler, *Adam's Wochenschr.*, 1862. — Schnieper, an. in *Repertor.*, 1863. — Bruxer, *Sächs. Jahresber.*, 1867. — *Sächs. Jahresber.*, 1870-71-77-85-87. — Kole, *Magazin*, 1871. — Jahn, *Repertor.*, 1873. — Jung, *Oesterr. Monatsschr.*, 1879. — Nuvoletti, *La Clinica, Veter.*, 1882. — Hagen, Menges, *Zündel's Jahresber.*, 1885. — Armbruster, *Bad. thierärztl. Mittheil.*, 1886. — Dotter, *Ibid.*, 1887. — Ehlers, *Rundschau*, 1887. — Kampmann, *Oesterr. Revue*, 1887.

CHARBON BACTÉRIDIEN.

Historique. — Le charbon bactéridien est la maladie infectieuse des animaux la plus anciennement connue. Moïse, dans son II° livre (v. 9), le mentionne et en fait le « sixième fléau de l'Égypte » ; dans son III° livre, il indique la transmission du charbon à l'homme par l'intermédiaire de vêtements souillés. La maladie épidémique décrite par Homère dans le I⁰ livre de l'*Iliade*, et qui frappait l'homme, le mulet, le chien, n'était probablement pas autre chose que le charbon. Dans le IX° livre de ses *Métamorphoses*, Ovide a donné une description exacte des épizooties charbonneuses. Plutarque s'est fait l'historien d'une épidémie d'anthrax qui a régné à Rome vers l'an 740 avant notre ère. Dionys d'Halicarnasse (488 av. J.-C.) et Livius (425 av. J.-C.) ont relaté des exemples d'affections charbonneuses qui sévissaient d'abord sur les animaux vivant dans les pâturages, puis sur ceux tenus dans les étables, sur les bêtes destinées aux sacrifices, sur les prêtres, les bergers, les paysans, enfin sur la population tout entière. Lucrèce (428 av. J.-C.) a désigné le charbon par le terme *ignis sacer;* Columelle lui a donné le nom de *pustula.* Virgile a décrit une maladie du mouton qui se transmettait à l'homme par le contact des peaux, de la laine, des cadavres, et provoquait dans le tégument des lésions ulcéreuses s'étendant jusqu'aux muscles. Pline parle d'une affection carbonculeuse qui sévissait en Gaule, dans les environs de Narbonne. Les médecins arabes connaissaient le charbon sous le nom de *feu perse.* Mézeray (966 après J.-C.) l'appelait *feu de Saint-Antoine.* En Italie, Jean Wierus en a signalé plusieurs épidémies dans la seconde moitié du xvi° siècle (1552, 1598, 1599). A cette époque, le sénat de Venise a défendu, sous peine de mort, de mettre en vente la viande des bœufs charbonneux. En 1617, Athanasius Kirchner a donné la description d'une maladie de l'espèce bovine, transmissible à l'homme, et qui a fait périr 60000 personnes. — En 1662, le glossan-thrax a pris une grande extension aux environs de Lyon. De 1710 à 1713, il s'est répandu dans toute la France. Ramazzini en a observé une épidémie sur le bœuf et le porc dans le voisinage de Padoue. Sous cette forme, le charbon a sévi avec intensité sur presque tous les animaux domestiques (cheval, âne, bœuf, mouton, porc, cerf, chien, poule (?), poissons (?)), ainsi que sur l'homme, et cela dans la plupart des pays : en Allemagne (tout d'abord aux environs d'Augsbourg) et en Hongrie (1712), en Pologne, en Silésie, en Saxe (1726, en France (1731-1757). Il a envahi la Franconie en 1755-61, la Finlande et la Russie en 1758-59, la Guadeloupe en 1774. — Chabert (1780) a montré que les différentes formes du charbon constituent une seule et même maladie; la division établie par cet auteur et les dénominations qu'il a créées ont été conservées jusqu'à nos jours. En 1805, Kaitsch en a donné une bonne description, mais il n'a pas reconnu sa con-tagiosité. Peu après cette époque, on a observé de grandes épizoo-ties charbonneuses (1807, 1810, 1819, 1827). A partir de ce moment, une décroissance sensible s'est produite dans les ravages causés par ces fléaux. — Le charbon du mouton a été bien étudié plus tard par

Delafond et Gerlach (1845). Alors que Delafond ne croyait pas à la contagiosité, Gerlach la démontrait expérimentalement (1845). — En 1850, Heusinger a publié sur le charbon une étude surtout remarquable au point de vue historique et géographique. Il l'a considéré comme une *malaria neurosa*.

En 1855, Pollender (Wipperfürth) annonça qu'en 1849 il avait constaté, dans le sang des bovins charbonneux, une quantité considérable de très fins bâtonnets. Ceux-ci furent également remarqués par Davaine (Paris), en 1850, et par Brauell (Dorpat) en 1857. Ce dernier auteur, qui avait vu les bâtonnets dans le sang pendant la vie, basait le diagnostic et le pronostic de la maladie sur leur présence; mais il niait absolument leurs propriétés pathogènes. C'est en 1863 que Davaine reconnut que ces éléments étaient des bactéries et qu'ils constituaient les agents spécifiques du charbon. A cette époque, H. Bouley, Sanson et beaucoup d'autres vétérinaires ne partageaient pas l'opinion de Davaine. Cohn le premier considéra les bâtonnets comme des bacilles et soupçonna leur sporulation. R. Koch a mis en lumière le développement des spores et la transformation de celles-ci en bacilles. Il a également cultivé la Bactéridie et en a fait l'étude biologique (1).

L'inoculation préventive, découverte par Toussaint, puis étudiée par Pasteur, Chauveau, etc., offre un haut intérêt théorique et pratique.

Bactériologie. — Le charbon est déterminé par un Schizomycète bacillaire sporogène, le *Bacillus anthracis* ou Bactéridie charbonneuse.

1. Les BACTÉRIDIES se présentent, dans l'organisme vivant, sous forme de forts bâtonnets droits, cylindroïdes, immobiles, nettement tronqués aux extrémités, qui sont légèrement renflées ; leur longueur moyenne est de 5-7 μ; leur largeur de 1 μ environ. Leurs dimensions varient d'ailleurs considérablement avec l'espèce animale sur laquelle on les constate et aussi suivant les individus ; elles oscillent entre 1 et 1 4 μ ; en général, leur longueur est environ le double du diamètre des hématies. Elles sont plus grosses que la plupart des autres bactéries. Souvent on les trouve coudées en leur milieu et quelquefois onduleuses sur leurs bords. Examinées sans coloration, elles présentent une structure homogène et uniforme; leur substance fondamentale, qui a la transparence du verre, serait, d'après Nencki, de « l'anthraxprotéine », c'est-à-dire une espèce d'albumine non identique à la mycoprotéine des autres microbes. — La Bactéridie colorée apparaît composée de plusieurs articles d'une longueur un peu inférieure au diamètre d'un globule rouge et séparés

(1) Delafond, le premier, essaya de cultiver les bâtonnets charbonneux. En exposant à l'air du sang virulent, il vit ces bâtonnets s'allonger et reconnut qu'il se produisait là une véritable végétation cryptogamique; il chercha « à obtenir un développement complet de ces productions, à leur faire donner des *spores* ou graines »; mais, ajoute-t-il, « malgré les expériences variées et nombreuses auxquelles je me suis livré, je n'ai pu encore atteindre ce résultat important ». Voy. *Bullet. Soc. cent. vét.*, 1860, p. 726).   (N. D. T.)

par d'étroites bandes transversales; les extrémités de ces éléments, plus volumineuses que leur corps, sont creusées d'une dépression centrale, de telle sorte qu'entre deux articles adaptés bout à bout il existe un espace ovalaire libre. Une série de segments ainsi disposés forme une figure linéaire qui a l'aspect du bambou. — Les Bactéridies se rencontrent dans tous les tissus des cadavres charbonneux, notamment dans les viscères. Leur reproduction s'y opère par segmentation transversale et par accroissement en longueur (bacilles asporogènes).

En dehors de l'organisme, les Bactéridies se transforment en filaments enchevêtrés, ne se ramifiant jamais et pouvant acquérir 100 fois la longueur de l'élément primitif. A des intervalles déterminés apparaissent des corpuscules ovoïdes très fortement réfringents, les SPORES; puis le protoplasma des filaments devient granuleux, la membrane d'enveloppe se détruit et les spores sont mises en liberté (bacilles sporogènes).

On peut cultiver la Bactéridie dans différents milieux (gélatine, bouillons, pomme de terre, agar, etc.). Les cultures à la surface de la gélatine présentent un aspect floconneux, blanc grisâtre; elles liquéfient cette substance; examinées à un faible grossissement, elles se montrent composées d'un feutrage irrégulier de filaments qui dépassent les bords de la colonie pour se contourner ensuite et rentrer dans sa masse; la disposition de ces filaments rappelle celle des torons de la ficelle de fouet. Les cultures par piqûre forment, de chaque côté du trajet qu'a creusé l'aiguille, une bande gris blanchâtre pourvue de fines ramifications, et qui semble constituée par de petites agglomérations cristallines; la gélatine se liquéfie également. — Les cultures sur pomme de terre se présentent sous l'aspect d'un revêtement gris blanchâtre; les Bacilles y sont pourvus de spores ovoïdes. — Sur l'agar, les cultures ont une couleur blanc bleuâtre, à reflets mats. — Dans les milieux liquides (sérum), on obtient des masses floconneuses grisâtres qui recouvrent le fond du flacon.

Les Bactéridies prennent très facilement les couleurs basiques d'aniline, mais surtout la solution alcaline de bleu de méthyle. Lorsqu'on veut colorer les spores seules, il faut d'abord soumettre la préparation pendant quinze secondes à l'action de l'acide sulfurique concentré et ensuite la laver (Buchner).

Les **propriétés biologiques de la Bactéridie** ne sont pas moins intéressantes que ses caractères morphologiques. Nous devons particulièrement indiquer l'influence qu'exercent sur elle les milieux de culture, l'oxygène, la température et certains agents antiseptiques.

a. Les milieux dans lesquels la Bactéridie peut végéter sont : le sang, le plasma sanguin et le sérum, les transsudats, l'humeur aqueuse, le lait, diverses autres sécrétions et excrétions des mammifères, les matières animales et les excrétions mélangées à de la terre, notamment les excréments du bœuf; les décoctions de viande neutres ou faiblement alcalines, la gélatine, la gélatine peptonisée, la pomme de terre crue ou cuite, les infusions de foin légèrement alcalines, celles d'un grand nombre de graminées additionnées de craie (pour neutraliser les acides), l'infusion de tiges de pois; le jus de carotte, de betterave, de pomme de terre; les céréales écrasées, particulièrement le froment et les légumineuses. Pour se développer, elle exige encore une quantité déterminée d'eau. Lorsque la proportion de celle-ci dépasse 1 p. 20, la végétation est entravée. Dans l'eau distillée et dans celle des conduites, à la température de la cave, elle meurt au bout d'une journée (Hochstetter); elle y perd très rapidement sa virulence à la température de la chambre ou de l'étuve (Meade, Bolton); elle périt vite dans une eau renfermant une certaine proportion de substances organiques (dans l'eau de la Panke, par exemple) et à la température des eaux de source (Wolffhügel et Riedel). Elle ne résiste pas à la dessiccation. Dans les couches très minces de tissus organiques et dans les caillots sanguins, la dessiccation éteint sa vitalité en 2-3 semaines; lorsque le sang forme une couche très épaisse, elle ne perd sa virulence qu'au bout de 4-5 semaines.

b. La Bactéridie étant aérobie, l'oxygène de l'air est absolument indispensable à son développement. Dans les cadavres charbonneux, la sporulation ne s'effectue pas, parce que l'oxygène fait défaut (Koch). Dans l'intérieur de la viande, il ne se forme ni spores, ni filaments, même lorsque, pendant l'été, la viande est exposée plusieurs jours de suite à une température élevée (Johne) (1). Conservé dans des tubes hermétiquement fermés, le sang charbonneux perd sa virulence au bout de 8 jours.

c. La température joue un rôle très important dans le développement de la Bactéridie. L'optimum de végétation s'observe à la température de 35° C. En deçà de 12° C. et au delà de 45°, son accroissement s'arrête. Dans le sol, à une certaine profondeur, ce phénomène se produit parce que la température y est constamment inférieure à 12° C. La Bactéridie ne perd sa virulence qu'à 55° C. Pasteur a obtenu son virus-vaccin en la cultivant pendant un temps assez long à 42-43° C. et en présence de l'oxygène. Toussaint a produit le sien en la soumettant, dans le sang défibriné, à une température de 30-35° C.

Il est très rare que la virulence charbonneuse soit détruite par le froid. D'après Feser, le froid de l'hiver n'a aucune influence sur elle, à moins que la température ne s'abaisse au-dessous de — 10° C. pendant trois jours consécutifs au moins. Gibier a obtenu un vaccin mitigé en soumettant des cultures à l'action d'une température de — 45° C.

d. La lumière (la lumière solaire surtout) entrave le développement de la Bactéridie (Arloing).

e. La putréfaction la tue au bout d'un certain temps; le suc gastrique normal la détruit également.

f. Parmi les agents chimiques qui entravent sa végétation, il faut mentionner le sublimé (1 : 300 000 — 1 000 000), l'essence de moutarde (1 : 33 000), l'arsénite de potasse (1 : 10 000), l'iode (1 : 5 000), le brome (1 : 1 500), l'acide salicylique (1 : 1 500), l'acide phénique (1 : 1 000), l'acide borique (1 : 800), la quinine (1 : 600), etc. — Le sublimé à 1 : 30 000, le crésyl (1 : 15 000), l'acide phénique (1 : 200 — 100), le thymol et l'acide salicylique (3 : 1 000), le per-

(1) Johne a prétendu que les viandes charbonneuses ne renferment pas de spores et que l'infection provoquée chez l'homme par la consommation de ces viandes, toujours produite par la Bactéridie, ne pouvait guère se faire que par la bouche et le pharynx. Mais Schmidt-Mühlheim a montré que si la sporulation n'a pas lieu dans l'intérieur des viandes, elle peut se faire à leur surface.   (N. D. T.)

manganate de potasse (1 : 1 000), l'acide sulfureux, l'alcool, etc., détruisent complètement sa virulence. L'iodoforme ne semble posséder aucune influence sur elle, ni dans l'organisme, ni dans les différents milieux où elle existe.

2. La reproduction de la Bactéridie en dehors de l'organisme s'opère par l'allongement des Bacilles, par la transformation granuleuse de leur protoplasma et l'apparition dans celui-ci de petits corpuscules très fortement réfringents qui constituent bientôt des spores ovoïdes véritables. La spore à son tour donne naissance à la Bactéridie par une sorte de bourgeonnement; à l'un de ses pôles apparaît un prolongement d'abord oviforme, puis cylindroïde, qui s'allonge en bacille, tandis que la spore elle-même devient de plus en plus petite, puis disparaît complètement (1). Lorsque les spores arrivent dans le sol, elles peuvent y conserver leur virulence et leur aptitude à la reproduction pendant plus de six années. La Bactéridie peut aussi végéter dans le sol et donner des spores. L'extrême résistance de celles-ci aux influences destructives explique l'existence de ces régions constamment infectées désignées sous le nom de *stations de charbon (champs maudits)*. Les spores y persistent intactes pendant de longues années et peuvent être transportées à de grandes distances par les aliments, la terre, les eaux, etc.

La Bactéridie est donc à la fois *endogène* et *exogène*, et le charbon une maladie infectieuse miasmatique et miasmatico-contagieuse.

Les **propriétés biologiques des spores** sont essentiellement différentes de celles des Bactéridies. La formation des spores exige de l'oxygène et une certaine température; la plus favorable est celle de l'optimum de végétation (35° C). La sporulation n'a pas lieu au-dessous de + 12° C. ni au-dessus de 43° C; elle est entravée par la lumière, surtout par la lumière solaire. En revanche, les spores sont très peu sensibles à l'action de l'eau; elles résistent à la température de l'eau bouillante, aux froids intenses, et pendant des années à la dessiccation. Une température de + 110° C. prolongée pendant dix minutes et un froid de — 110° C. s'exerçant pendant des heures, n'ont aucune influence sur elles. Au nombre des agents désinfectants qui atténuent ou détruisent leur vitalité, on doit surtout signaler le sublimé, le crésyl, le chlore, le brome, l'iode. Elles sont tuées au bout de dix minutes par une solution de sublimé à 1 p. 1000; au bout de vingt-quatre heures, par une solution de chlore, de brome ou d'iode à 2 p. 100; au bout de quarante-huit heures, par une solution de crésyl à 3 p. 100 (Eisenberg) (2).

(1) Pour que ces spores végètent, se transforment en Bacilles, il est indispensable qu'elles soient reportées dans un nouveau milieu de culture.   (N. D. T.)

(2) Lignières a étudié l'action exercée sur les spores charbonneuses par les principaux antiseptiques. Des fils de soie imprégnés de ces spores et desséchés ont été plongés dans des solutions antiseptiques, puis retirés, lavés, et placés dans du bouillon pur. Voici les résultats obtenus :

Les spores ont germé après une immersion de vingt jours dans le crésyl à 5 p. 100, de douze jours dans l'acide phénique à 5 p. 100, de dix-neuf jours dans le lysol à 10 p. 100. Elles sont restées stériles après une immersion de quarante-huit heures dans le solutol à 1 p. 15, et de quelques minutes dans le sublimé à 1 p. 1000.   (N. D. T.)

Pathogénie générale. — Dans la majorité des cas, le charbon est d'« origine miasmatique »; dans quelques-uns la contamination se produit soit par les sécrétions ou les excrétions d'un animal malade, soit par l'intermédiaire de l'homme, des insectes ou d'ustensiles souillés; il est exceptionnel qu'elle s'opère directement d'un animal malade à un sujet sain.

La Bactéridie peut pénétrer dans l'organisme par trois voies : par le canal gastro-intestinal, le poumon, la peau et le tégument des orifices naturels. Chez le bœuf, l'infection se produit généralement par les voies digestives; chez le cheval et le mouton, elle a lieu tantôt par l'appareil digestif, tantôt par la peau.

1. L'*infection intestinale* engendre les formes du charbon désignées par les expressions de *charbon intestinal*, *charbon alimentaire*, *charbon spontané* ou *interne*, *charbon sans affection externe*, *charbon sans localisation*, *fièvre charbonneuse*, *apoplexie charbonneuse*, etc. — Ainsi que nous venons de le dire, elle est la plus ordinaire chez le bœuf. Habituellement elle est produite par des spores ingérées avec les aliments ou les boissons. Ce mécanisme de l'infection est particulièrement fréquent au cours des épizooties. Les éléments virulents s'insinuent dans la muqueuse de l'intestin grêle (1), alors même qu'elle est intacte, et parviennent ainsi dans le sang. Les spores résistent au suc gastrique acide, mortel pour la Bactéridie. Elles sont généralement introduites dans l'organisme par l'intermédiaire des fourrages provenant de régions infectées de longue date, ou récemment, par l'enfouissement de cadavres ou de débris charbonneux. Tantôt les spores renfermées dans la couche superficielle du sol sont projetées sur les plantes par la pluie; tantôt elles y sont déposées avec les poussières; il peut en exister dans la terre adhérente aux tubercules, aux betteraves (2), etc., dans les eaux des puits, des marécages, des flaques, des étangs, dans celles qui traversent les tanneries ou les établissements où se fait le lavage des laines. — Les carnivores s'inoculent habituellement en mangeant des débris cadavériques, et les animaux à la mamelle en tétant. — L'infection par les spores peut encore s'opérer, lors du renouvellement du pavé des écuries ou même de la litière, par de la terre virulente. Pasteur a reconnu que les spores charbonneuses sont ramenées à la surface du sol par les Lombrics. Koch a contesté ce fait; d'après lui, la température serait trop basse dans le sol, à une profondeur

<hr>

(1) Dans les expériences qu'ils ont faites en Beauce (1878), Pasteur et Toussaint ont reconnu que l'inoculation charbonneuse se fait souvent par les muqueuses buccale et pharyngienne.   (N. D. T.)

(2) En 1887, dans une ferme d'Eure-et-Loir, sur onze bêtes bovines, dix ont succombé au charbon contracté en consommant des betteraves provenant d'une pièce de terre où l'on avait l'habitude d'enfouir des cadavres de moutons charbonneux.
                                                        (N. D. T.)

de 0^m,50 à 1 mètre, pour que des spores pussent s'y former; des expériences lui ont montré que le contenu intestinal des Lombrics tenus un certain temps dans des foyers charbonneux n'est pas virulent. Mais Bollinger a confirmé expérimentalement l'exactitude de la théorie de Pasteur; 5 p. 100 des Vers provenant d'un pâturage infecté renfermaient des spores charbonneuses (1).

2. L'*infection cutanée* provoque les cas de charbon désignés sous les noms de *charbon d'inoculation*, *charbon externe*, *charbon avec localisations*, *maladie carbonculeuse*, etc. Cette modalité de la contamination, beaucoup plus rare que la précédente, ne s'observe généralement que dans le charbon sporadique. Les Bactéridies ou les spores pénètrent dans l'organisme à la faveur de plaies de la peau ou du tégument des ouvertures naturelles. L'infection peut se faire dans les pâturages, par l'intermédiaire d'ustensiles ou d'instruments souillés de matières virulentes, par des morsures (chiens de berger), en pratiquant des opérations (saignée), par les peaux (le cuir blanc même), par les insectes (*Musca domestica* et *M. vomitoria*), par certaines variétés de Taons et de Simulies. Bollinger et Zeilinger ont donné le charbon à des lapins en leur inoculant la matière obtenue par l'écrasement de mouches prises sur un cadavre charbonneux.

3. Le *charbon d'inhalation* est la forme la plus rare. Dans ce mode d'infection, les spores sont portées sur la muqueuse pulmonaire. Des expériences ont démontré que l'appareil respiratoire sain peut être infecté de cette manière (Feser, Buchner, Lemke). Cadéac et Malet n'ont obtenu que des résultats négatifs (2).

Dans le charbon cutané, les spores se transforment en Bacilles sur place (peau et tissu conjonctif sous-jacent), puis la généralisation se produit. Dans le derme, la propagation des Bactéridies est assez lente; d'après Siedamgrotzky, elles ne gagneraient que 5 millimètres de terrain en vingt-quatre heures. Lors d'infection cutanée, il se produit généralement une tumeur charbonneuse; si l'inoculation est faite dans le tissu conjonctif sous-cutané ou sous-muqueux, les Bacilles se reproduisent très rapidement et provoquent un œdème spécifique. La généralisation s'opère par la voie du système circulatoire sanguin (3). La pullulation est surtout active dans le sang. Rodet

(1) D'autres animaux inférieurs peuvent jouer, dans la propagation du charbon, un rôle analogue à celui des Lombrics. Karlinski, dans des expériences faites avec des Limaces et des Escargots, a reconnu que l'intestin de ces animaux renferme encore des spores vivantes onze jours après l'ingestion d'aliments qui les recélaient. (Roger, *Traité de Médecine*. (N. D. T.)

(2) La démonstration de la nature charbonneuse de la maladie des trieurs de laine (*Woolsorter's disease*) et d'une partie des cas de la maladie des chiffonniers *Hadernkrankheit*, a établi nettement que l'appareil respiratoire peut servir de porte d'entrée au virus. (N. D. T.)

(3) Les expériences de Colin ont montré que les Bactéridies inoculées envahissent

a constaté la présence des Bacilles dans le sang moins d'une heure après l'inoculation.

Les Bactéridies existent en très grand nombre dans les réseaux capillaires des organes internes (rate, muqueuse intestinale, mésentère, médiastin, poumon), mais souvent il est impossible de les rencontrer dans le sang des gros vaisseaux périphériques. En s'arrêtant en masse dans les capillaires, elles peuvent provoquer des déchirures de ces canaux et des hémorragies. Les embolies bactéridiennes engendrent, dans les organes internes ainsi que dans la peau, des tumeurs carbonculeuses et des œdèmes accompagnés d'extravasations gélatiniformes et d'une abondante diapédèse leucocytique 1).

L'action des Bactéridies dans le sang est encore mal connue. A côté de la théorie de l'absorption de l'oxygène, Bollinger a créé celle de la stase dans les capillaires; elle explique les hémorragies, mais laisse dans l'obscurité la pathogénie des autres symptômes. De tout temps, à la théorie mécanique, on a opposé la théorie chimique, d'après laquelle les produits sécrétés par la Bactéridie provoqueraient les symptômes du charbon. On a fait à cette dernière une série d'objections. Klebs, Pasteur, Nencki, en filtrant sur porcelaine et sous pression des cultures charbonneuses, ont obtenu un liquide non virulent. L'inoculation du sang, de la substance du foie, de la rate, etc., provenant de fœtus de femelles charbonneuses, n'a jamais donné le charbon; or, dans les tissus et les humeurs du fœtus, on ne constate pas la Bactéridie, mais seulement les principes nocifs dissous dans le sang maternel 2). Plus récemment, Hoffa a réussi à isoler les produits élaborés par la Bactéridie; ces produits basiques se sont montrés très toxiques; injectés à des animaux, ils ont provoqué les symptômes du charbon. Il les appelle « alcaloïdes du charbon » et les considère comme analogues à la neurine des ptomaïnes de Brieger.

Généralités sur la fréquence du charbon. — C'est chez le bœuf qu'on observe le plus communément le charbon. Les carnivores en sont rarement atteints. Considérées sous le rapport de leur réceptivité pour le virus charbonneux, les espèces animales se classent dans l'ordre suivant : bœuf, mouton, chèvre, cheval, daim, cerf, chevreuil,

d'abord le système lymphatique; elles font étape aux divers ganglions échelonnés sur leur chemin et sont enfin déversées dans le sang; aux ganglions qu'elles traversent, elles provoquent des lésions constantes : hyperémie, tuméfaction, hémorragies, infiltration œdémateuse, qui permettent de reconnaître leur voie d'introduction dans l'organisme. (N. D. T.)

1. Chamberland et Monssous ont reconnu que la Bactéridie peut passer dans le lait des femelles charbonneuses (*Comptes rendus de l'Acad. des sciences* et *Recueil vét.*, 1881). (N. D. T.)

2 La possibilité de la transmission du charbon de la mère au fœtus, reconnue par Straus et Chamberland en 1882, a été confirmée depuis par de nombreux auteurs. D'après Malvoz, cette transmission ne peut se produire qu'autant qu'il existe des altérations placentaires. En inoculant le charbon à des fœtus de lapine encore renfermés dans l'utérus, Lingard a obtenu des résultats variables : tantôt les mères n'ont pas été infectées et sont devenues réfractaires, tantôt elles ont succombé au charbon; dans ce dernier cas, on a toujours trouvé des altérations placentaires. (Roger, *loco cit.*) (N. D. T.)

chameau; viennent ensuite le chat, le lapin, le cobaye, la souris (1), le lièvre, le lapin de garenne, enfin le chien, le porc. — animaux qui sont très peu susceptibles (la plupart des observations relatées sous le titre de charbon du porc ont trait au rouget), — et le renard. Le rat semble posséder une immunité presque complète contre l'inoculation et l'ingestion de matières virulentes. Le canard, la poule, le pigeon contractent le charbon (2), tandis que les oiseaux rapaces y sont réfractaires. Les poissons et les amphibiens y sont très peu sensibles. Les sujets bien nourris y sont prédisposés, notamment au début des épidémies. Les animaux exotiques récemment importés sont plus susceptibles que les individus acclimatés (2). Une première atteinte confère une immunité partielle.

Le charbon s'observe tantôt à l'état sporadique, tantôt à l'état enzootique ou épizootique ; la plupart du temps il représente une maladie infectieuse endémique, stationnaire dans quelques districts. Son éclosion dépend d'une certaine composition du sol, de conditions déterminées d'humidité, de température, de végétation. Infection miasmatique, le charbon sévit de préférence dans les pays à terres noires, légères, riches en matières organiques ; dans les régions à terrains argileux, marneux, calcaires, qui renferment une faible proportion de débris organiques; dans celles dont le sol est marécageux, tourbeux, et le sous-sol imperméable. L'engraissement du sol avec des substances minérales (chaux, plâtre) ou organiques (fumier, compost, vase des étangs) favorise le développement des Bacilles (Nocard) (3) (4). L'apparition du charbon est encore influencée par le degré d'humidité du sol. Certaines modifications qui surviennent dans l'état de celui-ci lui sont très propices. On l'observe

(1) Les cobayes et les souris sont extrêmement sensibles au charbon. D'après W. Cheyne, une seule Bactéridie déposée dans le tissu conjonctif suffit pour tuer ce animaux. (N. D. T.)

(2) L'infection charbonneuse est favorisée par de nombreuses circonstances, mais particulièrement par le jeune âge et les diverses causes d'affaiblissement de l'organisme. Straus a reconnu que les animaux sont d'autant plus susceptibles au charbon qu'ils sont plus jeunes ; que la réceptivité est plus grande chez le tout jeune chien que chez le cobaye adulte. Charrin et Roger ont montré que le surmenage diminue notablement la résistance à l'infection : sur 13 rats blancs inoculés et soumis à un exercice extrêmement fatigant, 11 succombèrent au charbon; sur 8 témoins laissés au repos, 6 résistèrent. (N. D. T.)

(3) La communication faite par Nocard à la *Société de médecine vétérinaire* a trait à l'infection de plusieurs domaines de la Brie et du Berry par des *engrais artificiels renfermant des germes charbonneux*. Abadie et Trasbot ont signalé des faits analogues (Voy. *Bullet. Soc. cent. vét.* 1881). (N. D. T.)

(4) J'ai pu recueillir un fait très remarquable d'infection du sol par des cadavres enfouis dans un bois. Le terrain défriché plus de dix ans après et mis en prairie était resté infecté. J'ai observé, d'autre part, deux exemples d'infection du sol par un engrais artificiel contenant du sang. Deux magnifiques troupeaux de moutons ont été décimés par le charbon à la suite de l'épandage de cet engrais, dans un cas sur une prairie naturelle, dans l'autre sur une terre qui, l'année suivante, se trouvait en luzerne. L. T.

quelquefois sur des terrains humides, marécageux, lorsque durant les années chaudes ils se dessèchent partiellement. Wald, Buhl, Reinelt, Friedrich, Soyka, ont remarqué que les cas de charbon sont d'autant plus nombreux que le niveau des eaux souterraines est plus bas et l'eau de pluie moins abondante. La même loi s'applique aux terrains riches en humus; ce sont les plus favorables au développement des Bactéridies, quand une température atmosphérique élevée survenant à la suite de grandes pluies ou d'inondations détermine un abaissement très rapide du niveau des eaux souterraines. Voilà pourquoi le charbon est si fréquent dans les plaines basses exposées aux submersions. Les conditions de température sont encore très importantes. Les propriétés biologiques de la Bactéridie permettent de comprendre pourquoi le charbon fait le plus de ravages en été, de juin à septembre, alors qu'il ne règne pas en hiver.

L'infection charbonneuse se rencontre dans les cinq parties du monde et dans presque tous les pays. Les tableaux cartographiques dressés par le service sanitaire allemand, pour les années 1886-87, montrent qu'elle a sévi particulièrement :

1. Dans divers arrondissements avoisinant le fleuve Pregel, région ayant pour centre l'arrondissement de Gerdauen.

2. Sur la Basse Vistule (Thorn et Mohrungen).

3. Sur la Netze, la Warthe et l'Oder (Wohlau-Trebnitz. Pyritz).

4. Sur l'Elbe et la Saale, en Saxe et en Thuringe, dans les monts de Lausitz, les forêts de Thuringe et le Harz (Sangerhausen, les deux arrondissements de Mansfeld. Zwickau, Lobau).

5. Dans les régions situées entre le Mein, le haut Danube et le Rhin, dans l'Odenwald, la Forêt-Noire, les Alpes de Souabe et sur le plateau de Franconie (Uffenheim, Marbach, Heidelberg).

6. Entre le Mein et la Sieg, le Rhin et la haute Fulda, dans les monts Vogel, Rothnaar et les dépendances du Westerwald (Friedberg comme centre).

7. Dans la Haute Ems (Wiedenbrück).

8. Dans les Vosges et la Haardt, les plaines du Rhin, l'Alsace-Lorraine, le Palatinat et les monts de l'Eifel (centres principaux : Sarreguemines, Zabern, Enskirchen).

9. Sur le Haut Plateau souabe et bavarois, entre le haut Danube et le Lech, ainsi que dans les districts situés au sud, entre l'Isar et l'Inn.

En Prusse, le charbon s'observe particulièrement dans la province de Saxe et en Thuringe. Les arrondissements de Hettstädt et de Mansfeld sont ceux où il fait le plus de ravages. Cette région, inondée chaque année, est formée en partie par un sol calcaire, poreux, noir, riche en humus, à sous-sol graveleux, et par des marécages. Pendant les années sèches, les animaux n'ont souvent pour se désaltérer que les eaux de pluie, stagnantes, putrides. Le charbon sévit en permanence dans le Mersebourg, dans les vallées de la Saale, de l'Elster, de la Mulde (régions où la couche de terre arable a une épaisseur de plus d'un pied et où les inondations se répètent chaque année), dans la province de Brandebourg, aux environs de Potsdam (plaines marécageuses, terrains sablonneux, tourbeux, riches en humus), en Hesse-Nassau, dans les vallées du Rhin (Clèves, Cologne, Bonn), de la Röhr, de l'Erfte (marécages tourbeux), de la Sarre, dans l'Eifel, dans la province de Posen (terrains diluviens à sous-sol imperméable, et en Silésie.

En Bavière, ses principaux centres sont Miesbach, Töls, Werdenfels (localités situées à une altitude de 1100-1300 mètres). Dans ces Alpes bavaroises, il existe de nombreux marécages; partout on trouve une épaisse couche d'humus mélangé de calcaire. Le voisinage des habitations humaines y est riche en matières organiques et l'eau de source a une température de 10-12° C. Le charbon est fréquent sur les rives du Danube, où de vastes régions, souvent submergées, sont couvertes de roseaux et de mousses. On le rencontre aussi dans les vallées de l'Isar, du Lech, de l'Inn.

En France, le charbon est particulièrement commun en Beauce (Eure-et-Loir, Loiret), dans le département de Seine-et-Marne, en Sologne, en Bourgogne, dans le Poitou, la Guyenne, le Languedoc, le Forez, le Lyonnais, l'Auvergne, le Dauphiné et la Provence.

En Russie, il est fréquent en Sibérie, dans les gouvernements d'Astrakan, Orembourg, Perm, Nowgorod, Saint-Pétersbourg, Arkhangel, Finlande, Lappland. Il sévit également en Suisse, en Autriche, en Italie, en Angleterre, en Espagne, en Turquie, en Afrique, en Amérique, dans les Indes orientales, en Perse, en Chine et dans beaucoup d'autres pays [1].

Il est des années où les pertes occasionnées par le charbon sont considérables. Dans la Bavière septentrionale, de 1872 à 1873, elles se sont élevées à 375 000 francs (900 bœufs et 40 chevaux). En 1874, dans le seul arrondissement de Potsdam, le charbon a fait périr 2 000 ruminants sauvages. En Prusse, de 1878 à 1883, il a causé des dégâts évalués à 1 875 000 fr. (plus de 6 000 bœufs, 3 000 moutons, 300 chevaux), sans compter les nombreux cas qui ne figurent pas dans les rapports officiels).

En France, où il fait beaucoup moins de victimes qu'autrefois, ses ravages se chiffrent encore chaque année par des millions. Vers 1830, les pertes annuelles dans la Beauce étaient évaluées par Delafond à 10 millions de francs (environ 5 000 bœufs et 300 000 moutons). Pour

---

1 Loir, Geramond et Hinds ont reconnu que la maladie épizootique désignée depuis longtemps en Australie sous le nom de *Cumberland disease*, et dont les pertes se chiffrent chaque année par 300 000 moutons, est le charbon bactéridien.
N. D. T.

le département de Seine-et-Marne, depuis 1859, la perte annuelle est
de 500 000 francs, et pour celui de l'Aisne d'environ 120 000 francs.
— Dans le gouvernement de Pskow, en 1884, il a enlevé 4000 chevaux,
près de 2000 bœufs et 1 000 têtes de petit bétail (W. Koch). Dans celui
de Nowgorod, en 1867-68, il a tué près de 40 000 chevaux, plus de
800 vaches, 6 000 moutons et 500 humains (Grimm).

Altérations anatomiques générales. — Les principales altérations provoquées par l'infection charbonneuse sont :

1° Des hémorragies dans presque tous les organes (1);

2° Des infiltrations séro-gélatineuses et hémorragiques du tissu conjonctif sous-séreux (mésentère, médiastin), sous-muqueux (intestin) et
sous-cutané;

3° La tuméfaction de la rate et l'inflammation parenchymateuse des
principaux viscères (foie, rein);

4° La consistance boueuse du sang, la poikilocytose et la leucocytose;

5° La présence de la Bactéridie dans tous les tissus, mais surtout
dans le sang des principaux viscères (rate, intestin, foie) et dans l'infiltrat mésentérique.

Voici les lésions constatées aux différents organes :

Les vaisseaux cutanés sont gorgés de sang noir, boueux : un examen
minutieux montre, dans le derme, de petits foyers hémorragiques
qui peuvent soulever l'épiderme et former des élevures vésiculeuses.
Dans les cas de charbon consécutif à une inoculation expérimentale
ou accidentelle, on voit sur la peau des nodosités dures, du volume
d'une lentille à celui d'un haricot, dont les tissus sont en partie nécrosés (tumeurs charbonneuses). Au niveau des œdèmes charbonneux
volumineux, le tégument se gangrène souvent sur de larges surfaces.

Le tissu conjonctif sous-cutané présente des hémorragies plus ou
moins vastes et abondantes. Lors d'œdème charbonneux, on y rencontre des suffusions circonscrites ou diffuses, de consistance
assez ferme, de dimensions variables, de couleur jaune orange ou
jaune brunâtre, et farcies de taches rougeâtres ; on peut également
y trouver des infiltrations purement sanguinolentes. Les ganglions
lymphatiques voisins sont hypertrophiés, œdémateux ou marqués de
foyers hémorragiques. Les infiltrations sont particulièrement abondantes dans le tissu conjonctif sous-cutané de l'encolure et autour de
la trachée.

Les muscles ont une teinte jaunâtre, rouge brun, rouge foncé ou
violette; ils sont criblés de petites hémorragies, leur tissu est très

---

1) Reynal a fait remarquer que ces hémorragies interstitielles sont inconstantes, et, en effet, elles manquent le plus souvent dans les tissus un peu fermes.
Quand elles font défaut, il ne faudrait pas en conclure qu'on n'a pas affaire au
charbon.
(L. T.)

friable. Le myocarde offre des altérations semblables (myocardite parenchymateuse).

Les cavités splanchniques (péritoine, plèvre, péricarde) renferment un transsudat sanguinolent peu abondant. Le tissu conjonctif sous-séreux est infiltré, surtout au voisinage des reins. Dans le médiastin, le mésentère et sous l'épicarde, on trouve des extravasations sanguines de dimensions variables. Les ganglions lymphatiques (mésentériques et médiastins) sont fortement tuméfiés, infiltrés, ecchymosés. Les organes internes (foie, rate, reins, poumon) sont hyperémiés. Les grosses veines et le cœur sont gorgés de sang noir; l'endocarde et l'endothélium vasculaire sont teints en rouge, imprégnés par la matière colorante dissoute dans le sérum.

La rate est tantôt uniformément hypertrophiée, tantôt déformée par des tumeurs proéminentes; sa capsule décollée est fortement distendue par du sang extravasé, parfois on y remarque de petites élevures vésiculeuses, à contenu sanguinolent; sa pulpe est ramollie, liquide, rouge foncé.

Le foie et les reins sont hyperémiés, tuméfiés; leur parenchyme est criblé d'hémorragies, leurs cellules propres sont frappées de dégénérescences diverses (hépatite et néphrite parenchymateuses). Les vaisseaux lymphatiques du système porte sont distendus et les tissus rétro-péritonéaux (péri-rénaux) tuméfiés, hydropiques. Le péritoine est enflammé; le tissu sous-péritonéal (intestin, parois abdominales) est infiltré de sang et de sérosité.

Le canal intestinal présente des lésions variables suivant la voie d'introduction des agents infectieux.

Dans le *charbon cutané*, souvent l'intestin est absolument normal; parfois cependant on y observe des hémorragies sous-muqueuses, sous-séreuses et un engorgement des ganglions mésentériques.

Les lésions principales du *charbon intestinal* existent dans le duodénum; le gros intestin est plus rarement atteint. Dans les formes bénignes de cette dernière variété, la muqueuse est le siège d'un engorgement circonscrit ou diffus, elle est tachetée de rouge, parsemée d'hémorragies, couverte d'érosions au niveau des plaques de Peyer et des follicules solitaires; les Bactéridies se rencontrent parfois en quantité considérable à sa surface; en certains points où elles sont extrêmement nombreuses, cette membrane est gangrenée et ulcérée. — Dans les formes très graves, la muqueuse stomacale montre des infiltrations sanguinolentes; celle de la caillette et du duodénum est rouge foncé, couverte d'érosions, d'ulcérations, ou frappée de nécrose, elle forme souvent d'épais bourrelets tremblotants (œdème charbonneux) lorsque le tissu conjonctif sous-muqueux est infiltré de sérosité sanguinolente. Au niveau des plaques de Peyer et des follicules solitaires, on remarque des tumeurs aplaties ou irrégulières, riches en Bactéridies, et dont la surface a l'aspect des lésions diphtéritiques. Le contenu intestinal est sanguinolent. Les ganglions mésentériques sont engorgés, infiltrés de sérosité et de sang. — Plus rarement on constate des altérations semblables dans le rectum, où elles se développent d'ordinaire consécutivement à des blessures produites par les ongles; la muqueuse, disposée en étroits bourrelets, est partiellement nécrosée; sa surface est sanguinolente.

Dans l'appareil respiratoire, le poumon est congestionné, ecchymosé, œdématié. Toute la muqueuse est rouge, semée de taches ecchymotiques; celle du larynx et de l'origine de l'œsophage est infiltrée (angine charbonneuse), quelquefois la lumière du conduit laryngien est considérablement rétrécie. La trachée et les bronches renferment des mucosités sanguinolentes.

Le cerveau, hyperémié, est farci de foyers hémorragiques ou de points ecchymotiques. Parfois il y a des hémorragies en nappe dans les méninges et de la sérosité sanguinolente dans les ventricules. Dans la chambre antérieure de l'œil et sous la rétine, on peut rencontrer des extravasations sanguines.

Les organes génito-urinaires, les glandes salivaires, la thyroïde, les os, les articulations, etc., sont marqués de lésions hémorragiques. L'urine est fréquemment sanguinolente.

Le sang est incoagulé, boueux, rouge foncé, comme vernissé à sa surface; au contact de l'air, il ne reprend pas sa teinte rouge vif. A l'examen microscopique, les hématies se présentent avec des formes irrégulières extrêmement variées, correspondant à des phases plus ou moins avancées de leur destruction (poikilocytose); le nombre des globules blancs est considérablement augmenté (leucocytose). Entre les globules, on constate des Bactéridies.

Les cadavres se refroidissent très lentement; bientôt ils sont fortement ballonnés; la rigidité cadavérique fait défaut; la décomposition survient rapidement. Les muqueuses ont une coloration rouge bleu; les ouvertures naturelles (bouche, nez, anus) donnent écoulement à du sang ou à des mucosités sanguinolentes. Le prolapsus rectal est fréquent.

Ces diverses altérations peuvent faire défaut dans les cas à marche suraiguë (charbon apoplectiforme). Mais toujours l'examen microscopique du sang révèle la présence des Bactéridies (1).

Symptômes généraux. — Les manifestations de l'infection charbonneuse varient avec les espèces, les individus, et suivant que le

---

(1) Les Bactéridies sont d'autant moins nombreuses dans le sang que la marche de l'infection a été plus rapide. Dans les cas à évolution suraiguë, souvent la rate n'est pas hypertrophiée.

(N. D. T.)

processus est localisé sur l'intestin, la peau ou le poumon. Le charbon intestinal lui-même peut s'exprimer par un appareil clinique variable, et le charbon cutané s'accompagne parfois d'altérations métastatiques de l'intestin, des membranes séreuses, etc. La quantité de virus introduite dans l'organisme exerce aussi une influence considérable sur le tableau symptomatique. Enfin la maladie peut avoir une marche abortive ou rémittente.

Quelle que soit la forme de l'infection, l'invasion est toujours subite, brusque, et l'évolution précipitée, tumultueuse. L'état général est fortement atteint, la fièvre très vive : on observe souvent des hémorragies aux membranes muqueuses, des tuméfactions, des œdèmes de la peau, des troubles intestinaux, cérébraux, et de la dyspnée. L'examen du sang ou de la sérosité des œdèmes peut permettre la constatation de la Bactéridie. La mort survient habituellement au bout de 1-3 jours. — On a établi dans le charbon des divisions basées soit sur la marche de l'affection (*Anthrax acutissimus*, *acutus* et *subacutus*), soit sur l'existence ou l'absence de localisations. Ce dernier groupement nous paraît préférable au point de vue clinique.

A. FORMES DE CHARBON SANS LOCALISATIONS VISIBLES. — Elles sont généralement le résultat d'une infection produite par les spores. En faisant ingérer celles-ci, on peut les provoquer expérimentalement. Suivant leur marche, on les distingue en *suraiguës*, *aiguës* et *subaiguës*.

1° Les *formes suraiguës* sont connues sous les noms d'*apoplexie charbonneuse*, de *charbon apoplectique* ou *fulminant*, *maladie de sang*, *Anthrax acutissimus*. — Leur appareil symptomatique est celui de l'apoplexie cérébrale. Les animaux, frappés soudainement, chancellent et tombent ; le nez, la bouche, l'anus, donnent écoulement à des liquides sanguinolents. Les malades périssent dans les convulsions, au bout d'un laps de temps qui varie de quelques minutes à une heure au plus. Souvent on les trouve morts le matin, en ouvrant l'écurie ; parfois ils succombent pendant le travail, au pâturage ou en prenant leur repas. — Cette modalité de l'infection s'observe le plus communément chez le mouton et le bœuf, surtout au début des épizooties.

2° Les *formes aiguës* évoluent un peu plus moins vite. Leur durée est en général de 2 à 12 heures, de 24 heures au maximum. — La fièvre devient rapidement intense (40-42° C.). Tantôt on observe les symptômes de l'hyperémie cérébrale : inquiétude, excitation, trépignements, beuglements, phénomènes rabiformes, convulsions, spasmes, grincements de dents, stupéfaction, faiblesse, démarche chancelante, enfin mort *apoplectiforme* ; — tantôt ceux de la congestion pulmonaire : respiration accélérée et difficile, gémissements, plaintes, palpitations cardiaques ; pouls accéléré, petit, imperceptible ; cyanose des muqueuses de la tête, émissions sanguinolentes par les ouvertures natarelles, hématurie, pétéchies de la conjonctive (1), convulsions, démarche chancelante et mort par asphyxie. — Parfois ces manifestations tumultueuses s'atténuent ou même disparaissent en partie, pour récidiver peu après (anthrax rémittent). Dans quelques cas, elles sont annoncées par certains prodromes : tristesse, légers troubles digestifs, constipation, ténesme, etc.

3° Les *formes subaiguës*, décrites sous les noms de *fièvre charbonneuse*, de *charbon intermittent*, etc., sont les plus communes chez le cheval et le bœuf. Leurs caractères cliniques, à peu près semblables à ceux des formes aiguës, sont cependant plus nets, plus tranchés, et leur marche est moins rapide (24 à 48 heures en moyenne; 5 à 7 jours au maximum). Les symptômes fébriles sont plus prononcés (frissons, distribution irrégulière de la température, troubles généraux): il en est de même des phénomènes dus à la congestion pulmonaire ou cérébrale. A ces manifestations s'ajoutent souvent des symptômes intestinaux graves (coliques).

Les rémissions sont plus fréquentes encore que dans les formes précédentes.

B. Formes du charbon a localisations visibles. — Elles résultent généralement d'une invasion bacillaire. Comme les autres, on peut les produire expérimentalement.

Les *tumeurs* et les *œdèmes charbonneux cutanés* sont désignés depuis longtemps par les expressions de *maladie carbonculeuse*, *fièvre carbonculeuse*, *variole noire*. On les observe surtout sur le cheval et le bœuf; elles existent également chez le chien. Les tumeurs cutanées sont circonscrites, dures, chaudes, douloureuses au début : plus tard, elles se gangrènent, deviennent froides, indolores. Les œdèmes charbonneux sont des tuméfactions cutanées diffuses, pâteuses, fluctuantes, froides et indolentes. — La durée de la maladie varie de 3 à 7 jours. Les cas de guérison sont plus nombreux que dans les autres formes (2). La fièvre peut apparaître avant ou après le développement des tuméfactions (2).

Les *tumeurs* et les *œdèmes charbonneux des muqueuses* s'observent dans la bouche (glossanthrax), dans le larynx et le pharynx (angine d'anthrax), dans le rectum (sang de lombes). Ils sont accompagnés d'une fièvre plus ou moins vive, et, suivant leur siège, ils déterminent des troubles variés : dyspnée, rétrécissement laryngien, dysphagie,

(1) Reynal a nié l'existence de ces pétéchies, et de fait, elles n'existent pas d'ordinaire. On les a indiquées dans les ouvrages anciens, peut-être parce qu'on a confondu avec le charbon vrai, l'anasarque dite encore charbon blanc.   (L. T.)

(2) En dehors des lésions survenant au voisinage du point d'inoculation, les tumeurs et les œdèmes charbonneux sont généralement le résultat de contusions accidentelles ayant déterminé un épanchement sanguin dans les tissus sous-cutanés. L'absence de crépitation à ces tumeurs permet de les distinguer de celles du charbon symptomatique.   (N. D. T.)

cyanose générale, tuméfaction de l'auge, de l'encolure, du poitrail, efforts expulsifs violents, etc. La mort survient au bout de 12 à 24 heures. C'est la forme que revêt habituellement l'infection sur le porc et le chien.

Chez le bœuf, on rencontre le plus fréquemment la fièvre charbonneuse, l'apoplexie charbonneuse et les tumeurs charbonneuses ; le cheval présente les mêmes formes que le bœuf, et plus particulièrement la première ; chez le mouton, on observe surtout l'apoplexie charbonneuse ; chez le chien, les tumeurs charbonneuses ; chez le porc, l'angine charbonneuse et le glossanthrax. La plupart des cas de charbon du porc ne sauraient être acceptés sans réserve.

Diagnostic. — Dans les formes aiguë et suraiguë, le diagnostic *intra vitam* est basé sur la constatation de la Bactéridie et sur le caractère infectieux de la maladie. —Très souvent l'examen bactériologique du sang donne un résultat négatif, parce que la Bactéridie se cantonne de préférence dans les organes internes ; aussi a-t-on proposé d'aller puiser du sang dans le foie par une ponction exploratrice faite à l'aide du trocart. —Pendant la vie, le diagnostic est quelquefois très difficile. Dans certains cas, les symptômes du charbon ont une assez grande similitude avec ceux d'une congestion pulmonaire ou cérébrale simple (1), d'une intoxication, d'une septicémie à invasion brusque, etc. — Généralement la maladie n'est reconnue qu'après la mort. Les constatations macroscopiques sont presque toujours insuffisantes. Le diagnostic anatomique exige absolument la recherche de la Bactéridie. Elle peut être faite avec ou sans coloration préalable. La technique de celle-ci est fort simple : on étale une gouttelette de sang sur une lamelle, on sèche la préparation, puis on y dépose deux ou trois gouttes d'une solution de bleu de méthyle ou de violet de gentiane ; après quelques minutes, on lave à l'eau et on monte dans le baume de Canada.

L'inoculation est un autre moyen de diagnostic. Comme réactifs, on peut employer la souris, le lapin, le cobaye ou le mouton. La mort survient au bout de 2-3 jours, et il est facile de trouver la Bactéridie dans les cadavres. Ce procédé permet de reconnaître le « charbon intestinal » pendant la vie. Il suffit d'insérer dans le derme cutané une parcelle de la matière suspecte (sang, mucosités, excréments, etc.). Il faut éviter que le virus soit entraîné par le sang qui s'échappe de la plaie. L'inoculation ne réussit pas lorsqu'on s'est servi de sang non virulent, provenant des vaisseaux périphériques ou même des gros troncs vasculaires ; elle donne encore des résultats négatifs lorsque la matière contenant la Bactéridie est souillée par

-----

(1) Dans ces cas, l'élévation de la température différencie nettement le charbon des congestions simples.   (L. T.)

d'autres microbes ou qu'elle est en état de putréfaction. Toutes les espèces ne conviennent pas également bien pour ces inoculations critères, et certains animaux semblent posséder à l'égard du charbon une immunité individuelle. Il devrait être de règle d'inoculer simultanément plusieurs sujets d'espèces différentes (1).

Diagnostic différentiel. — Il ne sera question ici que des bacilles présentant une certaine analogie morphologique avec la Bactéridie. Pour la diagnose différentielle entre le charbon et les maladies qui peuvent le simuler, nous renvoyons aux chapitres consacrés à l'étude de cette infection dans les diverses espèces animales.

1. Les Bacilles de la septicémie et de la putréfaction (parmi ces derniers le *Bacterium termo* surtout) sont généralement animés de mouvements propres et leurs extrémités sont arrondies. Il en est cependant qui ressemblent beaucoup à la Bactéridie. Dans les cas douteux, il faut recourir aux procédés de coloration et chercher à constater la disposition caractéristique des extrémités du Bacille charbonneux ou faire des inoculations révélatrices (Kitt).

2. Le Bacille du charbon symptomatique est plus court et plus épais que la Bactéridie; arrondi à ses extrémités, il est animé de mouvements très vifs; sa pullulation s'accompagne d'un dégagement gazeux; dans les cultures, il forme des membranes gris blanchâtre, plissées. C'est un microbe anaérobie; il est impossible de le cultiver sur la pomme de terre (Kitt).

3. Le Vibrion septique est plus mince que la Bactéridie; il n'existe pas dans le sang; rectiligne, non coudé, animé de lents mouvements ondulatoires, il se développe en formant de longs filaments souvent incurvés et non sporulés. Dans les cultures, il produit des bulles gazeuses. Si l'on introduit dans la gélatine un fragment de tissu contenant des Vibrions, il se forme autour de lui une petite masse blanchâtre, liquide, dont la surface semble parsemée d'aiguilles très fines. Ce microorganisme végète assez difficilement; sa culture est une opération de laboratoire (Kitt).

(1) Dans les cas douteux, le diagnostic peut être établi par l'examen bactériologique, l'inoculation ou la culture. — La Bactéridie, immobile, prend très bien le Gram et le Weigert. — On peut dire que le cobaye succombe toujours à l'inoculation du charbon bactéridien. — Souvent la Bactéridie n'apparaît dans le sang que peu d'heures avant la mort; c'est là un fait déjà signalé dans les travaux de Delafond. Pour se prononcer avec certitude sur la virulence de ce liquide, il faut recourir à la culture, car, lorsque les Bacilles y sont peu nombreux, ils peuvent échapper à l'examen microscopique. En ensemençant du bouillon avec une gouttelette de sang recueilli purement, la Bactéridie se développe en formant des flocons caractéristiques. Le *Bacterium Chauvæi* et le Vibrion septique, anaérobies, ne poussent pas. Inoculée par piqûre dans la gélatine, la Bactéridie végète le long du trajet creusé par l'aiguille, et surtout à la surface de la couche de gélatine, qui se liquéfie. — Ensemencée sur pomme de terre, elle forme bientôt une couche blanc grisâtre d'un aspect velouté particulier. (Voy. *Charbon symptomatique.*)

(N. D. T.)

4. Le Bacille du foin (*Bacillus subtilis*), épais, court, est animé de mouvements ondulatoires et porte à ses extrémités un fort flagellum. Il se développe au dépens d'une spore ovoïde et perpendiculairement à l'axe longitudinal de celle-ci. Ses propriétés biologiques sont sans importance au point de vue du diagnostic différentiel; comme la Bactéridie, il est aérobie (Kitt).

Pronostic. — Le charbon bactéridien est une affection très grave. Sa mortalité moyenne est de 70 à 80 p. 100. Pour le charbon *apoplectiforme*, elle est de 100 p. 100. Lorsque l'épidémie dure depuis longtemps, souvent sa malignité s'atténue peu à peu. La plupart des animaux qui ont résisté à une première atteinte sont doués de l'immunité pour un laps de temps variable. Les cas de guérison spontanée ne sont pas très rares.

Traitement. — Le traitement prophylactique est de beaucoup le plus important. Il faut détruire les cadavres et désinfecter minutieusement les locaux. La loi sur les maladies contagieuses indique les autres mesures qui doivent être appliquées. L'incinération des cadavres, l'enfouissement à deux mètres de profondeur et en un lieu éloigné des chemins, des habitations, des pâturages, la destruction du virus à l'aide de la vapeur d'eau surchauffée, sont les meilleurs moyens de désinfection. Les agents énumérés dans la loi sanitaire ne détruisent pas les spores. Pour tuer celles-ci, on doit employer le sublimé (1 p. 1000), le crésyl (3 p. 100), l'eau de chlore ou de brome (2 p. 100).

Les améliorations apportées dans l'état du sol peuvent contribuer pour une bonne part à faire disparaître le charbon. Il convient de drainer les terrains humides, de favoriser l'écoulement des eaux, de défendre aux animaux les pâturages et les puits infectés. — Dans la pratique, il est souvent beaucoup plus facile et plus simple de changer les aliments et les boissons que de recourir à l'émigration. — La prophylaxie médicale commande d'administrer à l'intérieur l'acide chlorhydrique, l'acide phénique, l'acide salicylique; mais souvent ces agents n'ont aucune efficacité.

Le *traitement curatif* comprend un grand nombre de médicaments : l'acide phénique et l'acide salicylique (10 à 15 grammes pour le bœuf), l'iode sous forme de solution de Lugol, l'eau chlorée, l'acide arsénieux, le phosphore, l'acide chlorhydrique, l'ammoniaque, etc. Davaine a recommandé la préparation suivante : iode 30 grammes, iodure de potassium 60 grammes, eau distillée 360 grammes : à donner, toutes les deux heures, deux cuillerées à soupe dans un litre d'eau, pour le bœuf. — Dans les formes subaiguës, il est d'usage d'administrer les alcalins et les purgatifs, notamment le calomel à petites doses. Lors de congestion pulmonaire ou cérébrale, on peut faire une saignée.

Les tumeurs charbonneuses de la peau seront incisées profondément et traitées par les antivirulents appliqués au sein des tissus infectés. On peut également employer le cautère.

Emmerich, se fondant sur le résultat de ses expériences, a proposé comme
moyen prophylactique, au début des épizooties, d'inoculer aux animaux
(bœufs, moutons, etc.) des cultures affaiblies du Micrococque de l'érysipèle.
Ce microorganisme stimule les cellules, augmente leur activité et leur permet
de résister beaucoup mieux à la Bactéridie (suractivité des macrophages
et des phagocytes de Metchnikoff, particulièrement accusée dans la rate).
Suivant Pawlowsky, les Pneumocoques, le *Staphylococcus aureus* et le *Bacillus prodigiosus* produisent des effets semblables.

Inoculation préventive. — On sait depuis longtemps que la
plupart des animaux guéris du charbon possèdent une immunité
plus ou moins complète; on a aussi reconnu que les sujets de certaines races y sont réfractaires (moutons d'Algérie et de Barba-
rie) (1); on a enfin observé des exemples d'immunité individuelle.
Ces données ont suscité des recherches qui ont abouti à la découverte de moyens permettant de créer artificiellement l'immunité. Il
n'existe aucun procédé capable de conférer celle-ci au cobaye, au
lapin, au rat, à la souris (Löffler). Les expériences d'Oemler ont montré
qu'il est très difficile de la donner au cheval : chez le même sujet, sept
inoculations successives ont toutes été suivies d'accidents spécifiques.
L'homme, lui non plus, ne devient pas réfractaire par une première
atteinte. En revanche, chez le mouton et le bœuf, il est possible,
de produire une immunité partielle, mais d'une durée relativement
courte.

Les premières inoculations préventives ont été faites par Toussaint.
Cet expérimentateur employait du sang charbonneux défibriné chauffé
pendant dix à quinze minutes à une température de 50-55° C. Il n'a
pas saisi le véritable mécanisme de l'immunité ainsi réalisée. Pasteur
a montré qu'elle est produite par la Bactéridie affaiblie, destituée d'une
partie de sa virulence. Le vaccin pastorien est obtenu en cultivant la
Bactéridie à une température de 42 — 43° C., en présence de l'oxygène. La préparation du premier vaccin (le plus faible) demande
24 jours ; celle du second, 12 jours. On emploie ces deux vaccins à
10-14 jours d'intervalle (2).

(1) L'immunité des moutons algériens contre le sang de rate est bien inhérente
à la race elle-même ; les moutons européens transportés en Algérie ne l'acquièrent
pas, même après cinq et six générations. Elle peut être surmontée par l'inoculation
de fortes doses de virus; elle est renforcée par des inoculations successives. En
pratiquant celles-ci sur des femelles pleines, pendant la deuxième période de la gestation, on peut rendre les agneaux absolument réfractaires à l'infection charbonneuse (Chauveau, *Comptes rendus de l'Acad. des sciences*, 1880).   (N. D. T.)
(2) La virulence charbonneuse peut être atténuée par de nombreux procédés :
par l'action de la chaleur (Toussaint, Pasteur, Chauveau), de l'oxygène comprimé

Les tubes renfermant le vaccin pastorien (ces tubes sont fournis par Boutroux, rue Vauquelin, 28, à Paris, à raison de 25 francs pour 50 bœufs ou 100 moutons) doivent être épuisés dans la même séance et il importe de ne les ouvrir qu'immédiatement avant l'opération. On fait l'injection au moyen d'une seringue Pravaz dont la tige, pourvue d'un curseur, est divisée en huit parties égales (elle est aussi fournie par Boutroux; son prix est de 35 francs). Voici les principales règles du procédé opératoire. Après avoir agité le tube contenant le premier vaccin, on l'ouvre, on plonge directement l'aiguille de la seringue dans le liquide et l'on remplit l'instrument (préalablement désinfecté). — Pour le mouton, on injecte la huitième partie du contenu de la seringue sous la peau de la face interne de la cuisse droite, ensuite on comprime légèrement la piqûre à l'aide du pouce pour empêcher la sortie du vaccin. Au bout de 12-14 jours, la deuxième inoculation est opérée de la même manière avec le second vaccin. — Pour le bœuf, on injecte le quart du contenu de la seringue. La première inoculation est faite en arrière de l'épaule droite; la seconde, en arrière de l'épaule gauche. Il convient de couper préalablement les poils (1). — Il est contre-indiqué de vacciner les agneaux, les veaux et les vaches en état de gestation avancée.

Chauveau a imaginé un procédé de préparation du vaccin beaucoup plus expéditif que celui de Pasteur. Il chauffe les cultures charbonneuses pendant vingt heures à une température de + 43° C., puis pendant trois heures à 47-49° C.; il porte ensuite les Bactéridies dans de nouveaux milieux où il les cultive pendant 5-7 jours à une température de + 35-37° C. (pour le développement du mycélium et sa transformation en spores déjà atténuées), enfin, pour compléter l'atténuation de la virulence, il chauffe à + 80° C. pendant une heure. Cet auteur a préparé un autre vaccin en soumettant des cultures à l'action de l'air ou de l'oxygène comprimé. — Chamberland et Roux ont affaibli la Bactéridie par les agents antiseptiques; par l'action de l'eau phéniquée (1 p. 600) prolongée pendant 24 jours, ou par celle du bichromate de potasse (1 p. 2000 — 3000) prolongée pendant 10 jours. Gibier a obtenu une matière vaccinante en portant la Bactéridie à une température de — 45° C. — Kitt a atténué la virulence en faisant passer la Bactéridie par l'organisme du pigeon. — Chauveau et Perroncito ont remplacé les deux vaccins jusqu'alors nécessaires en soumettant la Bactéridie pendant 5 jours à une température de 37 à 38° C. — Le procédé opératoire recommandé par Chauveau consiste à injecter sous la peau de la face externe de la conque auriculaire, à l'aide d'une seringue de Pravaz, une goutte du liquide vaccinal renfermé dans des tubes fermés à la lampe.

La vaccination pastorienne a été mise en pratique dans presque tous les pays de l'Europe (France, Hongrie, Allemagne, Italie, Hollande, Belgique). Elle a donné des résultats variables. Nous nous bornerons à formuler les conclusions que l'on peut tirer de ces inoculations faites sur plusieurs centaines de mille animaux.

(Chauveau et Wosnessenski), des antiseptiques (Chamberland et Roux), de la lumière solaire (Arloing). On peut encore l'affaiblir en cultivant la Bactéridie dans le sang des moutons vaccinés (Metchnikoff) ou dans le corps de la grenouille (Lubarsch). L'immunité contre le charbon a été conférée par des substances chimiques. Chamberland et Roux ont pu vacciner des moutons avec du sang stérilisé par la chaleur; ils ont constamment échoué en employant le liquide obtenu par filtration sur porcelaine de ce sang stérilisé (*Annales de l'Instit. Pasteur*, 1888). (N. D. T.

(1) Voy. les *Instructions* relatives à la vaccination charbonneuse.

1. La vaccination préventive de Pasteur ne convient pas pour le mouton. L'immunité qu'elle confère est souvent incomplète, faible, quelquefois nulle : sa durée maxima est d'environ douze mois, de sorte qu'il faut répéter la vaccination chaque année. La mortalité provoquée par l'inoculation est relativement élevée ; pour la deuxième vaccination, elle est parfois de 10-15 p. 100. La lymphe fournie par Pasteur est tantôt trop active, tantôt trop faible, suivant que la température à laquelle la culture a végété était plus rapprochée de 42 ou de 43° C. Koch a conseillé de contrôler le degré d'activité des deux vaccins : le premier doit être mortel pour la souris, mais pas pour le cobaye ; le deuxième doit tuer la souris et le cobaye, mais non le lapin. Koch a aussi recommandé de cultiver le vaccin sur des milieux solides au lieu d'employer des substances liquides. Kitt a fait connaître un procédé de ce genre adapté aux besoins de la pratique. — Les Bactéridies affaiblies ou mitigées contenues dans les vaccins peuvent récupérer leur virulence lorsque l'influence de la température à laquelle elles ont été soumises a été insuffisante dans ses effets ; il se peut aussi qu'elles perdent entièrement leur activité si les vaccins sont conservés trop longtemps. Les diverses races ovines sont très inégalement sensibles au même vaccin ; pour chacune d'elles il faudrait un virus d'une activité spéciale. Enfin, les frais de la vaccination sont assez élevés (son prix de revient pour 1000 moutons est d'environ 300 francs(?).

2. Chez le bœuf, la vaccination préventive est plus importante au point de vue pratique ; on peut la recommander pour les régions infectées où le charbon est stationnaire. L'immunité qu'elle confère est loin d'être complète chez tous les individus, et elle ne dure guère plus d'une année. Mais la mortalité est beaucoup moindre que chez le mouton ; souvent elle est presque nulle. En général, la vaccination est suivie d'une fièvre passagère et de légers troubles généraux. Ajoutons que le vaccin de Pasteur est trop faible pour le bœuf ; ceux de Chauveau (1) et de Perroncito donnent de meilleurs résultats ; ils ont en outre l'avantage de n'exiger qu'une seule opération. — Lorsque la vaccination charbonneuse aura été suffisamment perfectionnée, elle pourra rendre de grands services au point de vue de la prophylaxie du charbon chez le bœuf (2).

(1) Le vaccin Chauveau, obtenu par l'action de l'oxygène comprimé, donne en effet d'excellents résultats. — Dans les expériences faites à l'Institut agricole de Santiago, avec du vaccin expédié de Lyon, sur 44 animaux de l'espèce bovine de tout âge et de diverses provenances, il n'est survenu aucun accident, ni après l'inoculation préventive, ni après l'inoculation d'épreuve (Besnard, *Journ. de Lyon*, 1885).

(N. D. T.)

(2) Les expériences faites à Pouilly-le-Fort, en 1881, ont donné la preuve de l'immunité conférée aux animaux par l'inoculation pastorienne. Et les résultats des vaccinations effectuées en France et dans beaucoup d'autres pays sont absolument démonstratifs de son efficacité pratique. En France, de 1882 à 1886, 1 150 000 mou-

Depuis 1882, Oemler a pratiqué chaque année la vaccination pastorienne dans le domaine Pakisch (Prusse). Les résultats n'ont été satisfaisants ni pour les bœufs ni pour les moutons. Chez les premiers, la mortalité par le charbon a été en moyenne de 1,4 p. 100; chez les autres, de 4,2 p. 100. Parmi les animaux qui ont succombé, quelques-uns avaient été vaccinés plusieurs fois.

Bibliographie. — Les publications relatives au charbon bactéridien sont très nombreuses. Nous ne pouvons en faire ici l'énumération complète. Pour la littérature spéciale antérieure à 1850, nous renvoyons le lecteur à l'ouvrage de Heusinger (1), dans lequel sont indiqués trois cent soixante-deux mémoires ou écrits, et pour les articles parus de 1850 à 1884, au travail de W. Koch (2), où est résumée la bibliographie des maladies charbonneuses chez l'homme et les animaux. Voici les travaux les plus importants et ceux non indiqués par W. Koch et Heusinger :

1° BIBLIOGRAPHIE GÉNÉRALE (DU CHARBON BACTÉRIDIEN DU BŒUF SURTOUT). — FOURNIER, *Observations et expériences sur les charbons malins*, Dijon, 1757. — GLASER, *Abhandlung von der tödlichen Knotenkrankheit unterm Rindvieh u. dem Rothwildpret*, Leipzig, 1780. — CHABERT, *Traité du charbon ou anthrax chez les grands animaux*, Paris, 1782. — NIEDERHUBER, *Abhandlung über den gelben Schelm*, München, 1790. — GILBERT, *Du charbon des animaux*, Paris, 1797. — KAUSCH, *Ueber den Milzbrand des Rindviehs*, Berlin, 1805. — LAUBENDER, *Handbuch der Thierheilkunde*, 1806-07. — AMMON, *Unterricht über die seit einigen Jahren unter dem Rindvieh, den Pferden u. Schweinen haüfig herrschende Seuche, den Milzbrand*, Ansbach, 1808. — WÖHLER, *Der Milzbrand des Hornviehs*, Rödelheim, 1808. — TSCHEULIN, *Theoretische u. praktische Wahrnehmungen über den Milzbrand bei Thieren*, Karlsruhe, 1809. — SCHWAB, *Von der Milzseuche*, Wien u. Triest, 1812. — RIBBE, *Ueber die Anthraxkrankheit der Hausthiere*, 1813. — LAUBENDER, *Der Milzbrand der Hausthiere und seine Geschichte*, München, 1814. — V. AMPACH, *Ueber Milzbrand*, Pesth. 1820. — FÉLIX, *Recueil vét.*, 1826. — SCHRADER, *Ueber die Natur des Milzbrandes der Thiere*, Magdeburg, 1828. — HOFFMANN, *Neue praktische Erfahrungen über den Milzbrand*, Stuttgart, 1830. — *Recueil vét.*, 1830. — KÖRBER, *Magazin*, 1835. — WEBER, *Der Milzbrand und dessen sicherstes Heilmittel*, Leipzig, 1836. — STAHMANN, *Der Milzbrand bei Menschen und Thieren*, 1840. — HERTWIG, *Magazin*, 1840-46. — SCHUTT, *Ibid.*, 1841. — DELAFOND, *Sur la maladie de sang des bêtes bovines*, Paris, 1843. — SCHWAB, *Einige Fälle von Anthraxvergiftung*. 1844. — HAUPT, *Ueber einige Krankheiten der Hausthiere*, 1845. — OLIVIER, *Journ. de Lyon*, 1846. — MAUGIN, *Recueil vét.*, 1846. — CRUZEL, *Ibid.*, 1847. — GOURMAUD et AYRAUD, *Journ. des vét. du Midi*, 1847. —

tons et 110 000 bœufs environ ont été vaccinés : pour les moutons, la perte totale a été de 1 p. 100 au lieu de 10 p. 100 (mortalité moyenne des années antérieures); pour les bœufs, la mortalité, qui était de 5 p. 100 autrefois, est tombée à 0,5 p. 100.

En 1887, le charbon a été observé sur 1248 bœufs, 2858 moutons et 25 chevaux, animaux représentant une valeur de 382 000 francs. D'après les rapports des vétérinaires sanitaires, la vaccination a été pratiquée sur 6403 bêtes bovines et 28234 moutons. La mortalité a été très faible : 10 bœufs (0,15 p. 100) et 146 moutons (0,52 p. 100). On a relaté sur l'homme 11 cas de pustule maligne dont 4 terminés par la mort (Tisserand, *Rapport sur le service des épizooties en 1887*, in *Recueil vét.*, 1889).

En Hongrie, en 1889, pour 3279 bœufs vaccinés, la mortalité par le charbon a été de 0,27 p. 100 ; pendant les années précédentes, elle variait de 6 à 12 p. 100. Pour 22767 moutons, les pertes ont été de 2,18 p. 100 au lieu de 10 p. 100, chiffre constaté les années antérieures. — En 1890, on a vacciné 21 289 bœufs et 190 229 moutons. Sur les premiers, la mortalité par le charbon a été de 0,37 p. 100, et sur les moutons de 2 p. 100. Effectuée dans les troupeaux infectés, l'inoculation a arrêté l'épidémie. On peut la pratiquer sans tenir aucun compte de la race, du sexe, ni de l'âge. Hutyra, *Jahresber. über das veterinärwesen in Ungarn*, Budapest. 1891.)   (N. D. T.)

(1) *Die Milzbrandkrankheiten der Thiere und des Menschen*, Erlangen, 1850.

(2) *Milzbrand u. Rauschbrand, Deutsche Chirurgie* von Billroth u. Lüke, 1886.

Heusinger, *Die Milzbrandkrankheiten der Thiere u. des Menschen*, 1850. — Naczynski, *Magazin*, 1850. — Rychner, *Bujatrik*, 1851. — Delafond, *Recueil vét.*, 1850-58-60. — Garreau, *Ibid.*, 1851, 1856. — Ardouin, Boutet, *Ibid.*, 1852. — Causse, *Journ. des vét. du Midi*, 1852. — Sabarthès, *Ibid.*, 1855. — Lafosse, *Ibid.*, 1856. — Rey, *Journ. de Lyon*, 1853. — Gerlach, *Magazin*, 1853-57. — Einsele, Fuchs. *Münch. Jahresber.*, 1854. — Virchow, *Handbuch der spec. Pathol.*, 1855. — Patté, *Recueil vét.*, 1855. — Anginiard, *Ibid.*, 1858. — Seybold, *Repertor.*, 1856. — Roloff, *Journ. de Lyon*, 1857. — Müller, *Oesterr. Vierteljahrsschr.*, 1857. — Pagliero, *Giornale di med. vet.*, 1858. — Hering, *Spec. Pathol.*, 1858. — Marggraff, *Adam's Wochenschr.*, 1858. — Bössl, *Ibid.*, 1859. — Gurtl u. Hertwig. Fuchs. *Magazin*, 1859. — Guilmot, *Annal. de Bruxelles*, 1859. — Müller, *Adam's Wochenschr.*, 1860. — Goffi, Lodezzano. *Il med. vet.*, 1860. — Jessen. *Magazin*, 1860. — Dinter, *Sächs. Jahresber.*, 1860. — Kowalewski, *Archives de Saint-Pétersbourg*, 1861. — Oemler, *Preuss. Mittheil.*, 1861. — Bernard, *Recueil vét.*, 1860. — Leblanc, Thierry, Sanson, Cagny, *Ibid.*, 1861. — Magne, *Ibid.*, 1864. — Reynal, *Ibid.*, 1865. — Leblanc, *Bull. Soc. cent. vét.*, 1860-62. — Ferrari, Bistolfi e Papa, *Giornale di med. vet.*, 1861. — Fontan, *Journ. des vét. du Midi*, 1861. — Dessart, *Annal. de Bruxelles*, 1861. — Kutzbach, *Preuss. Mittheil.*, 1861. — Remy. *Annal. de Bruxelles*, 1862. — Wagsage, *Ibid.*, 1862-63. — Anacker, *Magazin*, 1862. — V. Semmern, *Zeitschr. der landwirthschaftl. Centralvereins f. die Prov. Sachsen*, 1862. — Wald, *Vorkommen u. Entstehung des Milzbrandes*. 1862. — Körter, *Der Milzbrand der Hausthiere*, 1863. — Magne, *Bullet. de l'Acad. de méd.*, 1863-64. — Renault et Reynal, *Recueil vét. et Gazette méd. de Paris*, 1864. — Müller, *Oesterr. Vierteljahrsschr.*, 1864. — Brauell, *Ibid.*, 1865. — Fraas, *Baier. thierärztl. Mittheil.*, 1865. — Bassi, *Il med. vet.*, 1865. — Joyeux, Guyon, I. Pierre, *Journ. des vét. du Midi*. 1865. — Cauvet, *Ibid.*, 1866. — Luton, *Ibid.*, 1869. — Brauell, Feldtmann, *Virch. Archiv*, 1866. — Kretschmar, *Sächs. Jahresber.*, 1866. — Oember, *Anna'en der Landwirthschaft.*, 1866. — Verrier, *Recueil vét.*, 1866. — Raimbert. Colin, *Ibid.*, 1867. — Garreau, *Ibid.*, 1868. — Guyon, *De la maladie charbonneuse*, Paris, 1867. — Hildebrand, an. in *Thierarzt*, 1867. — Pauli. *Preuss. Mittheil.*, 1867. — Rupprecht. *Ibid.*, 1868-69. — Falconio, *Journ. des vét. du Midi*, 1869. — Siebert, *Thierarzt*, 1869. — Andersohn, *Oesterr. Vierteljahrsschr.*, 1869. — Davaine. Colin, Sanson, Grasset, Lemaistre, Lapointe. Raimbert, *Recueil vét.*, 1869. — Leblanc, Stains, Cézard, Garreau, *Bull. Soc. cent. vét.*, 1869. — Rodet, *Journ. de Lyon*, 1869. — Bruckmüller, *Pathol. Zootom.*, 1869. — Haubner, *Handbuch der Veterinärpolizei*, 1869. — Anacker, *Thierarzt*, 1870. — Naumann, Kuntz, *Magazin*, 1870. — Pauleau, Cézard, Verrier, *Recueil vét.*, 1870. — Davaine. *Ibid.*, 1870-74. — Sanson, *Bull. Soc. cent. vét.*, 1871. — Ravitsch, *Zur Lehre von der putriden Infection u. deren Beziehungen zum sog. Milzbrand*, 1872. — Semmer, *Virch. Archiv*, 1872. Hahn, Bassi, *Repertor.*, 1872. — Griffini. *Gazetta medic. vet.*, 1873. — Prietsch, *Sächs. Jahresber.*, 1873. — Dinter, *Ibid.*, 1874. — Braun, *Bad. thierärztl. Mittheil.*, 1874. — H. Bouley, *Recueil vét.*, 1873-75-76-77. — Cézard, *Ibid.*, 1874. — Zundel, *Ibid.*, 1875. — Bollinger, *Ziemssen's Handbuch der spec. Pathol.*, 1874. — Uebelen, *Repertor.*, 1875. — Siedamgrotzky, *Deutsche Zeitschr. f. Thiermed.*, 1875. — Oemler, *Berlin. Archiv*, 1876-77-78-79-80. — Zeilinger, *Adam's Wochenschr.*, 1876. — Thomas, *Journ. de Lyon*, 1876. — Bianchi, *Ibid.*, 1878. — Sabarthez, *Revue vét.*, 1876. — Feser. *Der Milzbrand auf den oberbaierischen Alpen*, 1876. — Colin. *Bull. de l'Acad. de méd., Recueil vét.. et Archiv. vét.*, 1876. — Feser, *Pütz'sche Zeitschr.*, 1877. — Lehnert, *Sächs. Jahresber.*, 1877-87. — Lydtin, *Bad. Mittheil.*, 1877. — Mayer, *Deutsche Zeitschr. f. Thiermed.*, 1877. — Hering, *Repertor.*, 1877. — Boulet-Josse, *Recueil vét.*, 1876-77. — Plasse, *Ibid.*, 1876-81. — Mouchot, Darreau, *Ibid.*, 1877. — Germain. Colin, *Ibid.*, 1878. — Bernard, Biot, *Ibid.*, 1879. — Toussaint, *Thèse*, Lyon, 1879. — Feser. *Deutsche Zeitschr. f. Thiermed.*, 1878-80. — Colin, *Bull. de l'Acad. de méd.*, 1878-80-81. — Baumgärtl. *Sächs. Jahresber.*, 1878. — Henninger. *Bad. thierärztl. Mittheil.*, 1878. — Feser. *Adam's Wochenschr.*, 1879-80. — Knödler. *Repertor.*, 1879. — Suwa, *Oesterr. Vereinsmonatsschr.*, 1879. — Hering, *Thierarzt*, 1879. — Colin, *Compt. rend. de l'Acad. des sciences*, 1879. — Chauveau, *Ibid.*, 1880. — Lemke. *Inaug. diss. Göttingen*, 1879. — Oemler, *Preuss. Mittheil.*, 1879-80. — Feser, *Deutsche Zeitschr. f. Thiermed.*, 1880. — Leblanc. *Bull. Soc. cent. vét.*, 1880-81-82. — Philippi. *Sächs. Jahresber.*, 1880. — Semmer, *Med. Centralbl.*, 1880-81. — Lydtin, *Bad. Mittheil.*, 1880. — Salomonsen, *Tidskrift de Stockholm*. 1880. — Lafosse, *Revue vét.*, 1880. — Sarra-

DET, *Ibid.*, 1881. — FONTAN, *Ibid.* — BAILLET, *Ibid.*, 1884-85. — LOUVRIER, *Journ. de Lyon*, 1880. — RODET, *Ibid.*, 1881. — MANOTZKOW, *Dissert.*, St-Petersbourg, 1880. — KOPPITZ, *Oesterr. Monatsschr.*, 1880. — PAWLIKIEWICZ, *Ibid.*, 1881. — TOUSSAINT, *Compt. rend. de l'Acad. des sciences*, 1881; *Le Charbon*, Paris, 1880. — RÖLL, *Seuchenlehre*, 1881. — HUBER, *Berlin. klin. Wochenschr.*, 1881. — MACEDONIO, *Echo vét.*, 1881. — BARUCHELLO, MIGLIORANZA, VALLADA, *Giornale di med. vet.*, 1882. — LAUSCH, HAARSTICK, *Preuss. Mittheil.*, 1882. — MACKEL, *Repertor.*, 1882. — NOCARD, *Bullet. Soc. cent. vét.*, 1881-82. — V. NIEDERHAUSERN, *Schweiz. Archiv*, 1882. — NUVOLETTI, *La Clinica vet.*, 1882. — TAYON, *Compt. rend. de l'Acad. des sciences*, 1882. — BRUSASCO, *Il med. vet.*, 1882. — SCHLEUSS, *Berlin. Archiv*, 1882. — PÜTZ, *Seuchen u. Herdekrankheiten*, 1882. — RIVOLTA, *Giornale di Anat.*, 1882. — SEMMER, TÖPPER, *Vorträge f. Thierärzte*, V. — EBERTH, *Der Milzbrand*, 1882. — RODET, *Compt. rend. de l'Acad. des Sciences*, 1882. — LUBELSKI, *Archiv. d'Alfort*, 1882. — PASCAULT, *Ibid.*, 1883. — WASSMANN, *Adam's Wochenschr.*, 1883. — PERRONCITO, *Oesterr. Revue*, 1883. — GRIFFITH, *The Vet.*, 1883. — WEISSBERG, *Oesterr. Monatsschr.*, 1883. — UMLAUF, *Ibid.*, 1884. — POYSER, *The Vet.*, 1884. — HESS, *Bericht über die entschädigten Milzbrandfälle*, 1884. — LELIÈVRE, DELAMOTTE, CORNIL, *Recueil vét.*, 1884. — RIVOLTA, *Giornale di Anat.*, 1884. — FACK, *Berlin. Archiv*, 1884. — WOSNESSENSKI, *Compt. rend. de l'Acad. des Sciences*, 1884. — CHAMBRELENT et MORSSOUS, *Ibid.*, 1884; *Recueil vét.*, 1884. — SIEDAMGROTZKY, *Sächs. Jahresber.*, 1884. — GIRARD, *Recueil vét.*, 1883-84. — BRUSASCO, *Giornale di med. vet.*, 1884. — PERRONCITO, *Ibid.*, 1885. — CROOKSHANK, *Med. Centralbl.*, 1885. — FRIEDRICH, *Zur Aetiologie des Milzbrandes*, 1885; *Deutsche Zeitschr. f. Thiermed.*, 1885. — DE BRUIN, *Gazette Hollandaise*, 1885. — RÖLL, *Spec. Pathol.*, 1885. — NOCARD, *Bull. Soc. méd. vét.*, 1885. — PÜTZ, *Compendium*, 1885. — ZÜNDEL, *Jahresber.*, 1885. — BUTEL, *Bull. Soc. vét. prat.*, 1885. — WARRIKOFF, *Vorträge f. Thierärzte*, VI. — CADÉAC et MALET, *Bull. Acad. méd.*, 1886; *Recueil vét.*, *Journ. de Lyon*, et *Revue vét.*, 1886. — FELZ, *Deutsche Medicinalzeitg.*, 1886. — *Berlin. Archiv*, 1886-87. — W. KOCH, *Deutsche Chirurgie v. Billroth u. Lücke*, 1886. — BERG, *Tidskrift de Copenhague*, 1886. — SAVELIEW, *Journ. vét. de Saint-Petersbourg*, 1887. — MULVEY, *The vet. Journ.*, vol. XXII. — WILTSHIRE, *Ibid.*, vol. XXV. — BURKE, *Ibid.*, vol. XXIV, XXV; *The Vet.*, vol. LIX. — STRAUS, *Le charbon des animaux et de l'homme*, Paris, 1887. — STREBEL, *Adams' Wochenschr.*, 1887. — ZIPPERLIN, *Repertor.*, 1887. — DOTTER, *Bad. thierärztl. Mittheil.*, 1887. — DOBESCH, *Oesterr. Vereinsmonatsschr.*, 1888. — ZÜRN, *Arbeiten der landwirthschaftl. Versuchstation Iena; Die pflanzl. Parasiten*, 1889. — KARLINSKI, *Centralbl. f. Bakter.*, 1889. — MALVOZ, *Annal. de l'instit. Pasteur*, 1889. — CHARRIN et ROGER, *Archiv. de physiologie*, 1890.

2° SUR LA BACTÉRIDIE : POLLENDER, *Casper's Vierteljahrsschr. f. gerichtliche u. öffentliche Medicin*, 1855. — BRAUELL, *Virch. Archiv*, 1857-58-60; *Oesterr. Vierteljahrsschr.*, Bd XXIII, XXIV; *Magazin*, 1859. — DAVAINE, *Compt. rend. de l'Acad. des sciences*, 1863-64-65-73-77. — BRUCKMÖLLER, *Oesterr. Vierteljahrsschr.*, 1866. — BOULEY, DAVAINE, LUTON, *Compt. rend. de l'Acad. des sciences*, 1863. — KLEBS u. TIEGEL, *Correspondenzbl. Schweiz. Aerzte*, 1871. — JOFFROY, *Gazette méd. de Paris*, 1873. — FRISCH, *Sitzungsber. der k. Acad. der Wissenschaft.*, Wien, 1876-79. — HARZ, *Centralbl. f. die med. Wissenschaft.*, 1876. — FESER, *Der Milzbrand auf den oberbaier. Alpen*, 1876. — BOLLINGER, *Deutsche Zeitschr. f. Thiermed.*, 1876. — COHN, *Die Aetiologie der Milzbrandkrankheit begründet auf die Entwicklungsgeschichte des Bacillus anthracis*, 1876. — PASTEUR, TOUSSAINT, PASTEUR et JOUBERT, *Compt. rend. de l'Acad. des sciences*, 1877. — R. KOCH, *Beiträge zur Biologie der Pflanzen v. Cohn*, 1877. — FESER, *Berlin. Archiv*, 1877. — PAUL BERT, *Gazette méd. de Paris*, 1877. — R. KOCH, *Untersuchungen über die Aetiologie der Infectionskrankheiten*, 1878. — EWART, *Quarerly Journ. of Mikroscop.*, 1878. — NENCKI u. SCHÄFFER, *Journ. of praktische Chemie*, 1879. — COLIN, *Bull. de l'Acad. de méd.*, 1879. — RIVOLTA, *Giornale di Anat.*, XV. — BÜCHNER, *Sitzungsber. der kgl. baier. Akad. der Wissensch. Mathemath.-physikal. Classe*, 1880-85. — FOKKER, *Centralbl. f. die med. Wissenschaft.*, 1880. — CHAMBERLAND et ROUX, *Compt. rend. de l'Acad. des sciences*, 1880. — R. KOCH, *Mittheil. aus dem kaiserl. Gesundheitsamte*, 1881-84. — ZÜRN, *Berlin. klin. Wochenschr.*, 1881. — GRAWITZ, *Beiträge zur Milzbrandimpfung*, 1882. — STRAUS et CHAMBERLAND, *Compt. rend. de l'Acad. des sciences*, 1882. — KÖHLER, *Inaug. Diss.* Göttingen, 1882. — ARLOING, CORNEVIN et THOMAS, *Journ. de Lyon*, 1882. — ROLOFF, *Berlin. Archiv*, 1880. — E. KLEIN, *Quaterly Journ. of Mikroscop*, 1883. — ARCHAN-

GELSKY, *Centralbl. f. die med. Wissensch.*, 1883; *Inaug. Diss.* Dorpat, 1884. — LÖFFLER, *Mittheil. aus dem kaiserl. Gesundheitsamte*. 1884. — BIENSTOCK, *Zeitschr. f. klin. Med.*, 1884. — GRAM, *Fortschritte der Med.*, 1884. — OSOL, *Centralbl. f. die med. Wissenschaften*, 1884. — PRAZMOWSKI, *Biolog. Centralbl.*, 1884. — METCHNIKOFF, *Berlin. Archiv*, 1884-88. — NENCKI, *Berichte des deutschen chemischen Gesellschaft.*, 1884. — BUCHNER, *Münch. ärztl. Intelligenzbl.*, 1884. — OSOL, *Inaug. Diss.* Dorpat, 1885. — HESSE, *Deutsche medic. Wochenschr.*, 1885. — BOLLINGER, *Sitzungsber. der Gesellschaft f. Morphol. u. Physiol. in München*, 1885; *Oesterr. Revue*, 1885. — BAUMGARTEN, *Jahresber. über die Fortschritte in der Lehre von den pathogen. microorgan.*, 1885-87. — JOHNE, *Sächs. Jahresber.*, 1885. — ARLOING, *Compt. rend. de l'Acad. des Sciences*, 1885. — KOUBASSOF, *Ibid.; Recueil vét.*, 1885; an. in *Oesterr. Revue*, 1886. — BOLLINGER, KITT, *Arbeiten aus dem patholog. Institut zu München*. 1886. — HOFFA, *Die Natur des Milzbrandgiftes*, 1886. — FORSTER, *Münch. med. Wochenschr.*, 1886. — DYRMONT, *Archiv f. experiment. Pathol.*, 1886. — MEADE BOLTON, *Zeitschr. f. Hygieine*, 1886. — SOYKA, *Centralbl.*, 1886. — WORONSOW, WINOGRADOWW, KOLESSNIKOW, *Journ. vét. de Charkow*. 1886. — V. FODOR, *Deutsche medic. Wochenschr.*, 1886. — WOLFFHÜGEL u. RIEDEL, *Arbeiten aus dem deutschen Gesundheitsamt*, 1886. — HOCHSTETTER, *Ibid.*, 1887. — ZÜRN, *Die pflanzlichen Parasiten*, 1887. — BUCHNER, *Münch. med. Wochenschr.*, 1887, 1888. — ARLOING, *Compt. rend. de l'Acad. des sciences*, 1887. — CADÉAC et MALET, *Revue vét.*, 1887. — STRAUS, *Annal. de l'Instit. Pasteur*, 1887. — KRONACHER, *Therapeut. Monatshefte*, 1887. — LEMKE, *Rundschau auf dem Gebiete der Thiermed.*, 1887. — PAWLOWSKY, *Virch. Archiv*, Bd CVIII. — LEHMANN, *Sitzungsber. der Gesellschaft f. Morphol. u. Physiol. in München*, 1887. — KITT, *Oesterr. Monatsschr.*, 1888. — BEHRING, *Centralbl. f. klin. Med.*, 1888. — EMMERICH, *Ibid; Münch. med. Wochenschr.*, 1888. — EISENBERG, *Wiener medic. Wochenschr.*, 1888. — MUSKATBLÜTH, *Centralbl. f. Bakteriologie*, 1888. — PETRUSCHKY, *Untersuchungen über die Immunität des Frosches gegen Milzbrand*, 1888. — HÜPPE, *Fortschritte der Medicin*, 1888. — FLÜGGE, BITTER u. NUTALL, *Zeitschr. f. Hygieine*, 1888. — REMBOLDT. *Zeitschr. f. Hygiene*, 1889.

3° SUR LES VACCINATIONS CHARBONNEUSES : TOUSSAINT, *Compt. rend. de l'Acad. des sciences*, et *Recueil vét.*, 1880-81. — LÖFFLER, *Mittheil. aus dem kaiserl. Gesundheitsamte*, 1881. — PASTEUR, *Compt. rend. de l'Acad. des sciences*, 1881-82-83. — CHAUVEAU, *Ibid.*, 1882-83-84-85. — LEBLANC, *Bull. Soc. cent. vét.*, 1881. — KOCH, *Ueber die Milzbrandimpfung, eine Entgegnung auf den von Pasteur in Genf gehaltenen Vortrag*, 1882. — H. BOELEY, *Recueil vét.*, 1882-83-85. — *Expériences de Pouilly-le-Fort, de Chartres, de Nevers*, *Ibid.*, 1881-82. — ROUX, *Ibid.*, 1882. — AZARY, *Deutsche Zeitschr. f. Thiermed.*, 1882. — BIDAULT, *Revue vét.*, 1882. — KNÖDLER, *Repertor.*, 1882. — MÜLLER, *Preuss. Mittheil.*, 1882. — ROSSIGNOL, *Bullet. Soc. vét. prat.*, 1881. et *Recueil vét.*, 1881-82. — WEBER, MATHIEU, DAVIAU. *Bull. Soc. cent. vét.*, 1882-84. — BASSI, *Ibid.*, 1883. — RIVOLTA, *Giornale di Anat.*, 1882-83-84. — ROSZAHEGGI, *Deutsche med. Wochenschr.*, 1882. — SAAKE, *Adam's Wochenschr.*, 1882. — DE SILVESTRI, GOTTI, *Giornal. di med. vet.*, 1882. — SEMMER, *Oesterr. Revue*, 1882. — STREBEL, GUILLEBEAU, *Schweiz. Archiv*, 1882. — FRANCK, *Münch. Jahresber.*, 1882-83. — KNÖDLER, *Oesterr. Monatsschr.*, 1883-86. — MÜLLER, ROLOFF, *Berlin. Archiv*, 1883. — BAILLET, *Revue vét.*, 1883-84-85. — BIOT, *Archives vét.*, 1883. — CINI, MONTINO, *Il med. vet.*, 1883. — ROLOFF, *Der Milzbrand, seine Entstehung u. Bekämpfung*, 1883. — MAGGI, *Gazetta med. ital.-lombard.*, 1883. — GARETTO, *Giornale di med. vet.*, 1883. — ZWICKL, *Oesterr. Vierteljahrsschr.*, Bd LVI. — ROLOFF, *Berlin. Archiv*. 1884. — BERTENSON, *Schutzimpfung in Neu-Lugoda-Kreise*. — BLAZOKOVIC, *Oesterr. Monatsschr.*, 1884. — SCHIWOPITZEW, *Resultate der Schutzimpfung in Pleskau'schen Gouvernement*, 1884. — WOSNESSENSKI, FELTZ, *Compt. rend. de l'Acad. des sciences*, 1884. — ZENKOWSKI, *Archives de Saint-Pétersbourg*, 1884. — FACCINI, *La Clinica vet.*, 1884-88. — PUTZ, *Vorträge f. Thierärzte*, VII. — KITT, *Münch. Jahresber.*, 1884-85. — HESS, *Schweiz. Archiv*, 1885-86. — PERRONCITO, *Il carbonchio, mezzi preventivi e curativi*, 1885; an. in *Deutsche Zeitschr. f. Thiermed.*, 1885. — ARLOING, *Compt. rend. de l'Acad. des sciences*, et *Journ. de Lyon*, 1885-87. — CAGNY, *Bull. Soc. cent. vét.*, 1885. — KITT, *Werth u. Unwerth der Schutzimpfungen gegen Thierseuchen*, 1886. — KRAJEWSKI, *Centralbl. f. die med. Wissensch.*, 1886. — DELAMOTTE, BAUDELOCHE, *Recueil vét.*, 1886. — BESNARD, SAUVAGE, *Journ. de Lyon*, 1886. — ROBERTSON, *Am. vet. Rec.*, vol. II. — STROZZI, *La Clinica* vet., 1887. — OEMLER, *Berlin. Archiv*, 1887. — WOOLDRIDGE, *Deutsche med. Wochenschr.*, 1887. — HEZ, *Rundschau auf dem Gebiete der Thiermed.*, 1887. — LESKY, *Oesterr. Monatsschr.*, 1888. — STREBEL, *Journ. de Lyon*, 1889. — ROSSIGNOL, *Ibid.*, 1888, et *Bull. Soc. vét. prat.*, 1889. — TISSERAND, *Recueil vét.*, 1889. — PERRONCITO, *Centralbl.*, 1889. — HUTYRA, *Jahresber. über das veterinärwesen in Ungarn*, Budapest, 1891.

4° STATISTIQUE : *Sächs. Jahresber.*, 1850-88. — *Jahresber. der Württemberg Oberamtsthierärzte, Repertor.*, 1870-88. — *Vorkommen in Baiern*, an. in *Adam's Wochenschr.*, 1870-88. — *Seuchenber. der k. preuss. techn. Deputation für das Veterinärwesen :* an. in *Berlin. Archiv*, 1878-88. — *Wehenkel's, Jahresber. f. Belgien*, 1880-88. — *Röll's, Jahresber. f. Oesterreich.*, 1886-88. — *Jahresber. d. kaiserl. Gesundheitsamtes über die Verbreitung der Viehseuchen im deutschen Reich pro 1886-87.* — *Annual Report of the Agricultural Departement of the Privy Council Office, for the year*, London, 1887.

B. — DU CHARBON DANS LES DIVERSES ESPÈCES DOMESTIQUES.

I. — CHARBON DU BŒUF.

Symptômes. — Chez le bœuf, la *forme aiguë*, sans localisations externes, est la plus fréquente. Elle s'accuse d'emblée par une fièvre intense ; la température atteint 41-42°C., elle est irrégulièrement distribuée aux régions superficielles ; les poils sont hérissés ; le pouls est accéléré (80 à 100 pulsations et plus), petit, imperceptible. Les muqueuses de la tête sont rouges, souvent cyanosées ; la conjonctive, fortement infiltrée, présente ordinairement des pétéchies ; parfois il y a du larmoiement. La faiblesse et la stupéfaction sont très prononcées, l'inappétence est complète, la rumination a disparu ; la démarche est titubante ; des tremblements se remarquent sur toute la surface du corps, principalement aux flancs et sur le train postérieur. Les malades restent en arrière du troupeau, l'œil est terne, le regard morne. Il est des cas où le tableau clinique est celui d'une affection cérébrale grave. Quelquefois la stupéfaction est remplacée par des accès rabiformes ; les malades beuglent, grattent le sol, montent dans la mangeoire, poussent au mur, etc. Une dyspnée grave, indépendante de toute lésion pulmonaire appréciable, peut également dominer la scène. Les troubles gastriques : constipation, tympanite légère, coliques, diarrhée, expulsion de matières sanguinolentes, etc., sont encore des manifestations ordinaires du charbon chez le bœuf. L'urine renferme souvent du sang (hématurie). Les femelles pleines avortent en partie ou présentent les symptômes qui annoncent cet accident. Les orifices naturels (bouche, naseaux, yeux, anus, vagin) donnent écoulement à des liquides mélangés de sang. Généralement la stupéfaction, le coma, la faiblesse, vont en augmentant, et la mort survient dans les convulsions au bout de 12-48 heures.

Les cas de *charbon suraigu* (*Anthrax acutissimus*) se remarquent sur les individus robustes et au commencement des épidémies. Les animaux succombent subitement ou en quelques heures, en présentant tous les signes d'une apoplexie cérébrale ou d'une intoxication. Parfois, en ouvrant l'écurie, on trouve morts des animaux qui, la veille, étaient en pleine santé.

Les cas de *charbon à évolution subaiguë* sont moins communs. Cette forme a une durée qui varie de 3 à 7 jours ; ce dernier terme est rarement dépassé. Elle est caractérisée par de la fièvre, un amaigrissement considérable et par des rémissions périodiques.

Les *tumeurs charbonneuses* s'observent chez le bœuf, tantôt comme accidents primitifs, tantôt au cours du charbon aigu ou subaigu. Elles apparaissent à la tête, à l'encolure, au poitrail, à l'épaule, au ventre, au fourreau, aux mamelles, aux flancs, aux membres. D'ordinaire isolées, plus ou moins délimitées ou diffuses, elles sont peu sensibles, mêmes indolores dans les premiers moments ; leur teinte est bleuâtre ou rouge foncé ; sur la coupe, on leur trouve une consistance lardacée, gélatiniforme ; jamais elles ne renferment de pus, mais souvent elles se sphacélent ; dans ce dernier cas, la peau qui les recouvre est frappée de gangrène. Les lésions charbonneuses de la muqueuse buccale (glossanthrax, palato-anthrax) se présentent sous l'aspect de vésicules ou de nodules plus ou moins volumineux, développés sur la langue, les lèvres, les joues, le palais ; elles occasionnent une salivation abondante et quelquefois de la dyspnée. Les tumeurs charbonneuses du rectum (sang de lombes) provoquent une tuméfaction diffuse de la muqueuse de ce réservoir et un écoulement sanguinolent ; elles déterminent de violents efforts expulsifs parfois suivis de prolapsus anal. Ces lésions reconnaissent généralement pour cause les manœuvres effectuées en pratiquant l'exploration rectale.

Diagnostic différentiel. — Les maladies du bœuf ordinairement confondues avec le charbon sont : les intoxications, l'encéphalite, l'apoplexie cérébrale, la congestion pulmonaire, le coup de chaleur, la rage, la gastro-entérite et le charbon symptomatique. — Lorsque l'infection a une marche très rapide, le diagnostic n'est souvent établi qu'à l'autopsie. Il est assuré par la constatation de la Bactéridie et par les résultats que donne l'inoculation (Voy. *Diagnostic différentiel du charbon symptomatique*, t. II. p. 396).

II. — Charbon du cheval.

Pathogénie. — Pour l'espèce chevaline, toutes les observations relatées sous le titre « charbon » ne sauraient être acceptées sans réserve. Beaucoup d'entre elles ont trait à la fièvre pétéchiale.

Chez les solipèdes, on rencontre habituellement le charbon dans les localités où il sévit à l'état enzootique, et où, à côté du bœuf, tous les animaux domestiques peuvent s'infecter. Sa cause ordinaire est l'ingestion de spores ou de Bactéridies déposées sur les aliments. L'infection peut également se produire par des piqûres de mouches ou par l'application de harnais faits avec du cuir provenant de sujets charbonneux (Bobertag).

Symptômes. — Les formes *aiguë* et *subaiguë* sont les plus communes. Parmi les premiers symptômes, on note surtout une fièvre d'infection élevée (39°,5 — 41°,5 C.), un pouls accéléré, petit, puis imperceptible (80 à 120 pulsations à la minute). Très souvent l'hyperthermie s'accompagne de frissons et de contractions convulsives des muscles ; la température extérieure est irrégulièrement distribuée. La conjonctive et les autres muqueuses de la tête sont cyanosées, parfois elles ont un reflet jaunâtre ; il y a fréquemment du larmoiement bilatéral. L'état psychique est fortement atteint ; le regard est triste, sans expression ; les malades sont apathiques, comme stupéfiés, la démarche est titubante ; dans quelques cas, on constate des signes d'excitation cérébrale simulant l'encéphalite (excitation, inquiétude, spasmes). Les coliques sont constantes et souvent précoces ; rarement violentes, elles s'accompagnent de diarrhée liquide, sanguinolente ; on peut observer des vomissements (Burke). La respiration est accélérée et pénible. Lorsque la muqueuse de l'arrièrebouche est le siége d'une tuméfaction spécifique, on remarque les symptômes de l'angine (salivation, dysphagie, tuméfaction considérable de la région laryngienne, dyspnée intense et quelquefois asphyxie). La mort, annoncée par d'abondantes poussées de sueur, survient au bout de 6-30 heures en moyenne. Les cas de guérison sont rares.

Les *tumeurs cutanées charbonneuses* se développent d'ordinaire au ventre, au poitrail, à la face interne des membres, au scrotum, à la vulve, etc. ; celles qui siégent sur les membres postérieurs donnent lieu à des boiteries. Cette forme a une marche un peu plus lente que la précédente. Sa durée moyenne est de 2-3 jours.

Le *glossanthrax* n'a été rencontré qu'exceptionnellement chez le cheval (Gresswell).

Dans l'Inde, Burke a observé, sur le cheval, une forme particulière de *charbon à marche rémittente*. A certains moments, la température s'abaissait en dessous de la normale, tous les phénomènes morbides disparaissaient et les malades semblaient rétablis ; puis, au bout de quelques jours, la fièvre se manifestait de nouveau et les animaux succombaient dans l'épuisement. L'appareil clinique décrit par Burke rappelle celui de la fièvre intermittente de l'homme. Parmi les signes caractéristiques, il signale un amaigrissement rapide, commençant quelques heures après la première attaque, et des paralysies de certains groupes musculaires.

Diagnostic différentiel. — Le charbon peut être reconnu à son évolution fébrile tumultueuse, à la diversité et l'inconstance de ses symptômes, qui n'ont rien de régulier dans leur apparition. Les affections donnant lieu le plus souvent à des méprises diagnostiques sont : la fièvre pétéchiale, les coliques, l'apoplexie cérébrale, l'œdème pulmonaire et la septicémie. Au chapitre de la fièvre pétéchiale (t. II, p. 300), nous avons fait remarquer qu'autrefois on a considéré à tort cette maladie comme une forme du charbon : dans la fièvre pétéchiale, en effet, la Bactéridie fait défaut; jamais en inoculant cette affection on n'a pu donner le charbon; jamais non plus on n'a relaté un seul fait établissant sa contagiosité. — Le diagnostic est basé sur la constatation de la Bactéridie et sur les résultats de l'inoculation au lapin ou au mouton.

Bibliographie. — Einicke, *Magazin*, 1851. — Guilmot, *Annal. de Bruxelles*, 1860. — Haselbach, *Magazin*, 1860. — Bobertag, *Preuss. Mittheil.*, 1860-61. — Doucet et Lecouturier, *Annales de Bruxelles*, 1862. — Eck, *Magazin*, 1865. — Poncet, Lemaistre, *Recueil vét.*, 1869. — Mitaut, *Bull. Soc. cent. vét.*, 1869. — Mulder, Vanderschuren et v. Hacken, *Annal. de Bruxelles*, 1869. — Siedamgrotzky, *Sächs. Jahresber.*, 1874. — Konhäuser, *Oesterr. Vierteljahrsschr.*, 1877. — Toussaint, *Comptes rendus de l'Acad. des sciences*, 1878. — Lamy, *Recueil vet.*, 1880. — Evans, *The vet. Journ.*, 1882. — Mollereau, *Archives d'Alfort*, 1882. — Wosnessenski, *Veterinärbote*, 1884. — Schindelka, *Oesterr. Vierteljahrsschr.*, 1885. — Dieckerhoff, *Spec. Pathol.*, 1885. — Gresswell, *The vet. Journ.*, 1886. — Burke, *A Report on Remittent Anthrax*, 1887. — Micellone, *Giornale di vet. milit.*, 1888.

III. — Charbon du mouton.

Pathogénie. — Désigné encore sous les noms de « maladie de sang », « coup de sang », « sang de rate », le charbon du mouton a été reconnu spécifiquement par Gerlach. En général, les animaux s'infectent en mangeant des aliments souillés par la Bactéridie ou ses spores; exceptionnellement l'inoculation se fait par des piqûres de mouches, des blessures de la peau au moment de la tonte (Nocard), etc.

Symptômes. — Le *charbon apoplectiforme* (*Anthrax acutissimus*) est le plus fréquent chez le mouton. Les sujets frappés présentent subitement les signes de l'apoplexie; ils chancellent, tombent, sont pris de spasmes, de convulsions; du sang noir s'écoule par les ouvertures naturelles. La mort survient en quelques minutes. Souvent, le matin, en ouvrant la bergerie, on trouve un ou plusieurs moutons morts.

Le *charbon aigu* a une durée un peu plus longue (de 1/2 heure à 2 heures). Tantôt il s'accuse par les symptômes de l'hyperémie cérébrale; excitation, trépignements, marche titubante, etc.; tantôt par ceux de la congestion pulmonaire; respiration et circulation très accélérées, palpitations cardiaques, cyanose des muqueuses, urine sanguinolente, écoulement de sang par les ouvertures naturelles, etc.

Le *charbon subaigu*, très rare, est presque toujours précédé de certains prodromes, particulièrement de troubles digestifs. Ses symptômes sont ceux d'une phlegmasie intestinale aiguë. On remarque surtout des efforts expulsifs permanents et des mouvements continuels de la queue.

Dans quelques cas, on observe des *tumeurs charbonneuses* à la tête, à la gorge et aux mamelles.

Diagnostic différentiel. — Chez le mouton, le charbon a été fréquemment confondu avec l'*œdème malin*. Les affections désignées sous les noms de « rouget », « feu », « gangrène volante », décrites par Haubner et autres comme des formes du charbon caractérisées par des tuméfactions crépitantes des membres postérieurs, rentrent certainement dans le domaine de l'œdème malin (Voy. t. II, p. 296) (1).

Le charbon de la chèvre ressemble beaucoup à celui du mouton ; sa marche est un peu moins rapide.

Dans les pays du Nord, en Islande et aux îles Færoé, on appelle *Bradsot* une maladie infectieuse aiguë et très maligne du mouton, maladie qui se termine par la mort au bout de quelques minutes à quelques heures. Ses principaux symptômes sont l'inappétence, des coliques, une salive écumeuse qui tombe de la bouche. — A l'autopsie, on trouve des hémorragies dans la caillette. Viborg considérait la *Bradsot* comme une affection charbonneuse. Jonsson a reconnu qu'elle n'a rien de commun avec le charbon ; elle ne se transmet pas aux sujets des autres espèces animales.

Bibliographie. — Gasparin, *Traité des maladies contagieuses des bêtes à laine*, Paris, 1820. — Rübbe, *Die inner. und äusser. krankheiten der Schafviehs*, Leipzig, 1821. — Wagenfeld, *Erkennung u. Cur der krankheiten der Schafe*, Dantzig, 1829. — Pradal, *Recueil vét.*, 1837. — Hildebrand, *Die Blutseuche der Schafe, deren Ursachen u. Vorbeugung*, Berlin, 1841. — Delafond, *Sur la maladie de sang des bêtes à laine*, Paris, 1843. — Christiani, *Repertor.*, 1844. — Gerlach, *Magazin*, 1845-46. — Dulac, *Recueil vét.*, 1860. — Vialar, *Journ. des vét. du Midi*, 1861. — Neithardt, *Die Herdenkrankheiten der Schafe*, Berlin, 1864. — Pierre, *Journ. des vét. du Midi*, 1865. — May, *Die inner. u. äusser. Krankheiten des Schafes*, 1868. — Chauveau, *Compt. rend. de l'Acad. des sciences et Journ. de Lyon*, 1880. — Pourquier, *Ibid.* — Boutet, *Recueil vét.*, 1881. — Nocard, *Archives d'Alfort*, 1884. — Sadowski, *Archives de Saint-Pétersbourg*, 1885.

IV. — Charbon du porc.

Pathogénie. — Les observations authentiques de charbon spontané du porc sont très rares. Le rouget bacillaire, si souvent confondu avec le charbon, n'a rien de commun avec celui-ci (Voy. t. II, p. 353). Aujourd'hui, on sait que le porc possède une immunité presque complète à l'égard du charbon, et qu'il est très difficile de l'infecter (expériences de Brauell, Renault, Toussaint, Arloing, Cornevin et Thomas, etc.). Cependant, aux époques où le charbon fait de nombreuses victimes dans les contrées où il est stationnaire, les porcs, ceux sur-

(1) Lorsque le diagnostic est douteux, on a recommandé de provoquer la miction en serrant le nez du malade avec les doigts pendant quelques secondes. S'il s'agit bien du sang de rate, l'urine émise est sanguinolente. (N. D. T.)

tout qui ingèrent des viandes charbonneuses, peuvent en être frappés.
L'inoculation se fait habituellement par les muqueuses buccale ou
pharyngienne.

Symptômes. — Les tumeurs charbonneuses des cavités laryngienne et pharyngienne déterminent les symptômes de l'angine. La
fièvre est intense; on remarque dans l'auge une tuméfaction considérable qui peut s'étendre le long de la trachée, jusqu'au poitrail et à la
face interne des membres antérieurs ; on constate en outre du ptyalisme, des mouvements de régurgitation, de la dysphagie, des nausées,
des vomissements, la cyanose de la muqueuse buccale, une respiration
dyspnéique, sifflante, râlante, etc. — Généralement la mort survient
par asphyxie.

Au début du glossanthrax et du palato-anthrax, il se développe sur
la muqueuse de la langue, du palais, des lèvres, etc., des vésicules
de teinte claire, qui deviennent bientôt violettes, puis noires.
Zschokke a observé des furoncles à la région dorsale.

Bibliographie. — Spinola, *Krankheiten der Schweine*, 1842. — Ginoux, *Journ. des
vét. du Midi*, 1844. — Festal, *Ibid.*, 1845. — Leisering, *Sächs. Jahresber.*, 1860. —
Reinelt, *Oesterr. Vierteljahrsschr.*, 1869. — Zündel, *Bull. Soc. vét. d'Alsace*, 1869.
— Oemler, *Berlin. Archiv*, 1877. — Perdan, *Oesterr. Vereinsmonatsschr.*, 1879. —
Arloing, Cornevin et Thomas, *Journ. de Lyon*, 1884. — Kitt, *Oesterr. Revue*, 1884;
Münch. Jahresber., 1885-86. — Moretti, *Il med. vet.*, 1884. — Nocard et Villain,
Bullet. Soc. cent. vét., 1885. — Roman, *État sanit. des anim. de la Belgique*, 1886. —
Tavel, *Medic. Centralbl.*, 1887. — Peuch, *Recueil vét.*, 1887. — Zschokke, *Schweiz.
Archiv*, 1887. — Crookshank, *The Journ. of compar. pat. a. therap.*, 1889, an. in
Revue vét., 1890. — Trombitas, *Veterinarius*, 1889.

V. — Charbon du chien.

Nos connaissances sur le charbon du chien sont encore fort incomplètes. Presque toujours l'infection est produite par l'ingestion de
viande charbonneuse. Aussi observe-t-on d'ordinaire la forme intestinale ou les localisations buccale et pharyngienne. Sur sept chiens
qui s'étaient régalés en dévorant le cadavre d'une vache charbonneuse,
cinq succombèrent le soir même (Cornevin). Peuch a autopsié un
chien qui s'était infecté par une plaie de la pointe de la langue en
mangeant des viandes charbonneuses. Il est probable que plusieurs
des faits relatés sous le titre de « charbon du chien » n'étaient que
des cas d'entérite mycosique (intoxication par des ptomaïnes). Chez
l'homme cette dernière affection (*Mycosis intestinalis*) était aussi généralement confondue autrefois avec le charbon (Voy. t. 1, p. 179).

Bibliographie. — Cornevin, *Recueil vét.*, 1875. — Toussaint, *Comptes rendus de
l'Acad. des sciences*, 1878. — Hertwig, *Krankheiten der Hunde*, 1880. — Engel,
Adam's Wochenschr., 1881. — Peuch, *Revue vét.*, 1886. — Davis, *The vet. Journ.*,
vol. XXII. — Roman, *État sanit. des anim. de la Belgique*, 1886. — *Sächs. Jahresber.*,
1887.
Charbon du lion : Trasbot, *Archiv. vét.* et *Bullet. Soc. cent. vét.*, 1883.

VI. — Charbon des gallinacés.

Pathogénie. — D'après Pasteur, les volailles sont réfractaires au charbon, et cela parce que la température de leur sang est très élevée. Par le refroidissement, on arriverait à abolir leur immunité et à les infecter mortellement.

Ces assertions sont infirmées par les nombreux faits positifs qu'ont donnés les recherches expérimentales de Feser et Oemler, et par les résultats négatifs obtenus en employant le refroidissement (Feser et Koch). Dans ses expériences, Oemler a constaté que les sujets des petites espèces aviaires (passereaux, rouge-gorge, pinson, serin, chardonneret, ortolan, etc.) et, en général, tous les jeunes oiseaux, prennent très facilement le charbon; les individus des grandes espèces y sont moins sensibles; quant aux rapaces, ils possèdent une immunité complète. L'infection des volailles ne se produit ordinairement qu'au cours des épizooties, lorsqu'elles ingèrent du sang ou de la viande de cadavres charbonneux. Les divers oiseaux de basse-cour peuvent s'infecter dans ces circonstances (poule, oie, canard) (1).

Symptômes. — Chez les volailles, le charbon a une marche très rapide, tumultueuse. La mort peut survenir subitement ou en quelques heures; souvent les sujets tombent de leurs perchoirs, sont pris de tremblements et meurent en peu d'instants dans les convulsions; des liquides sanguinolents s'échappent de la bouche, des naseaux et de l'anus. — Dans d'autres cas, la durée de la maladie est d'environ 24 heures : les malades, tristes, faibles, ont les plumes hérissées, les ailes tombantes, les muqueuses et la crête cyanosées; on observe de la dyspnée et une diarrhée sanguinolente. — Dans d'autres encore,

---

1 Dans les conditions ordinaires, les poules sont bien réfractaires au charbon. Koch, Gaffky et Löffler, Perroncito, Kitt, Hess, n'ont obtenu que des résultats négatifs. Il est probable qu'Oemler a eu affaire à l'œdème malin et non au charbon. En 1878, Pasteur a constaté que la poule succombe au charbon inoculé si l'on abaisse sa température en la fixant en position verticale sur une planchette et en la plaçant dans de l'eau à 25° (le tiers inférieur du corps plongeant dans le liquide). Si Colin, Feser, Koch, etc. ont échoué dans leurs expériences, c'est parce qu'ils n'ont pas réalisé les conditions assurant un refroidissement suffisant pour permettre une active pullulation bactéridienne, et non mortel par lui-même. Wagner, qui a repris cette question, est arrivé aux conclusions suivantes :

« 1° Dans les conditions ordinaires, la poule est réfractaire au charbon. L'immunité est due à l'activité phagocytaire des leucocytes.

2° La Bactéridie peut se développer et conserver sa virulence dans le corps de la poule; son inoculation n'est pas un phénomène indifférent, elle s'accompagne de réaction fébrile.

3° La poule peut être atteinte de charbon et y succomber lorsqu'elle est privée du concours salutaire des leucocytes. Ces conditions se trouvent réalisées : a, au mieux par la réfrigération de la poule par le bain froid, circonstances dans lesquelles toutes les poules succombent (6 sur 6); b, par l'action de l'antipyrine, qui donne une mortalité moindre (6 sur 11); c, par le chloral, dont l'action est encore moins marquée. » (Wagner, *Annales de l'Institut Pasteur*, 1890.) (N. D. T.)

on constate des tumeurs charbonneuses à la crête, aux lobules maxillaires (barbillons), sur la conjonctive, la langue, le palais, les extrémités, les membranes interdigitées, etc.

On peut confondre le charbon des volailles avec le choléra et l'apoplexie cérébrale.

Chez l'**homme**, le charbon qui a pour point de départ une plaie tégumentaire (équarrisseurs, bouchers, tanneurs, bergers, vétérinaires) s'accuse d'abord par une *pustule maligne* apparaissant d'ordinaire sur la main, le bras, le visage ou le cou; puis, secondairement, par la fièvre charbonneuse. Dans la majorité des cas, le processus se termine par la mort. — Le charbon intestinal est provoqué par la consommation de viandes infectées.

Le traitement de la pustule maligne comporte la scarification, la cautérisation de la tumeur et l'emploi des désinfectants énergiques (sublimé, acide phénique).

Bibliographie. — OEMLER, *Berlin. Archiv*, 1877. — PASTEUR, COLIN, *Bull. de l'Acad. de méd.*, 1878, et *Recueil vét.*, 1878. — FESER. *Adam's Wochenschr.*, 1879. — ZÜRN, *Die Krankheiten des Hausgeflügels*, 1882. — RÖLL, *Bericht pro* 1883. — KOCH, GAFFKY, LÖFFLER, *Mittheil. des kais. Gesundheitsamtes*, 1884. — KITT, *Münch. Jahresber.*, 1884-85. — PERRONCITO, *Carbonchio nei polli*, TORINO, 1885. — WAGNER, *Annales de l'Institut Pasteur*, 1890.

RAGE.

(*LYSSA. RABIES*).

A. — GÉNÉRALITÉS SUR LA RAGE.

Historique. — La rage (hydrophobie, *lyssa*, *rabies*) est l'une des maladies de nos animaux connues dès les temps les plus anciens. Quatre siècles avant J.-C., Aristote la décrit et indique en ces termes sa transmissibilité : « Les chiens souffrent de la rage, qui provoque chez eux un état de fureur; tous les animaux mordus par des chiens qui en sont atteints deviennent enragés dans la suite. » Dans les ouvrages de Virgile, Horace, Ovide, Plutarque, on trouve des passages relatifs à cette affection. Au premier siècle de notre ère, Celse signale la rage de l'homme et lui donne le nom d'hydrophobie; Dioscoride recommande d'exciser les tissus au niveau de la morsure. Déjà Galien (IIe siècle) conseille des remèdes spéciaux contre la rage. Parmi les auteurs anciens qui l'ont mentionnée, il faut encore citer Pline-le-Jeune, Columelle et C. Aurelianus. On ne sait rien de la rage pendant l'obscure et longue période du moyen âge. En 1591, Bauhin (1) a relaté un cas de transmission de la rage du loup à l'homme. En 1604, la rage a sévi enzootiquement à Paris (Andry). Sous cette forme, elle a

____
(1) Bauhin, *Memorabilis historia luporum aliquot rabidorum.*

régné vers la fin du xii° siècle en Italie (Baglio, Ramazzini), pendant l'année 1708 en Souabe (1), de 1719 à 1723 en France et en Allemagne, de 1734 à 1760 en Angleterre, de 1779 à 1807 en Amérique, notamment dans les îles des Indes occidentales et au Pérou. Vers la fin du siècle dernier et au commencement de celui-ci, elle était répandue sur toute l'Europe, et de nombreuses primes étaient offertes à l'auteur qui découvrirait le moyen de la guérir. Parmi les observateurs qui avaient émis les idées les plus justes sur sa nature, il faut particulièrement citer Chabert et Hunter. De 1803 à 1830, elle a décimé les renards dans l'Allemagne méridionale et la Suisse (Köchlin et Franque). En 1814 et 1815, Viborg (de Copenhague) et Waldinger (de Vienne) ont fait les premières recherches expérimentales sur la rage En Angleterre, Delabère-Blaine et Greve (1817-18) en ont donné une bonne description clinique. En 1822, elle a régné en Hollande; en 1823 et 1824, à Berlin; en 1824, en Suède et en Russie; de 1823 à 1830, en Allemagne. En 1828, Hertwig a publié ses « Contributions à l'étude de la rage », travail dans lequel il relate une longue série d'essais de transmission qui ont précisé nos connaissances sur la maladie. A la même époque, elle a été étudiée par Youatt (1830) et Prinz 1832). Dans les années qui ont suivi 1830 et en 1852-53, elle a fait de nombreuses victimes en Prusse, et de 1838 à 1843, en Autriche et dans le Wurtemberg. En 1853, à l'hôpital de l'école vétérinaire de Berlin, on en a observé 150 cas sur le chien. A Hambourg, la même année, on en a relevé 267.

En 1861, la rage a sévi à l'état épidémique dans les pays du Rhin et en France; de 1863 à 1871, dans le Wurtemberg, où le nombre des animaux rabiques s'est élevé à 597 (449 hommes ont été mordus : 23 sont morts); de 1862 à 1867 et de 1873 à 1876, à Vienne; en 1865-66, en Saxe; de 1871 à 1876, en Saxe, en Bavière et en Prusse. Depuis la promulgation de la loi sur les maladies contagieuses, le chiffre des cas de rage a considérablement diminué en Allemagne.

Jusqu'à l'époque moderne, nos connaissances sur cette maladie ont été vagues et erronées. Bien que son caractère infectieux fût démontré depuis longtemps, on admettait généralement la possibilité de son développement spontané. Parmi les influences considérées comme capables de la provoquer, on incriminait surtout les grandes chaleurs, les désirs vénériens non satisfaits, la privation d'eau de boisson, les excitations nerveuses, la colère, la jalousie, l'alimentation riche, intensive, etc... Dès 1854, Virchow s'éleva contre cette conception étiologique. Mais la nature infectieuse de la rage n'a été exclusivement acceptée que dans ces dix dernières années. En 1881, son domaine, obscur jusque-là, a été vivement éclairé par Pasteur, dont les travaux

____

(1) Camerarius et Scharff, *Dissertatio inaugural. de Alysso clave*, Tübingen.

ont abouti à la découverte d'une méthode d'inoculation préventive.

Étiologie. — De nombreux expérimentateurs (Raynaud, Lannelongue, Gibier. Fol, Babes. Pasteur, Koch et autres) ont cherché en vain à isoler l'agent infectieux de la rage. Mais Pasteur a reconnu qu'il existe à l'état pur dans le système nerveux central (cerveau et moelle) des animaux malades ; il est aussi contenu dans les glandes salivaires, lacrymales, dans le pancréas, les mamelles. et dans les produits élaborés par ces organes. Dans les sécrétions, il est mélangé à divers microorganismes. Le sang lui-même ne semble pas le renfermer (1) (2). Le contage rabique est *fixe* et *endogène*. Paul Bert a montré que ce contage est bien un élément figuré : filtrée à travers des disques de plâtre. la salive rabique n'a jamais été trouvée virulente. A l'examen microscopique de la matière cérébrale d'animaux enragés, Pasteur a aperçu de nombreux et très fins corpuscules qui fixaient les couleurs d'aniline et se présentaient sous forme de points très exigus ; d'après ce savant, il s'agirait de microorganismes qui ne sont ni des microcoques ni des bacilles. Toutes les tentatives de cultures qu'il a faites ont échoué.

Les récentes recherches de Babes ont appris qu'à l'aide des méthodes bactériologiques modernes on ne parvient pas à découvrir. dans les tissus rabiques, de microorganismes constants et caractéristiques. D'après cet auteur, il existe dans le système nerveux central des animaux enragés un élément dont les caractères morphologiques sont inconnus, mais qui peut être cultivé en série en conservant la propriété d'engendrer la rage ; soumis à l'influence des agents extérieurs, il se comporte de la même manière que la plupart des microorganismes ; vis-à-vis de l'acide phénique, il se montre beaucoup plus résistant que tous les microbes connus. Cultivé par Babes, il a produit la rage chez le chien, le lapin, le cobaye, le chat, le rat et la souris. lorsqu'on l'a inoculé soit dans l'œil, soit dans les méninges après trépanation.

La résistance du contage rabique semble être bien plus grande qu'on ne l'admettait autrefois. Dans les expériences de Hertwig, les inoculations de salive et de sang d'animaux enragés, faites vingt-quatre heures après la mort, ont constamment donné des résultats négatifs. Mais de la salive recueillie depuis vingt-quatre heures a été trouvée

---

(1) On a aussi constaté la virulence rabique dans les capsules surrénales, dans l'urine. le sperme, la lymphe. Il est démontré que le sang n'est jamais virulent, contrairement à ce qui a été longtemps admis. — La possibilité de la transmission intraplacentaire de la rage parait établie par plusieurs faits d'observation et par quelques résultats expérimentaux. (N. D. T.)

(2) Les recherches de Nocard et Roux ont montré que la virulence de la salive, chez le chien. précède de 1, 2, quelquefois 3 jours, l'apparition des premiers symptômes rabiques (*Annal. de l'Institut Pasteur* et *Bullet. Soc. cent. vét.* 1890). (N. D. T.)

infectante par Gibier, et Mergel a constaté la virulence du cerveau quinze jours après la mort. Des résultats analogues ont été obtenus à Dorpat. Pasteur a soumis à l'action du froid (température de — 12° C.), pendant trois semaines, l'encéphale de chiens rabiques sans que la substance nerveuse ait perdu sa nocivité ; celle-ci a persisté pendant des mois dans des cerveaux enveloppés de gaze phéniquée humide. Durant l'été, le tissu nerveux conservé dans des tubes fermés à la lampe a encore toute son activité au bout de 3-4 semaines. Pasteur a reconnu que, dans les conditions ordinaires, la virulence des matières rabiques ne s'éteint qu'au bout de 4-5 jours, lorsque déjà la putréfaction est assez avancée. Autrefois, on croyait qu'elle disparaissait aussitôt que les cadavres étaient froids, c'est-à-dire dans les vingt-quatre heures qui suivaient la mort.

La transmission de l'agent infectieux se fait directement ; il n'existe aucun fait authentique de contamination par un agent intermédiaire. Presque toujours, pour ne pas dire toujours, l'infection est produite par la morsure. La rage doit donc être considérée comme une « maladie d'inoculation ». Galtier admet la possibilité de l'infection par les voies digestives, par l'ingestion de salive, de lait ou de viande provenant d'un animal enragé ; mais si cet auteur a bien produit la rage expérimentale en faisant avaler au lapin de la salive rabique, on n'a encore relaté aucune observation établissant que l'ingestion du lait ou de la viande l'ait provoquée (1). L'inoculation intracranienne de lait rabique a donné des résultats positifs (Nocard, Roux, Bardach). — La question de l'hérédité de la rage est encore à l'étude. Perroncito et Carita ont réussi à infecter un cobaye par l'inoculation de la moelle d'un jeune lapin issu d'une mère rabique. Callignac et Gibier ont relaté des faits d'hérédité de la maladie. Les expériences de Renault, Roux et autres, n'ont donné que des résultats négatifs.

Celli a étudié le contage rabique au point de vue de sa résistance aux agents extérieurs. La virulence est détruite en une demi-heure par la vapeur d'eau ; en une heure par une température de 50-60° C. ; en vingt-quatre heures par une température de 45° C., par les solutions de sublimé (1 p. 100 000), de permanganate de potasse (2-5 p. 100) et par l'alcool (50-90 p. 100) ; en cinq jours par l'alcool à 25 p. 100, et en sept jours par l'alcool à 15 p. 100. L'émulsion de substance cérébrale perd sa virulence si on l'acidule avec une

(1) Nocard n'a jamais réussi à transmettre la rage par les voies digestives, même lorsque les animaux ingéraient, à plusieurs reprises, des quantités considérables de matière nerveuse virulente. Parmi les expériences qu'il a faites sur ce point, la suivante est particulièrement intéressante : dans l'espace de deux mois, un jeune renard a mangé, sans s'infecter, le cerveau et la moelle de douze chiens rabiques ; il n'était cependant pas réfractaire et n'avait point acquis l'immunité, car, plus tard, il succomba à la rage inoculée par trépanation (Voy. *Bullet. Soc. cent. vét.* 1884).

(N. D. T.)

ou deux gouttes d'acide acétique ou si on la rend faiblement alcaline à l'aide de la soude.

Pathogénie. — Lorsque le virus rabique est déposé dans la peau, par une morsure, il peut séjourner pendant un certain temps à la surface de la plaie ou pénétrer plus ou moins vite dans l'organisme par la voie des nerfs ou des canaux vasculaires (1). Le cerveau et la moelle semblent être les terrains les plus favorables à son développement. Lorsqu'il pullule surtout dans le cerveau, il engendre la *rage furieuse ;* s'il envahit d'abord la moelle, il provoque la *rage mue* ou *paralytique* (Pasteur) (2). Les expériences de cet auteur ont démontré que la période d'incubation est réduite à son minimum lorsque le virus est porté directement sur l'encéphale. Le succès est loin d'être toujours certain.

La durée de l'incubation est plus longue dans la rage que dans les autres maladies infectieuses; chez le chien, elle est de 3-6 semaines en moyenne ; parfois elle est de quelques jours seulement ; elle peut aussi se prolonger pendant des mois. Ces différences tiennent vraisemblablement à la lenteur ou à la rapidité de la propagation du virus dans l'organisme et au temps pendant lequel il séjourne à la plaie.

(1) Les voies que suit le virus rabique pour parvenir dans les organes où sa présence a été constatée ne sont pas exactement déterminées. On sait cependant qu'il chemine surtout dans les cordons nerveux et le long de l'axe cérébro-spinal. Ce mode de propagation du virus, entrevu par Duboué (de Pau), a fait l'objet de récentes recherches expérimentales. En inoculant la rage dans l'épaisseur du nerf sciatique, Vestea et Zagari ont vu se développer une paraplégie plus accusée du côté où l'inoculation avait été faite et qui envahissait le corps d'arrière en avant; la moelle lombaire était virulente avant le bulbe. En faisant l'inoculation dans le nerf médian, la paralysie progressait d'avant en arrière et le bulbe était virulent avant la moelle lombaire. En insérant la matière rabique dans une patte postérieure après section de la moelle, celle-ci n'était virulente que dans la partie postérieure à la section. — Comme la plupart des autres virus, celui de la rage paraît exercer son action nocive par les matières toxiques qu'il engendre. En injectant à des chiens le produit obtenu par la filtration d'une émulsion de moelle rabique, de Blasi et Travali ont provoqué une intoxication et des phénomènes paralytiques, sans communiquer la rage. Les centres nerveux des animaux présentant ces troubles n'étaient pas virulents. Roger, *Traité de médecine*.) (N. D. T.)

Les expériences de Peyraud, avec l'essence de tanaisie, qui détermine des symptômes rabiformes, corroborent cette opinion. Elles mériteraient d'être reprises.

(L. T.)

(2) A sa période dernière, la rage furieuse s'accompagne de phénomènes paralytiques, mais dans la rage dite *paralytique* ou *mue* — forme qui n'est qu'une variété clinique de l'infection — des akinésies *précoces* apparaissent à des régions diverses, aux masséters, à certains groupes musculaires, à un ou plusieurs membres ou au train postérieur.

Les inoculations intra-cranienne et intra-oculaire provoquent presque toujours la *rage furieuse*. Au contraire, en injectant le virus dans le tissu conjonctif sous-cutané ou dans une veine, on détermine généralement la *rage paralytique* ; dans un certain nombre de cas cependant, on peut obtenir la première forme en employant de petites quantités de virus. Moins on injecte de virus dans le tissu conjonctif sous-cutané ou dans une veine, et plus facilement on obtient la rage fu-

Animaux atteints. — On peut observer la rage sur les espèces suivantes : chien, chat, bœuf, cheval, âne, mulet, bardot, mouton, chèvre, poule, pigeon, loup, renard, chacal, hyène, blaireau, marte, singe, cerf, chevreuil, antilope, putois, lapin, cobaye, rat, souris. L'homme, lui aussi, en est souvent victime.

Dans la grande majorité des cas, c'est sur le chien qu'on la constate. Les causes prédisposantes signalées autrefois : race, âge, sexe, climat, contrée, n'ont aucune influence étiologique. Sa fréquence varie avec les saisons. Toujours elle tue plus de sujets en été qu'en hiver (1). Il est des animaux qui semblent posséder à son égard une certaine immunité individuelle. Elle est relativement commune dans les grands centres, parce que les chiens y sont ordinairement très nombreux et les mesures de police sanitaire mal exécutées.

La rage semble stationnaire dans les régions où abondent les loups (Vosges, Carpathes, Russie, etc.) ; elle y est entretenue par ces animaux, par la transmission de la maladie du loup au chien et réciproquement.

Statistique. — Dans l'empire allemand, en 1886, le chiffre des animaux atteints de rage a été de 578 (438 chiens, 3 chats, 5 chevaux, 92 bœufs, 32 moutons, 7 porcs, 1 chèvre). Les arrondissements de Gumbinnen, Bromberg, Oppeln (Heydekrug, Schroda, Lyck, Inowrazlaw, Osterode), sur la frontière russo-polonaise, en ont fourni la plus grande partie. En Autriche, la même année, le nombre des cas de rage a été de 858 (769 chiens). En 1887, en France, on en a signalé 1 643 chez le chien ; en Belgique, 144 ; en Hollande, 69 (2).

---

rieuse (Pasteur). — L'inoculation hypodermique donne des résultats positifs plus nombreux chez les animaux maigres que chez ceux dont le tégument est doublé d'un épais pannicule adipeux (Helman). Les inoculations intramusculaires réussissent mieux que celles faites dans le tissu conjonctif.

(N. D. T.)

(1) Cette proposition, généralement acceptée, est infirmée par les statistiques. Déjà Bourrel, compulsant les cas de rage constatés dans son infirmerie de 1859 à 1872, a montré qu'ils n'étaient pas plus fréquents en été qu'en hiver. 314 cas de rage du chien observés à l'École d'Alfort pendant les quatre dernières années se décomposent ainsi trimestriellement :

	1887	1888	1889	1890
Janvier, février, mars	22	60	33	15
Avril, mai, juin	17	25	14	4
Juillet, août, septembre	20	15	10	5
Octobre, novembre, décembre	21	30	17	6

N. D. T.)

(2) En France, pendant l'année 1887, la rage a été constatée sur 2 567 chiens ou chats et sur 426 animaux de nos autres espèces domestiques, ces derniers représentant une valeur d'environ 100 000 francs. Elle s'est montrée dans tous les départements : dans 31, on en a compté moins de 10 cas ; dans 17, de 10 à 20 ; dans 26, de 20 à 50 ; dans 9, de 50 à 100, et dans 2, plus de 100 (Basses-Pyrénées, 101 ; Seine, 644). Dans le département de la Seine, de 1883 à 1888, le nombre des cas de rage a augmenté chaque année : 1883, 182 cas ; 1884, 301 ; 1885, 518 ; 1886, 604 ;

Altérations anatomiques. — Les altérations constatées à l'autopsie des animaux rabiques ne sont ni constantes, ni spécifiques. La rage est précisément dénoncée par l'absence de grosses lésions organiques. Le plus souvent, on n'observe que des altérations peu accusées. Les cadavres, très amaigris, subissent vite la décomposition putride ; dans les grandes espèces, l'abdomen se ballonne rapidement. Le sang est épais, mal coagulé, de couleur rouge noirâtre. Les muscles semblent avoir subi la régression granulo-graisseuse. Le cœur, le foie, les reins, sont frappés de dégénérescence parenchymateuse. La muqueuse buccale, celle de la base de la langue surtout, est rouge, enflammée ; les amygdales sont hypertrophiées, infiltrées, phlogosées ; les glandes salivaires sont hyperémiées. Les muqueuses laryngienne et pharyngienne sont rouges, tuméfiées, souvent farcies de petits foyers hémorragiques. Dans le pharynx et l'œsophage, on trouve parfois divers corps étrangers. Dans l'estomac, qui renferme peu ou point d'aliments, on rencontre des amas de matières étrangères ou indigestes pouvant présenter des dimensions considérables : paille, poils, plumes, cailloux, morceaux de brique, de bois, de cuir, fragment de manche de fouet, etc. Wortley Axe, sur un total de 200 autopsies, a noté 180 fois (90 p. 100) l'absence d'aliments et la présence de corps étrangers indigestes dans l'estomac. Pour lui, cette dernière constatation est la plus importante au point de vue du diagnostic [1]. La muqueuse gastrique est enflammée ; sur ses plis, on remarque fré-

---

1887, 644 ; premier semestre de 1888, 500. — En 1887, le service sanitaire a signalé 668 personnes mordues, parmi lesquelles 22 auraient succombé (3,33 p. 100). Cette même année, 1 431 Français, mordus par des animaux enragés ou suspects, se sont présentés à l'Institut Pasteur pour subir le traitement prophylactique ; 16 sont morts de la rage (1,11 p. 100). Dans le seul département de la Seine, 530 personnes ont été mordues par des animaux rabiques ; sur 306 qui ont subi l'inoculation pastorienne, 2 ont succombé à la rage (0,76 p. 100) ; sur 44 non traitées, 7 sont mortes enragées (15,90 p. 100) (Tisserand, *Rapport sur le service des épizooties en 1887*). — A l'école d'Alfort, pendant l'année 1887, on a constaté chez le chien 80 cas de rage ; — rage furieuse, 38 cas ; rage mue, 22 ; rage reconnue à l'autopsie (pour les cas douteux l'inoculation a été faite) 22.

Pour les trois années suivantes, voici les chiffres :

1888 : 130. Rage furieuse, 53. Rage mue, 36. Rage reconnue à l'autopsie, 41
1889 : 74.   —   37.   —   19.   —   18
1890 : 34.   —   8.   —   7.   —   15

(N. D. T.)

1 Le diagnostic *post mortem* ne peut être établi avec certitude que par l'inoculation ; mais quand à l'autopsie d'un chien ayant manifesté des tendances agressives dans les derniers moments de la vie, ou mordu des animaux, des personnes, on constate les signes ordinaires de la rage, notamment la présence de corps étrangers dans l'estomac, il faut, sans aucune hésitation, se prononcer affirmativement et agir en conséquence. — Beaucoup d'auteurs admettent que l'*obstruction intestinale* chez le chien provoque habituellement des manifestations rabiformes et la propension à mordre. Nous persistons à croire que ces auteurs prennent pour la règle une assez rare exception.   (N. D. T.)

quemment des pétéchies et des érosions hémorragiques. L'intestin est généralement vide ; sa muqueuse est hyperémiée, engorgée ; il en est de même des ganglions mésentériques. La rate, congestionnée, est quelquefois farcie de petits foyers hémorragiques.

Dans l'urine, on trouve de l'albumine et les matières colorantes de la bile (chez le chien) (1).

La muqueuse respiratoire est tuméfiée, bleuâtre ; les poumons sont congestionnés.

L'encéphale et la moelle épinière n'offrent que des altérations très inconstantes : tantôt on y rencontre de l'hyperémie, de l'œdème, des hémorragies punctiformes ; tantôt il n'y existe aucune lésion visible à l'œil nu. D'après Csokor, à l'examen microscopique, on observe souvent une accumulation de leucocytes le long des capillaires dilatés, dans les parois des petits vaisseaux, et cela particulièrement dans la substance grise, laquelle est en outre marquée d'hémorragies microscopiques (2).

Pronostic. — Dans ses expériences, Pasteur a vu quelques animaux se rétablir après l'apparition des premiers symptômes rabiques. A part ces observations, il n'existe aucun cas authentique de guérison de la rage, et, actuellement, il faut encore la considérer comme absolument mortelle. Chez l'homme, il en est de même : la mortalité de la rage humaine est de 100 p. 100 (3) (4).

(1) L'urine émise par l'homme enragé renferme assez souvent de l'albumine et du sucre. La présence du sucre dans l'urine des ruminants rabiques a été signalée par Nocard et Roux.   (N. D. T.)

(2) Dans les centres nerveux, le microscope montre encore de nombreux petits vaisseaux obstrués par des thrombus hyalins ; des coagulums de même nature remplissent les gaines lymphatiques périvasculaires auxquelles ils donnent un aspect moniliforme. Dans ces gaines, on trouve aussi une accumulation abondante de leucocytes. Au niveau des noyaux bulbaires et des cornes antérieures de la moelle, les cellules nerveuses sont ou entourées de leucocytes, ou partiellement détruites par ceux-ci, ou en voie de dégénérescence. La substance blanche de la moelle et les nerfs ont subi des altérations intéressant la myéline et le cylindraxe (Roger, *l. c. cit.*). — L'accumulation des globules blancs dans les gaines lymphatiques périvasculaires — considérée à une certaine époque comme une lésion pathognomonique de la rage — est un caractère anatomo-pathologique commun aux diverses maladies infectieuses à déterminations encéphaliques.   (N. D. T.)

3 Il serait hasardé de dire aujourd'hui qu'aucun animal enragé ne peut survivre. Sans doute le fait est extrêmement rare, mais on n'est pas autorisé à le déclarer impossible. Depuis le début de ma carrière, j'ai vu trois chiens ayant présenté le tableau symptomatique complet de la rage, résister et guérir. C'est peu évidemment, moins de 1 p. 1000, mais encore cela mérite-t-il d'être remarqué, et semble prouver qu'il n'y a rien d'absolu en pathologie.   (L. T.)

(4) Au cours de ses expériences sur la rage, Hoegyes (de Budapest) a noté 13 cas de guérison sur un total de 159. Parmi les observations qu'il relate, 6 ont trait à la guérison de la rage furieuse. Dans 3, il s'agit de chiens qui, à la suite de l'inoculation par insertion d'un fragment de moelle virulente sous la peau de la nuque, ont présenté, après une courte période d'incubation, des symptômes non équivoques de rage furieuse et se sont rétablis au bout de quelques jours. Les autres ont été recueillies sur des chiens ayant subi des inoculations vaccinales. —

Le chiffre des cas de rage provoquée par l'inoculation est beaucoup plus faible. Dans les expériences de Hertwig, il a été de 37 p. 100; dans celles de Renault, de 67 p. 100. Ces différences tiennent aux détails de l'opération : souvent le virus ne pénètre pas dans la plaie, ou il est entraîné par l'hémorragie. On s'explique de la même manière pourquoi tous les animaux mordus ne deviennent pas enragés. La maladie se développe dans 20 à 30 p. 100 environ des cas d'inoculattion par morsure (Hertwig donne comme moyenne 5 p. 100, Haubner 40 p. 100, l'école d'Alfort 33 p. 100, l'école de Lyon 20 p. 100).

Chez l'homme, la rage survient dans 8 à 47 p. 100 des cas d'infection par morsure (Bollinger) ; d'après Pasteur, cette proportion varie de 16 à 80 p. 100. Selon Bollinger, lorsque la cautérisation n'est pas effectuée, elle atteindrait 83 p. 100 ; dans le cas contraire, elle serait de 33 p. 100.

Traitement. — Le traitement curatif de la rage est illusoire. On ne peut intervenir utilement que par la prophylaxie. Chez les animaux, la cautérisation de la plaie à l'aide du fer rouge, de la potasse caustique, de l'acide sulfurique, du sublimé, etc., ou l'extirpation de la région mordue, sont impraticables dans la majorité des cas. — Les mesures de police sanitaire et l'impôt sur les chiens constituent les meilleurs moyens à opposer à la rage. En Bavière, les statistiques montrent qu'elle a considérablement diminué par l'impôt établi sur les chiens. Dans les villes, l'application de la muselière est encore une mesure très efficace, à la condition, bien entendu, que l'appareil présente toutes les garanties de sûreté nécessaires. A Berlin, la muselière a donné d'excellents résultats (1).

En Bavière (où l'impôt sur les chiens date de 1876 et la loi sur les maladies contagieuses de 1880), le nombre des cas de rage s'est abaissé de 812 en 1873 à 11 en 1885 ; en Bade, de 53 en 1874 il est tombé à zéro en 1885 ; en Saxe, de 287 en 1866, à 16 en 1885 ; en Prusse (où la loi sur les maladies contagieuses agit seule), de 672 en 1878, à 352 en 1885.

Vaccination. — En 1884, Pasteur a reconnu que le virus rabique

Dès 1882, Decroix avait réuni 6 observations de guérison de la rage 2 chez le chien et 1 chez le cheval. Perrin et Bergeon ont relaté des exemples de rage *intermittente* à accès séparés par de longs intervalles (Voy. *Recueil vét.*, 1882).

(N. D. T.)

(1) Dans les pays où le port de la muselière a été imposé pour les chiens, la rage a disparu. Partout où on l'a essayé, ce moyen s'est montré très avantageux. « Grâce à l'adoption de la muselière, la ville de Berlin n'a pas eu un seul cas de rage depuis 1883. — A Vienne, la maladie a été supprimée pendant les dix-huit mois où le port de la muselière a été rendu obligatoire pour tous les chiens. — En Hollande, depuis 1875, date de l'adoption de la muselière, la rage a complétement disparu, sauf sur la frontière belge, parce qu'en Belgique les chiens ne sont jamais muselés ». (Fleming, *Congrès internat. d'hyg. et de démog. de Londres*, 1891, an. in *Semaine médicale*).

(N. D. T.)

va en s'affaiblissant lorsqu'on l'inocule du chien au singe et qu'on le cultive en série sur ce dernier animal. Le virus ainsi mitigé ne produit plus la rage lorsqu'on l'injecte sous la peau du chien, et, par des inoculations répétées, l'animal acquiert l'immunité. Plus récemment, Pasteur a fait connaître un autre procédé de vaccination. Il emploie des moelles rabiques desséchées dont la virulence est atténuée par le procédé suivant : Sur un lapin mort de la rage transmise par inoculation de virus très virulent (*virus fixe*), on enlève la moelle épinière, on la coupe en fragments d'une longueur de 6 centimètres, que l'on suspend au moyen de fils dans l'intérieur de bouteilles renfermant une couche de potasse caustique d'une épaisseur de 1 centimètre, et dont l'ouverture est fermée par un tampon d'ouate. On soumet ces fragments de moelle rabique à une température constante de 20° C. Au bout de trois ou quatre jours, ils sont desséchés et forment des sortes de lanières qui s'écrasent facilement. Leur virulence est complètement détruite au bout d'un certain temps (14 jours). Lorsqu'on inocule au lapin de la moelle rabique *très virulente* desséchée pendant vingt-quatre à quarante-huit heures, la rage éclate au bout de sept jours ; elle n'apparait qu'au bout de huit jours lorsque la dessiccation a été prolongée pendant trois à cinq jours, et au bout de quinze jours quand on l'a continuée pendant six à neuf jours. — Pour donner aux animaux l'immunité contre la rage, on commence par leur injecter de la moelle dont la virulence est très affaiblie ; puis on fait des inoculations successives avec des moelles de moins en moins desséchées, à virulence de plus en plus forte, et finalement avec une moelle fraîche. Ces inoculations peuvent provoquer chez les sujets d'expérience des phénomènes rabiques passagers. D'après Babes, huit à quinze jours après l'inoculation, le chien présente souvent de l'abattement, de l'inappétence, de l'amaigrissement, des troubles nerveux, de la propension à mordre et même de la parésie des membres postérieurs ; mais ces symptômes disparaissent rapidement.

Pasteur a constaté que la virulence s'accroît graduellement et que la durée de la période d'incubation diminue lorsqu'on inocule la rage en série à des lapins ou à des cobayes. Pour obtenir le *virus le plus virulent* (*virus fixe*), il opère de la manière suivante : Il trépane le crâne du lapin avec une couronne de 6 millimètres de diamètre et, à l'aide d'une seringue Pravaz munie d'une aiguille coudée à angle droit, il injecte sous les méninges une petite quantité de matière nerveuse provenant d'un chien qui vient de mourir de la rage (en injectant le virus sous la peau la période d'incubation est beaucoup plus longue) ; au bout de quinze jours, la rage apparaît sur le lapin inoculé. En continuant les inoculations de lapin à lapin, la période d'incubation devient de plus en plus courte ; sur le vingt-cinquième sujet,

elle est de huit jours ; après le cinquantième passage, elle est de
sept jours seulement. A ce moment, le maximum de virulence est
atteint. Par l'inoculation de virus frais ordinaire (rage des rues), la
période d'incubation est de quinze à seize jours.

Ces découvertes de Pasteur ont été contrôlées et entièrement confirmées par une Commission française dans laquelle figuraient des noms
célèbres : P. Bert, H. Bouley, Tisserand, Villemin, Vulpian. — Ainsi la
démonstration était donnée de la possibilité d'augmenter ou de diminuer la virulence de l'agent rabique, et de conférer aux animaux l'immunité par l'inoculation préventive.

Une autre question importante était de savoir si l'on pouvait, par
la vaccination, empêcher la rage d'évoluer quand déjà l'infection est
réalisée ? Pasteur l'a résolue par l'affirmative. Il a cherché à produire
l'immunité chez l'homme mordu, en lui inoculant le virus affaibli.
Le savant français avait préalablement obtenu de nombreux résultats
positifs chez le chien. En avril 1886, le nombre des humains vaccinés était
de 1335. — L'opération se fait de la manière suivante : on broie dans
du bouillon stérilisé un fragment de 2 à 3 centimètres de moelle
rabique desséchée (lapin) et l'on injecte sous la peau de l'abdomen
1,2 à 3/4 de centimètre cube de cette préparation. On emploie d'abord
un virus très faible, les jours suivants un virus de plus en plus fort, et
enfin un virus très virulent. Le nombre des injections a été tout
d'abord de 13 ; plus tard il a été diminué. — Par ces vaccinations,
Pasteur a réduit la mortalité de 16-80 p. 100 à 0.5-1 p. 100.

Cantani (de Naples), Ullmann (de Vienne) et Metchnikoff (d'Odessa)
se sont prononcés favorablement sur l'inoculation pastorienne.
122 personnes ont été vaccinées par Ullmann ; 3 seulement sont
mortes de la rage. Sur 713 traitées par Metchnikoff, 20 sont devenues
enragées. — Von Frisch (de Vienne). Bordoni-Uffreduzzi (de Turin).
de Renzi de Naples, etc., ont contesté la valeur prophylactique de
la vaccination. Avant de juger définitivement celle ci, il convient d'attendre un nombre plus imposant de faits. — A l'heure actuelle, on
peut lui opposer les arguments suivants :

1° On ignore le nombre exact des personnes mordues réellement
infectées. D'après Bollinger, la proportion varie de 8 à 47 p. 100. Pasteur admet comme minimum 16 p. 100.

2° La vaccination n'a jamais pu réduire la mortalité à zéro (Metchnikoff a eu 20 cas de mort).

3° La période d'incubation de la rage est trop longue pour que l'on
puisse se prononcer actuellement sur la valeur de l'inoculation ?).

4° Il n'a pas toujours été établi que les personnes vaccinées avaient
été mordues par un animal rabique ; pour un certain nombre d'entre
elles, il n'y avait que suspicion de rage.

5° Presque toujours la cautérisation de la morsure a été pratiquée, ce qui peut également expliquer l'abaissement du taux de la mortalité.

6° Le procédé pastorien est « trop primitif » pour être généralisé, même en observant scrupuleusement les indications données par son auteur (1).

(1) Après avoir reconnu que la virulence rabique s'atténue graduellement par des passages successifs sur le singe et qu'elle s'exalte ensuite si on reporte le virus sur le lapin, Pasteur arriva à conférer l'immunité au chien en lui injectant sous la peau des fragments de moelles de lapin de plus en plus virulentes. Par de nouvelles expériences, il constata que la moelle rabique, soumise à la dessiccation, perd insensiblement sa virulence, qui s'éteint complétement à partir du treizième ou du quatorzième jour. Il parvint encore à donner l'immunité au chien en l'inoculant avec de la matière nerveuse dont la virulence était ainsi mitigée ou le *virus raréfié*. Le procédé avait réussi sur cinquante animaux lorsqu'il fut essayé sur l'homme. Il consistait à faire sous la peau des injections répétées avec des moelles de virulence croissante : — du quatorzième, du treizième, etc....., du cinquième jour. Ce traitement, qui durait dix jours, était insuffisant pour les cas graves. Il fut remplacé par la méthode dite *intensive*. Celle-ci varie « suivant la gravité et surtout le siège des morsures. Voici comment on procède : on prend un fragment de moelle, on le broie dans du bouillon stérilisé et on injecte une certaine dose de cette préparation sous la peau de la région de l'hypocondre. L'injection est un peu douloureuse, mais elle ne donne lieu à aucun accident notable, sauf dans les deux derniers jours, où la piqûre provoque une petite plaque érythémateuse et des démangeaisons. On commence par employer des moelles de quatorze à treize jours, puis progressivement on arrive aux moelles de trois jours, dont la virulence est sensiblement la même que celle des moelles fraiches. La quantité injectée peut atteindre 3 centimètres cubes pour les moelles peu actives, celles du quatorzième au septième jour ; on ne dépasse pas 2 centimètres cubes avec les moelles ayant moins de sept jours. Dans les cas graves, il faut agir vite ; aussi commence-t-on par faire quatre injections par jour. Le premier jour, on donne les moelles des quatorzième et treizième jours, par deux piqûres, une à chaque flanc : le soir du même jour, les moelles des douzième et onzième. Le lendemain, on emploie les moelles du dixième au septième jour. Le troisième jour du traitement on fait deux injections de moelle de six jours. Puis on ne fait plus qu'une injection par jour avec les moelles plus virulentes. Arrivé aux moelles du troisième jour, on recommence une nouvelle série, en partant des moelles du cinquième jour, puis une troisième et même une quatrième série. Parfois, à la fin du traitement, le malade se plaint de douleurs au niveau de la cicatrice ; en pareil cas, on recommence une nouvelle vaccination par la méthode intensive, et souvent on voit les symptômes disparaître. »

Il est probable que l'immunité est produite, non par le virus rabique, mais par une matière vaccinante qui existe dans la moelle à côté du virus et qui n'est pas détruite par la dessiccation. Chez le chien, sa durée est d'au moins deux ans.

Dans l'espèce humaine, la mortalité à la suite de morsures par des chiens enragés est d'environ 16 p. 100 (Leblanc). — En France, de 1886 à 1889, 7919 personnes ont été vaccinées ; 79 sont mortes de la rage (1 p. 100). En 1890 « le traitement a été appliqué à 1546 personnes ; 5 ont succombé pendant les vaccinations ; 6 ont été prises de la rage dans les quinze jours qui ont suivi la fin des inoculations ; 5 seulement sont mortes plus tard. La mortalité, prise en bloc, a donc été de 0,97 p. 100 ; si on défalque les personnes mortes pendant le traitement, on trouve 0,71 p. 100 ; enfin on arrive au chiffre de 0,32 p. 100 en ne tenant compte que des mordus qui ont succombé ultérieurement. » (Roger, *loco cit.*)

Dans une intéressante communication faite au *Congrès de l'Association pour l'avancement des sciences* (Session de Nancy, 1886), Du Mesnil a appelé l'attention sur la mortalité considérable qu'entraînent les morsures faites par des loups enragés, et a montré les avantages que procure, ici encore, l'inoculation pastorienne : Sur 342 humains mordus par des loups enragés, 206 sont morts de la rage (60.23 p. 100) ; sur 146 personnes mordues, puis cautérisées avec l'acide nitrique, la potasse caustique, l'ammoniaque, le fer rouge ou le thermo-cautère, 87 ont succombé (60,27 p. 100). Sur 19 Russes mordus par un loup enragé et vaccinés à Paris, 3 sont morts

Nous partageons l'opinion de Bollinger, qui considère comme inopportune la création d'instituts pour la vaccination antirabique. La prophylaxie sanitaire, telle qu'elle est pratiquée en Allemagne, l'application rigoureuse des mesures prescrites par la loi sur les maladies contagieuses, l'impôt sur les chiens et l'obligation de la muselière dans les grandes villes suffisent à combattre la rage. Il serait à désirer cependant que le côté scientifique de la découverte de Pasteur fût étudié et contrôlé chez nous, particulièrement dans les écoles vétérinaires.

Hœgyes a fait connaître un nouveau procédé de vaccination contre la rage. Pour les inoculations, il emploie un même virus plus ou moins concentré. La moelle rabique de lapin est traitée par l'eau salée (1 p. 1000) et diluée à un degré variable (1 : 5000, 1 : 2000, 1 : 500, 1 : 200, 1 : 100, 1 : 10). On commence par injecter les émulsions les plus faibles et l'on arrive graduellement aux plus fortes.

B. — DE LA RAGE DANS LES DIVERSES ESPÈCES DOMESTIQUES.

I. — RAGE DU CHIEN.

Symptômes. — Chez le chien, la rage se présente sous deux formes cliniques désignées par les expressions de *rage furieuse* et de *rage mue* (1) ; la première est la plus fréquente. D'après Pasteur, la rage

(15,70 p. 100) (*Recueil vét.*, 1886). — Sur 30 animaux et 13 hommes mordus par un loup enragé, les premiers (non vaccinés) ont tous succombé à la rage ; 1 homme qui ne s'est pas fait traiter est aussi mort enragé ; sur les 12 autres, qui ont subi le traitement, un seul a succombé (mortalité 8,33 p. 100).

Dès 1880, Galtier avait établi, par des expériences sur le mouton et la chèvre, que l'on pouvait conférer aux animaux l'immunité contre la rage, par des injections intraveineuses de salive rabique, et que par ce moyen on pouvait prévenir, chez les herbivores et le porc, le développement de la maladie après morsure, alors même que celle-ci remontait déjà à un certain laps de temps. — La technique de ces injections est simple. On n'a pas à se préoccuper d'éviter la contamination du tissu périveineux ; lorsque ce petit accident se produit, la réussite n'en est pas moins assurée. — En substituant à la salive une émulsion de matière nerveuse virulente, Nocard et Roux ont arrêté l'évolution de l'infection rabique chez des moutons inoculés dans l'œil depuis 24 heures avec le virus de la rage des rues. — Chez le chien, la rage se développe assez fréquemment à la suite d'une injection intraveineuse de virus rabique. Cependant, par des injections répétées et en employant des matières à virulence croissante, on peut aussi conférer l'immunité à cet animal (Protopopoff).

Babes et Cerchez ont constaté que l'on peut prévenir le développement de la rage inoculée ou en retarder considérablement l'évolution par l'injection de sang de chiens vaccinés suivant la méthode pastorienne (*Annales de l'Institut Pasteur*, 1891).

(N. D. T.)

1. Cette distinction de la rage en *furieuse* et *mue* est en somme arbitraire, car il n'y a aucune démarcation nette entre l'une et l'autre forme. Il est bien vrai que certains animaux sont agressifs, furieux et libres de leurs mouvements pendant plusieurs jours, tandis que d'autres ont de très bonne heure la mâchoire paralysée et ne peuvent plus mordre ; mais entre ces extrêmes il y a une infinité de degrés intermédiaires. Il n'est même pas exact que tous les chiens non paralysés essaient de mordre. J'ai vu un caniche chez lequel l'excitation du début se traduisait par un plus grand besoin de caresses, et qui n'a jamais cherché à mordre, même les chiens. Il n'était ni furieux ni paralysé. La paralysie ne s'est produite chez

furieuse éclate lorsque le cerveau est envahi par le virus rabique, et la rage mue quand celui-ci atteint d'abord la moelle. Expérimentalement, on peut produire la première en déposant directement le virus à la surface du cerveau, et l'autre en l'injectant dans le tissu conjonctif sous-cutané (Voy. p. 565). Autrefois on considérait ces formes de la rage comme deux affections différentes ; cette manière de voir doit être abandonnée.

La rage est une maladie aiguë, mortelle, à marche typique.

1. La RAGE FURIEUSE comprend trois périodes symptomatiques :

a. Une *période prodromique* ou *mélancolique* ;

b. Une *période d'irritation* ou *maniacale* ;

c. Une *période paralytique* ou *terminale*.

a. La durée de la *période prodromique* varie de 12 heures à 2 jours. On observe un changement dans les habitudes du malade : il est triste, sombre ou inquiet, défiant, anxieux, grogneur et fort irritable ; il n'obéit plus à son maître et se montre très capricieux. Tantôt il se cache dans sa litière, tantôt il change souvent de place en se levant brusquement ; certains sujets se montrent excessivement caressants et affectueux. La région où la morsure virulente a été faite est quelquefois le siége d'un prurit intense ; l'animal la lèche ou y porte la dent ; on note une aberration du goût offrant une certaine analogie avec la manifestation principale de la *maladie du lécher* du bœuf. Au début, l'appétit est ordinairement conservé et certains sujets mangent gloutonnement ; mais bientôt ils refusent les aliments, même ceux dont ils sont friands d'habitude ; ils lèchent les objets froids ou mordent tout ce qui se trouve à leur portée et avalent des corps étrangers : paille, herbe, terre, cailloux, morceaux de bois, de verre, chiffons, couvertures, etc., jusqu'à leurs excréments ; quelques-uns manifestent les signes d'une vive exaltation génésique et lèchent constamment leurs organes génitaux ou ceux des autres chiens. Parfois on remarque déjà une légère dysphagie, des mouvements anormaux de la région cervicale, des nausées, des vomituritions. Généralement les animaux sont constipés.

b. La *période d'irritation* dure 3-4 jours. Elle est essentiellement caractérisée par des accès rabiques spasmodiques, séparés par des rémissions. La durée des paroxysmes est de plusieurs heures. En même temps que l'inquiétude s'accentue, une force irrésistible pousse les malades à s'enfuir. Des animaux jusque là très doux cherchent à briser leur cage ou à rompre la chaîne qui les retient ; les chiens d'appartement se tiennent à proximité de la porte, prêts à s'échapper. Au dehors, ils errent sans but, entrent dans les habitations, les fermes, atteignent des localités fort éloignées ; ils parcourent des distances énormes en un

lui que vers la fin, en commençant, comme cela se voit souvent, par le train de derrière. (L. T.)

temps très court; quelquefois ils reviennent ensuite au logis. Alors ils ont
une grande propension à mordre. Pendant les paroxysmes, ils perdent
l'instinct de la conservation. — Au début, la tendance à mordre est peu
accusée; le chien *happe* en l'air comme s'il voulait saisir des mouches; toujours il est très excitable. Mais bientôt il devient agressif et
se jette aveuglément sur tous les êtres qu'il rencontre : sur les animaux, notamment sur le chien et la vache, le cheval, le chat, le mouton, la chèvre, les volailles; il attaque l'homme, même son maître
(en général, cependant, il faut que ce dernier le provoque, le menace
ou le frappe) : enfermé, il saisit les barreaux de sa cage et y fait éclater
ses dents ou se fracture les mâchoires. Quelques-uns se mordent la
queue, les organes génitaux ou les membres; on en voit qui s'arrachent des lambeaux de chair et mettent à nu un ou plusieurs de
leurs os. — Il est rare que le chien enragé évite les personnes et les
animaux; cependant, dans des cas exceptionnels, il épargne les
humains. A ce stade de l'affection, l'altération de la voix est d'une
grande importance pour le diagnostic. Le chien rabique fait entendre
un hurlement rauque particulier, qui commence par un aboiement
voilé, traînant, et se termine par des tons plus élevés. Cette altération
de la voix est sans doute liée à la paralysie des cordes vocales.

Chez quelques sujets, on observe plutôt des symptômes de dépression. Abattus, hébétés, les malades sont en proie à des hallucinations,
ils happent dans le vide, hurlent constamment et sont insensibles aux
actions traumatiques (heurts, coups) ; l'œil est fixe, hagard. On peut
voir des chiens naturellement doux, bien dressés, obéir jusqu'au dernier moment à la voix de leur maître.

c. A la *période paralytique*, les animaux sont amaigris, quelquefois
méconnaissables ; le poil est hérissé, l'œil tiré dans l'orbite, le regard
menaçant ou peu rassurant. Puis surviennent des akinésies diverses :
paralysie du pharynx (dysphagie et ptyalisme), de la mâchoire inférieure (béance permanente de la bouche et inertie de la langue), du
train de derrière (démarche titubante), de la queue, du rectum, de la
vessie. La faiblesse générale va en augmentant; les paroxysmes deviennent de plus en plus rares, et les malades succombent du cinquième au huitième jour, au plus tard le dixième jour. La mort est
amenée par la paralysie cérébrale ou l'épuisement. — Nous ne possédons que peu de données précises sur la courbe thermique de la
rage. D'après Hertwig, la température s'élèverait de 3° C., quelquefois
davantage, pour s'abaisser rapidement vers la fin de la maladie. Dans
un cas, nous avons pu noter ces variations thermométriques.

2. La *rage mue* se distingue de la rage furieuse par l'absence de
période d'irritation (1). Les symptômes paralytiques, notamment la pa-

(1) Il serait plus juste de dire par la brièveté des deux premières périodes, qui
peuvent ainsi passer inaperçues. En réalité, les symptômes de la rage chez le chien,

ralysie de la mâchoire inférieure, apparaissent beaucoup plus rapidement que dans l'autre forme. Assez souvent, la mort survient au bout de 2-3 jours.

Certains auteurs ont décrit une forme abortive de la rage ; ils ont vu la maladie s'arrêter à son premier stade, rétrocéder, et se terminer par la guérison. Mais les faits qu'ils ont relatés ne nous semblent pas convaincants.

Le public se fait généralement une idée très fausse des symptômes de la rage du chien. Il croit que l'animal rabique court droit devant lui, la queue enclavée entre les membres postérieurs ; qu'il est hydrophobe à un degré très accusé, que ses yeux sont injectés, qu'une bave spumeuse s'écoule de la bouche, etc. Les chiens enragés ne sont nullement hydrophobes ; on en voit souvent qui lapent l'eau ; il en est qui traversent des rivières à la nage. Les symptômes de la **rage chez l'homme** diffèrent considérablement de ceux que nous venons de décrire chez le chien. Cependant, on peut aussi y reconnaître trois périodes. — A la phase prodromique, on constate un malaise général, des douleurs au niveau de la morsure, une tuméfaction des ganglions correspondants, l'apathie pour les liquides. — A la deuxième période, qualifiée d'*hydrophobique*, on remarque des spasmes réflexes, du délire, des hallucinations. Les spasmes s'observent au pharynx et à l'œsophage ; ils se produisent à la vue de l'eau (hydrophobie), lorsque le malade éprouve la sensation de la soif, qu'on lui parle de boire ou qu'il y pense ; on note également de l'oppression, des spasmes respiratoires, des convulsions et une grande terreur. La soif est vive ; la dysphagie occasionne du ptyalisme. La température s'élève ; dans quelques cas, l'hyperthermie est très prononcée. La période terminale est caractérisée par des états paralytiques et des accès spasmodiques. La mort survient au bout de 2-4 jours. On a relaté quelques exemples de guérison.

En dehors de la cautérisation prophylactique, le traitement consiste en l'anesthésie générale par le chloroforme, l'hydrate de chloral, le bromure de potassium. On pourrait également essayer le curare.

Diagnostic et diagnostic différentiel. — Le diagnostic de la rage du chien est éclairé par les antécédents de l'animal, par l'anamnèse, surtout par ce renseignement que l'animal a été mordu. Parmi les signes cliniques, les plus importants sont les modifications du caractère, l'altération de la voix, la tendance de l'animal à s'échapper, la propension à mordre, les phénomènes paralytiques, la marche typique de l'affection (1). — Les données fournies par l'autopsie permet-

et on doit ajouter chez tous les animaux, présentent quatre périodes distinctes : 1° exaltation de la sensibilité générale et surtout des sensibilités spéciales, qui porte les malades à fuir les contacts, le bruit, la lumière, etc. ; 2° perversion des sensibilités générale et spéciales, amenant des hallucinations qui les poussent à se mordre et à attaquer pour se défendre contre des menaces imaginaires, ou qui exagèrent l'affectuosité : 3° paralysie des sensibilités ; 4° paralysie de la motilité.

Toutes les différences résultent de la rapidité avec laquelle sont abolis les sensations et le mouvement, et du début de la paralysie par la tête, par un membre seul, antérieur ou postérieur (on en voit des exemples), ou par le train postérieur tout entier. (L. T.)

(1) Consulté pour un chien qui présente des symptômes pouvant se rapporter

tent presque toujours de se prononcer avec certitude. Le diagnostic de la rage mue est parfois difficile, surtout pour les chiens bien surveillés et lorsque les commémoratifs sont faux ou incomplets. Dans ces cas, la rage ne peut être affirmée que par l'inoculation critère. Il faut de préférence faire une injection intra-cranienne (chien ou lapin) de matière nerveuse fraîche prise dans la moelle ou le cerveau. L'inoculation est indiquée toutes les fois qu'un homme a été mordu.

Nombreuses sont les maladies qui peuvent être confondues avec la rage : hyperémie cérébrale, encéphalite, parasites et tumeurs du cerveau (*Tænia Echinococcus*), obstruction pylorique ou intestinale, perforation de l'estomac (arête de poisson), parasites des cavités nasales (*Pentastome ténioïde*), pharyngite, os implanté entre deux dents (Johne), corps étranger arrêté dans l'œsophage, paralysie de la mâchoire (Münich), paralysie du facial, hémiplégie (Sewell), troubles produits chez la chienne par l'enlèvement de ses petits (Colin), coup de soleil (Fünfstück), habitude de mordre, méchanceté, etc. — Dans les cas douteux, l'inoculation intra-cranienne (1) fixe le diagnostic.

Bibliographie. -- 1° B. GÉNÉRALE. — FRITSCH, *Geschichte der Hundswuth*, Wien, 1781. — CRESIUS, *Von der Hundswuth*, Leipzig, 1795. — ROSERUS, *Abhandlung über das Entstehen, etc.; der Hundswuth*, Stettin, 1797. — LAUBENDER, *Handbuch der Thierheilkde*. 1804-07. — CHABERT, *Sur la rage furieuse du chien*, trad. Berlin et Stettin, 1812. — WALDINGER, *Ueber die in den Jahren 1814 u. 1815 häufiger beobachtete Wuth der Hunde*, 1816. — DELABÈRE-BLAINE, *Canine Pathol.*, London, 1817. — WALDINGER, *Ueber die gewöhnliche Krankheiten der Hunde*, 1818. — GREVE, *Erfahrungen u. Beobachtungen über die Krankheiten der Hausthiere*, 1818. — RIBBE, *Natur u. medic. Geschichte der Hundswuth*, 1820. — MAROCHETTI, SOARIS, *Recueil vét.*, 1825. — RIGOT, *Ibid.*, 1828. — HOFMANN, *Rabiei caninæ ad Celsum usque historia critica*. Leipzig, 1826. — FRANQUE, *Die seuche unter den Füchsen u. anderen Raubthieren in der Jahre t*, 1823-26-27. — HERTWIG, *Beiträge zur näheren Kenntniss der Wuthkrankheit oder Tollheit der Hunde*, 1825. — YOUATT, *One canine madness*, London, 1830. — PRINZ, *Die Wuth der Hunde als Seuche nach einige Beobachtungen geschildert*, Leipzig, 1832. — PEYRONIE, *Recueil vét.*, 1833. — KÖCHLIN, *Ueber die in unseren Zeiten unter den Füchsen herrschende Krankheit*, Zürich, 1835. — KÖRBER, *Spec. Pathol. der Hausthiere*, 1839-43. — KNOLL, *Repertor.*, 1841. — RYCHNER, *Die Hundswuth*, 1842. — KREUTZER, *Anleitung zur Kenntniss der Wuthkrankheit der Hunde*, 1842. — REY, *Recueil vét.*, 1842. — DICK, *The Vet.*, 1842. — MENER, *Repertor.*, 1842. — TSCHEULIN-DUTTENHOFFER, *Handbuch zur Kenntniss u. Heilung der Krankheiten unserer Hausthiere*, 1843. — SCHÖNHERR, *Die Hundswuth*, 1843. — KAMPMANN, *Magazin*, 1843. — TURNER, *The Vet.*, 1843. — MAROCHETTI, *Theoretische u. praktische Abhandlung über die Wasserscheu*, 1843. — RENNER u. SCHENK, *Die Erkenntniss der Hundswuth*, 1844. — FABER, *Die*

à la première période de la rage, le vétérinaire doit le faire immédiatement séquestrer et l'observer pendant quelques jours, en réservant le diagnostic. S'il s'agit bien de la rage, celle-ci s'accuse bientôt par des manifestations caractéristiques.

(N. D. T.)

(1) Ce procédé opératoire a l'inconvénient d'être un peu long et compliqué. Il est plus simple et plus expéditif de faire l'inoculation critère dans la chambre antérieure de l'œil, en prenant des précautions antiseptiques et après avoir anesthésié la cornée avec la cocaïne (solution à 2 p. 100). Par l'inoculation intra-oculaire, la rage se développe aussi sûrement et à peu près dans les mêmes délais que lorsque le virus est déposé sous la dure-mère.

(N. D. T.)

Wuthkrankheiten der Thiere u. des Menschen. — ALEFELD, *Die Wuth der Hunde*, 1846. — PIESCHEL, *Die Wuthkrankheit der Thiere*, 1847. — DULAC, *Recueil vét.*, 1847. — ROSENBAUM, *Die Wuthkrankheit bei den Haussaügethieren*, 1848. — FUNKE, *Handbuch der spec. Pathol. u. Therapie*, 1850. — BRUCKMÜLLER, *Beiträge zur Lehre von der Hundswuth*, 1852. — RENAULT, *Recueil vét.*, 1852-62. — LESSONA, *Giornale di Veter.*, 1852. — VOSS, *Magazin*, 1852. — WIEGEL, *Ibid.*, 1853. — DAWES, *The Vet.*, 1853. — GERLACH, *Magazin*, 1854; *Preuss. Mittheil.*, 1855-56. — HOLLMANN, *Magazin*, 1856. — HERING, *Spec. Pathol. u. Therapie*, 1858. — ADAM, *Wochenschr.*, 1858-66. — JESSEN, *Magazin*, 1860. — FALKE, *Der Milzbrand u. die Hundswuth sind Typhen u. durch die Impfung heilbar*, Iena, 1861. — BURGEMEISTER, *Die Hundswuth*, Iena, 1862. — PILLWAX, *Oesterr. Vierteljahrsschr.*, 1862-64-68-69. — BURSIAN, *Memorabilien der Vet.-Med. in Russland*, 1862. — RENAULT, *Recueil vét.*, 1862-63. — H. BOULEY, *Ibid.*, 1863; *Rapport sur la rage*, 1862; *Compt. rend.*, 1870. — ZUNDEL, *Journ. de Lyon*, 1863. — ANACKER, *Thierarzt*, 1863. — SPINOLA, *Spec. Pathol.*, 1863. — DECROIX, PIÈTRE-MENT, *Recueil vét.*, 1864. — TOMBARI, *Il med. vet.*, 1863. — LEISERING, *Sächs. Jahresber.*, 1865. — LORINSER, *Wien. med. Wochenschr.*, 1865. — SANSON, *Recueil vét.*, 1866. — DELARBEYRETTE. *Ibid.*, 1868. — ROSSBERG, ROSENKRANZ, EBERSBACH, PRIETSCH, *Sächs. Jahresber.*, 1867. — UTZ, *Bad. thierärztl. Mittheil.*, 1867. — DEFAYS et THIERNESSE, *Annal. de Bruxelles*, 1868. — SCHÖNWEILER, *Repertor.*, 1868. — FUCHS, *Die Wuthkrankheit der Thiere in ihrer Beziehung zum Menschen*, 1868. — WILKENS, *Bad. thierärztl. Mittheil.*, 1868. — DINTER, PRIETSCH *Sächs. Jahresber.*, 1868. — PEUCH, *Journ. de Lyon*, 1869. — FUCHS, *Bad. thierärztl. Mittheil.*, 1869-76. — APITZ, *Magazin*, 1869. — GERLACH, *Hannov. Jahresber.*, 1889. — HAUBNER, *Handbuch der Veterinärpolizei*, 1869. — MARX, *Ueber das Vorkommen der Hundswuth in alter Zeit*, 1871. — HERTWIG, *Magazin*, 1871-74. — DEFAYS, *Annal. de Bruxelles*, 1871. — ROSENKRANZ, WEBER, JOHNE, *Sächs. Jahresber.*, 1871. — ABLEITNER, *Oesterr. Vierteljahrsschr.*, 1872. — HEU, *Recueil vét.*, 1870. — DECROIX, *Ibid.* — AYRAULT, *Ibid.*, 1872. — LEBLANC, DUPONT, *Ibid.*, 1873. — H. BOULEY, LEBLANC, *Ibid.*, 1874. — KÖHNE, *Hannov. Jahresb.*, 1872. — BERNER, *Bad. thierärztl. Mittheil.*, 1872. — FLEMING, *Rabies u. Hydrophobia*, 1872. — BRISSY, *Recueil vét.*, 1872. — OERTEL *Oesterr. Vierteljahrsschr.*, 1872. — BOLLINGER, *Virchow's Archiv*, 1872. — KONHÄUSER, *Oesterr. Vierteljahrsschr.*, 1872-76. — OEMLER, *Magazin*, 1873. — SIMON, *Recueil vét.*, 1873. — HENRY, *Ibid.*, 1874. — GÖRING, *Adam's Wochenschr.*, 1874. — VOIGTLÄNDER, *Sächs. Jahresber.*, 1874. — WESTRING, *Tidskrift de Copenhague*, 1874. — MÜLLER, *Oesterr. Vierteljahrsschr.*, 1875. — GUTMANN, *Berlin. Archiv*, 1875. — FALKE, *Adam's Wochenschr.*, 1875. — BOLLINGER, *Die Wuthkrankheit in Ziemssen's Handbuch der Pathol. u. Therapie*, 1876. — ZÜRN, *Die Wuthkrankheit der Hunde*, 1876. — LEISERING, *Die Hundswuth in Beziehung auf ihre Geschichte, geographische Ausbreitung u. Ætiologie, Jahresber. der Gesellschaft für Natur u. Heilkunde in Dresden*, 1876-77. — BOURREL, *Recueil vét.*, 1875-76. — POISSON, *Ibid.*, 1878. — ZUNDEL, *Ibid.*, 1876 et *La rage du chien*, Strasbourg, 1876. — RUEFF, *Die Hundswuth*, Stuttgart, 1876. — LEISERING, an. in *Deutsche Zeitschr. f. Thiermed.*, 1877. — SEMMER, *Ibid.*, 1877. — ZÜRN, *Oesterr. Landwirthschaftl. Wochenbl.*, 1877. — ANACKER, *Thierarzt*, 1877. — WEHENKEL, *Annal. de Bruxelles*, 1878. — MÜLLER, *Oesterr. Vierteljahrsschr.*, 1878. — MONIN, *Archives de Saint-Pétersbourg*, 1878. — NOCARD, *Bullet. Soc. cent. vét.*, 1878. — LEIPERT, *Oesterr. Vereinsmonatsschr.*, 1879. — GALTIER, *Compt. rend. de l'Acad. des sciences*, 1879. — RAYNAUD, *Bullet. de l'Acad. de méd.*, 1880. — SCHRADER, *Inaug. Diss.*, Berlin, 1880. — HERTWIG, *Krankheiten der Hunde*, 1880. — LUSSANA, *La Clinica vet.*, 1880. — GALTIER, *Recueil vét. et Journ. de Lyon*, 1881. — KOWALESKY, *Centralbl. f. die med. Wissensch.*, 1881. — MÖLLER, *Berlin. Archiv*, 1881. — DUBOUÉ, *Compt. rend. de l'Acad. des sciences*, 1881. — RÖLL, *Die Thierseuchen*, 1881. — MÖLLER, *Tagebl. der Naturforscherversammlung*, 1882. — PÜTZ, *Seuchen u. Herdekrankheiten*, 1882. — BROARD, BLAKEVAY, CHIRON, *The Veter.*, 1882. — MÉGNIN, *Bull. Soc. cent. vét.*, 1882. — DECROIX, BERGEON, *Recueil vét.*, 1882-84. — JACOTIN, *Ibid.*, 1883. — P. BERT, *Compt. rend. de l'Acad. des sciences*, 1882. — GIBIER, *Ibid.*, 1883-84, *Recueil vét. et Annal. de Bruxelles*, 1883. — NOCARD, *Archives d'Alfort*, 1883. — HAUBNER, SIEDAMGROTZKY, *Landwirthschaftl. Thierheilkde*, 1884. — BAILLET, *Revue vét.*, 1884. — DAVEY, *The Vet.*, 1884. — VACHETTA, *La Clinica vet.*, 1884. — BÉCHAMP, *Bull. de l'Acad. de méd.*, 1884. — ANACKER, *Thierarzt*, 1884. — PÜTZ, *Compendium der Thierheilklde*, 1885. — UMLAUF, *Oesterr. Monatsschr.*, 1885. — MATHIEU, *Bullet.*

Soc. cent. vét., 1885. — MÜLLER, *Oesterr. Vierteljahrsschr.*, 1885. — FOL, *Compt. rend. de l'Acad. des sciences*, 1885; *Medicin. Centralblatt*, 1886. — GALTIER, *Journ. de Lyon*, 1886. — BAUER, *Inaug. Diss.*, München, 1886. — FREISLER, REHINGER, *Oesterr. Vereinsmonatsschr.*, 1886. — JOUXE, *Deutsche Zeitschr. f. Thiermed.*, 1886. — RIVOLTA, *La Clinica vet.*, 1886. — LUNDGREN, *Schwedische Zeitschr.*, 1886. — DOWDESWELL, *The Vet.*, 1886. — HOVER, *Am. vet. Rev.*, 1886. — DU MESNIL, *Recueil vét.*, 1886. — BUGNIET, *Recueil vét.*, 1886. — HOEGYES, *Orvosi Hetilap.*, Budapest, 1886. — BLUMBERG, *Comptes-rendus de l'Instit. de Kasan*, 1887. — NOCARD, ROUX, BARDACH, *Recueil vét.*, 1887. — BAUMGARTEN, *Jahresber. über die Fortschritte in der Lehre von den pathogenen Mikroorganismen*, 1887. — MERGEL, *Archives de Saint-Pétersbourg*, 1887. — GALTIER, FERRÉ, BABES, *Compt. rend. de l'Acad. des sciences*, 1888. — ESSER, CELLI, an. in *Oesterr. Monatsschr.*, 1888. — COPE et HORSLEY, *Bullet. Soc. cent. vét.*, 1888. — BROWN-SÉQUARD, *Bullet. de la Société de biologie*, 1888. — ZÜRN, *Die pflanzlichen Parasiten*, 1888. — GALTIER, *Journ. de Lyon*, 1888. — PEUCH, *Revue vét.*, 1889. — DECROIX, NOCARD, *Bullet. Soc. cent. vét.*, 1890. — FERRÉ, *Annales de l'Institut Pasteur*, 1889. — NOCARD et ROUX, *Ibid.*, 1890. — DE BLASI e TRAVALI, *Riforma med.*, 1890. — NOCARD et LECLAINCHE, *Encyclopédie d'hyg.*, 1890. — GALTIER, *Journ. de Lyon*, 1891.

2° ANATOMIE PATHOLOGIQUE : RENAULT, *Recueil vét.*, 1831. — MAILLET, *Ibid.*, 1835. — LEISERING, *Sächs. Jahresber.*, 1865. — PEUCH, *Journ. de Lyon*, 1867. — BRUCKMÜLLER, *Pathol. Zootom.*, 1869; *Oesterr. Vierteljahrsschr.*, 1872. — DUPONT, *Recueil vét.*, 1873. — SIEDAMGROTZKY, *Sächs. Jahresber.*, 1874-77. — BENEDIKT, *Virch. Arch.*, 1875-78. — RIVOLTA, *Giornale di Anat. fisiol.*, 1875. — MATHIEU, *Recueil vét.*, 1876. — ZAHN, *Oesterr. Vierteljahrsschr.*, 1876. — SEMMER, *Deutsche Zeitschr. f. Thiermed.*, 1876. — FOREL, *Ibid.*, 1877. — PRÖGER, *Sächs. Jahresber.*, 1877. — NOCARD, *Recueil vét.*, et *Bull. Soc. cent. vét.*, 1878. — ANACKER, *Thierarzt*, 1878. — DINTER, *Sächs. Jahresber.*, 1879. — CSOKOR, *Oesterr. Vierteljahrsschr.*, 1880. — ELSENBERG, *Medic. Centralbl.*, 1881. — IWANOW, *Ueber die pathologisch-anatomischen Veränderungen des centralen Nervensystems bei der Hundswuth*, 1883. — KOSJOKOW, *Dissert.*, St-Pétersbourg, 1883. — KOLESSNIKOW, *Virch. Arch.*, Bd LXXXV. — MATHIS, *Journ. de Lyon*, 1885. — NEUBERT, u. EBERSBACH, *Sächs. Jahresber.*, 1885. — GOLZI, *Il med. vet.*, 1887. — WORTLEY AXE, *The Veter.*, vol. LIX. — SCHAFFER, *Annal. de l'Institut Pasteur*, 1889.

3° DURÉE DE LA PÉRIODE D'INCUBATION : *Journ. de Lyon*, 1845. — REY, *Ibid.*, 1862. — RENAULT, *Recueil vét.*, 1863. — GIRAUD, *Journ. de Lyon*, 1868. — ZÜNDEL, *Adam's Wochenschr.*, 1873. — *Mittheilungen aus der thierärztl. Praxis in Preussen*, 1874-75. — *The Vet.*, 1877-78. — GOTTESWINTER, *Adam's Wochenschr.*, 1879. — HUXEL, *Preuss. Mittheil.*, 1881. — BENEDETTO, *Giornale di med. vet.*, vol. XXXIV. — ROLL, *Jahresber.*, 1883-84. — RIEU, *Presse vét.*, 1883. — SEIFMANN, *Oesterr. Revue*, 1884. — GIELEN, *Magazin*, 1885. — MORRO, *Berlin. Archiv*, 1885. — GLÖCKNER, *Oesterr. Vereinsmonatsschr.*, 1886. — LUATTI, *Giornale di med. prat.*, 1886. — GRESSWELL a. GIBBINGS, *The vet. Journ.*, vol. XXII. — PAULET, *Journ. de Lyon*, 1887.

4° STATISTIQUES : *Jahresber. der Münch. Thierarzneischule*, 1826-27-29-30-39-40-44-45-47-48-50-51-54-59. — GERLACH, *Magazin*, 1853. — HET, *Repertor.*, 1853. — WEISS, *Repertor.*, 1854. — *Sächs. Jahresber.*, 1856-57-61-63-65-67-70-73-80-82-84-85-87. — *The Vet.*, 1860-63. — *Recueil vét.*, 1863. — *Mittheilungen über Hundswuth in der Rheinprovinz im Jahre*, 1861-62; Coblenz, 1864. — *Thierärztl. Mittheil. der k. baier. Centralthierarzneischule*, 1862-68. — *Jahresber. der württemberg. Oberamts-thierärzte*, *Repertor.*, 1862-65-68-72-73-75-76-77-78-79-80-83. — SAINT-CYR, *Journ. de Lyon*, 1865-66-68. — *Bad. thierärztl. Mittheil.*, 1867-77. — PEUCH, *Recueil vét.*, 1870. — H. BOULEY, *Ibid.*, 1870-79. — FLEMING, *The Vet.*, 1874. — *Jahresber. der baier. Thierärzte*, *Adam's Wochenschr.*, 1875-78-88. — *Berlin. Archiv*, 1878-88. — *Jahresber. der k. preuss. techn. Deputation*, *Berlin. Archiv, Supplem.*, 1879-88. — JANNÉ, *Annal. de Bruxelles*, 1880. — LEBLANC, *Recueil vét.*, 1880. — CAGNY, *Bull. Soc. cent. vét.*, 1886. — VIOLET, *Journ. de Lyon*, 1887. — *Jahresber. der k. Gesundheitsamtes über die Verbreitung der Thierseuchen im Deutschen Reiche in Jahren*, 1886-87.

5° DIAGNOSTIC DIFFÉRENTIEL : FASS, *Magazin*, 1841. — HARRISON, *The Vet.*, 1841. — SEWELL, *Ibid.*, 1842. — FABER, *Repertor.*, 1842. — ADOLPHI, *Magazin*, 1844. — FALKE, *Ibid.*, 1853. — HINZE, *Repertor.*, 1853. — BOSETTO, *Giornale di vet.*, 1855. — PAPA, OLIVERO e ALEMANNO, *Giornale di med. vet.*, 1861. — SCHILLING, *Bad. thierärztl.*

Mittheil., 1867. — Kopp, *Journ. des vét. du Midi*, 1867. — Meyer, *Adam's Wochenschr.*, 1868. — Dinter, Johne, Fünfstück, *Sächs. Jahresber.*, 1869-79. — Friedberger, *Adam's Wochenschr.*, 1871. — V. Ow, *Bad. thierärztl. Mittheil.*, 1873. — Anacker, *Thierarzt*, 1874. — Adam, *Wochenschr.*, 1874. — Descotes, Colin, Benjamin, *Recueil vét.*, 1875. — Münch, *Adam's Wochenschr.*, 1876. — Köhne, *Berlin. Archiv*, 1876. — Bollinger, *Deutsche Zeitschr. f. Thiermed.*, 1877. — Poisson, *Recueil vét.*, 1878. — Konhäuser, *Oesterr. Vereinsmonatsschr.*, 1879. — Requier, *Journ. de Lyon*, 1882. — Haselbach, *Oesterr. Vereinsmonatsschr.*, 1884. — Schuemacher, *Bad. thierärztl. Mittheil.*, 1886. — Péron, *Recueil vét.*, 1886. — Grinzer, *Archives de Saint-Pétersbourg*, 1887. — Degive, *Annal. de Bruxelles*, 1887. — Hendrickx, *Annal. de Bruxelles*, 1888. — Cadéac, *Revue vét.*, 1888.

6° Thérapeutique : *Recueil vét.*, 1826-30. — Prince Louis Bonaparte, *The Vet.*, 1844. — Sauter, *Die Behandlung des Hundswuth in polizeilicher, prophylaktischer u. therapeutischer Hinsicht*, 1845. — Delafond, *Recueil vét.*, 1846. — Rochet d'Héricourt, *Repertor.*, 1850. — Renault, *Recueil vét.*, 1852. — Roussel, *Ibid.*, 1854. — Reynolds, *Ibid.*, 1857. — Gianelli, *Il vet.*, 1856. — Decroix, *Recueil vét.*, 1864-70-81. — Herbst, *Die Wuthkrankheit der Hunde u. ihre Verhütung durch innerliche Mittel*, 1864. — Leisering, *Sächs. Jahresber.*, 1865. — Anacker, *Thierarzt*, 1865. — Adam, *Wochenschr.*, 1865. — Bourrel, *Journ. des vét. du Midi*, 1865. — Lafosse, *Recueil vét.*, 1867. — Marchal de Calvi, an. in *Ibid.*, 1869. — Heu, *Ibid.*, 1867-68-77. — Günther, *Hannov. Jahresber.*, 1873. — Bourrel, *Ibid.*, 1874. — Bollinger, *Adam's Wochenschr.*, 1876. — Grzymala, *Recueil vét.*, 1876, *Annal. de Bruxelles*, 1877. — Lebeau, *Recueil vét.*, 1857-77. — Nocard et Trasbot, *Archiv. vét.*, 1876. — Landerer, *Journ. d'hygiène*, 1880. — Gurth, Albert, *Thierarzt*, 1881. — *Deutsche Zeitschr. f. Thiermed.*, 1881. — Lehnert, *Sächs. Jahresber.*, 1881. — Lecney, *The vet. Journ.*, 1882. — Labat et Malet, *Revue vét.*, 1882. — Perrin, Biot, Gibier, *Recueil vét.*, 1882. — Bouley, *Ibid.*, 1884. — Toscano, *Oesterr. Vereinsmonatsschr.*, 1885. — Makabejew, *Journ. vét. de Charkow*, 1886. — Galtier, *Journ. de Lyon*, 1886. — Werner, *Oesterr. Vereinsmonatsschr.*, 1887. — Peyraud, *Compt. rend. de l'Acad. des sciences*, 1887. — Högyes, an. in *Jahresber. über die Leistungen auf dem Gebiete der Veterinär-Med. pro* 1887.

7° Inoculation préventive : *Rapport annuel de l'École de Lyon*, 1840-41; an. in *Repertor.*, 1842. — Falke, *Der Milzbrand u. die Hundswuth sind Typhen u. durch die Impfung heilbar*, Jena, 1861. — Pasteur, Chamberland, Roux et Thuillier, *Compt. rend. de l'Acad. des sciences*, 1881-82-84-85-86; *Recueil vét.*, 1881-83-84; *Annal. de Bruxelles*, 1883-87. — Galtier, *Ibid.* et *Journ. de Lyon*, 1881. — Gibier, *Compt. rend. et Recueil vét.*, 1883-84. — Béclard, Bert, Bouley, Tisserand, Villemin, Vulpian, *Compt. rend. de l'Acad. des sciences*, 1885 et *Gazette hebd. de méd. et de chir.*, n° 93. — Petermann, *Bericht der Odessaer bacteriol. Station zur Schutzimpfung gegen die Wuth*, 1886. — Kitt, *Werth u. Unwerth der Schutzimpfungen*, 1886. — Pütz, *Thiermed. Rundschau*, 1886; *Deutsche Medicinalzeit.*, 1886: *Centralbl.*, 1886. — Neusture, Drasche, *Oesterr. Revue*, 1886. — Drasche, *Allgem. Wiener med. Zeitung*, 1886. — Uffelmann, *Berlin. klin. Wochenschr.*, 1886; an. in *Rundschau*, 1886. — V. Frisch, *Centralbl. f. allgemeine Gesundheitspflege*, 1886: *Sitzung der k. Akademie der Wissenschaften in Wien*, 1886; an. in *Thiermed. Rundschau*, 1887. — Pasteur, Bardach, Bujwid, *Annales de l'Institut Pasteur*, 1887. — Colin, *Bull. de l'Acad. de méd.*, 1887. — Cantani, *Ibid.*, 1887. — Amoroso e de Renzi, an. in *Rundschau*, 1887. — Vulpian, *Compt. rend. de l'Acad. des sciences*, 1887. — *Journ. vét. de Saint-Pétersbourg*, 1887. — Galtier, *Compt. rend. de l'Acad. des sciences*, 1888. — Rossignol, *Journ. de Lyon*, 1888. — *Sixième congrès international d'hygiène et de démographie*, Vienne, 1888. — Bardach, Helman, Nocard et Roux, *Annal. de l'Institut Pasteur*, 1888. — Babes et Lepp, Bujwid, Helman, Högyes, *Ibid.*, 1889. — Perdrix, Wysokowicz, *Ibid.*, 1890. — Babes et Cerchez, *Ibid.*, 1891.

II. — RAGE DU BŒUF.

Étiologie. — Après le chien, le bœuf est celui de nos animaux domestiques sur lequel on observe le plus souvent la rage. Cette fréquence paraît tenir à la prédominance numérique des sujets de l'espèce bovine, et à l'attitude manifestement hostile du chien à l'égard du bœuf. Chez ce dernier, la maladie est généralement inoculée par la morsure d'un chien rabique ; plus rarement elle est transmise directement de ruminant à ruminant (Cope et Horsley ont signalé ce mode de contamination sur les daims dans le parc de Richmond) (1) ; parfois elle provient du cheval, du chat ou du porc. Ordinairement les morsures siègent sur la face, les lèvres ou les membres postérieurs. La période d'incubation est de quatre à huit semaines en moyenne ; dans certains cas, elle est de plusieurs mois. Exceptionnellement elle s'est prolongée 203 jours (Gielen), deux années et quatre mois (Morro). La durée la plus courte est d'une semaine. — D'après Spinola, l'état de gestation augmente la période d'incubation chez la vache. On connaît deux faits de transmission intra-placentaire de l'infection.

Symptômes (2). — Chez le bœuf, la rage s'accuse habituellement par des trépignements, par des coups de tête d'une violence telle que

(1) On a relaté l'histoire de plusieurs épizooties rabiques observées sur les troupeaux de daims entretenus dans les parcs privés de la Grande-Bretagne. En 1886-87, sur 1200 sujets qui composaient le troupeau du parc de Richmond, la rage en a fait périr 261 (Cope. *Bullet. Soc. cent. vét.*, 1888). En 1889, à Iekworth (comté de Suffolk), 363 animaux (94 daims et 269 daines) sont morts enragés (Adami, *Annal. de l'Instit. Pasteur*, 1889). (N. D. T.)

(2) Ladague a publié dans le *Recueil* de 1885 une bonne étude de la rage du bœuf. Il en a observé 27 cas dans un troupeau de 80 bêtes dont la plupart avaient été mordues par un chien préposé à leur garde. Il résume ainsi les symptômes principaux de la maladie :

« Le 1er jour : Des coliques légères ou tout au moins quelque chose d'analogue puisque l'animal se couche et se relève à chaque instant, une exaltation des sens, une élévation brusque et très accusée (40°) de la température, une douleur prurigineuse à la région mordue.

« Le 2e jour : Une agitation moins grande, de légères épreintes, une diminution de la chaleur de la partie où a été faite la morsure, un abaissement de la température.

« Le 3e jour : De la paraplégie commençante, des épreintes assez fortes avec rejet de matières fécales recouvertes de mucosités d'un brun jaunâtre, de l'insensibilité de la colonne vertébrale, une température décroissante qui ne s'arrêtera qu'à la mort, des beuglements.

« Le 4e jour : De la paraplégie complète, des épreintes violentes, des mucosités mousseuses sur les excréments, de la bave filante et claire, des beuglements plus fréquents.

« Le 5e jour : Des épreintes répétées, d'abondantes mucosités mousseuses rejetées par l'anus, un abaissement considérable de la température, de la bave spumeuse et des beuglements plus rares.

« Je n'ai pas vu de dépravation du goût pendant ces 5 jours, bien que j'eusse fait mettre à la portée des animaux des matières étrangères diverses ».

Sur ces animaux rabiques, Ladague a vu deux remarquables cas d'*intermittence*. Un taureau de 18 mois, après avoir présenté pendant 3 jours tous les symptômes de la rage, s'est rétabli, et durant 5 semaines, son état a paru absolument normal, puis la maladie a éclaté de nouveau et s'est terminée par la mort au bout de 4 jours. — Sur une génisse morte 24 heures après ce taureau, on a constaté à un mois d'intervalle deux *accès* de phénomènes semblables. (N. D. T.)

les cornes peuvent se fracturer. Il est des animaux qui grattent continuellement le sol avec les pieds ou le labourent de la corne; la tendance à mordre est plus rare. Le regard est sauvage, l'œil saillant, la conjonctive rouge. Certains sujets beuglent continuellement; ici encore, on note une modification particulière de la voix. Une salivation abondante, de la constipation, des efforts expulsifs permanents et infructueux, sont des manifestations constantes de la rage du bœuf; le ténesme rectal en est parfois le premier symptôme. Quelques malades bâillent d'une façon permanente. Dans certains cas, l'instinct génésique est exalté. A une période plus avancée, la démarche est raide et l'arrière-main se paralyse. L'amaigrissement s'accentue rapidement. La mort survient au bout de quatre ou cinq jours.

Diagnostic différentiel. — On a surtout à différencier de la rage : l'encéphalite, la méningite basilaire tuberculeuse, les intoxications et plus particulièrement l'intoxication plombique, les gastro-entérites (Papa), les corps étrangers de l'œsophage, les tumeurs du réseau (Meyer), les Dermanysses cantonnés dans le conduit auditif externe (Stadler, Schuemacher), la fièvre catarrhale maligne, le charbon, la peste bovine, le coup de soleil, les phénomènes d'excitation occasionnés par la séquestration brusque d'animaux habitués à vivre en liberté (Köhne).

Bibliographie. — Wagenfeld, *Ueber die Erkenntniss und Cur der Krankheiten des Rindes*, 1835. — Hering, *Repertor.*, 1841. — *Münch. Jahresber.*, 1841-42-55. — Rossignol, *Clin. de l'école de Lyon*, 1847. — Seer, *Magazin*, 1847. — Knoll, *Journ. de Lyon*, 1851. — Rychner, *Bujatrik*, 1851. — Lessona, *Recueil vét.*, 1853. — Longo, *Giornale di vet.*, 1854. — Lewis, *The Vet.*, 1854. — Hollmann, *Magazin*, 1856. — Canillac, *Recueil vét.*, 1857. — Hirschland, *Magazin*, 1857. — Ferir, *Annal. de Bruxelles*, 1860. — Block, *Magazin*, 1865. — Brandtberg, *Repertor.*, 1865. — Hering, *Ibid.*, 1867. — Adam, *Wochenschr.*, 1867. — Rossberg, Rosenkranz, Ebersbach, *Sächs. Jahresber.*, 1867. — Fiala, *Oesterr. Vierteljahrsschr.*, 1868. — Heu, *Recueil vét.*, 1869. — Gröber, *Adam's Wochenschr.*, 1869. — Kobel, *Ibid.*, 1870. — Groll, *Magazin*, 1871. — Grimm, *Sächs. Jahresber.*, 1872. — Pavlat, *Oesterr. Vierteljahrsschr.*, 1872. — Sinoir, *Recueil vét.*, 1873. — Kreckler, *Magazin*, 1873. — Gotteswinter, *Adam's Wochenschr.*, 1874. — Leipert, Sowa, Koch, *Oesterr. Vierteljahrsschr.*, 1874. — Harms, *Hannov. Jahresber.*, 1875. — Sunzel, *Berlin. Archic*, 1875. — Utz, *Bad. thierärztl. Mittheil.*, 1876. — Reul, *Annal. de Bruxelles*, 1877. — König, Lippold, *Sächs. Jahresber.*, 1878. — Griglio, *Il med. vet.*, vol. XXX. — Wirgler, *Oesterr. Monatsschr.*, 1878. — Reul, *De la rage et de ses manifestations symptomatiques chez les bêtes bovines*, Bruxelles, 1878. — Suchanka, *Oesterr. Vereinsmonatsschr.*, 1879. — Morro u. Stallmann, *Preuss. Mittheil.*, 1882. — Cau, *Revue vét.*, 1884. — Ladague, *Recueil vét.*, 1885. — Bugniet, Péron, *Ibid.*, 1886. — Barbe, *Ibid.*, 1889. — Nessel, *Oesterr. Vereinsmonatsschr.*, 1885. — Hougardy, *L'Écho vét.*, 1886. — Stadler, *Bad. thierärztl. Mittheil.* — Schuemacher, *Ibid.*, 1887. — Battistini, *La Clinica vet.*, t. IX. — Billings, *Am. vet. rec.*, vol. X. — Galtier, *Journ. de Lyon*, 1888.
Rage du daim : Cope et Horsley, *Bullet. Soc. cent, vét.*, 1888. — Adami, *Annal. de l'Instit. Pasteur*, 1889.

III. — Rage du cheval.

Étiologie. — Chez le cheval, la rage est habituellement consécutive à une morsure faite par le chien, plus rarement par le loup ou le renard rabiques. La période d'incubation est en moyenne de quatre à huit semaines ; sa durée maxima, d'après la plupart des auteurs, serait de douze semaines. Cependant, exceptionnellement elle peut être plus longue ; dans un cas, elle a été de 283 jours (Roll), et dans un autre de 20 mois (Gotteswinter).

Symptômes. — On note d'abord des modifications d'humeur et de caractère ; l'animal est inquiet, anxieux ; il gratte du pied, hennit, mord la mangeoire, les bat-flancs, les ustensiles placés à sa portée. On peut observer des fractures des incisives, des mâchoires ; la région où la morsure a été faite — ordinairement les lèvres, le nez, ou un membre antérieur — est le siège d'un très vif prurit. Certains chevaux, poussés par une force invincible, attaquent l'homme avec les dents et les pieds ; d'autres se mordent, se déchirent, s'arrachent des lambeaux de peau et de muscles, les testicules, etc. ; d'autres encore broient tout ce qui leur tombe sous la dent, se jettent sur le bâton qu'on leur présente, saisissent le fumier et l'avalent ; quelques malades ont la physionomie du cheval immobile. Au début, ils ingèrent les aliments avec gloutonnerie ; plus tard, l'inappétence est absolue ; la soif est toujours très vive. On remarque encore une exaltation plus ou moins prononcée du sens génésique. Les étalons entrent en érection et cherchent à effectuer la saillie ; il y a incontinence du sperme. Les juments, surexcitées, poussent des hennissements aigus et font de violents efforts de miction ; la vulve est le siège d'un prurit permanent. Lorsque le pharynx est paralysé, les aliments sont rejetés par le nez, les mâchoires sont continuellement mues et violemment rapprochées à certains moments ; on entend des grincements de dents, la tête et la queue sont sans cesse agitées. Il y a en outre des convulsions, des spasmes musculaires à différentes régions : à la tête (lèvres, joues), à l'encolure, aux parois pectorales et abdominales, et des symptômes de coliques (plaintes, décubitus, efforts d'expulsion, prolapsus rectal). Enfin survient la paralysie générale. La démarche est titubante, les boulets fléchissent, les malades buttent ; bientôt on constate tous les signes de la paraplégie. Dans quelques cas, les phénomènes paralytiques débutent à la région où le virus rabique a été déposé [(lèvres, membres antérieurs) Gerlach, Mégnin]. La température, normale dans les premiers moments, s'élève vite à 40°C. et au delà ; le chiffre des pulsations est augmenté, il peut être doublé ou triplé. Lorsque la fin approche, on observe des poussées de sueur. La mort, « apoplectiforme », arrive parfois au bout de vingt-quatre heures ; mais la durée moyenne de la maladie est de quatre à six jours. — Chez le cheval, la rage mue est plus fréquente que chez le bœuf.

Diagnostic différentiel. — La rage des solipèdes peut être confondue avec l'encéphalite, les paroxysmes qui surviennent au cours de l'immobilité, les abcès cérébraux (Kopp), les *chaleurs* violentes, les coliques, la gastrite (Olivero et Allemanno), la déchirure de l'estomac, la paraplégie.

Pour établir le diagnostic, on doit surtout prendre en considération les troubles psychiques, la tendance à mordre, les efforts de défécation et de miction, les coliques, le prurit local et l'exaltation de l'instinct génésique.

Bibliographie. — Wagenfeld, *Pathol. u. Therapie des Pferdes*, 1839. — Höpfner, *Magazin*, 1839. — Hering, *Repertor.*, 1840. — *Clinique d'Alfort, Recueil vét.*, 1841. — Coates, *The Vet.*, 1843. — Berger, *Magazin.* 1846. — König, *Ibid.*, 1849. — Moore, *The Vet.*, 1850-53. — Müller, *Oesterr. Vierteljahrsschr.*, 1851. — Hengeveld, *Repertor.*, 1851. — Gloag, an. in *Recueil vét.*, 1853. — Nielsen, *Ibid.*, 1857. — Perosino, *Giornale di Veter.*, 1858. — Weinmann, *Adam's Wochenschr.*, 1861. — Dyer, *The Vet.*, 1862. — Bretherton, *Ibid.*, 1863. — Briquez. *Journ. des vét. du Midi.* 1865. — Geissler, *Adam's Wochenschr.*. 1865. — Merkt. *Ibid.*, 1866. — Petzold, *Sächs. Jahresber.*, 1866. — Greaves, Bignold, Crowhurst, *The Vet.*, 1866. — Miller, *Adam's Wochenschr.*, 1868. — Laux, *Journ. des vét. du Midi*, 1868. — Zahn, *Oesterr. Vierteljahrsschr.*, 1868-69. — Schönweiler, *Repertor.*. 1868. — Gerlach, *Hannov. Jahresber.*, 1869. — Gilbert, *Journ. de Lyon*, 1869. — Brunet. *Ibid.*, 1870. — Kirk, *The Vet.*, 1870. — Bartholy, *Oesterr. Vierteljahrsschr.*, 1871. — Bouillé, *Annal. de Bruxelles*, 1874. — Friedberger u. Pütz, *Pütz'sche Zeitschr.*, 1876. — Utz, *Bad. thierärztl. Mittheil.*, 1876. — Reul. *Annal. de Bruxelles.* 1878. — Venuta, *Il med. vet.*, vol. XXXII. — Koppitz, *Oesterr. Vereinsmonatsschr.*. 1880. — Brigges, *The vet. Journ.*, vol. XVII. — Milanese, *Giornale di med. vet.*, vol. XXXII. — Konhäuser, *Oesterr. Vierteljahrsschr.*, 1880. — Berne. *The vet. Journ.*, 1881. — Palat, *Recueil vét.*, 1881. — Merkt, *Adam's Wochenschr.*, 1881. — Mégnin, *Bull. Soc. cent. vét.*, 1882. — Popow, *Archives de Saint-Pétersbourg*, 1885. — Dieckerhoff, *Spec. Pathol. u. Therapie*, 1885. — Freisler, *Oesterr. Monatsschr.*, 1886. — Mixeite, *Recueil vét.*, 1886. — Barbaglietti, *La Clinica vet.*. vol. IX. — Walker, *The vet. Journ.*, vol. XXII. — Pröger, *Sächs. Jahresber.*, 1887. — Beurnier, Bocquet, Castel, *Revue vét.*, 1889. Rage chez l'ane : Olivier, *Journ. de Lyon*, 1850. — *Ibid.*, 1852. — Rueche, *Ibid.*, 1854. — Mazoux, *Ibid.*, 1862. — Brusasco, *Il med. vet.*, 1882.

IV. — Rage du chat.

Symptômes. — Après une période d'incubation de deux à quatre semaines en moyenne, la rage éclate. Les malades cherchent à fuir, deviennent agressifs, mordent et donnent des coups de griffes. La voix est altérée, rauque. De tous les animaux enragés, le chat est le plus dangereux pour l'homme : il saute à la figure et cherche à la déchirer de ses dents et de ses griffes. Il n'a plus peur du chien, qu'il attaque hardiment.

La mort survient du deuxième au quatrième jour. Chez le chat, on peut confondre la rage avec les accidents nerveux provoqués par l'helminthiase.

Bibliographie. — *Recueil vét.*, 1854. — Malherbe. *Ibid.*. 1869. — Brückmüller, *Oesterr. Vierteljahrsschr.*, 1872. — Schröter, *Magazin.* 1873. — Haubold, *Sächs. Jahresber.*, 1874. — Fontagnères, *Recueil vét.*, 1881. — Beranek, *Oesterr. Vereinsmonatsschr.*, 1883. — Konhäuser, *Ibid.*, 1884.

V. — Rage du porc.

Symptômes. — Le porc enragé grogne, crie, exécute des mouvements désordonnés ou se cache dans la litière; inquiet, surexcité à certains moments, il cherche à mordre, attaque l'homme, les animaux, et ingère fréquemment des corps étrangers indigestes; une salive écumeuse s'écoule de la cavité buccale. A la région où la morsure a été faite, on remarque souvent, au moment où la rage apparaît, une inflammation manifeste et un prurit violent. La durée de la maladie est très courte: elle ne dépasse guère 24-48 heures. — La période d'incubation est en moyenne de deux à trois semaines. D'après les statistiques, elle oscille entre 6 et 179 jours. — La rage mue n'a pas encore été signalée chez le porc.

Bibliographie. — Spinola, *Die Krankheiten des Schweine*, 1842. — Lessona, *Giornal. di vet.*, 1852. — Schliepe, *Magazin*, 1866. — Mansuy, *Recueil vét.*, 1867. — Ratti. *L'Archivio della vet.*, 1869. — Tannenhäuer, *Sächs. Jahresber.*. 1876. — Hartmann, *Oesterr. Vierteljahrsschr.*, 1874.

VI. — Rage du mouton et de la chèvre.

Symptômes. — Le mouton enragé manifeste une excitation très vive et un prurit intense au niveau des morsures; il lèche les régions où elles ont été faites, les mord et les dépouille de leur laine. Le sens génésique est considérablement exalté; on entend un bêlement rauque et fort. L'animal n'a plus la crainte de l'homme; lorsqu'on l'approche, il devient agressif, trépigne, mord le bâton qu'on lui présente; il porte également la dent sur tous les objets qu'il peut atteindre, sur le râtelier, la mangeoire, etc.; il se dresse contre les murs de la bergerie et fait entendre un bruit respiratoire sauvage; l'œil est hagard, le facies hébété. La faiblesse s'accuse rapidement. La mort survient au bout de trois ou quatre jours. — La période d'incubation est de trois à quatre semaines.

Dans la majorité des cas, le mouton est contaminé par le chien; habituellement un grand nombre d'animaux sont mordus; bien des fois on a vu succomber la presque totalité d'un troupeau. On a relaté des exemples de transmission de la rage au mouton par le loup et le taureau (Bourrel).

Chez la chèvre, les symptômes sont à peu près les mêmes que chez le mouton.

Bibliographie. — A. Chez le mouton : Wagenfeld, *Erkennung u. Cur der Krankheiten der Schafe*, 1829. — Kalt, *Schweizer Archiv*, 1841-42. — Rey, *Journ. de Lyon*, et *Recueil vét.*. 1842. — Bourrel, *Journ. de Lyon*, 1847. — Gudgin, *The Vet.*, 1853. — Shenton, *Ibid.*, 1854. — *Ibid.*, 1856. — Prietsch, *Sächs. Jahresber.*, 1867. —

Brell, Leimer, Häcker, *Adam's Wochenschr.*, 1868. — May, *Die Krankheilen des Schafes*, 1868. — Haubold, *Sächs. Jahresber.*, 1875.
B. Chez la chèvre : Lustig, *Preuss. Mittheil.*, 1868-69. — Schleg, *Sächs. Jahresber.*, 1878.

VII. — RAGE DES VOLAILLES.

Symptômes. — Les volailles enragées sont anxieuses, inquiètes, surexcitées ; elles courent dans toutes les directions, font des bonds insolites, poussent des cris, attaquent leurs semblables avec le bec et les griffes ; parfois elles se jettent sur l'homme, déchirent ses vêtements et cherchent à en avaler les lambeaux ; la voix s'altère, devient rauque ; enfin des accidents paralytiques apparaissent. Les malades meurent au bout de deux ou trois jours. — La période d'incubation peut varier de 6 semaines à 11 mois.

Bibliographie. — *Magazin*, 1840. — Halot, *L'Écho vét.*, 1877. — Zürn, *Die Krankheiten des Hausgeflügels*, Weimar, 1882. — Gibier, *Recueil vét.*, 1881-83-84.

FIÈVRE APHTEUSE.

Historique. — Encore désignée sous les noms de *maladie aphteuse, maladie vésiculeuse, pourriture de la bouche, mal de bouche, cocotte, aphthæ epizooticæ*, la fièvre aphteuse est une affection contagieuse connue depuis longtemps. Vers le milieu du xviiie siècle, à l'époque où elle causait de grandes pertes en Allemagne et en Angleterre plusieurs auteurs en ont donné une bonne description. De 1809 à 1812 et de 1819 à 1823, elle a régné dans l'Allemagne méridionale, en Suisse et en Italie (Buniva, Handel, Lux et autres). En 1839, elle fut introduite en Angleterre où, depuis cette date, on en a vu dix grandes épidémies (Brown). De 1840 à 1860, elle s'est répandue sur toute l'Europe ; elle y a sévi avec intensité pendant les années 1845-46, 1855-57, 1862, 1869, 1871-74, 1875-77, 1883-84.

En 1871, elle a frappé 700 000 animaux en France et un nombre à peu près égal en Angleterre ; 14 000 ont succombé (1 p. 100). Dans le Wurtemberg, en 1872, elle a atteint 50 000 sujets, parmi lesquels 1 500 sont morts (3 p. 100). A la même époque, dans le duché de Bade, on l'a observée sur 150 000 animaux. En 1883, on a compté près d'un demi-million de bêtes aphteuses dans la Grande-Bretagne, 60 000 en Prusse, autant en Autriche et en Italie, et plus de 100 000 en Bavière (83 000 bovins, 15 000 moutons, 5 000 porcs). En 1886, dans l'empire allemand, la fièvre aphteuse a été constatée sur 13 603 animaux (5 366 bœufs, 6 388 moutons, 1 839 porcs, 10 chèvres). Elle était particulièrement répandue dans le district de Königsberg, dans l'Alsace inférieure et la Bavière septentrionale. En Autriche, le nombre des malades a été de 1 503 en 1886 ; en Suisse, de 2 710 en 1887 ; en Prusse, de 59 708 en 1884 et de 12 068 en 1885 ; en Bavière, de 105 100 en 1884 et de 6 842 en 1885 (1).

Étiologie. — La fièvre aphteuse est une maladie infectieuse aiguë appartenant au groupe des exanthèmes dont le contage, fixe et *volatil*, peut être transmis directement ou indirectement aux animaux sains. L'agent spécifique est contenu dans le liquide des vésicules et des ulcérations, dans la salive, le lait, les excréments, l'urine, l'air expiré et les produits de la perspiration (2). Dans le liquide pur des vésicules, Nosotti a trouvé un microcoque constant qui prend facilement les couleurs d'aniline ; il l'a cultivé et inoculé avec succès. D'après Klein, les microcoques de la fièvre aphteuse se présentent sous l'aspect de diplocoques ou de streptocoques et forment parfois des chaînettes d'une vingtaine d'articles ; ensemencés dans certains milieux (sérum coagulé, gélatine), ils donnent des cultures caractéristiques — des membranes minces, parsemées d'un fin pointillé formé de gouttelettes très exiguës. En mélangeant ces cultures aux aliments, Klein a produit la fièvre aphteuse chez le mouton ; les inoculations sous-cutanées sont restées sans effet.

Le contage possède une grande résistance aux causes de destruction ; dans les locaux infectés et dans le fumier, il peut conserver son activité pendant des mois, même toute une année. On peut s'expliquer ainsi comment les animaux guéris restent parfois contagifères pendant un temps très long. D'après Schleg, la puissance infectante du lait atteint son summum à la période fébrile de la maladie ; plus tard elle diminue ; elle disparaît par l'ébullition.

La propagation des épizooties aphteuses se fait surtout par les voies de communication. On a fréquemment observé leur extension de l'est à l'ouest, leur progression avec une « vitesse foudroyante » de la mer Caspienne à l'Atlantique. En général, la rapidité de leur expansion dans un pays est en rapport avec l'importance du réseau des chemins de fer. Les principaux facteurs de la contagion médiate sont les vagons, les écuries d'auberges, les marchés, les pâturages et abreuvoirs communs, les marchands, les vétérinaires, les personnes char-

---

(1) En France, pendant l'année 1887, la fièvre aphteuse s'est montrée dans 27 départements, mais elle a été bénigne. Elle a frappé 471 animaux de l'espèce bovine, 1011 moutons, 41 porcs. Sur ces 1523 malades, 73 — 19 bovins, 48 moutons et 6 porcs — représentant une valeur de 6 665 francs, ont succombé (4,8 p. 100). (Tisserand, *Rapport sur le service des épizooties en 1887.*)   (N. D. T.)

(2) Il est généralement admis que le contage existe exclusivement dans le contenu des vésicules. Si certains produits liquides ou solides (lait, salive, excréments, etc.) sont parfois virulents, c'est sans doute parce qu'ils ont été infectés par la sérosité des phlyctènes.   (N. D. T.)

gées de soigner les animaux, les troupeaux de moutons, les taureaux, les fourrages, la litière, le fumier. — Les porcs transportés en bandes se sont montrés particulièrement dangereux. — Dans une même étable, la transmission peut encore se faire directement des malades aux animaux sains (léchement), ou par les personnes chargées de la traite (mains) et par l'air inspiré. Les jeunes sujets à la mamelle s'infectent par l'ingestion du lait.

On ne sait rien de certain sur les portes d'entrée de l'agent pathogène. Il est probable qu'il pénètre aussi bien par l'appareil digestif que par le poumon.

Les malades d'une espèce animale peuvent contaminer les sujets des autres espèces susceptibles (bœuf, mouton, porc).

Animaux atteints. — La fièvre aphteuse est une maladie des bisulques. On l'observe le plus communément sur le bœuf, le mouton, le porc et la chèvre; mais le cheval, le chien, le chat, les volailles, ne sont pas à l'abri de ses atteintes. L'homme lui-même la contracte assez fréquemment. — Les bisulques sauvages (cerf, chevreuil, daim, chamois) et les ruminants entretenus dans les jardins zoologiques (chameau, lama, girafe, antilope, buffle, bison, etc.) y sont également sujets. D'après Peschel, les bœufs de trait y seraient moins exposés que les autres animaux de même espèce. Une première infection ne confère pas l'immunité ; la maladie peut récidiver plusieurs fois dans le courant d'une année.

La fièvre aphteuse a une grande importance au point de vue économique, en raison surtout de son extension rapide à de vastes contrées. Elle peut frapper 25 à 50 p. 100 des animaux de l'espèce bovine; elle exige la suppression du commerce, du colportage, diminue considérablement la sécrétion mammaire, empêche l'utilisation des animaux de trait et entraîne toujours un amaigrissement plus ou moins accusé. En Angleterre, en 1883, les pertes occasionnées par la fièvre aphteuse ont été évaluées à 25 millions de francs, et en France, pour l'année 1871, à 37 millions. En Suisse, la perte annuelle est d'environ 10 millions.

Symptômes chez le bœuf. — Dans cette espèce, la fièvre aphteuse est caractérisée par des vésicules et des ulcérations qui apparaissent sur la muqueuse buccale (stomatite aphteuse), la peau de la couronne et du tégument interdigité (maladie des onglons).

Chez le mouton, la chèvre et le porc, on ne rencontre généralement que l'affection des onglons.

1° STOMATITE APHTEUSE. — Après une période d'incubation de trois à cinq jours en moyenne (de 24 à 48 heures seulement dans quelques cas), la maladie s'annonce par une fièvre d'infection d'intensité moyenne (jusqu'à 40°C.) qui persiste au moment de l'éruption. La muqueuse buccale est rouge, l'appétit et la sécrétion lactée sont diminués ;

ordinairement la salivation est augmentée. Au bout de deux ou trois jours, des vésicules gris blanchâtre, du volume d'un grain de chènevis, apparaissent sur les gencives, sur les bords et la face inférieure de la langue, sur la muqueuse des joues et aux lèvres; peu à peu elles s'agrandissent, beaucoup atteignent et dépassent les dimensions d'une pièce de 5 francs ; parfois plusieurs sont confluentes; toujours elles tranchent nettement sur le fond de la muqueuse. Au début, elles contiennent un liquide limpide, jaunâtre, qui devient ensuite trouble. En se déchirant, elles font place à des plaies rouges, très sensibles, dépourvues d'épithélium : ce sont les érosions aphteuses. Tantôt celles-ci se recouvrent lentement d'une couche épithéliale, tantôt elles se transforment en ulcérations à fond blafard qui ne se cicatrisent qu'à la longue. A cette période, il y a du ptyalisme : la salive tombe de la bouche en longs filaments et s'accumule sur le sol ou dans la mangeoire. L'exanthème s'étend vite au mufle. Les malades maigrissent rapidement. Le lait est altéré : il a une coloration blanc jaunâtre, une consistance muqueuse semblable à celle du colostrum, un goût désagréable; il est difficile d'en faire du beurre ou du fromage.

Ce tableau clinique, dont les manifestations évoluent en huit à quatorze jours, peut être modifié par diverses complications. — Chez la vache, l'exanthème se communique fréquemment aux trayons et au pis, où l'agent infectieux est porté par la personne qui pratique la mulsion. Des canaux galactophores, le processus inflammatoire peut se propager au parenchyme de la glande (mammite parenchymateuse). — Les aphtes développés sur la muqueuse pharyngienne déterminent les symptômes de l'angine : salivation, régurgitation, dysphagie, toux ; dans ce cas, lorsqu'on administre des breuvages, il n'est pas rare de provoquer une pneumonie par corps étrangers. — Comme dans d'autres exanthèmes aigus, souvent on observe les signes d'une phlegmasie catarrhale des muqueuses nasale et bronchique. — Lorsque le processus est très intense sur la muqueuse buccale, on peut constater un exsudat semblable à celui du croup; l'épithélium desquamé se décompose et exhale une odeur fétide (pourriture de la bouche). Sur les veaux à la mamelle et même sur les animaux adultes, on remarque aussi parfois les signes d'une affection gastro-intestinale grave.

Lorsque la matrice des cornes s'enflamme, ces appendices se détachent par de légères actions mécaniques, et souvent des vésicules apparaissent sur la peau des régions voisines. On peut également trouver des aphtes sur la muqueuse vaginale et la vulve, sur la peau (notamment à l'abdomen et à la poitrine), même sur la cornée. Fréquemment les femelles pleines avortent. Dans quelques cas, l'exanthème fait complètement défaut; alors, parfois la maladie offre une certaine analogie avec la fièvre charbonneuse. Il se peut que la fièvre aphteuse complique la péripneumonie, mais seulement lorsque la période fébrile de celle-ci est passée, jamais au stade pyrétique (Prietsch). Quelquefois on observe des cas de mort *apoplectiforme* dont les causes sont tantôt une myocardite embolique multiple (Johne), tantôt l'asphyxie provoquée par des lambeaux d'épithélium introduits dans les voies respiratoires (Lydtin).

La transmission de la fièvre aphteuse à l'homme n'est pas rare. Le vétérinaire a plus souvent que le médecin l'occasion de la constater. Assez fréquemment, par l'usage du lait de vaches atteintes de fièvre aphteuse, les enfants contractent cette affection et succombent. La contamination peut aussi s'opérer par l'ingestion de beurre ou de fromage préparés avec du lait provenant d'animaux aphteux, ou directement à la faveur de plaies des bras, des mains, ou par des agents intermédiaires. Chez l'homme, les symptômes sont : la fièvre, des troubles digestifs, une éruption vésiculeuse sur les lèvres, les muqueuses buccale et pharyngienne (angine). La maladie ne semble pas transmissible par la viande des animaux malades. — Peut-être les affections graves de la peau que l'on a vues se développer chez les enfants après la vaccination (surtout en 1883-84) tenaient-elles à ce que l'éruption mammaire de la fièvre aphteuse avait été prise pour le cowpox.

2° Symptômes de la MALADIE DES ONGLONS. — Les symptômes de la maladie des onglons font généralement suite à ceux de la stomatite aphteuse ; ils peuvent aussi apparaître d'emblée. La peau de la couronne, surtout dans la fente interdigitée et en arrière, est rouge, chaude, douloureuse, tuméfiée. Ces phénomènes se remarquent à un seul pied, à plusieurs ou aux quatre à la fois. Au bout de 24 à 48 heures, le tégument enflammé se couvre de petites vésicules des dimensions d'un pois à celles d'une noisette, qui renferment un liquide d'abord jaunâtre, limpide, bientôt trouble et visqueux ; ces phlyctènes ne tardent pas à éclater. La démarche est raide, les animaux boitent ; à l'étable, ils restent presque continuellement couchés. Si le processus évolue régulièrement, les plaies consécutives à la rupture des vésicules sont cicatrisées au bout de huit à quatorze jours.

Les complications graves sont assez communes. Lorsque l'affection est négligée et que les malades séjournent sur un sol humide, malpropre, souillé par le purin, ou qu'ils sont obligés de marcher sur des chemins caillouteux, on voit bientôt au tégument du pied des processus inflammatoires intenses, érysipélateux, septiques, et des ulcérations. Puis surviennent des abcès, le panaris sous toutes ses formes, l'arthrite suppurée, la nécrose des os, la chute des onglons et finalement la pyohémie. Les régions saillantes du corps présentent des plaques de sphacèle produites par le décubitus prolongé.

Diagnostic différentiel. — La fièvre aphteuse peut être confondue avec les cautérisations et les brûlures de la muqueuse buccale,

avec la stomatite mycosique produite par les Champignons du colza
[(*Polydesmus exitiosus*) (Brümmer], la stomatite mercurielle, les intoxications par les fanes de pommes de terre, le panaris, l'inflammation
simple de la fente interdigitée, l'eczéma des drèches, l'eczéma simple
(dans un cas de cette dernière affection, Henninger a observé des lésions infectieuses de la muqueuse buccale provoquées par le lèche-
ment), avec le charbon, la variole et la peste bovine. — Les cas décrits
sous le nom de « *fièvre aphteuse sporadique* » reconnaissaient vraisemblablement pour causes des actions traumatiques.

Symptômes chez le mouton. — Chez le mouton et la chèvre,
la fièvre aphteuse est habituellement localisée aux onglons. Le processus inflammatoire évolue sur la couronne, surtout en arrière, vers
le coussinet plantaire; la région coronaire, tuméfiée, rouge, laisse
suinter un liquide lymphoïde. Les malades boitent et traînent derrière le troupeau. Parfois on remarque également une éruption
exanthémateuse sur le bourrelet de la mâchoire supérieure, sur la
vulve et la muqueuse vaginale. Chez les agneaux à la mamelle, la
maladie est particulièrement grave; souvent la mort survient en un
temps très court, précédée de symptômes gastriques très accusés.
Dans les troupeaux, la fièvre aphteuse a une marche plus lente que
chez le bœuf et le porc.

Parmi ses complications, nous devons mentionner la *maladie
maligne des onglons*. On appelle ainsi une affection mixte, une inflammation aphteuse compliquée de panaris (inflammation infectieuse
des extrémités due à l'action de produits septiques provenant du
sol). La partie inférieure des membres est fortement tuméfiée et rouge;
on observe de la lymphangite et des phlegmons, une décomposition
putride des sécrétions, de la suppuration sous-cornée, puis le décollement du biseau, la chute de l'ongle, l'inflammation suppurative de
la glande interdigitée, l'arthrite purulente, la nécrose osseuse et la
pyohémie. Les causes indirectes de ces complications sont l'humidité
et la malpropreté des locaux, les marches prolongées, l'usure excessive
des sabots, les blessures occasionnées par les chaumes. — Cette
affection a été confondue avec le piétin, eczéma traumatique simple et
nullement contagieux du tégument interdigité.

Le *piétin infectieux* n'est pas autre chose que la fièvre aphteuse elle-
même. Déjà Spinola a insisté sur ce point que la *fièvre aphteuse maligne*, dont nous venons de parler, est une complication de la maladie
des onglons (fièvre aphteuse simple). Nous avons eu nous-mêmes l'occasion de vérifier l'exactitude de cette opinion. D'après Holzendorff,
on trouve quelquefois sur un pied des aphtes récents, tandis que les
autres offrent tous les signes de la *maladie maligne des onglons*. Chez
le bœuf, on observe du reste les mêmes complications; toutefois, dans
cette dernière espèce, généralement les malades sont sacrifiés avant

que des lésions aussi graves aient eu le temps de se produire. Siedamgrotzky a démontré expérimentalement que cette affection maligne du pied est contagieuse. En comparant la « maladie maligne des
onglons » et la « maladie aphteuse des onglons », en les envisageant
au point de vue de leur symptomatologie, de leur marche, de la
durée de leur incubation, on reconnaît que Siedamgrotzky a eu tort
de consacrer à la première (maladie *espagnole* ou *française des onglons*)
un chapitre spécial dans la nouvelle édition de la *Médecine vétérinaire
agricole* de Haubner [1].

Fièvre aphteuse du porc. — Chez cet animal aussi, la maladie apparaît
tout d'abord aux pieds, plus rarement sur la muqueuse buccale. Ses manifestations sont les mêmes que chez le mouton. Des aphtes, une inflammation de la
couronne et une boiterie (maladie des boiteux) en sont les principaux symptômes. On observe parfois les complications qui caractérisent la *maladie maligne
des onglons*. Elles surviennent surtout chez les sujets des troupeaux obligés de
faire de longues marches. Les aphtes peuvent également apparaître sur la muqueuse du groin, où l'on remarque alors des vésicules des dimensions d'un
œuf de pigeon à celles d'une noix. Les porcelets à la mamelle sont particulièrement sensibles à la fièvre aphteuse. — On peut la confondre avec la
foulure des talons, provoquée par des marches prolongées.

Fièvre aphteuse du cheval. — Chez le cheval, on ne rencontre que la
stomatite aphteuse. Cet animal est contaminé par le bœuf, la chèvre, le mouton ou le porc. Bräuer a vu un cheval qui avait contracté la maladie en léchant un bœuf aphteux. Il est des cas où l'infection s'est opérée par l'intermédiaire de seaux. Dans un bon nombre des observations de « fièvre aphteuse
du cheval », il s'agit évidemment des stomatites pustuleuse contagieuse ou
catarrhale. Mais l'existence de la fièvre aphteuse chez le cheval est démontrée d'une façon indéniable. Les symptômes sont les mêmes que chez
le bœuf : fièvre, inappétence, éruption typique sur la muqueuse buccale,
sur les lèvres, sur la muqueuse nasale et la peau, catarrhes gastro-intestinal
et bronchique. Les inflammations croupales sont plus fréquentes chez le
cheval que chez le bœuf.

Fièvre aphteuse du chien. — Elle est très rare. Cependant, chez des
chiens tenus dans des étables infectées ou qui avaient été en contact avec
des animaux atteints de *crotte*, on a observé une stomatite aphteuse, puis
ulcéreuse, accompagnée d'une phlegmasie de la peau des espaces interdigités
et du coussinet plantaire.

Fièvre aphteuse du chat. — Chez le chat, la maladie s'accuse par de
la fièvre, des vomissements, des boiteries, par des aphtes et des ulcérations de
la bouche, de la langue, de la lèvre supérieure et de la face.

Fièvre aphteuse des gallinacés. — Très rare, elle est caractérisée
par des vésicules sur les muqueuses buccale, pharyngienne, laryngienne et
nasale, sur la conjonctive, la crête, les pieds, les membranes interdigitées. Kitt
n'a pas réussi à transmettre expérimentalement l'affection aux volailles.

Marche et pronostic. — La marche de la fièvre aphteuse varie

<hr>

[1] Il est absolument certain qu'il existe ici sur le mouton un *piétin contagieux*
tout à fait étranger à la fièvre aphteuse et à laquelle il n'est pas possible de l'assimiler. Ce sont sûrement deux entités morbides distinctes et sans aucune liaison.

L. T.

avec les époques. Tantôt les épidémies sont relativement bénignes, tantôt elles sont graves. En général, le processus infectieux a une évolution typique ; la guérison se produit dans presque tous les cas au bout de deux à trois semaines ; souvent la mortalité est nulle. Cependant, il arrive que les malades succombent dans la proportion de 1 p. 100. On a vu certaines épizooties malignes tuer 5 p. 100 des malades adultes et 50 à 80 p. 100 des animaux à la mamelle; la plupart de ces derniers périssaient dans les jours qui suivaient la naissance. Les individus mal nourris et faibles résistent moins que les sujets en bon état.

La durée de l'épidémie dans une étable ou dans un troupeau est de quatre à six semaines; son extension est plus ou moins rapide suivant les époques. Dès que la guérison est obtenue, les animaux récupèrent vite leur embonpoint. La maladie peut pourtant laisser après elle un amaigrissement rebelle, une diminution de la sécrétion lactée, la pousse, la mammite, des affections chroniques des onglons, des éruptions cutanées prurigineuses entraînant la chute des poils, des boiteries persistantes, etc. En outre, la reproduction est entravée ; la plupart des nouveau-nés succombent.

Anatomie pathologique. — A l'autopsie, on constate invariablement, comme cause de la mort, ou des altérations locales intenses, ou une complication viscérale. C'est ainsi qu'on peut trouver une pneumonie par corps étrangers, une gastro-entérite spécifique vésiculeuse ou ulcéreuse (Engesser, Johne), des aphtes dans le larynx et le pharynx, une myocardite, des altérations parenchymateuses du foie, de la rate, des reins, etc. On peut rencontrer aussi les lésions de l'hydropisie cérébrale aiguë.

Traitement. — La prophylaxie commande d'isoler les malades et de ne consommer leur lait qu'après l'avoir soumis à une ébullition prolongée. — Lorsque l'exanthème suit une marche bénigne et régulière, il suffit le plus souvent d'instituer un régime diététique. On donne aux animaux des barbotages de farine, de son, et de l'eau propre à discrétion. La litière doit être souvent renouvelée, et le sol tenu sec par de la poudre de tan, du plâtre ou du *kaïnit* (engrais chimique potassique). On peut ne recourir aux agents thérapeutiques que dans les cas graves. Les ulcérations de la bouche seront traitées par des lotions astringentes et désinfectantes (vinaigre et sel marin, alun, borax, décoction de tan, nitrate d'argent); la maladie des onglons, par l'eau phéniquée, l'eau crésylée, la solution de sulfate de cuivre, le goudron, etc.; la mammite, par la pommade camphrée, la glycérine salicylée ou boriquée. (Pour les mesures de police sanitaire, voy. la loi sur les maladies contagieuses.)

Inoculation. — Au commencement de ce siècle, Buniva a conseillé l'inoculation de la fièvre aphteuse dans le but de diminuer la durée des épizooties. Depuis, cette opération a été faite un grand nombre de fois (Ercolani, Brauell, Renner, Hoffmann, Wirth, Spinola, Hertwig, Lewes, Brandes, etc.). Elle mérite d'être recommandée; non seulement elle abrège la durée de la maladie, mais la fièvre aphteuse ainsi transmise suit généralement une marche régulière et reste localisée sur la muqueuse buccale (1). Le manuel de l'inoculation est très simple. Sur tous les animaux de l'étable infectée, on enduit de salive virulente la muqueuse buccale préalablement frictionnée, ou bien on dépose la matière infectante à l'aide de la lancette en une région quelconque de la peau, ou bien encore on passe sous le tégument des oreilles ou de la queue, en guise de sétons, des fils qui en sont imprégnés. Chez le porc, l'inoculation se fait au groin. — Au bout de 24 heures, la fièvre appa - raît; le troisième jour, on remarque des aphtes qui se rupturent trois jours plus tard. A partir du dixième jour, la cicatrisation commence. La fièvre aphteuse inoculée est presque toujours bénigne. —Mais si *l'inoculation de nécessité* est une opération avantageuse, il n'en est pas de même de l'*inoculation préventive;* la fièvre aphteuse, en effet, est une maladie contagieuse récidivante. Cette donnée explique l'ineffi- cacité des expériences de vaccination, par injection sous-cutanée de virus pur, faites en Italie en 1883 (Nosotti).

Bibliographie générale. — Sagar, *Libellus de aphthis pecorinis*, Vieunæ, 1765. — Buniva, *Ragionamento sull' excidio d'ongi bovina sospetta et infetta*, Torino, 1798. — Handel, *Klauenseuche des Rindviehs*, Frankfurt, 1801. — Laubender, *Handbuch der Thierheilkde*, 1806-07. — Klingan, *Die Maul u. Klauenseuche, ihre Entstehung u. Behandlung.* — Hoffmann, *Die insitione febris bullosæ epizooticæ*, 1817. — Lux, *Abhandlung über die Maul u. Klauenseuche, besonders der Rinder u. Schafe*, 1819. — Brosche, *Maul u. Klauenseuche*, Dresden, 1820. — Wagenfeld, *Ueber Erkenntniss u. Cur der Krankheiten des Rindviehs*, 1835. — Hinze, *Die Klauenseuche*, 1837. — Erdt, *Magazin*, Bd IX u. X — Anker, *Erkenntniss der Maul u. Klauenseuche*, Bern, 1839. — Andreæ, *Ueber die gutartige Maul u. Klauenseuche*, Magdeburg, 1839. — Baumeister, *Repertor.*, 1840. — Schneider, *Erfahrungen über die Maul u. Klauenseuche*, 1840. — Hildebrandt, *Magazin*, 1840. — Long, Tombs *The Vet.*, 1840. — Herberger, *Pharmazeutisches Centralbl.*, 1840. — Spinola, *Die Krankheiten der Schweine*, 1842. — Bopp, *Magazin*, 1842. — Lafosse, *Maladie aphteuse*, 1843.— Perty, *Recueil vét.*, 1843. — Tscheulin, Duttenhofer, *Handbuch f. Kenntniss u. Heilung der Krankheiten der Hausthiere*, 1843. — Ellerbrock, *Repertor.*, 1845. — Reynal, *Recueil vét.*, 1845. — Jacob, *Journ. de Lyon*, 1846. — Heusinger, *Recherches de pathol. comparée*, 1847. — Funke, *Spec, Pathol. u. Therapie*, 1850. — Rychner, *Bujatrik*, 1851. — Roche-Lubin, *Journ. des vét. du Midi*, 1852, — Lavena, *Giornale di Vet.*, 1853. — Tisserant, *Journ. de Lyon*, 1855. — Gerlach, *Preuss. Mittheil.*, 1855-56. — Wallraff, *Repertor.*, 1856. — Hering, *Ibid.*, 1856-57. — Weber, Petzold, *Sächs. Jahresber.*, 1856-57. — Dubos, Lemaire, Ringuet, *Recueil vét.*, 1857. — Garreau, *Ibid.*, 1858. — Hering, *Spec. Pathol.*, 1858. — Werner, *Adam's Wochenschr.*, 1860. — Rosenkranz, *Sächs. Jahresber.*, 1860. — Demarchi, *Il med. vet.*, 1860. — Hertwig, *Magazin*, 1861-63-71. — Ackermann, *Sächs. Jahresber.*, 1862. — Ebersbach, Rossberg, *Ibid.*, 1863. — Spinola, *Spec. Pathol. u. Therapie*, 1863. — Tannenhauer, *Magazin*, 1863. — Saint-Cyr, *Journ. de Lyon*, 1864. — Voigtländer, *Sächs. Jahresber.*, 1864. — Goux, *Journ. des vét.*

(1) J'ai eu plusieurs fois l'occasion de constater les heureux effets de cette inoculation. Elle prévient en effet généralement l'éruption sur les mamelles et les onglons, où elle peut avoir des conséquences graves.   (L. T.)

du Midi, 1865. — Zündel, *Journ. de Lyon*, 1865. — Donné. *Rapport sur des observations concernant le lait des vaches affectées de la maladie vulgairement appelée cocotte*, Paris, 1867. — May, *Die Krankheiten des Schafes*, 1868. — Haubner, *Handbuch der Veterinärpoliei*, 1869. — Bruckmüller, *Lehrbuch der pathol. Zootom.*, 1869. — Contamine, *Recueil vét.; Annal. de Bruxelles*, 1869. — Schmidt, *Adam's Wochenschr.*, 1869. — Dessart, *Annal. de Bruxelles*, 1869. — *Sächs. Jahresber.*, 1879-70-71-72-76-81. — Valley, *The vet. Journ.*, vol. XVII. — Warsage, Adenot, *Recueil vét.*, 1870. — Fuchs, *Bad. thierärztl. Mittheil.*, 1870. — Vogel, *Repertor.*, 1870. — Cavagna, *Il med. vet.*, 1870. — Adam, *Wochenschr.*, 1871-74. — Harms, *Magazin*, 1871. — Ableitner, *Oesterr. Vierteljahrsschr.*, 1872. — Köhne, *Hannov. Jahresber.*, 1872. — Pauchenne, Duvieusart, *Annal. de Bruxelles*, 1872. — Bauer, *Adam's Wochenschr.*, 1873. — Pech, *Magazin*, 1873. — Zürn, *Die pflanzlichen Parasiten*, 1874-89. — Pütz, *Die Maul. u. Klauenseuche gemeinverständlich dargestellt*, 1874. — Magri, *Giornale di med. vet.*, 1875. — Lohrer, Burger, *Bad. thierärztl Mittheil.*, 1875. — Bollinger, V. *Ziemmsen's Handbuch der spec. Pathol. u. Therapie*, 1876. — V. Niederhäusern, *Pütz'sche Zeitschr.*, 1876. — Thomas, *Münch. ärztl. Intelligenzbl.*, 1876. — Zündel, au. in *Thierarzt*, 1877. — H. Bouley, *Recueil vét.*, an. in *Repertor.*, 1877. — Hirnschall, *Oesterr. Monatsschr.*, 1877. — Nocard, *Archives d'Alfort*, 1878. — Rawitsch, *Repertor.*, 1879. — Haarstick u. A., *Preuss., Mittheil.*, 1880-81. — Holcombe, *Americ. vet. Journ.*, vol. VIII. — Röll, *Seuchenlehre*, 1881. — Delsol, *Revue vét.*, 1881. — Pütz, *Seuchen u. Herdenkrankheiten*, 1882. — Zürn, *Die Krankheiten des Hausgeflügels*, 1882. — Fuchs, *Bad. thierärztl. Mittheil.*, 1883. — Müller, *Sächs. Jahresber.*, 1883. — Haubner-Siedamgrotzky, *Landwirthschaftl. Thierheilkde*, 1884. — Kammerer, *Bad. Mittheil.*, 1884. — Humilewski, *Journ. vét. de Kasan*, 1884. — Baily, *Amer. vet. Rev.*, 1884. — Johne, *Deutsche Zeitschr. f. Thiermed.*, 1884. — Pütz, *Compendium*, 1885. — Röll. *Spec. Pathol.*, 1885. — Wolff, Lukas, *Berlin. Archiv*, 1885. — Kitt, *Werth u. Unwerth der Schutzimpfungen*, 1886. — Cnyriem, *Jahrbuch f. Kinderheilkde*, Bd XXIII. — Günther, *Berlin. Archiv*, 1886. — Mari, *Journ. vét. de Charkow*, 1886. — Burke Brown, *The Vet.*, vol. LIX. — Uhlich, König, Peschel, *Sächs. Jahresber.*, 1887. — Röckl u. Zipperlen, *Repertor.*, 1887. — Siedamgrotzky, *Sächs. Rev.*, 1889. — Kalantar, *Journal agricole russe*, 1889. — Maisel, *Wochenschr. f. Thierheilkde*, 1890.

2° Étiologie et durée de l'incubation. — Lebel, *Recueil vét.*, 1859. — Schleg, *Sächs. Jahresber.*, 1863. — Dammann, *Der Landwirth*, 1870. — Pfisterer, *Bad. thierärztl. Mittheil.*, 1870. — Chantareau, *Recueil vét.*, 1872. — Lehnert, *Sächs. Jahresber.*, 1877. — Harms, *Hannov. Jahresber.*, 1880-82. — Gips, Krüger, Paech, *Preuss. Mittheil.*, 1882. — Fröhlich, Schneider, Zündel, *Zundel's Jahresber.*, 1882-84. — Nosotti, *La Clinica vet.*, 1885. — Klein, *Centralbl. f. die medic. Wissensch.*, 1868. — *Jahresber.*, 1888. — Soboknow, *Archiv. de Saint-Pétersbourg*, 1889.

3° Anatomie pathologique. — Engesser, *Repertor.*, 1845. — Bruckmüller, *Pathol. Zootom.*, 1869. — Johne, *Sächs. Jahresber.*, 1881. — Kitt, *Oesterr. Vierteljahrsschr.*, 1883. — Korsak, *Journ. de Saint-Pétersbourg*, 1889.

4° Statistiques. — *Jahresber. der Münch. Thierarzneischule*, 1826-27-28-33-34-39-40-50-51-54-59. — Gerlach, *Magazin*, 1853. — *Sächs. Jahresber.*, 1856-57-60-61-63-68-70-73-77-79-82-84-87. — Stockfleth, *Tidskrift de Copenhagne*, 1856-62-69-70. — *Thierärztl. Mittheil. der k. baier. Centralthierarzneischule*, 1862-68. — Hessen, *Bad. thierärztl. Mittheil.*, 1872. — Wurtemb., *Repertor.*, 1872-73-75-76-77-78-80-84-87. — Brown, in *The Vet.*, 1872; *Annuals rapports*, 1880-88. — *Adam's Wochenschr.*, 1875-78-88. — *Repertor.*, 1877. — *Berlin. Archiv*, 1878-87; *Supplementshefte*, 1879-88. — Strebel, *Schweiz. Archiv*, 1884. — *Bericht. d. kaiserl. Gesundheitsamtes über die Verbreitung der Thiersuchen im deutschen Reiche*, 1886-87. — *Zündel's Jahresber.* — *Wehenkel's Jahresber.* — *Röll's Jahresber.*

5° Diagnostic différentiel. — Brümmer, *Thierarzt*, 1879. — Heiss, *Adam's Wochenschr.*, 1885. — Henninger, *Bad. Mittheil.*, 1886. — Brümmer, *Rundschau*, 1886. — Laporte et Verfaillie, *Bull. belge*, vol. II, 1886. — Ehlers, *Rundschau auf dem Gebiete der Thiermed.*, 1887. — Soula, *Revue vét.*, 1887.

6° Inoculation. — Kaltschmidt, *Repertor.*, 1840. — Hertwig, *Magazin*, 1842. — Cavalli, *Giornale di Veter.*, 1856. — Ercolani, *Ibid.*, 1858. — Brusasco, *Il med. vet.*, 1870. — Ringele *Bad. Mittheil.*, 1871. — Bruce, *Recueil vét.*, 1875. — Vicat., *Ibid.*, 1876 — Sanderson, *The vet. Journ.*, 1877. — Strebel, *Schweiz.*

Archiv, 1881. — Bouley, *Recueil vét.*, 1881. — Kitt, *Werth u. Unwerth der Schutzimpfungen*, 1886. — Csokor, *Oesterr. Revue*, 1887.

7° Thérapeutique. — Delafond, 1842. — Urban u. Krogmann, *Bericht über die 22. Versammlung mecklemburgischer Thierärzte.* — Zündel, *Journ. de Lyon.*1865. — Robelet, ibid. — Meyer, *Adam's Wochenschr.*, 1870. — Adenot. *Recueil vét.*, 1870. — Contamine, *Annal. de Bruxelles*, 1875. — Riethenberger, *Thierärzt*, 1875. — Hahn. *Ibid.*, 1877. — Cambron. *Annal. de Bruxelles*, 1878. — Klein u. Eggeling, *Berlin. Archiv*, 1886.

8° Maladie maligne des onglons (mouton). — Albert, *Beobachtungen und Erfahrungen über eine neulich ausgebrochene bösartige Klauenseuche unter dem Schafvieh*, 1818. — Ribbe. *Die inneren u. äässeren Krankheiten des Schafviehs*,1821. — Giesker, *Ueber die bösartige Klauenseuche der Schafe*, 1822. — Rödiger. *Erfahrungen über die bösartige Klauenseuche der Schafe*, 1822. — Wagenfeld, *Erkennung u. Cur der Krankheiten der Schafe*, 1829. — Gerold, *Die Klauenseuche der Schafe*, 1842. — Tscheulin-Duttenhofer. *Handbuch der Kenntniss*, etc.,1843. — Curdt, *Magazin*, 1849. Gerlach. *Preuss. Mittheil.*, 1855-56. — Arnsberg, *Ibid.*, 1862-63. — Neithardt, *Herdenkrankheiten der Schafe*, 1864. — May, *Die Krankheiten des Schafes*, 1868. — Prietsch, *Sächs. Jahresber.*, 1868. — Haubner, *Handbuch der Veter. Polizei*, 1869. — Lehnhardt, *Thierarzt*, 1871. — Dinter. Hartenstein, *Sächs. Jahresber.*, 1874. — Schleg. *Ibid.*, 1879, 1884. — Siedamgrotzky, *Ibid.*, 1880. — Tannenhauer *Ibid.*, 1882. — Wilhelm, Müller, *Ibid.*, 1885. — Haubner-Siedamgrotzky, *Landwirthschaftl. Thierheilkde.* 1884. — Röll, *Spec. Pathol.*, 1885. — Kaiser, Holzendorf, Prümers. *Berlin. Archiv*, 1885.

9° Contagion de la fièvre aphteuse. — A. Au cheval : Körber, *Spec. Pathol.*, 1839. — Lemaire fils. *Recueil vét.*, 1858. — Trautvetter, *Sächs. Jahresber.*, 1869. — Hansen, *Tidskrift de Copenhague*, 1870. — Bräuer, *Sächs. Jahresber.*, 1876. — Wöstendick. *Preuss. Mittheil.*, 1838.

B. Au porc : Spinola, *Münch. Jahresber.*, 1841-42-45-46: *Krankheiten der Schweine*, 1842. — Harms, *Preuss. Mittheil.*, 1882.

C. Au chat : Uhlich, *Sächs. Jahresber.*, 1875. — Esser, *Preuss. Mittheil.*, 1882.

D. A la chèvre : *L'Archivio della Veter.*, 1868.

E. Au chien : Adam, *Wochenschr.*, 1872. — Lukas, *Preuss. Mittheil.*, 1882.

F. Aux oiseaux : Burger, *Bad. thierärztl. Mittheil.*, 1876.

G. A l'homme : Regnault. Adam, *Adam's Wochenschr.*, 1859. — Ackermann, *Sächs. Jahresber.*, 1862. — Guilmot, *Annal. de Bruxelles*, 1862. — Bollinger, in *Ziemssen's Handbuch der Pathol*, 1874. — Mathieu, *Recueil vét.*, 1881. — Haarstick. Schrulle *Berlin. Archiv*, 1882. — Esser, *Ibid.*, 1883, 1887. — Demme, *Deutsche Zeitschr. f. Thiermed.*, 1883. — Weiget u. Noack, *Sächs. Ber.*, 1890.

VARIOLES. — VARIOLOÏDES.

A. — GÉNÉRALITÉS SUR LA VARIOLE.

Historique. — Chez les animaux, comme chez l'homme, la variole est connue depuis des siècles. — La clavelée est probablement, à côté de la variole humaine, la seule forme indépendante du groupe variolique. De même que cette dernière, elle nous vient des pays de l'Orient (marche des épidémies de l'est vers l'ouest). Il en est fait mention en Angleterre en 1275. En France, elle a été décrite pour la première fois par Rabelais en 1378; l'inoculation y est également de date très ancienne. En 1691, la clavelée fut signalée en Italie par Ramazzini, et en 1698 en Allemagne, par Stegmann. Sa contagiosité a été étudiée par Bourgelat en 1763. Vers la fin du xviii° siècle (en Allemagne dès 1770), l'inoculation préventive a été pratiquée sur une grande échelle. La généralisation de cette opération, de concert avec l'introduction des moutons espagnols dans le but d'améliorer les races indigènes, a eu pour conséquence l'extension considérable de la clavelée. La France seule, en 1819, a perdu plus d'un million de moutons, et l'Autriche, en 1823, près d'un demi-million. En Allemagne, la variole du mouton a pour ainsi dire disparu par l'application sévère des mesures de police sanitaire. En Bavière, dans le Wurtemberg et en Bade, on ne l'a pas observée depuis des années. A l'heure actuelle, elle règne encore dans la Prusse orientale, en Russie, en Hongrie, en France, en Angleterre et dans beaucoup d'autres pays.

Depuis plusieurs siècles, la variole de la vache (cowpox) est connue en Angleterre. En 1796, Jenner l'a transmise à l'homme et a démontré que cette opération confère l'immunité contre la variole humaine. A partir de cette époque, la vaccination s'est rapidement généralisée (1).

La variole du cheval (horsepox) semble avoir été beaucoup plus commune autrefois qu'elle ne l'est actuellement (2). Jenner et Sacco l'ont fréquemment observée au commencement de ce siècle; le premier la considérait comme la maladie originelle d'où procède le cowpox. D'après Röll, elle était très répandue à Vienne, en 1855, sur les jeunes chevaux de remonte. Suivant H. Bouley, à Paris et aux environs, on la constate plus souvent que le cowpox. En Allemagne, aucun cas de horsepox n'a été observé depuis « plusieurs dizaines d'années » (3). En 1838, Hertwig inocula, à lui-même et à plusieurs autres personnes, la variole du cheval; il survint aux mains et aux bras une éruption qui ressemblait à celle du cowpox. Bien antérieurement, on avait constaté de nombreux cas de transmission de la variole équine à l'homme, surtout aux ouvriers maréchaux, par les manœuvres de la ferrure; on avait aussi reconnu que cette infection bénigne confère l'immunité contre la variole humaine.

La VARIOLE DE L'HOMME était connue dans l'antiquité. Au moyen âge, des épidémies dévastatrices ont sévi sur l'Europe occidentale; au siècle dernier, elles faisaient encore périr annuellement près d'un demi-million de personnes. L'inoculation variolique est également une opération très ancienne. Elle paraît avoir pris naissance aux Indes et en Chine; puis elle fut importée en Asie mineure et à Constantinople, où lady Worthly Montague fit varioliser son fils en 1717. De là, la pratique de l'inoculation passa en Angleterre. En 1798, Jenner découvrit la vaccination, qui remplaça bientôt la variolisation.

(1) Le cowpox n'est pas la variole de la vache, mais bien le horsepox, herpès phlycténoïde, rhinite pemphigoïde, exanthème coïtal, stomatite contagieuse, mal des talons ou grease de Jenner, etc., variole du cheval communiquée accidentellement à la vache. La variole propre à l'espèce bovine, si elle existe, est encore inconnue.   L. T.)

(2) Elle est toujours extrêmement commune, mais passe parfois inaperçue. (L. T.)

(3) Voy. *Exanthème coïtal* et *Stomatite pustuleuse contagieuse*.

Animaux atteints. — Les varioles s'observent dans la plupart des espèces domestiques (mouton, bœuf (1), cheval, chèvre, porc, chien) et sur l'homme ; on les a aussi constatées sur le singe, le chameau et le buffle. Mais, dans toutes ces espèces, elles ne semblent pas constituer des maladies indépendantes et primitives. Turner, Leroi, Ceely, Sunderland, Thiele, ont montré les rapports qui existent entre la variole humaine et le cowpox. Encore récemment, Bollinger et Roloff ont soutenu que le cowpox provient de la variole de l'homme. D'après Bollinger, il n'existerait que deux varioles principales : la *variole de l'homme* et la *clavelée du mouton*. Toutes les autres (horsepox, cowpox, variole du porc, de la chèvre, du chien) n'en seraient que des variétés erratiques. La parenté intime qui existe entre ces diverses affections est suffisamment démontrée par leur transmissibilité d'une espèce animale à l'autre et par l'immunité conférée par l'une d'entre elles contre toutes les autres. L'identité des varioles animales et humaine est établie par des faits de même ordre (2) (3).

Étiologie. — Les varioles sont des maladies fébriles, contagieuses, qui s'accusent par un exanthème infectieux aigu à marche typique.

(1) La variole du bœuf reste à découvrir. (L. T.)

(2) Les expériences faites en 1863-64-65 par la Commission lyonnaise, expériences inspirées et dirigées par le professeur Chauveau, ont démontré que la variole et la vaccine sont deux affections spécifiques différentes, et que le simple passage du virus variolique dans l'organisme du bœuf ou du cheval est incapable de transformer ce virus variolique en virus vaccin. Après Ceely, d'autres expérimentateurs ont cru avoir obtenu cette transformation. Tout récemment, Haccius et Éternod ont encore déclaré l'avoir réalisée en cultivant le virus variolique sur le veau. De nouvelles expériences faites à Alfort, par Chauveau, ont montré l'erreur commise par ces auteurs, établi une nouvelle fois l'autonomie de la vaccine, et confirmé les résultats obtenus il y a tantôt vingt ans par la Commission lyonnaise. Dans le travail où sont relatées ces expériences, l'éminent physiologiste, comparant les effets des virus variolique, vaccinal et charbonneux, met en relief la différence radicale qui existe entre l'*atténuation* et la *transformation* des virus. Voici les conclusions de ce travail :

« 1° Le virus vaccinal ne donne jamais la variole à l'homme ;

« 2° Le virus variolique ne donne jamais la vaccine au bœuf ou au cheval ;

« 3° La vaccine n'est donc pas la variole atténuée et ne peut être comparée à l'infection charbonneuse bénigne communiquée aux animaux par l'inoculation du virus charbonneux atténué ;

« 4° Si la vaccine dérive de la variole, c'est par suite d'une *transformation radicale* — jusqu'à présent hors de la portée des expérimentateurs — du virus variolique ;

« 5° Enfin, ces dernières propositions en entraînent une dernière plus générale qui est celle-ci :

« L'atténuation des virus n'est pas une opération qu'on puisse identifier avec leur transformation. Dans l'état actuel des choses, la distinction entre celle-ci et celle-là s'impose nécessairement. » (Chauveau, *Bull. de l'Acad. de méd.*, 1891.)

(N. D. T.)

(3) La variole ou clavelée du porc est également une maladie propre. La vérité est que la variole du cheval (horsepox) est inoculable à l'homme, au bœuf, au mouton, à la chèvre, au porc, et qu'elle confère à l'homme, pour un temps au moins, l'immunité contre sa variole spéciale ; voilà tout ce qu'il y a de prouvé aujourd'hui. (L. T.)

Le contage est fixe et *volatil;* il existe dans le contenu des pustules, dans les croûtes, le sang, les sécrétions, les excrétions, l'air expiré et les produits de la perspiration cutanée. Il peut franchir de grandes distances (200 mètres et au delà pour la clavelée). La contamination s'opère généralement par les voies respiratoires; elle peut se produire aussi par la peau, et alors on observe une éruption localisée (bœuf). Chauveau a démontré que la virulence est inhérente aux éléments figurés et non à la partie liquide des humeurs varioliques. Le contage lui-même n'est pas connu, mais il est sûrement de nature microbienne. De nombreux bactériologues (Zürn, Hallier, Cohn, Weigert, Klein, Toussaint, Semmer, Raupach, Plaut, Guttmann, Pfeiffer et autres) ont aperçu des microorganismes dans les humeurs varioliques. Guttmann y a trouvé un microcoque (*Staphylococcus cereus albus variolæ*) qu'il a cultivé. Pfeiffer a décrit des corpuscules sphéroïdaux particuliers signalés déjà par plusieurs observateurs; ces corpuscules sont constitués par une coque homogène et un noyau finement granuleux, leurs dimensions oscillent entre 20 et 30 μ, leur coque renferme parfois plusieurs corpuscules protoplasmiques : ils engendreraient des spores (Sporozoaires); mais, jusqu'à présent, rien n'établit l'action pathogène de ces éléments figurés. Chez les animaux, dans le contenu des pustules varioliques, Van der Loeff a découvert des corpuscules mobiles (des Rhizopodes appartenant à la famille des Protéides), qu'il a considérés comme les éléments actifs de l'humeur virulente.

Le contage variolique possède une grande résistance aux influences destructives; soustrait à la putréfaction, il se conserve pendant des mois (dans les écuries, il reste actif pendant 4-6 semaines). Il est détruit par la putréfaction, les températures élevées, l'acide phénique, etc.

Une première atteinte confère l'immunité. Chez le mouton, celle-ci persiste pendant toute la vie.

Symptômes. — Il est d'usage de diviser l'appareil clinique des varioles en cinq périodes permettant de faire ressortir la marche typique de l'exanthème.

1° La *période d'incubation.* — C'est le laps de temps qui s'écoule entre le moment où l'agent infectieux a pénétré dans l'organisme et l'apparition des premiers symptômes. Sa durée moyenne est d'une semaine.

2° La *période initiale* (*stadium prodromorum*). — Elle se traduit par de la fièvre, une affection catarrhale des muqueuses, de l'érythème, etc. Sa durée est de 1-2 jours.

3° La *période d'éruption.* — Elle s'annonce par l'apparition, sur la peau, de taches rouges, semblables à des piqûres de puce, qui se transforment en petits boutons de même couleur, durs, du volume d'une tête d'épingle et entourés d'une zone hyperémiée, lesquels se développent de préférence au niveau des follicules cutanés; au bout de quelques jours, leur partie centrale et proéminente pâlit; ils se transforment en vésicules blanchâtres, au centre desquelles on remarque une dépression (ombilic) (1); alors leur contenu est limpide, séreux. La variole est arrivée à maturité: c'est le moment favorable pour l'inoculation. Cette phase dure 6-8 jours.

4° La *période de suppuration*. — Les vésicules passent à l'état pustuleux et l'ombilic disparaît. La fièvre, qui s'était abaissée à la période éruptive, s'élève de nouveau et atteint son intensité première (fièvre de maturation). La durée de ce stade est de 2-3 jours.

5° La *période d'exsiccation*. — Les pustules se dessèchent peu à peu, se recouvrent de croûtes jaunâtres d'abord, brun noirâtre ensuite, qui se détachent et mettent à nu des cicatrices blanches, luisantes, ou des taches blanc grisâtre. — Sa durée est de 3-5 jours.

Telle est la marche normale des varioles. Mais elle n'est pas sans présenter des déviations. Des groupes de pustules peuvent se réunir et former de larges plaques purulentes (variole confluente); il est possible aussi que la maladie se complique d'une diathèse hémorragique (variole hémorragique): parfois la peau se nécrose ou se gangrène (variole diphtéritique, fétide, gangreneuse).

Anatomie pathologique. — Lorsqu'on étudie au microscope les étapes successives du processus variolique dans le derme, on remarque tout d'abord que les cellules du corps muqueux se gonflent et présentent en certains points des bosselures pâles, non nucléées. Du corps papillaire suinte une sérosité qui dissout la plupart de ces cellules; celles qui survivent sont étirées en filaments par l'exsudat dont la quantité augmente sans cesse. Ainsi se trouvent constituées, entre le derme et l'épiderme, de petites cavités remplies de liquide, traversées par des filaments et des travées (vésicules). Le corps papillaire et les couches sous-jacentes sont le siége d'une tuméfaction inflammatoire et d'une infiltration de cellules rondes.

Les pustules se développent aux dépens des vésicules, par une diapédèse leucocytique abondante et la fonte purulente des cloisons. La guérison se produit par la dessiccation des pustules et par la résorption des infiltrats sous-cutanés. L'épiderme se régénère sur les cicatrices en partant des bords.

Plusieurs théories ont été émises sur le mécanisme de production de l'ombilication des vésicules varioliques. Cette dépression serait due, selon les uns, à l'obstacle opposé au liquide par les follicules pileux ou les tubules des glandes sudoripares ; suivant d'autres, à la résis-

---

(1) La dépression centrale (ombilic) n'existe que sur les pustules d'inoculation. Elle résulte d'un soulèvement plus facile de l'épiderme autour de la piqûre qu'à son point même. Toutes les pustules développées ailleurs ne sont point ombiliquées.   L. T.

tance des filaments et des bandes intra-vésiculaires; d'après d'autres encore, à l'infiltration inflammatoire plus abondante à la périphérie des lésions qu'à leur centre.

Bibliographie. — 1. Sur les varioles de nos animaux domestiques : Sacco, *Trattato di vaccinazione con quattro tavole*, Milano, 1809. — *Deutsch von Sprengel : Neue Entdeckung über die Kuhpocken, die Mauke u. die Schafpoken*, Leipzig, 1812. — Hertrel d'Arboval, *Mémoires sur les varioles*, Paris, 1823. — Veith, *Handbuch der Veterinärkunde*, 1831. — Körber, *Spec. Pathol.*, 1843. — Tscheulin, Duttenhofer, *Handbuch zur Kenntniss u. Heilung der Krankheiten unserer Hausthiere*, 1843. — Renault, *Recueil vét.*, 1849. — Rychner, *Bujatrik*, 1851. — Funke, *Handbuch der spec. Pathol.*, 1852. — Gerlach, *Preuss. Mittheil.*, 1855-56. — Hering, *Spec. Pathol.*, 1858. — Auspitz, u. Basch. *Virch. Arch.*, Bd XXIX. — Dressler, *Preuss. Mittheil.*, 1861-62. — Spinola, *Spec. Pathol.*, 1863. — Keber, *Virch. Arch.*, Bd XLII. — Mathieu, *Recueil vét.*, 1865. — Popper, *Der praktische Arzt*, 1867. — Chauveau, *Journ. de Lyon*, 1867-77. — Haubner, *Handbuch der Veterinärpolizei*, 1869. — Bruckmüller, *Lehrbuch der pathol. zootom.*, 1869. — Roloff, *Preuss. Mittheil.*, 1870-71. — Cohn, *Virch. Archiv.*, 1872. — André, *Recueil vét.*, 1875. — Bollinger, *Vollkmann's Sammlung klinischer Vorträge*, 1877. — Anacker, *Spec. Pathol.*, 1879. — Röll, *Seuchenlehre*, 1881. — Pütz, *Seuchen u. Herdekrankheiten*, 1882. — Grünwald, *Vorträge f. Thierärzte*, 1883. — Plaut, *Das organisirte Contagium der Schafpocken u. die Miligation desselben nach Toussaint's Manier*, ibid., 1883. — Baudius, *Preuss. Mittheil.*, 1883. — Guttmann, *Virch. Arch.*, Bd CVI, CVIII. — Pfeiffer, *Die Vaccination u. ihre Technik*, 1884. — Haubner-Siedamgrotzky, *Landwirthschaftl. Thierheilkde*, 1884. — Nocard. *Bull. Soc. cent. vét.*, 1884. — Röll, *Spec. Pathol.*, 1885. — Pütz, *Compendium*, 1885. — Kitt, *Werth. u. Unwerth der Schutzimpfungen*, 1886. — Warlomont et Hogues, *Annal. de Bruxelles*, 1886. — Pfeiffer, *Die Schutzimpfungen, des vorigen Jahrhunderts*, 1886; *Correspondenzblatt des allgemeinen ärztlichen Vereins von Thüringen*, 1887. — Van der Löff, *Med. Centralbl.*, 1887. — Peuch, *Compt. rend. de l'Acad. des sciences* et *Revue vét.*, 1888-90. — Cadéac et Malet, *Revue vét.*, 1889. — Straus, Chambon et Saint-Yves Ménard, *Compt. rend. de la Soc. de Biologie*, 1891.

2. Sur la vaccination chez l'homme : E. Jenner, *Inquiry into the causes and effets of the Variolæ Vaccinæ*, London 1798. — Hufeland, *Bemerkungen über die natürlichen u. künstlichen Blattern*, Weimar, 1799. — Prinz, *Praktische Abhandlung über die Wiedererzeugung der Schutzpockenlymphe*, Dresden 1839. — Baron, *Der gegenwärtige Standpunkt der Vaccination*, Stuttgart, 1840. — Rietmüller, *Repertor.*, 1841. — Jahn, *Ibid.*, 1844. — Chauveau, *Variole et vaccine*, Paris, 1865. — Peuch, *Journ. de Lyon*, 1870. — Tombari, *Giornale di Anat.*, 1872. — Siegmund, *Oesterr. Vierteljahrsschr.*, 1873. — Gerschmann, *Die Pocken, in Ziemssen's Handb. der acuten Infectionskrankheiten*, 1874. — Bohn, *Handbuch der Vaccination*, 1875. — Bollinger, *Ueber animale Vaccination*, 1879; *Deutsch. Zeitschr. f. Thiermed.*, 1879. — Würtz, *Jahresber. der animalen Impfanstalt zu Utrecht*, 1880. — Pohl-Pincus, *Untersuchungen über die Wirkungsweise der Vaccination*, 1882. — Warlomont, *Ueber Vaccine u. Vaccination des Menschen u. der Thiere*, 1883. — Pourquier, *Rapport sur le service de vaccination animale de l'institut vaccinogène de Montpellier*, in *Recueil vét.*, 1885. — Lorent, *Deutsche Vierteljahrsschr. f. öffentliche Gesundheitspflege*, 1886. — Pfeiffer, *Correspondenzbl. des allgem. ärztlichen Vereins in Thüringen*, 1886. — Rieck, *Rundschau*, 1886. — Freund, *Die animale Vaccination in ihrer technischen Entwickung u. die Antiseptik der Impfung*, 1887. — Humbert, *Recueil vét.*, 1887. — Lesbre, *Journ. de Lyon*, 1887. — Röpke, *Rundschau auf dem Gebiete der Thiermed.*, 1887. — Deutl, *Oesterr. Vereinsmonatsschr.*, 1887-88. — Rogner, *Adam's Wochenschr.*, 1887-88. — Klein, *Centralbl. f. Bakter.*, 1888. — Martin, *The Vet.*, 1889. — Wotton, *Journ. méd. de Saint-Pétersbourg*, 1889. — Eternod et Haccius, *Semaine méd.*, 1890. — Saint-Yves Ménard, *Vaccine et vaccination*, Paris, 1890. — Chauveau, *Bull. de l'Acad. de méd.*, 1891, et *Bull. Soc. cent. vét.*, 1891.

B. — VARIOLES DES ESPÈCES DOMESTIQUES.

I. — CLAVELÉE. — VARIOLE DU MOUTON.

Étiologie. — De toutes les varioles animales, la clavelée est de beaucoup la plus importante au point de vue des pertes causées à l'agriculture. Elle sévit généralement à l'état épidémique, et souvent elle s'étend à de vastes régions. Son agent infectieux, fixe et *volatil*, possède une résistance considérable ; dans les bergeries, il conserve sa virulence pendant cinq à six mois ; les sujets guéris et les animaux clavelisés peuvent encore communiquer l'affection au bout de six semaines. Le virus claveleux est détruit rapidement et sûrement par l'acide chlorhydrique dilué (Nocard), l'acide phénique à 1 $^1/_2$ p. 100, la solution de chlorure de zinc ou de quinine à 5 p. 100, la solution de permanganate de potasse à 10 p. 100 (Grümwald). L'affection se propage ordinairement par l'introduction, dans des troupeaux sains, d'individus malades, convalescents ou clavelisés ; la contamination peut aussi s'opérer par des agents intermédiaires (bergers, chiens, vêtements, laine, peaux, fumiers, aliments, wagons, etc.). La réceptivité pour le contage est générale ; le nombre des animaux qui restent indemnes est insignifiant. Les agneaux issus de mères clavelisées peu avant la mise-bas semblent posséder l'immunité pour un certain temps, même pour toute la durée de la vie. Mais parfois ils naissent claveleux. Il arrive aussi que le fœtus succombe dans la cavité utérine à la suite de l'infection.

La clavelée peut se communiquer, spontanément ou par inoculation, au bœuf, au porc et à l'homme (Schmidt a décrit un cas de contamination à l'homme). Réciproquement, la variole humaine et le cowpox sont transmissibles au mouton. L'introduction directe de la lymphe variolique de l'homme dans l'appareil circulatoire du mouton détermine une éruption variolique généralisée (Küchenmeister, Tappe).

Statistique. — En Allemagne, en 1886, la clavelée a frappé 4792 moutons ; son foyer principal existait dans la Prusse occidentale (Masuren), notamment dans les districts de Lyck, Oletzko et Lötzen. On l'a aussi constatée dans un district du Wurtemberg. — La même année, elle a atteint 1352 moutons en Autriche et 407 dans les Pays-Bas. En 1887, en Roumanie, on l'a observée sur 64000 animaux (1).

(1) En France, la clavelée, qui avait causé des pertes sérieuses en 1885-86, a très notablement diminué en 1887. Pour cette dernière année, sur 37430 moutons composant l'effectif des troupeaux infectés, 17352 en ont été frappés et 2134 ont succombé (12 p. 100). La maladie a été observée dans 16 départements, mais surtout dans les Basses-Alpes, les Hautes-Alpes, le Gard, l'Isère et les Bouches-du-Rhône. Généralement elle est importée dans le sud-est de la France par des moutons al-

Symptômes. — Après une période d'incubation de 4 à 7 jours en moyenne (minimum 2-3 jours), la maladie éclate. Les animaux sont fiévreux, tristes, faibles ; ils tremblent, tiennent la tête basse, cessent de manger et de ruminer. La température s'élève à 41-42° C., chiffre quelquefois dépassé ; la circulation et la respiration sont très accélérées ; la conjonctive est rouge ; il y a un écoulement nasal et lacrymal peu abondant. Vingt-quatre à quarante-huit heures plus tard, les régions recouvertes de poils et celles où la laine est peu abondante (tête, voisinage des yeux, des naseaux, de la bouche, face interne des membres antérieurs et postérieurs, poitrine et ventre, face inférieure de la queue) présentent un pointillé rouge, puis, peu après, des papules de même couleur. L'exanthème s'observe plus rarement aux surfaces où la laine est abondante ; parfois on remarque quelques boutons isolés sur les muqueuses buccale et pharyngienne. Ordinairement les lésions cutanées, produites par plusieurs poussées successives, ne présentent pas les mêmes caractères aux diverses régions.

Dès le cinquième jour, les papules pâlissent à leur centre, deviennent vésiculeuses et s'entourent d'une zone rouge ; la peau du voisinage est fortement tuméfiée (tête, pourtour des yeux), surtout lorsque l'éruption est abondante. En même temps la fièvre s'abaisse. — Peu de jours après, l'ombilic (1) se dessine au centre des vésicules dont les dimensions augmentent graduellement. Hémisphériques ou plus ou moins aplaties, elles renferment un liquide lymphoïde, limpide, incolore ou rouge jaunâtre. A cette époque (6-7 jours après l'éruption) la vésicule claveleuse est arrivée à maturité.

A partir de ce moment, la sérosité virulente se trouble de plus en plus et la vésicule passe à l'état pustuleux. Pendant que s'opère cette transformation, on remarque les signes d'une infection générale fébrile grave bientôt accompagnée de localisations catarrhales. La fièvre monte ; les muqueuses oculaire, nasale, pharyngienne, laryngienne, bronchique, s'enflamment ; les yeux et les cavités nasales donnent écoulement à des sécrétions muco-purulentes ; les malades bavent, sont pris de régurgitations, de dysphagie, d'accès de toux ; la respiration est pénible ; parfois on observe de la diarrhée ; la tête est fortement tuméfiée, la perspiration cutanée est fétide. Finalement les pustules se dessèchent, l'épiderme se rétracte ; les croûtes, jaunes au début, deviennent brun noirâtre et tombent en laissant

---

gériens. — Dans cette région du sud-est, en 1886, sur 5650 moutons clavelisés, 86 seulement ont succombé (1 p. 100). La mortalité pour les animaux qui ont contracté la maladie naturellement a été de 14 p. 100. (Tisserand, *Rapport sur le service des épizooties en 1887.*)   (N. D. T.)

(1) L'ombilic n'existe que sur les pustules développées au point même d'une inoculation. Toutes les autres présentent à leur sommet une courbe régulière jusqu'à leur ouverture, après quoi elles se recouvrent d'une croûte plate.

                    (L. T.)

de petites dépressions ou des cicatrices qui tantôt restent glabres, tantôt se recouvrent de laine clairsemée.

Lorsque la maladie suit cette marche normale, sa durée totale est de trois semaines.

Marche et pronostic. — Il s'en faut bien que l'évolution de la clavelée soit toujours aussi régulière. On observe parfois une forme très bénigne dont la marche est en quelque sorte abortive : les pustules n'existent qu'en très petit nombre et la fièvre d'infection est peu accusée (clavelée discrète). Dans une autre, l'éruption se fait ; les papules apparaissent, deviennent vésiculeuses et pustuleuses : puis, au bout de quelques jours, elles subissent la dessiccation et la desquamation (clavelée pierreuse ou verruqueuse). Enfin, dans une autre encore, les lésions ne dépassent pas l'état vésiculeux et l'exsudation est peu abondante (clavelée aplatie) (1).

Parmi les formes graves, il faut surtout mentionner la clavelée confluente. Des groupes de pustules se réunissent et forment des abcès ou des nappes purulentes plus ou moins larges. On remarque de vastes régions suppurantes où la peau est le siége d'une inflammation intense et d'une tuméfaction considérable : elle peut se nécroser, se sphacéler : alors elle exhale une odeur fétide, gangreneuse (clavelée fétide). La fièvre est intense, des pustules apparaissent sur les muqueuses de la bouche, du pharynx, du larynx, des bronches, même sur la cornée. Les ganglions lymphatiques desservant ces organes sont fortement tuméfiés ; parfois ils subissent la fonte purulente ; l'inflammation des muqueuses peut revêtir le caractère croupal. La pneumonie est fréquente. — Lorsque la maladie doit avoir une issue fatale, on observe les symptômes de la septicémie, de la pyohémie ; des métastases dans les articulations, les membranes séreuses, le cerveau, etc. Les animaux succombent soit à la pneumonie, soit à l'asphyxie produite par la laryngite, soit aux complications infectieuses. Dans cette forme, lorsque la guérison survient, la convalescence est longue. Les malades sont épuisés, cachectiques ; parfois la peau est entièrement dénudée et marquée de cicatrices profondes ; fréquemment les deux yeux sont perdus ; souvent aussi il persiste des boiteries chroniques.

Dans la variole hémorragique, l'éruption s'accompagne d'hémorragies cutanées et muqueuses, et les pustules subissent la destruction gangreneuse (clavelée diphtéritique, gangreneuse). On constate également de l'hématurie.

La marche de l'épidémie dans les troupeaux est tantôt très lente, tantôt rapide. Parfois la clavelée y sévit pendant de longs mois. Elle peut revêtir une forme bénigne chez certains malades ; elle est ma-

---

(1) La division plus simple en clavelée régulière et irrégulière répond très bien à la réalité des choses.   L. T.

ligne chez d'autres ; le nombre des animaux épargnés est très faible
(2-3 p. 100). Lorsqu'elle a une évolution régulière. sa mortalité est de
10 à 20 p. 100 ; dans les formes graves, elle est de 50 p. 100. quelquefois plus élevée encore. Pour celles-ci (clavelée confluente ou hémorragique), et lorsque les sujets atteints sont âgés et faibles ou très
jeunes (agneaux à la mamelle), le pronostic est toujours fâcheux ; il
est aggravé par diverses circonstances : temps pluvieux, froid,
humide ou trop chaud, régime irrationnel, bergeries défectueuses.
Les moutons nouvellement importés dans les pays où la maladie sévit
sont plus sérieusement affectés que ceux des races indigènes. acclimatés, parmi lesquels un certain nombre en ont déjà été frappés.

Abstraction faite de la mortalité qu'elle entraîne, la clavelée cause
encore d'importants préjudices à l'agriculture. Les animaux perdent
leur laine ; l'embonpoint fait place à la maigreur ; beaucoup de brebis
avortent ; la convalescence est très longue, et souvent il persiste des
états morbides consécutifs.

Traitement. — Comme dans tous les exanthèmes aigus, le traitement doit être purement expectant et diététique. Lorsqu'il survient des
complications, on pourrait instituer un traitement symptomatique :
mais celui-ci est d'une réalisation difficile dans la pratique, en raison du grand nombre des malades. — La prophylaxie comprend l'inoculation et les mesures de police sanitaire.

Inoculation (ovination). — L'*inoculation préventive* de la clavelée
a été pratiquée sur une vaste échelle pendant toute la première moitié
de ce siècle, jusque vers 1860. On avait créé des instituts spéciaux dans
le but de faciliter et de répandre cette opération. qu'on effectuait
chaque année sur de nombreux troupeaux, même lorsque rien ne faisait
supposer l'apparition prochaine de l'épidémie. Depuis, on a reconnu
que ce procédé est dangereux ; on l'a abandonné. Les individus clavelisés contaminent facilement les animaux sains. Par l'inoculation,
on créait des foyers d'infection permanents. dans lesquels la maladie
devenait stationnaire et d'où elle irradiait aux régions voisines. Dans
quelques pays (Prusse, Autriche), l'extension de la clavelée mar-
chait de pair avec l'inoculation préventive.

En revanche. l'*inoculation de nécessité* est recommandable. Elle est
inscrite dans la loi de police sanitaire. — Cette opération consiste à
inoculer les animaux des troupeaux infectés. Par l'inoculation de nécessité, la durée de l'épidémie est abrégée, et la maladie est beaucoup
moins grave que la clavelée spontanée. La mortalité de la clavelée
inoculée est souvent nulle ; ordinairement elle ne dépasse pas 2 p. 100.
— On a observé des pertes de 10 p. 100, mais seulement dans des cas
où les conditions extérieures étaient très défavorables.

L'inoculation *préventive* ou de *précaution* peut être indiquée dans
une région déterminée, lorsque la clavelée sévissant avec intensité

dans le voisinage de cette contrée, la contamination des troupeaux est inévitable.

Technique de l'inoculation. — On puise le « claveau » sur des malades atteints de clavelée bénigne inoculée et portant des pustules bien développées. La lymphe doit être parfaitement limpide, transparente ; on la récolte 10-12 jours après l'inoculation ou 6-8 jours après l'éruption. Les animaux sont ensuite isolés ; on les éloigne du mouton qui a fourni le claveau, — l'infection spontanée pourrait se produire malgré l'inoculation.

L'opération est pratiquée sur la face interne de l'oreille (1), à une distance de 4 centimètres environ de la pointe, ou à la face inférieure de la queue, à 10-12 centimètres de l'anus ; dans ce dernier cas, l'animal doit être couché. On peut se servir de la lancette ou d'une aiguille étroite et pointue présentant une excavation en forme de cuiller. Quand on doit claveliser un troupeau entier, il convient d'opérer d'abord sur 6-12 individus, à moins que les circonstances n'obligent à agir rapidement.

Chez les moutons inoculés, on observe un exanthème variolique localisé à la région où l'opération a été faite ; les symptômes généraux sont très peu accusés. Les pustules claveleuses arrivent à maturité vers le dixième jour. Exceptionnellement elles n'apparaissent pas à l'endroit même où l'inoculation a été pratiquée, mais aux régions adjacentes (pustules de voisinage). Il est très rare que l'exanthème local provoqué par la clavelisation soit suivi d'une éruption généralisée (pustules tardives). Les animaux inoculés seront mis à l'abri des intempéries ; on leur donnera une bonne nourriture. Dix à douze jours après l'opération, on examinera soigneusement le troupeau afin de soumettre à une nouvelle inoculation les individus sur lesquels la première n'aurait pas réussi.

Dans ces derniers temps, l'atténuation du claveau a été l'objet de recherches expérimentales. Peuch a essayé de l'obtenir en diluant la lymphe dans l'eau ordinaire : 1 p. 50-150 ; Nocard et Mollereau, en employant l'eau oxygénée ; Semmer-Raupach, en la chauffant à 53°C. ; Toussaint et Plaut, en cultivant le virus dans des milieux liquides. D'après Pourquier, l'inoculation de la lymphe puisée à une pustule survenue du onzième au douzième jour, en employant le claveau ordinaire, confère l'immunité, sans provoquer les symptômes de la clavelée. Cet auteur recommande d'opérer l'inoculation au bout de la queue.

Bibliographie. — 1. B. GÉNÉRALE : FINK, *Beschreibung der Pockenkrankheit der Schafe und der Wirkung einer angewandten Inoculation der Pocken*, Halle, 1798. — SICK, *Ueber die Schafpocken und deren Impfung als ein Mittel, die Macht dieser Krankheit zu vernichten*, Berlin. 1804. — TOLBERG, *Ueber die Pocken der Schafe med. Impfung*, Magdeburg, 1805. — GILBERT, *Traité de la clavelée*, Paris, 1807. — LAUBENDER, *Handbuch der Thierhkeilde*, 1807. — MOGALLA, *Ueber die Pocken der Schafe*, 1815. — HAUSMANN, *Geschichte u. Behandlung der 1816 u. 1817 ausgebrochenen Schafpocken*, 1818. — RIBBE, *Die innerlichen u. äusserlichen Krankheiten des Schafviehs*, 1821. — HEINTL, *Ueber die Blattern der Schafe, deren Behandlung u. Impfung*, 1823, — WAGENFELD, *Krankheiten der Schafe*, 1829. — ERDT, *Zur Schafpockenfrage*,

---

(1) L'opération à l'oreille n'est pas sans danger, car il peut se produire autour du point d'inoculation une éruption abondante, qui s'étend quelquefois aux yeux, et par l'oreille interne jusqu'à la gorge ou aux méninges. Le fait est rare, mais possible. Il est donc plus prudent de choisir la face inférieure de la queue.   (L. T.)

Annal. der Landwirthschaft, 26 *Jahrgn.* —GIESKER, *Ueber die Natur u. Behandlung der Schafpocken,* 1834.— STEINER, *Magazin,* 1837-42. — GILOW, *Ibid.,* 1840. — ERDT, *Ibid.,* 1847. — KÜHNERT, *Ibid.,* 1848. — LEBEL, *Recueil vét.,* 1847. — ROCHE-LUBIN, *Ibid.,* 1853. — HALLIER u. ZÜRN, *Virch. Arch.,* Bd XLI. — HERTWIG, *Magazin,* 1861. — NEIDHARDT, *Die Herdekrankheiten der Schafe,* 1864. — PRIETSCH, EBERSBACH, *Sächs. Jahresber.,* 1866.— SCHLEG, *Ibid.,* 1867. — ZÜNDEL, *Journ. de Lyon,* 1867. — LÜTHENS, *Annalen der Landwirthschaft. in Preussen,* 1867. — FÜRSTENBERG, SCHMIDT, *Adam's Wochenschr.,* 1863. — GERLACH, *Wochenbl. zu den Annalen der Landwirths- chaft.* 1869.— MERTEN, *Magazin,* 1869-70. —HERTWIG, *Ibid.,* 1871. — GERLACH, *Hand- buch der gerichtl. Thierhkeilde,* 1872. — GÜNTHER, *Hannov. Jahresber.,* 1871. — ABLEITNER, *Oesterr. Vierteljahrsschr.,* 1872. — SCHMIDT, *Magazin,* 1873. — MÜLLER, ACKERMANN, *Sächs. Jahresber.,* 1874. —SIEDAMGROTZKY, *Ibid.,* 1856.— KÖRNER, *Preuss. Mittheil.,* 1877-78. — WIRTZ, *Mittheil. des Vereins von Vaccinationsanstalten in Holland.* n° 2. — MAY, *Die Krankheiten des Schafes,* 1880. — HEINSEN, *Adam's Wo- chenschr.,* 1880. — KOPPITZ, *Oesterr. Vierteljahrsschr.,* 1880. — TAPPE, *Die Aetiol. u. Histol. der Schafpocke,* 1881. — TOUSSAINT, *Compt. rend., de l'Acad. des Sc.* t. XCII; *Revue vét.,* 1881. — NOCARD, *Archives d'Alfort,* 1883. — PEUCH, *Revue vét.,* 1883-84. — POURQUIER, *Recueil vét.,* 1884; *Compt. rend. de l'Acad. des sciences,* 1885. — POURQUIER et PEUCH, *Presse vét.,* 1885. — CADÉAC et MALET, *Revue vét.,* 1887 — STOCKWELL, *Am. vet. rev.,* vol. XI.

2. INOCULATION : BUSCH, *Anleitung die Schafblattern zweckmässig zu behandeln u. der Seuchenausbreitung vorzubeugen.* — SALMUTH, *Einimpfung der Schafpocken,* 1804. — VOISIN, *Mémoire sur la vaccination des bêtes à laine,* Versailles, 1805. — SACCO, *Traité de la Vaccination, Trad. française,* Chambéry, 1809. — NÖTEL, *Abhandlung über den Nutzen der Künstlichen Inoculation der Schafpocken. u. Anweisung zur Impfung,* 1813. — GIRARD, *Remarques sur les inoculations des varioles,* Paris, 1806. — MÜLLER, *Der Werth der cultivirten Schafpockenimpfung,* Leipzig, 1817. — KRÜGER, *Ueber die Schutzkraft das cultivirten Impfstoffes der Schafpocke u. die Impfung an der inneren Oberschenkelfläche als die Gefahrloseste Stelle für das Schaf,* 1825. — COULBAUX, *Recueil vét.* 1826. — *Ibid.,* 1831. — BER- GER, *ibid.,* 1832. — BEUGNOT, *ibid.,* 1834. — GAYOT, *ibid.,* 1836.— MÜLLER, SCHMIDT, u. KÖNIG, *Preisschrift über die Schafpocken impfung,* 1837. — STEINER, *Magazin,* 1838. — PRINZ, *Ibid.,* 1839. — SICK, DRESSLER, *Ibid.,* 1840. — RICHTER, *Ibid.,* 1841. — GRÜLL, *Ibid.,* 1842. — DROCARD, *Recueil vét.,* 1841. — DELAFOND, *Ibid.,* 1847-48. — LEBEL, 1847. — ROCHE-LUBIN et BELLIOL, *Ibid.,* 1848. — FORSTER, *Die Ergebnisse der Schafpockenimpfanstalt an dem k. k. Thierarzneiinstitute in Wien,* 1818-52; *Oesterr. Vierteljahrsschr.,* 1853. — WÜRZL, *Ibid.,* Bd LV. — LAFOSSE, *Journ. des vét. du Midi,* 1858. — DELAFOND, *Bullet. Soc. cent. vét.,* 1853. — REYNAL, *Recueil vét.,* 1857-59. — MÜLLER, *Magazin,* 1859; *Preuss. Mittheil.,* 1861-62. — COHIN, *Neuere Erfahrungen bei Schafpockenimpfungen,* 1863. — SOBORNOW, *Archiv f. Veterinär- med.,* 1863. — CHEREAU, *Journ. des vét. du Midi,* 1864. — BRUCKMÜLLER, *Oesterr. Vierteljahrsschr.,* 1864. — MARSON a. SIMONDS, *The Vet.,* 1864. — MARSON, *Edim- burgh vet. Rev.,* 1864. — LINDNER, *Sächs. Jahresber.,* 1867. — C. MÜLLER, *Schutzpocke- nimpfung der Schafe u. deren Einfluss auf die Verbreitung der Pockenseuche,* 1868. — PISSIN, *Magazin,* 1870. — FÜRSTENBERG, *Preuss. Mittheil.,* 1870-71. — RICKERT, *Magazin,* 1873. — *Sächs. Jahresber.,* 1873. — OHDTMANN, *Berlin. Archiv,* 1875. — BOULEY, *Recueil vét.,* 1872-75. — REYNAL, VISEUR, *ibid.,* 1873. — KNÖDLER, *Repertor.,* 1877. — RAINAUD, *Annal. de Bruxelles,* 1879. — OLLMANN, *Thierarzt,* 1881. — CHAUDOIN, *Revue vét.,* 1881. — BOING, *Thatsachen zur Pocken u. Impffrage,* 1882. — PEUCH, *Revue vét. et Recueil vét.,* 1884-86. — EGGELING, *Preuss. Mittheil.,* 1882. — PLAUT, *Das organisirte Contagium der Schafpocken u. die Mitigation desselben nach Toussaint's Manier,* 1883; *Vorträge, f. Thierärzie,* V Serie. — SCHNEIDEMÜHL, *Adam's Wochenschr.,* 1883. — SCHMIDT, *Preuss. Mittheil.,* 1883. — DEGIVE, *Annal. de Bruxelles,* 1884. — BAILLET, *Recueil vét.,* 1885. — WIRTZ, *Holländ. Vet. Bericht,* 1887. — CSOKOR, *Oesterr. Revue,* 1887. — POURQUIER, *Compt. rend. de l'Acad. des sciences vét.,* 1887; *Recueil vét.,* 1887; *Écho vét.,* 1887.

3. STATISTIQUE : *Jahresber. der Münch. Thierarzneischule,* 1832-33. — *The Vet.,* 1848-62. — GERLACH, *Magazin,* 1853. — *Tidskrift de Copenhague* 1862. — MARQUARDT, *Re- pertor.* 1864. — ADAM, *Wochenschr.,* 1865. — *Thierärztl. Mitth. der kgl. baier Centralthierarzneischule,* 1865-68. — *Sächs. Jahresber.,* 1866-69-75-81-83-84. —

Müller, *Magazin.* 1868. — Vallada, *L'Archivio della Veter..* 1871. — *Wurttemberg, Jahresber. Repertor.*, 1872-75-80. — *Jahresber. der Thierärzte Baiern's. Adam's Wochenschr..* 1875-79-81. — *Berlin. Archiv.* 1878-85; *Supplementshefte,* 1880-86. — Pütz, *Centralbl. f. Thiermed..* 1885. — *Jahresber. der Kaiserlichen Gesundheitsamts über die Verbreitung der Thierseuchen im Deutschen Reich,* 1886-87.

II. — Vaccine, Cowpox.

Étiologie. — L'opinion de Jenner que le cowpox provient de la variole du cheval ne compte plus de défenseurs aujourd'hui (1). En revanche, Turner, Leroi, Ceely, Sunderland, Thiele, ont indiqué les relations qui existent entre la variole de la vache et celle de l'homme. Roloff et Bollinger ont établi par des faits probants les connexions étiologiques qui existent entre ces deux maladies. Suivant Bollinger, dans les conditions actuelles, le cowpox ne provient pas de la variole humaine vraie (*variola*), comme on l'admettait autrefois, mais bien de la vaccine transmise à l'homme (*variola vaccina*). Cette opinion a pour elle la fréquente coïncidence, au printemps, de la vaccination des enfants et des épizooties de cowpox observées sur la vache, les nombreux faits de contamination de celle-ci par l'homme vacciné et la facilité de la transmission expérimentale de la vaccine au bœuf.

Le virus du cowpox est fixe: l'infection s'opère toujours directement par la peau lésée, ainsi que cela se produit au moment de la traite. Il résulte des expériences de Chauveau, Warlomont et Hugues, que les inoculations intra-veineuses et sous-cutanées ne déterminent point d'éruption locale ou générale, tout en conférant cependant l'immunité. La transfusion, à un veau sain, du sang d'un animal de même espèce atteint de cowpox, confère l'immunité au premier sans produire aucun phénomène morbide appréciable (Reynaud) (2). Le cowpox peut être communiqué au mouton, à la chèvre, au cheval et à l'homme. Réciproquement, la variole et la vaccine de l'homme sont transmissibles au bœuf. L'inoculation de la variole ou

(1) Non seulement cette opinion compte toujours des défenseurs, mais on peut dire qu'elle n'est plus discutable : c'est une vérité définitivement acquise.
L. T.

(2) Straus, Chambon et Ménard ont publié récemment, sur la vaccine du veau, les résultats d'expériences variées poursuivies pendant deux années. Voici les principales conclusions de leur travail :

L'inoculation du cowpox sur la cornée et dans la chambre antérieure de l'œil permet de conférer l'immunité aux animaux. — On peut obtenir le même résultat chez le bœuf par l'injection intraveineuse, et par la transfusion (4-6 kilogr. de sang, lorsque le sujet qui fournit le sang est en pleine éruption. — L'inoculation sous-cutanée de lymphe vaccinale filtrée ne confère pas l'immunité (*Compt. rend. de la Soc. de Biologie.* 1891).
N. D. T.

de la vaccine humaines aux bovidés, donne généralement l'immunité à ces animaux sans déterminer de troubles manifestes. Parfois elle provoque une éruption spécifique (Sunderland, Dinter, Woodwille).

Dans le Wurtemberg, de 1825 à 1868, on a relevé 241 cas de cowpox, et de 1873 à 1878, 100 cas. En Danemark, pendant l'année 1874, on en a observé 374 cas, et en 1877-78, 1037 cas. — D'une manière générale, c'est une affection rare.

Symptômes. — Le cowpox s'observe plus spécialement sur les jeunes vaches fraîches laitières : d'ordinaire l'exanthème est localisé aux trayons, aux mamelles et aux régions voisines ; la fièvre est nulle ou très peu accusée. L'éruption se fait par jetées successives. — Les malades ne manifestent que de légers troubles généraux, mais la sécrétion lactée diminue. Le lait lui-même est plus aqueux, sa densité est inférieure à la normale. Les trayons atteints sont légèrement tuméfiés, sensibles : on y remarque, à leur base surtout, des boutons isolés (20 à 30 au maximum), rosés, du volume d'une lentille à celui d'un pois, qui se transforment en vésicules ombiliquées, dont la couleur varie avec l'épaisseur de la peau. Si celle-ci est blanche et très fine, elles ont une coloration blanc bleuâtre à reflet nacré ; lorsqu'elle a une teinte claire et qu'elle est mince, elles sont d'un rouge luisant ; si elle est fine et de couleur foncée, elles ont un reflet plombé ; enfin, quand elle est épaisse et incolore, elles sont grisâtres et ternes. Celles développées sur les trayons ont une forme ellipsoïde ; sur les mamelles, elles sont arrondies. Lorsque la peau n'est pas pigmentée, elles se montrent entourées d'une auréole rouge ; toujours elles sont circonscrites par une zone tuméfiée. Elles arrivent à maturité vers le dixième jour ; alors elles ont à peu près les dimensions d'un haricot. A partir de ce moment, elles deviennent coniques et suppurent (pustules, puis se dessèchent, se recouvrent d'une croûte brun foncé, qui tombe au bout de quatre jours, en laissant une cicatrice luisante. Souvent ces vésicules se déchirent pendant les manœuvres de la traite. — La durée totale de l'exanthème est d'environ vingt jours. — Dans quelques cas rares où il est généralisé, on trouve des vésicules à la tête, à la face interne des cuisses, etc. Chez le taureau, on en a observé sur le scrotum. — Le pronostic est peu grave. Tout traitement est inutile.

Chez un même individu, le cowpox donne lieu à plusieurs poussées éruptives et les pustules se montrent à divers degrés de développement. Dans les étables, la maladie se propage lentement d'un premier malade aux autres sujets : il est rare qu'une vache en soit préservée ; le taureau, le bœuf et les jeunes animaux restent plus souvent indemnes : chez eux, la contamination se fait habituellement par la litière. En général, l'épidémie persiste plusieurs semaines dans la même étable.

Diagnostic différentiel. — Le cowpox doit être distingué de la fièvre aphteuse, de la peste bovine, de l'eczéma des drèches et de l'intoxication par les mercuriaux (pommade mercurielle utilisée dans les cas de mammite). Il faut aussi le différencier :

1° Du *faux cowpox* ou *varicelle*, encore appelé *variole aqueuse* ou *gazeuse*, affection caractérisée par des vésicules du volume d'un pois à celui d'une cerise, qui donnent naissance à des croûtes minces, papyracées.

2° De la *variole verruqueuse*, accusée par des papillomes multiples des trayons, lésions qui persistent pendant des mois, disparaissent peu à peu et ne sont nullement contagieuses.

Généralités sur la vaccination animale chez l'homme. — Après la découverte de Jenner (1798), on s'est d'abord servi exclusivement, pour inoculer l'homme, de la lymphe *originelle* ou *vaccine vraie* provenant de la vache. Mais comme il était difficile de se procurer le vaccin à cause de la rareté du cowpox, on a employé plus tard le vaccin *humanisé* ; on a vacciné d'homme à homme. La possibilité d'inoculer, en même temps que la vaccine, d'autres maladies de l'homme (syphilis, tuberculose, etc.), a ramené les médecins à la vaccination animale. Pour obtenir la lymphe, des instituts vaccinogènes ont été créés à Milan, Paris (1864), Bruxelles (1868), et plus tard dans toutes les grandes villes. On y cultive le vaccin sur des veaux âgés de cinq à douze semaines (plus rarement on prend des veaux de six mois, des génisses ou des vaches). La technique de l'opération est simple. On couche l'animal sur une table, du côté gauche, en donnant au membre postérieur superficiel une direction verticale. On rase la peau de la région abdominale, de la symphyse pubienne à l'ombilic et jusqu'au flanc, puis on la lave soigneusement. On pratique alors l'inoculation en faisant de petites incisions disposées parallèlement, ou 50-200 piqûres à la lancette. Du vaccin provenant d'un veau antérieurement inoculé est déposé sur les plaies ainsi produites.

Les pustules qui se développent arrivent à maturité au bout de quatre ou cinq jours ; alors on recueille la lymphe destinée à la vaccination de l'homme et aux cultures ultérieures sur le veau. On la fait sourdre en appliquant des pinces à pression continue sur la base des pustules. Un seul veau peut en fournir une quantité suffisante pour vacciner de 1000 à 3000 sujets. — Pour la conserver, on a le choix entre divers procédés. Les tubes capillaires ne sont pas recommandables : la lymphe y perd sa virulence au bout d'une semaine. Elle se conserve beaucoup mieux à l'état sec : on commence par recueillir la sérosité et les croûtes, on dessèche toute la masse et on l'inclut entre deux plaques de verre qu'on soude à la paraffine ; dans ces conditions, la matière vaccinale reste active pendant des mois, même des années. — On peut également mélanger la lymphe avec de la glycérine additionnée d'un mélange antiseptique. Ainsi préparée, elle est aspirée dans des tubes capillaires que l'on ferme ensuite. On emploie de préférence les solutions suivantes : thymol 0,1, alcool 0,5, glycérine 100 ; ou : acide salicylique 0,25, eau distillée et glycérine, āā 50. Röpke.

L'exanthème vaccinal se développant tout aussi bien par l'inoculation du cowpox que par la vaccination d'homme à homme, il faut donner la préférence à la première opération. On peut se procurer la lymphe animale en quantité abondante, et l'on ne s'expose pas à transmettre les affections qui ont été quelquefois communiquées par le vaccin humain. Avec la lymphe récoltée sur le veau, on est pour ainsi dire certain de ne pas inoculer la tuberculose; cette affection est en effet extrêmement rare chez les très jeunes individus de l'espèce bovine Voy. t. II, p. 439 , et jamais on n'a démontré sa transmission par la vaccination animale. D'ailleurs, on peut éviter sûrement cet accident en soumettant le veau à un examen complet, en n'employant pour la culture du vaccin que des sujets parfaitement sains 1,.

Bibliographie. — Schulze, *Gründliche Abhandlung von dem Ursprung u. der Inoculation der Rinderpocken*, Lunebourg, 1756. — Pearson, *Untersuchung über die Geschichte der Kuhpocken*, 1800. — Husson, *Recherches historiques et médicales sur la vaccine*. Paris, 1801. — Wedekind, *Theoretisch-praktische Abhandlung von den Kupocken*, 1802. — Numann, *Abhandlung über die Kuhpocken*, Utrecht, 1831. — Curdt, *Magazin*, 1835. — Wagenfeld, *Krankheiten des Rindviehs*, 1835. — Hering, *Ueber Kuhpocken an Kühen*, 1839. — Thiele, an. in *Repertor.*, 1840-42-43-44-45-46-49. — Masson, *Ibid.*, 1844. — Giese, *Magazin*, 1844. — Dupuy, *Recueil vét.*, 1844. — — Dressler, *Ibid.*, 1845. — Reiter, *Beiträge zur richtiger Beurtheilung der Kuhpocken*, 1846. — Frey, *Schweiz. Archiv.* 1846. — Mignon, *Du cowpox ou vaccine primitive*, 1848. — Garreau, *Recueil vét.*, 1852. — *Il med. vet.*, 1854. — Hamont, *Recueil vét.*, 1856. — Bräuer, Franze, *Sächs Jahresber.*, 1856-57. — Eberhardt, *Magazin*, 1857. — Jessen, *Ibid.*, 1860. — Dinter, *Sächs. Jahresber.*, 1860, 1864. — Kühn, *Ibid.*, 1861. — Zopf, *Ibid.*, 1862. — Gourdon, *Journ. des vét. du Midi*, 1862. — Saint-Cyr, *Journ. de Lyon* et *Annal. de Bruxelles*, 1864. — Bousquet, Reynal, H. Bouley, Bouvier, *Recueil vét.*, 1862-63-64. — Depaul, *ibid.*, 1868. — Chauveau, *Ibid.*, 1866-68; *Variole et Vaccine*, 1865. — Spreull, *The vet. Journ.*, vol. XVII. — Lustig, *Preuss. Mittheil.*, Bd IV. — Petry, *Annal. de Bruxelles*, 1869. — Larondelle, *Ibid.*, 1871. — Fünfstück u Schleg, *Sächs. Jahresber.*, 1871-73. — Dinter, *Ibid.*, 1872. — Silvestri, *Giornale di Anat.*, 1872. — *Commissionsber., Vergleich. Untersuch. über die thierischen u. humanisirten Kuhpocken.* 1874. — Oreste, an. in *Repertor.*, 1877. — Bollinger, *Vollkmann's Sammlung klin. Vorträge*, 1878. — Eggeling, *Preuss. Mittheil.*, 1882. — Baillet, *Recueil vét.*, 1884. — Forster, *Münch. med. Wochenschr.*, 1886. — Hamerlynck, *Bull. belge*, Bd III. — Weiser, *Sächs. Jahresber.*, 1887. — Pourquier, *Compt. rend. de l'Académie des Sciences* 1888. — S. Y. Ménard, *Vaccine et Vaccination*. Paris, 1891.

III. — VARIOLE DU CHEVAL. HORSEPOX (2) (3).

Étiologie. — Autrefois la variole du cheval était encore connue

1) La question de savoir si la tuberculose est transmissible par l'insertion du vaccin provenant de sujets tuberculeux a été l'objet de recherches expérimentales. En 1881, Toussaint annonça à l'Académie des sciences qu'il avait rendu tuberculeux deux lapins et un porc en leur inoculant de la sérosité vaccinale recueillie sur une vache tuberculeuse. Mais Lothar Meyer et Guttmann ont cherché en vain le Bacille de Koch dans le contenu des pustules vaccinales développées sur des phtisiques, et Straus, Chauveau, Josserand, qui ont répété les expériences de Toussaint, n'ont obtenu que des résultats négatifs. Bien qu'on n'ait jamais relaté un fait authentique de transmission de la tuberculose par la vaccination animale, pour éloigner tout danger, on a conseillé de s'assurer, par l'autopsie, que les sujets sur lesquels le vaccin est recueilli ne sont pas tuberculeux.   (N. D. T.)

2 En France, on a rattaché au horsepox les éruptions que les auteurs de cet ouvrage décrivent comme des affections spéciales. La plupart des cas de *stomatite pustuleuse contagieuse* et d'*exanthème coïtal*, sinon tous, ne sont que du horsepox cantonné sur les muqueuses buccale ou vaginale.   (N. D. T.)

3, Je dois faire remarquer une fois de plus que le horsepox, dans cet ou-

sous les noms d' « eaux aux jambes préventives », « eaux aux jambes vraies, exanthémateuses ». Elle est très rare aujourd'hui (?). Suivant H. Bouley, on l'observe assez fréquemment aux environs de Paris. Très probablement le horsepox, comme le cowpox, dérive de la variole humaine, et l'*équine* doit être identique à la *vaccine*. — En l'inoculant à la vache, on provoque des lésions semblables à celles de la vaccine, et on confère à cet animal l'immunité contre la variole de l'homme. — L'inoculation expérimentale (Hertwig, Pingaud) et la transmission accidentelle (observée sur les maréchaux ferrants, les garçons d'écurie) produisent chez l'homme une éruption vacciniforme bénigne. Bollinger admet que la variole du cheval est généralement localisée au paturon, parce que cette région est très souvent le siége de blessures ou de crevasses. Nous croyons plutôt que la partie inférieure des membres est le lieu de prédilection de l'exanthème variolique, parce qu'elle a fréquemment le contact des mains et des bras de l'homme (ferrure, soins donnés aux pieds, etc.), parties du corps sur lesquelles se fait la vaccination. Au point de vue des chances de contamination, le paturon du cheval se trouve donc dans les mêmes conditions que les mamelles de la vache.

Très rarement la variole du cheval est généralisée. Chauveau a produit cette forme en inoculant le virus dans les veines, sous la peau, en le faisant pénétrer dans l'organisme par inhalation ou par ingestion. Warlomont et Pfeiffer ont obtenu des résultats semblables.

Le cheval peut contracter la clavelée, le cowpox et la variole de l'homme.

Symptômes. — Le horsepox s'annonce par de la fièvre, de l'abattement, de l'inappétence. Sur la surface de flexion des paturons, se développe un exanthème érythémateux accusé par de la tuméfaction, de la rougeur de la peau, et qui remonte parfois plus ou moins haut : les malades boitent, trépignent, lèvent haut les membres en les portant dans l'abduction. Aux régions affectées, on observe des vésicules et des pustules qui se rupturent rapidement, en mettant à nu le derme fortement tuméfié, rouge, douloureux, enduit d'un exsudat visqueux ; bientôt celui-ci se dessèche en formant une large croûte. Au bout de quelques semaines, la guérison est complète. — Dans certains cas rares, l'exanthème apparaît à d'autres régions où le revêtement pileux est peu abondant : pourtour des naseaux et des lèvres, muqueuses nasale et buccale, conjonctive.

Diagnostic différentiel. — L'existence de la variole du cheval ne saurait être mise en doute ; mais très souvent on a confondu avec elle d'autres affections éruptives. Dans bien des cas, on a pris

vrage, comme dans beaucoup d'autres, est décrit plusieurs fois sous des noms différents.

(L. T.

pour du horsepox la stomatite pustuleuse-contagieuse, laquelle offre avec lui une grande analogie, sauf la localisation. La confusion est d'autant plus facile que l'exanthème de cette stomatite se transmet au bœuf, accidentellement et par l'inoculation. Au point de vue étiologique cependant, ces deux maladies sont différentes.

Outre l'*exanthème coïtal, les crevasses traumatiques ordinaires*, lésions dont la marche n'a rien de régulier et qui ne sont pas transmissibles par l'inoculation, peuvent encore simuler le horsepox.

Bibliographie. — NUMANN, *Ueber Schutz-oder Pockenmauke, Magazin*, 1839. — STEINBECK, *Repertor.*, 1840. — DELPRATO, *Il veter.*, 1855. — BLOCK, *Magazin*, 1856. — LEBLANC. *Recueil vét.*, 1856. — LAFOSSE, *Ibid.*, et *Journ. des vét. du Midi*, 1860-65. — SARRANS, *Ibid.*, an. in. *Thierarzt*, 1863. — H. BOULEY, BOUSQUET, REYNAL, *Recueil vét.*, 1862-63 — GAUTHIER, *Ibid.*, 1865. — PALAT. *Journ. de Lyon*, 1865. — SAINT-CYR, *Ibid.*, 1868. — MATHIEU. *Bullet. Soc. cent. vét.*, 1868. — SILVESTRI, *Il med. vet.*, 1871. — CHAUVEAU, *Journ. de Lyon*, 1873. — HERTWIG, *Handbuch der Chirurgie*, 1874. — SILVESTRI, *Thierarzt*, 1875. — PINGAUD, *Annal. de Bruxelles*, 1879. — TRASBOT, *Archiv. vét.*, et *Bullet. Soc. cent. vét.*, 1880. — CAGNY, *ibid.* — PERGAN, *Oesterr. Vereinsmonatsschr.*, 1882. — LEBLANC, *Bull. Soc. cent. vét.*, 1883. —BURKE, *The Vet.*, 1884. — LABAT, *Revue vét.*, 1884. — WARLOMONT et HUGUES, *Annal. de Bruxelles*, 1886.

IV. — VARIOLE DU PORC.

Étiologie. — La variole du porc semble être le résultat d'une infection d'origine humaine (paille des lits occupés par des varioleux) ou ovine (séjour des porcs dans une bergerie infectée par la clavelée. On l'observe d'ordinaire sur les jeunes sujets. Gerlach a réussi à inoculer la variole du porc à la chèvre et réciproquement. L'homme peut la contracter.

Symptômes. — Habituellement l'éruption est généralisée. Les animaux, fiévreux, très faibles, cessent de manger; les muqueuses sont rouges. Sur l'encolure, la tête, le dos, la poitrine, la face interne des membres antérieurs et postérieurs, etc., on observe un pointillé rouge, puis successivement des papules, des vésicules, des pustules qui se dessèchent. Ces dernières sont bientôt recouvertes de croûtes noires, concaves, arrondies. Dans quelques rares cas, l'exanthème variolique se remarque également sur la muqueuse buccale. Au point de vue de son intensité, la maladie est très variable. On a dû souvent la confondre avec l'urticaire et l'eczéma pustuleux.

Bibliographie. — KÖRBER, *Magazin*, 1835. — SPINOLA, *Die Krankheiten der Schweine*, 1842. — HERTWIG, *Magazin.* 1843. — ARNSBERG. *Ibid.*, 1844. — BOUGHTON. *The Vet.*, 1849. — FÜNFSTÜCK, *Sächs. Jahresber.*, 1865. — ROSSBERG, *Ibid.*, 1867. — SCHOLZ, *Preuss. Mittheil.*, 1870-71. — GRIMM, *Sächs. Jahresber.*, 1872. — WEBER, *Ibid.*, 1873. — GIPS u. BÖHRMANN. *Preuss. Mittheil.*, 1883. — PFISTERER, *Bad. thierärztl. Mittheil.*, 1883. — PÜTZ, *Centralbl.*, 1884. — KOCH, *Oesterr. Monatsschr.*, 1887.

V. — VARIOLE DE LA CHÈVRE.

La variole de la chèvre est rare : la *Bibliographie* spéciale n'en mentionne que quelques observations. Suivant Brémond, cette affection constitue une espèce pathologique différente de la clavelée : elle n'est pas inoculable au mouton, et la clavelée ne se communique à la chèvre ni par l'inoculation, ni par la cohabitation. — Tantôt la variole caprine se présente avec les caractères de la clavelée généralisée, tantôt elle revêt ceux d'un exanthème des mamelles ayant toutes les allures du cowpox. Chez la chèvre aussi, l'éruption se fait par poussées successives (Hertwig).

Bibliographie. — Lehnhardt. *Magazin.* 1836. — Hertwig. *Ibid.*, 1840. — Prietsch. *Sächs. Jahresber.*, 1867. — Boeck, *Deutsche Zeitschr. f. Thiermed.*, 1879. — Hansen. *Tidskrift de Copenhague* 1879 ; au. in *Repertor.*, 1880. — Brémond, *Journ. de Lyon.* 1887.

VI. — VARIOLE DU CHIEN.

La variole humaine peut être communiquée au chien par l'inoculation (Dupuis et autres). Dans quelques cas, elle lui a été transmise accidentellement (Weiskopf).

Certaines observations de « variole du chien » paraissent relatives à d'autres affections ; il est probable qu'on a pris pour la variole l'exanthème pustuleux de la maladie du jeune âge, l' « éruption d'acares » (gale folliculaire) et peut-être la fièvre aphteuse. En tout cas, la prédisposition du chien à la variole est très faible.

Bibliographie. — Meerwald, *Magazin.* 1840. — Bösenroth, *Ibid.*, 1860. — Pillwax, *Oesterr. Vierteljahrsschr.*, 1861. — Horand et Peuch, *Journ. de Lyon.* 1870. — Trasbot, *Bull. Soc. cent. vét.*, 1885. — Dupuis, *Écho vét.*, 1887. — Weiskopf, *Adam's Wochenschr.* 1887.

Les faits cliniques relatés sous le titre de *Variole des Volailles* ont trait à l'épithéliome grégarineux (V. t. II, p. 642). Les expériences d'inoculation de la variole aux volailles n'ont donné que des résultats négatifs (Gunther, Hurtrel d'Arboval, Rayer, Plaut et autres).

PESTE BOVINE.

Historique. — Bien que la littérature médicale antique soit muette sur la peste bovine, dès les temps les plus reculés cette maladie a dû régner dans les steppes de l'Europe orientale et de l'Asie centrale. Les premiers documents recueillis sur elle sont contemporains de l'apparition des peuples de ces régions dans l'histoire universelle. Par

les migrations humaines du ive siècle de notre ère — les Huns, venant de
l'Asie centrale; les Alains, des steppes voisins du Volga; les Ostrogoths,
de la Russie méridionale ; les Visigoths, de la Hongrie septentrionale,
— elle fut importée dans les états de l'Europe occidentale. Bientôt elle se
répandit sur tout le continent, grâce aux guerres incessantes qui eurent
lieu à cette époque. Au ixe siècle, sous le gouvernement de Charlemagne,
elle ravagea la Germanie. Au commencement du xiiie, l'invasion des
Mongols la sema de nouveau sur l'Europe orientale et centrale, où
elle devait occasionner des dégâts considérables. Dans le courant du
xviiie siècle, elle causa des pertes immenses (guerres du Nord, de Succession, de Sept-Ans). La première grande épizootie régna de 1709 à
1717. Partie de la Tartarie, elle se propagea le long des rives du Don
et du Volga, atteignit Moscou, puis envahit successivement la Pologne, la Hongrie, la Prusse, l'Autriche, l'Allemagne méridionale, la
Suisse, l'Italie, la France, la Hollande et l'Angleterre. En trois années
(1711 à 1714), elle fit périr 1500000 bœufs. C'est à ce moment que
furent prises les premières mesures sanitaires dirigées contre elle.
Ramazzini (1711) donna une description assez exacte de la maladie
qu'il compara à la variole. Buniva relata la marche d'une épidémie
qui sévit de 1726 à 1734.

Depuis cette dernière date jusqu'au commencement du xixe siècle,
la peste resta stationnaire dans presque tous les pays de l'Europe.
L'Espagne et la Suède en furent préservées, parce qu'elles n'impor-
taient pas de bétail étranger. On estime à 3 millions le chiffre des
bœufs qui succombèrent de 1740 à 1750. Le Danemark seul en per-
dit plus de 2 millions de 1745 à 1752. Vers la fin du siècle dernier, la
peste bovine avait tué en Allemagne 30 millions de bœufs, et dans
l'Europe entière 200 millions, représentant une valeur de plus de
37 milliards. Ce sont surtout ces pertes énormes qui ont décidé les
gouvernements à créer les écoles vétérinaires. Les observations et les
monographies relatives à la peste se multiplièrent rapidement (Bourgelat, Bœrhave, Wollstein, Layard, etc.). Lutz, en 1783, avait réuni
environ un millier d'écrits la concernant. Alors on pratiquait déjà l'inoculation préventive.

Imaginée en Angleterre, par Dodson (1744), cette opération fut introduite en France en 1745, par Courtivron ; peu à peu, elle se répandit dans tous les pays. Elle fut expérimentée par Camper et Grashuis
en Hollande, Oeder et Viborg en Danemark, Bülow et Oerzen dans
le Mecklembourg, Kersting dans le Hanovre, Adami à Steiermark, Nebel en Hesse, Reich en Franconie, Sick en Prusse, Namsler en Silésie,
Lorinser en Galicie, Pessina en Italie, Barrasch en Hongrie, Walz dans
le Wurtemberg, Jessen et Raupach, Sergejew, Kobischew en Russie.

A des dates plus récentes, la peste bovine a encore causé des ravages
considérables. En 1792, en Italie, où elle avait été introduite par les ap-

provisionnements de l'armée autrichienne, 3 à 4 000 000 de bœufs ont péri. De 1795 à 1801, elle a surtout sévi dans l'Allemagne méridionale. Les guerres du commencement de ce siècle (1805, 1809, 1813, 1816) ont été particulièrement favorables à sa propagation. Une nouvelle invasion européenne partie de la Moldavie et de la Valachie a régné en 1827-28; en 1830-31 (soulèvement de la Pologne), une autre nous est venue de la Russie, des provinces du littoral de la mer Baltique. En 1841, des bœufs provenant de la Roumanie et de l'Australie l'introduisirent en Égypte où elle enleva 500 000 animaux; de 1844 à 1845, la Russie a perdu 1 million de bêtes à cornes; alors, presque chaque année, elle apparaissait en Autriche et en Prusse. Suivant Röll, de 1847 à 1864, elle a tué près de 500 000 animaux en Autriche. — Elle a encore éclaté pendant les guerres de 1866 et de 1870-71 En 1870, elle a fait périr 100 000 bœufs en France (30 000 en Alsace-Lorraine) et 10 000 en Allemagne. La dernière épidémie observée chez nous (1878-79) a causé des dégâts évalués à 2 500 000 francs; la Prusse a perdu 2 500 animaux; à la même époque, en Russie, 350 000 ont succombé. — D'une manière générale, la peste bovine paraît éteinte en Allemagne, grâce à l'active surveillance exercée sur ses frontières et à l'application rigoureuse des mesures prescrites par la loi de police sanitaire.

Étiologie. — Parmi les expérimentateurs qui ont fait des recherches bactériologiques sur l'agent infectieux de la peste bovine, nous devons citer Sanderson, Bristowe, Murchison, Beale, Semmer, Naczynski, Hallier, Klebs, Roschnow, Woronzow, Medwedski, Saweljeff, Metchnikoff et Gamaleia.

Semmer accuse un streptocoque, qu'il a inoculé et cultivé dans la gélatine peptonisée, où il forme une sorte de gazon gris blanchâtre liquéfiant le milieu nutritif.

Saweljeff a cultivé des bacilles sporulés qui se transforment en micrococques isolés ou disposés en chaînettes. Sur l'agar, les cultures ont d'abord une teinte gris blanchâtre qui devient ensuite jaune citron et finalement rouge. L'inoculation de ces cultures provoque la peste bovine. Les bacilles prennent le violet de méthyle; ils sont arrondis à leurs extrémités et doués de mouvements propres; dans le sang, ils sont tantôt droits, tantôt recourbés; lorsqu'on les examine directement, sans coloration, il est difficile de les distinguer. Saweljeff croit que les observateurs qui l'ont précédé ont vu le même microbe, mais sous une autre forme évolutive.

Metchnikoff a trouvé un bacille court, arrondi aux extrémités, qui peut aussi se présenter sous l'aspect d'un micrococque ou d'un leptothrix. On le rencontre de préférence dans les ulcères de la caillette et dans le sang. Il se développe bien dans la gélatine, sans la liquéfier. Par l'inoculation des cultures de ce microbe, Gamaleia a provoqué

chez le veau et le cobaye (mais non chez le lapin) une affection analogue à la peste bovine.

Pathogénie. — Semmer admet avec raison que l'infection s'opère
par les voies respiratoires ; de là, le contage pénètre dans le sang et
la maladie se généralise. Les lésions de l'appareil digestif se développent secondairement.

Le contage est fixe et *volatil*. Il existe dans les sécrétions et les
excrétions, dans les excréments, l'urine, la salive, les mucosités nasales, buccales et oculaires, dans la sueur, l'air expiré, le sang, et dans
tous les tissus. La contamination peut se faire directement, par des
animaux malades, ou indirectement, par le fumier, la litière, le foin,
la terre, les peaux, la laine, la viande, les vêtements, les vagons, les
navires, par l'homme bouchers, marchands de bestiaux, contreban-
diers), par les chiens, les moutons, les volailles, etc. — Le virus n'est
pas très subtil ; la contagion ne se produit qu'à des distances relativement faibles. En été, lorsque le temps est sec, celles-ci sont réduites
à leur minimum (environ 25 mètres), et la marche de l'épidémie
peut être entravée par un fossé séparant les malades des animaux
sains. L'agent infectieux semble donc être détruit rapidement par
l'air, notamment par l'air sec. Il résiste plus longtemps lorsqu'il est
renfermé dans des liquides ou dans des matières solides. Dans les
mucosités nasales placées à l'abri de l'air, il reste actif pendant un
laps de temps qui varie de six semaines à neuf mois. Il peut conserver
sa vitalité pendant quatre mois dans les écuries, pendant cinq mois
dans le foin. On a donné la peste bovine avec des débris cadavériques
(muscles) enfouis depuis neuf mois ; du fumier gelé pendant l'hiver
s'est montré infectieux au printemps, après le dégel. Le contage est
détruit par des températures de $+ 60°$ et $— 15°$ C., par la putréfaction, par divers agents chimiques : chlore, acide sulfureux, acide phénique, etc., et par la dessiccation. Il est rapidement tué par la plupart
des désinfectants. Il possède son maximum de virulence au début des
épizooties.

Animaux atteints. — La peste bovine a été désignée par les
expressions *de typhus contagieux, obstruction du feuillet, maladie du feuillet, peste du bétail, maladie commune du bétail, maladie épidémique des
bêtes à cornes,* etc. C'est une maladie infectieuse sévissant surtout sur le
bœuf, mais transmissible aux autres ruminants (cerf, yack, antilope,
gazelle, chameau, buffle) et au sanglier (Penning). Une première
atteinte confère l'immunité. — Aujourd'hui encore, on ne connaît pas
exactement les régions qui constituent les foyers primitifs, le ber-
ceau du typhus. Sergejew et Semmer prétendent qu'il est origi-
naire des steppes de la Russie d'Europe (Russie méridionale, région
de la mer Noire, pays des cosaques du Don), où la surface du sol est
formée par une épaisse couche d'humus et où la végétation est très

luxuriante. Suivant d'autres, il aurait sa source en Asie, soit en Sibérie, soit dans les steppes des Kirghis ou de la Tartarie, de la Chine, de la Perse, des Indes, etc., c'est-à-dire en dehors de la Russie d'Europe, et vraisemblablement dans l'Asie centrale. Quoi qu'il en soit, il est démontré que les steppes de la Russie ou de l'Asie en sont les centres d'émission. L'épizootie qui éclata en Angleterre en 1865 y fut importée par des bœufs venant de la Russie (voie de mer). Celle qui apparut en Suisse, en 1866, eut pour cause un premier transport de bœufs autrichiens et un autre d'animaux achetés en Russie. Les pays voisins de cette dernière puissance — l'Allemagne et l'Autriche — sont constamment menacés de la peste. Autrefois, l'extension de celle-ci n'était à redouter que pendant les périodes de guerre (bœufs des approvisionnements); aujourd'hui, elle se fait à la faveur du commerce, des transports, des foires, etc., et quelquefois par l'intermédiaire de produits infectés : peaux, viande, laine, beurre, graisse, etc.

Symptômes. — Les symptômes de la peste bovine sont ceux d'une infection aiguë grave avec localisation sur l'appareil digestif. La période d'incubation paraît être de 6-9 jours en moyenne. Roloff et d'autres auteurs ont constaté une élévation de la température 36-48 heures après l'infection. Raupach et Ravitsch ont noté des altérations anatomiques prononcées 33 heures, même 11 heures après l'inoculation; dès la septième heure. Semmer a trouvé dans le sang et les mucosités nasales le microorganisme qu'il a décrit. Les premiers symptômes, y compris la fièvre, passant facilement inaperçus, il faut bien admettre que la période d'incubation est courte; elle ne dépasse guère 3-6 jours.

La maladie s'annonce par certains prodromes, surtout par une hyperthermie intense; la température rectale s'élève à 41 — 42° C. et plus. La fièvre, continue, présente de courtes rémissions. Comme dans les autres maladies infectieuses, la courbe thermique s'abaisse au moment où les symptômes locaux apparaissent. Le pouls, très petit, bat de 60 à 120 fois à la minute. Outre ces phénomènes fébriles, on observe de la faiblesse générale, une diminution de la sécrétion mammaire (d'après Gerlach et Bruckmüller, l'agalactie est souvent le premier trouble apparent); le poil est terne, piqué, le mufle sec, l'appétit diminué, la rumination suspendue; de légers tremblements se remarquent à différentes régions.

A ces prodromes succèdent les manifestations qui caractérisent la *période symptomatique*. Les malades sont pris de frissons, la température des régions superficielles n'a rien de fixe, la respiration est très accélérée, les muqueuses visibles (conjonctive, pituitaire, muqueuses buccale, anale, vaginale) sont rouges, tachetées comme dans la scarlatine. L'inappétence est absolue, la rumination arrêtée, la soif vive, la défécation retardée ; les excréments sont secs, enduits de muco-

sités; souvent il y a de légères coliques. Un écoulement séreux, puis
séro-muqueux apparaît aux yeux, au nez, au vagin; la salivation est
abondante. Peu à peu les excréments se ramollissent; on observe
des signes de douleurs abdominales et une diarrhée hémorragique,
colliquative, fétide; il y a du ténesme et quelquefois du prolapsus
rectal. L'amaigrissement s'accuse rapidement, la démarche est chancelante, la région lombaire sensible à la palpation. La plupart des
sujets restent couchés; quelques-uns, inquiets, excités, présentent
des symptômes rabiformes (congestion cérébrale, forme nerveuse de
la peste bovine); sur d'autres, on constate une forte dyspnée et les
signes ordinaires de la pneumonie, notamment de la toux, des râles,
de la matité (forme pneumonique).

Bientôt des altérations caractéristiques apparaissent sur les muqueuses des lèvres, de la langue, des joues, des gencives, du nez,
du vagin : on y remarque des taches rouges, disposées en plaques ou
en bandes, qui se recouvrent bientôt d'eschares gris blanchâtre et
très peu adhérentes; la couche épidermique s'opacifie, des points
jaune grisâtre y apparaissent. Plus rarement les eschares sont précédées de « boutons » qui subissent rapidement une destruction caséeuse :
en se détachant, elles laissent des dépressions rouge foncé, saignantes
(érosions ulcératives. Dans les cas bénins, les eschares et les ulcérations
peuvent faire défaut. — Parfois on observe à la peau un processus
exanthémateux semblable (forme exanthémateuse ancienne de la
peste) : sur l'abdomen, à la face interne des cuisses, au périnée, aux mamelles, cette membrane se couvre de petits « boutons » et de pustules,
puis de croûtes. Dans certains cas où ces lésions étaient localisées aux
mamelles, on les a prises pour des pustules de cowpox. — Les femelles pleines avortent en grand nombre.

Lorsque la maladie doit avoir une issue fatale, l'amaigrissement et
l'épuisement s'accusent de plus en plus ; les malades restent étendus
sur le sol, tremblent, grincent des dents; les ouvertures naturelles
donnent écoulement à des liquides fétides; l'anus et la vulve sont
béants, la température s'abaisse au-dessous de la normale. La mort survient dans le coma ou les convulsions. Pendant l'agonie, des mucosités
sanguinolentes, spumeuses, s'écoulent de la bouche et des naseaux.

Marche et pronostic. — Ordinairement la mort survient en 4-7
jours : dans les cas graves, elle a lieu au plus tard le 5ᵉ jour. Il se peut que
les symptômes s'atténuent graduellement et que la guérison se produise. La convalescence est assez longue. — Dans les troupeaux ou les
étables populeuses, l'épidémie suit une marche lente; elle s'y propage
par *bouffées*. Au début, elle ne frappe qu'un groupe d'animaux placés
les uns à côté des autres; sa généralisation demande toujours plusieurs semaines.

La marche de la peste varie avec les épizooties et les races bovines atteintes. A la période d'invasion, la maladie est plus grave que vers la fin. La race des steppes (Russie méridionale, Hongrie, Roumanie, Serbie, Moldavie) possède une immunité (partielle) héréditaire. Aussi, la peste s'y montre-t-elle relativement bénigne et avec des symptômes d'une intensité modérée ; souvent la guérison survient au bout de 8 jours. Sur le bétail de l'Europe occidentale, la mortalité est de 90-95 p. 100 ; dans la race grise des steppes, elle est de 30-50 p. 100 seulement.

Chez le mouton et la chèvre, les symptômes sont les mêmes que chez le bœuf, mais l'affection est moins grave et la contagion moins subtile. En Autriche (1859-63), sur 4000 moutons atteints de la peste, la mortalité a été de 66 p. 100 ; en Hongrie (1861-63), elle a été à peu près la même ; en Russie, sur 30 000 moutons frappés en 1878, elle a été de 60 p. 100. Contrairement à ce qui existe chez le bœuf, les localisations pulmonaires sont fréquentes.

Diagnostic différentiel. — Lorsque la peste bovine apparait dans une région et qu'elle n'y fait encore que de rares victimes, le diagnostic présente souvent de grandes difficultés. A cet égard, les symptômes les plus importants sont l'hyperthermie intense, les taches rouges et l'exsudat gris jaunâtre des muqueuses, les érosions ulcéreuses du vagin, l'écoulement muqueux des naseaux, de la bouche, des yeux, du vagin, les troubles intestinaux graves et l'amaigrissement considérable. La possibilité, la probabilité ou la certitude d'une contamination sont de la plus haute importance.

Au nombre des maladies qui ont des traits communs avec la peste, il faut particulièrement citer les suivantes :

1° La *fièvre catarrhale maligne*. — Cette affection, d'une contagiosité très peu accusée, a une marche lente et se localise de préférence à la tête et sur l'appareil respiratoire ; généralement elle est stationnaire dans certaines régions ; les troubles oculaires graves peuvent guider le praticien dans beaucoup de cas.

2° La *fièvre aphteuse*. — Elle présente parfois une certaine analogie avec la peste, par les ulcérations de la cavité buccale, les accidents gastriques et l'éruption mammaire. Mais l'exanthème de la bouche, assez caractéristique, coexiste avec des lésions de même nature localisées à la couronne et dans l'espace interdigité ; en outre, sa marche est bénigne et l'épidémie se propage très rapidement.

3° La *dysenterie*. — Dans cette maladie, la diarrhée survient plus vite que dans la peste ; l'intestin seul est atteint ; les autres muqueuses (bouche, yeux, naseaux, vagin) sont intactes. Les altérations constatées à l'autopsie sont différentes.

4° L'*entérite mycosique*. — Telle qu'elle est produite par le *Tilletia caries*, par exemple, elle peut avoir une grande ressemblance avec le typhus. Très grave, souvent elle apparaît à l'état enzootique. Toutefois, ici encore, l'affection intestinale domine la scène et l'on observe des symptômes nerveux.

5° Le *charbon*. — Sa forme gastrique pourrait être confondue avec la peste, mais il a une marche plus précipitée, plus alarmante que celle-ci; il ne se transmet qu'exceptionnellement par contagion directe; à l'autopsie, il est facile d'établir le diagnostic par la recherche de la Bactéridie.

6° La *péripneumonie*. — Elle s'accuse par des symptômes que révèle l'exploration de la poitrine; en outre, certaines manifestations du typhus font défaut (au cours de ce dernier, une phlegmasie pleuro-pulmonaire peut se développer).

7° La *rage* et le *cowpox*, qui sont habituellement faciles à reconnaître.

Anatomie pathologique. — Les altérations anatomo-pathologiques de la peste bovine siègent principalement sur les muqueuses de la caillette, de l'intestin grêle, de la bouche, du rectum et du vagin. Les lésions générales, analogues à celles observées dans d'autres maladies contagieuses, offrent peu d'importance.

Les cadavres sont émaciés, les membres postérieurs souillés par les excréments; le pourtour de la bouche, des naseaux, des yeux, de l'anus, de la vulve, est sali par une matière muco-purulente jaunâtre. Parfois on remarque des boutons et des pustules sur la peau, particulièrement aux mamelles. Les muqueuses buccale et pharyngienne, semées de taches rouges et tuméfiées, sont recouvertes soit d'exsudats arrondis, jaune grisâtre, caséeux, soit d'une couche composée de détritus cellulaires, de noyaux, de micrococques, et produite par une inflammation diphtéritique superficielle. En enlevant ces fausses membranes, on met à découvert des plaies rouges, ulcératives (érosions). — Ces altérations sont surtout accusées à la face interne des lèvres et des joues, à la face inférieure de la langue et sur les gencives (mâchoire inférieure).

La muqueuse des trois premiers compartiments gastriques est tachetée de rouge; l'épithélium, tuméfié, hydropique, s'enlève facilement; le contenu de la panse et du réseau est mou; celui du feuillet est tantôt normal, tantôt complètement desséché (obstruction du feuillet), mais cette lésion est commune à une foule de maladies. Parfois la caillette est vide; plus rarement elle renferme en petite quantité un liquide visqueux, muco-purulent, jaunâtre ou sanguinolent: au voisinage du pylore, sa muqueuse est ecchymosée, hémorragique, de couleur variant du rouge violet au rouge cerise ou se rapprochant du rouge brun et présentant un reflet ardoisé. Elle est recouverte de petits îlots d'exsudat caséeux, brun jaunâtre, qui se détachent en laissant à leur place des érosions rouges. L'épithélium est desquamé.

Les glandes gastriques (glandes à pepsine et à mucus) sont tuméfiées par une abondante infiltration cellulaire.

Des altérations semblables existent dans l'intestin grêle. Ici encore la muqueuse est vivement enflammée, très rouge, recouverte d'un exsudat caséeux disposé en plaques, simulant des eschares superficielles. Dans les cas graves, l'intestin renferme un exsudat cylindroïde partout continu à lui-même. Les follicules solitaires et les plaques de Peyer sont fortement infiltrés. Ces organes, proéminents, entourés d'une auréole rouge, subissent la fonte purulente (en les comprimant, on en fait sourdre des gouttelettes de pus); parfois ils sont recouverts d'une couche caséeuse ou puriforme. En se détachant, les exsudats mettent à nu des ulcérations. Souvent les plaques de Peyer ont un aspect aréolé; les glandes de Lieberkühn sont tuméfiées; les villosités intestinales sont le siége d'une infiltration cellulaire. Suivant Klebs, la muqueuse entière est farcie de micrococques, surtout accumulés autour des vaisseaux.

Dans le gros intestin, les altérations inflammatoires sont beaucoup moins prononcées; toutefois, le cæcum est assez gravement atteint; ordinairement sa muqueuse est tuméfiée, de couleur ardoisée, tachetée de rouge et couverte de mucosités. Dans quelques cas, ces lésions, peu accusées, s'observent également sur la muqueuse de l'intestin grêle. Il se peut que cette dernière soit entièrement nécrosée.

Souvent les ganglions mésentériques, volumineux, ont une consistance encéphaloïde; parfois on n'y observe aucune altération. — Le foie, friable, a une teinte argileuse; la vésicule biliaire est distendue consécutivement à l'obstruction du canal cholédoque (d'où les noms de « grosse bile », « surbile » donnés autrefois à la peste bovine); la muqueuse de ce réservoir est engorgée, rouge, recouverte de plaques exsudatives gris jaunâtre. — Les reins sont marqués d'altérations parenchymateuses; ils ont une coloration jaune brunâtre et une consistance friable. La muqueuse de la vessie est rouge, enduite de mucosités: celle de l'utérus présente des altérations semblables et habituellement plus prononcées; il en est de même de celles du vagin et du rectum.

La muqueuse nasale est rouge foncé, couverte de croûtes gris jaunâtre, friables. On note des altérations analogues dans le larynx et la trachée, où les masses exsudatives ont souvent une consistance crémeuse ou purulente. Tantôt les poumons sont congestionnés, parsemés de taches hémorragiques; tantôt ils sont œdématiés, hépatisés ou emphysémateux. Le pneumothorax et l'emphysème sous-cutané sont rares. Le cœur est flasque, mou, farci d'ecchymoses. L'endocarde est teint en bleu ou en rouge; sous cette séreuse et sous l'épicarde, on trouve des foyers hémorragiques; le péricarde renferme un transsudat jaunâtre. Le sang a une coloration foncée, il est mal coagulé.

le chiffre des globules blancs est augmenté, les globules rouges présentent diverses altérations de forme (poikilocytose . Les centres nerveux et leurs membranes d'enveloppe sont hyperémiés : on peut rencontrer un transsudat rougeâtre dans les ventricules cérébraux et sous l'arachnoïde.

Ces lésions sont loin d'être toujours également accusées ; elles varient avec le caractère et l'intensité du processus, l'état de la nutrition générale, la race et l'âge des malades. Chez les animaux de la race grise des steppes (de même que chez le mouton), elles sont relativement peu prononcées.

Traitement et inoculation de la peste bovine. — Le traitement de la peste bovine est très pauvre, et actuellement il n'offre aucun intérêt. La loi sur les maladies contagieuses défend d'y recourir ; elle prescrit l'abatage immédiat. — Pour certaines contrées, notamment pour les pays des steppes, l'inoculation *de nécessité* est un moyen prophylactique important. L'inoculation *préventive* doit être absolument rejetée, en raison des dangers de propagation de l'épizootie. Et pour tous les pays de l'Europe, la Russie exceptée, l'inoculation de nécessité n'est pas recommandable ; elle entraîne une mortalité trop élevée. L'abatage est une mesure bien préférable. Dans la race des steppes, la mortalité consécutive à l'inoculation est de 10 p. 100 ; dans les autres, elle s'élève à 36 p. 100. C'est à la période de déclin des épidémies que les résultats sont le plus favorables.

Le manuel de l'inoculation est simple. Pour récolter le virus, on tamponne la cavité nasale à l'aide d'une éponge propre, on attend que celle-ci soit complètement imbibée de mucosités, et on les recueille dans des tubes qui sont ensuite fermés hermétiquement (?. L'opération consiste à injecter, à l'aide de la seringue de Sticker, une goutte de ce liquide sous la peau de l'encolure. Mais, même en Russie, où il existait autrefois quatre instituts pour l'inoculation de la peste bovine (Charkow et Karlowka dans le gouvernement de Poltawa ; Boudarewka dans celui de Cherson, et Salmysch dans celui d'Orenbourg), cette pratique est presque délaissée aujourd'hui. Les récentes découvertes faites dans le domaine de la prophylaxie des maladies infectieuses portent à croire que l'on parviendra à atténuer le virus de la peste bovine et à créer l'immunité, sans s'exposer aux pertes considérables que provoque souvent l'inoculation telle qu'elle a été pratiquée jusqu'à présent.

Bibliographie. — EN GÉNÉRAL : RAMAZZINI. *De contagiosa epidemia*, Padova, 1711. — KANOLD, *Historische Relation von der Pestilenz des Hornviehs*, Breslau, 1713. — LANCISI, *Dissertatio historica de bovilla peste*, Roma, 1715. — KANOLD, *Kurze wahre Historische von der Seuche des Viehs*, Budissin, 1721. — ROULOT, *Sur la maladie épidémique des bestiaux*, Paris, 1715. — BÖTTICHER, *Kurze Betrachtung über die Pesthornviehseuche*, Frankfurt, 1747. — GIESSEL, *Phys.-med. Gedanken von der Hornviehseuche, sammt einigen dazu dienlichen Beilagen*, Augsburg, 1754. — ELLIS,

Untersuchungen über die Rindviehseuche, Hamburg, 1756. — KÜHNST, *Med. Gutachten, von der sog. Rindviehseuche*, Leipzig, 1761. — A. ENS, *Citate aus den alten Schriftstellern über die Viehseuchen im Alterthum*, 1764. — ULMANN, *De morbo bovum adhuc epidemico grassante*, Wittenberg, 1765. — LECLERC, *Essai sur les maladies contagieuses du bétail*, Paris, 1766. — KRÜNITZ, *Verzeichniss der vornehmsten Schriften von der Rindviehseuche*, Leipzig, 1767. — MITTELHAUSER, *Gründliche Nachrichten von den bisher unter dem Rindvieh grassirenden Seuche*, Leipzig, 1767. — JANISCH, *Abhandlung von der in den Jahren 1766 u. 1767 in Schlesien geherrschten Rindviehseuche*, Breslau, 1768. — KOCZIAN, *Prüfung der Untersuchung der Hornviehseuche*, Wien, 1769. — CAMPER, *Vorlesungen über das Viehsterben*, 1771. — HALLER, *Abhandlung von der Viehseuche*, Kopenhagen, 1773. — BACHARACHT, *Abhandlung von der herrschenden Hornviehseuche*, Petersburg, 1773. — VICQ D'AZYR, *Recueil d'observations sur les différentes méthodes proposées pour guérir la maladie épizootique des bêtes à corne*, Paris, 1775. — TODE, *Geschichte der Einimpfungen der Hornviehseuche, welche in den Jahren 1770-71-72 in Dänemark auf kgl. Kosten angestellt worden*, Kopenhagen, 1775. — REINDERS, *Beobachtungen u. Versuche, meistentheils durch Einimpfen an dem Rindvieh gemacht, welche zum Beweise dienen sollen, dass wir unsere von den gebesserten Kühen gefallenen Kälber durch Einimpfen gegen die Viehseuche sichern können*, Wesel, 1776. — VICQ D'AZYR, *Exposé des moyens à prendre contre les maladies pestilentielles*, Paris, 1776. — PAULET, *Contribution à l'étude de la peste bovine*, Paris, 1776. — VINC?, *Instruction sur la manière de désinfecter les cuirs des bestiaux*, Paris, 1777. — *Beiträge zur Geschichte der Hornviehseuche in einigen Kreisen der Altmark und deren Kenntniss und Heilung*, 1777. — STAHL, *Abhandlung von der Hornviehseuche u. derselben Heilungsart*, Frankfurt, 1777. — ABILDGAARD, *Ueber die Viehseuche u. deren Einimpfung*, 1779. — SALCHOW, *Heilung u. Tilgung der Rindviehseuche*, 1779. — VINC, *Mémoire sur la peste bovine*, 1779. — OERTZEN, *Claus Dethlof v., Die Inoculation der Rindviehseuche als das einzigen bewährt befundenen Mittels, den betrübten Folgen dieser Landplage zu steuern*, 1781. — ADAMI, *Geschichte der Viehseuche*, Berlin, 1781. — WOHLSTEIN, *Ueber die Viehseuche in Oesterreich*, Wien, 1781. — CAMPER u. WEISS, *Ueber die Ansteckung der Viehseuche*, Greifswalde, 1783. — KAUSCH, *Originalabhandlungen über das Rindviehsterben*, Wien u. Leipzig, 1790; *Das Rindviehsterben*, 1793. — *Vorlesungen über die Viehseuche*, Saint-Gallen, 1795. — DEHO, *Ueber die herrschenden Hornviehseuche*, 1796. — GOTTHARD, *Praktischer Unterricht über die Rindviehseuche*, Frankfurt, 1796. — GRAF, *Abhandlung über die gegenwärtige Hornviehseuche*, München, 1796. — OSIANDER, *Erinnerungen, die Viehseuche betr.*, Göttingen, 1797. — ALBERT, *Dissertatio de luis bovillæ origine et natura*, Erlangen, 1797. — SCHALLERN, *Deutliche Anweisung, die Löserdürre zu erkennen u. sicher zu heilen*, Baireuth, 1797. — ACKERMANN, *Nähere Aufschüsse über die Natur der Rindviehseuche*, Frankfurt, 1797. — FAUST, *Ueber die Rinderpest*, Leipzig, 1797. — HOVEN, *Versuch über die gegenwärtig herrschende Rindviehseuche*, Tübingen, 1797. — REICH, *Richtige gewissenhafte Belehrung über die Rindviehseuche u. Inoculirung derselben*, Nürnberg, 1798. — METZGER, *Bemerkungen über Viehpest*, Ulm, 1798. — PLOUCQUET, *Neuere Erfahrungen über die Rindviehseuche, wie sie 1799 in den Reichsstadt Reutlingen behandelt wurde*, Tübingen, 1799. — STOLL, *Beobachtungen über die Rindviehpest f. Thierärzte, Physiker u. Polizeibeamte*, Zürich, 1800. — FLEISCHMANN, *Geschichte der Rinderpest*, Nürnberg, 1801. — FRANK, *Ueber die Rinderpest u. die Mittel, sie zu heilen u. anzurotten*, Berlin, 1802. — *Preisschriften, über die Rinderpest u. ihre Cur, herausgegeben von der Kurfürstl. Sächsischen Leipziger ökonomischen Societät*, Dresden, 1802. — KECK, *Beiträge zur Berichtigung der gangbaren Meinungen über die sogenannte Löserdürre*, Leipzig, 1802. — PESSINA, *Anleitung zur Heilung der Rinderpest*, Wien, 1802. — *Patent u. Instruction wegen Abwandung der Viehseuche*, Berlin, 1803. — WALZ, *Untersuchung über die Natur u. Behandlung der Rinderpest*, Stuttgart, 1803. — LUX, *Charakteristik der Rinderepidemie*, Leipzig, 1803; *Wie ist die Rindviehpest in ihrem ersten Entstehen untrüglich zu erkennen u. zu behandeln*, Leipzig, 1803. — FRENZEL, KREISLER, LAUBENDER, KEMPE, *Preisschriften über die Rinderpest*, Dresden, 1803. — SAUTER, *Beiträge zur Kenntniss u. Heilung der Rindviehseuche*, Ulm, 1804. — LAUBENDER, *Handbuch der Thierheilkde*, 1806. — BOJANUS, *Ueber die Ausrottung der Rinderpest*, Riga, 1810. — ROTHE, *Anweisung zur Verhütung u. Ausrottung der Rinderpest*, Glogau, 1810. — HILDEBRAND, *Ueber den ansteckenden Typhus*, Wien, 1812. — KAIL, *Ueber die*

Rinderpest, 1812. — HERING, *Ueber die Rinderpest u. deren Tilgung*, Berlin, 1812.
— WINKLER, *Die Löserdürre*, 1813. — WÜLKER, *Ueber die Löserdürre*, Lemgo, 1813.
— SICK, *Ueber die Natur der Rinderpest*, Berlin, 1813. — ZIMMERMANN, *Ueber die
Rinderpest*, Rostock, 1814. — GOHIER, *Mémoire sur la maladie épizootique qui règne
sur les bêtes à cornes*, Lyon, 1814. — KARSTEN, *Prüfung der gegen die Rinderpest
bisher empfohlenen Schutzmittel*, Göttingen, 1814. — RIBBE, *Anleitung zur richtigen
Erkenntniss u. Tilgung der Rinderpest*, Zerbst, 1814-16. — ZIMMERMANN, *Ein paar
Worte über Rindviehseuche u. Rinderpest*, Rostock u. Schwerin, 1814. — MOUTONNET
et SARRAZIN, *Mémoire sur la maladie contagieuse et épizootique des bêtes à cornes*,
Château-Thierry, 1814. — *Badische grossherzogl. Sanitätscommission, Ueber
Kennzeichen, etc., der Rindviehseuche*, Carlsruhe, 1814. — LUX, *Beschreibung des
epidemischen Nervenfiebers der Rinder, u. die Methode, ihr Grenzen zu setzen*,
Leipzig, 1815. — HUZARD, *Rapports et observations sur l'épizootie contagieuse régnant
sur les bêtes à cornes de plusieurs départements de la France*, Paris, 1815. — GIRARD
et DUPUY, *Notice sur l'épizootie qui règne sur le gros bétail*, Paris, 1816. — LIDL,
Praktische Erfahrungen über die Löserdürre, Wien u. Triest, 1815. — NANNLER,
Ueber die Rinderpest u. deren Behandlung, Breslau, 1816. — HAFENSCHILD, *Ueber
die Löserdürre*, Wien, 1816. — STEINER, *Entwurf einer Schutzcur wider die Löserdürre*, Brünn, 1817. — AM PACH, *Prakt. Lehre von der Heerdekrankheiten u. Seuchen*,
Pest, 1819. — TSCHEULIN, *Kunst die Rindviehseuchen zu erkennen, ihnen vorzubeugen
u. sie zu heilen*, Karlsruhe, 1821. — FRITSCHLER, *Diss. inaug. medica. pestis bovillæ
historiam tractans*, Giessæ, 1821. — LORINSER, *Untersuchungen über die Rinderpest*,
Berlin, 1831. — ACHTOVEN, *Erfahrungen über die Rindviehkrankheit des Jahres 1830
am Niederhein*, Emmerich, 1832. — PETERKA, *Versuch einer systematischen Darstellung der Rinderpestkrankheit*, Leipzig, 1833. — JESSEN, *Die Rinderpest mit
besonderer Beziehung auf Russland*, Berlin, 1834. — ERDT, *Magazin*. 1835. —
WAGENFELD, *Ueber Erkenntniss u. Cur der Krankheiten des Rindviehs*, Königsberg,
1835. — JESSEN, *Magazin*, 1836. — BERNARD, *Du typhus contagieux des bêtes à cornes*,
Lyon, 1839. — TSCHEULIN-DUTTENHOFER, *Handbuch zur Kenntniss u. Heilung der
Krankheiten unserer Hausthiere*, Karlsruhe, 1843. — KÖRBER, *Die Krankheiten des
Rindviehs*, 1843. — *Die Rindviehpest, deren Vorbeugung u. Heilung*, Leipzig, 1845.
— HERING, *Repertor.*, 1845. — HAUPT, *Seuchenkrankheiten der Hausthiere*, Berlin,
1845. — HECKMEYER, *Korte Geschiedniss der Rinderpest*, Ammersfoort, 1845. —
PRINCE, *Journ. de Lyon*, 1845. — SPINOLA, *Mittheil. über die Rinderpest*, Berlin, 1846.
— RINK, *Die Rinderpest oder Löserdürre*, Blaubeuren, 1847. — DIETRICHS, *Anleitung
zum Erkenntniss, Verhüten u. Tilgen der Rinderpest*, Berlin, 1850. — RYCHNER,
Bujatrik, 1851. — WEBER, *Die Rinderpest*, Prag. 1852. — RENAULT, *Recueil vét.*,
1855-56. — V. KOCH, *Oesterr. Vierteljahrsschr.*, 1855. — MÜLLER, *Magazin*, 1857.
— BREFELD, *Zur Rinderpest*, Breslau, 1857. — PASCHKEWITSCH, *Ansichten über die
Rinderpest*, Petersburg, 1857. — JESSEN, *Bericht über die Impfung der Rinderpest
in dem Impfinstitute auf dem Gute Karlowka*, Dorpat, 1858. — BREFELD, *Neuere
Erfahrungen zur Rinderpest*, Breslau, 1858. — HERING, *Spec. Pathol.*, 1858. —
SIMONDS, *The Vet.*, 1858-59. — JESSEN, *Magazin*, 1860-64-65. — RENELT, ARISTOW,
Archiv. vét. de Saint-Pétersbourg, 1861. — LUNDBERG, *Tidskrift de Copenhague*,
1862. — JESSEN, *Oesterr. Vierteljahrsschr.*, 1862 ; *Die Rinderpest u. ihre Impfung in
den Gouvernements Cherson u. Orenburg*, Dorpat, 1863. — SPINOLA, *Spec. Pathol.
u. Therapie*, 1863. — DE TUONI, PAPI, *Il med. vet.*, 1863. — SEYDELL, PAULI, *Magazin*,
1864. — CORVINI, *Della bovilla peste*, Milano, 1864. — JESSEN, *Oesterr. Viertel-
jahrsschr.*, 1865-66-71-72 ; *Die Rinderpestfrage der Gegenwart u. ihre Bedeutung f.
Westeuropa*, Berlin, 1865. — UNTERBERGER, BRUCKMÜLLER, MÜLLER, *Magazin*, 1865.
— UNTERBERGER, *Beiträge zu der Geschichte der Rinderpestimpfung*, Dorpat, 1865. —
BOULEY, PLUMBY, *Recueil vét.*, 1865. — RAVITSCH, *Oesterr. Vierteljahrsschr.*, 1865.
— ZANGGER, *Die Rinderpest in Tirol*, 1865. — LEISERING, *Bericht über die Rinderpest in
Holland u. Belgien*, Dresden, 1865. — ADAM, *Wochenschr.*, 1865. — ZWOLLE, *Run-
derpest, Bylage tot de Landbouw-Courant*, 1865-66. — FOOT, *Cattle Plague*, London,
1866. — UNTERBERGER, ZANGGER, FÜRSTENBERG, ADAM, *Adam's Wochenschr.*, 1866.
— BRUCKMÜLLER, *Oesterr. Vierteljahrsschr.*, 1866-67. — RUEFF, HERING, *Repertor.*,
1866. — LEMAÎTRE, BOULEY, *Recueil vét.*, 1866. — THACKER, NORFOLK et BULMER,
The Vet., 1866. — LEBLANC, BOULEY, *Recueil vét. et Bullet. Soc. cent. vét.*, 1865-66.
— GERLACH, *Populäre Belehrung über die Rinderpest*, Hanover, 1866. — THIERNESSE

et Wehenkel, *Annal. de Bruxelles*, 1866. — Müller, *Magazin*, 1866-67-69. — H. Bouley, *Recueil vét.*, 1867. — Reynal, *ibid.* — Chauveau, H. Bouley, Dubos, Lemaitre, Cirotteau, Garcin, *ibid.* 1871-72-72-75. — Arloing, *ibid.*, 1876. — Reynal, *Police sanit.* 1873. — *Third Report of the Commissioners, etc., of the Cattle Plague*, London, 1866. — Hahn, *Thierärztl. Mittheil. aus der k. baier. Thierarzneischule*, 1866. — Bruckmüller, 3. *Bericht der zur Untersuchung der Rinderpest in England eingesetzten Commission*, Neustadt, 1867. — Linnich, *Belehrung über die Rinderpest*, 1866. — Gerlach, *Die Rinderpest*, Hanover, 1867. — Albrecht, *Magazin*, 1867. — *Internationale Thierärzteversammlung in Zürich*, 1867. — Fuchs, *Die Rinderpest in Holland u. ihre neuesten Einbrüche in den Regierungsbezirk Düsseldorf*, Karlsruhe, 1867. — C. Müller, *Die Rinderpest in Thüringen u. Franken im Jahre 1867*, Berlin, 1868. — Hahn, *Die Rinderpest im Baiern im Jahre 1867*, Münich, 1868. — Haubner, *Handbuch der Veterinärpolizei*, 1868. — May, *Die Krankheiten des Schafes*, 1868. — Roloff, *Magazin*, 1869. — Müller, Hartmann, *Ibid.*, 1869. — Chicoli, *L'Archivio della Veter.*, 1869. — Bruckmüller, *Pathol. Zootom.*, 1869. — Hahn, Kühnert, *Adam's Wochenschr.*, 1870. — Haubner, *Sächs. Jahresber.*, 1870. — Zündel, *Journ. de Lyon*, 1870. — Weber, Chauveau, *Bull. Soc. centr. vet.*, 1870-71. — Decroix, *Ibid.*, 1871. — Mathieu, *ibid.* 1872. — Anacker *Thierarzt*, 1871. — Roloff, *Die Rinderpest*, Halle, 1871-77. — Vogel, *Repertor.*, 1871. — Köhne, *Adam's Wochenschr.*, 1871. — Zündel, *Ibid.*, 1871-73. — Adam, *Ibid.*, 1872. — Werner, Ableitner, *Oesterr. Vierteljahrsschr.*, 1872. — Hertwig, *Magazin*, 1873. — Viseur, *Recueil vét.*, 1872. — Günther, *Die Rinderpest, ihre Verheerungen u. ihre Bekämpfung durch praktische Vorbauungsmittel*, Leipzig, 1873. — Zürn, *Die pflanzlichen Parasiten*, 1874-89. — Haubner, *Berlin. Archiv*, 1875. — Philippi, *Sächs. Jahresber.*, 1875. — Wehenkel, *Panzootie sur les animaux domestiques*, Bruxelles, 1875. — Monin, *Centralbl. f. die med. Wissenschaften*, 1875. — Zlamal, *Recueil vét.*, 1876. — Falke, Klebs, *Thierarzt*, 1876. — Müller, *Berlin. Archiv*, 1877. — *Sächs. Jahresber.*, 1877. — *Veröffentlichungen des k. deutschen Gesundheitsamtes*, 1877. — Wolff, *Preuss. Mittheil.*, 1877-78. — Göring, *Deutsche Zeitschr. f. Thiermed.*, 1879. — Heinen, *Thierarzt*, 1880. — Perdan, *Oesterr. Vereinsmonatsschr.*, 1880. — Röll, *Seuchenlehre*, 1881. — Würzl, Baranski, *Oesterr. Vierteljahrsschr.*, 1881. — Semmer, *Oesterr. Revue*, 1881. — Feldmann, *Oesterr. Monatsschr.*, 1881. — Werner, Krausz, *Ibid.*, 1882. — Pütz, *Seuchen u. Herdekrankheiten*, 1882. — Makarow, *Das Veterinärwesen*, 1883. — Rostitchew, *Ibid.*, 1884. — Maklezow, *Veterinärbote*, 1883. — Archangelski, *Ibid.*, 1884. — Nessl, *Oesterr. Vereinsmonatsschr.*, 1884. — Haubner-Siedamgrotzky, *Landwirthschaftl. Thierhkeilde*, 1882. — Wirtz, *Die Rinderpest in Niederländ. Ostindien*, 1884-85-86-87. — Pütz, *Centralbl.*, 1884; *Compendium*, 1885. — Umlauf, *Oesterr. Monatsschr.*, 1885. — Nesmelow, *Archives de Saint-Pétersbourg*, 1886. — Penning, *Annal. de Bruxelles*, 1887.

2° Sur les Microorganismes de la peste bovine : *The Vet.*, 1866. — Naczynski, *Magazin*, 1872.— Perrin, Fourrier et Tisserant, *Recueil vét.*, 1873. — Zündel, *ibid.*, 1876. Roschnow, Worenzow et Medwedski, *Archives de Saint-Pétersbourg*, 1878. — Metzdorf, *Adam's Wochenschr.*, 1883. — Semmer, Klebs, *Oesterr. Revue*, 1883. — Semmer u. Archangelski, *Oesterr. Vierteljahrsschr.*, 1883. — Kolesnikow, an. in *Jahresber. von Ellenberger-Schütz*, 1884. — Saweljeff, *Archiv f. Veterinärwissenschaften.* Petersburg, 1884-85-86; *Das Veterinärwesen.* Petersburg, 1887. — Metchnikoff et Gamaleia, *Russkaja Med.*, 1886; *Centralbl. f. Bakteriologie u. Parasitenkunde*, 1887.

3° Sur l'anatomie pathologique : Brauell, *Neue Untersuchungen betr. die pathologische Anat. der Rinderpest*, Dorpat, 1862. — Ravitsch, *Neue Untersuchungen über die pathol. Anat. der Rinderpest*, Berlin, 1864. — Roloff, *Beitrag zur pathologischen Anat. der Rinderpest*, Magazin, 1865. — Dèle, *Annal. de Bruxelles*, 1866. — Bristow, an. in *Thierarzt.* — Wirtz, an. in *Repertor.*, 1871. — Bollinger, *Centralbl. f. die med. Wissensch.*, 1872. — Semmer, *Ueber die pathol. Anat. der Rinderpest*, Dorpat, 1875.

4° Peste bovine chez le mouton et la chèvre : Maresch, *Oesterr. Vierteljahrsschr.*, 1863. — Bleiweiss, Röll, *Ibid.*, 1854. — Chicoli, *Il med. vet.*, 1864-66. — Roloff, Hertwig, *Magazin*, 1864. — Laridon, *Annal. de Bruxelles*, 1866. — *The Vet.*, 1866. — Galambos, *Oesterr. Vierteljahrsschr.*, 1868. — Serzalow, *Das Veterinärwesen*, 1884.

5° Diagnostic différentiel : *Adam's Wochenschr.*, 1865. — Maresch, *Oesterr. Vierteljahrsschr.*, 1866. — Werner, *Ibid.*, 1867. — Albrecht, *Landwirthschaftl. Zeitung v. Fähling*, 1868. — SCHRADER, *Magazin*, 1873. — WIRGLER, *Oesterr. Vereins-monatsschr.*, 1881. — OEMLER, *Berlin. Archiv*, 1882. — SEMMER, *Deutsche Zeitschr. f. Thiermed.*, 1884. — KALESNIKOW, *Journ. vét. de Charkow*, 1886.

6° STATISTIQUE, HISTORIQUE : KRÜNITZ, *Verzeichniss der vornehmsten Schriften von der Rindviehseuche*, Leipzig, 1767. — *Beitrag zur Geschichte der allgemeinen Viehseuche in der Mark Brandenburg*, Leipzig, 1767. — *Beitrag zur Geschichte der Rindviehseuche in Hannöverschen Altenburg*, 1776. — MARSCHALL, *Geschichte der Hornviehseuche zu Offenbach*, 1778. — FLEISCHMANN, *Geschichte der Rinderpest u. deren Heilung, nebst einem Verzeichniss der vorzüglichsten Schriften über diese Krankheit.* Nürnberg, 1801. — ECKEL, *Oesterr. Vierteljahrsschr.*, 1851. — RÖLL., *Ibid.*, 1862-64-67. — BRAUSER, *Magazin*, 1866. — HERING, *Repertor.*, 1870. — *Annales de Bruxelles*, 1872. — *Adam's Wochenschr.*, 1875. — *Berlin. Archiv*, 1878. — *Supplementshefte*, 1879-80-83. — RÖLL., *Jahresber.*, 1884-87.

7° INOCULATION ET THÉRAPEUTIQUE DE LA PESTE BOVINE : BÖRNER, *Gutachten, die Abwendung u. Cur der in unseren Gegenden abermals grassirenden Hornviehseuche.* Leipzig, 1761. — SALCHOW, *Anweisung, wie der Rinderpestseuche auf die natürlichste Weise abgeholfen werden könne*, Hamburg, 1780. — SCHUHMACHER, *Die sichersten Mittel wider die Gefahrbeim Eintritte der Rindviehseuche*, Berlin, 1793. — CYRIACI, *Prôcautionsmittel gegen die gegenwärtig grassirende Hornviehseuche zum Besten der Publici herausgegeben.* Coburg, 1796. — SCHALLERN, *Versuche über die reizstärkende Curmethode als die durch Erfahrung bestatigte einzige Heilart gegen die Viehpest*, Iena, 1797. — KECH, *Der wahrscheinlichste Weg, die Rinderpest auszurotten*, Leipzig. 1803. — PESSINA, *Anleitung zur Heilung der Rinderpest mit der eisenhaltigen Salzsaüre*, Wien. 1812. — LUX, *Neue Methode der Rindviehpest Schranken zu setzen.* — KARSTEN, *Wie sichern wir uns gegen die wiederkehrende Rindviehpest*, Rostock u. Schwerin, 1814. — JESSEN, *Vergl. sub.*, I, 41. — STEINER, *Entwurf einer Schutzem gegen die Löserdürre.* Brünn u. Olmütz, 1817. — HAYNE. WEHLI, *Oesterr. Vierteljahrsschr.*, 1852. — KERSTING, *Magazin.* 1858. — GURLT. *Ibid.*, 1860. — RÖLL. *Oesterr. Vierteljahrsschr.*, 1861. — RACPACH, *3 u. 4. Bericht aus dem Impfinstitute zu Karlowka f.* 1859-60-65-66-73. — HERAPATH, *The Vet.* 1865. — SCRISSI, *Il med. vet.*, 1865. — BERGER, *Magazin.* 1866. — BARTELS, *Entwicklung des definitiven Schutzes gegen Rinderpest*, Braunschweig, 1867; *Zur Therapie der Rinderpest*, Braunschweig, 1867. — UNTERBERGER, *Adam's Wochenschr.*, 1867; *Magazin*, 1868. — RUEFF, *Repertor.*, 1868. — RENNING, *Die Abwehr der Rinderpest an den Grenzen Deutschlands*, Dresden, 1871. — DÉCLAT, GOUBAUX, BOULEY, *Recueil vét.*, 1871. — WEINMANN, *Adam's Wochenschr.*, 1871. — GERLACH, *Massregeln zur Verhütung der Rinderpest*, Berlin, 1872-75. — ADAM, *Ibid.*, 1873-78. — UNTERBERGER, *Magazin*, 1874. — KLETKE, *Die Massregeln gegen die Rinderpest im deutschen Reiche.* Berlin. 1877. — KLIMA, *Oesterr. Monatsschr.*, 1879. — RUEZOW, *Journ. agricole de Saint-Pétersbourg*, 1880. — PERDAN. *Oesterr. Vereinsmonatsschr.*, 1880. — SETINEC, *Ibid.*, 1881. — MARI, *Ueber die 1882 im Kasan' schen Gouvernement eingeführten Massregeln gegen die Rinderpest*, 1881. — FELDMANN, *Ueber die Anwendung des Pasteur' schen Verfahrens der Schutzimpfungen gegen die Rinderpest.* Moscou, 1884; in *Oesterr. Monatsschr.*, 1886. — PFEIFFER, *Die Schutzimpfungen des vorigen Jahrhunderts*, Weimar, 1886. — CSOKOR, *Oesterr. Revue*, 1887. — JEWSEIENKO, *Journ. vét. de Charkow*, 1886. — SLESAREWSKI, *Ibid.*, 1887. — KOWALEWSKI, *Ibid.*, 1888. — EMELJANOW, *Ibid.*, 1889.

STOMATITE PUSTULEUSE CONTAGIEUSE DU CHEVAL (1).

Nature. — La stomatite pustuleuse contagieuse du cheval est un exanthème infectieux aigu, à marche bénigne, s'accusant par des pustules développées principalement sur la muqueuse buccale.

(1) Ainsi que le professeur Trasbot et nous-mêmes l'avons fait remarquer déjà, Friedberger et Fröhner décrivent ici une affection exanthémateuse qui n'est sans doute pas autre chose que le horsepox localisé sur la muqueuse buccale et le tégument des régions inférieures de la tête. (Voy. Trasbot, *De la gourme ou cariole du cheval*, Paris, 1878, et H. Bouley, *Leçons de pathologie comparée*, Paris, 1882.) (N. D. T.)

Historique. — Il suffit de parcourir les publications vétérinaires pour s'assurer que cette affection est connue depuis longtemps. En 1840, Dard a décrit une inflammation vésiculeuse de la muqueuse nasale, constatée en 1832 sur 15 chevaux d'un même escadron, et qu'on prit d'abord pour la morve aiguë. Sa marche était bénigne et sa durée d'environ 20 jours. H. Bouley, Patté, Reynal, Jacob, ont relaté des faits analogues. Plus tard, en 1856, Hering, qui venait de l'observer à l'état épidémique, en a donné une monographie dans laquelle, après avoir exposé les résultats d'expériences d'inoculation, il étudie le diagnostic différentiel de cette maladie et de la morve aiguë. A la même époque, König l'a aussi décrite en la désignant sous le nom d'*aphtæ ulcerosæ*; il la considérait comme un exanthème contagieux. En 1863, Vimercati l'a signalée sous le titre de *maladie épidémique de la bouche* (*Maulseuche*) du cheval. Sur 90 chevaux de remonte, 20 furent atteints de dermatite, de stomatite, de rhinite et de conjonctivite pustuleuses. Les publications de Palat et Silvestri sur la « variole du cheval » se rapportent évidemment à la même affection. Silvestri identifie l'*impetigo labialis* des vétérinaires allemands à l'état morbide désigné par lui sous le nom de « variole ». Les observations de Sondermann, Immelmann, Eggeling, Haarstick, ont également trait à la stomatite pustuleuse.

Enfin, Eggeling et Ellenberger ont provoqué de nouvelles recherches sur la maladie dont il s'agit, en publiant un travail dans lequel ils la désignent sous le nom de *stomatite pustuleuse contagieuse*.

Étiologie. — Comme l'indique sa dénomination, cette stomatite est éminemment contagieuse. Son virus est fixe; il existe dans la salive et les mucosités buccales; les muqueuses sont beaucoup plus sensibles à son action que la peau. La plupart du temps, il pénètre dans l'organisme à la faveur d'une blessure; cependant, chez le cheval, l'infection peut être le résultat d'un simple contact. Rangées par ordre de réceptivité pour le virus de la stomatite pustuleuse, les différentes espèces se placent dans l'ordre suivant: cheval, bœuf, homme, mouton et porc (Eggeling et Ellenberger). Friedberger a transmis la maladie à la poule. La contamination de l'homme s'opère habituellement par les mains ou les bras.

Par l'inoculation en série sur les animaux, le virus semble s'atténuer (Eggeling et Ellenberger, Friedberger). Sa nature est encore inconnue.

Au point de vue étiologique, la stomatite pustuleuse n'a rien de commun avec la *dermatitis contagiosa pustulosa* (variole canadienne du cheval). (Voy. t. I, p. 498.

Anatomie pathologique. — D'après Eggeling et Ellenberger, les altérations initiales consistent en une infiltration cellulaire inflammatoire du corps papillaire. Macroscopiquement, elles se traduisent par de petites papules : bientôt celles-ci subissent la fonte purulente à leur centre ; les papilles sont détruites. Le processus peut intéresser toute l'épaisseur de la peau ou de la muqueuse affectée ; il peut même s'étendre au tissu conjonctif sous-cutané ou sous-muqueux. Plus tard, lorsque les pustules ainsi formées s'ouvrent, la zone qui les entoure est également le siége d'une infiltration inflammatoire. Les ulcérations se comblent par des granulations partant de leur fond ; l'épithélium se reforme de la périphérie au centre des cicatrices. La guérison complète ne demande qu'une douzaine de jours.

Ces altérations, tantôt isolées, tantôt confluentes, se rencontrent surtout dans la cavité buccale, notamment sur la face interne des lèvres, sur le frein, la pointe et les faces latérales de la langue. Chez certains sujets, on en observe aussi sur la muqueuse du nez et sur la peau des régions voisines.

Lorsque le processus envahit la conjonctive, il y provoque généralement un catarrhe purulent. Dans quelques rares cas, les pustules qui se développent sur les muqueuses sont précédées d'un pointillé rouge (Friedberger).

Symptômes. — La maladie s'accuse tout d'abord par une fièvre légère (39°,5 de température et 60 pulsations), par une rougeur et une chaleur anormales de la muqueuse buccale. En passant le doigt sur les surfaces malades, on perçoit quelques papules isolées ; bientôt il y a du ptyalisme ; des mucosités abondantes s'accumulent dans la bouche. Les animaux se défendent lorsqu'on veut explorer cette cavité. Au début, l'état général est peu troublé et l'appétit est conservé ; plus tard la mastication et la déglutition deviennent très douloureuses, s'accompagnent d'une salivation abondante et de régurgitations. Rarement on observe une température élevée (40 — 41°,5). — Au bout de 2-3 jours, les papules, plus nombreuses et plus volumineuses, blanchissent à leur sommet, se transforment en pustules et s'ulcèrent. Dès le 5e jour, la muqueuse buccale est couverte d'ulcérations à divers degrés de développement. Sur la face interne des lèvres, sur la langue et les gencives, on trouve, isolées ou agminées (rassemblées par groupes de 2 à 7 et quelquefois plus), des proéminences coniques de 2-3 millimètres de hauteur, dont le sommet est transformé en ulcération circulaire étroite, présentant une dépression centrale fortement hyperémiée, luisante, finement granulée ; cette ulcération est entourée d'un anneau gris blanchâtre, gris jaunâtre, offrant l'aspect de l'épithélium brûlé, facile à détacher, qui cache une surface ulcéreuse, saignant au moindre contact et semblable à celle de la partie centrale. A côté de ces lésions existent des plaies formées par la confluence d'un certain nombre de pustules, et qui s'étendent souvent jusqu'au tissu conjonctif sous-cutané.

Des altérations semblables peuvent se remarquer sur la peau de la lèvre supérieure, des joues, du pourtour des naseaux, sur la cloison nasale et à des régions plus éloignées,de la tête, — aux membres antérieurs, par exemple.

La cicatrisation des plaies commence souvent dès le 8ᵉ jour. La durée de la maladie est subordonnée à son intensité. Elle est en moyenne de 14 jours, de 3 semaines au maximum.

En dehors de ces affections locales, on trouve la pituitaire et la conjonctive rouges, infiltrées; la muqueuse oculaire est parfois le siège d'un catarrhe purulent intense. Les ganglions lymphatiques, notamment les sous-maxillaires, sont tuméfiés: on a quelquefois observé un engorgement des ganglions préscapulaires.

Diagnostic différentiel. — S'il est assez difficile de faire le diagnostic de la stomatite pustuleuse, on peut cependant l'établir avec certitude. Dans tous les cas, on a surtout à la différencier des maladies suivantes :

1° La *morve aiguë* et le *farcin*. — On a souvent confondu la stomatite pustuleuse avec cette dernière affection. Il y a trente ans, Hering a fixé les points de repère du diagnostic différentiel. Les méprises sont particulièrement faciles quand il existe en même temps des ulcérations de la pituitaire et de la peau, un écoulement nasal, une tuméfaction dure et indolore des ganglions lymphatiques, et lorsque la contagiosité est manifeste. Il est à supposer qu'à l'époque où la stomatite contagieuse n'était pas connue, beaucoup de chevaux atteints de cette affection étaient considérés comme morveux. Les données suivantes permettent la distinction :

a. La stomatite pustuleuse a une marche bénigne.

b. Son appareil clinique est différent de celui de l'affection morvo-farcineuse.

c. Lors de stomatite pustuleuse avec ulcérations cutanées, celles-ci ne siègent pas exclusivement le long des vaisseaux lymphatiques, comme les chancres du farcin; elles ne sont pas rangées en séries moniliformes et leur pourtour n'est pas taillé à pic, induré, phagédénique. Eparses, de forme circulaire, on les trouve ordinairement recouvertes d'une croûte brune, solide; leur fond est tapissé d'une couche de granulations; sur leurs bords, on remarque une néoformation épithéliale active; enfin elles guérissent en 8-12 jours.

d. Les ulcérations développées sur la pituitaire siègent exclusivement au voisinage des naseaux; elles se distinguent des chancres morveux par leurs caractères semblables à ceux des lésions cutanées.

e. L'inoculation provoque la stomatite pustuleuse, jamais la morve: chez le bœuf, surtout quand elle est pratiquée sur la muqueuse vaginale, elle réussit à peu près sûrement.

2° La *variole* du cheval. — C'est la maladie qui offre le plus d'analogie avec la stomatite pustuleuse; le principal signe diagnostique est la différence de localisation : le horsepox s'observe de préférence dans le pli du paturon.

3° L'*ulcération folliculaire*. — On lui rattachait autrefois la stomatite pustuleuse contagieuse, mais elle n'a rien de commun avec cette dernière, quant à sa nature. Dans la stomatite pustuleuse, les ulcérations ne siégent pas exclusivement au niveau des follicules; on les remarque aussi en des points où il n'existe pas de glandules.

4° L'*herpès labial*. — Au cours de cette affection, on ne constate ni pustules. ni ulcérations.

5° Les *stomatites catarrhale, aphteuse, traumatique et ulcéreuse*. — Elles ne se propagent ni à la peau, ni à la muqueuse nasale, et n'entraînent pas la tuméfaction des ganglions lymphatiques. Dans leur évolution, elles n'ont pas la régularité typique de la stomatite pustuleuse ; enfin elles ne sont pas transmissibles.

6° L'exanthème coïtal et la dourine méritent à peine d'être mentionnés, car, jusqu'alors, on n'a observé sur la muqueuse génitale les altérations caractéristiques de la stomatite pustuleuse qu'après l'inoculation expérimentale (?).

Pronostic. — Il est peu grave. Jamais la maladie n'a entraîné la mort.

Traitement. — Comme tous les exanthèmes aigus, cette stomatite suit une marche typique ; l'*indicatio morbi* fait donc défaut. Le traitement symptomatique consiste à lotionner les ulcérations à l'aide de solutions désinfectantes : crésyl, alun, sulfate de fer, chlorate de potasse, etc. — La maladie étant très contagieuse, il importe de prendre des mesures prophylactiques.

Bibliographie. — Dard, *Recueil vét.*, 1840. — Bouley et Patté, *Ibid.*, 1843. — Goux, *Ibid.*,1844. — Reynal, *Ibid.*, 1849. — Jacob, *Journ.de Lyon*, 1849.— H. Bouley, *Recueil vét.*, 1855. — König, *Mittheil. aus dem Preuss. Staat*, 1855-56. — Hering, *Reperior.*, 1856. — Vimercati, *Il med. vet.*, 1863. — Palat, *Journ. de méd. vét. milit.*, 1865. — *Magazin von Gürlt u. Hertwig.*, 1866. — Sondermann, *Adam's Wochenschr.*, 1874. — Silvestri, an. in *Thierarzt*, 1875. — Immelmann, Eggeling, Haarstick. *Preuss. Mittheil.*, 1877-78. — Eggeling u. Ellenberger, *Berlin. Archiv*, 1878. — Mans, *Annal. de méd. vét.*, 1879. — Friedberger, *Deutsche Zeitschr. f. Thiermed.*, 1879; *Adam's Wochenschr.*, 1880. — Polansky, *Oesterr. Vereinsmonatsschr.*, 1880. — Möbius, *Archiv f. Thierheilkde*, 1881. — Leonhardt, *Thierarzt*, 1881. — Perdan, *Oesterr. Vereinsmonatsschr.*, 1882. — Adams, *The vet. Journ.*, 1882. — Rieffel, Zündel, *Zündel's Ber.*, 1832. — Friedberger, *Münch. Jahresber.*, 1882-83-86-87. — Zschokke, *Schweizer Archiv*, 1884. — Holst, *Berlin. Archiv*, 1885. — Burke, *The Vet.*, 1885. — Greswell, Mariott, *The vet. Journ.*, 1885.

AFFECTIONS DIPHTÉRITIQUES DES ANIMAUX DOMESTIQUES.

Généralités sur le terme diphtérite. — On donne le nom de diphtérite à une forme particulière de l'inflammation des muqueuses, caractérisée par une exsudation fibrineuse s'effectuant dans la trame des tissus et entraînant leur nécrose, ou par un processus mixte exsudatif et nécrosique. Un fait anatomique essentiel distingue les phlegmasies diphtéritique et croupale : celle-ci est superficielle, elle provoque la formation de membranes fibrineuses qui se détachent facilement, mais jamais elle n'envahit les couches profondes de la muqueuse.

La diphtérite des muqueuses, telle que nous venons de la concevoir, ne constitue pas une entité clinique. Ses causes sont multiples. Elle peut être produite sous l'influence d'une pression mécanique (dans la coprostase, par exemple). Un grand nombre de substances chimiques, mais particulièrement les caustiques, peuvent déterminer une nécrose diphtéritique de ces membranes. Des processus semblables sont engendrés par une foule d'agents infectieux. Chez nos animaux domestiques, on en observe au cours de la peste bovine, de la fièvre catarrhale maligne du bœuf, de la peste du porc, de la morve aiguë, de la fièvre pétéchiale, de la « maladie de reniflement » du porc, de la septicémie puerpérale, de la grégarinose des volailles. Par l'inoculation de certains microbes, Heubner a produit expérimentalement sur les animaux des inflammations diphtéritiques locales.

Chez l'homme, la diphtérite envisagée au point de vue clinique est tout aussi variée dans sa nature. Aussi, et depuis longtemps, les médecins l'ont-ils divisée en *primaire* et *secondaire*. La diphtérite primaire ou simplement *diphtérie* est une maladie infectieuse, autonome, surtout caractérisée par une inflammation spécifique de la muqueuse de l'arrière-bouche. Mais des angines diphtéritiques s'observent également au cours d'un bon nombre d'autres infections: scarlatine, rougeole, variole, érysipèle, coqueluche, etc.; ces dernières portent le nom de *diphtérites secondaires*.

Généralités sur la diphtérie des animaux et la diphtérie de l'homme. — Déjà dans la première édition de cet ouvrage, nous avons, en maints endroits, insisté sur ce fait que les maladies diphtéritiques des animaux n'ont aucune relation avec la diphtérie de l'homme. On n'a jamais réussi à transmettre celle-ci aux animaux, avec ses qualités de maladie infectieuse spécifique; d'autre part, il n'existe aucune observation authentique de contamination de l'homme par les animaux atteints de diphtérie. Si l'on examine attentivement la valeur des « cas de transmission de la diphtérie des volailles à l'homme ». on reconnaît qu'ils reposent sur des probabilités ou sur de simples hypothèses ne pouvant s'expliquer que par une ignorance complète des choses de la pathologie vétérinaire. Presque tous sont marqués du cachet de l'erreur. Seul, celui de Gerhardt, dans lequel les deux tiers des personnes préposées aux soins à donner à des poules atteintes de diphtérie (dans un établissement d'élevage de volailles) auraient été prises d'angine diphtéritique, mériterait d'être discuté; mais ce fait que Gerhardt a cité, il ne l'a pas observé lui-même. Si la contamination de l'homme par la poule était possible, on en constaterait de nombreux exemples, étant donnée la fréquence de la diphtérie des espèces volatiles. Nous avons examiné des centaines de poules diphtéritiques, sans jamais noter un seul cas de contamination sur nous-mêmes ou sur les personnes chargées de soigner les malades. Les animaux domestiques ne sont atteints d'aucune maladie infectieuse identique à la diphtérie humaine, et, au point de vue étiologique et clinique, la diphtérie de la poule est essentiellement différente de celle de l'homme.

D'ailleurs, ainsi que nous venons de le dire, jamais cette dernière n'a pu être transmise expérimentalement aux animaux. Les inoculations faites par Colin sur le porc, par Harley sur le chien, par Pentzold sur le lapin, la poule, le pigeon, par Esser sur le veau, sont toutes restées sans résultat. Löffler n'a pas réussi non plus à la transmettre aux animaux, et ses recherches bactériologiques ont établi que les produits inflammatoires de la diphtérie de l'homme, des diphtéries aviaire et vitulaire, renferment des microorganismes différents.

Oertel, Jaffe, Letzerich, Nassiloff, Eberth, Thomasi, Frisch, Trendelenburg et autres, qui ont prétendu avoir obtenu des résultats positifs, n'ont en réalité transmis que des affections nécrosiques des muqueuses et des infections aiguës du sang.

La production expérimentale d'une inflammation diphtéritique des muqueuses serait du reste insuffisante à établir l'identité de ces processus; des phlegmasies diphtéritiques de ces membranes peuvent, en effet, être produites par des microorganismes très différents. Jamais, par des inoculations aux animaux, on n'a provoqué un tableau clinique répondant à celui de la diphtérie humaine. Emmerich a déclaré avoir rencontré le même microbe dans les produits diphtéritiques provenant de l'homme et du pigeon; mais cette assertion demanderait à être contrôlée, d'autant plus qu'à l'heure actuelle l'agent infectieux de la diphtérie humaine n'est pas déterminé.

La **diphtérie de l'homme** est une maladie infectieuse aiguë habituellement localisée dans l'arrière-bouche et le larynx, où elle se traduit par une inflammation spécifique de la muqueuse. L'agent de cette infection est encore inconnu (1. Löffler incrimine un bacille, Oertel un microbe ovoïde,

1) Roux et Yersin (de l'Institut Pasteur) ont démontré (1889) que le Bacille décrit par Klebs et Löffler est bien l'agent spécifique de la diphtérie humaine. Ce Bacille n'envahit pas l'organisme; on ne le trouve ni dans le sang, ni dans les parenchymes des sujets morts de diphtérie; il ne franchit pas les limites des foyers phlegmasiques qu'il a provoqués sur la muqueuse atteinte. Cantonné là, il élabore des poisons et tue par intoxication. — Roux et Yersin ont cultivé le Bacille de Klebs-Löffler. L'inoculation des cultures au lapin, au cobaye, au pigeon et à la poule, a provoqué un état morbide dont le tableau symptomatique était absolument celui de la diphtérie humaine. Les animaux qui ne succombaient pas rapidement présen-

Emmerich une bactérie, Aufrecht un microcoque que l'on rencontrerait également dans les lésions de la pneumonie croupale et de la fièvre puerpérale. Tous ces auteurs considèrent le microbe qu'ils ont découvert comme l'agent pathogène de la diphtérie. — Celle-ci atteint de préférence les enfants (jusque vers l'âge de dix ans). Extrêmement contagieuse, elle semble débuter sous forme d'une affection locale de la gorge. Après une période d'incubation de deux à cinq jours, on observe des troubles généraux (fièvre, malaise général, mal de tête) et des symptômes dysphagiques. La muqueuse du voile du palais est rouge, les amygdales sont tuméfiées ; bientôt apparaissent, sur la muqueuse de la gorge (amygdales, luette, voûte palatine), des exsudats gris blanchâtre, très adhérents, et une forte tuméfaction des ganglions lymphatiques voisins. Plus tard, le processus envahit la muqueuse du larynx et provoque un rétrécissement de ce conduit (dyspnée, suffocation) ; il peut se propager à la muqueuse des bronches et des bronchioles. On observe en outre les symptômes d'une infection septique générale. Comme complications, on remarque : l'extension de l'inflammation diphtéritique aux muqueuses nasale, buccale, intestinale, à la cavité du tympan, à la conjonctive ; des tuméfactions articulaires, la myocardite, la néphrite ; la paralysie du voile du palais, des cordes vocales, des muscles oculaires, pharyngiens, plus rarement des muscles des membres, enfin l'ataxie. — Le chiffre de la mortalité est très élevé.

Bibliographie. — HARLEY, *The Vet.*, 1859. — BUHL, *Zeitschr. f. Biologie*, Bd III. — HÜTER, *Med. Centrabl.*, 1868. — OERTEL, *Archiv f. klin. med.*, 1871. — WEISSE, *Adam's Wochenschr.*, 1871. — BRUSASCO, *Il med. vet.*, 1872. — EBERTH, *Zur kenntniss der bacteritischen Mykosen*, 1872. — MAILE, *Repertor.*, 1874. — HETZEL, *Ibid.*, 1875. — NASILOFF, *Virch. Archiv*, Bd L. — CLASSEN, *Ibid.*, Bd LII. — WEIGERT, *Ibid.*, Bd LXX u. LXXII. — LETZERICH, *Schmidt's Jahrbucher*, Bd CLIX. — EBERTH, *Virch. Arch.*, 1880. — OERTEL, *Zur Aetiologie der Diphtherie*, 1881. — FLEMING, *The vet. Journ.*, 1881. — HEUBNER, *Die experiment. Diphterie*, 1883. — EMMERICH, *Deutsche med. Wochenschr.*, 1884. — LÖFFLER, *Mittheil. des kaiserl. Gesundheitsamtes*, 1884. — COLIN, *Compt. rend. de l'Acad. des Sciences et Recueil vét.*, 1885. — AUFRECHT, *Pathol. Mittheil.*, 1886. — FLÜGGE, *Die Mikroorganismen*, 1886. — BABES, *Progrès méd.*, 1886. — SÖRENSEN, *Baumgarten's Jahresber.*, 1886. — NIKOLSKI, *Journ, vét. de Charkow*, 1886. — RICHTER, *Oesterr. Vereins monatsschr.*, 1886. — GIPS, *Berlin. Archiv*, 1886. — BÖING-UERDINGEN, *Deutsche med. Wochenschr.*, 1886. — PÜTZ, *Oesterr. Zeitschr. f. wissenschaftl. Veterinärkde*, 1887. — PENTZOLDT, *Deutsche Arch. f. klin. Med.*, 1887. — RIBBERT, *Med. Centralbl.*, 1887. — TEISSIER, *Compt. rend.*, 1887 ; — TEISSIER et MAREY, *ibid.*, et *Annal. de Bruxelles*, 1887. — *Berlin. Archiv.*, 1887. — ESSER, *Thiermed. Rundschau*, 1888. — ZÜRN, *Die pflanz. Parasiten*, 1889.

I. — INFLAMMATION CROUPO-DIPHTÉRITIQUE DES MUQUEUSES CHEZ LES VOLAILLES DOMESTIQUES.

Considérations générales. — La diphtérie des oiseaux ne constitue pas une espèce morbide simple au point de vue étiologique. On doit y reconnaître, en effet, deux formes à peu près semblables dans leurs symptômes, mais essentiellement différentes par leur nature :

taient des phénomènes paralytiques. L'injection à dose massive (20-40 c. c.) du produit obtenu par filtration sur porcelaine des cultures diphtéritiques déterminait les mêmes accidents et la mort. — Behring et Fränkel ont fait connaître des procédés permettant de conférer, aux animaux susceptibles, l'immunité contre la diphtérie humaine. (*Annal. de l'Institut Pasteur*, 1888 ; *Recueil vét.*, 1889 et 1891 ; *Deutsch. med. Wochenschr.* et *Berlin. Klin. Wochenschr.*, 1890.)   (N. D. T.)

A. *Une inflammation croupo-diphtéritique des muqueuses, très probablement d'origine microbienne.*

B. *Une inflammation croupo-diphtéritique des muqueuses, produite par des Grégarines.*

La première a des caractères anatomo-pathologiques spéciaux ; en outre, malgré sa contagiosité subtile (cohabitation), il est fort difficile de la transmettre par l'inoculation. Très peu d'expériences ont donné des résultats positifs (Trinchera). Au contraire, la diphtérie grégarineuse s'inocule avec la plus grande facilité.

On pourrait établir dans la diphtérie aviaire un troisième groupe comprenant les inflammations produites par les Cercomonades. Dans les couches profondes d'exsudats jaunâtres provenant de poules atteintes de croup du pharynx, de l'œsophage et du jabot, Rivolta a trouvé des milliers d'infusoires ovoïdes qu'il a considérés comme les agents essentiels de l'inflammation pseudo-croupale, et auxquels il a donné le nom de *Cercomonas gallinarum.* Zürn a rencontré les Cercomonades sur le pigeon ; elles avaient déterminé une inflammation légère et un exsudat jaunâtre, gélatiniforme, peu adhérent à la muqueuse.

Nous ne pouvons partager la manière de voir de Zürn au sujet de l'identité des deux formes que nous venons de reconnaître aux inflammations diphtéritiques. Cet auteur admet que dans la diphtérie provoquée par les Grégarines, celles-ci disparaissent après avoir donné naissance à des micrococques et à des bactéries capables de déterminer une inflammation diphtéritique microbienne. Il s'agirait ainsi, non de deux espèces morbides, mais seulement de deux périodes évolutives différentes et successives d'une même maladie. Dans la diphtérie microbienne, nous n'avons jamais trouvé de Grégarines, bien que leur constatation soit des plus faciles. — Tout récemment, Pfeiffer a établi une théorie nouvelle d'après laquelle la diphtérie de la poule serait produite par des Flagellés (Protozoaires). La diversité des caractères anatomo-pathologiques de l'affection serait due à ce qu'on les observe à différentes périodes de développement des Flagellés. Le rôle des microbes serait tout à fait accessoire. Nous ne pouvons nous rallier à la théorie de Pfeiffer. Aux diverses phases de la diphtérie microbienne, il nous a été impossible de découvrir les Protozoaires incriminés par cet auteur.

A. INFLAMMATION CROUPO-DIPHTÉRITIQUE DES MUQUEUSES, TRÈS PROBABLEMENT D'ORIGINE MICROBIENNE.

Étiologie. — Cette première forme principale de l'inflammation diphtéritique des muqueuses, dans son acception la plus compréhensive, constitue, après le choléra, la maladie épidémique la plus redoutable des espèces aviaires. Nous ne la connaissons que depuis 1860, époque où elle a été signalée par Leisering. D'après Zürn, c'est Russ (1861) qui en a tracé la première description. Les nombreuses publications des vétérinaires italiens et français, ainsi que certaines données étiologiques dont il sera question plus loin, semblent indiquer que l'Italie et la France représentent les foyers principaux et primitifs de cette épidémie dévastatrice, qui a été importée en Allemagne.

Quelques auteurs ont cru d'abord qu'elle était de nature tuberculeuse ; plus tard on l'a considérée comme du *croup vrai*, de la *diphtérie vraie*, comme une inflammation croupo-diphtéritique. Quand on eut trouvé dans les produits inflammatoires divers microbes, on attribua à ceux-ci un rôle pathogène. Tout récemment encore, on a accusé plusieurs microorganismes, sans donner la démonstration de leur activité spécifique. Pour la diphtérie de la poule, Rivolta a incriminé deux espèces particulières de Champignons *Epitheliomyces croupogenus*, qui se développent sur la peau et les muqueuses ; ils ne végètent pas dans les tissus ni dans le sang, fait qui peut être opposé à l'infection cocco-bactérienne du sang dans la diphtérie humaine. Chez des pigeons diphtéritiques, dans les exsudats et dans le foie, Löffler a trouvé, à côté d'espèces microbiennes multiples, des bâtonnets à extrémités arrondies, un peu plus longs et plus minces que ceux de la septicémie des lapins. Il a pu les cultiver. Par l'injection sous-cutanée des cultures, il a provoqué des inflammations nécrosiques. Chez la souris, il a déterminé un processus infectieux à caractères typiques, et sur deux pigeons, avec une culture obtenue en ensemençant du tissu hépatique d'une souris infectée, il a produit une inflammation spécifique de la muqueuse buccale. Toutefois, Löffler n'ayant pu s'assurer de la constance de ces bâtonnets dans les lésions diphtéritiques du pigeon, n'a pas formulé de conclusion rigoureuse au sujet de leur rôle pathogène.

Animaux atteints. — La maladie sévit presque toujours à l'état épizootique. Elle atteint de préférence les poules et les pigeons des races cultivées de provenance italienne ou française. En Allemagne, les poules indigènes ont peu à en souffrir. Les jeunes oiseaux y sont plus exposés que les sujets adultes. En dehors des gallinacés (poule, dindon, pintade, paon, faisan) et du pigeon, elle s'observe encore sur les perroquets et les palmipèdes.

La grande extension qu'a prise la diphtérie dans ces derniers temps tient surtout aux nombreuses importations d'animaux des races étrangères améliorées. Les fréquentes exhibitions de volailles (concours agricoles), durant lesquelles on n'observe pas toujours les mesures prophylactiques nécessaires, contribuent également pour une bonne part à sa propagation.

Symptômes. — L'appareil clinique de l'inflammation diphtéritique microbienne des muqueuses est extrêmement complexe et polymorphe. Il dépend surtout du siège de l'affection. Celle-ci peut évoluer sur la muqueuse de la bouche et de l'arrière-bouche, sur la pituitaire et la membrane de revêtement des sinus, sur la muqueuse de la poche lacrymale et la conjonctive : de la cavité buccale, elle peut s'étendre au larynx, à l'arbre trachéal, aux alvéoles pulmonaires ; dans certains cas, elle se fixe sur la muqueuse intestinale :

dans d'autres, elle envahit la peau. Ces localisations se rencontrent isolées ou coexistantes.

1° *Symptômes généraux.* — Chez les animaux âgés et robustes, l'état général est indemne ou peu altéré au début. Bien souvent les altérations locales sont déjà très avancées quand l'état des sujets attire l'attention (contrairement à ce qui s'observe dans la diphtérie de l'homme). L'hyperthermie n'est jamais en rapport avec l'extension des processus locaux ; c'est là une remarque sur laquelle nous devons insister, car l'assertion opposée a été soutenue (1).

Plus tard, on observe des signes de troubles circulatoires et d'un alanguissement de la nutrition générale, puis la consomption avec son cortège habituel. La crête et les lobes maxillaires (barbillons) sont généralement secs, tantôt chauds, tantôt froids; les muqueuses sont pâles, les plumes hérissées. Les malades cessent de manger et de pondre; tristes, faibles, les ailes pendantes, ils se tiennent à l'écart, se laissent prendre sans réagir et sans chercher à fuir. Vers la fin, la température générale s'abaisse. A certains moments, on peut remarquer des signes d'excitation cérébrale qui font rapidement place à un coma profond.

2° *Diphtérie de la bouche et de l'arrière-bouche.* — A son début, cette localisation passe généralement inaperçue. Alors, on peut cependant noter de l'hyperémie et une tuméfaction légère de la muqueuse affectée. Bientôt (quelquefois en 24 heures) celle-ci se recouvre d'un enduit semblable à du givre ; ce revêtement devient rapidement plus épais, plus résistant, luisant, caséeux; ensuite il prend l'aspect d'une pseudo-membrane pouvant acquérir une épaisseur de 1^{mm} à $1^{mm}5$, d'une coloration jaune sale, puis brunâtre ; sa consistance est sèche, friable; plus tard elle est rugueuse à sa surface et fendillée.

Ordinairement l'encolure et la tête sont tendues; le malade respire par le bec entr'ouvert. La préhension et la déglutition sont plus ou moins difficiles.

Les fausses membranes ne sont pas uniformément disséminées sur les muqueuses envahies. Elles siègent de préférence sur le palais et son voile, sur la face inférieure, le frein et la pointe de la langue, sur les commissures du bec, les joues, et dans la partie supérieure du larynx. De la commissure du bec, l'affection se propage quelquefois à la peau.

Les exsudats diphtéritiques récents adhèrent fortement à la muqueuse sous-jacente ; en les enlevant, on met à nu une plaie ulcéreuse plus ou moins profonde, irrégulière, rouge, saignante, dont les

(1 Sur sept poules indigènes en parfaite santé, nous avons noté une température variant de 41°,7 à 42°,3 C. ; sur deux autres, elle oscillait entre 42°,4 et 42°,6°. Dans sa « Physiologie des animaux domestiques », Munk donne, comme température normale de la poule, 42°. — Sur les volailles diphtéritiques, Trinchera a constamment trouvé une température comprise entre 41°,6 et 42°,5°.

(N. D. A.)

bords semblent rongés, dont le fond est granuleux, hérissé de fines villosités ; leur couche profonde est pénétrée de houppes vasculaires ; souvent, en les arrachant, on déchire des vaisseaux et l'on provoque une petite hémorragie.

A une période plus avancée, ces exsudats peuvent se détacher. A leur niveau, tantôt la muqueuse est intacte, tantôt elle présente des ulcérations chancreuses, des pertes de substance profondes, même une destruction nécrosique en certaines régions (pointe de la langue, par exemple).

3° *Diphtérie de la pituitaire et de la membrane qui tapisse les cavité s accessoires du nez.* — Au début, il s'écoule des narines un liquide séreux, qui devient ensuite visqueux, jaune sale ; en se desséchant, il obstrue partiellement ces orifices et les cavités nasales. Si l'on comprime l'une des ailes cartilagineuses du nez, on fait sourdre de la narine correspondante un liquide séreux, muqueux, laiteux ou purulent, selon la période de l'affection. La respiration est pénible, sifflante ; les malades agitent fréquemment la tête et sont pris d'éternuements suivis d'expulsion de masses muqueuses. La fissure palatine est quelquefois remplie de productions diphtéritiques.

Très souvent le processus morbide se propage à la membrane de revêtement du sinus infra-oculaire. D'ordinaire cette inflammation des sinus n'existe que d'un côté. Au-dessous de l'angle interne de l'œil et en arrière de la racine du bec, on remarque un gonflement des parties molles, qui sont hyperémiées, œdémateuses (œdème collatéral). Cette région est chaude, très sensible à la pression ; il y a du *jetage* du côté correspondant. Avec le temps, la tuméfaction augmente, s'étend sous le globe oculaire et en arrière ; finalement elle peut acquérir la moitié du volume d'une noix. L'os palatin correspondant s'hypertrophie, surtout dans le sens transversal ; il saille fortement dans l'intérieur de la cavité buccale. A une période plus avancée, la région infra-oculaire est très tendue et dure. Lorsqu'on l'explore de bonne heure, on y trouve un liquide crémeux, épais, blanchâtre, ou des masses caséeuses jaunâtres et molles. Plus tard son contenu est sec, grumeleux ; tantôt il est disposé en couches concentriques minces, tantôt il forme des blocs plus ou moins volumineux ; il peut devenir très abondant et entraîner une dilatation considérable du sinus, dont le diamètre atteint 2, 3 et même 4 centimètres. Les tissus mous du voisinage sont refoulés, le globe oculaire est saillant, le palais se bombe, les os se dépriment, la tête est difforme. Les malades peuvent à peine fermer le bec et prendre un peu de nourriture.

4° *Diphtérie du larynx et de la trachée.* — Souvent il existe des productions diphtéritiques dans le larynx, la trachée et dans les tissus qui les entourent. Chez les volailles, notamment chez les grosses poules, il est facile d'explorer ces régions. Suivant l'épaisseur des fausses membranes et le degré de rétrécissement du larynx, on observe les signes d'une dyspnée plus ou moins intense ; la respiration est profonde, pénible, quelquefois *pompante ;* le bec est largement ouvert ; on entend des bruits sifflants ou frémissants particuliers, accompagnés de râles humides et de toux. Les exsudats expectorés s'accumulent dans l'arrière-bouche, puis ils sont rejetés par le bec entr'ouvert et viennent souiller la partie antérieure du corps. En se décomposant, ils produisent l'odeur fade désagréable que l'on perçoit à distance des sujets malades. La mort peut survenir par asphyxie.

5° *Diphtérie oculaire.* — Aux yeux, l'affection débute par les symptômes d'une phlegmasie conjonctivale. L'hyperémie du stade initial est bientôt accompagnée d'un catarrhe muco-purulent ; des sécrétions s'accumulent dans l'angle interne de l'œil, puis s'écoulent au dehors. Les paupières et les tissus voisins sont œdématiés et chauds. Souvent on trouve les voiles palpébraux agglutinés ; en les écartant on donne issue à des produits inflammatoires séreux, purulents ou caséeux, ces derniers moulés sur le globe oculaire et présentant une forme semi-lunaire ou lenticulaire.

Lorsque le mal est abandonné à lui-même, l'œil s'atrophie sous la pression permanente de l'exsudat, ou il est envahi par le processus diphtéritique qui y produit vite des destructions graves (panophtalmie). De la sclérotique, la phlegmasie s'étend d'abord à la cornée qui devient trouble, œdémateuse (kératite parenchymatense), et se recouvre souvent d'un exsudat de forme conique, lequel augmente rapidement d'épaisseur et écarte les paupières. La cornée suppure et se perfore. Dans la plupart des cas, il se développe une panophtalmie purulente qui aboutit à l'atrophie du globe oculaire.

6° *Diphtérie intestinale.* — Dans l'intestin, la diphtérie provoque une inflammation catarrhale plus ou moins intense et une forte infiltration de la muqueuse. En général, cette affection intestinale apparaît tardivement ; précédée des autres localisations, elle est la dernière étape du processus, l'anneau terminal de la chaîne symptomatique. Cependant, d'après Zürn, elle surviendrait de bonne heure sur les palmipèdes et le dindon. Elle se traduit par l'aggravation de tous les troubles généraux, par une diarrhée fétide, séreuse, muqueuse, purulente ou hémorragique. Ce flux intestinal entraîne l'insensibilité, l'apathie, l'épuisement. Lorsqu'il devient très abondant, la mort est proche (Zürn).

7° *Diphtérie cutanée* — L'extension de la diphtérie microbienne à la peau ne se produit qu'au voisinage des orifices naturels (autour des paupières, des commissures du bec, de l'anus, du conduit auditif externe). A ces régions, on peut observer sur le tégument des pertes de substance ulcératives. — Les néoformations tuberculiformes de la peau rentrent dans le domaine de la diphtérie grégarineuse.

Anatomie pathologique. — Les cadavres sont anémiques, émaciés. En dehors des lésions constatées pendant la vie, on peut trouver, accumulées dans les bronches, des masses blanc jaunâtre, semi-liquides, ou des matières solides, granuleuses : les canaux bronchiques sont parfois complètement obstrués, le parenchyme pulmonaire est atélectasié ou œdématié. Plus souvent il existe un catarrhe trachéo-bronchique et une pneumonie catarrhale diffuse. La péricardite cellulo-fibrineuse avec ecchymoses sous-péricardiques et la tuméfaction parenchymateuse de certains organes (foie) ne sont pas des altérations rares. L'entérite catarrhale est habituellement localisée sur les portions antérieures de l'intestin. Zürn a trouvé le cæcum et le rectum remplis d'un exsudat jaunâtre, disposé en couches concentriques et fortement adhérent à la muqueuse ; celle-ci est souvent le siège d'une destruction ulcérative.

Tous les exsudats ont la même constitution microscopique. Celui des poches lacrymales est caséeux, mou, principalement formé de globules de pus, de cellules rondes semblables aux leucocytes en voie de dégénérescence ; ces éléments, dont les dimensions varient de 6 à 9 μ, se détruisent rapidement. On y trouve en outre de nombreux microbes et notamment des *cocci*. La solution de violet de méthyle permet d'y constater, en quantité infinie, de petits microcoques uniformes. Les bactéries semblent être beaucoup moins nombreuses. Les exsudats récents provenant de la bouche et de l'arrière-bouche offrent les mêmes particularités histologiques ; l'épithélium pavimenteux desquamé y est toutefois plus abondant. Ceux des sinus et des bronches possèdent encore la même composition. Dans toutes les productions diphtéritiques, même dans les fausses membranes récentes, les cellules rondes sont vite transformées en un détritus finement granuleux, ce qui explique les caractères microscopiques variables des exsudats suivant leur âge.

Marche. — La marche de la diphtérie des muqueuses est lente, chronique, et la mort ne survient généralement qu'au bout de plusieurs semaines ou même de quelques mois [1]. Les expériences d'inoculation qui ont donné des résultats positifs confirment cette assertion. En employant des mucosités nasales,

---

(1) Les expériences faites par le professeur Colin sur le diphtérie avaire (1883-84) ont appris que la durée de cette affection atteint quelquefois deux années (*Recueil vét.*, 1885). — Mégnin a reconnu que la diphtérie œsophagienne du pigeon est compatible avec toutes les apparences de la santé. Ce fait donne l'explication de la perpétuation de cette maladie dans les colombiers. Ce sont les parents eux-mêmes qui la transmettent à leurs petits, en leur dégorgeant dans le bec les substances qui constituent leur première alimentation. (*Compt. rend. de la Soc. de Biologie*, 1891).

Trinchera a noté une période latente d'une durée de sept à vingt jours, puis les symptômes augmentaient lentement d'intensité pour atteindre leur maximum en 8-15 jours. Les animaux robustes étaient rétablis au bout d'environ deux mois. — Les poulets et les pigeons font exception à la règle ; ils peuvent succomber rapidement.

Pronostic. — D'une manière générale, le pronostic est grave. Cependant, pour le pigeon et les poules indigènes, robustes, bien nourries, il est relativement favorable ; on peut en dire autant lorsque l'affection reste localisée à l'arrière-bouche. D'ordinaire la guérison est difficile à obtenir ; très souvent elle n'est qu'apparente : des foyers morbides subsistent au sein desquels le mal continue à évoluer. Ce fait permet de comprendre comment des oiseaux qui semblent guéris et sont remis parmi les autres contaminent ces derniers. L'épidémie peut ainsi se propager insidieusement. — Le chiffre de la mortalité est de 50 à 70 p. 100.

Traitement. — La prophylaxie joue le rôle le plus important. Elle commande d'examiner tout animal nouvellement acheté, de le tenir isolé pendant plusieurs jours, de ne pas participer aux expositions d'oiseaux non soumises à une surveillance sanitaire. Il faut en outre observer attentivement les différents sujets des volières infectées, afin de saisir les premiers symptômes du mal (écoulement nasal, larmoiement, etc., de surprendre la diphtérie à son début. On doit séparer les animaux sains des malades, tenir les locaux parfaitement propres, les nettoyer de temps à autre avec l'acide phénique, le sublimé, le crésyl, la lessive, etc., détruire les cadavres et désinfecter les ustensiles employés dans la basse-cour.

Lorsque la maladie est reconnue, il importe de la combattre sans retard. Des soins assidus et de la persévérance constituent, ici encore, les conditions les plus importantes de la réussite. Le nombre des médicaments préconisés est considérable. Parmi eux, les désinfectants tiennent la première place : acide phénique, créosote, goudron, crésyl, chlorate de potasse, chlorure de chaux, teinture d'iode, acide salicylique, acide borique, sulfate de fer, solution de perchlorure de fer, tannin, essence de térébenthine, potasse caustique, nitrate d'argent, acide lactique, etc. Tous ces agents peuvent être employés isolément ou associés entre eux.

Le sublimé à 1-2 p. 1000 et le crésyl à 1-2 p. 100 se sont montrés très efficaces dans les cas où le processus est localisé. Le détachement des fausses membranes n'est indiqué que si elles sont peu adhérentes, que si l'opération peut être faite sans entraîner d'hémorragie (pigeon). Nous ne saurions recommander l'arrachement des exsudats et l'emploi des caustiques ; ces moyens sont presque toujours nuisibles. Les tumeurs des sinus seront incisées et les hémorragies arrêtées par un tampon d'ouate imbibé d'une solution de perchlorure de fer. — Les fumigations de goudron ont donné des succès dans le traitement

de l'affection des voies respiratoires. Zürn recommande *intus et extra*
le mélange suivant : décoction de feuilles de noisetier 15 gr. pour
1 litre d'eau) 150 grammes; glycérine 20 grammes; chlorate de
potasse 5 grammes : acide salicylique 0ᵍʳ,5 dissous dans 15 grammes
d'alcool absolu. Aux grands oiseaux. on administre journellement
1-2 cuillerées à café ou à soupe, suivant la taille ; au pigeon 1/4 à
1 2 cuillerée à café; en outre. deux ou trois fois par jour, on lotionne
les régions malades avec la même solution. — Contre l'affection intestinale. on dirige le tannin ou le sulfate de fer (en solution à 1-2 p. 100
ou en pilules faites avec du beurre et du pain); les doses sont :
pour le pigeon, 0ᵍʳ,3 à 0ᵍʳ,6 ; pour la poule 0ᵍʳ,6 à 1ᵍʳ,2; pour l'oie 0ᵍʳ,6 à
2 grammes.

Le remède de Richard a pour composition :

Chlorate de potasse	7,5
Acide salicylique	1,5
Glycérine	15,0
Sirop simple teint en vert	130,0

A appliquer sur les fausses membranes de la bouche à l'aide du pinceau.

B. — INFLAMMATION DIPHTÉRITIQUE DES MUQUEUSES PRODUITE PAR DES GRÉGARINES (COCCIDIES).

Étiologie. — Les Grégarines ou Psorospermies (encore appelées
Coccidies lorsqu'elles sont enkystées, sont de très petits Protistes constitués par un corpuscule sarcodique. De forme extrêmement variable
(arrondie, sphéroïdale, ovoïde, elliptique, etc.), elles sont douées de
mouvements amiboïdes dans leur jeune âge ; plus tard elles s'enkystent. Très répandues comme parasites des animaux. on les rencontre
chez les volailles, le lapin, le rat, le chien, les poissons, les escargots,
les lombrics, etc. Elles existent toujours en quantités innombrables
(d'où le nom de Grégarines) (Voy. t. I, p. 277). Leur développement
a été étudié par Eimer et Leuckart. Au premier stade de leur évolution. elles ont pour habitat les cellules épithéliales. Chez les volailles,
elles pénètrent dans l'épithélium des muqueuses. où elles produisent
des troubles nutritifs graves pouvant entraîner la nécrose des parties
atteintes. A l'examen microscopique. elles offrent une grande ressemblance avec les gros noyaux cellulaires.

Les processus diphtéritiques grégarineux se distinguent de l'inflammation diphtéritique microbienne par leur extension fréquente
à la peau de la tête, par les résultats positifs presque constants que
donne l'inoculation, et par leur curabilité relativement facile lorsqu'ils
évoluent sur les muqueuses de la bouche, de l'arrière-bouche. de
la portion supérieure du larynx et sur la peau.

Rivolta et Silvestri, les premiers, en 1872, ont trouvé des Psorospermies

(Grégarines nues) sur la poule, au cours d'une épidémie qui régnait dans les
environs de Pise.

Symptômes. — Sur les muqueuses de la tête, les caractères
cliniques de la diphtérie grégarineuse sont semblables à ceux de la
diphtérie microbienne. La maladie consiste essentiellement en une
phlegmasie spécifique des muqueuses de la bouche et de l'arrière-
bouche, des cavités nasales, du larynx, de l'œil, etc., accompagnée
d'une affection intestinale secondaire. On peut également observer
une entérite grégarineuse primitive (Zürn).

Mais la diphtérie grégarineuse se différencie de la forme microbienne
par la fréquence des altérations de la peau, surtout par l'apparition,
sur cette membrane, de végétations tuberculiformes auxquelles on
donne le nom d'épithéliomes grégarineux (*Epithelioma gregarinosum*
de Bollinger, identique au *Molluscum contagiosum* de l'homme). Ces
épithéliomes se développent de préférence à la tête et aux régions dépourvues de plumes (racines du bec, commissures de la fente buccale,
lobules auriculaires, pourtour du conduit auditif externe, lobules
maxillaires, face, paupières, crête, gorge). Parfois ils s'étendent
aux régions emplumées de la tête, de la nuque, et à la tige cervicale ;
on peut aussi les rencontrer sur la face externe des membres, au
ventre, sous les ailes et au voisinage du cloaque.

Ces tumeurs ont d'abord la forme de tubercules aplatis ; elles
deviennent ensuite proéminentes ; au début, leur volume est à peu près
celui d'un grain de pavot ou d'un grain de mil. Leur teinte varie
du rouge clair au jaune grisâtre. Très jeunes, elles ont des reflets
graisseux, nacrés ; en général, elles sont assez dures au toucher ;
mais leur surface se recouvre bientôt d'une croûte gris sale, jaune
brunâtre ou rouge brunâtre. On les trouve en nombre variable, développées en diverses régions, particulièrement sur les organes
érectiles. Leurs dimensions varient avec leur âge. Tantôt les surfaces atteintes sont granuleuses ; tantôt elles offrent un aspect verruqueux et sont couvertes de proliférations en forme de baies de
myrtille. Suivant qu'elles sont isolées ou confluentes, ces végétations peuvent avoir la grosseur d'une lentille, d'un pois, d'un
noyau de cerise, d'un haricot ; on en rencontre dont le volume est
bien plus considérable. Les parties malades deviennent d'autant
plus rugueuses et irrégulières que les lésions sont plus anciennes.

Lorsque ces pseudo-tubercules se développent sur les paupières,
celles-ci s'infiltrent, s'épaississent et s'accolent. La conjonctive est
généralement atteinte ; elle se tuméfie, saille entre les voiles palpébraux et présente d'abord les signes d'une inflammation catarrhale ; aux points où l'éruption se produit, elle a une coloration
jaunâtre et se recouvre de croûtes. Plus tard, la phlegmasie devient

purulente ; si elle s'étend à la cornée et à la sclérotique, elle provoque une kératite et une panophtalmie ; lorsqu'elle se propage au tégument externe de la paupière et aux régions adjacentes — comme cela arrive parfois chez le pigeon — l'œil tout entier est recouvert d'une néoformation plus ou moins volumineuse offrant l'aspect d'une baie de myrtille.

Marche et pronostic. — En généra', la diphtérie grégarineuse est moins grave que celle de nature microbienne. Souvent la guérison survient spontanément ; les végétations se dessèchent et tombent. Les localisations buccale, pharyngienne et laryngienne guérissent fréquemment sans aucun traitement.

Toutefois, même dans ces formes localisées, la mort peut se produire par asphyxie (obstruction du larynx ou de la trachée). Dans certains cas, elle est amenée par la cachexie, par des éruptions et des phlegmasies catarrhales ou par une affection intestinale. On observe alors de l'inappétence, de la tristesse, du hérissement des plumes. Bollinger a vu périr les poules 4-5 semaines après l'infection, ou 3-4 semaines après le début de l'éruption.

Anatomie pathologique. — Lorsqu'on examine les productions diphtéritiques ou leurs détritus, on y trouve des cellules épithéliales desquamées qui renferment un corpuscule arrondi remplissant plus de la moitié de la cavité cellulaire (grégarine). Ce corpuscule, homogène, fortement réfringent, à reflet graisseux ou muqueux, a été considéré comme un noyau hypertrophié. — Dans tous les exsudats diphtéritiques, on rencontre des productions sphéroïdales semblables.

L'examen de la muqueuse malade révèle une altération cellulaire identique, lorsque l'exsudat opaque et la nécrose de coagulation des éléments anatomiques permettent de la constater. Toutes les cellules épithéliales renferment le petit corps arrondi dont nous venons de parler. Il en est de même des éléments hypertrophiés et tassés qui constituent la trame des épithéliomes (altérations désignées autrefois par la dénomination impropre de « variole des volailles »).

Sur les coupes faites perpendiculairement dans la substance d'un tubercule épithéliomateux durci à l'alcool, on constate, en quantité considérable, des cellules épithéliales néoformées et très volumineuses. Toutes, à l'exception des plus jeunes, renferment un corpuscule arrondi ou allongé, qui, au premier abord, semble être un noyau hypertrophié. Cet élément offre un reflet graisseux et un aspect infiltré d'autant plus manifestes que la lésion est plus ancienne. Dans les très jeunes cellules, il a les dimensions d'un petit noyau ; bientôt son volume est doublé, triplé ; et vers les couches épithéliales superficielles, il occupe la totalité de la cavité intra-cellulaire ; alors son aspect est hyaloïde au point que l'on pourrait prendre la cellule pour une large vacuole.

En certains endroits, on remarque encore des éléments en voie de prolifération ou de nombreuses cellules multinucléaires. Les réactifs colorants permettent de saisir tous ces détails anatomiques. Le picro-carmin est le plus avantageux ; il colore les noyaux cellulaires en rouge brun vif, tandis que les (Grégarines) prennent une teinte jaune.

Lorsqu'on examine une coupe faite perpendiculairement à la surface de la muqueuse et colorée par le picro-carmin, si on l'étudie en commençant par la zone épidermique profonde, on note les particularités suivantes : les plus jeunes cellules fusiformes, renferment un noyau ovoïde, allongé, à un ou deux nucléoles ; dans celles de la couche voisine, on remarque, à côté du nucléus bien conservé et coloré en rouge brun, un corpuscule plasmatique arrondi, homogène, teint en jaune, qui présente à peine le volume d'un leucocyte, mais dont les dimensions augmentent à mesure qu'on examine des cellules plus rapprochées de l'autre bord de la préparation. Les éléments ainsi envahis se distinguent de ceux encore sains par leur volume considérable et leur distension. Généralement le tissu conjonctif sous-muqueux est hyperémié et infiltré de cellules embryonnaires.

Traitement. — Il est le même que pour la diphtérie bacillaire. Nous avons obtenu de bons résultats en portant sur les régions malades, à l'aide d'un pinceau, la préparation suivante : crésyl, 5 grammes ; glycérine et eau distillée, $\bar{a}\bar{a}$ 100 grammes.

La glycérine employée seule tue les Grégarines en leur enlevant de l'eau de constitution. Dans l'entérite grégarineuse, on peut l'administrer à l'intérieur (1 cuillerée à café ou à soupe tous les jours). Chez l'oie surtout, ce traitement donne d'excellents résultats (Zürn).

Bibliographie. — LEISERING, *Sächs. Vetr.-Ber.*, 1860. — GALLOIS, *Hering's Repert.*, 1863. — DUPONT, *Recueil vét.*, 1868. — DESMARTIS, *Abeille médicale*, 1868. — RIVOLTA, *Il med. vet.*, 1869-75. — PERRONCITO, *Ibid.*, 1870-86. — SIEDAMGROTZKY, *Sächs. Vetr.-Ber.*, 1872. — KÖNIG, *Ibid.*, 1873. — RIVOLTA, *Del parasiti vegetali.*, 1873. — RIVOLTA e SILVESTRI, *Giornale di anat.*, 1873. — REUL, *Annal. de méd. vét.*, 1874. — SACH, *Repertor.*, 1875. — LARCHER, *Recueil vét.*, 1876. — WORTLEY, *The Vet.*, 1877. — BEHL, *Pfälzer Geflügelzeitg.*, 1877. — KOSHÄUSER, *Oesterr. Vereinsmonatsschr.*, 1878. — GREUTER, *Dresden Blätter f. Geflügelzucht*, 1878. — MÉGNIN, *Recueil vét.*, 1878. — BOLLINGER, *Tagebl. der 51 Naturforscher.-Vers.*, 1878 ; *Virch. Archiv.*, Bd LVIII ; *Deutsche Zeitschr. f. Thiermed.*, 1879. — CORNEVIN et NICATI, *Journ. de Lyon*, 1879. — ORESTE, *La difterite dei Gallinacei*, Napoli, 1879. — FRIEDBERGER, *Deutsche Zeitschr. f. Thiermed.*, 1879. — TRINCHERA, BARBERO, *La Clinica vet.*, 1880. — BASSI, *La difterite dei Gallinacei*, Torino, 1880. — JOHNE, *Sächs. Vetr.-Ber.*, 1880. — V. TRESCHKOW, *Krankheiten des Hausgeflügel's*, 1882. — KLEIN, KÖNIG, BUSCH, *Preuss. Mittheil.*, 1882. — ROTH, *Bayer. ärtzl. Intelligenzbl.*, 1883. — GERHARDT, *Allg. Wien. med. Zeitg.*, 1883. — RIVOLTA, *Giornale di anat.*, 1884. — LÖFFLER, *Mittheil. aus dem kaiserl. Gesundheitsamte*, 1884. — CSOKOR, *Vorträge f. Thierärzte*, II, Serie. — EMMERICH, *Deutsche med. Wochenschr.*, 1884. — RUSS, *Landwirthschaftl. Thierzucht*, 1884. — SCHLEUSS, *Berlin. Archiv*, 1884. — COLIN, *Recueil vet.*, 1885. — RIVOLTA, *Giornale di med. vet. prat.*, 1886. — NOCARD, *Recueil vét.*, 1886. — KRAJEWSKI, *Deutsche*

Zeitschr. f. Thiermed., 1887. — Azary, au. in *Jahresber. über die Leistungen der Veter.-Med.*, 1887. — Pfeiffer, *Zeitschr. f. Hygieine*, 1888.

II. — DIPHTÉRIE DU VEAU.

Étiologie. — Dammann et plusieurs autres auteurs ont décrit, sous le nom de « diphtérie des veaux », une inflammation diphtéritique de la muqueuse de la bouche et de l'arrière-bouche, observée sur le veau et l'agneau. Les causes de cette maladie sont inconnues. Il n'est pas démontré qu'elle constitue une entité pathologique ; elle présente au contraire une grande analogie avec la forme diphtéritique de la stomatite et de la pharyngite, ainsi qu'avec la fièvre aphteuse, et il est probable que l'on a réuni sous le titre *diphtérie du veau*, des faits cliniques se rapportant à diverses affections.

Dammann admet l'identité des diphtéries vitulaire et humaine ; il soutient que ces deux maladies sont produites par un même micrococque ; pour lui. l'organisme du veau et les étables représenteraient les foyers jusqu'alors inconnus de la diphtérie humaine. Cette opinion n'est fondée sur aucune donnée scientifique rigoureuse. — Comme cause de la diphtérie du veau, Vollers incrimine « un miasme d'écurie ». Le carbonate d'ammoniaque formé au dépens de l'urée, lorsque l'urine stagnante se décompose, irriterait la muqueuse et favoriserait l'infection.

Löffler, qui a fait des recherches bactériologiques et expérimentales sur la diphtérie vitulaire, accuse un Bacille. Dans les couches profondes des lésions diphtéritiques, il a trouvé de longs Bacilles onduleux se distinguant nettement par leur forme et leurs propriétés biologiques des Bacilles de la diphtérie de l'homme. Il a inoculé l'affection à la souris.

D'après Dammann, la maladie est contagieuse, inoculable à l'agneau, au lapin. et transmissible à l'homme. Elle atteint le veau dans les premières semaines de la vie. Le professeur de Hanovre explique ce fait par le peu de résistance de l'épithélium buccal chez les jeunes animaux. La période d'incubation serait très courte, mais le contage conserverait son activité pendant un temps assez long.

Anatomie pathologique. — Les altérations principales existent dans la bouche et l'arrière-bouche. Sur la langue, le palais. les joues, on remarque des fausses membranes croupales, jaunes, qui atteignent parfois plusieurs centimètres d'épaisseur, et adhèrent fortement aux tissus sur lesquels elles reposent. En certaines régions, le processus a complètement détruit la muqueuse et envahi les tissus sousjacents (os palatins, muscles de la langue). — Les fausses membranes sont constituées histologiquement par des amas de microcoques, par des détritus, des filaments fibrineux et des leucocytes; on y découvre aussi les longs Bacilles de Löffler.

Des altérations semblables mais moins accusées, sont développées sur les muqueuses nasale, laryngienne, trachéale et intestinale. Dans un cas, on a trouvé une fausse membrane diphtéritique très épaisse dans l'espace interdigité des deux membres antérieurs.

On peut encore rencontrer des foyers de pneumonie lobulaire avec abcès et une pleurésie purulente. La rate n'est pas hypertrophiée.

Symptômes. — Ils ressemblent beaucoup à ceux de la fièvre aphteuse. Les animaux cessent de téter, la salivation est abondante, un jetage purulent s'écoule des deux naseaux, les joues sont tuméfiées. À l'examen de la bouche, on constate les altérations que nous venons d'indiquer.

Plus tard, lorsque des complications surviennent, elles s'accusent par de la toux ou de la diarrhée. Au cours de la maladie, les animaux deviennent très faibles, restent presque continuellement couchés et maigrissent rapidement. Suivant Dammann, il y aurait une fièvre d'intensité moyenne; mais on ne sait rien de bien précis à cet égard.

Diagnostic différentiel. — Il est difficile de séparer nettement la diphtérie du veau de la fièvre aphteuse. Selon Dammann, la première atteindrait exclusivement les animaux très jeunes, elle serait très maligne et sa marche serait plus rapide que celle de la maladie aphteuse. Sur une vingtaine de malades qu'il a observés, presque tous ont succombé. Cette terminaison fatale survenait ordinairement en 4-5 jours. Lorsque la mort était la conséquence de complications pulmonaires ou intestinales, elle se produisait au bout de 2-3 semaines.

Traitement. — Au point de vue prophylactique, il faut séparer les malades des sujets sains et désinfecter minutieusement l'étable. — On agira sur les exsudats par les désinfectants (acides phénique ou salicylique, chlorate de potasse, etc.). On doit les enlever quand cela est possible et laver ensuite la bouche. — Dammann recommande de gargariser fréquemment celle-ci à l'aide d'une solution phéniquée à 0ᵍʳ,5 p. 100, ou d'appliquer, au moyen d'un pinceau, une pâte formée d'acide salicylique et d'eau; il conseille également d'administrer cet acide à l'intérieur.

Bibliographie. — DAMMANN, *Deutsche Zeitschr. f. Thiermed.*, 1877. — ZUNDEL. *Recueil vét.*, 1877. — BLAZEKOVIC, *Ibid.*, 1878. — VOLLERS, *Adam's Wochenschr.*, 1879. — LAPPE, MEYER, *Preuss. Mittheil.*, 1883. — LÖFFLER, *Mittheil. aus dem kaiserl. Gesundheitsamte*, 1884. — *Holländ. Vetr.-Ber.*, 1886. — GLÖCKNER, *Oesterr. Vereinsmonatsschr.*, 1887.

MUGUET.

Étiologie. — Le muguet est une mycose des muqueuses buccale, laryngienne et pharyngienne, transmissible de l'homme aux animaux. Il est produit par un Champignon découvert en 1840 par Berg et Gruby, et désigné autrefois sous le nom d'*Oïdium albicans*. Gravitz a assimilé ce microphyte au *Mycoderma vini*. Les récentes recherches de Plaut ont montré que le Champignon du muguet est identique au *Monilia candida*, parasite du groupe des Moisissures. — Il végète activement sur le fumier de vache frais, le bois pourri, dans le lait et les substances sucrées. Son mycélium, filamenteux, renferme des cellules brillantes, arrondies, ovoïdes ou cylindriques (conidies). Plaut l'a cultivé et a communiqué la maladie aux poules par l'inoculation des cultures. — Le muguet atteint les enfants, les veaux, les poulains et les volailles.

Pathogénie. — Le jeune âge, la constitution faible, les troubles gastriques, la malpropreté, l'alimentation lactée et les amylacés semblent propices au développement du Champignon du muguet. Les diverses causes qui, en entravant la mastication et la déglutition, provoquent un séjour prolongé des aliments et la formation d'acides dans la bouche, favorisent l'infection de la muqueuse qui tapisse cette cavité. — Dans l'espèce humaine, on accuse le vomissement; chez l'enfant, lorsque ce phénomène se produit, du lait rejeté séjourne un certain temps dans la bouche. Martin a observé une poule infectée par un enfant malade.

Anatomie pathologique. — Chez les volailles, les altérations sont limitées à l'œsophage et au jabot. Sur la muqueuse, on remarque d'abord de petites taches blanches, qui s'étendent rapidement, deviennent confluentes et forment bientôt un revêtement blanc, gris ou jaune, divisé en îlots par des sillons, et présentant une consistance croupale, granuleuse ou visqueuse. — Lorsqu'on enlève ces exsudats membraneux, on trouve à leur niveau la muqueuse rouge ou ulcérée. Histologiquement, ils sont composés de cellules épithéliales pavimenteuses desquamées, entre lesquelles le Champignon forme un feutrage épais de filaments très minces terminés par des spores verdâtres, arrondies ou allongées: on y remarque également de nombreuses spores libres.

Symptômes. — En dehors de ces altérations anatomiques, le muguet des gallinacés ne provoque que des phénomènes n'offrant rien de caractéristique.

La tête est gonflée, la bouche exhale une odeur acide. Les malades sont tristes; malgré la conservation de l'appétit, ils maigrissent et finissent par succomber. La mort est précédée de violentes convulsions.

Diagnostic différentiel. — La stomatite produite par l'*Oïdium albicans* est difficile à différencier des autres inflammations de la muqueuse buccale, surtout de l'inflammation diphtéritique microbienne (chez la poule). et des stomatites aphteuse, pustuleuse ou ulcéreuse (chez les animaux à la mamelle). Les erreurs doivent être relativement fréquentes. Toutefois, le diagnostic peut être établi avec certitude par l'examen microscopique.

Traitement. — Il faut fortifier l'organisme par une bonne alimentation et, s'il y a lieu, combattre les troubles gastriques. La cavité buccale sera tenue très propre par de fréquents lavages. Il est avantageux d'enlever les exsudats et de toucher les régions malades avec la liqueur de Van Swieten (Plaut).

Bibliographie. — EBERTH, *Virch. Archiv.* 1858. — REES, *Sitzungsber. der med. physik. Section in Erlangen.* 1877-78. — ZÜRN, *Die Krankheiten des Hausgeflügels.* 1882. — MARTIN, *Soor beim Truthahn, Jahresber. der Münch. Thierarzneischule*, 1882-83. — KEHRER, *Ueber den Soorpilz*, Heidelberg. 1883. — STUMPF. *Münch. med. Wochenschr.*, 1885. — PLAUT, *Beitrag zur systemat. Stellung des Soorpilzes in der Botanik*, Leipzig. 1885. — GRAWITZ, *Virch. Archiv.*, Bd LXX; Bd CIII; *Deutsche med. Wochenschr.*, 1886. — FISCHL, *Prager med. Wochenschr.*, 1886. — PLAUT, *Neue Beiträge zur systemat. Stellung des Soorpilzes in der Botanik*, Leipzig, 1887. — ZÜRN, *Die pflanzl. Parasiten*, 1889.

ADDENDA AUX MALADIES INFECTIEUSES.

1. Sous les noms de **fièvre du Texas, fièvre splénique** (*Texas-fever, splenic fever*) on désigne une maladie du bœuf, qui sévit à l'état épizootique dans l'Amérique du Nord. Cette affection paraît être une hémoglobinurie épidémique ; elle n'est certainement pas de nature charbonneuse. Partie des bords du golfe du Mexique, elle s'est propagée à la plus grande partie des États de l'Amérique du Nord.

Symptômes. — Inappétence et arrêt de la rumination. hyperthermie, accélération de la respiration, ptyalisme, diarrhée sanguinolente, hémoglobinurie, amaigrissement, faiblesse très accusée, marche rapide. — La mort survient souvent en deux ou trois jours.

Mortalité 40-90 p. 100.

Autopsie. — Hémorragies dans tous les organes, sous les membranes séreuses et sur la muqueuse digestive ; petites ulcérations dans la caillette, inflammation de la muqueuse intestinale, hyperémie des différents viscères, coloration rouge foncé des muscles, teinte brun rougeâtre du sang.

Bibliographie. — *The Vet.*, 1868-69. — MAYER, *Repertor.*, 1878. — BROWN, an. in *Berlin. Archiv*, 1881. — LORING, *Americ. vet. Rec.*, Bd VI. — COLESSON, TRUMBOWER, *Ibid.*, Bd VIII. — SALMON, *Am. Journ. of comp. med.*, Bd V. — DETMERS. *Investig. of Texas Cattle-fever*, 1881; trad. de Leblanc. in *Archiv. vet.*, 1883; an. in *Berlin. Archiv*, 1885. — FLEMINWIDER, *Am. vet. Rec.*, 1886.

2. La **maladie bubonique sibérienne** ou **jaswa** est une affection du cheval commune en Sibérie, où on la connaissait déjà au siècle dernier. La plupart des auteurs, avec Blumberg, de Kasan (1), la considèrent comme une

(1) Blumberg (*Communication inédite*).

maladie charbonneuse. Haupt en a donné une bonne description. Elle sévit particulièrement dans les plaines voisines du Volga ou de ses affluents, surtout pendant l'été. Elle ne se transmet pas par contagion directe.

Symptômes. — Tuméfactions œdémateuses apparaissant d'ordinaire dans la région laryngienne ; fièvre intense, troubles généraux graves. — La durée est d'une semaine en moyenne. La mortalité est énorme. Presque tous les malades succombent.

Autopsie. — Infiltrations gélatiniformes, tuméfaction de la rate, hémorragies gastro-intestinales.

Cette affection offre une certaine analogie avec la maladie épidémique des animaux sauvages, mais sa nature intime n'est pas déterminée.

Bibliographie. — Haupt, *Ueber einige Seuchenkrankheiten der Hausthiere in Sibirien*, 1845. — Hering, *Spec. Pathol.*, 1858. — *Tidskrift de Copenhague*, 1861. — Winkler u. Dressler, an. in *Oesterr. Vierteljahrsschr.*, 1865. — Renelt, *Magazin*, 1866.

3. Peste africaine du cheval. — En 1876, cette maladie a sévi sur les chevaux, les mulets, les ânes, en Syrie et en Égypte, où elle a été étudiée par Villoresi et Apostolides (1). Elle est extrêmement grave.

Symptômes. — Fièvre intense, dépression cérébrale, tuméfaction et coloration rouge jaunâtre de la conjonctive ; pétéchies de la muqueuse buccale, extrême faiblesse. Habituellement la mort survient en quelques heures. — Durée maxima : 2-3 jours.

Autopsie. — Septicémie avec hémorragies généralisées et dégénérescence parenchymateuse des principaux viscères.

4. La fièvre intermittente (**Malaria**) a été rarement observée sur nos animaux domestiques. Chez l'homme, elle représente une maladie infectieuse miasmatique qui sévit un peu partout (à l'exception des régions polaires), mais plus spécialement dans les contrées basses et marécageuses (campagne de Rome, marais Pontins, Sicile, Hongrie, pays du bas Danube, tropiques). D'après Klebs et Tomasi-Crudeli, elle serait produite par un bacille sporogène. — Elle s'accuse par des accès fébriles généralement de courte durée et à type régulier (cette fièvre peut apparaître quotidiennement ou tous les deux, trois, quatre ou cinq jours, etc. — *Febris quotidiana, tertiana, quartana, quintana,* etc.). — En outre, on constate généralement les signes d'une tuméfaction considérable de la rate. — Il existe encore dans cette affection toute une série de formes irrégulières (fièvres pernicieuses intermittente, rémittente, continue ; cachexie chronique ; fièvre intermittente larvée accompagnée de névralgies). — La quinine est le remède spécifique.

Lorsqu'on compare ces données avec les observations de fièvre intermittente relatées chez les animaux, on est porté à admettre l'existence de cette dernière dans les espèces domestiques. D'ailleurs, l'inoculabilité de la malaria de l'homme au lapin et au chien, les observations recueillies en Italie (foyer principal de cette affection) et les bons résultats qu'a donnés la quinine dans de nombreux cas témoignent en faveur de cette manière de voir. Mais la plupart des faits qui, en vétérinaire, constituent la *Bibliographie* de cette question, n'ont rien de commun avec la malaria vraie (2).

(1) Villoresi et Apostolides, an. in *Berlin. Archiv.*

(2) Burke vient de publier sur le *Surra* un travail dont voici les principales conclusions :

Le *Surra* est une fièvre malarienne qui revêt deux formes, l'une grave, l'autre bénigne. — Aux Indes, on observe généralement la première. L'influence d'une moyenne thermique annuelle élevée sur la fréquence de la malaria perni-

Bibliographie. — DAMOISEAU, *Journ. pratique*, 1828. — RUDLOFF, *Magazin*, 1839. — LEGRAIN, *Journ. vét. et agric. de Belgique*, 1844. — PILAZZAVI, *La Clinica vet.*, 1847. — FLOTHMANN, *Magazin*, 1848. — FREY, *Ibid.*, 1849. — BERTOCCHI, *Giornale di veter.*, 1853. — HERTWIG, GROS-CLAUDE, *Magazin*, 1854. — LESSONA, *Giornale di veter.*, 1855. — DALLOLA, *Il med. vet.*, 1856. — HEIDEBRECHT, *Magazin*, 1856. — ALBENGA, *Giornale di veter.*, 1857. — BORCHERDT, *Magazin*, 1857. — HERING, *Spec. Pathol.*, 1858. — RIVOLTA, *Il med. vet.*, 1860. — SCHÖNGEN, *Preuss. Mittheil.*, 1860-61. — ADENOT, *Journ. de Lyon*, 1861. — FÖRSTER, an. in *Thierarzt*, 1863. — SPINOLA, *Spec. Pathol.*, 1863. — BLAISE, *Annal. de Bruxelles.* 1874. — KLEBS, THOMMASI-CRUDELI, *Archiv f. experiment. Pathol.*, Bd XI. — HERTWIG, *Krankeiten der Hunde*, 1880. — WINKLER, *Preuss. Mittheil.*, 1882. — ROLLS, *The vet. Journ.*, 1882. — SONIN, an. in *Jahresber. von Ellenberger und Schütz*, 1883. — ALLARD, *Wehenkel's Jahresber.*, 1883. — LUSTIG, *Berlin. Archiv*, 1887.

5. La **scarlatine** est mentionnée dans les anciens ouvrages de pathologie vétérinaire. Évidemment on a pris pour cette affection des cas de fièvre pétéchiale. Plus récemment, on a soutenu que la scarlatine peut être transmise par le lait de la vache (1). Klein dit avoir rencontré le même microorganisme (*Micrococcus scarlatinus* dans les lésions de la scarlatine humaine, dans le lait et les ulcérations de vaches « scarlatineuses » ; en inoculant à des veaux les cultures de ce microcoque, il leur aurait communiqué la scarlatine. Avec du lait condensé renfermant ce contage, il aurait pu transmettre la maladie au veau et à la souris. Néanmoins il convient d'attendre de nouvelles recherches sur l'origine bovine de la scarlatine. Actuellement nous ne possédons aucune donnée bien positive sur l'existence de cette affection chez la vache.

6. La **fièvre récurrente** ou *typhus récurrent* de l'homme est inoculable au singe. Dans cette affection, le sang contient des Spirilles spécifiques. Aux Indes, Steel (2) a observé sur le cheval une maladie épidémique au cours de laquelle le sang renferme des spirilles mobiles. Cette maladie a pu être inoculée au singe et au chien.

7. Le **choléra** « spontané » n'a jamais été constaté chez les animaux. Les « résultats positifs » obtenus par l'inoculation n'étaient sans doute que des processus septicémiques ou putrides. Cependant, Koch a réussi à infecter le lapin avec le Bacille virgule, après avoir provoqué d'abord des troubles intestinaux, et neutralisé, par la soude, l'acide chlorhydrique de l'estomac.

8. En Amérique et en Sicile, la **fièvre jaune** a été observée, dit-on, sur le cheval et le chien (3).

9. La **rougeole** n'existe pas chez les animaux domestiques. Les quelques faits de « rougeole du porc » relatés dans nos publications doivent être rattachés au rouget.

Bibliographie. — MARSHALL, HODGSON, *The Vet.*, 1853. — LINDSAY, *Ibid.*, 1856. — GUTTMANN, *Berlin. klin. Wochenschr.*, 1867. — KOCH, *Arbeiten des deutschen Gesundheitsamtes.*

cieuse est bien connue. — Quelle que soit la forme de l'affection, le traitement médical a peu d'efficacité. — Des mesures préventives, notamment l'inoculation devraient être appliquées pour les animaux. — Ainsi que l'a reconnu Evans, le surra est transmissible par les voies digestives et par l'inoculation. (R. Burke General pathol. of Surra, 1891.)

(N. D. T.)

(1) Laure, *Lyon médical*, 1886. — E. Hart, *Transaction of the International medical Congress*, 1881. — Pichency, *Compt. rend. de l'Acad. des Sciences*, 1887. — Benjamin, *Bullet. Soc. cent. vét.*, 1887.

(2) Steel, *The vet. Journ.*, 1886.

(3) Beauville, an. in *Repertor.*, 1880; Chicoli, *Recueil vét.*, 1884.

INSTRUCTIONS

RELATIVES AUX INOCULATIONS PRÉVENTIVES DU CHARBON SYMPTOMA-
TIQUE, DU CHARBON BACTÉRIDIEN ET DU ROUGET.

I

Inoculation préventive du charbon symptomatique avec les virus atténués d'Arloing et Cornevin.

On a démontré que le *charbon symptomatique* (charbon bactérien, charbon emphysémateux, charbon externe, mal d'épaule, mal de cuisse, quartier, etc., qui sévit particulièrement sur les jeunes bovidés, est une maladie
différente du sang de rate ou fièvre charbonneuse. Conséquemment la vaccination préconisée par Pasteur contre le sang de rate est inefficace à la
prévenir.

Pour prémunir le bétail contre cette affection, on emploie les inoculations
hypodermiques d'un vaccin spécial.

La vaccination contre le charbon symptomatique comporte deux inoculations successives, à dix jours d'intervalle. La première se fait avec un virus
très atténué — *premier vaccin* — et la seconde avec un virus moins atténué —
deuxième vaccin.

Ces deux sortes de vaccin sont envoyées à l'opérateur sous forme de
poudre, par paquets de dix doses au minimum.

MANUEL OPÉRATOIRE. — A. On dépose le contenu d'un paquet de vaccin au
fond d'un mortier verre ou porcelaine, passé préalablement à l'eau bouillante. On laisse tomber d'abord deux à trois gouttes d'eau et avec le pilon on
triture la poudre vaccinale jusqu'à ce qu'on ait fait une pâte homogène, puis
on ajoute peu à peu l'eau nécessaire pour arriver à 10 centimètres cubes ou
10 grammes, tout en continuant à triturer et à délayer le vaccin. On obtient
alors un liquide brunâtre qu'on jette sur un filtre en toile batiste stérilisée
à l'eau bouillante, afin d'arrêter les particules grossières échappées à la tri-
turation. Le filtre ayant été mouillé à l'avance, on doit obtenir environ 10
centimètres cubes de liquide vaccinal, quantité nécessaire pour charger deux
fois la seringue.

Il va de soi qu'avant de remplir cet instrument pour la première fois, on
s'est assuré de sa propreté absolue et de son bon fonctionnement.

B. Quant à l'inoculation proprement dite, on peut la faire d'après plusieurs
procédés :

1° *Inoculation à la queue*. — L'opérateur s'approche de l'animal à vacciner,
lui saisit la queue de la main gauche, coupe à l'aide de ciseaux, sur une
étendue de 7 à 8 centimètres, les crins qui garnissent la face inférieure de
la partie terminale de l'organe, dit vulgairement toupillon, et lave avec soin
la surface de la peau. Puis, enfonçant sur la ligne médiane la tige de trocart
annexée à la seringue, il creuse, de bas en haut, une galerie qu'il élargit à
son fond en imprimant à la tige piquante des mouvements de latéralité et de
bascule. Il retire l'instrument et infléchit l'extrémité de la queue de manière à
placer en haut l'orifice de la galerie sous-cutanée; alors il engage la canule
mousse de la seringue dans cet orifice et pousse 1 centimètre cube (ou
20 gouttes) du liquide vaccinal, s'il s'agit d'un animal de dix-huit mois et

au-dessus, et seulement 10, 12 ou 15 gouttes, selon le poids des sujets, s'ils sont âgés de six à dix-huit mois. On a eu le soin de régler ces quantités à l'avance à l'aide du curseur dont est munie la tige du piston. On retire ensuite la canule et l'on exerce une légère pression sur l'orifice de la galerie pour prévenir la sortie du liquide introduit.

L'inoculation du deuxième vaccin se fait huit à dix jours après celle du premier, dans une galerie creusée à côté de la première, et en observant les mêmes règles.

Cette méthode un peu longue, mais donnant une grande sécurité, doit être préférée quand on opère sur un petit nombre de sujets. Dans le cas contraire, pour plus de célérité, on emploiera l'un des procédés suivants :

2° *Inoculation à la face externe de l'oreille.* — Une solide canule piquante est engagée sous la peau de la face externe de l'oreille, dans la région où le tégument se détache difficilement du cartilage conchinien ; on adapte ensuite la seringue à la douille de la canule et l'on injecte, dans le tissu conjonctif très serré de ladite région, le vaccin délayé, aux doses indiquées ci-dessus.

3° *Inoculation à la face externe de l'épaule.* — La même canule piquante est engagée entre la peau et l'aponévrose scapulaire externe, au voisinage et en avant de la partie proéminente de l'apophyse acromienne ; on injecte ensuite le vaccin comme il est dit plus haut.

OBJETS NÉCESSAIRES. — L'inoculation de ces vaccins nécessite l'emploi d'une seringue du modèle général des seringues à injections hypodermiques, mais de la capacité de 5 centimètres cubes ; elle sera pourvue d'une forte canule mousse, d'une forte canule piquante et de une ou deux tiges d'acier de 5 à 6 millimètres de circonférence, taillées à la façon de la tige des trocarts.

Il est bon d'avoir en outre un mortier et un entonnoir en verre.

NOTA. — La poudre vaccinale peut se conserver au moins un an lorsqu'elle est laissée en paquet et placée dans un endroit sec. Si elle a été délayée dans l'eau, elle doit être utilisée le jour même.

Les époques de l'année où la température est modérée sont celles que l'on doit choisir quand on le peut pour pratiquer les inoculations.

Après chaque séance de vaccination, l'opérateur doit nettoyer la seringue d'une façon aussi complète que possible en se servant d'abord d'un grand volume d'eau, puis d'antiseptiques énergiques.

On a préconisé une vaccination unique pour conférer l'immunité contre le charbon symptomatique. Nous avons de bonnes raisons pour n'adresser aucune objection théorique à cette manière de faire. Mais une longue pratique nous a montré que la double inoculation a de sérieux avantages ; elle permet d'éviter dans une grande mesure les deux écueils de toute inoculation préventive : ou de ne pas assez prémunir les inoculés, ou de leur donner une maladie mortelle. La perte de temps, qui est le reproche adressé à la double inoculation, disparaît en partie par l'emploi de l'inoculation à l'oreille ou à l'épaule lorsqu'on a beaucoup d'animaux à vacciner, comme cela se présente habituellement dans les pays d'alpages.

Adresser les demandes à M. Arloing ou à M. Cornevin, à l'École vétérinaire de Lyon.

II

Inoculation préventive du charbon bactéridien avec les virus atténués de Pasteur, Chamberland et Roux.

PRINCIPE DE LA VACCINATION. — Au moyen d'un artifice particulier, qui a été publié dans les *Comptes rendus* de l'Académie des sciences, Pasteur, Chamberland et Roux sont parvenus à atténuer la virulence du Bacille charbonneux. Ils ont pu obtenir des Bactéridies d'espèces nouvelles dont la virulence va progressivement en diminuant. Ainsi, on peut avoir des Bactéridies très virulentes amenant presque infailliblement la mort des sujets auxquels on les inocule, des Bactéridies plus ou moins atténuées qui communiquent aux animaux une maladie bénigne, enfin des Bactéridies dépourvues de toute virulence, ne provoquant aucun trouble dans l'organisme.

Or, lorsqu'un animal a eu la maladie bénigne par suite de l'introduction sous la peau de Bactéridies atténuées dans leur virulence, il n'est plus apte à contracter la maladie mortelle, c'est-à-dire que cet animal ne peut plus mourir du charbon, au moins pendant un laps de temps dont la durée est d'environ une année.

C'est sur ce fait que repose le principe de la vaccination charbonneuse. Afin de ne pas communiquer aux animaux une maladie qui pourrait être grave chez quelques-uns, on fait deux inoculations préservatrices; la première avec une Bactéridie très atténuée (1er *vaccin*), qui ne provoque qu'une fièvre très légère, et une seconde, douze à quinze jours plus tard, avec une Bactéridie plus virulente (2° *vaccin*), qui tuerait un certain nombre d'animaux s'ils n'étaient déjà en partie préservés par l'inoculation précédente. Mais, par suite de cette immunité partielle, les animaux n'éprouvent encore qu'une légère fièvre. Alors ils sont tout à fait vaccinés, c'est-à-dire réfractaires à la maladie charbonneuse. On peut ainsi inoculer des moutons, des chèvres, des vaches et des bœufs.

Pratique de l'opération. — A. **Moutons et chèvres.** — Le liquide vaccinal est envoyé à destination, ou à la gare la plus rapprochée, dans des tubes fermés par un bouchon et renfermant du liquide pour 50 ou 100 moutons. Ils portent l'étiquette *premier vaccin* ou *deuxième vaccin*. C'est ce liquide qu'il s'agit d'introduire, à une dose déterminée, sous la peau des animaux. Pour cela, on se sert d'une seringue de Pravaz, du modèle de celles employées pour les injections hypodermiques. Il faut d'abord charger l'instrument. Pour cela, on retire le petit fil métallique qui est dans l'aiguille, et qui n'a d'autre utilité que d'empêcher celle-ci de se boucher par quelque corps étranger; on ajuste l'aiguille sur la canule, on enlève le bouchon du tube à vaccin *après avoir agité ce tube pour mélanger son contenu*, et on aspire le liquide en soulevant doucement le piston. Si la seringue fonctionne bien, elle se remplira complètement de liquide en laissant seulement une très petite bulle d'air sous le piston. Mais il arrive fréquemment que celui-ci est plus ou moins desséché, ou que l'aiguille s'ajuste imparfaitement sur la canule. Dans ce cas, le liquide ne remplit pas complètement la seringue, et une bulle d'air assez grosse reste sous le piston. Il faut rajuster l'aiguille sur la canule et rejeter le liquide dans le tube. On recommence la même manœuvre deux ou trois fois, alors le piston est mouillé, et, si l'aiguille est bien adaptée sur la canule, la seringue se remplit complètement. Cette première condition est indispensable (1).

La seringue étant complètement remplie, on tourne le petit curseur qui est en haut de la tige du piston, de façon à le faire descendre jusqu'à la division marquée 1 sur cette tige. Puis, un aide saisit le mouton à vacciner et, le tenant par les membres antérieurs, dans l'attitude assise sur les ischions, il le pré-

(1) Dans le cas où, par hasard, le piston serait très desséché et laisserait passer de l'air, on ferait bouillir de l'eau, on la laisserait refroidir dans le vase où elle a été chauffée, jusqu'à ce qu'elle soit tiède, et l'on aspirerait deux ou trois seringues de cette eau pour faire gonfler le piston. Il ne faut jamais se servir, pour cette opération, d'eau qui n'a pas été bouillie.

sente à l'opérateur. Celui-ci introduit son aiguille sous la peau, vers le milieu de la cuisse droite, puis pousse le piston jusqu'à ce que le curseur touche la seringue. L'inoculation du premier animal est ainsi faite. On retire l'instrument et on tourne le curseur en sens contraire de la première fois, jusqu'à l'amener à la division marquée 2 sur la tige. On inocule alors le second mouton. On amène le curseur à la division 3, etc., chaque seringue suffisant ainsi à vacciner 8 moutons. On remplit de nouveau l'instrument, et ainsi de suite. Avec un peu d'habitude, on arrive facilement à inoculer 150 moutons par heure.

12 à 15 jours après, on pratique la même opération avec le deuxième vaccin, mais cette fois à la cuisse gauche, c'est-à-dire à celle qui n'a pas reçu la première inoculation.

B. — Vaches et bœufs. — On se sert du même vaccin que pour les moutons et les chèvres, mais on l'introduit à dose double, c'est-à-dire qu'on fait descendre le curseur à la division 2, puis on l'amène à la division 4, puis 6, etc., chaque seringue servant à vacciner 4 animaux au lieu de 8.

On fait l'inoculation derrière l'épaule. La peau des vaches et des bœufs étant quelquefois assez difficile à traverser avec l'aiguille, il faut avoir soin, pour ne pas briser celle-ci de l'appuyer exactement suivant l'axe de la seringue. Il est bon aussi de faire un pli à la peau avec la main gauche pour faciliter l'introduction de l'aiguille. Celle employée pour les moutons peut aussi servir pour les vaches et les bœufs ; mais, par mesure de précaution, il y a dans la boîte renfermant la seringue une aiguille plus forte pour la vaccination des gros animaux.

Remarque très importante. — Le liquide vaccinal doit être injecté sous la peau à l'état de pureté parfaite. Si ce liquide était impur, en effet, c'est-à-dire s'il était altéré par de l'eau qui n'a pas été bouillie, par des poussières, des souillures quelconques, on introduirait, en même temps que la Bactéridie atténuée, des organismes étrangers qui pourraient, ou bien donner lieu à une autre maladie (septicémie, phlegmon, etc.), ou bien empêcher la vaccination. Pour éviter ces inconvénients, le liquide est envoyé tout à fait pur, et on l'aspire directement dans le tube. Mais il faut aussi que la seringue soit *pure*. Quand elle a servi à une inoculation, il faut la remettre à neuf. L'instrument ne doit pas servir à plusieurs jours d'intervalle sans une purification complète. Pour que le liquide vaccinal conserve aussi toute sa pureté, il faut le mettre au frais, autant que possible dans une cave. Un tube qui a été ouvert ne peut servir le lendemain ou les jours suivants ; il doit être employé dans la journée ; le reste de son contenu doit être absolument rejeté. *Sauf en cas de force majeure, les vaccins doivent être inoculés dès réception, dans toute leur fraîcheur.*

Quant on agit avec trop de précipitation, parce qu'on est pressé par le temps, par le grand nombre de moutons à vacciner, il peut arriver, sans qu'on le remarque, que l'aiguille de la seringue traverse la peau, — le liquide vaccinal est rejeté au dehors. Il peut se faire surtout qu'on néglige de relever le curseur, et que, en poussant le piston, il n'entre point de liquide vaccinal sous la peau. Dans ces circonstances, s'il s'agit de la première inoculation préventive, comme le premier vaccin n'a pas été introduit dans l'économie, le second, plus actif, peut provoquer la mort.

Il faut également veiller, surtout quand on pratique la première inoculation, à ce que des moutons ne s'échappent pas des mains de la personne qui les présente à l'opérateur. Ces animaux viendraient se mêler aux autres et recevraient le deuxième vaccin sans avoir été partiellement prémunis par le premier. De là des accidents possibles.

Autre circonstance à laquelle il faut bien prendre garde : la seringue plus ou moins pleine renferme très souvent de l'air au-dessus du liquide. Si, en raison de la position de la main de l'opérateur, l'instrument est présenté de telle sorte que la bulle d'air soit près de l'aiguille, le piston pousse de l'air, et ainsi la vaccination est manquée.

Sur les bœufs et les vaches, il ne survient généralement aucune tumeur sensible aux points inoculés. On y observe quelquefois des œdèmes plus ou moins volumineux qui guérissent toujours et assez promptement *sans aucun traitement*.

III

Inoculation préventive du rouget avec les virus atténués de Pasteur et Thuillier.

PRINCIPE DE LA VACCINATION. — Pasteur et Thuillier sont parvenus à atténuer la virulence du microbe du rouget, et ils ont pu obtenir des microbes d'espèces nouvelles dont la virulence va progressivement en diminuant. Ainsi, on peut avoir des microbes très virulents amenant presque infailliblement la mort des sujets auxquels on les injecte, des microbes plus ou moins atténués qui communiquent aux animaux une maladie bénigne, et enfin des microbes ne provoquant aucun trouble dans l'organisme.

Lorsqu'un animal a eu la maladie bénigne par suite de l'introduction sous la peau des microbes atténués dans leur virulence, il est réfractaire à l'infection mortelle.

C'est sur ce fait que repose le principe de la vaccination du rouget. Afin de ne pas communiquer aux porcs une maladie qui pourrait être grave chez quelques-uns, on fait deux inoculations préservatrices : la première, avec un microbe très atténué (1ᵉʳ *vaccin*), qui ne donne aux animaux qu'une fièvre très légère, et une seconde, 12 à 15 jours plus tard, avec un microbe plus virulent (2ᵉ *vaccin*), qui tuerait un certain nombre de sujets s'ils n'étaient déjà en partie préservés par l'inoculation précédente. Mais, par suite de cette immunité partielle, les animaux n'éprouvent encore qu'une légère fièvre. Alors ils sont tout à fait vaccinés, c'est-à-dire réfractaires au rouget.

PRATIQUE DE L'OPÉRATION. — Le liquide vaccinal est envoyé à destination, ou à la gare la plus rapprochée, dans des tubes renfermant du liquide pour 25, 50, 100 porcs. Ils portent l'étiquette *premier vaccin* ou *deuxième vaccin*. Ces vaccins sont injectés, à dose déterminée, sous la peau, à l'aide d'une seringue de Pravaz, et en observant rigoureusement les indications données au sujet de la vaccination charbonneuse.

La seringue étant complètement remplie, on tourne le curseur de façon à le faire descendre jusqu'à la division marquée 1 sur la tige. Puis, des aides saisissent le porc à vacciner et le tiennent couché sur le côté. L'opérateur introduit son aiguille sous la peau, vers le milieu de la cuisse droite, et pousse le piston jusqu'à ce que le curseur touche la seringue. L'inoculation du premier animal est ainsi faite. On retire l'instrument et on tourne le curseur en sens contraire de la première fois, jusqu'à l'amener à la division marquée 2 sur la tige. On inocule alors le second porc. On amène le curseur à la division 3, etc., chaque seringue suffisant ainsi à vacciner 8 sujets. On remplit de nouveau l'instrument, et ainsi de suite. Avec un peu d'habitude, on arrive facilement à inoculer 150 porcs par heure.

Douze à quinze jours après, on pratique la même opération sur la cuisse gauche, avec le deuxième vaccin.

Il faut inoculer les porcs avant la fin du 4e mois. Jeunes, ils supportent mieux l'action du vaccin. En outre, comme il est établi que la durée de l'immunité est de plus d'un an, on peut les mettre à l'abri du rouget pour toute la durée de leur vie économique.

Le vaccin ne préserve pas les sujets en puissance du mal ; il hâte même la mort de certains d'entre eux.

Il faut donc de préférence pratiquer la vaccination aux époques pendant lesquelles le rouget ne sévit pas, c'est-à-dire du 1er novembre au 31 mars.

Les truies portières pourront être vaccinées chaque année afin d'assurer la persistance de leur immunité.

Remarques importantes. — Le liquide vaccinal doit être introduit sous la peau à l'état de pureté parfaite. Il sera conservé au frais jusqu'au moment de l'opération. Tout tube ouvert doit être employé dans la journée; le reste de son contenu est inutilisable le lendemain ou les jours suivants.

Les porcs ne doivent être vaccinés que depuis l'époque de leur sevrage jusqu'à quatre mois au plus.

On aura soin d'éviter les fautes opératoires signalées à propos de la vaccination charbonneuse.

Le *vaccin charbonneux* est expédié franco, par tubes, aux prix suivants :

	1er vaccin.	2e vaccin.	Total.
Le tube pour 25 bœufs ou 50 moutons.	2,50	2,50	5 fr.
— 50 — 100 —	5,00	5,00	10 »

Il n'est pas envoyé de vaccin pour un nombre d'animaux inférieur à 25 bœufs ou 50 moutons.

Le *vaccin du Rouget* est également expédié par tubes :

	1er vaccin.	2e vaccin.	Total.
Le tube pour 50 porcs.	2,50	2,50	5 fr.
— 100 —	5,00	5,00	10 »

Les seringues, avec trois aiguilles, fabriquées spécialement pour ces vaccinations, coûtent 28 francs.

Elles sont nettoyées et remises à neuf moyennant 1 franc.

Des seringues pourront être envoyées en location aux vétérinaires qui ne voudraient pas en faire l'achat.

Adresser les demandes à M. le Directeur du service des vaccins. Institut Pasteur, Paris. Elles doivent être parvenues quarante-huit heures au moins avant la date fixée pour l'envoi du vaccin. Indiquer exactement le jour où doit être fait cet envoi.

TABLE DES MATIÈRES

CONTENUES DANS LE DEUXIÈME VOLUME.

MALADIES DE L'APPAREIL LOCOMOTEUR

MALADIES DU SYSTÈME NERVEUX

MALADIES DE L'APPAREIL RESPIRATOIRE

MALADIES CHRONIQUES CONSTITUTIONNELLES

MALADIES INFECTIEUSES ET ÉPIDÉMIQUES

ADDENDA AUX MALADIES INFECTIEUSES

ERRATA

Tome I, page   4, ligne 15,   *au lieu de* : chlorure de potassium, *lire* : chlorate de potasse.
—   —   19,   —   43,   *id.*   *id.*
—   —   61,   —   3,   *au lieu de* : cheval, *lire* : cheval âgé.
—   —   74,   —   28,   *au lieu de* : l'intestin, *lire* : le rumen.
—   —   106,   — 28 et 29, *au lieu de* : l'émétique (1 à 3 gr.), *lire* (0 gr. 1 à 0 gr. 3).
—   —   152,   —   21,   *au lieu de* : abdominales, *lire* : intestinales.
—   —   162,   —   39,   *au lieu de* : musculaires, *lire* : vasculaires.
—   —   194,   —   27,   *au lieu de* : rejeter l'huile, *lire* : rejeter le lait et l'huile.
—   —   197,   —   32,   *au lieu de* : mal de « mastication », *lire* : mal de « happement ».
—   —   303,   —   9,   *au lieu de* : baies de genièvres, *lire* : sirop de baies de genièvre.
—   —   326,   —   10,   *au lieu de* : parenchymateuse, *lire* : athéromateuse.
—   —   398,   —   10.   *au lieu de* : les diverses bactériens, *lire* : les divers bactériens.
—   —   409, *Annotation* au lieu de : (N. D. T.), *lire* : (L. T.).
—   —   412, note, ligne 1. *au lieu de* : tramatique, *lire* : traumatique.
—   —   447, la place du renvoi 1, ligne 10. est à la ligne 19, *après parasites végétaux*.
—   —   472, ligne 42,   *au lieu de* : les alcools inférieurs, *lire* : les alcools supérieurs.
Tome II, page 52,   —   18.   *au lieu de* : l'hyperémie cérébrale aiguë, *lire* : l'hyperémie cérébrale active.
—   —   54,   —   1,   *au lieu de* : aiguë, *lire* : active.
—   —   289,   —   22,   *au lieu de* : seraient, *lire* : sont.
—   —   467,   —   27,   *au lieu de* : botriomycose, *lire* : botryomycose.
—   —   —   —   35,   *id.*   *id.*
—   —   483,   —   14,   *au lieu de* : bibliographie, *lire* : bibliographie du farcin d'afrique.